国家药品监督管理局医疗器械技术审评规范丛书

U0267154

诊断试剂注册技术审评指导原则汇编

国家药品监督管理局医疗器械技术审评中心　组织编写

中国健康传媒集团

中国医药科技出版社

图书在版编目（CIP）数据

诊断试剂注册技术审评指导原则汇编/国家药品监督管理局医疗器械技术审评中心组织编写 . —北京：中国医药科技出版社，2021.4

ISBN 978 – 7 – 5214 – 2381 – 5

Ⅰ.①诊…　Ⅱ.①国…　Ⅲ.①诊断剂 – 注册 – 评价 – 原则 – 汇编 – 中国　Ⅳ.①R981 – 34

中国版本图书馆 CIP 数据核字（2021）第 054862 号

责任编辑　刘丽英

美术编辑　陈君杞

版式设计　南博文化

出版　**中国健康传媒集团**｜中国医药科技出版社

地址　北京市海淀区文慧园北路甲 22 号

邮编　100082

电话　发行：010 – 62227427　邮购：010 – 62236938

网址　www. cmstp. com

规格　889×1194mm ¹⁄₁₆

印张　36 ½

字数　1460 千字

版次　2021 年 4 月第 1 版

印次　2021 年 4 月第 1 次印刷

印刷　三河市万龙印装有限公司

经销　全国各地新华书店

书号　ISBN 978 – 7 – 5214 – 2381 – 5

定价　**216.00** 元

获取新书信息、投稿、为图书纠错，请扫码联系我们。

丛书编委会

本书编委会

执行主编　邓　刚

执行副主编　孙　磊　高国彪　许　伟　卢　忠　王以朋

执行编委　（以姓氏笔画为序）

王永清　邓　洁　史新立　吕允凤　刘　斌

刘志涛　刘英慧　刘晓燕　安娟娟　杜晓丽

杨晓冬　杨鹏飞　李　思　李耀华　吴　琨

张世庆　林　欣　赵　鹏　贺伟罡　贾健雄

郭亚娟　郭兆君　商　惠　彭　亮　董劲春

程茂波　蓝翁驰

编写说明

中共中央、国务院于 2016 年印发的《"健康中国 2030"规划纲要》中，明确提出了健康中国的建设目标和任务。习近平总书记在党的十九大报告中也强调了实施健康中国的战略目标。国家药监局遵照习近平总书记重要讲话精神和党中央、国务院决策部署，紧紧围绕"四个最严"要求，坚持"守底线保安全，追高线促发展"，提出了提高医疗器械监管队伍能力和水平，提高医疗器械供应，保障人民群众用械安全的总要求。

医疗器械产品种类多，结构组成复杂，更新换代快，专业性和技术性强，科学监管难度较大，亟需建立上市前审评审批和上市后监督的技术要求体系，以满足监管、审评等部门工作人员的需求。医疗器械注册技术审评指导原则（以下简称"指导原则"）是为确保技术审评的可操作性，依据产品特点，结合当前技术水平和认知水平，对不同类别的产品需要满足的安全有效技术要求进行的汇总。指导原则对于申请人准备注册申报资料以及上市前申报资料的审评都有很强的指导作用。

指导原则是医疗器械上市前审评的重要技术支撑文件，对医疗器械监管系统树立和实践科学监管理念，全面提升医疗器械监管队伍的能力和素质起到了积极的促进作用，对于医疗器械行业的发展和科学技术的进步提供了正向的推动力。国家药品监督管理局医疗器械技术审评中心（以下简称"器审中心"）将指导原则的制修订工作列入重点工作任务，近年来，根据国家药监局党组要求，器审中心不断加大指导原则的制修订力度，进一步完善指导原则的系统建设。

在制修订的同时，加大了对国际组织、发达国家医疗器械监管机构（如 IMDRF、美国 FDA、欧盟等）发布指导原则、审评规范的转化力度。根据我国医疗器械行业的发展及技术审评工作需要，选取应用价值高且我国注册审评中急需规范产品的指导原则结合我国国情进行转化。

由器审中心组织编写的"国家药品监督管理局医疗器械技术审评规范丛书"，紧紧围绕提高注册审评质量，加强医疗器械注册的规范化管理的目标，按照有源、无源、诊断试剂三个维度精心整理已发布指导原则，为企业准备其医疗器械产品注册申报资料以及审评人员对医疗器械产品上市前申报材料的审评提供指导和规范。

由于各方面因素，本书还需在实践中得到检验，尚有需要改进和完善之处。器审中心将基于国情构建我国指导原则体系，统一布局我国指导原则框架，做好我国医疗器械技术支撑。

器审中心

2021 年 1 月

前　言

　　诊断试剂主要是指按医疗器械管理的体外诊断试剂，包括在疾病的预测、预防、诊断、治疗监测、预后观察和健康状态评价的过程中，用于人体样本体外检测的试剂、试剂盒、校准品、质控品等产品。可以单独使用，也可以与仪器、器具、设备或者系统组合使用。诊断试剂是疾病诊断与治疗的重要辅助手段，也是医疗器械的重要组成部分，涉及免疫学、细胞生物学、分子生物学、生物化学、医学等不同学科，具有产品种类丰富、应用范围大的特点。

　　本书是"国家药品监督管理局医疗器械技术审评规范丛书"之一，收录了目前现行诊断试剂和相关的通用指导原则共 87 个。为方便读者阅读，本书将指导原则按照产品特点进行了分类，如通用，与致病性病原体抗原、抗体以及核酸等检测相关，与血型、组织配型相关，与人类基因检测相关，与麻醉药品、精神药品、医疗用毒性药品检测相关，与治疗药物靶点检测相关，与肿瘤标志物检测相关，与变态反应（过敏原）相关，用于蛋白质检测，用于激素检测，用于酶类检测，用于酯类检测，用于无机离子检测，用于其他生理、生化或免疫功能指标检测等，各分类项指导原则按发布日期顺序排列。

　　由于起草时间和起草单位不一，指导原则的命名原则一致性未得到很好贯彻，为方便阅读，也为后续修订工作打好基础，本书对于指导原则名称统一规范为"注册技术审评指导原则"，并删除废止指导原则，仅保留最新现行版。为确保文件的可追溯性，在正文指导原则标题下方，备注该文件的发布名称，以备读者查询。

　　由于各方面因素，本书还需在实践中得到检验，尚有需要改进和完善之处，欢迎广大读者提出宝贵的意见和建议。

目　录

用于蛋白质检测的试剂

用于激素检测的试剂

用于酶类检测的试剂

用于酯类检测的试剂

用于无机离子检测的试剂

用于其他生理、生化或免疫功能指标检测的试剂

其他

通用指导原则

1 体外诊断试剂分析性能评估（准确度-方法学比对）注册技术审评指导原则

[体外诊断试剂分析性能评估（准确度-方法学比对）技术审查指导原则]

一、前言

准确度评估资料是评价拟上市产品有效性的重要依据，也是产品注册所需的重要申报资料之一。定量检测方法的方法学比对试验是评估准确度的方法之一，可以与参考方法或临床公认质量较好的已上市产品进行比对。

本指导原则基于国家食品药品监督管理局《体外诊断试剂注册管理办法（试行）》的有关要求，参考 CLSI 有关标准，对采用方法学比对进行准确度评估的实验方法和数据处理方法进行了原则性要求。其目的是为生产企业采用方法学比对进行准确度评估并准备准确度评估资料提供原则性指导，也为注册管理部门审核该部分分析性能评估资料提供技术参考。

由于体外诊断试剂产品发展速度快、专业跨度大，国家食品药品监督管理局将根据体外诊断试剂发展的需要，适时对本指导原则进行修订。

二、适用范围

本指导原则适用于首次申请注册、申请许可事项变更的用于定量检测的体外诊断产品。因体外诊断产品评价是将仪器、试剂、质控品、校准品等作为一个系统进行评价，因此方法学比对的评价采用系统的概念进行描述。如特殊产品不适用于本指导原则，可进行详细说明并采用适当的方法进行准确度评价。

三、基本要求

（一）方法学比对实验的基本要求

1. 操作者应熟悉待评价系统和比对系统的操作。

2. 编写系统标准操作规程，其中包括校准程序和室内质控程序，采用合适的校准品、质控品并保持仪器处于正常状态。

3. 比对系统的选择

比对系统应具有以下条件：

（1）具有比待评价系统更好的精密度。

（2）同待评价系统检测结果具有相同的单位。

（3）如有参考方法应具有与参考方法已知的偏差。

比对系统应该选择正确性经过验证的系统，根据实际条件，选择的顺序如下：参考方法、原装系统、配套系统、经过验证的非配套系统。

4. 待评价系统的处理

进行方法学对比实验前，应该对待评价系统进行初步

评价，并且对待评价系统进行精密度及线性的评价（参考相关标准），只有在以上评价完成并且符合相关标准要求后，才可进行方法学对比实验。

（二）方法学比对实验的评估及数据处理方法

1. 实验样本的基本要求

（1）按照实验对样本的要求收集处理病人样本，样本贮存时间及条件由被测组分的稳定性而定，尽可能避免使用贮存的样本。

（2）样本应来自于不同患者，并且此患者所患疾病对于被测组分的影响应该是已知的，样本不应含有干扰此方法的组分。

（3）样本浓度应在方法的线性范围内，并覆盖医学决定水平。通常基本从线性范围的低限到线性范围的高限（应至少有 50% 的样本在参考范围以外，但在线性范围内）。分析样本的浓度应尽可能在线性范围内均匀分布。商品质控物或者校准物可能存在基质效应，应避免使用。

2. 实验过程

（1）每天选择 8 个临床患者样本，按 1 到 8 的顺序编号。用两种方法同时进行实验，按照 1、2、3、4、5、6、7、8、8、7、6、5、4、3、2、1 的样本顺序进行测定。

（2）以上实验至少重复 5 天，即至少分析 40 个不同的临床患者样本。每天实验必须进行校准和室内质控，只有在室内质控合格的情况下，当天的实验室数据才有效。

3. 数据处理及结果报告

（1）记录测定结果（X_{ij} 和 Y_{ij}），

X_{ij} 为比对系统测定值；

Y_{ij} 为待评价系统测定值；

i 为测定样本的序号（1、2、3…40）；

j 为同一样本同一天测定的次序（1、2）。

（2）计算每个样本测定的均值（$\bar{X}_i$ 和 $\bar{Y}_i$），样本重复测定间差值的绝对值（DX_i 和 DY_i）及两种方法测定结果间的均值差值（$\bar{Y}_i - \bar{X}_i$）。相关实验记录见表1。

表 1

样本编号 i	比对系统				待评价系统			
	X_{i1}	X_{i2}	$\bar{X}_i$	DX_i	Y_{i1}	Y_{i2}	$\bar{Y}_i$	DY_i
1								
2								

续表

样本编号 i	比对系统				待评价系统			
	X_{i1}	X_{i2}	$\overline{X}_i$	DX_i	Y_{i1}	Y_{i2}	$\overline{Y}_i$	DY_i
3								
4								
⋮								
40								

注：$i = 1、2\cdots40$。

$$\overline{X}_i = \frac{x_{i1} + x_{i2}}{2}$$

$$\overline{Y}_i = \frac{y_{i1} + y_{i2}}{2}$$

$$DX_i = |x_{i1} - x_{i2}|$$

$$DY_i = |y_{i1} - y_{i2}|$$

（3）以 $\overline{Y}_i$ 对 $\overline{X}_i$ 作散点图。

（4）以 $(\overline{Y}_i - \overline{X}_i)$ 对 $\overline{X}_i$ 做偏倚图。

（5）以 $(Y_{ij} - X_{ij})$ 对 $\overline{X}_i$ 做偏倚图。

（6）检查批内离群点：计算样本重复测定间差值（DX_i 和 DY_i）的平均数，

$$\overline{DX} = \frac{DX_1 + DX_2 + \cdots DX_{40}}{40}$$

$$\overline{DY} = \frac{DY_1 + DY_2 + \cdots DY_{40}}{40}$$

样本重复测定间差值超出该平均数 4 倍时，则判断为离群点，如离群点超过 1 个时，整组数据应舍弃，寻找原因后重新进行评价。如离群点为 1 个，可以补充数据后重新进行统计。

（7）检查批间离群点：计算两种方法测定结果间均值差值（$|\overline{Y}_i - \overline{X}_i|$）的平均数，如两种方法测定结果间均值差值超出该平均数 4 倍时，则判断该样本为离群点，如离群点超过 1 个时，整组数据应舍弃，寻找原因后重新进行评价。如离群点为 1 个，可以补充数据后重新进行统计。

（8）相关系数计算：利用所有样本双份测定值进行相关系数计算，如果 $r \geq 0.975$（或 $r^2 \geq 0.95$），则认为选择的数据范围适合，数据满足要求。该分析的误差可以由数据范围给以适当补偿，并且可以采用简单的线性回归来评价斜率和截距。

如果 $r^2 < 0.95$，那么必须通过分析另外一些样品以扩大数据范围，然后再检查全部数据系列，如仍然 $r^2 < 0.95$，则应寻找待评价方法存在的缺陷，纠正后重新进行试验。

对于某些免疫项目，可适当放宽标准，原则上 $r^2 \geq 0.90$，则认为数据范围适合，数据满足要求。

（9）回归计算：利用所有样本双份测定的有效数据，计算两个方法间的线性回归方程：$Y = bX + a$。

（10）偏差估计：在医学决定水平，利用回归方程计算预期偏差，预期偏差 $Bx = a + (b-1)X$，相对偏差 $= Bx/X$。

（11）结果评估：结果至少应满足相关国际及国家标准，同时满足临床需求。

四、其他应注意的问题

（一）采用的患者样本对于被测组分的影响应该是已知的，样本不应含有干扰此检测方法的组分。

（二）样本贮存时间及条件由被测组分的稳定性而定，尽可能避免使用贮存的样本。

（三）实验前必须对待评价系统进行精密度及线性的评价，评价合格后方可进行实验。

五、名词解释

（一）待评价系统：拟进行性能评估的产品。

（二）比对系统：参考方法（系统）或临床公认质量较好的已上市产品。

六、参考文献

EP9 – A2：Method comparison and bias estimation using patient samples；Approved Guideline – Second Edition

2 体外诊断试剂分析性能评估（准确度-回收实验）注册技术审评指导原则

[体外诊断试剂分析性能评估(准确度-回收实验)技术审查指导原则]

一、前言

准确度评估资料是评价拟上市产品有效性的重要依据，也是产品注册所需的重要申报资料之一。定量检测方法的回收实验是评估准确度的方法之一，用于评估定量检测方法准确测定待测分析物的能力，结果用回收率表示。

本指导原则基于国家食品药品监督管理局《体外诊断试剂注册管理办法（试行）》的有关要求，参考有关标准，对采用回收实验进行准确度评估的实验方法和数据处理方法进行了原则性要求。其目的是为生产企业采用回收实验方法进行准确度评估并准备准确度评估资料提供原则性指导，也为注册管理部门审核该部分分析性能评估资料提供技术参考。

由于体外诊断试剂产品发展速度快、专业跨度大，国家食品药品监督管理局将根据体外诊断试剂发展的需要，适时对本指导原则进行修订。

二、适用范围

本指导原则适用于首次申请注册、申请许可事项变更的用于定量检测的体外诊断产品。因体外诊断产品评价是将仪器、试剂、质控品、校准品等作为一个系统进行评价，因此回收实验的评价采用系统的概念进行描述。如特殊产品不适用于本指导原则，可进行详细说明并采用适当的方法进行准确度评价。

三、基本要求

（一）回收实验的基本要求

1. 操作者应熟悉待评价系统的操作。

2. 编写系统标准操作规程，其中包括校准程序和室内质控程序，采用合适的校准品、质控品并保持系统处于正常状态。

3. 待评价系统的处理。进行回收实验前，应该对待评价系统进行初步评价，并且对待评价系统进行精密度及线性评价（参考相关标准），只有在以上评价完成并且符合相关标准要求后，才可进行回收实验。

（二）回收实验的评估及数据处理方法

1. 实验样本的基本要求和制备方法

（1）选择合适浓度的常规检测样本，分为体积相同的 3~4 份。

（2）在其中 2~3 份样本中加入不同浓度相同体积的待测物标准液制备待回收分析样本，加入体积小于原体积的 10%，制成 2~3 个不同加入浓度的待回收分析样本，计算加入的待测物的浓度。

（3）在另一份样本中加入同样体积的无待测物的溶剂，制成基础样本。

2. 实验过程

用待评价系统对待回收分析样本和基础样本进行测定，通常对样本进行 3 次重复测定，计算均值，取其均值进行下述计算。

3. 数据处理及结果报告

（1）加入浓度$_n$ = 标准液浓度$_n$ × [标准液加入体积/（样本体积 + 标准液体积）]

（2）计算回收率：

$$回收率_n = \frac{（测定待回收分析样本浓度均值 - 测定基础样本浓度均值）}{加入浓度_n} \times 100\%$$

（3）计算平均回收率：

$$平均回收率 = \frac{（回收率_1 + 回收率_2 + \cdots + 回收率_n）}{n} \times 100\%$$

（4）计算每个样本回收率与平均回收率的差值：

每个样本回收率与平均回收率的差值 = 回收率$_n$ - 平均回收率

如差值超过 ±10%，应查找原因并纠正，重新进行评估。

（5）计算比例系统误差：

比例系统误差 = ∣100% - 平均回收率∣

（6）结果评估：

结果至少应满足相关国际及国家标准，同时满足临床需求。

4. 范例——某法测定血清葡萄糖回收率

（1）样本制备

① 基础样本血清：血清 1ml（葡萄糖浓度 5.5mmol/L）+ 蒸馏水 0.1ml；

基础样本浓度 = 5.5/（1 + 0.1）= 5mmol/L

② 回收样本 1：血清 1ml + 0.1ml 葡萄糖水溶液（浓度 22mmol/L）；

③ 回收样本 2：血清 1ml + 0.1ml 葡萄糖水溶液（浓度 55mmol/L）。

（2）计算加入浓度：

加入浓度 1 = 22 × [0.1/（0.1 + 1.0）] = 2mmol/L

加入浓度 2 = 55 × [0.1/（0.1 + 1.0）] = 5mmol/L

（3）采用待评价系统，按照从低到高的浓度顺序，每个样本测定 3 次，取平均值，填入表 1。

表 1

	测定浓度 mmol/L	加入浓度 mmol/L	回收浓度 mmol/L	回收率%
基础样本	5.00	\	\	\
分析样本 1	7.06	2.00	2.06	103
分析样本 2	9.95	5.00	4.95	99

回收浓度 1 = 7.06 - 5 = 2.06mmol/L

回收浓度 2 = 9.95 - 5 = 4.95mmol/L

$$回收率 1 = \frac{7.06 - 5}{2} \times 100\% = 103\%$$

$$回收率 2 = \frac{9.95 - 5}{5} \times 100\% = 99\%$$

（4）计算平均回收率：$平均回收率 = \frac{103 + 99}{2} \times 100\% = 101\%$。

（5）计算每个样本回收率与平均回收率的差值：

分析样本 1：103% - 101% = 2%

分析样本 2：99% - 101% = -2%

两个样本回收率与平均回收率的差值小于 ±10%。

（6）计算比例系统误差：

比例系统误差 = ∣100% - 101%∣ = 1%

（7）结果评估：$1\% < \frac{1}{2}TEa = 5\%$（CLIA 88），该方法的回收实验（准确度）可接受。

四、其他应注意的问题

（一）加入体积：加入的待测物标准液体积一般在样本

体积的 10% 以内，如果高浓度的待测物标准液不易得到，加入体积亦不得超过原样本体积的 20%。

加入的待测物标准液体积量不应影响样本基质；并且保证在加样过程中的取样准确度。

（二）加入的溶剂应不影响对待测物的测定。

（三）加入待测物标准液的浓度：保证总浓度在系统分析测量范围内，尽量使加入标准液后样本中的被测物浓度达到医学决定水平。

（四）待测物标准液浓度：因为待测物标准液溶液加入体积不到 10%，为保证得到不同浓度的待回收分析样本，标准液的浓度应该足够高。

五、名词解释

（一）待评价系统：拟进行性能评估的产品。

（二）待测物标准液：待测物与相应的溶剂混合后制备的标准液。

（三）基础样本：样本与相应的溶剂混合制备成基础样本。

（四）待回收分析样本：样本与相应的待测物标准液混合制备成待回收分析样本。

六、参考文献

《临床实验室管理学》，申子瑜等，人民卫生出版社

3 核酸扩增法检测试剂注册技术审评指导原则

（核酸扩增法检测试剂注册技术审查指导原则）

一、前言

本指导原则主要针对核酸扩增类检测试剂的主要原材料、生产工艺及反应体系、产品质量控制等环节提出指导性技术要求。

本指导原则系对核酸扩增法检测试剂的一般要求，申请人应依据产品特性确定其中的具体内容是否适用，若不适用，需详细阐述其理由及相应的科学依据。

本指导原则是对申请人和审查人员的指导性文件，但不包括注册审批所涉及的行政事项，亦不作为法规强制执行，如果有能够满足相关法规要求的其他方法，也可以采用，但是需要提供详细的研究资料和验证资料。应在遵循相关法规的前提下使用本指导原则。

本指导原则是在现行法规和标准体系以及当前认知水平下制订的，随着法规和标准的不断完善、科学技术的不断发展，其相关内容也将进行适时的调整。

二、适用范围

本指导原则适用于核酸扩增法检测试剂的注册技术审查，其他类核酸检测试剂可参照相关内容。

三、基本要求

（一）基本原则

1. 核酸扩增类检测试剂的生产企业应获得《医疗器械生产许可证》。研制、生产用的各种原料、辅料等应制定其相应的质量标准，并应符合有关法规的要求。

2. 试剂生产企业应具有与其技术要求相适应的人员、厂房、设施和仪器设备以及适宜的生产环境，配备满足核酸提取和扩增检测以及操作人员防护所需的设备。建立专

用实验室，实验室应当严格分区，人员和物品应当单向流动，以最大限度地防止实验过程中样品之间的污染和避免扩增产物的污染。生产用于病原微生物核酸检测的生产企业应建立符合生物安全要求的设施和措施。

3. 试剂生产企业应按照《体外诊断试剂生产实施细则（试行）》的要求，建立相应的质量管理体系，并应通过《体外诊断试剂生产企业质量管理体系考核评定标准（试行）》的考核。

4. 核酸扩增类检测试剂的引物设计应当符合核酸检测设计的要求，扩增体系应设定合理的内标和外标，试剂需设置抗污染的特定措施，扩增产物须进行确证研究。

5. 企业使用新型原材料时，应提供与通行原材料比对研究结果及相关资料。使用未列入上述标准的化学试剂，应不低于分析纯。

（二）原材料

应提供主要原材料如引物、探针、企业参考品或标准品等的选择与来源、制备过程、质量分析和质量标准等的相关研究资料。若主要原材料为企业自己生产，其生产工艺必须相对稳定；如主要原材料来自市场（从其他单位购买），应提供的资料包括：对物料供应商审核的相关资料、购买合同、供货方提供的质量标准、出厂检定报告，以及该原材料到货后的质量检验资料。主要原材料（包括生产工艺）或其供应商发生变更，应依据国家相关法规的要求进行变更申请。

核酸类检测试剂的包装材料和耗材应无脱氧核糖核酸酶（DNase）和核糖核酸酶（RNase）污染。

1. 脱氧三磷酸核苷（dNTP）

核酸的组成成分，包括：dATP、dUTP、dGTP、dCTP 和 dTTP。应为高效液相色谱（HPLC）纯、PCR 级，无 DNase 和 RNase 污染。−20℃ 保存。

2. 引物

由一定数量的 dNTP 构成的特定序列，通常采用脱氧核糖核酸（DNA）合成仪人工合成，合成后经聚丙烯酰胺凝胶电泳或其他适宜方法纯化。

冻干粉，序列正确，合成量应达到试剂生产要求。纯度应达到电泳级（PAGE）或 HPLC 级，不含杂带。应提供合成机构出具的合成产物的质检证明，如 PAGE 电泳结果或 HPLC 分析图谱。

应作 HPLC 分析和紫外光吸收分析。以紫外分光光度计测定 OD_{260nm}/OD_{280nm} 的比值在 1.6~2.0 之间，可视为合格引物。−20℃保存。

3. 探针

是指特定的带有示踪物（标记物）的已知核酸片段（寡聚核苷酸片段），能与互补核酸序列退火杂交，用于特定核酸序列的探测。通常采用 DNA 合成仪人工合成，合成后经聚丙烯酰胺凝胶电泳或其他适宜方法纯化，在 5′-端（和/或 3′-端）进行标记，如荧光素报告基团或其他发光标记物，在 3′-端标记荧光素淬灭基团，并经 HPLC 或其他适宜方法纯化。

冻干粉，纯度应达到 HPLC 纯。应提供合成机构出具的合成产物的质检证明，如 HPLC 分析图谱；应对探针的核酸序列及标记的荧光素或化学发光物进行核实，并作 HPLC 分析。应以可见-紫外分光光度计进行 200~800nm 扫描，在 260nm 处应有吸收峰。另外，根据标记荧光素的不同，还应该在荧光素的激发波长处有吸收峰，如 FAM 荧光素在 494nm、TET 荧光素在 521nm、TAMRA 荧光素在 560nm 处有特异的吸收峰，杂交探针在 493nm、625nm、685nm 处有特异的吸收峰，检定合格后入库。避光、−20℃保存。

4. DNA 聚合酶

如 Taq DNA 聚合酶。应具有 DNA 聚合酶活性，无核酸内切酶活性；具热稳定性，94℃保温 1 小时后仍保持 50% 活性。−20℃保存。

5. 尿嘧啶糖基化酶（UNG）

具有尿嘧啶糖基化酶活性，无核酸外切酶及核酸内切酶活性，IU UNG 在 37℃处理 3 分钟后，10^3 拷贝以下含 U 模板应完全降解，不能产生扩增产物。−20℃保存。

6. 逆转录酶

具逆转录酶活性，无核酸内切酶活性。−20℃保存。

（三）生产工艺

核酸扩增类检测试剂的基本生产工艺通常包括：配制工作液、半成品检定、分装和包装。配制工作液的各种原材料及其配比应符合要求，原材料应混合均匀，配制过程应对 pH、电导率等关键参数进行有效控制。

工艺研究的资料应能对反应体系涉及到的基本内容，如样本类型、样本用量、试剂用量、反应条件、校准方法、质控方法、临界值的确定、稳定性和有效期，提供确切的依据。

（四）质量控制

1. 半成品质量控制

（1）按批号抽取规定数量的半成品。

（2）以参考品/对照品进行半成品质量控制。如果产品具有国家标准品或参考品，应以其进行检定。如果产品不具有国家标准品或参考品，应根据规定制备相应的企业参考品，企业参考品的制备应有规范的质量控制程序，以保证产品的安全性、有效性及质量可控，其质量应不低于国家食品药品监督管理局已经批准的同类产品的质量。

（3）半成品检定内容包括：阴/阳性参考品符合率、灵敏度、特异性、精密度。检测结果应符合质量标准的要求。

（4）半成品检定合格后，按试剂盒组成及时进行分装和包装。

2. 成品质量控制

（1）每一批核酸扩增法检测试剂的试生产量应满足工艺研究、分析性能验证、稳定性研究、临床试验、自测及注册检验等各阶段所需样品量的要求。

（2）产品完成包装后，应根据生产量进行抽样和生产记录审核。

（3）以参考品/对照品进行成品质量检验。结果应符合要求。

（4）成品检验的内容应包括：阴/阳性参考品符合率、灵敏度、特异性、精密度、线性范围（定量产品）和稳定性。

（5）试剂批放行前，应对需要进行稳定性考核的试剂成分，在特定温度或条件下进行稳定性试验。稳定性试验可采用加速破坏试验。

四、名词解释

核酸扩增法检测试剂：核酸扩增技术泛指以扩增脱氧核糖核酸（DNA）或核糖核酸（RNA）为手段，检测特定核酸序列或筛查特定基因的检测技术，如聚合酶链反应（PCR）、连接酶链反应（LCR）、转录依赖的扩增反应（TMA）等。核酸扩增法检测试剂是基于核酸扩增检测技术的体外诊断试剂，目前已经用于病原体检测、特定疾病的早期诊断和体内物质的型别鉴定等不同领域。

五、参考文献

《中国生物制品规程》（2000 年版），化学工业出版社

4　金标类检测试剂注册技术审评指导原则

（金标类检测试剂注册技术审查指导原则）

一、前言

本指导原则主要针对金标类检测试剂的主要原材料、生产工艺及反应体系、产品质量控制等环节提出指导性技术要求。

本指导原则系对金标类检测试剂的一般要求，申请人应依据产品特性确定其中的具体内容是否适用，若不适用，需详细阐述其理由及相应的科学依据。

本指导原则是对申请人和审查人员的指导性文件，但不包括注册审批所涉及的行政事项，亦不作为法规强制执行，如果有能够满足相关法规要求的其他方法，也可以采用，但是需要提供详细的研究资料和验证资料。应在遵循相关法规的前提下使用本指导原则。

本指导原则是在现行法规和标准体系以及当前认知水平下制订的，随着法规和标准的不断完善、科学技术的不断发展，其相关内容也将进行适时的调整。

二、适用范围

本指导原则适用于第三类体外诊断试剂中金标类试剂的注册技术审查，其他类金标试剂可作参考。

三、基本要求

（一）基本原则

1. 诊断试剂的研制、生产用的各种原料、辅料应当制定相应的质量指标，并应符合有关法规的要求。

2. 诊断试剂的生产企业应具备相应的专业技术人员、仪器设备以及适宜的生产环境，获得《医疗器械生产许可证》；同时，生产企业应按照《体外诊断试剂生产实施细则（试行）》的要求建立相应的质量管理体系，形成文件和记录，加以实施并保持有效运行；生产企业还应该通过《体外诊断试剂生产企业质量管理体系考核评定标准（试行）》的考核。

3. 诊断试剂的研制应当按照科学、规范的原则组织研发，各反应条件的选择和确定应符合基本的科学原理。

4. 研制生产过程中所用的材料及工艺，应充分考虑可能涉及的安全性方面的事宜。

5. 生产和质量控制的总体目标：保证试剂使用安全、质量稳定、工艺可控、检测有效。

（二）原材料质量控制

1. 主要生物原料

与生产的产品质量最密切相关的生物原料包括各种天然抗原、重组抗原、单克隆抗体、多克隆抗体以及多肽类生物原料。这类原料可用于胶体金标记、包被硝酸纤维膜及用于制备质控线的抗原或抗体等。使用前应按照工艺要求对这类生物原料进行质量检验，以保证其达到规定的质量标准。主要生物原料若为企业自己生产，其工艺必须相对稳定；若购买，其供应商要求相对固定，不能随意变更供应商，如果主要原料（包括工艺）或其供应商有变更，应依据国家相关法规的要求进行变更申请。

主要生物原料的常规检验项目一般包括：

（1）外观

肉眼观察，大部分生物原料为澄清均一的液体，不含异物、浑浊或摇不散的沉淀或颗粒；或者为白色粉末，不含其他颜色的杂质；特殊生物原料应具备相应外观标准。

（2）纯度和分子量

主要经 SDS-PAGE 电泳后，利用电泳扫描仪进行分析，也可用其他适宜的方法，如高效液相法等。根据所检测生物原料的分子量选择适宜的聚丙烯酰胺凝胶浓度进行电泳。一般每个电泳道加样量为 5μg；电泳后的凝胶可用考马斯亮蓝染色或银染法染色。染色后的凝胶用电泳扫描仪分析原料的纯度和分子量，纯度应达到相应的质量标准，分子量大小应在正确的条带位置。

（3）蛋白浓度

蛋白浓度可通过 Lowry 法、280nm 光吸收法、双缩脲方法等进行检测。

（4）效价

效价的测定一般根据蛋白含量测定结果，通过倍比稀释法进行。效价应达到规定的要求。

（5）功能性实验

功能性实验是指生物原料用于试剂盒实际生产中的情况，一般考查使用该原料的试剂的灵敏度、特异性和稳定性等，并比较其与上批次原料的相关性。用于制备质控线的抗原或抗体可采用其他适宜方法进行功能性实验。

2. 生物辅料

生物辅料一般指在生产过程中作为蛋白保护剂用途的一类生物原料，主要包括牛血清白蛋白等。这些生物原料的质量标准应符合《中国生物制品主要原辅材料质控标准（2000 年版）》规定的质量标准要求并检验合格，达到相应的质量标准后方可用于生产。

建议对牛血清白蛋白作以下检验：

外观：应为浅黄色、黄色或乳白色冻干粉末，无吸潮，无结块，无肉眼可见的其他杂质颗粒。

溶解性：将牛血清白蛋白配成10%溶液，溶解时间在18~26℃时应不大于15分钟，pH值应为6.5~7.1。

总蛋白含量：用双缩脲方法来测定，其标准为大于等于95%。

总蛋白中的牛血清白蛋白（BSA）含量：采用硝酸纤维素膜电泳法，其标准为≥95%。

BSA的净含量：总蛋白含量乘以总蛋白中的BSA含量，其标准为≥90%。

生物辅料的供应商同样要求相对固定，不得随意变更供应商。

3. 化学原材料

化学原材料的质量标准参照《中国生物制品主要原辅材料质控标准（2000年版）》分析纯级别进行检验。主要的检测指标包括：外观、一般盐类检测、溶液pH值、溶解情况、干燥失重、炽灼残渣等。

主要化学原材料的供应商要求相对固定，不得随意发生变更。化学原材料在购入时，原材料的生产商必须提供该批次化学原材料的质量保证材料和质量检验报告，其质量标准应达到生产所需的质量标准。

4. 其他物料

硝酸纤维素膜、玻璃纤维或聚酯纤维膜及滤纸、玻璃纤维膜等在购入时，其生产商必须提供该批次材料的质量保证材料和质量检验报告，其质量标准应达到生产所需的质量标准。

（1）硝酸纤维素膜

硝酸纤维素膜应具有厚度、孔径大小等要求，毛细迁移速度，韧性（切割时膜破损引起的废品率）、均一性（厚度偏差范围、毛细迁移速度偏差范围）应达到规定的要求。

（2）玻璃纤维或聚酯纤维膜及滤纸

玻璃纤维或聚酯纤维膜及滤纸应具有厚度、毛细迁移速度、重量等要求，均一性（厚度偏差范围，毛细迁移速度偏差范围，重量偏差范围）应达到规定的要求。

（3）玻璃纤维膜

适用于全血检测的金标试剂，过滤红细胞所用玻璃纤维膜或其他材料具有不吸附蛋白质的特点，应具有厚度、孔径大小等要求。

（4）塑料衬片

塑料衬片应具有厚度、硬度（切割时一次未能整条切下的百分率）、尺寸（与标识吻合）、黏性（切割时造成玻璃纤维与塑料衬片分离的百分率）等要求。

（5）其他

黏胶纸、铝箔袋、说明书、包装外盒、瓶子和干燥剂等，应参照国家食品药品监督管理局发布的《体外诊断试剂说明书编写指导原则》和《医疗器械说明书、标签和包装标识管理规定》建立相应质量控制标准。

（三）试剂盒的制备

本类试剂的生产包括胶体金及胶体金标记抗原或抗体的制备，胶体金标记的包被，检测线及质控线的制备，胶

体金标记物、包被抗原或抗体等浓度确定，各种工作溶液的配置等步骤，并通过产品的半成品检验和成品检验两个质控过程来保证其质量符合规定。

1. 胶体金标记物的制备

采用枸橼酸三钠还原法或其他方法制备胶体金，胶体金颗粒大小应符合规定，胶体金标记物在510~560nm波长处应有最大吸收值，置2~8℃保存，应在规定的保存期内使用。采用合适的方法确定胶体金标记物、包被抗原或抗体工作浓度，将工作浓度的胶体金标记物吸附于玻璃纤维或聚酯纤维膜上。

2. 检测线及质控线的制备

取已确定使用浓度的相关抗原或抗体，在硝酸纤维素膜上制备检测线，应用同样方法制备质控线，根据生产工艺在规定的温度、湿度条件下干燥，置规定的湿度（通过验证方法确定相对湿度要求）条件下存放。检测线与质控线应具有间隔距离要求，应对所用的金标用玻璃纤维及硝酸纤维素膜等进行质量检测，如尺寸、外观、包装及吸附性能等，并记录批号、数目、标识，不同批号的玻璃纤维及硝酸纤维素膜不能混用。

3. 贴膜、切割、装袋

贴膜、切割及装袋应在具有相应湿度（通过验证方法确定相对湿度要求）条件下操作，切割的膜条应有宽度要求。

（四）质量控制

用于半成品及成品质量控制的质控品包括灵敏度、特异性、精密度等指标，如具有国家标准品（参考品）的产品应使用国家标准品（参考品）或经国家标准品（参考品）标化的企业参考品进行检验。若某类试剂没有国家标准品（参考品），则使用企业参考品，企业参考品的制备应有规范的质量控制程序，以保证产品的安全性、有效性及质量可控，其质量应不低于国家食品药品监督管理局已经批准的同类产品的质量。

1. 半成品质量控制

（1）半成品抽样

检验人员按批号抽取规定数量的半成品，作号标记，待检。

（2）半成品检验

对所抽样的半成品做阴/阳性参考品符合率、灵敏度、特异性、精密度等试剂盒性能方面的检测，应符合质量标准。

企业应该对每一批试剂的半成品进行稳定性研究，并制定相应的质量标准。稳定性试验可在在特定温度或特定条件下完成。

2. 成品质量控制

每一批金标类检测试剂的试生产量应满足工艺研究、分析性能验证、稳定性研究、临床试验、自测及注册检验等各阶段所需样品量的要求。

一般使用国家标准品（参考品）对成品进行检验，并达到相应质量要求。若该诊断试剂没有国家标准品（参考品），则使用企业参考品，企业参考品的制备应有规范的质

量控制程序，以保证产品的安全性、有效性及质量可控，其质量应不低于国家食品药品监督管理局已经批准的同类产品的质量。

（1）物理检查

应进行外观是否平整，材料附着是否牢固，液体移行速度，膜条宽度等物理检查，应符合质量标准。

（2）性能方面的检测

阴/阳性参考品符合率、灵敏度、特异性、精密度等试剂盒性能方面的检测，应符合质量标准。

每批试剂批放行前，应完成稳定性试验，并达到相应的质量标准。稳定性试验可在特定温度或特定条件下完成。

四、名词解释

金标类检测试剂：利用胶体金免疫技术，采用胶体金标记的抗体或抗原包被于玻璃纤维膜、聚脂膜或其他载体，将相关抗原或抗体固相连接在硝酸纤维膜，应用层析法的原理检测样品中的抗原或抗体的快速检测试剂。

五、参考文献

《中国生物制品规程》（2000年版），化学工业出版社

5 酶联免疫法检测试剂注册技术审评指导原则

（酶联免疫法检测试剂注册技术审查指导原则）

一、前言

本指导原则主要针对酶联免疫类检测试剂的主要原材料、生产工艺及反应体系、产品质量控制等环节提出指导性技术要求。

本指导原则系对酶联免疫法检测试剂的一般要求，申请人应依据产品特性确定其中的具体内容是否适用，若不适用，需详细阐述其理由及相应的科学依据。

本指导原则是对申请人和审查人员的指导性文件，但不包括注册审批所涉及的行政事项，亦不作为法规强制执行，如果有能够满足相关法规要求的其他方法，也可以采用，但是需要提供详细的研究资料和验证资料。应在遵循相关法规的前提下使用本指导原则。

本指导原则是在现行法规和标准体系以及当前认知水平下制订的，随着法规和标准的不断完善、科学技术的不断发展，其相关内容也将进行适时的调整。

二、适用范围

本指导原则适用于有关病原微生物检测的第三类体外诊断试剂的注册技术审查。其他酶联免疫法检测试剂（如作为二类管理的体外诊断试剂）可参考本指导原则执行。

三、基本要求

（一）基本原则

1. 研制、生产用的各种原料、辅料等应制定其相应的质量标准，并应符合有关法规的要求。

2. 试剂生产企业应具备相应的专业技术人员、仪器设备以及适宜的生产环境，获得《医疗器械生产许可证》；

同时，应按照《体外诊断试剂生产实施细则（试行）》的要求建立相应的质量管理体系，形成文件和记录，加以实施并保持有效运行；还应通过《体外诊断试剂生产企业质量管理体系考核评定标准（试行）》的考核。企业应对试剂的使用范围做出明确规定，并经国家药品监督管理部门批准。

3. 诊断试剂的研制应当按照科学、规范的原则，各反应条件的选择和确定应符合基本的科学原理。

4. 试剂在研制、生产过程中所用的各种材料及工艺，应充分考虑可能涉及的安全性方面的事宜。

5. 生产和质量控制的总体目标：保证试剂使用安全、质量稳定、工艺可控、检测有效。

（二）原材料质量控制

1. 主要生物原料

与产品质量最密切相关的生物原料主要包括各种天然抗原、重组抗原、单克隆抗体、多克隆抗体以及多肽类、激素类等生物原料。这类原料可用于包被酶标反应板、标记相关酶（如辣根过氧化物酶、碱性磷酸酶等）、中和反应用抗原或抗体、制备校准品（标准品）等。使用前应按照工艺要求对这类生物原料进行质量检验，以保证其达到规定的质量标准。主要生物原料若为企业自己生产，其工艺必须相对稳定；若购买，其供应商要求相对固定，不能随意变更供应商，如果主要原料（包括工艺）或其供应商有变更，应依据国家相关法规的要求进行变更申请。

主要生物原料的常规检验项目一般包括：

（1）外观

肉眼观察，大部分生物原料为澄清均一的液体，不含异物、浑浊或摇不散的沉淀或颗粒；或者为白色粉末，不含其他颜色的杂质；特殊生物原料应具备相应外观标准。

（2）纯度和分子量

主要经 SDS-PAGE 电泳后，利用电泳扫描仪进行分析，也可用其他适宜的方法，如高效液相法等。根据所检测生物原料的分子量选择适宜聚丙烯酰胺凝胶浓度进行电泳，一般每个电泳道加样量为 5μg，电泳后的凝胶可用考马斯亮蓝染色或银染法染色。染色后的凝胶用电泳扫描仪分析原料的纯度和分子量，纯度应达到相应的质量标准，分子量大小应在正确的条带位置。

（3）蛋白浓度

蛋白浓度可通过 Lowry 法、280nm 光吸收法、双缩脲法或其他适宜的方法进行检测。

（4）效价

效价的测定一般根据蛋白含量测定结果，通过倍比稀释法进行。效价应达到规定的要求。

（5）功能性实验

功能性实验是指生物原料用于试剂盒实际生产中的情况，一般考查使用该原料的试剂盒的灵敏度、特异性和稳定性等，并比较其与上批次原料的相关性。

2. 生物辅料

生物辅料一般指在生产过程中作为蛋白保护剂用途的一类生物原料，主要包括小牛血清、山羊血清、牛血清白蛋白和酪蛋白等。这些生物原料的质量标准应符合 2000 年版的《中国生物制品主要原辅材料质控标准》规定的标准要求，并且要适合于本企业的生产。建议作以下检验：

（1）牛血清或羊血清

外观：为浅黄色澄清稍黏稠的液体，无溶血或异物。

无菌试验：将血清直接 37℃ 放置 7 天，明亮处观察，不得出现混浊或沉淀。

总蛋白含量：用双缩脲法测定，蛋白含量 ≥32mg/ml。

球蛋白含量：取待测血清 1ml，采用饱和硫酸铵法进行沉淀，沉淀溶于 0.85% 氯化钠溶液，至 1ml，用 Lowry 方法测定，蛋白含量应 ≤2mg/ml。

（2）牛血清白蛋白

外观：应为浅黄色、黄色或乳白色的冻干粉末，无吸潮，无结块，无肉眼可见的其他杂质颗粒。

溶解性：将牛血清白蛋白配成 10% 溶液，在 18～26℃ 时，溶解时间应 ≤15 分钟，pH 值应为 6.5～7.1。

总蛋白含量：用双缩脲法，其标准为 ≥95%。

总蛋白中的牛血清白蛋白（BSA）含量：采用硝酸纤维素膜电泳法，其标准为 ≥95%。

BSA 的净含量：总蛋白含量乘总蛋白中的 BSA 含量，其标准为 ≥90%。

（3）酪蛋白

应符合生产所需的质量标准。

（4）标记用酶

应在产品的质量标准中明示所使用的标记用酶的名称（如辣根过氧化物酶、碱性磷酸酶等），同时应根据不同生产厂家的检验方法和质量标准进行检验，酶的纯度 RZ 值（OD_{403nm}/OD_{280nm}）应大于 3.0。

对于小牛血清或山羊血清、牛血清白蛋白以及酪蛋白等，还应进行功能性实验，即以其为原料配制一定浓度的稀释液作为样品，进行酶联免疫测定，均不能出现非特异性反应。

生物辅料的供应商同样要求相对固定，不得随意变更供应商。

3. 化学原材料

化学原材料的质量标准，包括外观、一般盐类检测、溶液 pH 值、溶解情况、干燥失重、炽灼残渣等，均应符合《中国生物制品主要原辅材料质控标准（2000 年版）》分析纯级别的要求，并且要适合于本企业的生产。

主要化学原材料的供应商要求相对固定，不得随意发生变更。化学原材料在购入时，原材料的生产商必须提供该批次化学原材料的质量保证材料和质量检验报告。

4. 其他物料

（1）酶标板

① 外观

明亮处用肉眼观察板条的外观质量，如有欠注、飞边、肮脏、表面光洁度差，底部有波纹及划伤等应剔除。

② 吸附能力和精密性

采用合适的方法进行检验。

一般用一定浓度的正常人免疫球蛋白 G（IgG）包被板条，再用一定浓度的抗人 IgG 酶结合物吸附，通过显色反应，使用酶标仪读数，计算 CV 值。CV 值结果应符合相关产品的功能性质量标准，一般批内 $CV \leq 5\%$，批间 $CV \leq 10\%$。

（2）液体试剂装量瓶

包括阴阳性对照、样品稀释液、洗涤液、酶结合物或酶稀释液、底物或底物缓冲液等液体组分，均应有相应的装量瓶，并建立相应的质量控制标准，如不同的液体试剂所用的装量瓶规格、装量瓶的颜色、瓶盖的颜色等。

（3）其他材料

包括试剂瓶标签、黏胶纸、铝箔袋、衬垫、可密封塑料袋、说明书、干燥剂和包装外盒等，应参照国家食品药品监督管理局发布的《体外诊断试剂说明书编写指导原则》和《医疗器械说明书、标签和包装标识管理规定》建立相应质量控制标准。

5. 企业质控品

企业质控品一般包括阴/阳性参考品的符合率、灵敏度（最低检出量）、精密性、钩状效应（Hook 效应）等质控样品，对于定量检测试剂，还包括线性质控品样品。如该产品具有国家标准品或参考品，应使用国家标准品（参考品）进行标化；若该诊断试剂没有国家标准品（参考品），则企业参考品的制备应有规范的质量控制程序，以保证产品的安全性、有效性及质量可控，其质量应不低于国家食品药品监督管理局已经批准的同类产品的质量。

企业质控品的基质应与诊断试剂的待测样品的基质基本一致，如待测样品为血清/血浆，质控品基质也应为血清/血浆。

（三）试剂盒各组分的生产

酶联免疫法检测试剂主要组分的生产包括酶标记物的制备及滴配过程（酶工作液浓度确定）、各种工作溶液的配制、包被酶标反应板、分装及包装等步骤；并通过产品的半成品检验和成品检验两个质控过程来保证其质量符合规定。

1. 各种工作液的配制

酶联免疫诊断试剂研制生产过程中所用的工作液一般包括：包被液、封闭液、阴性阳性对照、样品稀释液、洗涤液、酶结合物或酶稀释液、底物或底物缓冲液、终止液等，对定量检测试剂，还包括标准品（或校准品）溶液。若阴性、阳性对照或其他液体组分涉及生物安全性问题，制备时应在相应的生物安全实验室完成。

各种工作液在配制过程中应严格按质量标准中的配方进行配制，充分混匀以确保液体中的各种成分均匀，同时进行相应的质量检验并达到质量标准后，方可使用或分装。对于定量检测试剂，其标准品（或校准品）溶液应具有量值溯源性。

应对配制过程及配制的液体进行的质量控制，主要包括酶结合物的功能性实验及稳定性；各种溶液的外观、pH值等；酶作用底物应测定在无相应酶的情况下自身显色的情况，并制定合理的限定指标；终止液应对其终止酶促反应的能力进行测定。

2. 包被酶标反应板

包被前应对酶标反应板进行质量检验，如尺寸、外观、包装、吸附性能、精密性等，并记录酶标反应板的批号、数量、标识。酶标反应板经检验合格后方能用于包被。不同批号的板条不能混用。

选择经检验合格的包被原料（如抗原、抗体等），经一定的方法确定最佳包被浓度和酶结合物工作浓度，按照诊断试剂的生产规程，配制包被缓冲液、封闭液，经检验合格后，包被酶标反应板，经干燥后，已包被的酶标反应板用铝箔纸封闭（内置干燥剂），保存于2~8℃。

应对包被过程进行相应的质量控制，如包被用原料（抗原或者抗体等生物活性原料）的质量检验、包被液和封闭液的质控（如配方、外观、pH值）、包被过程的监控（包括包被和封闭的体积、温度、时间等）、包被均一性检验、干燥过程的监控等。

3. 分装和包装

样品稀释液、洗涤液、酶结合物或酶稀释液、底物或底物缓冲液等溶液应严格按照质量标准中的量进行过滤后再分装，分装量的误差应小于5%。

分装及包装均应按照相应的标准操作规程要求进行。包装前，应严格检查试剂盒的品名、批号等，核对各试剂盒各组分的数量，并在关盒前进行复核。

（四）质量控制

1. 半成品质量控制
（1）半成品抽样
检验人员按试剂的批号，根据抽样申请单抽取规定数量的半成品各组分，作号标记、待检。

（2）半成品检验
根据试剂盒的企业标准或者制检规程进行半成品的检验。

半成品检验，一般使用国家标准品（参考品）或经国家标准品（参考品）标化后的企业参考品。若某类试剂没有国家标准品（参考品），则使用企业参考品，企业参考品的制备应有规范的质量控制程序，以保证产品的安全性、有效性及质量可控，其质量应不低于国家食品药品监督管理局已经批准的同类产品的质量。

检验指标一般包括阴/阳性参考品的符合率、灵敏度（最低检出量）、精密性等，均应达到相应的质量标准要求。对于精密性，一般情况下 CV 不得高于15%（采用竞争抑制法的诊断试剂 CV 不得高于20%）。对定量检测试剂，同时应分析其线性相关系数和定量质控品检测结果的准确性。

企业应该对每一批试剂的半成品进行稳定性研究。试剂盒各组分应留样，2~8℃定期作稳定性考核，同时作37℃热稳定性试验，试验结果应符合产品的质量标准。

2. 成品质量控制

产品包装完成后，质检人员根据试剂的批号、实际包装量、抽样申请单的要求进行抽样，同时填写抽样数量和抽样日期，并且由抽样人签名。抽样数量应包括检验用数量和留样数量。质检人员同时应检查相关原始记录。

每一批酶联免疫类检测试剂的试生产量应满足工艺研究、分析性能验证、稳定性研究、临床试验、自测及注册检验等各阶段所需样品量的要求。

（1）成品检验

成品检验时，一般使用国家标准品（参考品）或经国家标准品（参考品）标化后的企业参考品，并达到相应质量要求。若该诊断试剂没有国家标准品（参考品），则使用企业参考品，企业参考品的制备应有规范的质量控制程序，以保证产品的安全性、有效性及质量可控，其质量应不低于国家食品药品监督管理局已经批准的同类产品的质量。

（2）稳定性试验

在批放行前，每一批试剂应完成37℃热稳定性试验，试验结果应符合产品的质量标准。

四、名词解释

酶联免疫法：是指在酶标板上包被特定的抗原（和/或抗体）后，利用直接或间接的方法与待测样品中的相关抗体（和/或抗原）反应，形成的抗原抗体复合物再与相应的酶标记的抗体和/或抗原进一步反应，经过酶催化底物发生显色反应，由形成的颜色的强弱来判断样本中相应的抗体和/或抗原的存在。

五、参考文献

《中国生物制品规程》（2000年版），化学工业出版社

6 生物芯片类检测试剂注册技术审评指导原则

（生物芯片类检测试剂注册技术审查指导原则）

一、前言

本指导原则主要针对生物芯片类检测试剂的主要原材料、生产工艺及反应体系、产品质量控制等环节提出指导性技术要求。

本指导原则系对生物芯片类检测试剂的一般要求，申请人应依据产品特性确定其中的具体内容是否适用，若不适用，需详细阐述其理由及相应的科学依据。

本指导原则是对申请人和审查人员的指导性文件，但不包括注册审批所涉及的行政事项，亦不作为法规强制执行，如果有能够满足相关法规要求的其他方法，也可以采用，但是需要提供详细的研究资料和验证资料。应在遵循相关法规的前提下使用本指导原则。

本指导原则是在现行法规和标准体系以及当前认知水平下制订的，随着法规和标准的不断完善、科学技术的不断发展，其相关内容也将进行适时的调整。

二、适用范围

根据芯片制作的主要原料和方法，生物芯片可分为核酸芯片、蛋白芯片、细胞芯片、组织芯片等。本指导原则是针对核酸和蛋白为检测靶分子生物芯片的注册技术审查指导原则，其他类型靶分子检测的芯片诊断试剂可参考本指导原则。

三、基本要求

（一）基本原则

1. 试剂研制、生产用各种原料、辅料等应制定相应的质量标准，并符合有关法规的要求。

2. 试剂生产企业应具备相应的专业技术人员、仪器设备以及适宜的生产环境，获得《医疗器械生产许可证》；同时，应按照《体外诊断试剂生产实施细则（试行）》的要求建立相应的质量管理体系，形成文件和记录，加以实施并保持有效运行；还应通过《体外诊断试剂生产企业质量管理体系考核评定标准（试行）》的考核。

3. 生物芯片类试剂在研制时，应当按照科学、规范的原则组织研发，各反应条件的选择和确定应符合基本的科学原理。

4. 试剂研制、生产过程中所用的物料及工艺，应充分考虑可能涉及的安全性方面的事宜。

5. 生产和质量控制的总体目标：保证试剂使用安全、质量稳定、工艺可控、检测有效。

（二）原材料质量控制

1. 核酸检测芯片

核酸芯片检测时，从生物样本中提取的核酸可用荧光标记、金标记和酶标记；检测方法包括光谱学方法和化学显色。下面为荧光标记芯片技术指导原则，采用金标记和酶联显色等的生物芯片诊断试剂可参照核酸芯片和蛋白芯片相关部分。

（1）主要生物原料

核酸检测芯片的主要生物原料包括模板 DNA、dNTPs、引物、探针、标记物等。主要生物原料若为企业自己生产，其工艺必须相对稳定，企业应按照工艺要求对这类生物原料进行质量检验，以保证其达到规定的质量标准；若购买，其供应商要求相对固定，不能随意变更供应商，同时，供应商应提供相应的质量保证证明和相应的质检报告，达到生产规定的质量标准。如果主要原料（包括工艺）或其供应商有变更，应依据国家相关法规的要求进行变更申请。

① 模板 DNA

重组 DNA：经测序验证，关键碱基或序列没有错误。$1 \times TE$ 溶解，浓度为 $100ng/\mu l$ 以上，$-20℃$ 保存。作为阳性参考品时，其稀释度由企业根据产品标准确定。

② dNTPs（dATP/dUTP/dGTP/dCTP/dTTP）

HPLC 纯，PCR 级，无 DNase、RNase 污染，$-20℃$ 以下保存。

③ 引物

生产中的引物原材料为冻干粉，PAGE 纯或 HPLC 纯。用标准 DNA 模板扩增，电泳检测，谱带单一，大小正确，与对照引物比较，产物量一致。符合视为合格引物，$-20℃$ 以下保存。

④ 探针（用于阵列制备）

重组 DNA，冻干粉（或 $1 \times TE$ 溶解液）：至少满足一个批次的用量，酶切鉴定分析图谱。

PCR 产物，冻干粉（或 $1 \times TE$ 溶解液）：至少满足一个批次的用量，PCR 电泳鉴定图谱。

合成寡核苷酸：PAGE 纯或 HPLC 纯，至少满足一个批次的用量，提供该产品的 PAGE 电泳分析图谱或 HPLC 分析图谱。

探针序列的正确性：应用克隆鉴定的标准 DNA 杂交鉴定或测序鉴定。

纯度和浓度检测：采用电泳方法，电泳图谱没有杂带，目的条带的强度与已知浓度的标准 DNA 条带进行参比计算其强度。纯度较高的 DNA，可用紫外分光光度计进行定量。检验合格后入库，避光、-20℃以下保存。

⑤ 标记物

含有激发光波长和发射光波长介于 280～680nm 的所有荧光分子，HPLC 纯。

⑥ Taq DNA 聚合酶

SDS-PAGE 检测，纯度 >95%，具有 DNA 聚合酶活性，无核酸内切酶活性；具热稳定性，94℃保温 1 小时后仍保持 50% 活性。产品 -20℃保存。

⑦ 尿嘧啶糖基化酶（UNG）

具尿嘧啶糖基化酶活性，无核酸外切酶及核酸内切酶活性。1U UNG 37℃处理 3 分钟后，10^3 拷贝以下含 U 模板被降解后不能产生扩增产物。产品 -20℃保存。

⑧ 逆转录（RT）酶

具有逆转录活性，无核酸内切酶，-20℃保存。

⑨ RT-PCR 酶

具逆转录酶活性和 DNA 聚合酶活性，无核酸内切酶活性，具热稳定性，94℃ 1 小时后仍保持 50% 活性。产品 -20℃保存。

⑩ 缓冲液

各类酶制品所需的反应缓冲液由厂家随酶制品提供，-20℃保存。

（2）主要生物辅料

主要生物辅料包括酶类（蛋白酶、核酸酶等）、核酸提取试剂、鱼精 DNA、封闭用蛋白、杂交液等，企业应建立相应的质量标准。主要生物辅料若为企业自己生产（配制），其工艺必须相对稳定，并按照工艺要求对这类生物原料进行质量检验，以保证其达到规定的质量标准；若购买，其供应商要求相对固定，不能随意变更供应商，同时，供应商应提供相应的质量保证证明和相应的质检报告，达到生产规定的质量标准。

（3）主要化学原辅料

化学原材料的质量标准参照《中国生物制品主要原辅材料质控标准（2000 年版）》分析纯级别进行检验。主要的检测指标包括：溶液外观、一般盐类检测、溶液 pH 值、溶解情况、干燥失重、炽灼残渣等。

主要化学原材料的供应商要求相对固定，不得随意发生变更。化学原材料在购入时，原材料的生产商必须提供该批次化学原材料的质量保证材料和质检报告，其质量标准应达到生产所需的质量标准。

（4）其他物料

① 载玻片

外观：明亮处用肉眼观察无缺刻，无划伤等。规格按设计要求。

激光扫描仪扫描（波长为芯片检测波长）：包被层基本均匀。

② 试管、吸头、试剂瓶等

一次性使用，由生产厂家提供质量保证，达到设计要求。

③ 其他：

包括试剂瓶标签、铝箔袋、衬垫、可密封塑料袋、说明书、干燥剂和包装外盒等，应参照国家食品药品监督管理局发布的《体外诊断试剂说明书编写指导原则》和《医疗器械说明书、标签和包装标识管理规定》建立相应质量标准。

2. 蛋白检测芯片

（1）主要生物原料

与生产的产品质量最密切相关的生物原料包括各种天然抗原、重组抗原、单克隆抗体、多克隆抗体以及多肽类生物原料。这类原料可用于点膜、标记相关酶、纳米金、光学基团及中和反应用抗原或抗体等。使用前应按照工艺要求对这类生物原料进行质量检验，以保证其达到规定的质量标准。主要生物原料若为企业自己生产，其工艺必须相对稳定；若购买，其供应商要求相对固定，不能随意变更供应商，如果主要原料（包括工艺）或其供应商有变更，应依据国家相关法规的要求变更申请。

主要生物原料的常规检验项目一般包括：

① 外观

肉眼观察，大部分生物原料为澄清均一液体，不含异物、浑浊或摇不散的沉淀或颗粒；或者为白色粉末，不含其他颜色杂质；特殊生物原料应具备相应外观标准。

② 纯度和分子量

生物原料经 SDS-PAGE 电泳后，利用电泳扫描仪进行分析；也可用其他适宜的方法，如高效液相法等进行分析。根据所检测生物原料的分子量选择适宜聚丙烯酰胺凝胶浓度进行电泳。一般每个电泳道加样量为 5μg；电泳后的凝胶可用考马斯亮蓝染色或银染法染色。染色后的凝胶用电泳扫描仪分析原料的纯度和分子量，纯度应达到相应的质量标准，分子量大小应在正确的条带位置。

③ 蛋白浓度

蛋白浓度可通过 Lowry 法、280nm 光吸收法、双缩脲法或其他适宜方法进行检测。

④ 效价

效价的测定一般根据蛋白含量测定结果，通过倍比稀释法进行。效价应达到规定的要求。

⑤ 功能性实验

功能性实验是指生物原料用于试剂盒实际生产中的情况，一般考查使用该原料的试剂的灵敏度、特异性和稳定性等，并比较其与上批次原料的相关性。

（2）主要生物辅料

生物辅料是指生产过程中作为蛋白保护剂用途的一类生物原料，主要包括小牛血清、山羊血清、牛血清白蛋白和酪蛋白等。这些生物原料的质量标准应符合《中国生物制品主要原辅材料质控标准（2000 年版）》规定的质量标准要求，并且要适合于企业生产。

建议作以下检验：

①牛血清或羊血清

外观：为浅黄色澄清稍黏稠的液体，无溶血或异物。

无菌试验：将血清直接37℃放置7天，放在明亮处观察，不得出现混浊或沉淀。

总蛋白含量：用双缩脲法测定，标准为不小于32mg/ml。

球蛋白含量：取待测血清1ml，采用饱和硫酸铵法进行沉淀。沉淀溶于0.85% NaCl 溶液至1ml，用 Lowry 法测定蛋白含量不能大于2mg/ml。

②牛血清白蛋白

外观：应为浅黄色、黄色或乳白色的冻干粉末，无吸潮，无结块，无肉眼可见的其他杂质颗粒。

溶解性：将牛血清白蛋白配成10%溶液，溶解时间在18~26℃时应不大于15分钟。pH 值应为6.5~7.1。

总蛋白含量：用双缩脲法测定，其标准为不小于干重的95%。

总蛋白中的牛血清白蛋白（BSA）含量：采用硝酸纤维素膜电泳法，其标准为不小于总蛋白含量的95%。

BSA 的净含量：总蛋白含量乘总蛋白中的 BSA 含量，其标准为不小于90%。

③酪蛋白

应符合生产所需的质量标准。

④标记用酶

应在产品的质量标准中明示所使用的标记用酶的名称（如辣根过氧化物酶、碱性磷酸酶等），同时应根据不同生产厂家的检验方法和质量标准进行检验，酶的纯度 RZ 值（OD_{403nm}/OD_{280nm}）应大于3.0。

对于小牛血清或山羊血清、牛血清白蛋白以及酪蛋白等，还应进行功能性实验，即以其为原料配制一定浓度的稀释液作为样品，进行测定，均不得出现非特异性反应。

生物辅料的供应商同样要求相对固定，不得随意变更供应商。

（3）化学原辅料

参照《中国生物制品主要原辅材料质控标准（2000年版）》分析纯级别进行检验。主要的检测指标包括：溶液外观、一般盐类、溶液 pH 值、溶解情况、干燥失重、炽灼残渣等。

主要化学原材料的供应商要求相对固定，不得随意发生变更。化学原材料在购入时，原材料的生产商必须提供该批次化学原材料的质量保证材料和质检报告，其质量标准应达到生产所需的质量标准。

（4）其他物料

① 基质

以硝酸纤维素膜为例：孔径符合设计要求（0.45μm、0.22μm 等）、均一性（厚度及毛细迁移速度±20%）、尺寸（与标识吻合）。

② 试剂瓶和干燥剂

由生产厂家提供质量保证，达到规定要求。

③ 其他：说明书、包装外盒等

应参照国家食品药品监督管理局发布的《体外诊断试剂说明书编写指导原则》和《医疗器械说明书、标签和包装标识管理规定》建立相应质量控制标准，如数量、规格等。

（三）试剂盒各组分的生产

生物芯片主要包括 DNA 芯片、蛋白芯片、组织芯片和细胞芯片等。生物芯片诊断试剂产品基本可分成二个部分，一部分是芯片，另一部分检测用工作液。如果有配套的检测仪器，还需对仪器及处理软件的应用加以说明。

1. 芯片的生产

芯片生产的基本过程包括探针的获取方法，纯化，点样，固定。

（1）探针获取

不同芯片，主要是探针不同，生物芯片的探针主要包括以下几类，其他探针可参考制定相应的技术及质量标准。

①DNA 探针的获取

探针的形式包括 PCR 产物、克隆 DNA、人工合成 DNA 片段等；要求有生产程序和质量指标及检测方法，要进行纯化，有固定的纯化程序。

②抗原的生产

抗原获得方法包括细胞培养、从生物材料中分离提取、基因工程表达以及合成肽等。基因工程表达产物又分为纯抗原蛋白、融合蛋白等。

③抗体

抗体分单克隆抗体和多克隆抗体。抗体制备包括细胞培养，动物腹水，基因工程表达等方式。

④细胞和组织

包括细胞或组织类型，固定方法。组织材料包括固定，包埋，切片等。

（2）阵列的排列设计

阵列的排列可以是依次排列、随机排列、对角线排列以及其他排列方式，但设计时需考虑重复次数和对照等因素。

（3）点阵的制作

使用仪器的需要确定型号，程序；手工制作的也应有标准操作程序。

（4）固定：包括固定方式，固定条件等。

应对芯片生产的过程进行相应的质量控制，如点样和固定过程的监控、点样均一性检验等。

2. 工作液配制

（1）芯片生产所需试剂，包括细胞培养基，探针制备试剂，阵列制作和固定试剂等。

（2）样品处理试剂，芯片检测靶分子分为核酸和蛋白质。检测核酸的样品处理试剂包括临床取样、DNA 提取或 RNA 提取试剂，逆转录试剂，PCR 扩增试剂，核酸标记试剂等；检测蛋白的处理试剂包括取样试剂，蛋白稀释液以及特殊试剂等。

（3）反应液：检测核酸时的反应液包括预杂交液、杂交液、洗脱液等；检测蛋白时，包括封闭液、抗原/抗体反应液、洗脱液、显色液、显色终止液等。

3. 数据判读

（1）判断标准及依据，包括 Cut off 值的确定依据。

（2）数据判读方式：人工还是软件判读。

（3）如果是软件判读，应提供软件判断的科学依据（包括生物学原理、数据获取原理和判断实验是否成立的依据）以及实验测试的原始报告（或数据），并需要说明：

① 软件的来源：购买或自己编制，是否获得注册等。

② 软件的用途：包括对数据的分析、存储、解读、含义等。

③ 软件的使用：基本的使用程序。

（四）半成品质量控制

1. 抽样

检验人员按批号抽取检验需要数量的半成品，做好标记，待检。

2. 半成品检验

利用上一批检验合格的试剂盒的相应组分，对本批生产出的各种试剂盒组分分别进行检验，检验结果达到产品的质量标准。

半成品检验，一般使用国家标准品（参考品）或经国家标准品（参考品）标化后的企业参考品进行。若某类试剂没有国家标准品（参考品），则使用企业参考品，企业参考品的制备应有规范的质量控制程序，以保证产品的安全性、有效性及质量可控，其质量应不低于国家食品药品监督管理局已经批准的同类产品的质量。

检测所抽样的半成品试剂盒的性能，包括阴/阳性参考品的符合率、灵敏度（最低检出量）、精密性等，均应达到相应质量标准的要求。精密性评价应采用比最低检测限高一个数量级的质控品，重复检测 10 次，判定结果一致。对定量检测试剂，同时应分析其线性相关系数和定量质控品检测结果的准确性。

企业应该对每一批试剂的半成品进行稳定性测试。稳定性试验可在特定温度或特定条件下完成。对蛋白芯片，应完成 37℃ 热稳定性试验，试验结果应符合产品的质量标准。

（五）成品质量控制

产品包装完成后，质检人员根据试剂的批号、实际包装量、抽样申请单的要求进行抽样，同时填写抽样数量和抽样日期，并且由抽样人签名。抽样数量应包括检验用数量和留样数量。质检人员同时应检查相关原始记录。

每一批生物芯片类检测试剂的试生产量应满足工艺研究、分析性能验证、稳定性研究、临床试验、自测及注册检验等各阶段所需样品量的要求。

1. 成品检验

一般使用国家标准品（参考品）或经国家标准品（参考品）标化后的企业参考品进行。若某类试剂没有国家标准品（参考品），则使用企业参考品，企业参考品的制备应有规范的质量控制程序，以保证产品的安全性、有效性及质量可控，其质量应不低于国家食品药品监督管理局已经批准的同类产品的质量。

2. 稳定性试验

试剂批放行前，应完成稳定性试验。稳定性试验可在特定温度或特定条件下完成。对蛋白芯片，每批试剂批放行前，应完成 37℃ 热稳定性试验，达到相应的质量标准。

四、名词解释

生物芯片类检测试剂：本指导原则所定义的生物芯片检测试剂是指将多个生物探针（包括 DNA 片段、寡核苷酸、抗原、抗体，组织，细胞等）按预先设计的排列方式固定在特制的基质（包括玻璃片、尼龙膜、硝酸纤维素膜等）上，用特定的方法提取生物靶分子并进行标记，然后与固定在基质上的生物探针特异性的结合，再用相应的检测设备（如激光扫描仪、CCD 检测仪等）和分析方法（包括软件）进行检测、记录、分析，实现对生物靶分子的定性或定量检测的试剂。

五、参考文献

《中国生物制品规程》（2000 年版），化学工业出版社

7 发光免疫类检测试剂注册技术审评指导原则

（发光免疫类检测试剂注册技术审查指导原则）

一、前言

本指导原则主要针对发光免疫类检测试剂的主要原材料、生产工艺及反应体系、产品质量控制等环节提出指导性技术要求。

本指导原则系对发光免疫类检测试剂的一般要求，申请人应依据产品特性确定其中的具体内容是否适用，若不适用，需详细阐述其理由及相应的科学依据。

本指导原则是对申请人和审查人员的指导性文件，但不包括注册审批所涉及的行政事项，亦不作为法规强制执行，如果有能够满足相关法规要求的其他方法，也可以采

用，但是需要提供详细的研究资料和验证资料。应在遵循相关法规的前提下使用本指导原则。

本指导原则是在现行法规和标准体系以及当前认知水平下制订的，随着法规和标准的不断完善、科学技术的不断发展，其相关内容也将进行适时的调整。

二、适用范围

该指导原则主要适用于利用发光免疫分析技术对蛋白质等被测物质进行检测的第三类体外诊断试剂的注册技术审查，第二类试剂的生产及质量控制可参考该指导原则执行。

三、基本要求

（一）基本原则

1. 研制、生产用的各种原料、辅料应当制定相应的质量标准，并符合有关法规的要求。

2. 诊断试剂的生产企业应具备相应的专业技术人员、仪器设备以及适宜的生产环境，获得《医疗器械生产许可证》；同时，生产企业应按照《体外诊断试剂生产实施细则（试行）》的要求建立相应的质量管理体系，形成文件和记录，加以实施并保持有效运行；生产企业还应该通过《体外诊断试剂生产企业质量管理体系考核评定标准（试行）》的考核。企业应对试剂的使用范围做出明确规定，并经国家药品监督管理部门批准。

3. 诊断试剂的研制应当按照科学、规范的原则组织研发，各反应条件的选择和确定应符合基本的科学原理。

4. 研制生产过程中所用的材料及工艺，应充分考虑可能涉及的安全性方面的事宜。

5. 试剂生产和质量控制的总体目标：保证产品使用安全，质量稳定，工艺可控，使用有效。

（二）原材料质量控制

1. 主要生物原料

与产品质量最密切相关的生物原料主要包括各种天然抗原、重组抗原、单克隆抗体、多克隆抗体以及多肽类、激素类等生物原料。这类原料可用于包被酶标反应板、标记相关酶（辣根过氧化物酶、碱性磷酸酶等）、中和反应用抗原或抗体、制备校准品（标准品）等。一般按工艺要求对这类生物原料进行质量检验，以保证其达到规定的质量标准。主要生物原料若为企业自己生产，其工艺必须相对稳定；若购买，其供应商要求相对固定，不能随意变更供应商，如果主要原料（包括工艺）或其供应商有变更，应依据国家相关法规的要求进行变更申请。

主要生物原料的常规检验项目一般包括：

（1）外观

肉眼观察，大部分生物原料为澄清均一的液体，不含异物、浑浊或摇不散的沉淀或颗粒；或者为白色粉末，不含其他颜色杂质；特殊生物原料应具备相应外观标准。

（2）纯度和分子量

主要经 SDS-PAGE 电泳后，利用电泳扫描仪进行分析，也可用其他适宜的方法，如高效液相法等。根据所检测生物原料的分子量选择适宜聚丙烯酰胺凝胶浓度进行电泳。一般每个电泳道加样量为 5μg，电泳后的凝胶可用考马斯亮蓝染色或银染法染色。染色后的凝胶用电泳扫描仪分析原料的纯度和分子量，纯度应达到相应的质量标准，分子量大小应在正确的条带位置。

（3）蛋白浓度

蛋白浓度可通过 Lowry 法、280nm 光吸收法、双缩脲方法等进行检测。

（4）效价

效价的测定一般根据蛋白含量测定结果，通过倍比稀释法进行。效价应达到规定的要求。

（5）功能性实验

功能性实验是指生物原料用于试剂盒实际生产中的情况，一般考查使用该原料的试剂盒的灵敏度、特异性和稳定性等，并比较其与上批次原料的相关性。

2. 生物辅料

生物辅料一般指在生产过程中作为蛋白保护剂用途的一类生物原料，主要包括小牛血清、山羊血清、牛血清白蛋白等。这些生物原料的质量标准应符合 2000 年版的《中国生物制品主要原辅材料质控标准》规定的标准要求，并且要适合于本企业的生产。

建议作以下检验：

（1）牛血清或羊血清

外观：为浅黄色澄清稍黏稠的液体，无溶血或异物。

无菌试验：将血清直接 37℃ 放置 7 天，放在明亮处观察，不得出现混浊或沉淀。

总蛋白含量：用双缩脲法测定，蛋白含量不小于 32mg/ml。

球蛋白含量：取待测血清 1ml，采用饱和硫酸铵法进行沉淀，沉淀溶于 0.85% 氯化钠溶液，至 1ml，用 Lowry 方法测定，蛋白含量应 ≤2mg/ml。

（2）牛血清白蛋白

外观：应为浅黄色、黄色或乳白色的冻干粉末，无吸潮，无结块，无肉眼可见的其他杂质颗粒。

溶解性：将牛血清白蛋白配成 10% 溶液，在 18~26℃ 时，溶解时间应不大于 15 分钟。1% 牛血清白蛋白水溶液的 pH 值应为 6.5~7.1。

总蛋白含量：用双缩脲法测定，质量标准为 ≥95%。

总蛋白中的 BSA 含量：采用硝酸纤维素膜电泳法，其标准为 ≥95%。

BSA 的净含量：总蛋白含量乘总蛋白中的牛血清白蛋白（BSA）含量，其标准为 ≥90%。

（3）酪蛋白

酸度应符合生产所需的质量标准。

（4）标记用酶

应在产品的质量标准中明示所使用的标记用酶的名称

（如辣根过氧化物酶、碱性磷酸酶等），同时应根据不同生产厂家的检验方法和质量标准进行检验，酶的纯度 RZ 值（OD_{403nm}/OD_{280nm}）应大于 3.0。

对于小牛血清或山羊血清、牛血清白蛋白以及酪蛋白等，还应进行功能性实验，即以其为原料配制一定浓度的稀释液作为样品，进行测定，均不得出现非特异性反应。

生物辅料的供应商同样要求相对固定，不得随意变更供应商。

3. 化学原材料

化学原材料的质量标准，包括外观、一般盐类检测、溶液 pH 值、重金属检测、溶解情况、干燥失重、炽灼残渣等，均应符合《中国生物制品主要原辅材料质控标准（2000 年版）》分析纯级别的要求，并且要适合于本企业的生产。

（1）无机类：主要包括有氯化钠、磷酸氢二钠、磷酸二氢钠等。

（2）有机类：主要包括有吐温 20、三羟基氨基甲烷等。

（3）特殊化学原料：铕-DTTA，鲁米诺等。

铕-DTTA 纯度分析与鉴定：要求铕-DTTA 各功能团符合分子结构，纯度在 96% 以上。

4. 其他原辅料

（1）微孔板条

外观：明亮处用肉眼观察板条的外观质量应无划痕、破损、飞边、肮脏、表面光滑。板条与微孔反应条塑料框架应配合合适。

材质：微孔反应板条每孔加 200μl 增强液，用发光免疫分析仪检测其荧光值，平均本底荧光值 ≤1500。

吸附能力和精密性：用一定浓度的蛋白包被微孔板条，检测荧光值，CV 值结果应符合相关产品的功能性质量标准，一般批内 CV≤5%，批间 CV≤10%。

（2）其他

黏胶纸、铝箔袋、说明书、包装外盒、瓶子和干燥剂等应参照国家食品药品监督管理局发布的《体外诊断试剂说明书编写指导原则》和《医疗器械说明书、标签和包装标识管理规定》建立相应质量控制标准。

（三）试剂盒各组分的生产

发光免疫分析试剂主要组分的生产包括包被反应板、标记物制备、各种溶液的配置、冻干、分包装等步骤；并通过产品的半成品检验和成品检验两个质控过程来保证其质量符合规定。

1. 固相载体的制备（因不同产品使用的包被载体有很大区别，在此以标准 96 孔微孔反应板为例进行描述）

（1）包被板的准备

准备经检验合格的包被板，记录批号、数目、状态标识。

质控项目：尺寸、外观、包装。

（2）包被液的配制

配制包被缓冲液，加入包被的抗体或抗原至工作浓度，混合均匀，即成所需的包被液，工作浓度的包被液应在规定时间内使用。

质控项目：包被缓冲液配方、pH 值、包被物成分。

（3）包被板的包被

包被液按工艺要求加入包被板。记录所包被的包被板数量。

质控项目：包被体积、温度、时间、过程监控。

（4）洗板工作液的配制（按各单位工艺要求，可以不洗板）

按配方配制洗板工作液。

质控项目：洗板工作液配方、pH 值。

（5）封闭液的配制

按配方配制封闭液。

质控项目：封闭液配方、pH 值。

（6）洗板和封闭

包被完成后，抽去孔内包被液，用洗板工作液洗板后（按各单位工艺要求，可以不洗板），加入封闭液。

质控项目：封闭体积、温度、时间、过程监控。

质检项目：封闭前检验包被均一性。

（7）抽干

封闭后的反应板，抽干孔内液体。

质控项目：过程监控。

（8）干燥

反应板应按工艺的要求进行干燥。

质控项目：温度、湿度、时间、过程监控等。

（9）密封包装

将干燥后的反应板用铝箔袋密封包装，内放干燥剂（按各单位工艺要求，可以不放）。

质控项目：密封性能、标示及效期等。

（10）反应板（半成品）检验

对装袋密封后的反应板进行抽样检验，外观、板内变异、板间变异。

2. 滴配过程

（1）酶结合物的制备（根据各产品实际情况，该步骤可不进行）

采用常规过碘酸钠-乙二醇法将相关的抗体（或抗原）标记辣根过氧化物酶（或其他酶），酶标记后的抗体（或抗原）应加入适当的保护剂保存于低温。

质控项目：标记方法、过程控制。

（2）酶结合物的鉴定

① 功能性实验

将酶结合物用酶稀释液稀释后，用于产品的滴配，其结果应符合相关试剂盒的质量标准。

② 稳定性

将酶结合物用酶稀释液稀释，进行 2~8℃ 热稳定性实验，滴配结果应符合相关试剂盒的质量标准。

（3）酶结合物稀释液

按酶结合物稀释液的配方配制，存放在 2~8℃ 保存，并于规定时间内使用。

质控项目：酶结合物稀释液配方、pH 值。

（4）酶结合物工作浓度的滴配

取酶结合物，用酶结合物稀释液稀释到不同的浓度，用已制备好的反应板进行滴配。测定系列标准品及相应的质控品，确定使体系达到最优的酶结合物工作浓度。

（5）酶结合物工作液配制

将所需量酶结合物和酶结合物稀释液按滴配浓度混合均匀。

质检项目：分装前检验，用配套的反应板进行检验，外观、灵敏度、质控品测定值、定量产品应作校准品线性检测。

（6）酶结合物工作液的分装

按工艺要求分装酶结合物工作液。

质控项目：分装前确认试剂名称、批号、数量，分装量，封装后密封性。

（7）酶结合物工作液（半成品）检验

对分装后的酶结合物工作液进行抽样检验，外观、分装量、灵敏度、校准品剂量-反应曲线线性、质控品测定值。

3. 校准品、阴/阳性对照或质控品的制备

（1）稀释液

按稀释液的配方配制，存放在 2~8℃ 或 -20℃ 保存，并于有效期内使用。

质控项目：稀释液配方、pH 值。

（2）校准品、阴/阳性对照或质控品的配制

校准品、阴/阳性对照或质控品的配制应具有量值溯源性，可参照国家标准品、世界卫生组织标准品或其他级别的标准物质进行配制。

质检项目：分装前检验，准确性、剂量-反应曲线线性（定量产品）、质控品测定值。

（3）校准品、阴/阳性对照或质控品的分装

按工艺要求分装校准品、阴/阳性对照或质控品。

质控项目：分装前确认试剂名称、批号、数量，分装量。

（4）校准品、阴/阳性对照或质控品（半成品）检验

对分装后的校准品、阴/阳性对照或质控品进行抽样检验，外观、分装量、准确性、剂量-反应曲线线性（定量产品）、质控品测定值。

4. 化学发光底物的制备

（1）底物缓冲液

按底物缓冲液的配方配制，存放在 2~8℃ 保存，并于有效期内使用。

质控项目：底物缓冲液配方、pH 值。

（2）化学发光底物（氧化剂和发光剂）的配制

分别按氧化剂和发光剂的配方在底物缓冲液中加入相应的氧化剂和发光剂。

质控项目：氧化剂和发光剂配方。

质检项目：分装前检验，本底、发光强度。

（3）化学发光底物（氧化剂和发光剂）的分装

按工艺要求分装化学发光底物（氧化剂和发光剂）。

质控项目：分装前确认试剂名称、批号、数量，分装量，封装后密封性。

（4）化学发光底物（半成品）检验

对分装后的化学发光底物进行抽样检验，外观、分装量、本底、灵敏度、发光强度。

5. 铕标记物的制备

针对不同的标记生物原料，确定不同的标记制备工艺，包括铕-DTTA 与标记生物原料的比例，标记温度和标记时间、标记得率的计算标准等。在实际操作过程中要求严格按照标准操作规程进行操作

6. 冻干

各种冻干品都需建立各自的冻干工艺，冻干品外观应该呈现疏松的粉末状固体，具有一定的形状，复溶完全、迅速，呈澄清透明液体。

7. 分装、灯检和贴签

分装量用减重称量法进行测量，把质量换算成体积后进行分装量的控制。灯检是目测检查各组分的色泽、分装量以及是否混浊、有杂质等。

8. 包装

根据试剂盒包装标准操作规程及说明书的要求，以流水线操作形式进行包装。包装时应严格检查品名、批号、装量，认真核对各物料数量，并在关盒前进行复核。

（四）质量控制

1. 半成品质量控制

（1）半成品抽样

检验人员按试剂的批号，根据抽样申请单抽取规定数量的半成品各组分，作号标记、待检。

（2）质控品的要求

用于半成品质量控制的质控品包括阴/阳性样品符合率、灵敏度（最低检出量）、特异性、检测范围、定量曲线的线性、精密性、稳定性等指标，如具有国家标准品或参考品的产品应使用国家标准品（参考品）或经国家标准品（参考品）标化的企业参考品进行检验。如无国家标准品（参考品），可采用企业参考品，企业参考品的制备应有规范的质量控制程序，以保证产品的安全性、有效性及质量可控，其质量应不低于国家食品药品监督管理局已经批准的同类产品的质量。

（3）半成品检验

根据各个试剂盒的企业标准或者制检规程进行半成品的检验，检验指标一般包括准确性、灵敏度、特异性、精密性、相关性等，均应达到相应的质量标准。

企业应对每一批试剂的半成品进行稳定性研究。试剂盒各组分应留样，2~8℃ 定期作稳定性考核，同时作 37℃ 热稳定性试验，试验结果应符合产品的质量标准。

2. 成品质量控制

（1）成品抽样

产品包装完成后，质检人员根据试剂的批号、实际包装量、抽样申请单的要求进行抽样，同时填写抽样数量和

抽样日期，并且由抽样人签名。抽样数量应包括检验用数量和留样数量。质检人员同时应检查相关原始记录。

每一批发光免疫类检测试剂的试生产量应满足工艺研究、分析性能验证、稳定性研究、临床试验、自测及注册检验等各阶段所需样品量的要求。

（2）成品检验

一般使用国家标准品（参考品）对成品进行检验，并达到国家标准品（参考品）的质量要求。若该诊断试剂没有国家标准品（参考品），则使用企业参考品，企业参考品的制备应有规范的质量控制程序，以保证产品的安全性、有效性及质量可控，其质量应不低于国家食品药品监督管理局已经批准的同类产品的质量。

在批放行前，每一批发光类诊断试剂应完成 37℃ 热稳定性试验，试验结果应符合产品的质量标准。

四、名词解释

发光免疫类检测试剂：根据特异性抗原抗体反应等生物学原理，利用发光信号的强弱对样本中相应抗原或抗体进行定性或定量检测的一类试剂。主要包括化学发光（酶促、非酶促），电化学发光和时间分辨荧光等法。

五、参考文献

《中国生物制品规程》（2000 年版），化学工业出版社

8　体外诊断试剂临床试验注册技术审评指导原则

（体外诊断试剂临床试验技术指导原则）

一、概述

体外诊断试剂的临床试验（包括与已上市产品进行的比较研究试验）是指在相应的临床环境中，对体外诊断试剂的临床性能进行的系统性研究。

申请人应在符合要求的临床单位，在满足临床试验最低样本量要求的前提下，根据产品临床预期用途、相关疾病的流行率和统计学要求，制定能够证明其临床性能的临床试验方案，同时最大限度地控制试验误差、提高试验质量并对试验结果进行科学合理的分析。临床试验报告是对临床试验过程、结果的总结，是评价拟上市产品有效性和安全性的重要依据，是产品注册所需的重要文件之一。

本指导原则仅对体外诊断试剂临床试验提出了一般性的要求。由于体外诊断试剂产品具有发展快、专业跨度大、临床预期用途各异的特点，不同临床预期用途产品的临床试验方法及内容不尽相同。申请人应根据产品特点及临床预期用途，制定合理的临床试验方案。国家食品药品监督管理总局也将根据体外诊断试剂发展的需要，适时修订本指导原则。

二、临床试验的基本原则

（一）基本要求

1. 临床试验必须符合赫尔辛基宣言的伦理学准则，必须获得临床试验机构伦理委员会的同意。研究者应考虑临床试验用样本，如血液、羊水、胸水、腹水、组织液、胸积液、组织切片、骨髓等的获得或试验结果对受试者的风险性，应提交伦理委员会的审查意见及受试者的知情同意

书。对于例外情况，如客观上不可能获得受试者的知情同意或该临床试验对受试者几乎没有风险，可经伦理委员会审查和批准后免于受试者的知情同意。

2. 受试者的权益、安全和健康必须高于科学和社会利益。

3. 为受试者保密，尊重个人隐私。防止受试者因检测结果而受到歧视或伤害。

4. 临床前研究结果支持进行临床试验。

（二）临床试验机构及人员的要求

1. 第三类体外诊断试剂申请人应当选定不少于 3 家（含 3 家）、第二类体外诊断试剂申请人应当选定不少于 2 家（含 2 家）临床试验机构，按照有关规定开展临床试验。

2. 体外诊断试剂的临床试验机构应获得国家食品药品监督管理总局资质认可。

3. 申请人应根据产品特点及其预期用途，综合不同地区人种、流行病学背景、病原微生物的特性等因素选择临床试验机构。临床试验机构必须具有与试验用体外诊断试剂相适应的专业技术人员及仪器设备，并能够确保该项试验的实施。

4. 申请人应当在临床试验前制定文件明确各方的职责分工，与各临床试验机构协商制定统一的临床试验方案，按照临床试验方案组织制定标准操作规程，并组织对参加试验的所有研究者进行临床试验方案和试验用体外诊断试剂使用的培训，以确保临床试验方案和试验用体外诊断试剂操作的一致性，并在临床试验过程中促进各研究者之间的沟通。

5. 在临床试验开始前，申请人应与临床试验工作人员进行临床试验的预试验，使其熟悉并掌握该产品所适用的

仪器、操作方法、技术性能等，以最大限度地控制试验误差。

6. 在临床试验过程中，申请人应考虑吸收流行病学、统计学、临床医学、检验医学等方面专业人员（或知识），以保证临床试验科学、合理地开展。

三、临床试验设计原则

（一）临床试验方案

开展体外诊断试剂临床试验，申请人应当按照试验用体外诊断试剂的类别、风险、预期用途等特性，组织制定科学、合理的临床试验方案。一般应当包括以下内容：

1. 一般信息（包括产品信息、临床试验开展的时间和人员等相关信息、申请人相关信息等）。

2. 临床试验的背景资料。

3. 试验目的。

4. 试验设计。

5. 评价方法。

6. 统计方法。

7. 对临床试验方案修正的规定。

8. 临床试验涉及的伦理问题和说明、《知情同意书》文本（如有）。

9. 数据处理与记录保存。

10. 其他需要说明的内容。

（二）试验方法

1. 新研制体外诊断试剂的临床试验

1.1 对于新研制体外诊断试剂而言，选择适当的受试者，采用试验用体外诊断试剂与诊断该疾病的"金标准"进行盲法同步比较。

对用于早期诊断、疗效监测、预后判断等用途的体外诊断试剂，在进行与"金标准"的比较研究的同时，还必须对受试者进行跟踪研究。研究者应明确受试者的入选标准、随访标准和随访时间。

1.2 "金标准"的确定。

"金标准"是指在现有条件下，公认的、可靠的、权威的诊断方法。临床上常用的"金标准"有组织病理学检查、影像学检查、病原体分离培养鉴定、长期随访所得的结论及临床常用的其他确认方法等。

1.3 受试者的选择。

受试者应包括两组：一组是用"金标准"确定为有某病的病例组，另一组是经"金标准"确定或有临床证据证实无该病的患者或正常人群，作为对照组。病例组应包括该病种的不同病例，如症状典型和非典型的，病程早、中、晚期的，病情轻、中、重型的，不同性别、不同年龄层次的等，以便能反映该病的全部特征。对照组应包括确定无该病的患者，及易与本病相混淆疾病的病例。

1.4 同步盲法测试。

经"金标准"确定的病例组与对照组中的受试者样本同步接受试验用体外诊断试剂的检测，将检测结果与"金标准"判定的结果进行比较，计算试验用体外诊断试剂检测结果与"金标准"判断结果符合或差异程度的统计学指标，再根据这些指标对试验用体外诊断试剂进行评价。在试验操作的全过程和判定试验结果时，采用盲法（尽可能用双盲法）是保证临床试验结果真实可靠的关键。

2. "已有同品种批准上市"产品的临床试验

选择已上市产品，采用试验用体外诊断试剂与已上市产品针对临床样本进行比较研究试验，证明试验用体外诊断试剂与已上市产品等效。

2.1 对比试剂的选择。

在采用已上市产品作为对比试剂的前提下，选择目前临床普遍认为质量较好的产品。同时应充分了解所选择产品的技术信息，包括方法学、临床预期用途、主要性能指标、校准品的溯源情况、推荐的阳性判断值或参考区间等，以便对试验结果进行科学的分析。

2.2 受试者的选择原则同1.3。

2.3 对于比较研究试验中测定结果不符的样本，应采用"金标准"或其他合理的方法进行复核，以便对临床试验结果进行分析。如无需复核，应详细说明理由。

3. 关于变更申请中涉及的产品临床试验方法

根据变更情况可能对产品性能带来的影响，采用变更后产品与变更前产品或者已上市同类产品进行对比试验，证明变更后产品与对比试验产品等效。

4. 关于进口注册产品临床试验方法

对于进口注册产品，由于目标人群种属和地域的改变，可能影响产品的某些主要技术指标和有效性。申请人或临床研究者应考虑不同国家或者地区的流行病学背景、不同病种的特性、不同种属人群所适用的阳性判断值或者参考区间等诸多因素，在中国境内进行具有针对性的临床试验。

（三）临床试验样本量

申请人或临床研究者应根据产品临床预期用途以及与该产品相关疾病的临床发生率确定临床试验的样本量和样本分布，在符合指导原则有关最低样本量要求的前提下，还应符合统计学要求。各临床试验机构样本量和样本分布应相对均衡。

罕见病及用于突发公共卫生事件的体外诊断试剂可酌减样本量，但应说明理由，并满足评价的需要。

1. 一般要求

1.1 第三类产品：临床试验的总样本数至少为1000例。

1.2 第二类产品：临床试验的总样本数至少为200例。

2. 特殊要求

2.1 采用核酸扩增方法用于病原体检测的体外诊断试剂：临床试验总样本数至少为500例。

2.2 与麻醉药品、精神药品、医疗用毒性药品检测相关的体外诊断试剂：临床试验总样本数至少为500例。

2.3 流式细胞仪配套用体外诊断试剂：临床试验总样本数至少为500例。

2.4 免疫组织化学抗体试剂及检测试剂盒：与临床治疗、用药密切相关的标志物及其他具有新的临床意义的全新标记物，临床试验总样本数至少为1000例；临床使用多个指标综合诊治的标志物之一，与辅助诊断、鉴别诊断、病情监测、预后相关的标志物，临床试验总样本数至少为500例。

2.5 用于血型检测相关的体外诊断试剂：临床试验总样本数至少为3000例。

2.6 新研制体外诊断试剂产品的临床试验样本量要求同第三类产品。

2.7 变更事项相关的临床试验：涉及产品检测条件优化、增加与原样本类型具有可比性的其他样本类型等变更事项，第三类产品临床试验总样本数至少为200例，第二类产品临床试验总样本数至少为100例，并在至少2家（含2家）临床试验机构开展临床试验；变更抗原、抗体等主要原材料的供应商、阳性判断值或参考区间的变化及增加临床适应证等变更事项，应根据产品具体变更情况，酌情增加临床试验总样本数。

2.8 国家食品药品监督管理总局制定发布的体外诊断试剂指导原则对临床试验例数有规定的，应参照相应指导原则确定样本数。

（四）临床试验方案签章要求

由各承担临床试验的主要研究者（签名）、临床试验机构（签章）、统计学负责人签名及单位盖章、申请人盖章。

四、关于临床试验报告的撰写

临床试验报告应该对试验的整体设计及其关键点给予清晰、完整的阐述，应该对试验实施过程进行条理分明的描述，应该包括必要的基础数据和统计分析方法。

申请人或临床试验牵头单位应对各临床试验机构的报告进行汇总，并完成临床试验总结报告。临床试验报告的格式及内容如下：

（一）首篇

首篇是每份临床试验报告的第一部分，所有临床试验报告均应包含该部分内容。

1. 封面标题

包括试验用体外诊断试剂的通用名称、试验开始日期、试验完成日期、主要研究者（签名）、临床试验机构（盖章）、统计学负责人签名及单位盖章、申请人（盖章）、申请人的联系人及联系方式、报告日期、原始资料保存地点。

2. 目录

列出整个临床试验报告的内容目录和对应页码。

3. 研究摘要

对临床试验情况进行简单的介绍。

4. 试验研究人员

列出临床试验主要研究人员的姓名、单位、在研究中的职责及其简历（列于附件中），主要研究人员包括主要研究者及各单位的主要参加人员、统计学负责人、临床试

报告的撰写人。

5. 缩略语

临床试验报告中所用的缩略语的全称。

（二）正文内容和报告格式

1. 基本内容

1.1 引言。

介绍与临床试验产品有关的背景情况，包括：①被测物的来源、生物及理化性质；②临床预期使用目的，所针对的目标适应证人群，目前针对该适应证所采用的临床或实验室诊断方法等；③所采用的方法、原理、技术要求等；④国内外已批准上市产品的应用现状等。说明申请人和临床试验机构间的合作关系。

1.2 研究目的。

说明本临床试验所要达到的目的。

1.3 试验管理。

对试验管理结构的描述。

管理结构包括主要研究者、主要参加人员、实验室质量控制情况、统计/数据管理情况以及试验中发生的问题及其处理措施等。

1.4 试验设计。

1.4.1 试验总体设计及方案的描述。

试验的总体设计和方案的描述应清晰、简洁，必要时采用图表等直观的方式。试验进行时方案修改的情况和任何方案以外的信息来源也应详细叙述。

1.4.2 试验设计及试验方法选择。

试验设计中应包括以下内容：

（1）样本量及样本量确定的依据。

（2）样本选择依据、入选标准、排除标准和剔除标准。

（3）样本采集、保存、运输方法等。

（4）"金标准"或对比试剂的确立。

（5）临床试验用所有产品的名称、规格、来源、批号、效期及保存条件，对比试剂的注册情况。

（6）质量控制方法。对质量控制方法进行简要的阐述。

（7）临床试验数据的统计分析方法。

（8）试验过程中方案的修改。

一般情况下，临床试验方案不宜更改。试验过程中对方案的任何修改均应说明，对更改的时间、理由、更改过程及有无备案进行详细阐述并论证其对整个研究结果评价的影响。

1.5 临床试验结果及分析。

1.6 讨论和结论。

2. 有关临床试验中特别情况的说明

3. 附件

3.1 临床试验中所采用的其他试验方法或其他诊断试剂产品的基本信息，如试验方法、诊断试剂产品来源、产品说明书及注册批准情况。

3.2 临床试验中的所有试验数据，需由临床试验操作者、复核者签字，临床试验机构盖章（封面盖章和骑缝章）。

3.3 主要参考文献。

3.4 主要研究者简历。

3.5 申请人需要说明的其他情况等。

五、名词解释

试验用体外诊断试剂，是指临床试验中对其安全性、有效性进行确认或者验证的拟申请注册的体外诊断试剂。

临床试验方案，是指有关临床试验的题目、目的、设计、方法学、统计学考虑和组织等文件，通常也包括试验的背景、理论基础。

研究者，是指负责在一个临床试验机构中实施临床试验的人，如果在一个临床试验机构中是由一组人员实施试验的，则研究者指的是这个组的负责人，也称主要研究者。

受试者，是指被招募参加临床试验的个人，既可以是临床试验中接受试验用体外诊断试剂检测的人员，也可以是对照人员。

知情同意，是指向受试者告知一项试验的各方面情况后，受试者确认自愿参加该项临床试验的过程，必须以签名和注明日期的知情同意书作为证明文件。

知情同意书，是指每位受试者表示自愿参加某一试验的证明性文件。研究者需向受试者说明试验性质、试验目的、可能的受益和风险、可供选用的其他诊疗方法以及符合《赫尔辛基宣言》规定的受试者的权利和义务等，使受试者充分了解后自愿表达其同意参加某项临床试验。

伦理委员会，是指在临床试验机构内由医学专业人员、非医学专业人员组成的独立机构，其职责是对临床试验的科学性和伦理进行审议，具体来说就是对临床试验方案进行审批，对研究人员资格、设施设备以及知情同意的方法等进行审议并提出相关意见，以保证受试者安全、健康和权益得到充分保护。

标准操作规程，是指为有效地实施和完成某一临床试验中每项工作所拟定的标准和详细的书面规程。

9　体外诊断试剂说明书编写注册技术审评指导原则

（体外诊断试剂说明书编写指导原则）

体外诊断试剂说明书承载了产品预期用途、检验方法、对检验结果的解释、注意事项等重要信息，是指导使用者正确操作、临床医生准确理解和合理应用试验结果的重要技术性文件。

本指导原则基于国家食品药品监督管理总局《医疗器械说明书和标签管理规定》（国家食品药品监督管理总局令第6号）的有关要求，对体外诊断试剂产品说明书编写的格式及各项内容的撰写进行了详细的说明。其目的是为编写体外诊断试剂说明书提供原则性的指导，同时，也为注册管理部门审核说明书提供技术参考。

由于体外诊断试剂产品专业跨度大、方法学多样、临床预期用途各异，产品的说明书内容不尽相同。申请人应根据产品特点及临床预期用途编写说明书，以便关注者获取准确信息。

一、体外诊断试剂说明书格式

××××（产品通用名称）说明书

【产品名称】

【包装规格】

【预期用途】

【检验原理】

【主要组成成分】

【储存条件及有效期】

【适用仪器】

【样本要求】

【检验方法】

【阳性判断值或者参考区间】

【检验结果的解释】

【检验方法的局限性】

【产品性能指标】

【注意事项】

【标识的解释】

【参考文献】

【基本信息】

【医疗器械注册证编号/产品技术要求编号】（或者【医疗器械备案凭证编号/产品技术要求编号】）

【说明书核准及修改日期】

以上项目如对于某些产品不适用，说明书中可以缺省。

二、各项内容撰写的说明

产品说明书内容原则上应全部使用中文进行表述；如含有国际通用或行业内普遍认可的英文缩写，可用括号在中文后标明；对于确实无适当中文表述的词语，可使用相应英文或其缩写表示。

【产品名称】

1. 通用名称

通用名称应当按照《体外诊断试剂注册管理办法》（国家食品药品监督管理总局令第5号）规定的命名原则进行命

名，可适当参考相关"分类目录"和/或国家标准及行业标准。

除特殊用途产品可在通用名称中注明样本类型外，其余产品的通用名称中均不应当出现样本类型、定性/定量等内容。

2. 英文名称

【包装规格】

注明可测试的样本数或装量，如××测试/盒、××人份/盒、××ml，除国际通用计量单位外，其余内容均应采用中文进行表述。如产品有不同组分，可以写明组分名称。如有货号，可增加货号信息。

【预期用途】

第一段内容详细说明产品的预期用途，如定性或定量检测、自测、确认等，样本类型和被测物等，具体表述形式根据产品特点做适当调整。若样本来源于特殊受试人群，如孕妇、新生儿等，应当予以注明。

第二段内容说明与预期用途相关的临床适应证及背景情况，说明相关的临床或实验室诊断方法等。

【检验原理】

详细说明检验原理、方法，必要时可采用图示方法描述。

【主要组成成分】

1. 对于产品中包含的试剂组分

（1）说明名称、数量及在反应体系中的比例或浓度，如果对于正确的操作很重要，应提供其生物学来源、活性及其他特性。

（2）对于多组分试剂盒，明确说明不同批号试剂盒中各组分是否可以互换。

（3）如盒中包含耗材，应列明耗材名称、数量等信息。如塑料滴管、封板膜、自封袋等。

2. 对于产品中不包含，但对该试验必需的试剂组分，说明书中应列出此类试剂的名称、纯度，提供稀释或混合方法及其他相关信息。

3. 对于校准品和质控品

（1）说明主要组成成分及其生物学来源。

（2）注明校准品的定值及其溯源性。

（3）注明质控品的靶值范围。如靶值范围为批特异，可注明批特异，并附单独的靶值单。

【储存条件及有效期】

1. 说明产品的储存条件如：2~8℃、−18℃以下、避免/禁止冷冻等。其他影响稳定性的条件如：光线、湿度等也必须说明。如果打开包装后产品或组分的稳定性不同于原包装产品，则打开包装后产品或组分的储存条件也必须注明。

2. 有效期：说明在储存条件下的有效期。如果打开包装后产品或组分的稳定性不同于原包装产品，打开包装后产品或组分的有效期也必须注明。

3. 如试剂盒各组分的稳定性不一致，则应对各组分的储存条件和有效期分别进行描述。

【适用仪器】

说明可适用的仪器及型号，并提供与仪器有关的信息，以便用户能够正确选择使用。

【样本要求】

应在以下几方面进行说明：

1. 适用的样本类型。

2. 在样本收集过程中的特别注意事项。

3. 为保证样本各组分稳定所必需的抗凝剂或保护剂等。

4. 已知的干扰物。

5. 能够保证样本稳定的储存、处理和运输方法。

【检验方法】

为保证试验的正确进行，应在以下几方面对试验的每一步进行详细说明：

1. 试剂配制：各试剂组分的稀释、混合及其他必要的程序。

2. 必须满足的试验条件：如 pH 值、温度、每一步试验所需的时间、波长、最终反应产物的稳定性等。试验过程中必须注意的事项。

3. 校准程序（如果需要）：校准品的准备和使用，校准曲线的绘制方法。

4. 质量控制程序：质控品的使用、质量控制方法。

5. 试验结果的计算或读取，包括对每个系数及对每个计算步骤的解释。如果可能，应举例说明。

【阳性判断值或者参考区间】

说明阳性判断值或者参考区间，并简要说明阳性判断值或者参考区间的确定方法。

【检验结果的解释】

说明可能对试验结果产生影响的因素；说明在何种情况下需要进行确认试验。

【检验方法的局限性】

说明该检验方法的局限性。

【产品性能指标】

说明该产品的主要性能指标。

【注意事项】

注明必要的注意事项，如本品仅用于体外诊断等。

如该产品含有人源或动物源性物质，应给出具有潜在感染性的警告。

【标识的解释】如有图形或符号，请解释其代表的意义。

【参考文献】

注明引用的参考文献。

【基本信息】

1. 境内体外诊断试剂

（1）注册人（或者备案人）与生产企业为同一企业的，按以下格式标注基本信息：

注册人（或者备案人）/生产企业名称

住所

联系方式

售后服务单位名称

联系方式

生产地址

生产许可证编号或者生产备案凭证编号

（2）委托生产的按照以下格式标注基本信息：

注册人（或者备案人）名称

住所

联系方式

售后服务单位名称

联系方式

受托企业的名称

住所

生产地址

生产许可证编号或者生产备案凭证编号

2. 进口体外诊断试剂

按照以下格式标注基本信息：

注册人（或者备案人）/生产企业名称

住所

生产地址

联系方式

售后服务单位名称

联系方式

代理人的名称

住所

联系方式

【医疗器械注册证编号/产品技术要求编号】（或者**【医疗器械备案凭证编号/产品技术要求编号】**）

注明该产品的注册证编号或者备案凭证编号。

【说明书核准及修改日期】

注明该产品说明书的核准日期。如曾进行过说明书的变更申请，还应该同时注明说明书的修改日期。

10 肿瘤个体化治疗相关基因突变检测试剂注册技术审评指导原则

（肿瘤个体化治疗相关基因突变检测试剂技术审查指导原则）

本指导原则旨在指导注册申请人对肿瘤个体化治疗相关基因突变检测试剂注册申报资料的准备及撰写，同时也为技术审评部门对注册申报资料的技术审评提供参考。

本指导原则是针对肿瘤个体化治疗相关基因突变检测试剂的一般要求，申请人应依据产品的具体特性确定其中内容是否适用，若不适用，需具体阐述理由及相应的科学依据，并依据产品的具体特性对注册申报资料的内容进行充实和细化。

本指导原则是对申请人和审查人员的指导性文件，但不包括注册审批所涉及的行政事项，亦不作为法规强制执行，如果有能够满足相关法规要求的其他方法，也可以采用，但需要详细阐明理由，并对其科学合理性进行验证，提供详细的研究资料和验证资料，相关人员应在遵循相关法规的前提下使用本指导原则。

本指导原则是在现行法规和标准体系以及当前认知水平下制定的，随着法规和标准的不断完善，以及科学技术的不断发展，本指导原则相关内容也将适时进行调整。

一、范围

本指导原则所述肿瘤个体化治疗相关基因突变检测试剂是指利用基于聚合酶链式反应（PCR）方法的核酸检测技术，以肿瘤个体化治疗相关的突变基因为检测目标，对人体样本（包括组织、体液等）提取的核酸组分中的目标序列进行体外检测的试剂。

本指导原则所指基因突变的类型包括置换、插入、缺失、基因重排、拷贝数异常及核糖核酸（RNA）表达异常等广义的基因突变。

本指导原则的技术要求是基于荧光探针 PCR 方法确立的，对于高分辨熔解曲线 PCR 方法、Luminex 平台或核酸检测芯片等其他基于 PCR 的分子生物学检测技术，可能部分要求不完全适用或本指导原则所述技术指标不够全面，申请人可以根据实际产品特性选择适合的方法或补充需要的评价和验证，但需阐述不适用的理由，并验证其科学合理性，同时确认性能评价的充分性。本指导原则所涉及试剂的方法学不包括荧光原位杂交（fluorescence in situ hybridization，FISH）、核酸序列测定、染色体核型分析及免疫组化技术等用于肿瘤个体化治疗指导的其他方法学。本指导原则适用于进行首次注册申报和相关许可事项变更的产品。

二、注册申报资料要求

（一）综述资料

综述资料主要包括产品预期用途、产品描述、有关生物安全性的说明、研究结果的总结评价以及同类产品上市情况介绍等内容，其中同类产品上市情况介绍部分应着重从方法学及不同基因突变类型检出能力等方面写明拟申报产品与目前市场上已获批准的同类产品之间的主要区别。若尚无同品种批准上市，则应详细论述作为检测靶标的突变基因与个体化治疗方案的相关性，说明理论依据。

提交的资料应符合《体外诊断试剂注册管理办法（试行）》（国食药监械〔2007〕229 号）（以下简称《办法》）

和《体外诊断试剂注册申报资料基本要求》（国食药监械〔2007〕609号）的相关要求。

（二）产品说明书

说明书承载了产品预期用途、标本采集及处理、实验方法、检测结果解释以及注意事项等重要信息，是指导实验室工作人员正确操作、临床医生针对检验结果给出合理医学解释的重要依据，因此，产品说明书是体外诊断试剂注册申报最重要的文件之一。产品说明书的格式应符合《体外诊断试剂说明书编写指导原则》的要求，境外试剂的中文说明书除格式要求外，其内容应尽量保持与原文说明书的一致性，翻译力求准确且符合中文文本表达习惯。产品说明书中相关技术内容均应与申请人提交的注册申报资料中的相关研究结果保持一致，如某些内容引用自参考文献，则应以规范格式对此内容进行标注，并单独列明文献的相关信息。

结合《体外诊断试剂说明书编写指导原则》的要求，下面对肿瘤个体化治疗相关基因突变检测试剂说明书的重点内容进行详细说明，以指导注册申报人员更合理地完成说明书编制。需要强调的是，产品说明书内容应与申请人前期完成的分析性能评估、稳定性研究、临床实验研究等技术资料完全一致。

1. 【预期用途】

应至少包括以下几部分内容：

1.1 临床背景的介绍，包括相关适用人群特征、肿瘤的组织类型、适用的样本类型、待测靶基因序列的特征及选择依据，靶基因及其表达蛋白在恶性肿瘤发生、发展过程中可能起到的作用，相关药物或其他治疗技术及其作用机理、与待测突变位点可能存在的关系等。

如申报试剂未与具体治疗方案联合进行相应的临床试验研究，关于靶基因突变与肿瘤疾病及治疗方案的相关性描述仅仅来自诊疗指南、书籍、文献等资料，则在本项下应注明参考资料的出处，预期用途的相关表述中不应涉及具体药物产品（商品）名称、生产企业信息等，并注明未将该产品与具体药物联合进行临床试验，仅针对靶基因突变的检测性能进行了验证；若已将试剂盒与具体药品联合进行了相关临床试验，并证明其具有指导治疗的临床意义，则可在此明确具体药物，并在说明书中对相关的临床研究情况进行简介。

1.2 试剂盒用于特定肿瘤患者人群，通过检测人体样本提取的核酸组分中是否存在靶基因突变，对临床上特定肿瘤患者的个体化治疗提供参考意见。肿瘤的类别及适用样本类型应结合实际的临床研究完成情况进行确认。

1.3 明确说明该试剂盒仅用于对特定肿瘤患者靶基因序列的检测，其检测结果仅供临床参考，不应作为患者个体化治疗的唯一依据，临床医生应结合患者病情、药物适应证、治疗反应及其他实验室检测指标等因素对检测结果进行综合判断。

2. 【检验原理】

2.1 对试剂盒检测能够覆盖的所有突变位点或突变类型

进行详细描述（靶序列长度、基因座位、突变类型及相关特征等），对引物及探针设计、不同样品反应管组合、对照品设置及荧光信号检测原理等进行逐项介绍。

2.2 核酸分离/纯化方法、原理等。

2.3 试剂盒技术原理的详细介绍，建议结合适当图示进行说明。如添加了相关的防污染组分（如尿嘧啶DNA糖基化酶，即UDG/UNG等），也应对其作用机理作适当介绍。

3. 【主要组成成分】

3.1 详细说明试剂盒内各组分的名称、数量、内容物、比例或浓度等信息，阴性/阳性对照品（或质控品）可能含有生物源性物质的组分，应说明其生物学来源、活性及其他特性；说明不同批号试剂盒中各组分是否可以互换。

3.2 试剂盒中不包含但对该项检测必需的组分，企业应列出相关试剂/耗材的名称、注册证号（如有）及其他必要的信息。

3.3 如果试剂盒中不包含用于核酸分离/纯化的试剂组分，则应在此注明经验证后推荐配合使用的商品化核酸分离/纯化试剂盒的生产企业、产品名称以及该产品的医疗器械注册证号（如有）等详细信息。

4. 【储存条件及有效期】

试剂盒的效期稳定性、开瓶稳定性、复溶稳定性、运输稳定性、冻融次数要求等。

5. 【适用仪器】

所有适用的仪器型号，并提供与仪器有关的重要信息以指导用户操作。

6. 【样本要求】

重点明确以下内容：

6.1 对适用的样本类型作详细介绍，包括样本来源及取材要求、样本处理方式（如组织样本的固定及包埋方式）、肿瘤细胞比例等。

样本的取材及处理方式等若有通用的技术规范或指南，则应遵循，并在此处引用。

6.2 样本处理及保存：核酸分离/纯化前样本的预处理、保存条件及期限（短期、长期）、运输条件等。

6.3 在核酸分离/纯化过程结束后，应采用适当方法对分离/纯化后的核酸储备液进行质量控制。比如，采用分光光度计法对分离/纯化后的核酸储备液进行浓度、纯度检测，并依据性能验证结果在此给出用于扩增试验的核酸溶液浓度范围要求。举例：扩增反应终体系中需要50ng的脱氧核糖核酸（DNA）量，而在终体系中需加入25μl的DNA储备液，则在DNA分离/纯化完成后应将DNA储备液的浓度调整至2ng/μl的浓度。

如分离/纯化后的核酸储备液质量（如浓度范围）不符合要求，应重新取材或扩大样本量再进行核酸分离/纯化。

6.4 操作过程中各种制备液的稳定性要求，如各类混合液（Mix）、DNA/RNA储备液、反应终体系等（常温/冷藏/冷冻/冻融次数限制等）。

7. 【检验方法】

详细说明实验操作的各个步骤，包括：

7.1 试剂配制方法、注意事项。

7.2 详述核酸分离/纯化的条件、步骤及注意事项。对照品（质控品）应参与样本核酸的平行提取（如有必要），以对核酸分离/纯化环节进行合理的质量控制。

7.3 扩增反应前准备：各组分加样体积、顺序、相关注意事项等。

7.4 逆转录过程（如涉及）的温度和时间设置、PCR各阶段的温度、时间设置、循环数设置及相关注意事项。

7.5 仪器设置：特殊参数，待测基因、内标和对照品的荧光通道选择等。

8. 【参考值（参考范围）】

参考值（参考范围）的描述包括基线的确定方法和阈值循环数（Ct）的要求（如适用）。除 Ct 值要求外，建议结合是否出现典型 S 形曲线对结果进行判断。

9. 【检验结果的解释】

结合阳性对照、阴性对照以及样本管中靶基因和内标的检测结果（Ct 值），对所有可能出现的结果组合及相应的解释进行详述。如存在检测灰区，应对灰区结果的处理方式一并详述。

10. 【检验方法的局限性】

10.1 本试剂盒的检测结果仅供临床参考，对患者个体化治疗的选择应结合其症状/体征、病史、其他实验室检查及治疗反应等情况综合考虑。

10.2 阴性结果不能完全排除靶基因突变的存在，样本中肿瘤细胞过少、核酸过度降解或扩增反应体系中靶基因浓度低于检测限亦可造成阴性结果。

10.3 肿瘤组织（细胞）可能存在较大异质性，不同部位取样可能会得到不同的检测结果。

10.4 不合理的样本采集、转运及处理，以及不当的试验操作和实验环境均有可能导致假阴性或假阳性结果。

10.5 明确该检测仅限于规定的样本类型及检测系统（包括适用机型、核酸分离/纯化试剂、检测方法等）。

11. 【产品性能指标】

详述以下性能指标：

11.1 对相应国家参考品（如有）检测的符合情况。

11.2 最低检测限：说明在试剂盒规定的检测条件及扩增体系中，试剂盒能够覆盖的所有突变类别的最低检出浓度，重点考虑原始模板中突变基因的百分率和扩增终体系中核酸浓度两个因素对最低检测限的影响；并简单介绍最低检测限的确定方法。

11.3 企业内部阳性/阴性参考品符合率，阳性/阴性参考品的组成、来源、浓度梯度设置以及评价标准等信息。

11.4 精密度：精密度参考品的组成、来源、浓度梯度要求及评价标准，不同浓度精密度参考品的检测结果（变异系数）。

11.5 分析特异性

11.5.1 野生型验证：应采用不同浓度的野生型核酸样本进行验证，其结果应均为阴性。

11.5.2 试剂盒内交叉反应：如考核试剂包括对多个突变位点的检测，则应对该试剂盒覆盖范围内的所有突变类型间进行交叉反应验证。

11.5.3 序列相近或具有一定同源性的其他较常见突变或野生型基因序列间的交叉反应验证。

11.5.4 潜在干扰物质验证。

如果经验证发现某些序列与靶序列的交叉反应出现阳性结果，则应该对存在交叉反应的核酸序列及浓度进行验证并在产品说明书中表明这种假阳性发生的可能，做出相关的提示。

11.6 对比试验研究（如有）：简要介绍参比试剂（方法）的信息、所采用的统计学方法及统计分析结果。

12. 【注意事项】

应至少包括以下内容：

12.1 如该产品含有人源或动物源性物质，应给出具有潜在感染性的警告。

12.2 临床实验室应严格按照《医疗机构临床基因扩增实验室管理办法》（卫办医政发〔2010〕194 号或现行有效版本）等有关分子生物学实验室、临床基因扩增实验室的管理规范执行。

（三）拟定产品标准及编制说明

拟定产品标准应符合《办法》和《体外诊断试剂注册申报资料基本要求》（国食药监械〔2007〕609 号）的相关规定。另外，对于国产试剂，应参考《中国生物制品规程》（2000 年版），将申报产品的主要原材料、生产工艺及半成品检定等内容作为附录附于标准正文后，并在正文的"产品分类"项中引出该附录内容。附录中应将待测靶基因的基因位点、引物/探针设计及来源、参考品设置、来源及验证情况、各种酶的来源、特性及验证等重点内容予以明确。

肿瘤个体化治疗相关基因突变检测试剂的注册检测应主要包括以下性能指标：物理性状、试剂盒内阴/阳性对照品（质控品）的 Ct 值要求（包括内标）、阴/阳性参考品符合率、精密度、最低检测限等。阳性参考品主要考察对试剂盒覆盖范围内不同突变基因的检测符合性，阴性参考品则重点对申报试剂的分析特异性进行验证。

如果申报试剂已有相应的国家/行业标准发布，则企业标准的要求不得低于国家/行业标准的要求。

（四）注册检测

根据《办法》的要求，首次申请注册的第三类产品应该在国家食品药品监督管理总局认可的、具有相应承检范围的医疗器械检测机构进行连续 3 个生产批次样品的注册检测。对于已经有国家标准品的检测项目，在注册检测时应采用相应的国家标准品进行，对于目前尚无国家标准品的项目，生产企业应建立自己的参考品体系并提供相应的内部参考品。

（五）主要原材料研究资料

应提供主要原材料如引物、探针、企业参考品的选择与来源、制备过程、质量分析和质控标准等相关研究资料。若主要原材料为企业自己生产，其生产工艺必须相对稳定，并提交工艺验证报告；如主要原材料购自其他供货商，应提供的资料包括：供货方提供的质量标准、出厂检定报告，以及该原材料到货后的质量检验资料。

1. 核酸分离/纯化组分（如有）的主要组成、原理介绍及相关的验证资料。

2. PCR 和/或逆转录-聚合酶链式反应（RT-PCR）组分的主要原料（包括引物、探针、各种酶及其他主要原料）的选择、制备、质量标准及实验研究资料，主要包括以下内容：

2.1 脱氧三磷酸核苷（dNTP）

核酸的组成成分，包括：dATP、dUTP、dGTP、dCTP 和 dTTP；应提交对纯度、浓度、保存稳定性等的验证资料。

2.2 引物

由一定数量的 dNTP 构成的特定序列，通常采用 DNA 合成仪人工合成，合成后经聚丙烯酰胺凝胶电泳（PAGE）或其他适宜方法纯化。需提供对分子量、纯度、稳定性、功能性实验等的验证资料。如为外购，还应提供合成机构出具的合成产物的质检证明，如 PAGE 结果或高效液相色谱法（HPLC）分析图谱。

2.3 探针

特定的带有示踪物（标记物）的已知核酸片段（寡聚核苷酸片段），能与互补核酸序列退火杂交，用于特定核酸序列的探测。合成后经聚丙烯酰胺凝胶电泳（PAGE）或其他适宜方法纯化，在 5′-端（和/或 3′-端）进行标记，并经 HPLC 或其他适宜方法纯化，纯度应达到 HPLC 纯。应提供合成机构出具的合成产物的质检证明，如 HPLC 分析图谱，应对探针的分子量、纯度及标记的荧光素进行核实，并进行功能性试验验证。

2.4 酶

DNA 聚合酶，应具有 DNA 聚合酶活性，无核酸内切酶活性，具热稳定性，如：94℃保温 1 小时后仍保持 50% 活性；尿嘧啶 DNA 糖基化酶（UDG/UNG），具有水解尿嘧啶糖苷键的活性，无核酸外切酶及核酸内切酶活性；逆转录酶，具逆转录酶活性，无核酸内切酶活性。应对酶活性进行合理验证。

3. 核酸类检测试剂的包装材料和耗材应无脱氧核糖核酸酶（DNase）和核糖核酸酶（RNase）污染。

4. 企业内部参考品：应详细说明有关企业内部参考品的原料选择、制备、定值过程等试验资料。具体要求如下：

4.1 阳性参考品

试剂盒（分型或不分型）所能覆盖的所有突变位点均应设置相应的阳性参考品，每个突变位点设置至少三个突变百分率梯度，其中需包括至少一份弱阳性参考品。阳性参考品的突变形式及浓度需经过金标准方法或已上市同类分型试剂的确认。

如申报试剂用于 DNA 样本的检测，则阳性参考品可以采用临床样本提取的 DNA 储备液、相应质粒或细胞系（如

有）作为原料。如申报试剂用于 RNA 样本的检测，阳性参考品可以采用临床样本提取的 RNA 储备液、相应 RNA 冻干粉或模拟缺陷病毒（假病毒）的形式；如覆盖突变位点过多，可以对其中部分突变位点采用质粒的形式，但不能全部采用质粒，需包括部分突变类型（申请人自行确定其代表性）RNA 为模板的阳性参考品以对逆转录（RT）过程进行监控。

4.2 阴性参考品

可采用经确认无相应靶突变序列的野生型 DNA 储存液。

4.3 检测限参考品

检测限参考品的原料要求参考阳性参考品，需包括所有的突变类型。在进行最低检测限性能评估时，应设置多个梯度，主要从扩增反应终体系核酸浓度和突变序列所占百分率两个方面进行评价，建议采用 95%（$n \geqslant 20$）的阳性检出率作为最低检测限确定的标准。当设置检测限参考品时，可以仅设置一个浓度水平，该水平可略高于 95% 的阳性检出率水平，而设置为 100% 检出，应明确参考品中靶核酸浓度水平和突变百分率。

4.4 精密度参考品

精密度参考品原料要求参考阳性参考品，需至少包括弱阳性、中或强阳性水平的精密度验证，中/强阳性精密度参考品可不必包括所有突变类型，以常见突变类型（申请人自行确定其代表性）为主，但弱阳性参考品需包括所有突变位点；如有必要，建议同时设置阴性参考品精密度验证。

5. 试剂盒内对照品（质控品）

试剂盒的质控体系通过设置各种试剂盒对照品来实现，质控体系需考虑对样本核酸分离/纯化、配液及加样、试剂及仪器性能、扩增反应抑制物（管内抑制）、交叉污染、靶核酸降解等因素可能造成的假阴性或假阳性结果进行合理的质量控制。所有阳性对照品的核酸性质应与待测样本的靶核酸性质一致，如同为 DNA 或 RNA。对照品可采用质粒、假病毒或临床样本的核酸提取液等进行配置。申报资料应对试剂盒对照品有关原料选择、制备、定值过程等试验资料详细说明。申请人应视申报产品具体情况设置合理的试剂盒对照品（质控品），试剂盒质控体系主要考虑以下几方面要求。

5.1 阳性对照品（质控品）

建议对每个样品反应管设置至少一份阳性对照品（质控品），阳性对照品应参与样本核酸的平行提取（如有必要），以对样本核酸分离/纯化、试剂及仪器性能、扩增反应过程等环节进行质量控制，企业应对各种阳性对照品（质控品）的 Ct 值做出明确的范围要求。如样本反应管内可以覆盖多种突变序列的检测（分型或不分型），相应的阳性对照管可以不必涉及所有突变类型，但应选择较常见突变序列或理论上较难测得的突变序列作为阳性对照。

5.2 内对照（内标）

内对照（内标）可以对管内抑制导致的假阴性结果进

行质量控制，尤其是靶核酸为 RNA、用于基因重排或基因表达异常等检测目的时，可以采用管家基因或与靶基因浓度水平相当的其他基因序列作为相应的内对照（内标）。申请人应对内对照（内标）的引物、探针和模板浓度做精确验证，既要保证内标荧光通道呈明显的阳性曲线又要尽量降低对靶基因检测造成的抑制而导致假阴性。

5.3 阴性对照

阴性对照可以是含有野生型核酸序列的核酸溶液，也可以是空白对照，以对可能存在的交叉污染进行假阳性结果的质控。阴性对照品应参与样本核酸的平行提取。

由于临床标本多为经过复杂处理的病理切片或组织，其中核酸的完整性容易被破坏，从而影响后续实验结果，造成假阴性的可能性。因此，除上述对照品外，申报试剂的反应体系中应充分考虑对核酸分离/纯化环节的质量控制，比如，设置专门的质控管对管家基因或其他源于人类基因组 DNA 的靶序列进行扩增，以对核酸分离/纯化的质量及效率进行评估。

（六）主要生产工艺及反应体系的研究资料

生产工艺及反应体系的研究资料应能对反应体系涉及到的基本内容，如临床样本用量、试剂用量、反应条件、质控体系设置、Ct（临界）值确定等，提供确切的依据，配制工作液的各种原材料及其配比应符合要求，原材料应混合均匀，配制过程应对 pH、电导率、离子浓度等关键参数进行有效控制。主要包括以下内容：

1. 主要生产工艺介绍，可以图表方式表示。

2. 反应原理介绍。

3. 基因位点选择、（RT）-PCR 方法学特性介绍。

4. 确定最佳（RT）-PCR 反应体系的研究资料，包括酶浓度、引物/探针浓度、dNTP 浓度、阳离子浓度等。

5. 确定逆转录过程（如涉及）的温度和时间的研究资料，PCR 反应各阶段温度、时间及循环数的研究资料。

6. 对于基线阈值（threshold）和阈值循环数（Ct）确定的研究资料。

7. 不同适用机型的反应条件如有差异应分别详述。

8. 如申报产品包含核酸分离/纯化试剂，应提交对核酸分离/纯化过程进行工艺优化的研究资料。

（七）分析性能评估资料

企业应提交在产品研制阶段对试剂盒进行的所有性能验证的研究资料，包括具体研究方法、内控标准、实验数据、统计分析等详细资料。若试剂用于 RNA 样本检测，则在性能评估中（除非特别说明）需对所有突变位点均采用 RNA 样本，从而对逆转录过程进行验证。

建议着重对以下分析性能进行研究。

1. 样本核酸分离/纯化

样本核酸的分离/纯化主要有以下目的：富集靶核酸浓度、保证靶核酸序列的完整性、增加 PCR 模板溶液均一性、去除 PCR 抑制物，样本核酸分离/纯化是决定后续核酸扩增

过程成败的要素之一。尤其是石蜡包埋组织样本在福尔马林固定过程中，会使样品中的核酸与核酸之间，核酸与蛋白之间发生交联，并且样本在不当的保存条件下容易造成核酸的片段化或降解，增加了核酸分离/纯化的难度。因此，无论申报产品是否含有核酸分离/纯化的组分，企业都应对核酸分离/纯化的环节做充分的验证。除最大量分离出目的核酸外，还应有相应的纯化步骤，尽可能去除 PCR 抑制物。常见的核酸分离纯化均有其优势和不足，申请人应结合申报产品的特性，合理选择核酸分离/纯化试剂，并提供详细的验证资料。

2. 阳性/阴性参考品符合率

各水平、各突变位点的阳性参考品均应按要求检出阳性，考虑到浓度梯度的不同，应对各水平阳性参考品设置相应 Ct 值的限制；阴性参考品在各个引物探针组合的检测条件下均应检出为阴性；如有野生型参考品的设置，在其相应的引物探针组合下检测应为阳性。

3. 最低检测限

建议采用 95%（$n \geq 20$）的阳性检出率作为最低检测限确定的标准，扩增反应终体系中的突变序列百分率和总核酸浓度两个因素对最低检测限的影响较大，终体系中突变序列的百分率越高、所含的 DNA（RNA）量越多，则越容易检出。因此，试剂盒最低检测限主要考虑以下两种情形。

3.1 在扩增反应终体系特定核酸浓度下，突变序列所占百分率的最低检测限。

采用野生型临床样本和较高突变百分率的临床样本提取的核酸储备液进行混合，确定扩增反应终体系中的核酸浓度，采用合理的试验方法（如深测序）对混合后样本中突变序列所占百分率进行确认，并逐渐调整野生型和突变型核酸储备液的比例以得到含不同突变序列百分率的混合液。如上述方法不易实现，也可采用含相应突变类型的质粒与野生型基因组 DNA（或野生型质粒）混合的方法来制备相应的混合液。对各份混合液进行不少于 20 次的重复检测，确定 95% 阳性检出率水平，作为在固定的核酸浓度条件下，可以检测到的最低的突变序列百分率。

举例：在 50ng/40μl 水平，可以达到 95% 阳性检出率的最低突变序列百分率为 10%。

3.2 在特定突变序列百分率下，反应终体系中核酸浓度的最低检测限。

采用合理的实验方法确定待测样本中的突变序列所占百分率，或采用突变型质粒与野生型基因组 DNA（或野生型质粒）按一定比例混合（如固定在 10% 的水平），再逐级稀释成不同核酸浓度样本，分别对各梯度浓度样本进行不少于 20 次的重复检测，确定 95% 阳性检出率的最低 DNA（RNA）浓度。

举例：在 10% 的突变序列百分率水平，40μl 扩增反应终体系中，DNA 浓度的最低检测限为 50ng/40μl。

3.3 建议评价肿瘤细胞比例、DNA（RNA）降解等因素对最低检测限可能造成的影响。

4. 分析特异性

4.1 野生型验证：采用不同浓度的野生型核酸样本进行验证，结果应为阴性。

4.2 交叉反应，对于此类产品的交叉反应验证主要考虑以下几方面情形：

4.2.1 申报试剂所覆盖的全部突变类型间的交叉反应；

4.2.2 核酸序列相近或具有同源性、易引起交叉反应的野生型或其他突变类型序列间的交叉反应。

申请人应提供所有用于交叉反应验证的突变或野生型序列来源、序列确认和浓度选择等试验资料。有关交叉反应验证的信息应在产品说明书的【产品性能指标】项中有所体现。

4.3 干扰物质

4.3.1 申请人应根据试剂盒所采用的样本类型，确定潜在的干扰物质。

4.3.2 用于干扰试验的样本，靶基因浓度应至少包含弱阳性，而不应仅选择强阳性样本，使用医学相关水平的干扰物质进行验证。此外，建议申请人同时在每种干扰物质的潜在最大浓度（"最差条件"）条件下同样进行评价。

有关干扰物质的研究结果亦应总结于产品说明书的【产品性能指标】项下。

5. 精密度

测量精密度的评价方法并无统一的标准可依，可根据不同产品特征或企业的研究习惯进行，前提是必须保证研究的科学合理性。具体实验方法可以参考国际或国内有关体外诊断产品性能评估的文件进行。企业应对每项精密度指标的评价标准做出合理要求，如标准差或变异系数的范围等。针对本类产品的精密度评价主要包括以下要求。

5.1 对可能影响检测精密度的主要变量进行验证，除申报试剂（包括核酸分离/纯化组分）本身的影响外，还应对PCR分析仪、操作者、地点等要素进行相关的验证。

5.2 合理的精密度评价周期，例如：为期至少20天的连续检测，每天至少由2人完成不少于2次的完整检测，从而对批内/批间、日内/日间以及不同操作者之间的精密度进行综合评价。如有条件，申请人应选择不同的实验室进行重复实验以对室间精密度进行评价。

5.3 用于精密度评价的参考品应至少包括弱阳性参考品和高浓度参考品2个水平，如有必要，建议同时设置阴性参考品进行验证，要求如下：

5.3.1 阴性参考品：待测靶核酸浓度低于最低检测限或为零浓度，建议选用背景值较高的阴性样本，阴性符合率应为100%（$n \geqslant 20$）。

5.3.2 弱阳性参考品：待测靶核酸浓度略高于试剂盒的最低检测限，阳性检出率应达到100%（$n \geqslant 20$）。（弱阳性参考品需包括所有的突变位点，如果待测物靶核酸为RNA，则弱阳性精密度参考品中应至少部分典型突变位点的原料为RNA，如RNA干粉或相应的假病毒）

5.3.3 高浓度参考品：待测靶核酸呈中到强阳性的浓度，阳性检出率为100%且$CV \leqslant 15\%$（$n \geqslant 20$）。（如果试剂盒可以覆盖多个突变位点的检测，该参考品可以设置为对全部突变位点进行精密度验证，也可以选择其中部分突变位点进行验证，但应至少包含常见突变序列或理论上较难测得的突变序列）

6. 其他需注意问题

对于适用多个机型的产品，应提供如产品说明书【适用仪器】项中所列的所有型号仪器的性能评估资料。若试剂盒适用的样本类型不止一种，如既包含石蜡包埋组织切片亦包含冷冻组织切片或血液样本等，则需对所有样本类型的适用性进行评估，并提交评估资料。

（八）参考值（参考范围）确定资料

对于此类试剂，参考值确定资料主要是指Ct值的确认资料，建议申请人采用受试者工作特征（ROC）曲线的方式对申报产品用于结果判断的临界值予以确认。

（九）稳定性研究资料

稳定性研究资料主要涉及两部分内容，申报试剂的稳定性和适用样本的稳定性研究。前者主要包括效期稳定性（有效期）、开瓶稳定性、复溶稳定性、运输稳定性及冻融次数限制等研究，申请人可根据实际需要选择合理的稳定性研究方案。稳定性研究资料应包括研究方法的确定依据、具体的实施方案、详细的研究数据以及结论。对于效期稳定性研究，应提供至少三批样品在实际储存条件下保存至成品有效期后的研究资料。

另外，样本稳定性的研究对于实验的成败也至关重要。特别是当使用标本类型包括组织标本时，肿瘤组织标本经过特殊处理后其核酸序列的完整性容易遭到破坏，因此应提供对样本保存条件、保存时间等方面的详细研究资料。样本稳定性研究主要包括核酸分离/纯化前样本稳定性和分离/纯化后核酸在储备液中的稳定性两方面。在合理的温度范围内选择多个温度点（应至少包括范围的上限和下限温度），每间隔一定的时间段即对储存样本进行分析验证，从而确认不同类型样本的稳定性。适于冷冻保存的样本还应对冻融次数进行评价。

试剂稳定性和样本稳定性两部分内容的研究结果均应在说明书【储存条件及有效期】和【样本要求】两项中进行详细说明。

（十）临床试验研究

对于国内外尚无同类产品被批准上市或无充足资料证明其临床预期用途的新型肿瘤相关基因突变，相关检测试剂的临床研究不能单纯采用对比试验的方法，而应将试剂盒临床研究纳入相关药物的临床研究或临床应用中，通过对特定的肿瘤病人进行治疗前后的跟踪随访，以临床对于患者个体化治疗方案及有效性的综合判断为金标准，评价此类试剂用于指导肿瘤个体化治疗的临床性能。其中，有关诊断试剂临床研究的临床试验资料应符合《办法》《体外诊断试剂注册申报资料基本要求》（国食药监械〔2007〕

609 号）以及《体外诊断试剂临床研究技术指导原则》的要求。

对于已有同类产品上市的、基因突变类型与肿瘤个体化治疗方案的相关性已经得到确认的产品，则申请人既可采用试剂盒检测与相关药物治疗相结合对特定的肿瘤病人进行治疗前后的跟踪临床研究的方法，亦可在充分结合相关的病例信息的情况下，采用考核试剂与参比方法进行对比试验的研究方法，对考核试剂的临床应用有效性进行评价。

以下要求均针对采用对比试验方法的临床研究提出。

1. 参比方法的选择可以考虑以下几方面：

1.1 如已有同类产品上市，其临床研究可以选择境内已批准上市、临床普遍认为质量较好的同类产品作为参比试剂，采用拟申报产品（以下称考核试剂）与之进行对比试验研究，证明本品与已上市产品等效或优于已上市产品。但应充分考虑已上市同类试剂的突变位点选择、靶序列选择、最低检测限等特性，确保考核试剂与申报试剂具有明确可比性。

1.2 申请人亦可采用核酸序列测定方法作为此类试剂临床试验研究的参比方法，验证考核试剂检测结果与核酸序列测定（测序）结果之间的一致性情况。临床研究报告中应对选用的测序方法作详细介绍，并对委托测序服务的机构（如涉及）资质和选择依据作简要说明或提供相关资料。

申请人应提供以下关于测序部分的详细试验资料，需有临床试验单位或委托测序服务机构的签章确认。

1.2.1 测序方法原理、测序仪型号、测序试剂及消耗品的相关信息。

1.2.2 测序方法所用引物相关信息，如基因区段选择，分子量、纯度、功能性实验等资料。引物设计应合理涵盖考核试剂扩增的靶核酸区段、位点及所有突变类型。

1.2.3 对所选测序方法的分析性能进行合理验证，尤其是最低检测限的确认，建议将所选测序方法与申报试剂的相关性能进行适当比对分析。

1.2.4 测序方法应建立合理的阳性质控品和阴性质控品对临床样本的检测结果进行质量控制。

1.2.5 提交有代表性的样本测序图谱及结果分析资料。

1.3 此外，在充分考虑检测结果具有明确可比性的前提下，也可以选择荧光原位杂交（FISH）或免疫组化等染色体或蛋白水平的检测技术作为参比方法，但考虑到检测结果之间不具有直接的可比性，建议对所有阳性病例采用其他分子生物学技术（如核酸序列测定）对结果予以确认。测序部分资料的提交参考上一条要求。

2. 临床研究单位的选择

建议申请人在选择临床单位时，应在国内不同区域选择临床单位，尽量使各单位的临床样本有一定的区域代表性；临床研究单位应具有分子病理诊断和分子生物学方法检测的优势，实验操作人员应有足够的时间熟悉检测系统的各环节（仪器、试剂、质控及操作程序等），熟悉评价方案。在整个实验中，考核试剂和参比方法都应处于有效的

质量控制下，最大限度保证试验数据的准确性及可重复性。

3. 临床试验方案

临床试验实施前，研究人员应从流行病学、统计学、临床医学、检验医学等多方面考虑，设计科学合理的临床研究方案。各临床研究机构的方案设置应基本一致，且保证在整个临床试验过程中遵循预定的方案实施，不可随意改动。整个试验过程应在临床研究机构的实验室内并由本实验室的技术人员操作完成，申报单位的技术人员除进行必要的技术指导外，不得随意干涉实验进程，尤其是数据收集过程。

试验方案中应确定严格的病例纳入/排除标准，任何已经入选的病例再被排除出临床研究都应记录在案并明确说明原因。在试验操作过程中和判定试验结果时应采用盲法以保证试验结果的客观性。各研究单位选用的参比试剂应完全一致，以便进行合理的统计学分析。临床方案中还应明确复核试剂及方法。另外，考核试剂适用的样本类型、可检测的基因突变类型不应超越参比试剂的相应检测要求，若此种情况发生，则应选择其他合理参比方法对额外的样本类型和基因突变类型进行验证。

4. 病例选择及阳性病例比例

临床试验应以肿瘤患者为研究对象，其中试剂盒规定范围的每种突变类型均应有一定量的阳性病例。对于阴性病例的选择，也应考虑到交叉反应验证的需要，以从临床角度考察其分析特异性。阴/阳性病例均应覆盖所有适用的肿瘤类型。若产品适用于多种样本类型，则应对所有样本类型均进行临床验证。

5. 统计学分析

对临床试验结果的统计应选择合适的统计方法，如检测结果一致性分析、受试者工作特征（ROC）曲线分析、阴性/阳性符合率等。对于本类产品对比实验的等效性研究，常选择交叉四格表的形式总结两种试剂的定性检测结果，对定性结果进行四格表 χ^2 检验或 kappa 检验以验证两种试剂定性结果的一致性，统计分析应可以证明两种方法的检测结果有无明显统计学差异。在临床研究方案中应明确统计检验假设，即评价考核试剂与参比试剂是否等效的标准。

6. 结果差异样本的验证

在数据收集过程中，对于两种方法检测结果不一致的样本，应采用"金标准"方法或临床上普遍认为质量较好的第三种同类试剂进行复核，同时结合患者的临床病情对差异原因及可能结果进行分析。

7. 临床试验总结报告撰写

根据《体外诊断试剂临床研究技术指导原则》的要求，临床试验报告应该对试验的整体设计及各个关键点给予清晰、完整的阐述，应该对整个临床试验实施过程、结果分析、结论等进行条理分明的描述，并应包括必要的基础数据和统计分析方法。建议在临床总结报告中对以下内容进行详述。

7.1 临床试验总体设计及方案描述

7.1.1 临床试验的整体管理情况、临床研究单位选择、临床主要研究人员简介等基本情况介绍。

7.1.2 病例纳入/排除标准、不同年龄段人群的预期选择例数及标准。

7.1.3 样本类型，样本的收集、处理及保存等。

7.1.4 统计学方法、统计软件、评价统计结果的标准。

7.2 具体的临床试验情况

7.2.1 临床研究所用产品的名称、批号、有效期及所用机型等信息，以及对比试验产品的注册情况。

7.2.2 对各研究单位的病例数、年龄分布情况进行综合分析，建议以列表或图示方式给出具体例数及百分比。

7.2.3 质量控制，试验人员培训、仪器日常维护、质控品运行情况，对检测精密度、质控品测量值的抽查结果评估。

7.2.4 具体试验过程，样本检测、数据收集、样本保存、结果不一致样本的校验等。

7.3 统计学分析

7.3.1 数据预处理、差异数据的重新检测或第三方验证以及是否纳入最终数据统计、对异常值或缺失值的处理、研究过程中是否涉及对方案的修改。

7.3.2 阳性符合率、阴性符合率、总体符合率。

7.3.3 以交叉四格表的形式总结两种试剂的定性检测结果，对定性结果进行四格表 χ^2 检验或 kappa 检验以验证两种试剂定性结果的一致性。

另外考虑到对不同样本类型以及不同年龄段人群的检测结果可能存在一定差异，故建议对不同样本类型及不同年龄段人群分别进行统计分析，以对考核试剂的临床性能进行综合分析。

7.4 讨论和结论

对总体结果进行总结性描述并简要分析试验结果，对本次临床研究有无特别说明，最后得出临床试验结论。

三、名词解释

1. 聚合酶链式反应 polymerase chain reaction，PCR

聚合酶链式反应或多聚酶链式反应是一种对特定的 DNA 或 RNA 片段在体外进行快速扩增的方法。由变性 - 退火 - 延伸三个基本反应步骤构成。

2. 杂交 hybridization

具有一定同源序列的两条核酸单链（DNA 或 RNA）可以通过氢键的方式，按碱基互补配对原则相结合。

3. 荧光探针 PCR

在 PCR 过程中利用荧光标记的特异性探针，对 PCR 产物进行标记跟踪，释放的荧光能量的变化直接反映出 PCR 扩增产物量的变化，并通过对荧光的采集和分析以达到对原始模板量进行分析的 PCR。

4. 分析特异性 analytical specificity

测量程序只测量被测量物的能力。分析特异性用于描述检测程序在样本中有其他物质存在时只测量被测量物的能力。通常以一个被评估的潜在干扰物清单来描述，并给

出在特定医学相关浓度值水平的分析干扰程度。（潜在干扰物包括干扰物和交叉反应物）

5. 精密度 precision

在规定条件下，相互独立的测试结果之间的一致程度。精密度的程度是用统计学方法得到的测量不精密度的数字形式表示，如标准差（SD）和变异系数（CV）。

6. 检测限 detection limit，limit of detection

样品中以一定概率可被声明与零有差异的被测测量的最低值。

7. 阈值循环数 cycle threshold，Ct

实时监测扩增过程中，反应管内的荧光信号到达指数扩增时经历的循环周期数。主要的计算方式是以扩增过程前 3 到 15 个循环的荧光值的 10 倍标准差为阈值，当荧光值超过阈值时的循环数则为阈值循环数（Ct）。

8. 突变 mutation

是细胞中 DNA 核苷酸序列发生了稳定的可遗传的改变。

9. 内标 internal control

在同一反应管中与靶序列共同扩增的一段非靶序列分子，其目的是鉴别仪器故障、试剂因素、聚合酶活性因素或样本中存在抑制物等造成的结果不理想的原因。

四、参考文献

1. 《体外诊断试剂注册管理办法（试行）》，（国食药监械〔2007〕229 号），2007 年 4 月 19 日

2. 《体外诊断试剂临床研究技术指导原则》，（国食药监械〔2007〕240 号），2007 年 4 月 28 日

3. 《体外诊断试剂说明书编写指导原则》，（国食药监械〔2007〕240 号），2007 年 4 月 28 日

4. Establishing the Performance Characteristics of In Vitro Diagnostic Devices for the Detection or Detection and Differentiation of Influenza Viruses. CDRH，FDA，USA，February 15，2008

5. 彭文伟. 传染病学，第五版. 人民卫生出版社，2001

6. 李金明. 实时荧光 PCR 技术，第一版. 人民军医出版社，2007

7. Robert F. Weaver. Molecular Biology，4th Edition，2008

8. 刘艳芳，张勇建，苏明. 临床病毒学检验. 军事医学科学出版社，2009

9. Molecular Diagnostic Methods for Infectious Diseases；Approved Guideline—Second Edition. Clinical and Laboratory Standards Institute（Formerly NCCLS），MM3-A2，Vol26 No. 8，ISBN 1-56238-596-8

10. Quantitative Molecular Methods for Infectious Diseases；Approved Guideline. NCCLS，MM6-A，Vol. 23 No. 28. ISBN 1-56238-508-9

11. Verification and Validation of Multiplex Nucleic Acid Assays；Approved Guideline. Clinical and Laboratory Standards Institute（Formerly NCCLS），MM17-A，Vol. 28 No. 9，ISBN

1-56238-661-1

12. 冯仁丰. 临床检验质量管理技术基础, 第二版. 上海科学技术文献出版社, 2007

13. 《中国生物制品规程》(2000 年版), 化学工业出版社

14. T. 斯特罗恩, A. P. 里德 编著. 孙开来 主译. 人类分子遗传学, 第三版. 北京: 科学出版社, 2007

肿瘤个体化治疗相关基因突变检测试剂技术审查指导原则编制说明

一、背景信息

近年来, 肿瘤的治疗取得了相当大的进展, 然而, 在肿瘤的治疗中, 无论是疗效还是毒性反应都存在较大的个体差异。即使是同一个部位的肿瘤, 相同的治疗方法对不同的个体也会导致不同的治疗结果。如用于治疗非小细胞型肺癌的药物吉非替尼, 绝大多数的非小细胞肺癌病人对吉非替尼无反应, 但约 10% 的病人对吉非替尼表现出快速且非常显著的疗效。研究发现, EGFR 基因 18~21 号外显子序列发生突变后会使吉非替尼的疗效更好。在临床上通过检测肿瘤患者, 肿瘤组织中基因突变靶点及基因单核苷酸序列多态性(SNP)分型、基因重排、基因拷贝数异常、核糖体核糖核酸(mRNA)表达异常等为临床提供个体化治疗的依据, 能显著提高治疗的效率, 降低药物的毒副作用。目前用于肿瘤个体化治疗相关基因突变的检测还有: CYP2C19 基因检测、HER-2 基因检测、K-ras 基因检测等。进行肿瘤个体化治疗的基础和前提是肿瘤分子靶标检测结果的准确性。多种原因会影响检测结果的准确性, 包括检测试剂的方法学上的局限性, 检测试剂原材料的设计和选择等, 除此之外, 样本质量对检测结果也有影响, 如: 样本中核酸的分离/纯化过程、样本中不可避免的一些干扰物质等。假阳性的检测结果不仅使患者的治疗达不到预期的效果, 还会使病人承受不必要的痛苦; 而假阴性的检测结果会给临床医生错误的用药指导, 使病人错过最佳的治疗时机, 最终导致病人病情的恶化, 甚至死亡。因此相关的生产企业必须充分意识到该类产品的潜在风险, 根据本指导原则的要求对该类试剂的安全性和有效性进行科学合理的验证。

肿瘤个体化治疗相关基因突变检测试剂是指利用基于聚合酶链式反应(PCR)方法的核酸检测技术, 以肿瘤个体化治疗相关的突变基因为检测目标, 对人体样本(包括组织、体液等)提取的核酸组分中的目标序列进行体外检测的试剂。

二、编制目的

目前, 涉及肿瘤个体化治疗相关基因突变检测试剂研制及注册申报的生产企业众多, 但不同厂家的产品在扩增引物、荧光探针的设计及临床验证等方面差异较大, 分析性能明显不一, 虽然《体外诊断试剂注册管理办法(试行)》(以下简称《办法》)、《体外诊断试剂说明书编写指导原则》、《体外诊断试剂临床研究指导原则》等体外诊断试剂法规文件对该类试剂的注册申报资料提出了原则性要求, 但在技术审评环节中仍然遇到许多细节性技术问题有待统一。随着技术审评工作的不断积累, 对该类产品的技术要求以及存在问题也逐渐明确, 因此, 有必要制定相关的技术指导原则对这些共性问题进行总结规范。

本指导原则旨在让申请人明确审评部门对本类试剂重点关注的内容、规范注册申请人对注册申报资料的准备及撰写、解释企业在注册申报过程中对一些常见问题的疑惑、尽量减少技术审评环节的注册资料补充, 同时有利于规范技术审评要求, 统一审评尺度。本文内容不包括注册审批的行政事项, 亦不作为法规强制执行。企业在实际操作过程中可以采用其他合理方式, 但应有充分的证据说明其所用方法可以有力保证试剂的安全有效性。

三、重点技术问题的说明

(一)产品说明书中针对【预期用途】、【样本要求】、【检验方法】、【检验结果的解释】及【检验方法的局限性】等项目增加了有关肿瘤个体化治疗相关基因突变检测的特殊说明。在【样本要求】部分对本类试剂在检测过程中所需样本的特殊要求及对样本处理过程的质量控制进行了明确, 在【检验方法的局限性】部分, 专门对由于非试剂原因造成的假阳性或假阴性结果进行了可能性的分析。

(二)主要原材料的研究资料中包含内对照。

内对照(内标)可以对管内抑制导致的假阴性结果进行质量控制, 尤其是靶核酸为 RNA、用于基因重排或基因表达异常等检测目的时, 可以采用管家基因或与靶基因浓度水平相当的其他基因序列作为相应的内对照(内标)。申请人应对内对照(内标)的引物、探针和模板浓度做精确验证, 既要保证内标荧光通道呈明显的阳性曲线又要尽量降低对靶基因检测造成的抑制而导致假阴性。

(三)明确提出对样本核酸分离纯化的要求。

样本核酸的分离/纯化主要有以下目的: 富集靶核酸浓度、保证靶核酸序列的完整性、增加 PCR 模板溶液均一性、去除 PCR 抑制物, 样本核酸分离/纯化是决定后续核酸扩增过程成败的要素之一。尤其是石蜡包埋组织样本在福尔马林固定过程中, 会使样品中的核酸与核酸之间, 核酸与蛋白之间发生交联, 并且样本在不当的保存条件下容易造成核酸的片段化或降解, 增加了核酸分离/纯化的难度。因此, 无论申报产品是否含有核酸分离/纯化的组分, 企业都应对核酸分离/纯化的环节做充分的验证。除最大量分离出目的核酸外, 还应有相应的纯化步骤, 尽可能去除 PCR 抑制物。常见的核酸分离纯化均有其优势和不足, 申请人应结合申报产品的特性, 合理选择核酸分离/纯化试剂, 并提供详细的验证资料。

（四）分析特异性包括野生型验证和交叉反应两部分，前者为采用不同浓度的野生型核酸样本进行验证，结果应为阴性。后者主要包括以下两个方面，其一，申报试剂所覆盖的全部突变类型间的交叉反应；其二，核酸序列相近或具有同源性、易引起交叉反应的野生型或其他突变类型序列间的交叉反应。申请人应提供所有用于交叉反应验证的突变或野生型序列来源、序列确认和浓度选择等试验资料。有关交叉反应验证的信息应在产品说明书的【产品性能指标】项中有所体现。

（五）阳性/阴性参考品。

如申报产品有相应的国家参考品，则企业内部阳性/阴性参考品应参考国家参考品的项目设置。在不低于国家参考品要求的前提下，申请人可以结合实际情况设置合理的企业内部阳性/阴性参考品。对于没有国家参考品的产品，申请人应根据产品性能验证的实际情况自行设定企业内部参考品，应着重考虑试剂盒（分型或不分型）所能覆盖的所有突变位点均应设置相应的阳性参考品，每个突变位点设置至少三个突变百分率梯度，其中需包括至少一份弱阳性参考品。阳性参考品的突变形式及浓度需经过金标准方

法或已上市同类分型试剂的确认。

（六）临床试验参比方法的选择可以是境内已批准上市、临床普遍认为质量较好的同类产品作为参比试剂，也可选择核酸序列测定方法作为此类试剂临床试验研究的参比方法。此外，在充分考虑检测结果具有明确可比性的前提下，也可以选择荧光原位杂交（FISH）或免疫组化等染色体或蛋白水平的检测技术作为参比方法，但考虑到检测结果之间不具有直接的可比性，建议对所有阳性病例采用其他分子生物学技术（如核酸序列测定）对结果予以确认。测序部分资料的提交参考上一条要求。

（七）病例选择及阳性病例比例。临床试验应以肿瘤患者为研究对象，其中试剂盒规定范围的每种突变类型均应有一定量的阳性病例。对于阴性病例的选择，也应考虑到交叉反应验证的需要，以从临床角度考察其分析特异性。阴/阳性病例均应覆盖所有适用的肿瘤类型。若产品适用于多种样本类型，则应对所有样本类型均进行临床验证。

四、编写单位

国家食品药品监督管理总局医疗器械技术审评中心。

11　肿瘤相关突变基因检测试剂（高通量测序法）性能评价通用注册技术审评指导原则

［肿瘤相关突变基因检测试剂（高通量测序法）
性能评价通用注册技术审查指导原则］

本指导原则旨在指导注册申请人对肿瘤相关基因检测试剂分析性能评价注册申报资料的准备及撰写，同时也为技术审评部门对注册申报资料的技术审评提供参考。

本指导原则是针对肿瘤相关基因检测试剂分析性能评价的一般要求，申请人应依据产品的具体特性确定其中内容是否适用，若不适用，需具体阐述理由及相应的科学依据，并依据产品的具体特性对注册申报资料的内容进行充实和细化。

本指导原则是对申请人和审查人员的指导性文件，但不包括注册审批所涉及的行政事项，亦不作为法规强制执行，如果有能够满足相关法规要求的其他方法，也可以采用，但需要详细阐明理由，并对其科学合理性进行验证，提供详细的研究资料和验证资料，相关人员应在遵循相关法规的前提下使用本指导原则。

本指导原则是在现行法规和标准体系以及当前认知水平下制定的，随着法规和标准的不断完善，以及科学技术的不断发展，本指导原则相关内容也将适时进行调整。

一、适用范围

本指导原则所述肿瘤相关基因检测试剂分析性能评价

主要是指基于高通量测序（high - throughput sequencing）即下一代测序（next generation sequencing，NGS），又称为大规模平行测序（massively parallel sequencing，MPS），体外检测人体组织肿瘤细胞中的肿瘤相关基因变异。用于检测体细胞突变的NGS正在广泛用于肿瘤诊疗相关的分子检测，包括对特定基因的DNA/RNA进行测序，以寻找与肿瘤临床诊疗相关的基因变异。肿瘤基因突变类型包括点突变、插入、缺失、基因重排、拷贝数异常等广义的基因突变。

基于NGS测序原理的体外诊断（in vitro diagnosis，IVD）检测可能包括以下步骤：样本收集、处理和保存、核酸提取及处理、文库制备、测序和碱基识别、序列比对、变异识别和过滤、变异注释和解读以及检测报告的生成。同时，某些产品还可能会包括软件部分，但上述相关步骤并不一定被全部包括，应根据产品的具体设计流程来进行判断。对于每个检测步骤，申请人需要结合产品设计和临床意义来建立特定的可接受的质量评价指标和合格判断标准。此外，为满足产品特定预期用途，申请人需通过科学和适当的检测性能研究来确定适用的试剂、消耗品、仪器和软件。基于上述考虑因素，NGS检测产品的设计和工作流程中的任何差异均可能导致结果的不同，因此申请人需

要清楚地描述相关检测性能指标。

分析性能评价的初衷在于提出产品性能有效性、安全性相关问题的假设，然后通过研究进行确认。NGS 在测序通量及发现未知基因变异方面具有优势，但是在 NGS 技术应用需求及使用中存在包括相关临床样本收集处理、NGS 检测内容、测序流程、数据分析、结果报告等各方面的挑战。

本指导原则将重点关注实体瘤中检测具有临床意义的体细胞变异和确保高质量的检测结果。申请人应以患者的利益为中心，充分整合临床肿瘤学家对于精准诊治的观点，并充分考虑在我国推广应用的可操作性。申请人可采用多样化的靶向基因组合检测。由靶向基因产生的信息可能会被用于诊断分类，指导治疗决策，和/或为特定肿瘤提供预后评价，不同产品包含的基因数量可能存在较大差异。

本指导原则适用于进行首次注册申报和相关许可事项变更的产品。本指导原则不适用于全外显子检测、肿瘤全基因组测序、从头测序、游离 DNA 检测、RNA 直接测序、病原体微生物及宏基因组学测序、胚胎植入前检测、疾病风险（含遗传风险）评估与预测、直接面向消费者测序及健康人群筛查。

二、NGS 性能评价

（一）综述资料

综述资料主要包括产品预期用途、产品描述、有关生物安全性的说明、研究结果的总结评价以及同类产品上市情况介绍等内容。

申请人在计划开发一个有针对性的基因检测试剂时，需确定其预期用途、待测基因数量、检测突变位点或者突变类型，包括将要检测的样本类型、适用人群以及哪些类型的检测信息将被评估和报告。还应考虑影响检测的设计、验证和质量控制的其他因素，并在试剂组成说明书中详细说明该产品包含的试剂组分及需要但未提供的试剂、设备及耗材。

作为 IVD 检测一般原则，申请人应首先定义申报产品的预期用途和检测性能，产品的预期用途将直接影响检测设计和检测性能以及测序和/或报告的基因类型。申请人需要前瞻性地确定应进行的研究指标（例如准确性）以及每种研究指标应该满足的标准。在设计和开发完成之后，验证研究其是否满足预定义的性能。如果检测不符合任何预定义的性能标准，则应分析原因、重新验证或修改预定义的性能指标。通过反复的设计、开发和验证，直到检测满足设定需求。在整个过程中申请人需要记录所有研究方案、研究过程和结果以及每项研究设计的理由。建议申请人列出样本处理、文库制备、测序、生信分析等环节主要质量控制参数。如文库浓度及片段长度、碱基识别质量值（base call quality scores）、过滤后有效 Reads 数、有效测序深度（如经过去重处理等）、符合最低测序深度和平均测序深度要求的区域（%）等。

申请人应提供整个检测流程的标准操作程序文件（standard operating procedure，SOP），对 NGS 技术检测全过程包括的样本收集处理、文库制备、测序、数据分析、结果报告等过程进行描述。生物信息学分析方面描述和记录数据处理和分析，包括变异识别、过滤和注释的所有过程。明确所有要使用的软件，包括来源（例如：内部开发以及第三方）以及主要修改。建议以列表形式描述所有需要的软件和/或数据库名称、版本及其功能。

（二）主要原材料的研究资料

NGS 检测过程主要包括样本收集处理、文库制备、测序、数据分析、结果报告等。

1. 样本收集处理（如适用）

样本收集处理过程是保证样本具有能如实反映患者体征的关键环节。申请人需提交涉及样本收集及处理相关试剂主要原材料信息，如样本前处理试剂、样本运输保存试剂、核酸提取试剂的主要组成成分等。

2. 文库制备及测序

测序文库构建及测序过程中所需试剂主要包含脱氧核糖核苷三磷酸、连接酶、聚合酶、逆转录酶、限制性内切酶、引物、探针、接头等；如为申请人自行研究的主要原材料，申请人应对测序文库构建的实验过程予以详述；并提供对各主要原材料的功能性研究。并对制备完成的原料成品进行质量检验以确认其符合标准要求，且整个生产工艺应稳定可控。如为申请人外购的主要原材料，应详述每一种原材料外购方来源，提交外购方出具的每种原材料性能指标及质量控制资料，并详述申请人对外购主要原材料的各指标质量要求以及确定该原材料作为本产品主要原材料的详细依据。核酸类检测试剂的包装材料和耗材应无脱氧核糖核酸酶（deoxyribonuclease，DNase）和核糖核酸酶（ribonuclease，RNase）污染。

3. 生物信息分析及数据库要求

NGS 的数据分析流程或生物信息学流程一般可以分为碱基识别、序列比对、变异识别和变异注释等。明确参考序列类型，不同突变类型可能需要开发不同的变异/突变检测算法。其次，应根据产品设计类型提供软件工具的范围和所需的验证类型。如涉及数据库使用，建议申请人提交数据库的溯源信息、数据库类型、完整性、实时性、维护以及分析软件的版本、性能验证等资料。

4. 参考品要求

内部参考品是保证产品性能稳定性以及检测值可溯源的重要构成之一。参考品研究应包括原料选择、制备过程、定值研究及评价指标等。申请人应对内部阳性/阴性参考品的来源、基因序列设置等信息进行验证，并提供参考品溯源过程的测量程序或参考方法的相关信息及详细的验证资料。

具体要求如下：

4.1 阳性参考品及阳性质控品

4.1.1 阳性参考品

理想状态下，阳性参考品应当包括对所申报产品每个基因型的质控样本。但考虑到基于 NGS 技术的可检测基因数量较多，申请人应结合产品预期用途、临床意义及基因类型等因素进行针对性和代表性的设计。

对于有明确肿瘤伴随诊断相关的基因，应考虑该类基因参考品设置的合理性和完整性，需包括伴随诊断相关的全部热点基因，建议采用临床样本或细胞系提取的核酸储备液作为原料。

对于具有显著临床意义或潜在临床意义的基因，应考虑代表性问题，明确具有临床诊断意义的基因类型及基因型中不同的变异类型。突变频率、变异类型的选取应具有代表性，包括不同外显子，不同基因变异突变等。

如检测编码区较大且存在非热点区域设计（如大于1M），建议在阳性参考品中考虑对检测整体区域的灵敏度验证（主要关注 SNV 等），如混合的永生化正常人白细胞 DNA 储存液等。

不同突变/变异的变异丰度及突变频率，浓度范围设置应具有代表性并提供这样设定的依据。阳性参考品的突变形式及拷贝数需采用有效方法进行确认，并明确接受标准。申请人在设计阳性参考品时可一并考虑检测限参考品的设置及确认方式，并提供相关的依据。

4.1.2 阳性质控品

模拟病人样本的目标核酸序列，并用于质控整个检测过程，包括核酸提取（如适用）、文库构建、测序和数据分析。目前阳性质控检测和分析过程应与临床样本方式一致。

4.2 阴性参考品及阴性质控品

阴性参考品及阴性质控品建议为正常临床样本的混合物或细胞系，应明确不含有目标区域肿瘤突变基因。

4.3 精密度参考品

精密度参考品设置要求可参考阳性/阴性参考品。

4.4 PCR 试剂无模板质控品（no template control，NTC）（如适用）

申请人应根据申报产品特点设置 NTC 质控品及检测接受标准，监测检测过程中是否存在污染。

（三）主要生产工艺及反应体系的研究资料

NGS 检测是一个复杂的工作流程，它由很多独立步骤组合而成。一般而言，对于每个检测组成部分，申请人应建立其特定检测的指标和验收标准。必须对 NGS 每个操作流程的性能表现进行一个内部的验证。每步流程都需要分别优化到一个最佳经验值，以此来综合决定最佳的实验操作条件及各参数的设置。

1. 应能对反应体系涉及的基本内容，如临床样本用量、试剂用量、反应条件、质控体系设置等，提供确切的依据，配制工作液的各种原材料及其配比应符合要求。

2. 主要生产工艺、反应原理介绍。逆转录过程（如涉及）及最佳反应体系的研究资料，包括酶浓度、引物/探针浓度、脱氧核糖核苷三磷酸（deoxy-ribonucleotide triphos-phate，dNTP）浓度、阳离子浓度等。

3. 申报产品如包含核酸分离/纯化试剂，应提交对核酸分离/纯化过程进行工艺优化的研究资料。如包括但不限于核酸体积、质量、浓度、纯度及完整性等。核酸浓度、纯度检测方法包括但不限于荧光法等；核酸完整性检测方法包括但不限于琼脂糖凝胶法等。

（四）分析性能评估资料

分析性能评估是反映产品主要原材料选择，生产工艺及反应体系等多方面因素设置是否合理的客观评价指标。检测试剂性能的研究方案应结合产品的反应原理，临床预期用途，使用条件等综合因素进行设计。性能研究应涵盖产品研制阶段对试剂盒进行的所有性能验证的研究资料，包括具体研究方法、内控标准、实验数据、统计分析等详细资料。

本部分内容将从 NGS 检验流程中的质量控制要求和主要性能指标两部分进行阐述：

1. NGS 检验流程

检测方法中，应明确所有检测要素（如仪器、软件、消耗品、试剂）。确定设计方案和标准并详细记录设计研究过程。对于基于 NGS 的检测的每个组成，应该确定规范并记录。记录每个检测组成对于关键因素（如覆盖率、碱基质量等）的局限性。确定并记录基因组的检测区域，包括基因和变异类型，如果关键的测序区域不符合最低性能要求（如最小覆盖标准等），则应修改检测并重新验证以达到最低性能要求。同时，应在产品说明书和/或标签中明确可能影响或限制产品检测性能情形。

1.1 样本制备

申请人需考虑可接受检测的样本类型对检测结果的影响，应明确组织样本采集标准依据。用于肿瘤组织突变基因检测的标本，在进行检测前，须对肿瘤细胞进行评估。肿瘤细胞所占比例需达到后续检测方法的要求。

在 NGS 检测试剂的设计开发过程中，申请人应对配套使用的核酸提取、分离、纯化及富集试剂进行验证并提供验证方案的依据，应明确样品质量（包括但不限于核酸浓度、纯度及完整性）的最低要求并进行质量控制。如分离/纯化后的核酸储备液质量（如浓度范围）不符合要求，应重新取材或扩大样本量再进行核酸分离/纯化。

1.2 测序文库制备

文库制备是产生特定大小范围的 DNA 或 cDNA 片段的过程。文库质量非常重要，申请人应建立文库构建浓度、文库片段大小要求，文库浓度检测方法包括但不限于实时荧光定量 PCR 法；文库片段大小检测方法包括但不限于毛细管电泳法等。申请人应关注不同测序平台的性能特点，确保片段长度分布符合后续测序要求。如需要进行片段化处理。申请人应制定核酸序列片段化操作流程及质量控制方案。对经过片段化的核酸短序列的浓度及片段分布等参数进行验证。

文库制备的关键步骤是在 DNA 片段的两端连接测序接头，接头序列是一段人为设计的序列，包含用于测序过程的多个目的的多个序列组分。如启动测序反应的通用测序引物序列，用于 PCR 扩增引物序列、锚定序列、索引（条形码）序列等。如申请人采用自定义序列，应提供设计依据及研究资料。加接头可以是独立的步骤，也可以在靶向序列富集过程中添加。申请人使用条码或标签时，需充分验证并满足测序的质量要求，如测序深度、覆盖度等条件。申请人应报告有效的条码或标签数量，并对每个条码或标签的序列及其位置有详细、清晰的记录。

1.3 测序及碱基读取

目前可用的测序平台具有不同的测序方法，包括联合探针锚定聚合测序法、边合成边测序和离子半导体测序，以及不同的检测方法。尽管技术性能相似，但平台之间存在差异，特别是不同的 DNA 输入量要求、不同的测序通量、运行时间、测序读长和不同的碱基识别技术。这些差异会影响仪器处理低质量样本的能力、检测插入/缺失/融合等变异类型的能力以及样本通量。

申请人应根据所选用的测序平台，选择合适的参数指标对测序质量进行监控，制定相应的管理制度及质量标准，并明确失控情况下的纠正措施。申请人应根据具体应用情况，如测序区域的大小及序列特征等因素确定测序所需要的覆盖度及深度。在测序过程中，申请人应建立标准操作流程及质量控制方案监控整个测序过程中的测序质量。

申请人应描述清晰，如在确立测序深度时需要明确指出是平均测序深度还是最低测序深度；还需要说明测序数据类型，如原始测序数据（原始 reads 数）、过滤之后的高质量测序数据或去除重复之后的测序深度。

碱基识别是指识别一段基因序列片段每一个位点的核苷酸的过程。不同测序平台具有不同的测序偏好性，可影响碱基读取过程中的错误类型与比率。碱基读取后，申请人应对每个碱基读取的质量进行评估。

1.4 生物信息学分析

申请人应对生物信息学分析流程有完整的记录，建立完善的生物信息学分析软件的版本控制方案。申请人应建立生物信息学分析标准操作流程及质量控制方案，保证测序数据的分析、解读及报告的准确性与严谨性。生物信息学分析流程应描述清晰，包括每一步骤使用软件的名称、版本、参数设置要求，包括但不限以下指标：说明检查每个位点的碱基质量值和每个读段的平均质量值，碱基的频率分布，读长分布及是否存在重复序列和人工序列的评价方法，以保证按照该流程生物信息学分析结果可复现。生物信息学分析应至少报告具有明确临床指导意义的结果。

生物信息学分析一般包括但不限于数据预处理、数据比对及质控、变异识别和变异注释。根据测序类型和检测报告的变异类型选择生物信息流程，并考虑变异识别和评估流程过程中的限制因素以及第三方生物信息学工具对整个生物信息流程的影响。

1.4.1 数据预处理：申请人应说明分析流程使用的软件类型及数据预处理步骤。数据文件（如 FASTQ 格式文件）应包含质控参数，如每个位点碱基质量值的控制参数、GC 含量以及序列长度分布等。明确测序碱基质量值（base call quality，如质量值 Q 值得分）的阈值。明确判定实验有效的符合碱基质量值的最低百分比。如采用其他方法，应提供研究资料及选择依据。

1.4.2 数据比对及质控：申请人应提供 BAM（Sequence Alignment/Map）文件生成过程软件类型，每个样本数据参数标准以及判定实验有效的最低接受标准。提供参考序列的选择依据，如为特殊序列，应提供采用该序列的依据。

1.4.3 突变分析：根据申报产品可检测的基因类型，申请人应确认软件工具类型及选择依据。明确不同基因类型质控标准以及判定实验有效的最低接受标准。

1.4.4 突变注释：申请人应提供每个突变预测的功能性作用以及临床解释注释的形成过程及数据来源依据。

1.5 软件研究（如适用）

根据申报产品预期用途，可能存在一些软件产品不包含在申报产品组成成分中，但生物信息分析过程中需要用到该软件，则该软件被视为检测系统一部分，申请人应提供该部分软件相关适用性研究资料。

1.6 NGS 数据的存储、传输与共享（如适用）

用于储存原始和经过分析后的检测结果。建议申请人提交数据存储中心的安全性、稳定性、维护与升级方案以及异常情况处置方案等资料。

1.7 公共/内部数据库应用（如适用）

如申报产品的测序结果需要借助公共/内部数据库进行结果注释或报告解读，申请人需提供所使用的公共/内部数据库在产品检测中起到的作用说明，公共/内部数据库类型、功能介绍、版本号、标准操作流程及质量控制方案等。

2. 主要性能指标

分析性能验证包括通过一组预定义性能评价方式，以证明性能是否足以满足其预期用途并符合预定义的性能标准。通常涉及是否符合统计学评价要求，或检测是否存在与患者的疾病相关的变异等。

2.1 分析性能用样本设置要求

申请人应提供用于评估各项性能研究的标本数量和类型设定的依据。根据产品预期用途，样本研究应包括代表性变异和变异类型。研究应考虑与检测适应证相关的临床意义区域，跨不同基因区域的变异、难以测序或难以比对的基因区域、人工混合嵌合体以及任何其他变异类型、检测区域。例如：如果检测旨在用于检测和报告插入、缺失位点等，应包括但不限于不同大小的基因片段、突变所在区域等。

应在研究中使用含有与检测适应证相关的临床样本，临床样本应具有适当的代表性，确保可覆盖申报产品声称的临床相关序列变异等。

2.2 准确性

2.2.1 总体要求

准确性包括对比检测值与被检测值之间一致性。对于基于 NGS 测序原理的检测，通过与适当的对比方法比较，如核酸测序或其他经过验证的方法，评估申报产品准确性能。根据检测的性能指标，准确性研究应包括代表性变异和变异类型验证（准确性研究样本要求详见2.1分析性能用样本设置要求）。

对于每种变异类型以及代表性临床相关变异，应考虑变异频率。对于变异类型，为了确定检测的变异类型以及检测它们的测序区域（不管变异是否具有致病性），可以使用具有代表性的参考物质或具有高置信度的样本进行研究。对于临床相关的变异，准确性计算包含使用基于临床样本的研究数据与临床样本相关的指标。

准确性研究中应含有代表性临床相关变异与检测适应证的临床样本，以确保临床相关序列变异被检测和报告。准确性评估如采用前瞻性临床样本时，收集和处理的方式应与产品预期用途一致。如果前瞻性的临床样本不可用，则可以使用临床相关区域中含有特定变异的冻存临床样本或人类细胞系样本替代或补充研究。

根据待评价方法和对比方法对所有变异的检测结果分别计算阳性符合率（positive percent agreement，PPA）、阴性符合率（negative percent agreement，NPA）、阳性预测值（positive predictive value，PPV）。通过检测评估的每种类型的变异，如单核苷酸多态性（single nucleotide variant，SNV）、插入、结构变异，和测序区域范围（如高度同源、高度多态或其他困难的区域），分别计算PPA、NPA等。

表1　准确性评估方法

		对比方法		总数
		阳性	阴性	
检测方法	阳性	A	B	A＋B
	阴性	C	D	C＋D
	总数	A＋C	B＋D	A＋B＋C＋D

表1注：PPA通过将A（真阳性结果数）除以（A＋C）、NPA通过将D（真阴性结果数）除以（B＋D）。这些计算不应包含任何无应答或无效应答，无应答或无效应答结果应被单独列出（见表2）。根据适用情况计算每种变体类型以及临床相关变异PPA、NPA等。

表2　准确性评估方法

		对比方法		总数
		阳性	阴性	
检测方法	阳性	A	B	A＋B
	阴性	C	D	C＋D
	无应答或无效应答	E	F	E＋F
	总数	A＋C＋E	B＋D＋F	N

表2注：准确性研究中无应答或无效应答的百分比应该被估计为（E＋F）/N以及95%的双侧置信区间。此外，应评价阳性结果中的无应答或无效应答E/（A＋C＋E）和阴性结果中的无应答或无效应答F/（B＋D＋F）。申请人应设定无应答或无效应答的最小可接受标准并提供依据。样本总数（N＝A＋B＋C＋D＋E＋F）。申请人应对无应答或无效应答产生原因进行分析，注意区分无应答或无效结果与模棱两可结果，如质控正常但结果无法识别的情况等。

2.2.2 参考品准确性

各水平、各突变位点的阳性参考品均应按要求检出阳性，考虑到浓度梯度或突变梯度的不同，应对各水平阳性参考品设置相应检出要求；阴性参考品在各个引物探针组合的检测条件下均应检出为阴性。

2.3 检测限

明确可接受的最低检测限（limit of detection，LoD），并明确无效应答或无应答检测结果的可接受标准。为预期用途中包含的每种变异类型建立LoD。如果检测人工混合的样本（如嵌合样本），需要考虑不同的等位基因比率，确定检测限。

试剂LoD的研究中应在常规临床实验室条件和确定的样本类型下进行。通常，LoD值采用分析物最低浓度计算得出，在此浓度下，可从相应检测重复中获得至少95%的阳性检出和可接受水平的无应答或无效应答。当不同的变异类型可能具有不同的LoD时，需要计算不同的序列被测区域范围中的每个变异类型的LoD。NGS检测方法可以同时检测多种类型突变基因，因此灵敏度的设置应根据不同突变基因类型及判读方式进行验证。

2.4 空白限（检测基线）

应确认不会对报告区域的质量分数或覆盖率产生负面影响。应包含具有代表性的基因区域、变异类型和序列背景进行验证研究。设置空白检测限检测标准，设定评价方案及方法。

2.5 分析特异性

分析特异性是评估产品仅可检测到预期待测变异的能力。根据预期用途和产品设计，一些潜在的内源性或外源性物质干扰和交叉反应或交叉污染可能会对产品检测性能产生影响。

交叉反应（如同源区域、假基因和其他类型的交叉反应序列）可能导致错误检测，从而产生假阳性结果。患者标本的交叉污染可能将其他不正常的序列引入到检测中，从而导致假阳性或假阴性结果。因此，应选择产品预期用途所覆盖样本或样本类型以及DNA提取方法中相关的干扰物质开展研究。同时，应对已知交叉反应的等位基因和同源区域进行评估。

2.6 精密度

精密度研究主要是指使用相同的样本（包括检测临界值附近的样本）在各种特定条件下进行检测（如不同操作员，不同操作条件，不同检测天数，不同仪器等），并考虑检测中主要的变异来源。申请人应评估变异和野生型基因的精密度，其中应分别报告不同检测区域和变异类型的检测值。申请人应使用客观证据和有效的统计方法来验证这些指标设定标准。

对可能导致检测结果多样性的主要因素进行评价，包括但不限于检测多个样本、不同检测批间、不同适用机型、试剂批次、检测天数和操作员。

此外，申请人应考虑外部因素相同的情况下，应进行申报试剂在相同或相似被测物的重复性检测以评价检测结果。申请人需对每个检测条件和检测区域下每个变异类型精密度分别进行报告，还应报告无应答或无效应答的百分比。

2.7 体细胞与胚系突变鉴别研究（如适用）

申请人需提交资料明确申报产品如何有效鉴别胚系突变，申请人无论使用何种方法，都应遵循保证准确检测的原则。如：对肿瘤样本进行检测的同时对该患者正常配对样本（正常癌旁组织或外周血白细胞）进行检测，根据配对样本与癌组织样本中鉴定出的突变信息进行鉴别筛选，应确认样本中特有的基因多态性，并明确混合后的每个多态性位点的预期频率。当无配对样本时，申请人需提供如何有效区分体细胞突变和胚系突变鉴定标准并提供相关研究资料。

2.8 批次互通性（如适用）

NGS 的检测通常包括试剂，消耗品，仪器和软件。各部分相对独立，申请人需对各批次之间是否互通进行研究。

2.9 生物分析流程的性能补充研究（如适用）

当临床样本、细胞系或生物合成材料不可用或无法完全覆盖生物分析流程时，可以使用含有各种要求类型的已知序列变异（如 SNV、插入、缺失、结构变异等）的计算机构建的序列标本。申请人可采用软件编辑满足验证需要的模拟样本或数学模型，对生物分析流程进行补充验证。这些数据文件应使用与申报产品相同的预分析和分析方法来生成。需要注意，编辑样本不能替代生物学样本，只能作为生物学样本不能满足所有验证条件下的补充情形。

2.10 其他

评估检测局限性时，申请人应采用特殊样本，如大于特定大小的插入或缺失或重排，并确定检测无法以预期的准确度和精密度检测到的序列变化类型。如果这些区域是申报产品检测预期用途的一部分，则需要验证高度同源、高度多态或其他困难区域的变异的检测性能。如果被检测的基因区域的一部分难以测序并且不能达到性能阈值，则应该将其报告为检测局限性。如适用，申请人应记录申报产品不会报告的检测类型。

在设计和验证过程中，申请人应记录所有检测失败情况并分析原因。例如，由于未能满足其一个或多个检测运行质量指标等。不符合质量标准的检测区域不应报告变异结果。由于未能达到检测运行质量标准而未被检测到的区域，则应如实报告。

申报产品上市后，通过上市后临床数据收集和分析或药品说明书中明确具有伴随诊断用途的基因，在不改变原有反应体系和检测方式等情况，申请人可通过收集本产品临床有效性资料申请变更其临床用途。

三、名称解释

通量测序（high-throughput sequencing）：又称下一代测序技术（next-generation sequencing），可以一次性对数百万条核酸分子进行大规模平行测序。

全基因组测序：对某种生物基因组中的全部碱基进行测序，即把细胞内完整的基因组序列从第一个 DNA 分子开始直到最后一个 DNA 分子完整检出，并按顺序排列。

从头测序（de novo sequencing）：即不依赖于任何已知的基因组参考序列和其他序列信息，而直接对某个物种的全基因组 DNA 进行测序，然后利用生物信息学工具对下机序列进行拼接和组装，从而获得该基因组的全序列或连续的大片段。

永生化正常人白细胞：将正常人的白细胞进行体外培养，并通过基因转染等技术将外源性永生化基因，如病毒、原癌基因和抑癌基因突变体等，导入目的细胞内以增加永生化的发生率，从而得到的永生化细胞株。

变异丰度：变异基因型在所有基因型中所占的比例，计算方式为变异基因型数量除以野生型和变异型基因总量。

变异频率：变异基因型在总人群中的基因频率。

原始 reads 数：经过高通量测序后，测序下机数据总 reads 数。

有效测序深度（如经过去重处理等）：去除 PCR 重复等后的平均深度。

符合最低测序深度和平均测序深度要求的区域（%）：最低测序深度和平均测序深度均大于阈值的区域数与区域总数的比值。

GC 含量（GC content）：在测序所得的所有碱基中 G（鸟嘌呤）和 C（胞嘧啶）两种碱基数与所有碱基数的比值。

覆盖率：测序覆盖区域占总目标区域的比例。

最小覆盖标准：测序覆盖区域占总目标区域的最小比例阈值。

碱基识别质量值（base call quality scores）：衡量测序质量的重要指标，指测序得到的碱基的可靠性程度，基因的高通量测序中，每测一个碱基会给出一个相应的质量值（base call quality，Q），用于衡量测序准确度。质量值越高表示碱基识别越可靠，碱基被测错的概率越小。

锚定序列：测序芯片上随机分布的两种不同的寡核苷酸序列，用于与测序文库结合。

索引（条形码）序列：index 标签序列或 barcode 标签序列，指在文库构建过程中引入的一段标签序列，用于多样品同时测序时区分不同样本的序列。

无应答或无效应答：测序结果失败或测序数据低于质量控制标准判定结果无效。

四、参考文献

1. 李金明等．高通量测序技术，科学出版社，2018
2. 王忻珺．新一代测序数据分析，科学出版社，2018
3. Stuart M. Brown．第二代测序信息处理，科学出版社，2017
4. 步宏，叶丰等．临床分子病理 NGS100 问简明问答（第一版）
5. 中国食品药品检定研究院，第二代测序技术检测试

剂质量评价通用技术指导原则

6. EVALUATION OF AUTOMATIC CLASS III DESIGNA-TION FOR MSK-IMPACT（Integrated Mutation Profiling of Actionable Cancer Targets）

7. The Association for Molecular Pathology，American Society of Clinical Oncology，and College of American Pathologists Standards and Guidelines for the Interpretation and Reporting of Sequence Variants in Cancer The Journal of Molecular Diagnostics，Vol. 19，No. 1，January 2017

8. Verification and Validation of Multiplex Nucleic Acid Assays；Approved Guideline. Clinical and Laboratory Standards Institute. NCCLS，MM17-A，Vol. 28 No. 9，ISBN 1-56238-661-1

9. Guidelines for Diagnostic Next-Generation Sequencing. European Journal of Human Genetics，2015，24（1）：1584-1589

10. ACMG Clinical Laboratory Standards for Next-Generation Sequencing. Genetics in Medicine，2013，15（9）

11. Ewing AD，Houlahan KE，Hu Y，et al. Combining tumor genome simulation with crowdsourcing to benchmark somatic single-nucleotide-variant detection. Nature methods，2015，12（7）：623－630

12. FDA. Considerations for Design，Development，and Analytical Validation of Next Generation Sequencing（NGS）-Based In Vitro Diagnostics（IVDs）Intended to Aid in the Diagnosis of Suspected Germline Diseases

13. FDA. Use of public human genetic variant databases to support clinical validity for genetic and genomic-based in vitro diagnostics，Document issued on April 13，2018

14. FoundationFocus™ CDxBRCA Technical Information Summary

15. 中国肿瘤驱动基因分析联盟（CAGC），中国临床肿瘤学会（CSCO）二代测序（NGS）技术应用于临床肿瘤精准医学诊断的共识第一版（试行）2016.04.23

16. 中国临床肿瘤学会肿瘤标志物专家委员会，中国肿瘤驱动基因分析联盟二代测序技术在肿瘤精准医学诊断中的应用专家共识. 中华医学杂志，2018，98（26）

五、起草单位

国家药品监督管理局医疗器械技术审评中心。

与致病性病原体抗原、抗体以及核酸等检测相关的试剂

12 流行性感冒病毒抗原检测试剂注册技术审评指导原则

（流行性感冒病毒抗原检测试剂注册申报资料指导原则）

一、前言

本指导原则旨在指导注册申请人对流行性感冒病毒（以下简称流感病毒）抗原检测试剂注册申报资料的准备及撰写，同时也为技术审评部门对注册申报资料的技术审评提供参考。

本指导原则是对流感病毒抗原检测试剂的一般要求，申请人应依据产品的具体特性确定其中内容是否适用，若不适用，需具体阐述理由及相应的科学依据，并依据产品的具体特性对注册申报资料的内容进行充实和细化。

本指导原则是对申请人和审查人员的指导性文件，但不包括注册审批所涉及的行政事项，亦不作为法规强制执行，如果有能够满足相关法规要求的其他方法，也可以采用，但需要提供详细的研究资料和验证资料，相关人员应在遵循相关法规的前提下使用本指导原则。

本指导原则是在现行法规和标准体系以及当前认知水平下制定的，随着法规和标准的不断完善，以及科学技术的不断发展，本指导原则相关内容也将适时进行调整。

二、适用范围

流感病毒抗原检测试剂是指利用胶体金法、酶联免疫法等基于抗原抗体反应原理，以特定的流感病毒抗原为检测目标，直接对人咽拭子、呼吸道洗液、抽吸液或其他呼吸道分泌物样本中的流感病毒进行体外定性检测的试剂。

本指导原则适用于进行首次注册申报和相关许可事项变更的产品。

三、注册申报资料要求

（一）综述资料

流感病毒包括甲、乙、丙三型，甲型最容易引起流行，乙型次之，丙型极少引起流行。依据病毒颗粒外膜血凝素（HA）和神经氨酸酶（NA）蛋白抗原性的不同，甲型流感病毒目前可分为 16 个 H 亚型（H1~H16）和 9 个 N 亚型（N1~N9）。在甲型流感病毒中，目前已有 H1、H2、H3、H5、H7 和 H9 等亚型有人感染的报道。由于编码 HA 和（或）NA 的核苷酸序列容易发生突变，致使 HA 和（或）NA 的抗原表位发生改变，这种抗原性的转变使人群原有的特异性免疫力失效，故甲型流感病毒常引起较大规模甚至世界性的流感流行。按照流行特点，造成人间流感流行的流感病毒可区分为季节性流感病毒和新型甲型流感病毒。

季节性流感病毒通常在年度间发生小范围的基因变异，这种基因变异会导致微小的抗原性改变，称为抗原漂移（antigenic drift）。因此，季节性流感病毒虽具有年度特异性且抗原性的改变使感染者不易获得持久免疫力，但传播范围通常局限于较小的人群范围，一般不会造成太高的发病率和死亡率，易感人群多为老年人（>65 岁）和婴幼儿（<6 岁）。在过去的几十年中，季节性流感病毒主要集中在甲型 H3N2 和 H1N1 亚型。近年来，新型甲型流感病毒亚型暴发流行的案例时有发生。例如，2009 年新型甲型 H1N1 流感病毒造成全球性流感大流行，人感染高致病性禽流感（H5 亚型）病毒的病例时有报道，禽类甲型 H5N1 亚型流感病毒被认为具有造成人间大范围流感流行的潜力。新型甲型流感病毒通常由于基因的节段性重组所致，这种大范围的基因改变易导致病毒抗原特性的重大改变，称为抗原转变（antigenic shift）。新型甲型 H1N1 流感病毒（2009）即同时包含了禽流感、猪流感和人季节性流感的基因片段从而导致病毒在抗原水平发生了明显改变。由于抗原性的明显改变以及可能由此造成的病毒毒力的增强，病毒的传染性和致病严重程度都有所增加，故新型甲型流感病毒可能造成更高的发病率和死亡率。

流感病毒主要经空气飞沫传播，常引起发热、乏力、肌肉酸痛以及轻到中度的呼吸道症状，重者可致肺炎、心肌炎和心衰。流感病毒抗原检测试剂可用于流感的辅助诊断，甲型流感病毒各亚型的抗原类检测试剂还可用于区分季节性流感病毒和新型甲型流感病毒，并可获得关于流感暴发的流行病学信息。

在注册申报资料中，流感病毒的命名应采用世界卫生组织关于流感病毒毒株命名的相关要求进行。流感病毒毒株命名包括 6 个要素：型别/宿主/分离地区/毒株序号/分离年份（Hn 和 Nn），H 和 N 分别代表血凝素和神经氨酸酶，n 是阿拉伯数字，对于人流感病毒可以省略宿主信息。如名为"A/Shanghai/37T/2009（H1N1）"的病毒株代表 2009 年在上海分离的以人为宿主的 H1N1 亚型流感病毒，毒株序号为 37T。

综述资料主要包括产品预期用途、产品描述、有关生物安全性的说明、研究结果的总结评价以及同类产品上市情况介绍等内容，其中同类产品上市情况介绍部分应着重从方法学及不同类型毒株检出能力等方面写明拟申报产品与目前市场上已获批准的同类产品之间的主要区别。应符合《体外诊断试剂注册管理办法（试行）》（以下简称《办法》）和《体外诊断试剂注册申报资料基本要求》（国食药监械〔2007〕609 号）的相关要求。

（二）产品说明书

说明书承载了产品预期用途、标本采集及处理、实验方法、检测结果解释以及注意事项等重要信息，是指导实验室工作人员正确操作、临床医生针对检验结果给出合理医学解释的重要依据，因此，产品说明书是体外诊断试剂注册申报最重要的文件之一。产品说明书的格式应符合《体外诊断试剂说明书编写指导原则》的要求，境外试剂的中文说明书除格式要求外，其内容应尽量保持与原文说明书的一致性，翻译力求准确且符合中文表达习惯。产品说明书的所有内容均应与申请人提交的注册申报资料中的相关研究结果保持一致，如某些内容引用自参考文献，则应以规范格式对此内容进行标注，并单独注明文献的相关信息。

结合《体外诊断试剂说明书编写指导原则》的要求，下面对流感病毒抗原检测试剂说明书的重点内容进行详细说明，以指导注册申报人员更合理地完成说明书编制。

1. 【预期用途】应至少包括以下几部分内容：

（1）试剂盒用于体外定性检测人鼻咽拭子、口咽拭子、呼吸道抽吸液、洗液和/或其他呼吸道分泌物样本的流感病毒抗原（如核蛋白抗原），适用样本类型应结合实际的临床研究完成情况进行确认。

（2）简单介绍待测目标的特征，如病毒生物学性状、感染后的临床表现、亚型、变异特征等。

（3）待测人群特征介绍：如具有流感样症状的患者、相关的密切接触者、地域要求或年龄限制（如有）等。

2. 【主要组成成分】

（1）说明试剂盒包含组分的名称、数量、比例或浓度等信息，阴性/阳性对照品（或质控品）可能含有人源组分，应提供其生物学来源、灭活方法及无传染性确认的方法等。

（2）建议对用于单克隆或多克隆抗体研发的流感病毒株的信息进行简单介绍。

（3）试剂盒中不包含但对该项检测必需的组分，企业应列出相关试剂/耗材的名称、货号及其他相关信息。

3. 【储存条件及有效期】

对试剂盒的效期稳定性、开封稳定性、运输稳定性等信息做详细介绍。

胶体金试纸条产品应对开封后未使用产品允许暴露于空气中的温度、湿度及期限等条件予以明确。

4. 【样本要求】重点明确以下内容：

（1）样本采集时间点的选择：是否受临床症状、用药情况等因素的影响。

（2）对采样拭子及样本保存液的要求：对采样拭子的材质要求（包括对拭子头和拭子杆的要求）、保存容器、转运保存液的要求、转运条件等。

（3）样本采集：样本类型、具体采集部位，医护人员防护等信息；详述具体的操作方法或列出相关操作指南文件（最好能够给出具体图示）以指导使用者，尽量减少由于样本采集或处理不当对实验结果造成的影响。

（4）样本处理及保存：保存条件及期限（短期、长期）、运输条件等。冷藏/冷冻样本检测前是否须恢复室温，冻融次数。

5. 【检验方法】详细说明试验操作的各个步骤，包括：

（1）实验环境：温、湿度条件，检测试剂及样本复温等要求。

（2）试剂配制方法、注意事项，试剂条（卡）开封后注意事项等。

（3）试剂条和试剂卡的加样方法如有差异，建议分别以图示方式描述清楚。

6. 【检验结果的解释】

应以图示方法给出阴性、阳性及无效结果的判读示例。

7. 【检验方法局限性】至少应包括以下内容：

（1）本试剂盒的检测结果仅供临床医生参考，不得作为临床诊治的唯一依据，对患者的临床管理应结合其症状/体征、病史、其他实验室检查及治疗反应等情况综合考虑。

（2）受抗原类检测试剂方法学的限制，其最低检测限（分析灵敏度）普遍较核酸类试剂低，故实验人员应对阴性结果给予更多的关注，需结合其他检测结果综合判断，建议对有疑问的阴性结果采用核酸检测或病毒分离培养鉴定方法进行复核。

（3）如果申报试剂用于甲型流感病毒的检测，应对阳性实验结果做以下建议：建议进一步实验以确认甲型流感病毒的亚型，并向当地公共卫生预防机构咨询协商处理。

（4）有关假阴性结果的可能性分析

① 不合理的样本采集、转运及处理、样本中病毒滴度过低均有可能导致假阴性结果。

② 病毒基因变异可能导致抗原决定簇的改变，从而造成假阴性结果，使用单克隆抗体的试剂更易发生此类情况。

③ 对于突发的新型甲型流感病毒，其检测的最适样本类型以及感染后的最佳采样时间（病毒滴度峰值）可能尚未确认，因此，在同一患者分次、多部位采集样本会降低假阴性结果的可能。

④ 未经验证的其他干扰因素，如……等可能会导致假阴性结果（如有）。

8. 【产品性能指标】详述以下性能指标：

（1）对相应国家参考品（如有）检测的符合情况。

（2）对于甲型流感病毒抗原（通用型）检测试剂，应首先说明有关其性能指标确定的病毒亚型基础以及有关新型甲型流感病毒的警示，如：以下性能指标基于季节性 A/H1 和 A/H3 亚型确认，当其他新型甲型流感病毒出现时，其相关的性能指标可能有所改变。

（3）甲型流感病毒抗原（通用型）各亚型验证：用于甲型流感病毒（通用型）抗原的检测试剂，应在此列出所有验证过的各亚型病毒株的信息。

（4）最低检测限（分析灵敏度）：说明试剂的最低检

出浓度，建议采用生物学方式表示病毒滴度，如半数组织培养感染量（TCID$_{50}$）或空斑形成单位（PFU）的形式，简单介绍最低检测限的确定方法以及对最低检测限验证所采用的病毒株信息。

（5）企业内部阳性/阴性参考品符合率，简单介绍阳性参考品的来源、浓度梯度、阴性参考品组成、来源以及浓度梯度设置等信息。

（6）精密度：精密度参考品的组分、浓度及评价标准。

（7）分析特异性

① 用于甲型流感病毒各亚型（HA 和/或 NA 抗原）检测的试剂盒，应对除待测亚型外的其他常见亚型进行交叉反应的验证并说明详细情况。

② 交叉反应：易产生交叉反应的除待测抗原外的其他病原体的验证情况。

③ 干扰物质：样本中常见干扰物质对检测结果的影响，如血液、黏蛋白、脓液等。

④ 药物影响：治疗感冒或其他呼吸道症状患者外用或内服的常见药物对检测结果的影响，如常见抗感冒药物、糖皮质激素、抗生素、中药等，如未进行相关研究也应提供相关警示说明。

（8）钩状（Hook）效应：出现钩状效应时的流感病毒抗原最低浓度或经验证的未出现钩状效应的最高浓度值。

（9）对比试验研究（如有）：简要介绍参比试剂（方法）的信息、所采用的统计学方法及统计分析结果。

9.【注意事项】应至少包括以下内容：

（1）与成人相比，儿童更容易在较大范围内传播病毒，且持续时间更长，因此，对儿童检测的敏感性可能高于成人。

（2）对于甲型流感病毒或各亚型的检测试剂，当所用抗体为单克隆性质时，则由于核苷酸序列小范围突变导致的抗原表位的微小变化可能会导致假阴性结果或试剂的分析灵敏度降低。

（3）有关人源组分（如有）的警告，如：试剂盒内对照品（质控品）或其他组分含有人源物质，虽已经通过了HBs-Ag、HIV1/2-Ab、HCV-Ab 等项目的检测，但截至目前，没有任何一项检测可以确保绝对安全，故仍应将这些组分作为潜在传染源对待。

（4）有关实验操作、样本保存及处理、新型甲型流感病毒验证等其他注意事项。

（三）拟定产品标准及编制说明

拟定产品标准应符合《办法》和《体外诊断试剂注册申报资料基本要求》的相关规定。另外，对于国产试剂，应参考《中国生物制品规程》（2000 年版），将拟申报产品的主要原材料、生产工艺及半成品检定等内容作为附录附于标准正文后，并在正文的"产品分类"项中引出该附录内容。

流感病毒抗原检测试剂的注册检测应主要包括以下性能指标：物理性状、阳性参考品符合率、阴性参考符合率、精密度、最低检测限（分析灵敏度）等。阳性参考品主要考察对不同来源的病毒株、不同滴度情况下的检测符合性，对于甲型流感病毒抗原通用型检测试剂，在此还应考虑不同亚型的检测能力。阴性参考品则是对分析特异性（交叉反应）的验证，应主要包括易发生交叉反应的其他病原体的假阳性情况的考核。

如果拟申报试剂已有相应的国家/行业标准发布，则企业标准的要求不得低于上述标准要求。

（四）注册检测

根据《办法》要求，首次申请注册的第三类产品应该在国家食品药品监督管理局认可的、具有相应承检范围的医疗器械检测机构进行连续 3 个生产批次样品的注册检测。对于已经有国家参考品的流感病毒项目，在注册检测时应采用相应的国家参考品进行，对于目前尚无国家参考品的项目，生产企业应建立自己的质控体系并提供相应的内部参考品。

（五）主要原材料研究资料

1. 试剂盒所用抗体的制备、筛选、纯化以及鉴定等详细试验资料。如抗体为申请人自制，则应详述抗体的名称及生物学来源（免疫刺激毒株信息），申请人对该抗体技术指标的要求（如外观、纯度、蛋白浓度、效价等），确定该抗体作为主要原材料的依据；如抗体为申请人外购，则应详述抗体的名称及生物学来源，外购方名称，提交外购方出具的抗体性能指标及检验证书，详述申请人对该抗体技术指标的要求以及申请人确定该抗体作为主要原材料的依据。

2. 其他主要原辅料的选择及验证资料，如包被板、硝酸纤维素膜、反应缓冲液等，该类原辅料一般均为外购，应详述每一原辅料的外购方名称，提交外购方出具的每一原辅料性能指标及检验证书，详述申请人对每一原辅料技术指标的要求以及申请人确定该原辅料作为主要原辅料的依据。

3. 企业内部参考品的原料选择、制备、定值过程及试验资料。

（六）主要生产工艺及反应体系的研究资料

1. 主要生产工艺介绍，可用流程图方式表示，并简要说明主要生产工艺的确定依据。

2. 产品基本反应原理介绍。

3. 抗体包被工艺研究，申请人应考虑如包被液量、浓度、时间等指标对产品性能的影响，通过试验确定上述指标的最佳组合。

4. 实验体系反应条件确定：申请人应考虑反应时间、反应温度、洗涤次数等条件对产品性能的影响，通过试验确定上述条件的最佳组合。

5. 体系中样品加样方式及加样量确定：申请人应考虑样品加样方式、加样量对产品检测结果的影响，通过实验确定最佳的加样方式及加样量。如样本需采取稀释或其他必要的方法进行处理后方可用于最终检测，申请人还应对可用于样本稀释的物质或处理方法进行研究，通过试验确定最终选择的用于样本稀释的物质或处理方法。

（七）分析性能评估资料

企业应提交原厂在产品研制阶段对试盒进行的所有性能验证的研究资料，包括具体研究方法、内控标准、试验数据、统计分析等详细资料。对于流感病毒抗原类定性检测试剂，建议着重对以下分析性能进行研究。

1. 甲型流感病毒不同亚型的差异考虑

目前，绝大多数已获上市批准的甲型流感病毒抗原类检测产品均是以核蛋白（nucleoprotein antigen，NP）为检测靶点，理论而言，这些试剂对所有 HA 和/或 NA 亚型应具有相同的检测性能。然而，由于不同的病毒株在组织亲和力、繁殖代谢特征、人群选择性、时间地域特征以及检测试剂的抗体特异性等方面具有较大差异，故甲型流感病毒抗原检测试剂对不同的甲型亚型病毒或同一亚型的具有明显时间、地域差异性的不同病毒株在检测性能方面亦具有一定差异。甲型流感病毒抗原检测试剂在进行分析性能研究时应考虑到不同病毒株的这种特性，分别选择多个亚型的代表性病毒株进行性能验证，并在产品说明书中对已予以验证的亚型或病毒株进行说明。

2. 最低检测限（分析灵敏度）

（1）最低检测限的确定

建议使用培养后病毒原液的梯度稀释液进行最低检测限确定，每个梯度的病毒稀释液重复 3～5 份，每份稀释液重复检测不少于 20 次，将具有 90%～95% 阳性检出率的病毒水平作为最低检测限。通过另制备至少 5 份最低检测限浓度水平的病毒稀释液对 90%～95% 的检出率进行确认。建议采用半数组织培养感染量（50% tissue culture infectious dose，$TCID_{50}$）或空斑形成单位（plaque forming units，PFU）法进行病毒滴度的滴定，并采用上述两种方式作为病毒浓度的表示方式。在进行最低检测限的确认时，参与研究的甲型流感病毒的每个亚型和乙型流感病毒应至少包括不同来源的两个具有代表性的病毒株的系列稀释梯度。

（2）最低检测限的验证

申报试剂应在最低检测限或接近最低检测限的病毒浓度对每种常见待测流感病毒亚型具有时间和区域多样性的至少 3 个病毒株进行验证。对此，企业应能够提供用于最低检测限验证的各个病毒株的来源、型别确认及滴度确认试验等信息。用于最低检测限确定和验证的病毒株如包括疫苗株，则其应能体现最近流感发病季的病毒特点。

3. 分析特异性

（1）交叉反应

① 用于流感病毒抗原检测试剂交叉反应验证的病原体种类主要考虑以下几方面可能性：抗原结构的同源性、易引起相同或相似的临床症状、采样部位正常寄生或易并发

的其他微生物。

② 建议在病毒和细菌感染的医学相关水平进行交叉反应的验证。通常，细菌感染的水平为 10^{6} cfu/ml 或更高，病毒为 10^{5} pfu/ml 或更高。申请人应提供所有用于交叉反应验证的病毒和细菌的来源、种属/型别和浓度确认等试验资料。

③ 首先，应在流感病毒不同型别和亚型间进行交叉反应验证；其次，采用其他的病原微生物进行验证（见表1）。

④ 申请人应提交所有用于交叉反应验证的病原体来源、种属/型别和浓度确认等信息。有关交叉反应验证的信息应以列表的方式在产品说明书的【产品性能指标】项中有所体现。

表1　建议用于交叉反应性研究的微生物

微生物	类型
腺病毒	3 型类型
腺病毒	7 型类型
人冠状病毒类型	
巨细胞病毒类型	
肠道病毒类型	
人副流感病毒	1、2、3 型类型
麻疹病毒类型	
人偏肺病毒类型	
流行性腮腺炎病毒类型	
呼吸道合胞病毒	B 型类型
鼻病毒	1A 型类型
百日咳杆菌类型	
肺炎衣原体类型	
棒状杆菌 * 类型	
大肠杆菌 * 类型	
流感嗜血杆菌类型	
乳杆菌 * 类型	
卡他莫拉菌 * 类型	
无毒结核分枝杆菌类型	
肺炎支原体类型	
脑膜炎奈瑟菌类型	
淋球菌 * 类型	
铜绿假单胞菌 * 类型	
金黄色葡萄球菌类型	
表皮葡萄球菌 * 类型	
肺炎链球菌类型	
化脓链球菌类型	
唾液链球菌	

　＊项：选择性验证。

（2）干扰物质

① 潜在的干扰物质主要包括：血液、鼻分泌物或黏液、用于缓解鼻塞和咽部充血、鼻腔干燥、刺激、哮喘和过敏症状的药物（见表2）。

② 使用医学相关水平的干扰物浓度进行验证，建议在每种干扰物质的潜在最大浓度（"最差条件"）条件下进行评价。

③ 申请人应采用每种流感病毒亚型的至少两种病毒株对呼吸道样本中物质的潜在抑制影响进行评估，建议在每种流感病毒的检测临界值水平对每种干扰物质的干扰影响进行检测。

表2　建议用于干扰研究的物质

物质	活性成分举例
黏蛋白	纯化黏蛋白
人血液	
鼻腔喷雾剂或滴鼻剂	肾上腺素、羟甲唑啉、含防腐剂的氯化钠溶液
鼻腔糖皮质激素	倍氯米松、地塞米松、氟尼缩松、曲安西龙、布地奈德、莫美他松、氟替卡松
鼻用凝胶	硫磺
过敏性症状缓解药物	金英
润喉片、口服麻醉剂和镇痛剂	苯唑卡因、薄荷脑
抗病毒药物	扎那米韦
抗生素、鼻用软膏	莫匹罗星
全身抗菌药	妥布霉素

4. 精密度

测量精密度的评价方法并无统一的标准可依，可根据不同产品特征或企业的研究习惯进行，前提是必须保证研究的科学合理性。具体实验方法可以参考相关的美国临床和实验室标准协会（CLSI）-EP 文件或国内有关体外诊断产品性能评估的文件进行。企业应对每项精密度指标的评价标准做出合理要求，如标准差或变异系数的范围等，针对本类产品的精密度评价主要包括以下要求。

（1）对可能影响检测精密度的主要变量进行验证，除申报试剂本身外，还应对操作者、实验地点等要素进行相关的验证。

（2）合理的精密度评价周期，例如：为期至少 20 天的连续检测，每天至少由 2 人完成不少于 2 次的完整检测，从而对批内/批间、日内/日间以及不同操作者之间的精密度进行综合评价。如有条件，申请人应选择不同的实验室进行重复实验以对室间精密度进行评价。

（3）用于精密度评价的质控品应至少包括 3 个水平：

① 阴性质控品：待测物浓度低于最低检测限或为零浓度，阴性检出率应为 100%（$n \geqslant 20$）。

② 临界阳性质控品：待测物浓度略高于试剂盒的最低

检测限，阳性检出率应高于 95%（$n \geqslant 20$）。

③ 阳性质控品：待测物浓度呈中度到强阳性，阳性检出率为 100%，且 $CV \leqslant 10\%$（$n \geqslant 20$）。

另外，建议选择适量临床采集的新鲜病人样本（包括所有样本类型）作为无靶值质控品进行精密度评价，以更好地模仿临床检测环境。

5. 阳性/阴性参考品

如申报产品有相应的国家参考品，则企业内部阳性/阴性参考品应参考国家参考品的项目设置。在不低于国家参考品要求的前提下，申请人可以结合实际情况设置合理的内部阳性/阴性参考品。对于没有国家参考品的产品，申请人应根据产品性能验证的实际情况自行设定企业内部参考品，阳性参考品应着重考虑病毒型别、亚型及滴度要求，阴性参考品则主要涉及对分析特异性（交叉反应）的验证情况。

申请人应对内部阳性/阴性参考品的来源、型别鉴定、病毒滴度等信息进行精确的实验验证，并提交详细的验证资料。

6. 钩状（Hook）效应

目前，流行性感冒病毒抗原检测试剂大多采用夹心法的原理检测样本，考虑到方法学的缺陷，有必要对钩状效应进行考虑。建议采用高浓度的流感病毒抗原参考品进行梯度稀释后由低浓度至高浓度开始检测，每个梯度的病毒稀释液重复 3～5 份，将显色深度随浓度升高反而变浅时的浓度作为出现钩状效应时流感病毒抗原的最低浓度，建议产品说明书上明示包被的抗体浓度和出现钩状效应时流感病毒抗原的最低浓度。

（八）稳定性研究资料

稳定性研究资料主要涉及两部分内容，申报试剂的稳定性和适用样本的稳定性研究。前者主要包括实时稳定性、高温加速破坏稳定性、运输稳定性及开瓶稳定性（如涉及）等研究，申请人可根据实际需要选择合理的稳定性研究方案。稳定性研究资料应包括研究方法的确定依据、具体的实施方案、详细的研究数据以及结论。对于实时稳定性研究，应提供至少 3 批样品在实际储存条件下保存至成品有效期后的研究资料。

考虑到低温条件下长时间保存可能造成病毒抗原性丢失或减弱，申请人应对样本稳定性进行合理的验证，主要是对冷藏和冷冻两种条件下的有效期进行验证，可以在合理的温度范围内选择 3～5 个温度点（应至少包括范围的上限和下限温度），每间隔一定的时间段即对储存样本进行全性能的分析验证，从而确认不同类型样本的效期稳定性。在对样本进行效期稳定性的评价时，同时应对推荐使用的采样拭子、样本保存液及保存容器进行合理验证。需要冷冻保存的样本应对冻融次数进行合理的验证。

试剂稳定性和样本稳定性两部分内容的研究结果均应在说明书【储存条件及有效期】和【样本要求】两项中进行详细说明。

（九）临床试验资料

1. 研究方法

对于已有同类产品上市的试剂的临床研究，选择境内已批准上市、临床普遍认为质量较好的同类产品或临床预期用途相似的流感病毒核酸检测试剂作为参比试剂，采用拟申报产品（以下称考核试剂）与之进行对比试验研究，证明本品与已上市产品等效或优于已上市产品。另外，申请人还应选择一定数量的新鲜采集样本进行考核试剂与流感病毒检测的"金标准"方法—病毒分离培养鉴定方法的比较研究，每种样本类型不少于30例经病毒分离培养方法确定为阳性的样本。

另外，对于已获上市批准的甲型流感病毒抗原（通用型）检测试剂，如果在其注册证有效期内出现了新型甲型流感病毒的暴发流行，如有需要，生产企业应迅速针对新的流感亚型开展临床比对研究，可以采用病毒检测的"金标准"方法或当时卫生部门认可的针对该新型甲型流感病毒亚型的诊断标准作为参比方法进行临床比对研究，分别对采集自新型甲型流感病毒感染（阳性病例不少于30例）、其他常见的流感病毒亚型（如当年流行的季节性甲型流感病毒）以及非流感病毒感染但具有流感样症状的患者的新鲜样本进行比对实验研究，总例数不少于100例，如临床试验研究结果可以证明其对新型甲型流感病毒亚型的检测能力，申请人在重新注册时应考虑到因病毒株变化而导致预期用途发生实际改变的因素，同时提出变更申请，并按相关法规要求提交分析性能评估和临床试验研究等资料。

2. 临床研究单位的选择

考虑到流感病毒不同病毒株的区域性特征较强，故建议申请人在国内不同区域选择临床单位，尽量使各单位的临床样本有一定的区域代表性；临床研究单位应具有呼吸道疾患诊疗、病毒分离培养鉴定方法或分子生物学方法检测的优势，实验操作人员应有足够的时间熟悉检测系统的各环节（仪器、试剂、质控及操作程序等），熟悉评价方案。在整个实验中，考核试剂和参比方法都应处于有效的质量控制下，最大限度保证试验数据的准确性及可重复性。

3. 临床试验方案

临床试验实施前，研究人员应从流行病学、统计学、临床医学、检验医学等多方面考虑，设计科学合理的临床研究方案。各临床研究机构的方案设置应基本一致，且保证在整个临床试验过程中遵循预定的方案实施，不可随意改动。整个试验过程应在临床研究机构的实验室内并由本实验室的技术人员操作完成，申报单位的技术人员除进行必要的技术指导外，不得随意干涉实验进程，尤其是数据收集过程。

试验方案中应确定严格的病例纳入/排除标准，任何已经入选的病例再被排除出临床研究都应记录在案并明确说明原因。在试验操作过程中和判定试验结果时应采用盲法以保证试验结果的客观性。各研究单位选用的参比试剂及所用机型应完全一致，以便进行合理的统计学分析。另外，考核试剂的样本类型不应超越参比试剂对样本类型的检测要求，如果选择了参比试剂适用样本类型以外的样本，则应采用病毒分离培养鉴定或其他合理方法对额外的样本类型进行验证。

4. 病例选择及样本类型

临床试验应选择具有流感症状/体征（例如：咳嗽、鼻塞、鼻漏、咽喉疼痛、发烧、头疼、肌痛）、流感相似症状或有密切接触史的人群作为研究对象。患者流感症状出现后，流感病毒在鼻腔或气管分泌物中的浓度在24～48小时内将保持较高水平，但在不同年龄段人群可能有一定差异，在儿童体内的持续时间更长。企业在建立病例纳入标准时，应考虑到各年龄段人群的差异，尽量覆盖各个年龄段人群。在进行结果统计分析时，除总体病例数的要求外，建议对各年龄段人群分层进行数据统计分析。

对于新型甲型流感病毒亚型抗原（Hn 或 Nn 抗原）检测试剂，如新型甲型流感病毒（2009流行株）、高致病性禽流感病毒 H5 亚型等，其临床研究所选择病例除新型甲型流感病毒感染者及密切接触者外，还应包括其他当年流行的季节性流感病毒感染患者、非流感病毒感染但具有流感样症状的患者等。其临床研究应能够体现该产品对新型甲型流感病毒抗原检测的特异性。

临床试验中所涉及的样本类型应为实际临床检测中常用的样本类型。通常，我们建议对于每种样本类型应有不少于100例的阳性病例，对于阴性病例的选择，也应考虑到交叉反应的需要，以从临床角度考察其分析特异性。

5. 统计学分析

对临床试验结果的统计应选择合适的统计方法，如检测结果一致性分析、受试者工作特征（ROC）曲线分析、阴性/阳性符合率等。对于本类产品对比实验的等效性研究，常选择交叉四格表的形式总结两种试剂的定性检测结果，对定性结果进行四格表卡方或 kappa 检验以验证两种试剂定性结果的一致性，统计分析应可以证明两种方法的检测结果无明显统计学差异。在临床研究方案中应明确统计检验假设，即评价考核试剂与参比试剂是否等效的标准。

6. 结果差异样本的验证

在数据收集过程中，对两种试剂检测结果不一致的样本，应采用"金标准"方法或临床上普遍认为质量较好的第三种同类试剂进行复核，同时结合患者的临床病情对差异原因及可能结果进行分析。

7. 临床试验总结报告撰写

根据《体外诊断试剂临床研究技术指导原则》的要求，临床试验报告应该对试验的整体设计及各个关键点给予清晰、完整的阐述，应该对整个临床试验实施过程、结果分析、结论等进行条理分明的描述，并应包括必要的基础数据和统计分析方法。建议在临床总结报告中对以下内容进行详述。

（1）临床试验总体设计及方案描述

① 临床试验的整体管理情况、临床研究单位选择、临床主要研究人员简介等基本情况介绍。

② 病例纳入/排除标准、不同年龄段人群的预期选择例数及标准。

③ 样本类型，样本的收集、处理及保存等。

④ 统计学方法、统计软件、评价统计结果的标准。

（2）具体的临床试验情况

① 申报试剂和参比试剂的名称、批号、有效期等信息。

② 对各研究单位的病例数、年龄分布情况进行总合，建议以列表或图示方式给出具体例数及百分比。

③ 质量控制，试验人员培训、质控品检测情况，对检测精密度、质控品测量值的抽查结果评估。

④ 具体试验过程，样本检测、数据收集、样本长期保存、结果不一致样本的校验等。

（3）统计学分析

① 数据预处理、差异数据的重新检测或第三方验证以及是否纳入最终数据统计、对异常值或缺失值的处理、研究过程中是否涉及对方案的修改。

② 定性结果的一致性分析

阳性符合率、阴性符合率、总体符合率及其95%（或99%）的置信区间。以交叉表的形式总结两种试剂的定性检测结果，对定性结果进行四格表卡方或kappa检验以验证两种试剂定性结果的一致性。

另外考虑到对不同样本类型以及不同年龄段人群的检测结果可能存在一定差异，故建议对不同样本类型及不同年龄段人群分别进行统计分析，以对考核试剂的临床性能进行综合分析。

（4）讨论和结论

对总体结果进行总结性描述并简要分析试验结果，对本次临床研究有无特别说明，最后得出临床试验结论。

四、名词解释

1. 分析特异性（analytical specificity）：测量程序只测量被测量物的能力。分析特异性用于描述检测程序在样本中有其他物质存在时只测量被测量物的能力。通常以一个被评估的潜在干扰物清单来描述，并给出在特定医学相关

浓度值水平的分析干扰程度。

注：潜在干扰物包括干扰物和交叉反应物。

2. 精密度（precision）：在规定条件下，相互独立的测试结果之间的一致程度。精密度的程度是用统计学方法得到的测量不精密度的数字形式表示，如标准差（SD）和变异系数（CV）。

五、参考文献

1.《体外诊断试剂注册管理办法（试行）》，（国食药监械〔2007〕229号），2007年4月19日

2.《体外诊断试剂临床研究技术指导原则》，（国食药监械〔2007〕240号），2007年4月28日

3.《体外诊断试剂说明书编写指导原则》，（国食药监械〔2007〕240号），2007年4月28日

4. Establishing the Performance Characteristics of In Vitro Diagnostic Devices for the Detection or Detection and Differentiation of Influenza Viruses, CDRH, FDA, USA, February 15, 2008

5. In Vitro Diagnostic Devices to Detect Influenza A Viruses: Labeling and Regulatory Path, CDRH FDA, USA May 1, 2007

6. 彭文伟，《传染病学》，第五版，人民卫生出版社，2001

7. 刘艳芳、张勇建、苏明，临床病毒学检验，军事医学科学出版社，2009

8. 陈敬贤，《诊断病毒学》，第一版，人民卫生出版社，2008年4月

9. 冯仁丰，《临床检验质量管理技术基础》，第二版，上海科学技术文献出版社，2007年4月

10.《中国生物制品规程》（2000年版），化学工业出版社

13 流行性感冒病毒核酸检测试剂注册技术审评指导原则

（流行性感冒病毒核酸检测试剂注册申报资料指导原则）

一、前言

本指导原则旨在指导注册申请人对流行性感冒病毒（以下简称流感病毒）核酸检测试剂注册申报资料的准备及撰写，同时也为技术审评部门对注册申报资料的技术审评提供参考。

本指导原则是对流感病毒核酸检测试剂的一般要求，申请人应依据产品的具体特性确定其中内容是否适用，若不适用，需具体阐述理由及相应的科学依据，并依据产品

的具体特性对注册申报资料的内容进行充实和细化。

本指导原则是对申请人和审查人员的指导性文件，但不包括注册审批所涉及的行政事项，亦不作为法规强制执行，如果有能够满足相关法规要求的其他方法，也可以采用，但需要提供详细的研究资料和验证资料，相关人员应在遵循相关法规的前提下使用本指导原则。

本指导原则是在现行法规和标准体系以及当前认知水平下制定的，随着法规和标准的不断完善，以及科学技术的不断发展，本指导原则相关内容也将适时进行调整。

二、适用范围

流感病毒核酸检测试剂是指利用荧光探针聚合酶链式反应（PCR）或其他类分子生物学方法，以特定的流感病毒基因序列为检测目标，对人咽拭子、呼吸道洗液、抽吸液或其他呼吸道分泌物样本中的流感病毒进行体外定性检测的试剂。

本指导原则适用于进行首次注册申报和相关许可事项变更的产品。

三、注册申报资料要求

（一）综述资料

流感病毒包括甲、乙、丙三型，甲型最容易引起流行，乙型次之，丙型极少引起流行。依据病毒颗粒外膜血凝素（HA）和神经氨酸酶（NA）蛋白抗原性的不同，甲型流感病毒目前可分为 16 个 H 亚型（H1~H16）和 9 个 N 亚型（N1~N9），目前已有 H1、H2、H3、H5、H7 和 H9 等亚型有人感染的报道。由于编码 HA 和（或）NA 的核苷酸序列容易发生突变，致使 HA 和（或）NA 的抗原表位发生改变，这种抗原性的改变使人群原有的特异性免疫力失效，故甲型流感病毒常引起较大规模甚至世界性的流感流行。按照流行特点，造成人间流感流行的流感病毒可区分为季节性流感病毒和新型甲型流感病毒。季节性流感病毒通常在年度间发生小范围的基因变异，这种基因变异会导致微小的抗原性改变，称为抗原漂移（antigenic drift）。因此，季节性流感病毒虽具有年度特异性且抗原性的改变使感染者不易获得持久免疫力，但传播范围通常局限于较小的人群范围，一般不会造成太高的发病率和死亡率，易感人群多为老年人（>65 岁）和婴幼儿（<6 岁）。在过去的几十年中，季节性流感病毒主要集中在甲型 H3N2 和 H1N1 亚型。近年来，新型甲型流感病毒亚型暴发流行的案例时有发生。例如，2009 年新型甲型 H1N1 流感病毒造成全球性流感大流行；人感染高致病性禽流感（H5 亚型）病毒的病例时有报道，禽类甲型 H5N1 亚型流感病毒被认为具有造成人间大范围流感流行的潜力。新型甲型流感病毒通常由于基因的节段性重组所致，这种大范围的基因改变易导致病毒抗原特性的重大改变，称为抗原转变（antigenic shift）。新型甲型 H1N1 流感病毒（2009）即同时包含了禽流感、猪流感和人季节性流感的基因片段从而导致病毒在抗原水平发生了明显改变。由于抗原性的明显改变以及可能由此造成的病毒毒力的增强，病毒的传染性和致病严重程度都有所增加，故新型甲型流感病毒可能造成更高的发病率和死亡率。

流感病毒主要经空气飞沫传播，常引起发热、乏力、肌肉酸痛以及轻到中度的呼吸道症状，重者可到肺炎、心肌炎和心衰。流感病毒核酸检测试剂可用于流感的辅助诊断，甲型流感病毒各亚型检测试剂还可用于区分季节性流

感病毒和新型甲型流感病毒，并可获得关于流感暴发的流行病学信息。

用于流感病毒检测的样本采集无法标准化，且具有一定的随意性，利用核酸定量检测的方法对流感病人进行病情监测或疗效观察，并无合理的临床指导意义，甚至可能导致错误的医学解释，误导用药量的增减或其他诊疗措施，因此，不建议企业研发流感病毒核酸的定量检测试剂。

在注册申报资料中，流感病毒的命名应采用世界卫生组织关于流感病毒毒株命名的相关要求进行。流感病毒毒株命名包括 6 个要素：型别/宿主/分离地区/毒株序号/分离年份（Hn 和 Nn），H 和 N 分别代表血凝素和神经氨酸酶，n 是阿拉伯数字，对于人流感病毒可以省略宿主信息。如名为"A/Shanghai/37T/2009（H1N1）"的病毒株代表 2009 年在上海分离的以人为宿主的甲型 H1N1 亚型流感病毒，毒株序号为 37T。

综述资料主要包括产品预期用途、产品描述、有关生物安全性的说明、研究结果的总结评价以及同类产品上市情况介绍等内容，其中同类产品上市情况介绍部分应着重从方法学及不同类型毒株检出能力等方面写明拟申报产品与目前市场上已获批准的同类产品之间的主要区别。应符合《体外诊断试剂注册管理办法（试行）》（以下简称《办法》）和《体外诊断试剂注册申报资料基本要求》（国食药监械〔2007〕609 号）的相关要求。

（二）产品说明书

说明书承载了产品预期用途、标本采集及处理、实验方法、检测结果解释以及注意事项等重要信息，是指导实验室工作人员正确操作、临床医生针对检验结果给出合理医学解释的重要依据，因此，产品说明书是体外诊断试剂注册申报最重要的文件之一。产品说明书的格式应符合《体外诊断试剂说明书编写指导原则》的要求，境外试剂的中文说明书除格式要求外，其内容应尽量保持与原文说明书的一致性，翻译力求准确且符合中文表达习惯。产品说明书的所有内容均应与申请人提交的注册申报资料中的相关研究结果保持一致，如某些内容引用自参考文献，则应以规范格式对此内容进行标注，并单独列明文献的相关信息。

结合《体外诊断试剂说明书编写指导原则》的要求，下面对流感病毒核酸检测试剂说明书的重点内容进行详细说明，以指导注册申报人员更合理地完成说明书编制。

1.【预期用途】应至少包括以下几部分内容：

（1）试剂盒用于定性检测人鼻咽拭子、口咽拭子、呼吸道抽吸液、洗液和/或其他呼吸道分泌物样本的流感病毒核酸，适用样本类型应结合实际的临床研究完成情况进行确认。

（2）简单介绍待测目标的特征，如病毒种系渊源、生物学性状、宿主特性、致病性、感染后临床表现、待测靶基因特征等。

（3）待测人群特征介绍：具有流感样症状的患者、相

关的密切接触者、地域要求或年龄限制（如有）等。

（4）强调：实验操作人员应接受过基因扩增或分子生物学方法检测的专业培训，具备相关的实验操作资格，实验室应具备合理的生物安全防备设施及防护程序。

2.【主要组成成分】

（1）说明试剂盒包含组分的名称、数量、比例或浓度等信息，阴性/阳性对照品（或质控品）可能含有人源组分，应提供其生物学来源、活性及其他特性；不同批号试剂盒中各组分是否可以互换。

（2）试剂盒中不包含但对该项检测必需的组分，企业应列出相关试剂/耗材的名称、货号及其他相关信息。

（3）如果试剂盒中不包含用于核酸分离/纯化的试剂组分，则应在此注明经验证后推荐配合使用的商品化核酸分离/纯化试剂盒的生产企业、产品名称以及产品货号等详细信息。

3.【储存条件及有效期】

试剂盒的效期稳定性、开封稳定性、复溶稳定性、运输稳定性、冻融次数要求等。

4.【样本要求】重点明确以下内容：

（1）样本采集时间点的选择：是否受临床症状、用药情况等因素的影响。

（2）对采样拭子、容器及保存液的要求：对采样拭子的材质要求（包括对拭子头和拭子杆的要求）、保存容器、转运保存液的要求、转运条件等。

（3）样本采集：具体采集部位及类型，详述具体的操作方法或列出相关操作指南文件以指导使用者（最好能够给出具体图示），尽量减少由于样本采集或处理不当对实验造成的影响。

（4）样本处理及保存：核酸提取前的预处理、保存条件及期限（短期、长期）、运输条件等。冷藏/冷冻样本检测前是否须恢复室温，冻融次数限制。

5.【适用机型】所有适用的仪器型号，并提供与仪器有关的重要信息以指导用户操作。

6.【检验方法】详细说明实验操作的各个步骤，包括：

（1）实验条件：实验室分区、实验环境的温度、湿度、空调气流方向控制等注意事项。

（2）试剂配制方法、注意事项。

（3）详述待测样本及相关对照品（质控品）核酸提取的条件、步骤及注意事项。

（4）核酸提取方法的详细介绍。

（5）扩增反应前准备：加样体积、顺序等。

（6）RT-PCR各阶段的温度、时间设置、循环数设置及相关注意事项。

（7）仪器设置：特殊参数、结合探针的荧光素标记情况对待测基因及内标的荧光通道选择。

（8）基线、循环阈值（Ct值）的选择方法。

7.【检验结果的解释】

结合阳性对照、阴性对照、内对照（内标）以及样本管靶基因检测结果的Ct值，以列表的形式对所有可能出现

的结果组合及相应的解释进行详述。如存在检测灰区，应对灰区结果的处理方式一并详述。另外，如果PCR体系中包含了两个或以上的荧光探针对靶基因序列进行检测，则在结果解释时，应对每个探针所对应荧光通道的Ct值的结果及可能产生的结果组合均进行合理解释。说明对何种条件下需要进行重复检测以及在重复检测时对待测样本可能采取的优化条件等进行详述。

8.【检验方法局限性】

（1）本试剂盒的检测结果仅供临床参考，对患者的临床诊治应结合其症状/体征、病史、其他实验室检查及治疗反应等情况综合考虑。

（2）有关假阴性结果的可能性分析

① 不合理的样本采集、转运及处理、样本中病毒滴度过低均有可能导致假阴性结果。

② 流感病毒待测靶序列的变异或其他原因导致的序列改变可能会导致假阴性结果。

③ 对于突发的新型甲型流感病毒，其检测的最适样本类型及感染后的最佳采样时间可能尚未确认，因此，在同一患者分次、多部位采集样本会降低假阴性结果的可能性。

④ 未经验证的其他干扰或PCR抑制因子，如……等可能会导致假阴性结果（如有）。

9.【产品性能指标】详述以下性能指标：

（1）对相应国家参考品（如有）检测的符合情况。对于甲型流感通用型核酸检测试剂，应列出所有验证过的甲型各亚型病毒株的信息。

（2）最低检测限（分析灵敏度）：说明试剂的最低检出浓度，建议采用生物学方式表示病毒滴度，如半数组织培养感染量（TCID50）或空斑形成单位（PFU）的形式，简单介绍最低检测限的确定方法以及对最低检测限验证所采用的病毒株信息。

（3）企业内部阳性/阴性参考品符合率，简单介绍阳性参考品的来源、浓度梯度、阴性参考品组成、来源以及浓度梯度设置等信息。

（4）精密度：精密度参考品的组分、浓度及评价标准。

（5）分析特异性

① 甲型流感病毒各亚型间的交叉反应验证：针对甲型流感病毒亚型检测的试剂盒，则应对较常见的除目的基因外的其他亚型进行交叉反应验证并对结果进行合理分析。

② 交叉反应：易产生交叉反应的其他病原体核酸的验证情况，建议以列表的方式表示经过交叉反应验证的病原体名称、型别、浓度等信息。

③ 干扰物质：样本中常见干扰物质对检测结果的影响，如血液、黏蛋白、脓液等。

④ 药物影响：治疗感冒或其他呼吸道症状患者外用或内服的常见药物对检测结果的影响，如常见抗感冒药物、糖皮质激素、抗生素、中药等。

（6）对比试验研究（如有）：简要介绍参比试剂（方法）的信息、所采用的统计学方法及统计分析结果。

10.【注意事项】应至少包括以下内容：

（1）有关人源组分（如有）的警告，如：试剂盒内对照品（质控品）或其他可能含有人源物质的组分，虽已经通过了 HBs-Ag、HIV1/2-Ab、HCV-Ab 等项目的检测，但截至目前，没有任何一项检测可以确保绝对安全，故仍应将这些组分作为潜在传染源对待。

（2）实验室管理应严格按照国家有关分子生物学实验室、临床基因扩增实验室的管理规范执行。实验人员必须进行专业培训；实验过程应分区进行（试剂准备区、样本制备区、扩增和产物分析区），实验操作的每个阶段使用专用的仪器和设备，各区各阶段用品不得交叉使用；各区间人员流动及空气流向应有严格要求，最大限度避免交叉污染；实验用消耗品（如离心管、吸头等）应有合理的清洁和质检程序，避免 RNA 酶污染或扩增反应抑制物造成假阴性结果。

（三）拟定产品标准及编制说明

拟定产品标准应符合《办法》和《体外诊断试剂注册申报资料基本要求》的相关规定。另外，对于国产试剂，应参考《中国生物制品规程》（2000 年版），将拟申报产品的主要原材料、生产工艺及半成品检定等内容作为附录附于标准正文后，并在正文的"产品分类"项中引出该附录内容。附录中应将待测靶基因的基因位点、全序列，引物/探针序列、来源及验证情况，各种酶的来源、特性以及验证等重点内容予以明确。

流感病毒核酸检测试剂的注册检测应主要包括以下性能指标：物理性状、试剂盒内阴性/阳性对照品（质控品）的 Ct 值要求（包括内标）、阳性/阴性参考品符合率、精密度、最低检测限（分析灵敏度）等。阳性参考品主要考察对不同来源的病毒株、不同滴度的检测符合性，对于甲型流感病毒核酸通用型检测试剂，在此还应考虑不同亚型的覆盖检测能力。阴性参考品则是对分析特异性（交叉反应）的验证，应主要包括易发生交叉反应的其他病原体的假阳性情况的考核。

如果拟申报试剂已有相应的国家/行业标准发布，则企业标准的要求不得低于上述标准要求。

（四）注册检测

根据《办法》要求，首次申请注册的第三类产品应该在国家食品药品监督管理局认可的、具有相应承检范围的医疗器械检测机构进行连续 3 个生产批次样品的注册检测。对于已经有国家标准品的流感病毒项目，在注册检测时应采用相应的国家标准品进行，对于目前尚无国家标准品的项目，生产企业应建立自己的参考品体系并提供相应的内部参考品。

（五）主要原材料研究资料

应提供主要原材料如引物、探针、企业参考品或标准品的选择与来源、制备过程、质量分析和质控标准等的相关研究资料。若主要原材料为企业自己生产，其生产工艺必须相对稳定；如主要原材料购自其他供货商，应提供的

资料包括：对物料供应商审核的相关资料、供货方提供的质量标准、出厂检定报告，以及该原材料到货后的质量检验资料。

1. 核酸分离/纯化组分（如有）的主要组成、原理介绍及相关的验证资料。

2. RT-PCR 组分的主要材料（包括引物、探针、各种酶及其他主要原料）的选择、制备、质量标准及实验研究资料，主要包括以下内容：

（1）脱氧三磷酸核苷（dNTP）

核酸的组成成分，包括：dATP、dUTP、dGTP、dCTP 和 dTTP，对纯度、浓度、保存稳定性等验证资料。

（2）引物

由一定数量的 dNTP 构成的特定序列，通常采用 DNA 合成仪人工合成，合成后经聚丙烯酰胺凝胶电泳（PAGE）或其他适宜方法纯化。需提供对序列准确性、纯度、稳定性、功能性实验等验证资料。如为外购，应提供合成机构出具的合成产物的质检证明，如 PAGE 电泳结果或高效液相色谱法（HPLC）分析图谱。

（3）探针

特定的带有示踪物（标记物）的已知核酸片段（寡聚核苷酸片段），能与互补核酸序列退火杂交，用于特定核酸序列的探测。合成后经聚丙烯酰胺凝胶电泳或其他适宜方法纯化，在 5′-端（和/或 3′-端）进行标记，并经 HPLC 或其他适宜方法纯化。纯度应达到 HPLC 纯，应提供合成机构出具的合成产物的质检证明。

（4）PCR 反应所需酶

DNA 聚合酶，应具有 DNA 聚合酶活性，无核酸内切酶活性，具热稳定性，如：94℃保温 1 小时后仍保持 50% 活性；尿嘧啶糖基化酶（UNG），具有尿嘧啶糖基化活性，无核酸外切酶及核酸内切酶活性，应对酶活性有合理验证；逆转录酶，具逆转录酶活性，无核酸内切酶活性。应提供有关保存稳定性、活性及功能实验等的验证资料。

3. 对照品（质控品）的原料选择、制备、定值过程及试验资料。

4. 核酸类检测试剂的包装材料和耗材应无 DNase 和 RNase 污染。

（六）主要生产工艺及反应体系的研究资料

基本生产工艺主要包括：配制工作液、半成品检定、分装和包装。配制工作液的各种原材料及其配比应符合要求，原材料应混合均匀，配制过程应对 pH、电导率等关键参数进行有效控制。

生产工艺研究资料应能对反应体系涉及的基本内容，如临床样本用量、试剂用量、反应条件、质控体系设置、Ct（临界）值确定等，提供确切的依据，主要包括以下内容：

1. 主要生产工艺介绍，可以图表方式表示。

2. 反应原理介绍。

3. 基因位点选择、RT-PCR 方法学特性介绍。

4. 确定最佳 RT-PCR 反应体系的研究资料，包括酶浓

度、引物/探针浓度、dNTP 浓度、阳离子浓度等。

5. 确定 RT-PCR 反应各阶段温度、时间及循环数的研究资料。

6. 对于基线阈值（threshold）和阈值循环数（Ct）确定的研究资料。

7. 不同适用机型的反应条件如果有差异应分别详述。

另外，对于试剂盒的对照（质控）品设置，建议企业参考以下要求执行：

（1）流感病毒核酸检测试剂盒的外部对照（质控）品应至少设置临界阳性对照（质控）品和阴性对照（质控）品，均应参与样本核酸的平行提取，以对核酸提取、RT-PCR 反应过程、试剂/设备、交叉污染等环节进行合理质量控制，企业应对各种对照（质控）品的 Ct 值做出明确的范围要求。注意，建议采用与实际检测样本具有相同或相似性状的基质溶液作为阴性对照（质控）品，不推荐采用水作为阴性对照（质控）品。

（2）样本反应管应设置合理的内对照（内标）以对管内抑制可能造成的假阴性结果进行质控。申请人应对内标的引物、探针和模板的浓度做精确验证，既要保证内标荧光通道呈明显的阳性曲线又要尽量降低对靶基因检测造成的竞争性抑制而导致假阴性。对内标的 Ct 值也应有明确的范围要求。

（3）关于对照品的原料选择：内对照（内标）应采用具有蛋白外壳的病毒颗粒，如灭活的流感病毒或缺陷病毒（假病毒）等，外部阳性对照可以采用灭活病毒、假病毒或质粒。

（七）分析性能评估资料

企业应提交原厂在产品研制阶段对试剂盒进行的所有性能验证的研究资料，包括具体研究方法、内控标准、实验数据、统计分析等详细资料。对于流感病毒核酸类定性检测试剂，建议着重对以下分析性能进行研究。

1. 流感病毒核酸（RNA）提取

病毒 RNA 提取主要有以下目的：富集靶核酸浓度、保证靶核酸序列的完整性、增加 PCR 模板溶液均一性、去除 PCR 抑制物，是决定 RT-PCR 成败的要素之一。RNA 极易受 RNA 酶（RNase）的降解，而临床标本和实验室环境中存在大量的 RNase，因此，无论申报产品是否含有 RNA 分离/纯化的组分，企业都应对核酸提取的环节做充分的验证。除最大量分离出目的 RNA 外，还应有相应的纯化步骤，尽可能去除 PCR 抑制物。传统的 RNA 分离纯化方法（如表面活性剂加蛋白酶结合氯仿-酚抽提法）和改良方法（如硅磁性微粒吸附法）均有或多或少的优势和不足，申请人应结合申报产品的特性，合理选择 RNA 分离/纯化试剂，并提供详细的验证资料。

2. 最低检测限（分析灵敏度）

（1）最低检测限的确定

建议使用培养后病毒原液的梯度稀释液进行最低检测限确定，每个梯度的病毒稀释液重复 3~5 份，每份进行不

少于 20 次的重复检测，将具有 90%~95% 阳性检出率的病毒水平作为最低检测限。通过另制备至少 5 份最低检测限浓度水平的病毒稀释液对 90%~95% 的检出率进行确认。建议采用半数组织培养感染量（50% tissue culture infectious dose，$TCID_{50}$）、空斑形成单位（plaque forming units，PFU）法或 copies/ml 的方式进行病毒浓度确认，并采用上述方式作为病毒浓度的表示方式。在进行最低检测限的确认时，参与研究的甲型流感病毒各亚型和乙型流感病毒应至少包括不同来源的两个具有代表性的病毒株的系列稀释梯度。

（2）最低检测限的验证

申报试剂应在最低检测限或接近最低检测限的病毒浓度对每种常见待测流感病毒亚型具有时间和区域特征性的至少 3 个病毒株进行验证。对此，企业应能够提供用于最低检测限验证的各个病毒株的来源、型别确认及滴度确认试验等信息。用于最低检测限确定和验证的病毒株如包括疫苗株，则其应能够体现最近流感发病季的病毒特点。

3. 分析特异性

（1）交叉反应

① 用于流感病毒核酸检测试剂交叉反应验证的病原体种类主要考虑以下几方面可能性：核酸序列具有同源性、易引起相同或相似的临床症状、采样部位正常寄生或易并发的其他微生物。

② 建议在病毒和细菌感染的医学相关水平进行交叉反应的验证。通常，细菌感染的水平为 10^6 cfu/ml 或更高，病毒为 10^5 pfu/ml 或更高。

③ 首先，应在流感病毒不同型别和亚型间进行交叉反应验证；其次，采用其他的病原微生物进行验证（见表1）。

④ 申请人应提供所有用于交叉反应验证的病毒和细菌的来源、种属/型别和浓度确认等试验资料。有关交叉反应验证的信息应以列表的方式在产品说明书的【产品性能指标】项中有所体现。

表1 建议用于交叉反应性研究的微生物

微生物	类型
腺病毒	3 型
腺病毒	7 型
人冠状病毒	
巨细胞病毒	
肠道病毒	
人副流感病毒	1、2、3 型
麻疹病毒	
人偏肺病毒	
流行性腮腺炎病毒	
呼吸道合胞病毒	B 型
鼻病毒	1A 型

续表

微生物	类型
百日咳杆菌	
肺炎衣原体	
棒状杆菌*	
大肠杆菌*	
流感嗜血杆菌	
乳杆菌*	
卡他莫拉菌*	
无毒结核分枝杆菌	
肺炎支原体	
脑膜炎奈瑟菌	
淋球菌*	
铜绿假单胞菌*	
金黄色葡萄球菌	
表皮葡萄球菌*	
肺炎链球菌	
化脓链球菌	
唾液链球菌	

*项：选择性验证。

（2）干扰物质

① 潜在的干扰物质主要包括：血液、鼻分泌物或黏液、用于缓解鼻塞和咽部充血、鼻腔干燥、刺激、哮喘和过敏症状的药物（见表2）。

② 使用医学相关水平的干扰物浓度进行验证，另外，建议申请人在每种干扰物质的潜在最大浓度（"最差条件"）条件下进行评价。

③ 申请人应采用每种流感病毒亚型的至少两种病毒株对呼吸道样本中物质的潜在抑制影响进行评估，建议在每种流感病毒的检测临界值水平对每种干扰物质的干扰影响进行检测。

表2　建议用于干扰研究的物质

物质	活性成分举例
黏蛋白	纯化黏蛋白
人血液	
鼻腔喷雾剂或滴鼻剂	肾上腺素、羟甲唑啉、含防腐剂的氯化钠溶液
鼻腔糖皮质激素	倍氯米松、地塞米松、氟尼缩松、曲安西龙、布地奈德、莫美他松、氟替卡松
鼻用凝胶	硫磺
过敏性症状缓解药物	金英
润喉片、口服麻醉剂和镇痛剂	苯唑卡因、薄荷脑

续表

物质	活性成分举例
抗病毒药物	扎那米韦
抗生素、鼻用软膏	莫匹罗星
全身抗菌药妥布霉素	

4. 精密度

测量精密度的评价方法并无统一的标准可依，可根据不同产品特征或企业的研究习惯进行，前提是必须保证研究的科学合理性。具体实验方法可以参考相关的 CLSI-EP 文件或国内有关体外诊断产品性能评估的文件进行。企业应对每项精密度指标的评价标准做出合理要求，如标准差或变异系数的范围等。针对本类产品的精密度评价主要包括以下要求。

（1）对可能影响检测精密度的主要变量进行验证，除申报试剂（包括提取组分和 RT-PCR 组分）本身的影响外，还应对 PCR 分析仪、操作者、地点等要素进行相关的验证。

（2）合理的精密度评价周期，例如：为期至少20天的连续检测，每天至少由 2 人完成不少于 2 次的完整检测，从而对批内/批间、日内/日间以及不同操作者之间的精密度进行综合评价。如有条件，申请人应选择不同的实验室进行重复实验以对室间精密度进行评价。

（3）用于精密度评价的质控品应至少包括 3 个水平：

① 阴性质控品：待测物浓度低于最低检测限或为零浓度，阴性检出率应为100%（$n \geq 20$）。

② 临界阳性质控品：待测物浓度略高于试剂盒的最低检测限，阳性检出率应高于95%（$n \geq 20$）。

③ 阳性质控品：待测物浓度呈中度到强阳性，阳性检出率为100%且 $CV \leq 10\%$（$n \geq 20$）。

另外，建议申请人选择适量临床采集的新鲜病人样本（包括所有样本类型）作为无靶值质控品进行精密度评价，以更好地模仿临床检测环境。

5. 阳性/阴性参考品

如申报产品有相应的国家参考品，则企业内部阳性/阴性参考品应参考国家参考品的项目设置。在不低于国家参考品要求的前提下，申请人可以结合实际情况设置合理的企业内部阳性/阴性参考品。对于没有国家参考品的产品，申请人应根据产品性能验证的实际情况自行设定企业内部参考品，阳性参考品应着重考虑病毒型别、亚型及滴度要求，阴性参考品则主要涉及对分析特异性（交叉反应）的验证情况。

申请人应对内部阳性/阴性参考品的来源、型别鉴定、病毒滴度等信息进行精确的实验验证，并提交详细的验证资料。

6. 其他需注意问题

对于适用多个机型的产品，应提供如产品说明书【适用机型】项中所列的所有型号仪器的性能评估资料。

（八）参考值（参考范围）确定资料

对于此类试剂，参考值确定资料主要是指 Ct 值的确认资料，建议申请人采用受试者工作特征（ROC）曲线的方式对申报产品用于结果判断的临界值予以确认。

（九）稳定性研究资料

稳定性研究资料主要涉及两部分内容，申报试剂的稳定性和适用样本的稳定性研究。前者主要包括实时稳定性（有效期）、运输稳定性、开瓶稳定性及冻融次数限制等研究，申请人可根据实际需要选择合理的稳定性研究方案。稳定性研究资料应包括研究方法的确定依据、具体的实施方案、详细的研究数据以及结论。对于实时稳定性研究，应提供至少三批样品在实际储存条件下保存至成品有效期后的研究资料。

考虑到病毒 RNA 极易被降解的特性，企业也应对样本稳定性进行研究，主要包括冷藏和冷冻两种条件下的有效期验证，可以在合理的温度范围内选择 3~5 个温度点（应至少包括范围的上限和下限温度），每间隔一定的时间段即对储存样本进行全性能的分析验证，从而确认不同类型样本的效期稳定性。在对样本进行效期稳定性的评价时，同时应对推荐使用的采样拭子、样本保存液及保存容器进行合理验证。适于冷冻保存的样本还应对冻融次数进行评价。

试剂稳定性和样本稳定性两部分内容的研究结果均应在说明书【储存条件及有效期】和【样本要求】两项中进行详细说明。

（十）临床试验研究

1. 研究方法

对于已有同类产品上市的试剂的临床研究，选择境内已批准上市、临床普遍认为质量较好的同类产品作为参比试剂，采用拟申报产品（以下称考核试剂）与之进行对比试验研究，证明本品与已上市产品等效或优于已上市产品。另外，申请人还应选择一定数量的新鲜采集样本进行考核试剂与流感病毒检测的"金标准"方法—病毒分离培养鉴定方法的比较研究，每种样本类型不少于 30 例经病毒分离培养方法确定为阳性的样本。

对于无法选择参比试剂的新型流感病毒核酸检测试剂，其临床研究应选择病毒分离培养鉴定和/或病毒核酸序列测定方法作为参比方法，总例数不少于 500 例。用于核酸序列测定的引物序列应不同于考核试剂中用于检测目的基因的引物序列。

另外，对于已被批准上市的甲型流感病毒核酸（通用型）检测试剂，如果在其注册证有效期内出现了新型甲型流感病毒的暴发流行，如有需要，生产企业应迅速针对新的流感亚型开展临床比对研究，可以采用病毒检测的"金标准"方法或当时卫生行政部门认可的针对该新型甲型流感病毒亚型的诊断标准作为参比方法进行临床比对研究，分别对采集自新型甲型流感病毒感染（阳性病例不少于 30

例）、其他常见的流感病毒亚型（如当年流行的季节性甲型流感病毒）以及非流感病毒感染但具有流感样症状的患者的新鲜样本进行比对实验研究，总例数不少于 100 例，如临床试验研究结果可以证明其对新型甲型流感病毒亚型的检测能力，申请人在重新注册时应考虑到因病毒株变化而导致预期用途发生实际改变的因素，同时提出变更申请，并按相关法规要求提交分析性能评估和临床试验研究等资料。

2. 临床研究单位的选择

考虑到流感病毒不同病毒株的区域性特征较强，故建议申请人在国内不同区域选择临床单位，尽量使各单位的临床样本有一定的区域代表性；临床研究单位应具有呼吸道疾患诊疗和分子生物学方法检测的优势，实验操作人员应有足够的时间熟悉检测系统的各环节（仪器、试剂、质控及操作程序等），熟悉评价方案。在整个实验中，考核试剂和参比方法都应处于有效的质量控制下，最大限度保证试验数据的准确性及可重复性。

3. 临床试验方案

临床试验实施前，研究人员应从流行病学、统计学、临床医学、检验医学等多方面考虑，设计科学合理的临床研究方案。各临床研究机构的方案设置应基本一致，且保证在整个临床试验过程中遵循预定的方案实施，不可随意改动。整个试验过程应在临床研究机构的实验室内并由本实验室的技术人员操作完成，申报单位的技术人员除进行必要的技术指导外，不得随意干涉实验进程，尤其是数据收集过程。

试验方案中应确定严格的病例纳入/排除标准，任何已经入选的病例再被排除出临床研究都应记录在案并明确说明原因。在试验操作过程中和判定试验结果时应采用盲法以保证试验结果的客观性。各研究单位选用的参比试剂及所用机型应完全一致，以便进行合理的统计学分析。另外，考核试剂的样本类型不应超越参比试剂对样本类型的检测要求，如果选择了参比试剂适用样本类型以外的样本，则应选择病毒分离培养鉴定或其他合理方法对额外的样本类型进行验证。

4. 病例选择及样本类型

临床试验应选择具有流感症状/体征（例如：咳嗽、鼻塞、鼻漏、咽喉疼痛、发烧、头疼、肌痛）、流感相似症状或有密切接触史的人群作为研究对象。患者流感症状出现后，流感病毒在鼻腔或气管分泌物中的浓度在 24~48 小时内将保持较高水平，但在不同年龄段人群可能有一定差异，在儿童体内的持续时间更长。申请人在建立病例纳入标准时，应考虑到各年龄段人群的差异，尽量覆盖各个年龄段人群。在进行结果统计分析时，除总体病例数的要求外，建议对各年龄段人群分层进行数据统计分析。

对于新型甲型流感病毒亚型核酸检测试剂，如新型甲型流感病毒（2009 流行株）、高致病性禽流感病毒 H5 亚型等，其临床研究所选择病例除新型甲型流感病毒感染者及密切接触者外，还应包括其他当年流行的季节性流感病感染患者、非流感病毒感染但具有流感样症状的患者等。其临床研究应能够体现该产品对新型甲型流感病毒核酸检测的特异性。

临床试验中所涉及的样本类型应为实际临床检测中常用的样本类型。通常，我们建议对于每种样本类型应有不少于100例的阳性病例，对于阴性病例的选择，也应考虑到交叉反应的需要，以从临床角度考察其分析特异性。

5. 统计学分析

对临床试验结果的统计应选择合适的统计方法，如检测结果一致性分析、受试者工作特征（ROC）曲线分析、阴性/阳性符合率等。对于本类产品对比实验的等效性研究，常选择交叉四格表的形式总结两种试剂的定性检测结果，对定性结果进行四格表卡方或kappa检验以验证两种试剂定性结果的一致性，统计分析应可以证明两种方法的检测结果无明显统计学差异。在临床研究方案中应明确统计检验假设，即评价考核试剂与参比试剂是否等效的标准。

6. 结果差异样本的验证

在数据收集过程中，对于两种试剂检测结果不一致的样本，应采用"金标准"方法或临床上普遍认为质量较好的第三种同类试剂进行复核，同时结合患者的临床病情对差异原因及可能结果进行分析。

7. 临床试验总结报告撰写

根据《体外诊断试剂临床研究技术指导原则》的要求，临床试验报告应该对试验的整体设计及各个关键点给予清晰、完整的阐述，应该对整个临床试验实施过程、结果分析、结论等进行条理分明的描述，并应包括必要的基础数据和统计分析方法。建议在临床总结报告中对以下内容进行详述。

（1）临床试验总体设计及方案描述

① 临床试验的整体管理情况、临床研究单位选择、临床主要研究人员简介等基本情况介绍。

② 病例纳入/排除标准、不同年龄段人群的预期选择例数及标准。

③ 样本类型，样本的收集、处理及保存等。

④ 统计学方法、统计软件、评价统计结果的标准。

（2）具体的临床试验情况

① 申报试剂和参比试剂的名称、批号、有效期及所用机型等信息。

② 对各研究单位的病例数、年龄分布情况进行总合，建议以列表或图示方式给出具体例数及百分比。

③ 质量控制，试验人员培训、仪器日常维护、质控品运行情况，对检测精密度、质控品测量值的抽查结果评估。

④ 具体试验过程，样本检测、数据收集、样本长期保存、结果不一致样本的校验等。

（3）统计学分析

① 数据预处理、差异数据的重新检测或第三方验证以及是否纳入最终数据统计、对异常值或缺失值的处理、研究过程中是否涉及对方案的修改。

② 阳性符合率、阴性符合率、总体符合率及其95%

（或99%）的置信区间。

③ 以交叉表的形式总结两种试剂的定性检测结果，对定性结果进行四格表卡方或kappa检验以验证两种试剂定性结果的一致性。

另外考虑到对不同样本类型以及不同年龄段人群的检测结果可能存在一定差异，故建议对不同样本类型及不同年龄段人群分别进行统计分析，以对考核试剂的临床性能进行综合分析。

（4）讨论和结论

对总体结果进行总结性描述并简要分析试验结果，对本次临床研究有无特别说明，最后得出临床试验结论。

四、名词解释

1. 分析特异性（analytical specificity）：测量程序只测量被测量物的能力。分析特异性用于描述检测程序在样本中有其他物质存在时只测量被测量物的能力。通常以一个被评估的潜在干扰物清单来描述，并给出在特定医学相关浓度值水平的分析干扰程度。

注：潜在干扰物包括干扰物和交叉反应物。

2. 精密度（precision）：在规定条件下，相互独立的测试结果之间的一致程度。精密度的程度是用统计学方法得到的测量不精密度的数字形式表示，如标准差（SD）和变异系数（CV）。

五、参考文献

1. 《体外诊断试剂注册管理办法（试行）》，（国食药监械〔2007〕229号），2007年4月19日

2. 《体外诊断试剂临床研究技术指导原则》，（国食药监械〔2007〕240号），2007年4月28日

3. 《体外诊断试剂说明书编写指导原则》，（国食药监械〔2007〕240号），2007年4月28日

4. Establishing the Performance Characteristics of In Vitro Diagnostic Devices for the Detection or Detection and Differentiation of Influenza Viruses, CDRH, FDA, USA, February 15, 2008

5. 彭文伟，《传染病学》，第五版，人民卫生出版社，2001

6. 李金明，《实时荧光PCR技术》，第一版，人民军医出版社，2007

7. Robert F. Weaver, Molecular Biology, 4th Edition, 2008

8. 刘艳芳、张勇建、苏明，临床病毒学检验，军事医学科学出版社，2009

9. Molecular Diagnostic Methods for Infectious Diseases; Approved Guideline—Second Edition. Clinical and Laboratory Standards Institute（Formerly NCCLS），MM3-A2，Vol26 No. 8，ISBN 1-56238-596-8

10. Quantitative Molecular Methods for Infectious Diseases;

Approved Guideline. NCCLS，MM6-A，Vol. 23 No. 28. ISBN 1-56238-508-9

11. Verification and Validation of Multiplex Nucleic Acid Assays；Approved Guideline. Clinical and Laboratory Standards Institute（Formerly NCCLS），MM17-A，Vol. 28 No. 9，ISBN 1-56238-661-1

12. 冯仁丰，《临床检验质量管理技术基础》，第二版，上海科学技术文献出版社，2007 年 4 月

13. 《中国生物制品规程》（2000 年版），化学工业出版社

14　乙型肝炎病毒脱氧核糖核酸定量检测试剂注册技术审评指导原则

（乙型肝炎病毒脱氧核糖核酸定量检测试剂注册技术审查指导原则）

一、前言

本指导原则旨在指导注册申请人对乙型肝炎病毒（hepatitis B virus，HBV）脱氧核糖核酸（deoxyribose nucleic acid，DNA）定量检测试剂注册申报资料的准备及撰写，同时也为技术审评部门对注册申报资料的技术审评提供参考。

本指导原则是对乙型肝炎病毒脱氧核糖核酸（HBV DNA）定量检测试剂的一般要求，申请人应依据产品的具体特性确定其中内容是否适用，若不适用，需具体阐述理由及相应的科学依据，并依据产品的具体特性对注册申报资料的内容进行充实和细化。如申请人认为有必要增加本指导原则不包含的研究内容，可自行补充。

本指导原则是对申请人和审查人员的指导性文件，但不包括注册审批所涉及的行政事项，亦不作为法规强制执行，如果有能够满足相关法规要求的其他方法，也可以采用，但需要提供详细的研究资料和验证资料，相关人员应在遵循相关法规的前提下使用本指导原则。

本指导原则是在现行法规和标准体系以及当前认知水平下制定的，随着法规和标准的不断完善，以及科学技术的不断发展，本指导原则相关内容也将适时进行调整。

二、适用范围

乙型肝炎病毒（HBV）感染是一个严重的公共卫生问题，我国属乙型肝炎感染地方性流行区。根据 2006 年全国乙型肝炎流行病学调查，我国的慢性 HBV 感染者约 9300 万人，其中慢性乙型肝炎患者约 2000 万例，每年因乙型肝炎导致的肝硬化和肝癌死亡约 30 余万例，新发乙型肝炎病例约 50 万～100 万例，乙肝防治是当前及今后相当长时间内要面临的重要任务。

乙型肝炎是血源传播性疾病，主要经血（如不安全注射等）、母婴及性接触传播。HBV 属嗜肝脱氧核糖核酸（DNA）病毒科（hepadnaviridae），基因组长约 3.2kb，为部分双链环状 DNA。急性 HBV 感染 DNA 存在先阳性后消失的发展过程，慢性 HBV 感染的自然史一般可分为 4 个期，即免疫耐受期、免疫清除期、非活动或低（非）复制期和再活动期，其中免疫耐受期 HBV DNA 滴度较高（大于 20000IU/ml），免疫清除期表现为血清 HBV DNA 滴度大于 2000IU/ml，但一般低于免疫耐受期。非活动或低（非）复制期滴度较低（小于 2000IU/ml），部分再活动期患者表现为 HBV DNA 活动性复制，但并不是所有 HBV 感染者都经历以上四期。

HBV 已发现有 9 个基因型（A~I），每个基因型又可分为不同亚型，且存在基因型之间的重组现象。我国已发现 A、B、C、D 基因型，中东部地区以 B、C 基因型占优势，其中北方地区（长江以北）主要为 C2 亚型；南方大部分地区流行株为 B2、C2、C1 亚型，并有少部分 D 基因型；西部地区尤其是新疆地区以 D 基因型为主，西部藏族居民中以 C/D 重组基因型为主；A 型和 B1 亚型罕见。

HBV DNA 定量检测试剂是指利用包括实时荧光聚合酶链反应（polymerase chain reaction，PCR）或其他的分子生物学方法在内的核酸检测技术，以 HBV 基因序列为检测靶标，对人血清、血浆及其他人体样本中的 HBV DNA 进行体外定量检测的试剂。结合临床表现和其他实验室指标，可作为乙型肝炎辅助诊断的指标之一，还可通过对血液中 HBV DNA 浓度的检测可用于 HBV 感染的辅助诊断、治疗适应证的选择及抗病毒疗效的判断。

本指导原则适用于实时荧光 PCR 方法的 HBV DNA 定量检测试剂，其他类同用途的核酸定量检测方法可参照本指导原则，但应根据产品特性确定其中具体内容是否适用，如不适用，应另行选择符合自身方法学特性的技术要求或评价方法。本指导原则适用于进行首次注册申报和相关许可事项变更的产品。

本指导原则不适用于国家法定血源筛查用 HBV DNA 检测试剂。

三、基本要求

（一）综述资料

综述资料主要包括产品预期用途、产品描述、有关生

物安全性的说明、研究结果的总结评价以及同类产品上市情况介绍等内容，其中同类产品上市情况介绍部分应着重从方法学及检出限等方面写明拟申报产品与目前市场上已获批准的同类产品之间的主要区别。应符合《体外诊断试剂注册管理办法（试行）》（国食药监械〔2007〕229 号）和《体外诊断试剂注册申报资料基本要求》（国食药监械〔2007〕609 号）的相关要求。

（二）产品说明书

说明书承载了产品预期用途、试验原理、试验方法、检测结果解释以及注意事项等重要信息，是指导实验室工作人员正确操作、临床医生针对检验结果给出合理医学解释的重要依据。因此，产品说明书是体外诊断试剂注册申报最重要的文件之一。产品说明书的格式应符合《体外诊断试剂说明书编写指导原则》（国食药监械〔2007〕240 号）的要求，境外产品的中文说明书除格式要求外，其内容应尽量保持与原文说明书的一致性，翻译力求准确且符合中文表达习惯。产品说明书的所有内容均应与申请人提交的注册申报资料中的相关研究结果保持一致，如某些内容引用自参考文献，则应以规范格式对此内容进行标注，并单独列明参考文献的相关信息。

结合《体外诊断试剂说明书编写指导原则》（国食药监械〔2007〕240 号）的要求，下面对 HBV DNA 定量检测试剂说明书的重点内容进行详细说明，以指导注册申报人员更合理地制定产品说明书。

1.【预期用途】应至少包括以下几部分内容：

（1）试剂盒用于定量检测人血清、血浆等样本中的 HBV DNA，适用样本类型应依据申报产品的分析性能评估和临床研究情况进行确认。

（2）待测人群特征介绍：主要为接受抗病毒治疗的乙型肝炎患者。

（3）临床用途：主要通过对乙型肝炎患者血中 HBV DNA 基线水平和变化情况的监测，用于评估抗病毒治疗的应答和治疗效果监测。

如有其他用途（如隐匿性感染的辅助诊断）则应对产品适应证人群、预期用途另行说明，并提供与之相应的分析性能评估以及临床验证等资料。本指导原则内容仅针对治疗监测用途进行要求。

（4）应当说明该试剂检测结果不得作为患者病情评价的唯一指标，必须结合患者临床表现和其他实验室检测对病情进行综合分析。

（5）明确说明该检测试剂不得用于血源筛查。

2.【主要组成成分】

（1）说明试剂盒所包含组分的名称、数量、比例或浓度等信息，如定量标准品、阴/阳性质控品含有人源组分，应提供其生物学来源、活性及其他特性；说明不同批号试剂盒中各组分是否可以互换。

（2）试剂盒中不包含但该项检测必需的组分，说明书中应列出相关试剂/耗材的名称、注册证号（如有）及其他相关信息。

（3）如果试剂盒中不包含用于核酸分离/纯化的试剂组分，则应在此注明经验证后推荐配合使用的商品化核酸分离/纯化试剂盒的生产企业、产品名称、注册证号（如有）以及配套仪器等详细信息。

3.【储存条件及有效期】

说明试剂盒的效期稳定性、开封稳定性、复溶稳定性、运输稳定性、冻融次数要求等，应标明具体的储存条件及效期。

4.【样本要求】

（1）样本收集要求：结合临床需要并参照慢性乙型肝炎防治指南（现行版）推荐的采样要求。

（2）血液样本应当说明对采血管及抗凝剂的要求：明确样本类型、采血管和抗凝剂，其他样本应说明样本采集、处理及保存方式。

（3）样本处理、运送及保存：对血液样本离心条件的要求，核酸提取前的预处理、运送条件、保存条件及期限（短期、长期）等。冷藏/冷冻样本检测前是否需恢复至室温，冻融次数的要求。如有需要应对高于检测范围的样本稀释方法进行规定。

5.【适用机型】注明所有适用的仪器型号，并提供与仪器有关的重要信息以指导用户操作。

6.【检验方法】详细说明试验操作的各个步骤，包括：

（1）试剂准备及配制方法、注意事项。

（2）详述待测样本、相关校准品及质控品核酸提取的条件、步骤及注意事项。

（3）核酸提取/纯化方法的详细介绍。

（4）扩增反应前准备：加样体积、顺序等。

（5）PCR 各阶段的温度、时间设置、循环设置及相关注意事项。

（6）仪器设置：特殊参数、结合探针的荧光素标记情况对待测基因及内标的荧光通道选择。

（7）基线、循环阈值（Ct 值）的选择方法。

（8）校准方法的描述。

（9）实验的有效性判断：试剂盒内阴/阳性质控品、内标的 Ct 值要求。

7.【检验结果的解释】

检验结果应用 IU/ml 表示，结合阴、阳性质控结果，对低于检出限未检出、低于定量限、检测范围内及高于检测范围的检测结果分别进行界定。

8.【检验方法的局限性】

（1）本试剂盒的检测结果仅供临床参考，对患者的临床诊治应结合其症状/体征、病史、其他实验室检查及治疗反应等情况综合考虑。

（2）不合理的样本采集、转运、储存及处理过程均有可能导致错误的检测结果。

（3）明确该试剂仅限于规定的样本类型及适用机型。

9.【产品性能指标】详述以下性能指标：

（1）对相应国家参考品的符合情况。

（2）最低检出限及定量限：说明试剂不同样本类型的最低检出浓度和最低定量浓度，简单介绍最低检出限/定量限的确定方法以及对最低检出限/定量限验证所采用的基因型。

（3）精密度：精密度参考品的组分、浓度及评价标准、评价结果。

（4）线性范围：确定线性范围的方法、浓度范围、相关系数等信息。

（5）对不同基因型的覆盖：验证该试剂对 HBV 不同基因型的检测效果。

（6）特异性

① 临床特异性：应采用一定数量的临床 HBV DNA 阴性样本进行验证。

② 交叉反应：易产生交叉反应的其他病原体核酸的验证情况，建议以列表的方式表示经过交叉反应验证的病原体名称、型别、浓度等信息。

③ 干扰物质：样本中常见干扰物质对检测结果的影响，如血红蛋白、甘油三酯、胆红素等，应注明可接受的最高限值。

④ 药物影响：常用抗病毒药物、干扰素等对检测结果的影响，如未进行相关研究也应提供相关警示说明。

（7）对比试验研究：简要介绍对比试剂（方法）的信息、所采用的统计学方法及统计分析结果。

10.【注意事项】应至少包括以下内容：

（1）有关人源组分（如有）的警告，如：试剂盒内校准品、质控品或其他可能含有人源物质的组分，虽已通过乙型肝炎表面抗原（HbsAg）、人类免疫缺陷病毒抗体（抗-HIV1/2）、丙型肝炎抗体（抗-HCV）等项目的检测为阴性，但截至目前，没有任何一项检测可以确保绝对安全，故仍应将这些组分作为潜在传染源对待。

（2）临床实验室应严格按照《临床基因扩增实验室工作规范》配备设备及操作人员，应严格按照说明书要求进行操作。

（三）拟定产品标准及编制说明

拟定产品标准应符合国食药监械〔2007〕229 号和国食药监械〔2007〕609 号文件的相关规定。另外，对于国产试剂，应参考《中国生物制品规程》（2000 年版），将拟申报产品的主要原材料、生产工艺及半成品检定等内容作为附录附于标准正文后，并在正文的"产品分类"项中引出该附录内容。附录中应将待测靶基因区域，引物/探针来源及验证情况，各种酶的来源、特性以验证情况等信息的重点内容予以明确。

HBVDNA 定量检测试剂的注册检测应符合相应国家参考品检测要求。产品的性能指标应与说明书内容相符。

如果拟申报试剂已有相应的国家/行业标准发布，则企业标准的要求不得低于上述标准要求。

（四）注册检测

根据国食药监械〔2007〕229 号要求，首次申请注册的第三类产品应在国家食品药品监督管理局认可的、具有相应承检范围的医疗器械检测机构进行连续三个生产批次样品的注册检测。对于已经有国家参考品的 HBV DNA 项目，在注册检测时应采用相应的国家参考品进行。

（五）主要原材料研究资料

应提供主要原材料如引物、探针、酶、标准品或企业参考品等的选择与来源、制备过程、质量分析和质控标准等的相关研究资料。若主要原材料为企业自己生产，其生产工艺必须稳定；如主要原材料源于外购，应提供的资料包括：供货方提供的质量标准、出厂检定报告，以及该原材料到货后的质量检验资料。

1. 企业内部参考品的制备、定值过程。建议采用灭活病毒的血清/血浆建立参考品，不宜使用质粒。

2. 核酸分离/纯化组分（如有）的主要组成、原理介绍及相关的验证资料。

3. 聚合酶链反应（PCR）组分的主要材料（包括引物、探针、内标、各种酶及其他主要原料）的选择、制备、质量标准及实验研究资料，主要包括以下内容：

（1）脱氧三磷酸核苷（dNTP）

核酸的组成成分，包括：dATP、dUTP、dGTP、dCTP 和 dTTP，对纯度、浓度、保存稳定性等的详细验证资料。

（2）引物

由一定数量的 dNTP 构成的特定序列，通常采用 DNA 合成仪人工合成，合成后经聚丙烯酰胺凝胶电泳或其他适宜方法纯化，并对序列准确性、纯度、稳定性、功能性实验等的验证。如为外购，应提供合成机构出具的合成产物的质检证明，如聚丙烯酰胺凝胶电泳法（PAGE）结果或高效液相色谱法（HPLC）分析图谱。

（3）探针

特定的带有示踪物（标记物）的已知核酸片段（寡聚核苷酸片段），能与互补核酸序列退火杂交，用于特定核酸序列的探测。合成后经 PAEG 或其他适宜方法纯化，在 5′-端（和/或 3′-端）进行标记，如荧光素报告基团或其他发光标记物，在 3′-端标记荧光素淬灭基团，并经 HPLC 或其他适宜方法纯化，纯度应达到高效液相色谱纯。如为外购，应提供合成机构出具的合成产物的质检证明，如 HPLC 分析图谱；应对探针的核酸序列及标记的荧光素或化学发光物进行核实，并作 HPLC 分析。

（4）PCR 反应所需酶

DNA 聚合酶，应具有 DNA 聚合酶活性，无核酸内切酶活性，具热稳定性，如：94℃保温 1 小时后仍保持 50% 活性；尿嘧啶糖基化酶（UNG），具有尿嘧啶糖基化活性，无核酸外切酶及核酸内切酶活性，应对酶活性有合理验证；应提供有关保存稳定性、活性及功能实验等的验证资料。

4. 内对照（内标）、校准品及质控品的原料选择、制备、定值过程及试验资料。内标设置应合理，质控品宜采用混合阴性人血浆或血清作为基质。

5. 核酸类检测试剂的包装材料和耗材应无脱氧核糖核

酸酶（Dnase）和核糖核酸酶（Rnase）污染。

（六）主要生产工艺及反应体系的研究资料

基本生产工艺主要包括：配制工作液、半成品检定、分装和包装。配制工作液的各种原材料及其配比应符合要求，原材料应混合均匀，配制过程应对pH、电导率等关键参数进行有效控制。

生产工艺研究的资料应能对反应体系涉及的基本内容，如样本类型、样本用量、试剂用量、反应条件、校准方法、质控方法、稳定性和有效期，提供确切的依据，主要包括以下内容：

1. 主要生产工艺介绍，可以图表方式表示。

2. 反应原理介绍。

3. 基因位点选择、PCR方法学特性介绍。

4. DNA提取纯化方法优化，建议包含纯化步骤，内标、校准品、质控品均应全程参与提取纯化，不建议采用煮沸法进行DNA提取。

5. 确定最佳PCR反应体系的研究资料，包括酶浓度、引物/探针浓度、dNTP浓度、阳离子浓度、样本量、加样量及反应体积等。样本量应不少于200μl，加样量和反应体积参考相应行业标准，经研究验证后确定。

6. 确定PCR各阶段温度、时间及循环数的研究资料。

7. 对于基线阈值（threshold）和阈值循环数（Ct）确定的研究资料。

8. 不同适用机型的反应条件的对比分析，如果有差异应分别详述。

另外，对于试剂盒的内标、校准品、质控品设置，建议企业参考以下要求执行：

（1）样本反应管应设置合理的内对照（内标）以对管内抑制可能造成的假阴性结果进行质控。申请人应对内标的引物、探针和模板的浓度做精确验证，既要保证内标荧光通道呈明显的阳性曲线，但又不能对目的基因的检测造成竞争性抑制而导致假阴性，对内标的Ct应有明确的范围要求。

（2）HBV DNA定量检测试剂的质控品应至少设置三个量级水平的系列质控品：临界阳性质控品、强阳性质控品和阴性质控品。校准品和质控品均应参与样本核酸的平行提取，以对整个PCR反应过程、试剂/设备、交叉污染等环节进行合理质量控制。企业应对各种质控品的Ct做出明确的范围要求。

（七）分析性能评估资料

申请人应提交生产者在产品研制或成品验证阶段对试剂盒进行的所有性能验证的研究资料，对于每项分析性能的评价都应包括具体研究目的、实验设计、研究方法、可接受标准、实验数据、统计方法等详细资料。有关分析性能验证的背景信息也应在申报资料中有所体现，包括实验地点（实验室）、适用仪器、试剂规格、批号、临床样本来源等。分析性能评价的实验方法可以参考相关的美国临床实验室标准化协会批准指南（CLSI-EP）文件或国内有关体

外诊断产品性能评估的指导原则进行。对于HBV DNA定量检测试剂，建议着重对以下分析性能进行研究。

1. HBV DNA提取

病毒DNA提取主要有以下目的：富集目的基因浓度、保证目的基因序列的完整性、增加PCR模板溶液均一性、去除PCR抑制物，是决定PCR成败的关键环节。因此，无论申报产品是否含有DNA分离/纯化的组分，企业都应对核酸提取的环节做详细的验证。临床标本中可能含有各式各样的PCR抑制物，因此，对于DNA提取试剂的选择，除最大量分离出目的DNA外，还应有纯化步骤，尽可能去除PCR抑制物。目前常见的DNA分离纯化方法和改良方法各有优势和不足，申请人应结合申报产品的特性，合理选择DNA分离/纯化试剂，并提供详细的验证资料（提取效率、与后续试验的配合等）。

2. 最低检出限与定量限（分析灵敏度）

（1）最低检出限与定量限的确定

建议使用国际参考品/国家参考品进行梯度稀释并多次检测，将具有95%以上阳性检出率的病毒水平作为最低检出限。建议最低检出限应不高于30IU/ml。

定量限应高于或等于检出限，将多次（至少10次）测量的结果符合试剂准确度要求的最低病毒水平作为定量限。

（2）最低检出限和定量限的验证

申报试剂应在最低检出限或接近最低检出限的病毒浓度对不同基因型（至少包括B、C、D型）进行验证，总测试数不少于60次。定量限的验证应对不同基因型（至少包括B、C、D型）进行验证，总测试数不少于40次。

企业应能够提供用于最低检出限/定量限验证的各个病毒株的来源、型别确认及滴度确认试验等信息。

3. 线性范围

线性范围确定的研究应使用高值临床样本（由可溯源至国家参考品/国际参考品的方法定量）进行梯度稀释，稀释液应使用经确认为阴性的混合人血清或血浆，应包含不少于9个浓度（应包含接近最低检测限的临界值浓度），使用至少3个批次的试剂进行试验。通过评价一定范围内的线性关系及各水平的准确度确定该产品的线性范围。

4. 准确度

对测量准确度的评价依次包括：与国家参考品（和/或国际参考品）的比对研究、回收实验、方法学比对等方法，企业可根据实际情况选择合理方法进行研究。

（1）国家/国际参考品验证

此类检测试剂有相应的国家/国际参考品，应使用国家/国际参考品对试剂进行验证，重点观察对相应参考品检测结果的符合情况。

（2）回收试验。用于评估定量检测方法准确测定加入纯分析物的能力，结果用回收率表示。通常对样本进行3~5次回收试验，取平均值即平均回收率。

回收试验注意事项：

① 加入的标准液体积一般应小于样本体积的10%。

② 尽量使加入标准液后样本中的被测物浓度接近医学决定水平。

③ 标准物的浓度应该足够高，以得到不同浓度的回收样本。

④ 注意基质效应，尽量采用与临床待测样本一致的基质。

（3）方法学比对

采用参考方法或国内/国际普遍认为质量较好的同类试剂作为对比方法，与拟申报试剂同时检测一批病人样品，从测定结果间的相关性了解拟申报试剂与参比方法间的一致情况。如显著相关，说明两检测系统对病人标本测定结果基本相符，对同一份临床样本的医学解释，拟申报试剂与对比方法相比不会产生显著差异结果。

在实施方法学比对前，应分别对拟申报试剂和对比试剂进行初步评估，只有在确认两者都分别符合各自相关的质量标准后方可进行比对试验。方法学比对时应注意质量控制、样本类型、浓度分布范围并对结果进行合理的统计学分析。

5. 精密度

测量精密度的评价方法并无统一的标准可依，可根据不同产品特征或企业的研究习惯进行，前提是必须保证研究的科学合理性，具体实验方法可以参考相关的美国临床实验室标准化协会批准指南（CLSI-EP）或国内有关体外诊断产品性能评估的文件进行。企业应对每项精密度指标的评价标准做出合理要求，如标准差或变异系数的范围等。针对本类产品的精密度评价主要包括以下要求：

（1）对可能影响检测精密度的主要变量进行验证，除申报试剂（包括提取组分和聚合酶链反应组分）本身的影响外，还应对 PCR 分析仪、操作者、地点等要素进行相关的验证。

（2）合理的精密度评价周期，例如：为期至少 20 天的连续检测，每天至少由 2 人完成不少于 2 次的完整检测，从而对批内/批间、日内/日间以及不同操作者之间的精密度进行综合评价。如有条件，申请人应选择不同的实验室进行重复实验以对室间精密度进行评价。

（3）用于精密度评价的质控品应至少包括四个水平：

① 阴性质控品：不含乙型肝炎病毒脱氧核糖核酸（HBV DNA）的质控品，不得检出阳性（$n \geq 20$）。

② 临界阳性质控品：待测物浓度略高于试剂盒的最低检出限，阳性检出率应高于 95%（$n \geq 20$）。

③ 弱阳性质控品：待测物浓度呈弱阳性（高于定量限浓度 1 个数量级），阳性检出率为 100% 且变异系数（CV）符合标准要求（$n \geq 20$）。

④ 强阳性质控品：待测物浓度呈中度至强阳性，阳性检出率为 100% 且 CV 符合标准要求（$n \geq 20$）。

6. HBV 不同基因型的覆盖

应对乙肝病毒不同基因型（至少包括 B、C、D 型）进行检测，重点考察各基因型病毒样本的分析灵敏度、准确性及精密度指标，每个基因型的病毒样本稀释成至少 3 个浓度水平，对每水平样本进行重复测定。

7. 特异性

（1）交叉反应

① 用于 HBV DNA 检测试剂交叉反应验证的病原体种

类主要考虑以下几方面可能性：核酸序列具有同源性、易引起相同或相似的临床症状（推荐种类见表1）。

② 建议在病毒和细菌感染的医学相关水平进行交叉反应的验证。通常，细菌感染的水平为 10^6 cfu/ml 或更高，病毒为 10^5 pfu/ml 或更高。

③ 申请人应提供所有用于交叉反应验证的病毒和细菌的来源、种属/型别和浓度确认等试验资料。有关交叉反应验证的信息应以列表的方式在产品说明书的【产品性能指标】项中有所体现。

表1 用于交叉反应研究的微生物（推荐）

微生物
人巨细胞病毒
E – B 病毒
人类免疫缺陷病毒
丙型肝炎病毒
甲型肝炎病毒
梅毒
人类疱疹病毒 6 型
单纯疱疹病毒 1 型
单纯疱疹病毒 2 型
甲型流感病毒
痤疮丙酸杆菌
金黄色葡萄球菌
白色念珠菌

（2）干扰物质

① 潜在的干扰物质主要包括：内源性物质（见表2）和常用的治疗药物如普通 IFNα（2a、2b 和 1b）和聚乙二醇干扰素 α（2a 和 2b）〔PegIFNα（2a 和 2b）〕、拉米夫定（lamivudine）、阿德福韦酯（adefovir dipivoxil）、恩替卡韦（entecavir）、替比夫定（telbivudine）等。

② 使用医学相关水平的干扰物浓度进行验证，另外，亦建议申请人在每种干扰物质的潜在最大浓度（最差条件）条件下进行评价。对于常见药物干扰试验，建议参照相应药物药代动力学研究确定的治疗药物浓度添加相应药物进行干扰验证。

③ 建议在病毒的检测临界值水平对每种干扰物质的干扰影响进行检测。

表2 建议用于干扰研究的物质（推荐）

物质
人白蛋白
胆红素*
游离血红蛋白*
甘油三酯*
系统性红斑狼疮患者血

续表

物质
抗核抗体
类风湿因子
总 G 型免疫球蛋白（IgG）*

* 为必须验证的干扰物质。

8. 溯源性

应提交详细的溯源性研究资料。企业制备的企业内部参考品、二级参考品、用于制备商品化校准品的储备液以及不同基因型的阳性样本均应能够溯源至国家参考品/国际参考品。使用国家参考品/国际参考品为校准品，应用多台仪器对企业一级参考品进行校准，以下逐级对企业二级参考品、校准储备液、阳性参考品进行校准。

9. 其他需注意问题

对于适用多个机型的产品，应提供如产品说明书【适用机型】项中所列的所有型号仪器的性能评估资料。如适用于不同样本类型，应提交对不同样本类型一致性的验证，包括不同抗凝剂、采血管的验证。

（八）参考值（范围）确定资料

对于此类试剂，正常人群中不应检出 HBV DNA，参考值确定资料主要是指 Ct 的确认资料，建议申请人采用受试者工作特征（ROC）曲线的方式对申报产品用于结果判断的临界值予以确认。

（九）稳定性研究资料

稳定性研究资料主要涉及两部分内容，申报试剂的稳定性和适用样本的稳定性研究。前者主要包括实时稳定性（有效期）、运输稳定性、开瓶稳定性及冻融次数限制等研究，申请人可根据实际需要选择合理的稳定性研究方案。稳定性研究资料应包括研究方法的确定依据、具体的实施方案、详细的研究数据以及结论。对于实时稳定性研究，应提供至少三批样品在实际储存条件下保存至成品有效期后的研究资料。

应对样本稳定性进行研究，主要包括室温保存、冷藏和冷冻条件下的有效期验证，可以在合理的温度范围内选择温度点（温度范围），每间隔一定的时间段即对储存样本进行全性能的分析验证，从而确认不同类型样本的效期稳定性。适于冷冻保存的样本还应对冻融次数进行评价。

试剂稳定性和样本稳定性两部分内容的研究结果均应在说明书【储存条件及有效期】和【样本要求】两项中进行详细说明。

（十）临床试验研究

1. 研究方法

对于该类试剂已有同类产品上市，按照法规要求选择境内已批准上市、临床普遍认为质量较好的同类产品作为对比试剂，采用拟申报产品（以下称考核试剂）与之进行对比试验研究，证明本品与已上市产品等效或优于已上市产品。

建议预实验选择两种对比试剂同时进行验证，考察其误差范围，选择其中一种作为正式试验的对比试剂，另一种可作为第三方试剂。对比试剂的适用样本类型及检测范围应能够涵盖考核试剂的样本及检测性能要求，以免造成考核试剂部分性能无法验证的情况。

对比试验结果不一致（检测值差异较大）的样本应采用公认较好的第三方试剂进行验证。

2. 临床研究单位的选择

建议申请人在选择临床研究单位时，应考虑到各试验单位之间的平行性和一定的地域代表性，临床研究单位应具有分子生物学方法检测的优势，实验操作人员应有足够的时间熟悉检测系统的各环节（仪器、试剂、质控及操作程序等），熟悉评价方案。在整个实验中，考核试剂和对比试剂都应处于有效的质量控制下，最大限度保证试验数据的准确性及可重复性。

3. 临床试验方案

临床试验实施前，研究人员应从流行病学、统计学、临床医学、检验医学等多方面考虑，设计科学合理的临床研究方案。各临床研究机构的方案设置应基本一致，且保证在整个临床试验过程中遵循预定的方案实施，不可随意改动。整个试验过程应在临床研究机构的实验室内并由本实验室的技术人员操作完成，申报单位的技术人员除进行必要的技术指导外，不得随意干涉实验进程，尤其是数据收集过程。

试验方案中应确定严格的病例纳入/排除标准，任何已经入选的病例再被排除出临床研究都应记录在案并明确说明原因。在试验操作过程中和判定试验结果时应采用盲法以保证试验结果的客观性。各研究单位选用的对比试剂应一致，以便进行合理的统计学分析，同时方案中应明确写明对于对比试验研究中测定结果不符的样本进行确认试验的第三方试剂或方法。

4. 病例选择及样本类型

临床试验应样本数需不少于 500 例，其中应主要选择乙型肝炎患者样本（阳性样本），不少于 450 例。在病例选择时应考虑到地域性的差别，应涵盖不少于 10 例 D 基因型，应注重不同药物治疗的乙型肝炎患者。阳性样本应覆盖试剂线性范围，均匀分布高、中、低值。建议选择不少于 50 例的阴性样本进行比对试验，阴性样本主要考虑可能存在的交叉反应情况，应选择其他类肝炎病毒感染、其他良性或恶性肝脏疾病患者，以从临床角度考察其特异性。

临床试验中所涉及的样本类型应为实际临床检测中常用的样本类型。对于同时能够检测血清和血浆样本的试剂，应对至少 50 例同一乙型肝炎患者分别采集的血清和血浆样本进行比对试验研究，阳性样本应包括强、中、弱阳性及部分阴性样本。

临床研究应以新鲜样本为主，如采用库存样本应另行说明。

5. 统计学分析

对临床试验结果的统计应选择合适的统计方法，对于本类产品对比实验的等效性研究，常用相关性、线性回归对 log10 滴度结果进行统计分析，考察两组数据之间是否存在相关性，统计分析应可以证明两种方法的检测结果无明显统计学差异。在临床研究方案中应明确统计检验假设，即评价考核试剂与对比试剂是否等效的标准。选择交叉四格表的形式总结两种试剂的定性检测结果，对定性结果进行四格表卡方或 kappa 检验，对检验结果进行符合率分析，计算阳性符合率、阴性符合率和总符合率。

6. 结果差异样本的验证

在数据收集过程中，对于两种试剂的检测结果有不一致（检测结果差异较大）的样本，应采用临床上公认较好的第三种同类试剂进行确认试验，同时结合患者的临床病情对差异原因及可能结果进行分析。

7. 临床试验总结报告撰写

根据《体外诊断试剂临床研究技术指导原则》（国食药监械〔2007〕240 号）的要求，临床试验报告应该对试验的整体设计及各个关键点给予清晰、完整的阐述，应该对整个临床试验实施过程、结果分析、结论等进行条理分明的描述，并应包括必要的基础数据和统计分析方法。建议在临床总结报告中对以下内容进行详述。

（1）临床试验总体设计及方案描述

① 临床试验的整体管理情况、临床研究单位选择、临床主要研究人员简介等基本情况介绍。

② 病例纳入/排除标准、不同年龄段人群的预期选择例数及标准。

③ 样本类型，样本的收集、处理及保存等。

④ 统计学方法、统计软件、评价统计结果的标准。

（2）具体的临床试验情况

① 申报试剂和对比试剂的名称、批号、有效期及所用机型等信息。

② 对各研究单位的病例数、年龄分布情况、不同基因型分布情况进行总合，建议以列表或图示方式给出具体例数及百分比。

③ 质量控制，试验人员培训、仪器日常维护、仪器校准、质控品运行情况，对检测精密度、质控品测量值的抽查结果评估。

④ 具体试验过程，样本检测、数据收集、样本长期保存、结果不一致样本的校验等。

（3）统计学分析

① 数据预处理、差异数据的重新检测或第三方验证以及是否纳入最终数据统计、对异常值或缺失值的处理、研究过程中是否涉及对方案的修改。

② 两组数据结果的相关性、线性回归的结果。

③ 对相关性及线性方程的显著性检验，验证两种试剂定量结果的一致性。

④ 阳性符合率、阴性符合率、总体符合率及其 95%（或 99%）的置信区间。

⑤ 以交叉表的形式总结两种试剂的定性检测结果，对定性结果进行四格表卡方或 kappa 检验。

另外考虑到对不同样本类型的检测结果可能存在一定差异，故建议对不同样本类型分别进行统计分析，以对考核试剂的临床性能进行综合分析。

（4）讨论和结论

对总体结果进行总结性描述并简要分析试验结果，对本次临床研究有无特别说明，最后得出临床试验结论。

四、名词解释

精密度（precision）：在规定条件下，相互独立的测试结果之间的一致程度。精密度的程度是用统计学方法得到的测量不精密度的数字形式表示，如标准差（SD）和变异系数（CV）。

五、参考文献

1.《体外诊断试剂注册管理办法（试行）》，（国食药监械〔2007〕229 号），2007 年 4 月 19 日

2.《体外诊断试剂临床研究技术指导原则》，（国食药监械〔2007〕240 号），2007 年 4 月 28 日

3.《体外诊断试剂说明书编写指导原则》，（国食药监械〔2007〕240 号），2007 年 4 月 28 日

4. 李金明，《实时荧光 PCR 技术》，第一版，人民军医出版社，2007

5.《中国生物制品规程》（2000 年版），化学工业出版社

6. 庄辉，乙型肝炎流行病学研究进展，中国医学前沿杂志 2009 年第 1 卷第 2 期

7. 中华医学会肝病学分会，中华医学会感染病学分会，慢性乙型肝炎防治指南（2010 年版），《中国医学前沿杂志（电子版）》2011 年第 3 卷第 1 期

8. 黄留玉，《PCR 最新技术原理、方法及应用》，化学工业出版社

9. 樊绮诗，吕建新，《分子生物学检验技术》，人民卫生出版社

10. 封波，慢性乙型肝炎抗病毒治疗研究进展 - 来自 2010 年美国肝病学会年会的报告，《中国医学前沿杂志（电子版）》2011 年第 3 卷第 1 期

11. Nucleic Acid Based In Vitro Diagnostic Devices for Detection of Microbial Pathogens. CDRH, FDA, USA December 8, 2005

15　丙型肝炎病毒核糖核酸测定试剂技术审评指导原则

（丙型肝炎病毒核糖核酸测定试剂技术审查指导原则）

本指导原则旨在指导注册申请人对丙型肝炎病毒（hepatitis C virus，HCV）核糖核酸（ribonucleic acid，RNA）测定试剂注册申报资料的准备及撰写，同时也为技术审评部门审评注册申报资料提供参考。

本指导原则是对丙型肝炎病毒核糖核酸测定试剂的一般要求，申请人应依据产品的具体特性确定其中内容是否适用，若不适用，需具体阐述理由及相应的科学依据，并依据产品的具体特性对注册申报资料的内容进行充实和细化。如申请人认为有必要增加本指导原则未包含的研究内容，可自行补充。

本指导原则是供申请人和审查人员使用的指导文件，不涉及注册审批等行政事项，亦不作为法规强制执行，如有能够满足法规要求的其他方法，也可以采用，但应提供详细的研究资料和验证资料。应在遵循相关法规的前提下使用本指导原则。

本指导原则是在现行法规、标准体系及当前认知水平下制定的，随着法规、标准的不断完善和科学技术的不断发展，本指导原则相关内容也将适时进行调整。

一、范围

（一）临床背景

丙型肝炎是一种主要经血液传播的疾病，丙型肝炎病毒慢性感染可导致肝脏慢性炎症坏死和纤维化，部分患者可发展为肝硬化甚至肝细胞癌，对患者的健康和生命危害极大，已成为严重的社会和公共卫生问题。

（二）丙型肝炎感染分布

丙型肝炎呈全球性流行，是欧美及日本等国家终末期肝病的最主要原因。据世界卫生组织统计（2014），全球约1.85亿人感染 HCV，其中约1.5亿为慢性感染，每年有35万~50万人死于丙肝并发症，每年新发感染病例约300万~400万例。

HCV1b 和 2a 基因型在我国较为常见，其中以 1b 型为主；某些地区有 1a、2b 和 3b 型报道；6 型主要见于香港和澳门地区，在南方边境省份也可见此基因型。

（三）HCV 特点

HCV 属于黄病毒科（Flaviviridae），其基因组为单股正链 RNA，易变异，目前可分为 6 个基因型及 50 多种不同亚型，按照国际通行的方法，以阿拉伯数字表示 HCV 基因型，以小写的英文字母表示基因亚型（如 1a、2b、3c 等）。基因 1 型呈全球性分布，占所有 HCV 感染的70%以上。

HCV 基因组含有一个开放读框（open reading frame，ORF），编码 10 余种结构和非结构（NS）蛋白，NS3 蛋白是一种多功能蛋白，氨基端具有蛋白酶活性，羧基端具有螺旋酶/三磷酸核苷酶活性；NS5B 蛋白是 RNA 依赖的 RNA 聚合酶，为 HCV 复制所必需，是抗病毒治疗的重要靶位，其末端具有核苷酸转移酶活性，但由于 RNA 酶缺乏矫正功能不能修正错配，多次复制后易导致 HCV 多种变异产生。

（四）HCV RNA 定量检测

HCV RNA 定量检测方法包括实时荧光逆转录聚合酶链反应（qRT-polymerase chain reaction，qRT-PCR）、分枝 DNA（bDNA）等。本指导原则所指的 HCV RNA 测定试剂是指利用 qRT-PCR 方法的核酸检测技术，以 HCV 基因序列为检测靶标，对人血清、血浆及其他人体样本中的 HCV RNA 进行体外定量检测的试剂，可作为 HCV 现症感染的证据和抗病毒疗效评估的观察指标。

其他类同用途的核酸定量检测方法可参照本指导原则，但应根据产品特性确定其中具体内容是否适用，如不适用，应另行选择符合自身方法学特性的技术要求或评价方法。本指导原则适用于进行首次注册申报和相关许可事项变更的产品。

本指导原则不适用于按照药品管理的用于血源筛查用途的 HCV RNA 检测试剂。

二、基本要求

（一）综述资料

综述资料主要包括产品预期用途、产品描述、有关生物安全性的说明、有关产品主要研究结果的总结和评价以及其他等内容，其中其他包括同类产品在国内外批准上市的情况，应着重从方法学及检出限等方面写明拟申报产品与目前市场上已获批准的同类产品之间的主要区别。应符合《体外诊断试剂注册管理办法》（国家食品药品监督管理总局令第 5 号）和《体外诊断试剂注册申报资料要求及说明》（国家食品药品监督管理总局公告 2014 年第 44 号）的相关要求。

（二）主要原材料的研究资料

应提供主要原材料如引物、探针、酶、标准品或企业参考品等的选择与来源、制备过程、质量分析和质控标准等的相关研究资料。如主要原材料为企业自己生产，其生产工艺应稳定；如主要原材料源于外购，应提供的资料包括：选择该原材料的依据及对比试验资料、供货方提供的质量标准、出厂检定报告，以及该原材料到货后的质量检验资料。主要原材料的研究资料如下：

1. 企业内部参考品

应详细说明有关企业内部参考品的原料选择、制备、定值过程等试验资料。建议优先选择不同型别的临床阳性样本制备内部参考品以直接反映临床实际情况并起到质控的作用；企业也可选择假病毒如蛋白包裹 RNA（armored RNA）作为内部参考品，假病毒的优点是易制备、型别全且无生物安全性风险，但不像临床样本可以完整反应实际的检测效能。建议企业内部参考品应覆盖 1~6 型，其中至少包括 1、2、3 型别的临床阳性样本，各型别参考品在同一浓度水平应有多份。

阳性参考品：每个型别设置三个梯度并尽量覆盖线性范围，阳性参考品的亚型以及浓度需经过可靠方法进行确认。

阴性参考品：可采用经确认无 HCV 感染的临床样本，还应考虑纳入其他近似病原体（乙型肝炎病毒，hepatitis B virus，HBV；人类免疫缺陷病毒，human immunodeficiency virus，HIV 等）感染样本。

检测限参考品：检测限参考品的原料要求参考阳性参考品。在进行最低检测限性能评估时，应设置多个梯度，从扩增反应终体系核酸浓度进行评价，建议采用 95%（$n \geq 20$）的阳性检出率作为最低检测限确定的标准。当设置检测限参考品时，可以仅设置一个浓度水平，该水平可略高于 95% 的阳性检出率水平，而设置为 100% 检出，应明确参考品中靶核酸的浓度水平。

精密度参考品：精密度参考品原料要求同阳性参考品，应对弱阳性、中或强阳性水平的精密度进行验证；如有必要，建议同时设置阴性参考品对精密度进行验证。

2. 试剂盒内对照品（质控品）

试剂盒的质控体系通过设置各种试剂盒对照品来实现，质控体系需考虑对样本核酸分离/纯化、配液及加样、试剂及仪器性能、扩增反应抑制物（管内抑制）、交叉污染、靶核酸降解等因素可能造成的假阴性或假阳性结果进行合理的质量控制。对照品可采用人血清（血浆）或假病毒进行配制。申报资料应对试剂盒对照品有关原料选择、制备、定值过程等试验资料详细说明。HCV RNA 定量检测试剂的质控品应至少设置三个量级水平的系列质控品：弱阳性质控品、强阳性质控品和阴性质控品。校准品和质控品均应参与样本核酸的平行提取，以对整个 PCR 反应过程、试剂/设备、交叉污染等环节进行合理质量控制。企业应对各质控品的浓度范围作出明确的范围要求。

试剂盒质控体系主要考虑以下几方面：

阳性对照品（质控品）：建议对每次检测样品反应管设置强阳性对照品（质控品）及弱阳性对照品，阳性对照品应参与样本核酸的平行提取，以对样本核酸分离/纯化、试剂及仪器性能、扩增反应过程等环节进行质量控制，企业应对各阳性对照品（质控品）的浓度范围做出明确要求。如，可采用阴性人血浆 + 假病毒制备，应使用权威方法确认阴性人血浆的生物安全性及无干扰性：抗-HCV、抗-HIV 1/2、HBsAg 等检测阴性，HCV RNA 等检测阴性。

阴性对照（质控品）：建议对每次检测样品反应管设置阴性对照（质控品），阴性对照品应参与样本核酸的平行提取，以对可能存在的交叉污染产生的假阳性结果进行质控。可采用阴性人血浆制备，应使用权威方法确认阴性人血浆的生物安全性及无干扰性。

3. 校准品

基质应采用人血清或血浆，并能溯源至国际/国家标准物质，单位应使用 IU/ml 表示。提交完整溯源性文件，可参照 GB/T 21415—2008《体外诊断医疗器械 生物样品中量的测量 校准品和控制物质赋值的计量学溯源性》进行。

4. 核酸分离/纯化组分（如有）的主要组成、原理介绍及相关的验证资料。

5. 聚合酶链反应（PCR）组分的主要材料（包括引物、探针、内标、各种酶及其他主要原料）的选择、制备、质量标准及实验研究资料，主要包括以下内容：

5.1 脱氧三磷酸核苷（dNTP）

核酸的组成成分，包括：dATP、dUTP、dGTP、dCTP、dTTP，对纯度、浓度、保存稳定性等的详细验证资料。

5.2 引物

由一定数量的 dNTP 构成的特定序列，合成后经聚丙烯酰胺凝胶电泳或其他适宜方法纯化，如为自制，应包括对序列准确性、纯度、稳定性、功能性实验等方面的验证。如为外购，应提供合成机构出具的包括如上性能的质检证明，如聚丙烯酰胺凝胶电泳法（PAGE）结果或高效液相色谱法（HPLC）分析图谱。

5.3 探针

特定的带有示踪物（标记物）的已知核酸片段（寡聚核苷酸片段），能与互补核酸序列退火杂交，用于特定核酸序列的探测。合成后经 PAEG 或其他适宜方法纯化，在 5′-端标记荧光素报告基团或其他发光标记物，在 3′-端标记荧光素淬灭基团，并经 HPLC 或其他适宜方法纯化，纯度应达到高效液相色谱纯。如为外购，应提供合成机构出具的合成产物的质检证明（HPLC 分析图谱）；应对探针的核酸序列及标记的荧光素或化学发光物进行核实，并作 HPLC 分析。

5.4 RT-PCR 反应所需酶

通常包括以下几种活性：① RNA 依赖的 DNA 聚合酶活性：以 RNA 为模板，催化 dNTP 聚合成 DNA 的过程。② 核糖核酸酶 H（RNase H）活性；由反转录酶催化合成的 cDNA 与模板 RNA 形成的杂交分子，将由 RNase H 从 RNA 5′-端水解掉 RNA 分子。③ DNA 依赖的 DNA 聚合酶活性；以反转录合成的第一条 DNA 单链为模板，以 dNTP 为底物，再合成第二条 DNA 分子。④ 热稳定性。

为了减少过程中产物污染，建议试剂盒组成体系增加降解反应产物的体系，如尿嘧啶糖基化酶（UNG）等，应对酶活性有合理验证，应提供有关保存稳定性、活性及功能性实验等的研究资料。

6. 内对照（内标）的原料选择、制备、定值过程及试验资料。申请人应对内标的引物、探针和模板的浓度做精确验证，内标设置应合理，内标值应在一定范围内设定上下限范围且阈值循环数（Ct）值不受靶序列的明显影响；通常选择假病毒，因不能反映提取问题，内标不应使用裸露 RNA。

（三）主要工艺及反应体系的研究资料

基本生产工艺主要包括：配制工作液、半成品检定、分装和包装。配制工作液的各种原材料及其配比应符合要求，原材料应混合均匀，配制过程应对 pH、电导率等关键参数进行有效控制。

生产工艺研究的资料应能对反应体系涉及的基本内容，如样本类型、样本用量、试剂用量、反应条件、校准方法、质控方法、稳定性和有效期提供确切的依据，主要包括以下内容：

1. 主要生产工艺介绍，应用流程图方式表示，并标明关键工艺质控步骤。

2. 反应原理介绍。

3. 基因位点选择、PCR 方法学特性介绍。

4. 确定最佳 PCR 反应体系的研究资料，包括酶浓度、引物/探针浓度、dNTP 浓度、阳离子浓度、样本量、加样量及反应体积等，加样量和反应体积参考相应行业标准，经研究验证后确定。

5. 确定 PCR 各阶段温度、时间及循环数的研究资料。

6. 对于基线阈值（threshold）和 Ct 值确定的研究资料。

7. 不同适用机型的反应条件的对比分析，如果有差异应分别详述，并提供验证资料证明差异性对试验结果的影响。

（四）分析性能评估资料

申请人应提交生产者在产品研制后，在实际生产条件下连续生产三批并对试剂盒进行的所有性能验证的研究资料，对于每项分析性能的评价都应包括具体研究目的、实验设计、研究方法、可接受标准、实验数据、统计方法等详细资料。有关分析性能验证的背景信息也应在申报资料中有所体现，包括实验地点（实验室）、适用仪器、试剂规格、批号、临床样本来源（如涉及）等。分析性能评价的实验方法可以参考相关的美国临床实验室标准化协会批准指南（CLSI-EP）文件或国内有关体外诊断产品性能评估的指导原则进行。对于 HCV RNA 测定试剂，建议着重对以下分析性能进行研究：

1. HCV RNA 提取纯化

由于 RNA 酶的广泛存在，血样的保存运输以及 RNA 的提取纯化均应注意避免 RNA 酶的污染。

病毒 RNA 提取主要有以下目的：富集目的基因浓度、保证目的基因序列的完整性、增加 PCR 模板溶液均一性、去除 PCR 抑制物，是决定 PCR 成败的关键环节。因此，无论申报产品是否含有 RNA 分离/纯化的组分，企业都应对核酸提取的环节做详细的验证。临床标本中可能含有各式各样的 PCR 抑制物，因此，对于 RNA 提取试剂的选择，除最大量分离出目的 RNA 外，还应有纯化步骤（如磁珠提取法），尽可能去除 PCR 抑制物，避免使用无纯化步骤的简易方法。

申请人应结合申报产品的特性，合理选择优化 RNA 分离/纯化试剂，建议包含纯化步骤且内标、校准品、质控品均应全程参与提取纯化，并提供详细的验证资料：应至少包括提取效率、重复性和抗干扰研究。

2. 最低检出限与定量限

2.1 最低检出限与定量限的确定

建议使用国际参考品/国家参考品进行梯度稀释并多次检测，将具有 95% 阳性检出率的病毒水平作为最低检出限。至少应不高于国家参考品最低检出限 50IU/ml 的要求，根据循证医学中有关对 HCV 感染者进行抗病毒治疗效果及预后评估的需要，企业可根据自身产品性能情况和临床诊疗指南设定检测下限以符合临床需求。定量限应高于或等于检出限，将多次（至少 20 次）测量的结果符合试剂准确度要求的最低病毒水平作为定量限。

血清、血浆应分别进行最低检测限的验证。

2.2 最低检出限和定量限的验证

申报试剂应在最低检出限或接近最低检出限的丙型肝炎病毒浓度进行验证，总测试数不少于 60 次。定量限的验证应总测试数不少于 40 次。

企业应能够提供用于最低检出限/定量限验证的病毒株的来源（1、2、3 型）、型别确认及滴度确认试验等信息。

3. 线性范围

线性范围确定的研究可使用高值临床样本（由可溯源至国家参考品/国际参考品的方法定量）或假病毒进行梯度稀释，稀释液使用经确认为阴性的混合人血清或血浆，包含不少于 9 个浓度（应包含接近最低检测限的临界值浓度），使用至少 3 个批次的试剂进行试验。通过评价一定范围内的线性关系及各水平的准确度确定该产品的线性范围，评价的基因型别至少应包括 1、2、3 型。

4. 准确度

对测量准确度的评价依次包括：与国家参考品（和/或国际参考品）的比对研究、回收实验、方法学比对等方法，企业可根据实际情况选择以下方法的一项或几项进行研究。

4.1 国家/国际参考品验证

此类检测试剂有相应的国家/国际参考品，应使用国家/国际参考品对试剂进行验证，重点观察对相应参考品检测结果的符合情况。

4.2 回收试验。用于评估定量检测方法准确测定加入国家/国际参考品的能力，结果用回收率表示。通常对样本进行 3～5 次回收试验，取平均值即平均回收率。

回收试验注意事项：

4.2.1 加入的标准液体积一般应小于样本体积的 10%；

4.2.2 尽量使加入标准液后样本中的被测物浓度接近医

学决定水平；

4.2.3 标准物的浓度应该足够高，以得到不同浓度的回收样本；

4.2.4 注意基质效应，尽量采用与临床待测样本一致的基质。

4.3 方法学比对

采用参考方法或国内/国际普遍认为质量较好的同类试剂作为对比方法，与拟申报试剂同时检测一批病人样品，从测定结果间的相关性了解拟申报试剂与参比方法间的一致情况。如显著相关，说明两检测系统对病人标本测定结果基本相符，对同一份临床样本的医学解释，两检测系统不会产生显著差异结果。

实施方法学比对前，应分别对拟申报试剂和对比试剂进行初步评估，只有在确认两者都分别符合各自相关的质量标准后方可进行比对试验。方法学比对时应注意质量控制、考虑样本类型、浓度分布范围等并对结果进行合理的统计学分析（如，报告斜率和截距的95%置信区间）。

5. 精密度

测量精密度的评价方法并无统一的标准可依，可根据不同产品特征或企业的研究习惯进行，前提是必须保证研究的科学合理性，具体实验方法可以参考相关的美国临床实验室标准化协会批准指南（CLSI-EP）或国内有关体外诊断产品性能评估的文件进行。企业应对每项精密度指标的评价标准做出合理要求，如标准差或变异系数的范围等。针对本类产品的精密度评价主要包括以下要求：

5.1 对可能影响检测精密度的主要变量进行验证，除申报试剂（包括提取组分和聚合酶链反应组分）本身的影响外，还应对 PCR 分析仪、操作者、地点等要素进行相关的验证。

5.2 合理的精密度评价周期，例如：为期至少20天的连续检测，每天至少由2人完成不少于2次的完整检测，从而对批内/批间、日内/日间以及不同操作者之间的精密度进行综合评价。如有条件，申请人应选择不同的实验室进行重复实验以对室间精密度进行评价。

5.3 用于精密度评价的质控品应至少包括两个水平：

5.3.1 弱阳性质控品：待测物浓度呈弱阳性（高于定量限浓度1个数量级），阳性检出率为100%且变异系数（CV）符合标准要求（$n \geq 20$）。

5.3.2 强阳性质控品：待测物浓度呈中度至强阳性，阳性检出率为100%且 CV 符合标准要求（$n \geq 20$）。

6. HCV 不同基因型的覆盖

应至少对最低检测限和线性范围的评估覆盖全部申报基因型，至少包括1、2、3型。

7. 特异性

7.1 交叉反应

7.1.1 用于 HCV RNA 检测试剂交叉反应验证的病原体种类主要考虑以下几方面可能性：核酸序列具有同源性、易引起相同或相似的临床症状（推荐种类见表1）。

7.1.2 建议在病毒和细菌感染的医学相关水平进行交叉反应的验证。通常，细菌感染的水平为 10^6 cfu/ml 或更高，

病毒为 10^5 pfu/ml 或更高。

7.1.3 申请人应提供所有用于交叉反应验证的病毒和细菌的来源、种属/型别和浓度确认等试验资料。有关交叉反应验证的信息应以列表的方式在产品说明书的【产品性能指标】项中有所体现。

表1　用于交叉反应研究的微生物（推荐）

微生物
黄病毒科（如：西尼罗病毒等）
登革热病毒
人巨细胞病毒
EB 病毒
人类免疫缺陷病毒1、2
乙型肝炎病毒
甲型肝炎病毒
梅毒螺旋体
人类疱疹病毒6型
单纯疱疹病毒1型
单纯疱疹病毒2型
甲型流感病毒
金黄色葡萄球菌
白色念珠菌

7.2 干扰物质

7.2.1 潜在的干扰物质主要包括：内源性物质（见表2）和常用的治疗药物如普通干扰素 IFN-α、复合 IFN 和聚乙二醇干扰素 α、利巴韦林、粒细胞刺激因子（GMCSF）等，应采用已报道峰浓度的几倍药物浓度进行验证。

7.2.2 使用医学相关水平的干扰浓度进行验证，另外，亦建议申请人在每种干扰物质的潜在最大浓度（最差条件）条件下进行评价。对于常见药物干扰试验，建议参照相应药物药代动力学研究确定的治疗药物浓度添加相应药物进行干扰验证。

7.2.3 建议在病毒的检测临界值水平对每种干扰物质的干扰影响进行检测。

表2　建议用于干扰研究的物质（推荐）

干扰物质
胆红素 *
游离血红蛋白 *
甘油三酯 *
系统性红斑狼疮患者血
抗核抗体
类风湿因子
总 G 型免疫球蛋白（IgG）

* 为必须验证的干扰物质。

7.2.4 使用 HCV RNA 阴性样本（血清、血浆）进行评

估，评估试剂的特异性。

8. 其他需注意问题

对于适用多个机型的产品，应提供如产品说明书【适用机型】项中所列的所有型号仪器的性能评估资料。如适用于不同样本类型，应提交对不同样本类型一致性的验证，包括不同抗凝剂的采血管的验证。

（五）稳定性研究资料

稳定性研究资料主要涉及两部分内容，申报试剂的稳定性和适用样本的稳定性研究。前者主要包括实时稳定性（有效期）、运输稳定性、开瓶稳定性及冻融次数限制等研究，申请人可根据实际需要选择合理的稳定性研究方案。稳定性研究资料应包括研究方法的确定依据、具体的实施方案、详细的研究数据以及结论。对于实时稳定性研究，应提供至少三批样品在实际储存条件下保存至成品有效期后的研究资料。

应对样本稳定性进行研究，主要包括对不同样本类型（血清、血浆）室温保存、冷藏和冷冻条件下的有效期验证，可以在合理的温度范围内选择温度点（温度范围），每间隔一定的时间段即对储存样本进行全性能的分析验证，从而确认不同类型样本的效期稳定性。适于冷冻保存的样本还应对冻融次数进行评价。

试剂稳定性和样本稳定性两部分内容的研究结果均应在说明书【储存条件及有效期】和【样本要求】两项中进行详细说明。

（六）产品说明书

说明书承载了产品预期用途、试验原理、试验方法、检测结果解释以及注意事项等重要信息，是指导实验室工作人员正确操作、临床医生针对检验结果给出合理医学解释的重要依据。因此，产品说明书是体外诊断试剂注册申报最重要的文件之一。产品说明书的格式应符合《体外诊断试剂说明书编写指导原则》（国家食品药品监督管理总局通告2014年第17号）的要求，进口产品的中文说明书除格式要求外，其内容应尽量保持与原文说明书的一致性，翻译力求准确且符合中文表达习惯。产品说明书的所有内容均应与申请人提交的注册申报资料中的相关研究结果保持一致，如某些内容引用自参考文献，则应以规范格式对此内容进行标注，并单独列明参考文献的相关信息。

结合《体外诊断试剂说明书编写指导原则》的要求，下面对 HCV RNA 测定试剂说明书的重点内容进行详细说明。

1.【预期用途】应描述为：试剂用于定量检测人血清/血浆样本中的 HCV RNA，用于需进行 HCV 感染诊断的患者和接受抗病毒治疗的丙型肝炎患者，应当说明该试剂能够检测的基因型别。检测结果不得作为患者病情评价的唯一指标，必须结合患者临床表现和其他实验室检测对病情进行综合分析并明确说明该检测试剂不得用于血源筛查。

应对丙型肝炎病毒感染及治疗临床背景进行简介。

2.【主要组成成分】

2.1 说明试剂盒所包含组分的名称、数量、比例或浓度等信息，如定量标准品、阴/阳性质控品含有人源组分，应提供其生物学来源、活性及其他特性；说明不同批号试剂盒中各组分是否可以互换。

2.2 试剂盒中不包含但该项检测必需的组分，说明书中应列出相关试剂/耗材的名称、注册证号（如有）及其他相关信息。

2.3 如果试剂盒中不包含用于核酸分离/纯化的试剂组分，则应在此注明经验证后推荐配合使用的商品化核酸分离/纯化试剂盒的生产企业、产品名称、注册证号（如有）以及配套仪器等详细信息。

3.【储存条件及有效期】

说明试剂盒的效期稳定性、开瓶稳定性、复溶稳定性、运输稳定性、冻融次数要求等，应标明具体的储存条件及效期。

应按照《医疗器械说明书和标签管理规定》（总局令第5号）增加生产日期，使用期限或者失效日期。

4.【样本要求】

4.1 样本收集要求：结合临床需要并参照丙型肝炎防治指南（现行版）推荐的采样要求。

4.2 血液样本应当说明对采血管及抗凝剂的要求：明确样本类型、采血管和抗凝剂，其他样本应说明样本采集、处理及保存方式。

4.3 样本处理、运送及保存：对血液样本离心条件的要求，核酸提取前的预处理、运送条件、保存条件及期限（短期、长期）等。冷藏/冷冻样本检测前是否需恢复至室温，冻融次数的要求。如有需要应对高于检测范围的样本稀释方法进行规定。

5.【适用机型】注明所有适用的仪器型号，并提供与仪器有关的重要信息以指导用户操作。

6.【检验方法】详细说明试验操作的各个步骤，包括：

6.1 试剂准备及配制方法、注意事项。

6.2 详述待测样本、相关校准品及质控品核酸提取的条件、步骤及注意事项。

6.3 核酸提取/纯化方法的详细介绍。

6.4 扩增反应前准备：加样体积、顺序等。

6.5 PCR 各阶段的温度、时间设置、循环设置及相关注意事项。

6.6 仪器设置：特殊参数、结合探针的荧光素标记情况对待测基因及内标的荧光通道选择。

6.7 基线阈值、Ct 值的选择方法。

6.8 校准方法的描述。

6.9 实验的有效性判断：试剂盒内阴/阳性质控品、内标的 Ct 值要求。

7.【检验结果的解释】

检验结果应用 IU/ml 表示，结合阴、阳性质控结果，对低于检出限未检出、低于定量限、检测范围内及高于检测范围的检测结果分别进行界定。

8.【检验方法的局限性】

8.1 本试剂盒的检测结果仅供临床参考，对患者的临床诊治应结合其症状/体征、病史、其他实验室检查及治疗反应等情况综合考虑。

8.2 可靠的结果取决于样本采集、转运、储存及处理程序。

8.3 明确该试剂仅限于规定的样本类型及适用机型。

8.4 被试验处理剂和或探针覆盖的病毒基因组高度保守片段内部发生的突变可能会导致检测到的病毒含量偏低或者检测不到病毒。

8.5 HCV RNA 的定量取决于样本中存在的病毒颗粒数，而这会受到样本收集方法，病人因素（如年龄，是否存在症状）和/或感染阶段等因素的影响。

9.【产品性能指标】 详述以下性能指标：

9.1 评估方法、数据和结果。

9.2 最低检出限及定量限：说明试剂不同样本类型的最低检出浓度和最低定量浓度，简单介绍最低检出限/定量限的确定方法以及对最低检出限/定量限验证所采用的基因型。

9.3 精密度：精密度参考品的组分、浓度及评价标准、评价结果。

9.4 线性范围：确定线性范围的方法、浓度范围、相关系数等信息。

9.5 对不同基因型的覆盖：验证该试剂对 HCV 不同基因型的检测效果。

9.6 特异性

9.6.1 交叉反应：易产生交叉反应的其他病原体核酸的验证情况，建议以列表的方式表示经过交叉反应验证的病原体名称、型别、浓度等信息。

9.6.2 干扰物质：样本中常见干扰物质对检测结果的影响，如血红蛋白、甘油三酯、胆红素等，应注明可接受的最高限值。

9.6.3 药物影响：常用抗病毒药物、干扰素等对检测结果的影响，如未进行相关研究也应提供相关警示说明。

9.7 临床对比试验研究：简要介绍对比试剂（方法）的信息、所采用的统计学方法及统计分析结果。

10.【注意事项】 应至少包括以下内容：

10.1 由于本试验涉及病毒 RNA 的提取及 PCR 扩增，应小心避免试剂和扩增反应混合物受到污染。应推荐定期监测实验室扩增产物存在的方法及步骤。

10.2 应提示 RNA 提取扩增过程中的注意事项。

10.3 有关人源组分（如有）的警告，如：试剂盒内校准品、质控品或其他可能含有人源物质的组分，虽已通过乙肝炎表面抗原（HbsAg）、人类免疫缺陷病毒抗体（抗-HIV1/2）、丙型肝炎抗体（抗-HCV）等项目的检测为阴性，但截至目前，没有任何一项检测可以确保绝对安全，故仍应将这些组分作为潜在传染源对待。提示对于潜在传染源的处理方式。

10.4 对于试剂中其他组分可能涉及的潜在危险的提示，如防腐剂如有叠氮钠等的风险警示及处理方式。

10.5 临床实验室应严格按照《临床基因扩增实验室工作规范》配备设备及操作人员，应严格按照说明书要求进行操作。

（七）产品技术要求

拟定产品技术要求应符合《体外诊断试剂注册管理办法》（国家食品药品监督管理总局令第 5 号）、《体外诊断试剂注册申报资料要求及说明》（国家食品药品监督管理总局公告 2014 年第 44 号）和《医疗器械产品技术要求编写指导原则》（国家食品药品监督管理总局通告 2014 年第 9 号）的相关要求。该类产品作为第三类体外诊断试剂，应将主要原材料、生产工艺及半成品检定等内容作为附录附于技术要求正文后，应将待测靶基因区域，引物/探针来源、各种酶的来源、特性以及质量标准等信息的重点内容予以明确。

HCV RNA 测定试剂的注册检测应符合相应国家参考品检测要求，产品的性能指标应与说明书内容相符。

如果拟申报试剂已有相应的国家/行业标准发布，则企业标准的要求不得低于上述标准要求。可参考《YY/T 1182—2010 核酸扩增用检测试剂（盒）》。

（八）注册检验

根据《体外诊断试剂注册管理办法》（国家食品药品监督管理总局令第 5 号）要求，首次申请注册的第三类产品应在具有相应医疗器械检验资质和承检范围的医疗器械检验机构进行连续三个生产批次样品的注册检验。如有适用的国家参考品，应采用国家参考品进行注册检验并符合要求。

（九）临床评价资料

1. 研究方法

对于该类试剂已有同类产品上市，按照法规要求选择境内已批准上市、临床普遍认为质量较好的同类产品作为对比试剂，采用拟申报产品（以下称考核试剂）与之进行对比试验研究，证明本品与已上市产品等效或优于已上市产品。

建议预实验选择两种对比试剂同时进行验证，考察其误差范围，选择其中一种作为正式试验的对比试剂，另一种可作为第三方试剂（建议在此对第三方试剂的选择原则作简单介绍）。对比试剂的适用样本类型及检测范围应能够涵盖考核试剂的样本及检测性能要求，以免造成考核试剂部分性能无法验证的情况。

对比试验结果不一致（检测值差异较大）的样本应采用公认较好的第三方试剂进行验证。

强调：临床试验研究应使用说明书配套使用的提取纯化试剂盒，并在方案中明示。

2. 临床试验机构的选择

建议申请人在选择临床试验机构时，应考虑到各试验机构之间的平行性和一定的地域代表性，临床试验机构应具有分子生物学方法检测的优势，实验操作人员应有足够的时间熟悉检测系统的各环节（仪器、试剂、质控及操作程序等），熟悉评价方案。在整个实验中，考核试剂和对比试剂都应处于有效的质量控制下，最大限度保证试验数据的准确性及可重复性。

3. 临床试验方案

临床试验实施前，研究人员应从流行病学、统计学、临床医学、检验医学等多方面考虑，设计科学合理的临床研究方案。各临床试验机构的方案设置应基本一致，且保证在整个临床试验过程中遵循预定的方案实施，不可随意改动。整个试验过程应在临床研究机构的实验室内并由本实验室的技术人员操作完成，申报单位的技术人员除进行必要的技术指导外，不得随意干涉实验进程，尤其是数据收集过程。

试验方案中应确定严格的病例纳入/排除标准，任何已经入选的病例再被排除出临床研究都应记录在案并明确说明原因。在试验操作过程中和判定试验结果时应采用盲法以保证试验结果的客观性。各研究单位选用的对比试剂应一致，以便进行合理的汇总统计学分析，同时方案中应明确写明对测定结果不符的样本进行确认的第三方试剂或方法。

4. 病例选择及样本类型

临床试验样本数应不少于 500 例，其中应主要选择丙型肝炎患者样本（阳性样本），不少于 450 例。在病例选择时应考虑到地域性的差别，以 1b 及 2a 型为主，其他声称的可覆盖基因型不少于 10 例，应注重不同药物治疗的丙型肝炎患者。阳性样本应覆盖试剂线性范围，均匀分布高、中、低值。建议选择不少于 50 例的阴性样本进行比对试验，阴性样本主要考虑可能存在的交叉反应情况，应选择其他类病毒性肝炎、其他病毒感染（如 HIV）以及其他良性或恶性肝脏疾病患者（如，肝细胞癌、酒精肝、非酒精性脂肪肝、肝硬化、自身免疫性肝炎），以从临床角度考察其特异性。

临床试验中所涉及的样本类型应为实际临床检测中常用的样本类型。对于增加与原样本类型具有可比性的其他样本类型，在满足一种样本类型不少于 500 例的前提下，可增加临床试验样本数至少为 200 例，并在至少 2 家（含 2 家）临床试验机构开展的临床试验，其中阳性样本应包括强、中、弱阳性，在线性范围内均匀分布。

应对临床样本进行说明：新鲜或者为既往保存样本，临床研究应以新鲜样本为主。稀有基因型可使用既往保存样本。基因型确认可使用分型试剂或测序方法。

5. 统计学分析

对临床试验结果的统计应选择合适的统计方法，对于本类产品对比实验的等效性研究，常用相关性、线性回归对 log10 滴度结果进行统计分析，考察两组数据之间是否存在相关性，统计分析应可以证明两种方法的检测结果无明显统计学差异。在临床研究方案中应明确统计检验假设，即评价考核试剂与对比试剂是否等效的标准。选择交叉四

格表的形式总结两种试剂的定性检测结果，对定性结果进行四格表卡方或 kappa 检验，对检验结果进行符合率分析，计算阳性符合率、阴性符合率和总符合率。

6. 结果差异样本的验证

在数据收集过程中，对于两种试剂的检测结果有不一致（检测结果差异较大）的样本，应采用"金标准"或其他合理的方法进行复核，同时结合患者的临床病情对差异原因及可能结果进行分析。如无需复核，应详细说明理由。

7. 临床试验总结报告撰写

根据《体外诊断试剂临床试验技术指导原则》（国家食品药品监督管理总局通告 2014 年第 16 号）的要求，临床试验报告应该对试验的整体设计及各个关键点给予清晰、完整的阐述，应该对整个临床试验实施过程、结果分析、结论等进行条理分明的描述，并应包括必要的基础数据和统计分析方法。建议在临床总结报告中对以下内容进行详述。

7.1 临床试验总体设计及方案描述

7.1.1 临床试验的整体管理情况、临床研究单位选择、临床主要研究人员简介等基本情况介绍。

7.1.2 病例纳入/排除标准、不同年龄段人群的预期选择例数及标准。

7.1.3 样本类型，样本的收集、处理及保存等。

7.1.4 统计学方法、统计软件、评价统计结果的标准。

7.2 具体的临床试验情况

7.2.1 申报试剂和对比试剂的名称、批号、有效期及所用机型等信息，对比试剂厂商信息及产品医疗器械注册证书号。

7.2.2 对各研究单位的病例数、年龄分布情况、不同基因型分布情况进行总合，建议以列表或图示方式给出具体例数及百分比。

7.2.3 质量控制，试验人员培训、仪器日常维护、仪器校准、质控品运行情况，对检测精度、质控品测量值的抽查结果评估。

7.2.4 具体试验过程，样本检测、数据收集、样本长期保存、结果不一致样本的校验等。

7.3 统计学分析

7.3.1 数据预处理、差异数据的重新检测或第三方验证以及是否纳入最终数据统计、对异常值或缺失值的处理、研究过程中是否涉及对方案的修改。

7.3.2 两组数据结果的相关性、线性回归的结果。

7.3.3 对相关性及线性方程的显著性检验，验证两种试剂定量结果的一致性。

7.3.4 阳性符合率、阴性符合率、总体符合率及其 95%（或 99%）的置信区间。

7.3.5 以交叉表的形式总结两种试剂的定性检测结果，对定性结果进行四格表卡方或 kappa 检验。

另外考虑到对不同样本类型的检测结果可能存在一定差异，故建议对不同样本类型分别进行统计分析，以对考核试剂的临床性能进行综合分析。

7.4 讨论和结论

对总体结果进行总结性描述并简要分析试验结果,对本次临床研究有无特别说明,最后得出临床试验结论。

三、名词解释

准确度(accuracy):一个测量值与可接受的参考值间的一致程度。

精密度(precision):在规定条件下,相互独立的测试结果之间的一致程度。精密度的程度是用统计学方法得到的测量不精密度的数字形式表示,如标准差(SD)和变异系数(CV)。

线性(linearity):在给定测量范围内,给出的测量结果与样品中实际存在的被测量物的值成比例的能力。线性是描述一个测量系统的测量示值或测量结果相关于样本的赋值符合直线的属性。

分析特异性(analytical specificity):测量程序只测量被测量物的能力。分析特异性用于描述检测程序在样本中有其他物质存在时只测量被测量物的能力。通常以一个被评估的潜在干扰物清单来描述,并给出在特定医学相关浓度值水平的分析干扰程度(潜在干扰物包括干扰物和交叉反应物)。

16 病原体特异性 M 型免疫球蛋白定性检测试剂注册技术审评指导原则

(病原体特异性 M 型免疫球蛋白定性检测试剂注册技术审查指导原则)

一、前言

本指导原则旨在指导注册申请人对病原体特异性 M 型免疫球蛋白(immunoglobulin M,IgM)定性检测试剂注册申报资料的准备及撰写,同时也为技术审评部门对注册申报资料的技术审评提供参考。

本指导原则是对病原体特异性 IgM 抗体定性检测试剂的一般要求,申请人应依据产品的具体特性确定其中内容是否适用,若不适用,需具体阐述理由及相应的科学依据,并依据产品的具体特性对注册申报资料的内容进行充实和细化。

本指导原则是对申请人和审查人员的指导性文件,但不包括注册审批所涉及的行政事项,亦不作为法规强制执行,如果有能够满足相关法规要求的其他方法,也可以采用,但需要提供详细的研究资料和验证资料,相关人员应在遵循相关法规的前提下使用本指导原则。

本指导原则是在现行法规和标准体系以及当前认知水平下制定的,随着法规和标准的不断完善,以及科学技术的不断发展,本指导原则相关内容也将适时进行调整。

二、适用范围

病原体特异性 IgM 抗体定性检测试剂是指利用酶联免疫吸附法、化学发光法或磁微粒酶免疫技术等基于抗原抗体反应原理,以特定病原体的特异性 IgM 抗体为检测目标,对人血清或血浆样本中病原体特异性 IgM 抗体进行体外定性检测的试剂。本指导原则适用于进行首次注册申报和相关许可事项变更的产品。

根据结构不同,人免疫球蛋白可分为 G 型免疫球蛋白(IgG)、M 型免疫球蛋白(IgM)、A 型免疫球蛋白(IgA)、E 型免疫球蛋白(IgE)和 D 型免疫球蛋白(IgD)5 种类型,IgM 占血清免疫球蛋白总量的 5%~10%。分泌型 IgM 为五聚体,是分子量最大的免疫球蛋白分子,一般不能通过血管壁,主要存在于血液中。五聚体 IgM 含 10 个抗原结合片段(Fab 段),有很强的抗原结合能力,含 5 个可结晶化片段(Fc 段),比 G 型免疫球蛋白(IgG)更易激活补体,IgM 抗体一般为保护性抗体,具有免疫性。IgM 是个体发育过程中最早合成和分泌的抗体,在胚胎发育晚期的胎儿即能产生 IgM,且由于 IgM 分子量大,不能通过母血进入胎儿体内,故脐带血或新生儿血液中特异性 IgM 升高常提示胎儿或新生儿存在宫内或围生期感染。在病原体感染的初次体液免疫应答中(原发性感染),特异性 IgM 抗体首先出现,但其普遍反应短暂,一般几周后即不易再测到。病原体特异性 IgM 抗体阳性常提示早期感染,可用于感染急性期的辅助判断。人血液样本中病原体特异性 IgM 抗体的定性检测,对某些传染病如甲型肝炎、乙型肝炎、TORCH(弓形虫、风疹病毒、巨细胞病毒及单纯疱疹病毒)类病原体感染等有较高的临床参考价值。不具备病原体分离培养鉴定实验室的临床检测机构常将病原体特异性 IgM 抗体的检测作为早期感染的唯一依据,因此,病原体特异性 IgM 抗体检测结果的准确性显得颇为重要。假阳性结果可能导致病人接受不必要的抗病原体治疗而假阴性结果则有可能造成患者治疗的延误,由特异性 IgM 抗体检测造成的误诊或漏诊对孕妇或胎儿可能造成很大伤害。相关生产企业必须充分意识到该类产品的潜在风险,根据本指导原则的要求对该类试剂的安全性和有效性进行科学合理的验证。

三、基本要求

(一)综述资料

综述资料主要包括产品临床适用症背景情况、预期用途、产品描述、有关生物安全性的说明、研究结果的总结评价以及同类产品上市情况介绍等内容,其中同类产品上市情况介绍部分应着重从方法学及临床适用范围等方面写明拟申报产品与目前市场上已获批准的同类产品之间的主要区别。综述资料注册申报资料的重要组分之一,其内容应符合《体外诊断试剂注册管理办法(试行)》(国食药监械〔2007〕229 号)和《体外诊断试剂注册申报资料基本要求》(国食药监械〔2007〕609 号)的相关要求。另外,建议申请人对以下几方面内容进行着重介绍:

1. 特定病原体的生物学特性、结构与功能、感染过程、潜伏期、特异性 IgM 抗体产生及可持续存在时间、病理背景等。

2. 特定病原体感染相关的疾病情况、流行病学以及易患(高危)人群的说明。

3. 对申报试剂检测结果可能带来的风险进行合理评估,即由申报试剂的假阳性/假阴性结果导致的对患者临床诊治、孕妇或胎儿的不恰当处理、疫苗接种、流行病学等方面的负面影响。

4. 用于特定病原体特异性 IgM 抗体检测方法的发展历程摘要及各种检测方法的优缺点评价。

(二)产品说明书

说明书承载了产品预期用途、标本采集及处理、实验方法、检测结果解释以及注意事项等重要信息,是指导实验室工作人员正确操作、临床医生针对检验结果给出合理医学解释的重要依据,因此,产品说明书是体外诊断试剂注册申报最重要的文件之一。产品说明书的格式应符合《体外诊断试剂说明书编写指导原则》(国食药监械〔2007〕240 号)的要求,境外试剂的中文说明书除格式要求外,其内容应尽量保持与原文说明书的一致性,翻译力求准确且符合中文表达习惯。产品说明书的所有内容均应与申请人提交的注册申报资料中的相关研究结果保持一致,如某些内容引用自参考文献,则应以规范格式对此内容进行标注,并单独注明文献的相关信息。

结合《体外诊断试剂说明书编写指导原则》(国食药监械〔2007〕240 号)的要求,下面对病原体特异性 IgM 抗体定性检测试剂说明书的重点内容进行详细说明,以指导注册申报人员更合理地完成说明书编制。

1.【预期用途】应至少包括以下几部分内容:

(1)试剂盒用于体外定性检测人血清和/或血浆样本中××的特异性 IgM 抗体。

(2)简单介绍待测目标的特征,如特定病原体的生物学性状、潜伏期、易感人群、感染后的临床表现等临床背景相关的信息介绍;适用于对哪些患者人群的检测,如具

有何种症状/体征的患者、相关的密切接触者、地域要求或年龄限制(如有)等。

(3)病原体特异性 IgM 抗体的产生、持续时间、与特异性 IgG、病原体核酸等其他检测指标的关联。

(4)该试剂盒的应用是否需要配套使用的专用仪器,与靶抗体检测相关的其他检测技术的介绍。

2.【主要组成成分】

(1)说明试剂盒包含组分的名称、数量、比例或浓度等信息,阴性/阳性对照品可能含有人源组分,应提供其生物学来源、灭活方法及无传染性确认的方法等。

(2)对检测中使用的抗原及抗体的信息进行简单介绍。

(3)试剂盒中不包含但对该项检测必需的组分,企业应列出相关试剂/耗材的名称、货号及其他相关信息。

3.【储存条件及有效期】

对试剂盒的效期稳定性、开封稳定性、运输稳定性等信息做详细介绍。

胶体金试纸条产品应对开封后未使用产品允许暴露于空气中的温度、湿度及期限等条件予以明确。

4.【样本要求】重点明确以下内容:

(1)样本采集前对患者的要求:如采集时间、采集顺序等,是否受临床症状、用药情况等因素的影响。

(2)样本采集:说明采集方法及样本类型,如有血浆样本,应注明对抗凝剂的要求。

(3)样本处理及保存:样本处理方法、保存条件及期限(短期、长期)、运输条件等。冷藏/冷冻样本检测前是否须恢复室温,冻融次数。经热处理样本是否可用、对储存样本的添加剂要求等。

(4)如果检测系统含有某种 IgG 抗体的去除技术(IgG吸附剂),如抗人 IgG 抗体等,则应包括 IgG 吸附剂使用相关的注意事项。例如:经 IgG 吸附剂处理的样本不能用于 IgG 类抗体的检测;在检测 IgM 类抗体的同时,检测处理过的混合物中的 IgG 类抗体,以证实对 IgG、类风湿因子(RF)等去除的有效性等。

5.【检验方法】详细说明试验操作的各个步骤:

(1)实验环境:温、湿度条件,检测试剂及样本的复温要求及相关注意事项。例如:冻存样本在复溶后应经过充分的混匀再行检测。

(2)试剂配制方法、注意事项,试剂开封后使用方法及注意事项等。

(3)试验条件:操作步骤、温度、时间、仪器波长等以及试验过程中的注意事项。不同型号产品,加样方法如有差异,建议分别以图示方式描述清楚。

6.【检验结果的解释】

结果判断或计算:详细描述对检测结果的判定或计算方法、对质控品(对照品)的检测结果要求(试验有效性的判断)等。如果质控品和病人样本的使用方法不同,生产商应注明必要的指导和解释。建议在质控品(对照品)结果解释环节注明以下字样:"如果质控结果与预期不符,实验室不应出具检测报告。"

7. 【检验方法局限性】

综合产品的预期用途、临床背景、检测方法及适用范围等信息，对可能出现的局限性进行相关说明，主要包括以下描述，请申请人选择适用的条款在产品说明书中予以阐述。

（1）本产品检测结果仅供临床参考，不应作为临床诊治的唯一依据，对患者的临床管理应结合其症状/体征、病史、其他实验室检查（尤其是病原学检测）、治疗反应及流行病学等信息综合考虑。

（2）感染初期，病原体特异性 IgM 抗体未产生或滴度很低会导致阴性结果，如怀疑有病原体感染，应提示患者在 7~14 天内复查，抽取第二份样本，并和第一份样本在同条件下同时检测，以确定是否有初次感染的血清转化或病原体特异 IgM 或 IgG 抗体滴度明显升高。

（3）高滴度病原体特异性 IgG 抗体会与特异性 IgM 抗体竞争抗原结合部位，会使检测的敏感性降低，IgM 结果可能会出现假性低值或阴性结果。尤其是怀疑先天性病原体感染的新生儿样本，他们的血清中可能含有母亲来源的高水平病原体特异的 IgG 抗体和胎儿产生的相对低水平的病原体特异 IgM 抗体，因此，对于该类样本的阴性结果应慎重分析。

（4）由于脐带血中可能含有源于母体的病原体特异性 IgM 抗体（胎盘渗漏），因此，最好在出生后 5 天内再对婴儿的后续样本进行检测，以证实脐带血样本病原体特异性 IgM 抗体的阳性结果。建议将新生儿与母亲的血清样本平行进行测试，如果是胎儿的先天性感染，其 IgM 抗体水平（以及 IgG 抗体水平）会持续存在或呈上升趋势，反之，如果抗体来源于母体，则在在平行实验中婴儿的抗体水平会逐渐下降或消失。

（5）由于孕妇的实验室检查不能可靠地鉴定胎儿患病的风险，故不建议采用本试剂对无症状的母体感染进行筛查，不得将本试剂的检测结果单独作为终止妊娠的依据。

（6）免疫功能受损或接受免疫抑制治疗的患者，如人类免疫缺陷病毒（HIV）感染患者或器官移植后接受免疫抑制治疗的患者，其血清学 IgM 抗体检测的参考价值有限，可能会导致错误的医学解释。

（7）在近几个月内接受过输血或其他血液制品治疗的人群，对其阳性检测结果的分析应慎重。

（8）病原体特异性 IgM 抗体不仅出现于初次感染，当二次感染和复发感染时也可能出现。

（9）当疾病的流行程度降低时阳性预测值降低，对低危人群阳性结果的解释应当谨慎。建议对申报试剂临床研究中的病例人群特征进行说明，并对适用人群的性别、年龄、地域等特征进行明示。

8. 【产品性能指标】详述以下性能指标：

（1）对相应国家参考品（如有）检测的符合情况。

（2）最低检测限（分析灵敏度）：说明试剂的最低检测浓度或滴度，简单介绍最低检测限的确定方法。

（3）企业内部阳性/阴性参考品符合率，简单介绍阳性

参考品的来源、浓度梯度、阴性参考品组成、来源以及浓度梯度设置等信息。

（4）精密度：精密度参考品的组分、浓度及评价标准。

（5）分析特异性

① 交叉反应：对易产生交叉反应的其他病原体的高水平 IgM 抗体、特异性 IgG 抗体等的验证情况。

② 干扰物质：样本中常见干扰物质对检测结果的影响，如溶血、高脂、黄疸等干扰因子研究（结果应量化表示，禁用轻度、严重等模糊表述），有关高浓度总 IgM 和 IgG 抗体、自身抗体、类风湿因子（RF）、嗜异型性抗体等的干扰验证。

③ 药物影响：较常见的用于病原体感染治疗的外用或内服药物对检测结果的影响。

（6）钩状（Hook）效应：对高浓度特异性 IgM 抗体的钩状效应验证情况。

（7）对比试验研究（如有）：简要介绍参比试剂（方法）的信息、所采用的统计学方法及统计分析结果。

9. 【注意事项】应至少包括以下内容：

（1）有关试剂盒内人源组分（如有）生物安全性的警告。

（2）有关实验操作、样本保存及处理等其他注意事项。

（三）拟定产品标准及编制说明

拟定产品标准应符合国食药监械〔2007〕229 号和国食药监械〔2007〕609 号文件的相关规定。另外，对于国产试剂，应参考《中国生物制品规程》（2000 年版），将拟申报产品的主要原材料、生产工艺及半成品检定等内容作为附录附于标准正文后，并在正文的"产品分类"项中引出该附录内容。

病原体特异性 IgM 抗体检测试剂的注册检测应主要包括以下性能指标：物理性状、阳性参考品符合率、阴性参考品符合率、精密度、最低检测限（分析灵敏度）等。阳性参考品主要考察对不同滴度情况下的检测符合性。阴性参考品则是对分析特异性（交叉反应）的验证，应主要包括易发生交叉反应的其他病原体特异性 IgM 抗体的假阳性情况的考核。

如果拟申报试剂已有相应的国家/行业标准发布，则企业标准的要求不得低于上述标准要求。

（四）注册检测

根据国食药监械〔2007〕229 号文件要求，首次申请注册的第三类产品应该在国家食品药品监督管理局认可的、具有相应承检范围的医疗器械检测机构进行连续三个生产批次样品的注册检测。对于已经有国家参考品的病原体特异性 IgM 抗体项目，在注册检测时应采用相应的国家参考品进行，对于目前尚无国家参考品的项目，生产企业应自行建立稳定的质控体系并提供相应的内部参考品。

（五）主要原材料研究资料

1. 试剂盒所用病原体抗原的制备、筛选、纯化以及鉴

定等详细试验资料，主要包括以下两方面：

（1）企业自制抗原

如为天然抗原，则应对病原体毒株选择、病原体培养、抗原提取及纯化、鉴定等实验过程予以详述；如为重组抗原，则应提交有关特定基因选择、基因序列、基因克隆、抗原表达及抗原纯化鉴定等详细内容，并对基因克隆的整个过程进行详述，如特定脱氧核糖核酸（DNA）分子的体外处理、重组连接、导入宿主细胞、宿主细胞繁殖以及重组子表达等实验过程。

（2）企业外购抗原

则应详述抗原的名称及生物学来源，外购方名称，提交外购方出具的抗原性能指标及检验证书，详述申请人对该抗原技术指标的要求以及申请人确定该抗原作为主要原材料的依据。供货商应相对固定，不得随意更换。

2. 试剂盒所用抗体（如抗 IgM-μ 链抗体）的制备、筛选、纯化以及鉴定等详细试验资料，主要包括以下两方面：

（1）企业自制抗体

如使用天然抗原作为免疫原则应明确该天然抗原的来源；如使用重组抗原或其他人工合成抗原作为免疫原，应提供相应的核酸组分及重组抗原的序列信息。申请人对所选抗体的技术指标要求（如外观、纯度、蛋白浓度、效价等），确定该抗体作为主要原材料的依据。

（2）企业外购抗体

应详述抗体的名称及生物学来源，外购方名称，提交外购方出具的抗体性能指标及检验证书，详述申请人对该抗抗体技术指标的要求以及申请人确定该抗体作为主要原材料的依据。供货商应相对固定，不得随意更换。

申请人应对主要生物原料质控标准的技术要求如外观、纯度、蛋白浓度、效价等进行确认，并对制备完成的抗原成品进行质量检验以确认其符合标准要求，整个生产工艺稳定可靠。

3. 其他主要原辅料的选择及验证资料，如固相载体、硝酸纤维素膜、反应缓冲液等，该类原辅料一般均为外购，应详述每一原辅料的外购方名称，提交外购方出具的每一原辅料性能指标及检验证书，详述申请人对每一原辅料技术指标的要求以及申请人确定该原辅料作为主要原辅料的依据。

4. 企业内部参考品的原料选择、制备、定值、统计学分析及相关的实验验证资料。应提供对参考品性质确认的其他方法或试剂（建议采用国内已上市的、临床上普遍认为质量较好的同类试剂）的相关信息。

（六）主要生产工艺及反应体系的研究资料

1. 主要生产工艺介绍，可用流程图方式表示，并简要说明主要生产工艺的确定依据。

2. 产品基本反应原理介绍。

3. 包被工艺研究，申请人应考虑如包被液量、浓度、时间等指标对产品性能的影响，通过试验确定上述指标的最佳组合。

4. 显色（发光）系统、酶作用底物等的介绍。

5. 实验体系反应条件确定：申请人应考虑反应时间、反应温度、洗涤次数等条件对产品性能的影响，通过试验确定上述条件的最佳组合。

6. 酶催化底物（发光或变色）的最适条件研究。

7. 体系中样品加样方式及加样量确定：申请人应考虑样品加样方式、加样量对产品检测结果的影响，通过实验确定最佳的加样方式及加样量。如样本需采取稀释或其他必要的方法进行处理后方可用于最终检测，申请人还应对可用于样本稀释的基质或处理方法进行研究，通过试验确定最终选择的用于样本稀释的基质或处理方法。

（七）分析性能评估资料

企业应提交原厂在产品研制或成品验证阶段对试剂盒进行的所有性能验证的研究资料，包括具体研究方法、内控标准、试验数据、统计分析等详细资料。对于病原体特异性 IgM 抗体检测试剂，建议着重对以下分析性能进行研究。

1. 最低检测限（分析灵敏度）

选取特定滴度的病原体特异性 IgM 抗体样本，做系列倍比稀释，将检测结果的阳性率在 90% ~ 95%（$n \geq 20$）的最大稀释倍数作为试剂盒的最低检测限。

2. 分析特异性

（1）交叉反应

用于病原体特异性 IgM 抗体检测试剂交叉反应验证主要考虑以下几方面可能性：

① 对抗原结构相近或临床症状相似的其他病原体高水平 IgM 抗体血清进行交叉反应研究，如乙型肝炎病毒核心抗体（HBc）IgM、甲型肝炎病毒（HAV）IgM、弓形虫、风疹病毒、单纯疱疹病毒以及巨细胞病毒 IgM 抗体等。

② 高浓度病原体特异性 IgG 抗体与特异性 IgM 抗体的交叉反应验证。

申请人应提交所有用于交叉反应验证的病原体来源、浓度或滴度确认等信息。建议申请人将有关交叉反应验证的信息以列表的方式在产品说明书的【产品性能指标】项中列出。

（2）干扰物质

① 内源性干扰

对样本中常见的内源性干扰物质进行检测，如溶血、高脂、黄疸、类风湿因子（RF）、抗核抗体（ANA）、抗线粒体抗体（AMA）、高浓度非特异性 IgG 和 IgM 抗体（血清总 IgG 和 IgM）等。方法为对病原体特异性 IgM 抗体阴性、弱阳性（临界浓度）的临床或模拟添加样本分别进行验证，样本量选择应体现一定的统计学意义，说明样本的制备方法及干扰实验的评价标准，确定可接受的干扰物质极限浓度。

② 抗凝剂的干扰

如果试剂盒适用样本类型包括血浆样本，应采用各种适用抗凝剂抗凝的血浆样本分别与血清样本进行对比实验研究。方法为对不少于50例源自同一患者的病原体特异性IgM抗体阴性、弱阳性（略高于临界值）的血清和血浆样本（不同抗凝剂各50例）进行检测以验证申报试剂对于血清和血浆样本的检测结果的一致性。

③目前，病原体特异性IgM抗体检测试剂通常采用捕获法（又称双夹心法）和间接法两种原理。后者是将病原体抗原包被在固相载体上，加入含待测IgM抗体的样本后，待抗原抗体结合后，再加入酶标记的抗IgM抗体进行反应，孵育后洗去未结合的酶结合物再加入酶底物显色以反应"抗原-抗体-酶标二抗"复合物的存在。该方法在检测特异性IgM抗体时存在一定不足，由于血清中存在的IgM类类风湿因子能与IgG抗体结合，然后结合到酶标二抗上，易造成假阳性，高效价的病原体特异性IgG抗体也可与IgM抗体竞争抗原结合位点而导致假阴性。因此，采用间接法（固相包被病原体抗原）的试剂，需要在病原体特异性IgM检测前采用一定的方法去除样本中的IgG类抗体，例如，在样本缓冲液中加入抗人IgG抗体，可以特异性地结合血清或血浆中的IgG并沉淀，如果样本中存在类风湿因子，也将被抗人IgG-IgG的复合物所吸附而去除干扰。

基于上述理论，使用间接法原理的试剂盒，在样本处理环节应该设置一定的IgG消除体系以降低实验中假阳性或假阴性的可能性。如果反应体系中使用了相关的IgG吸附技术（IgG吸附剂）来去除类风湿因子、抗核抗体或病原体特异性IgG抗体的干扰，应以mg/dl为单位注明IgG吸附剂对样本中人IgG抗体的吸附能力，并进行以下的实验研究：对至少10份临界值附近的病原体特异性IgM抗体弱阳性并含有多水平病原体特异性IgG抗体的样本进行检测，比较去除总IgG前后的结果，验证IgG吸附剂消除干扰的效果，以上实验可以采用人工制备的样本进行。

④对至少10份含有病原体特异性IgM抗体的样本进行IgM破坏实验研究，方法为采用特定的化学制剂（如2-巯基乙醇或二硫苏糖醇）处理样本后，重新进行检测，IgM检测结果应为阴性。

3. 精密度

企业应对每项精密度指标的评价标准做出合理要求，如标准差或变异系数的范围等，针对本类产品的精密度评价主要包括以下要求。

（1）对可能影响检测精密度的主要变量进行验证，除申报试剂本身外，还应对操作者、实验地点等要素进行相关的验证。

（2）设定合理的精密度评价周期，如有条件，建议申请人选择不同的实验室进行重复实验以对室间精密度进行评价。

（3）用于精密度评价的质控品应至少包括三个水平：

①阴性质控品：待测物浓度低于试剂盒的临界值（cut-off value）或背景值较高的零浓度质控品，阴性检出率应为100%（$n \geq 20$）。

②弱阳性质控品：待测物浓度略高于试剂盒的临界值（cut-off value），阳性检出率应在90%～95%范围（$n \geq 20$）。

③阳性质控品：待测物浓度呈中到强阳性，阳性检出率为100%，且CV≤15%（$n \geq 20$）。

另外，建议选择适量临床采集的新鲜病人样本（包括所有样本类型）作为无靶值质控品进行精密度评价，以更好地模仿临床检测环境。

4. 阳性/阴性参考品

如申报产品有相应的国家参考品，则企业内部阳性/阴性参考品应参考国家参考品的项目设置。在不低于国家参考品要求的前提下，申请人可以结合实际情况设置合理的内部阳性/阴性参考品。对于没有国家参考品的产品，申请人应根据产品性能验证的实际情况自行设定企业内部参考品，阳性参考品应着重考虑抗体滴度要求，阴性参考品则主要涉及对分析特异性（交叉反应）的验证情况。

申请人应对内部阳性/阴性参考品的来源、抗体滴度等信息进行精确的实验验证，并提交详细的验证资料。

5. 钩状（Hook）效应

须采用高滴度的病原体特异性IgM抗体的血清进行梯度稀释后由低浓度至高浓度开始检测，每个梯度的稀释液重复3～5份，对钩状效应进行合理的验证。建议在产品说明书上明示对钩状效应的研究结果。

（八）参考值（范围）确定资料

重点提交对申报试剂阴性/灰区/阳性等结果判断的临界值确定的实验研究资料，应包括具体的试验方案、评价标准、统计学分析、研究数据等研究资料。建议采用受试者工作特征曲线（ROC）的分析方式来选择确定合理的临界值，如实验结果分析存在灰区（equivocal zone），则应明确灰区建立的基础。临界值建立的样本来源选择应考虑到地域性、年龄、不同生理状态等因素的影响，并明确临界值在不同的样本类型是否有差异。对临界值建立后所产生的临床灵敏度和特异性进行充分判断，使产生假阴性或假阳性结果的可能性均降至最低。

（九）稳定性研究资料

稳定性研究资料主要涉及两部分内容，申报试剂的稳定性和适用样本的稳定性研究。前者主要包括实时稳定性、高温加速破坏稳定性、运输稳定性及开瓶稳定性（如涉及）等研究，申请人可根据实际需要选择合理的稳定性研究方案。稳定性研究资料应包括研究方法的确定依据、具体的实施方案、详细的研究数据以及结论。对于实时稳定性研究，应提供至少三批样品在实际储存条件下保存至成品有效期后的研究资料。

考虑到低温条件下长时间保存可能造成病原体特异性IgM抗体的活性减弱，申请人应对样本稳定性进行合理的验证，主要是对冷藏和冷冻两种条件下的有效期进行验证，以确认不同类型样本的短期、长期保存条件及效期。需要冷冻保存的样本应对冻融次数（重要指标）进行合理的验证。某些用于防腐、冷冻用途或起稳定保护作用的添加剂（如叠氮化物）可能会对IgM抗体的检测造成影响，如涉及，请对该添加剂的影响进行合理验证。

另外，如果要用于加热样本（如热灭活）的检测，则应对加热前后的病原体特异性 IgM 抗体阳性及阴性样本进行加热因素的干扰验证。方法为对临界值附近的至少 10 份弱阳性加热和未加热样本进行对比检测，比较检测结果的差异；对至少 10 份阴性加热和未加热的样本进行对比检测，比较检测结果的差异。

试剂稳定性和样本稳定性两部分内容的研究结果均应在说明书【储存条件及有效期】和【样本要求】两项中进行详细说明。

（十）临床试验资料

1. 研究方法

（1）对于已有同类产品上市的试剂临床研究，选择境内已批准上市、临床普遍认为质量较好的同类产品作为参比试剂，采用拟申报产品（以下称考核试剂）与之进行对比试验研究，证明本品与已上市产品等效或优于已上市产品。考虑到试剂盒的预期用途，阳性样本中应包括一定量的新鲜样本比例。

另外，申请人还应选择不少于 30 例、感染急性期患者采集的样本进行考核试剂与病原体分离培养鉴定方法的比较研究，以确定申报试剂检测结果与金标准方法比较的符合率并以此判断其临床灵敏度和特异性。如果病原体分离培养鉴定的方法不可行也可以采用其他用于感染急性期判断的方法进行比对研究，例如：病原体 IgG 抗体的血清学转换（动态监测 2 份或以上的血清 IgG，恢复期与急性期比较 IgG 呈 4 倍以上升高）、病原体核酸检测或直接抗原检测等方法，对于病原体感染急性期的判断应密切结合患者的临床诊断综合进行。

（2）对于无同类产品上市的申报试剂的临床研究，则必须选择病原体感染检测的金标准方法并结合临床诊断进行相应的对比试验研究，如病原体分离培养鉴定、病原体 IgG 抗体的血清学转换、病原体核酸检测或直接抗原检测等方法。

2. 临床研究单位的选择

申请人在国内不同区域选择临床单位，尽量使各单位的临床样本有一定的区域代表性；临床研究单位应具有特定病原体感染疾患诊疗、病原体分离培养鉴定方法或分子生物学方法检测的优势，实验操作人员应有足够的时间熟悉检测系统的各环节（仪器、试剂、质控及操作程序等），熟悉评价方案。在整个实验中，考核试剂和参比方法都应处于有效的质量控制下，最大限度保证试验数据的准确性及可重复性。

3. 临床试验方案

临床试验实施前，研究人员应从流行病学、统计学、临床医学、检验医学等多方面考虑，设计科学合理的临床研究方案。各临床研究机构的方案设置应基本一致，且保证在整个临床试验过程中遵循预定的方案实施，不可随意改动。整个试验过程应在临床研究机构的实验室内并由本实验室的技术人员操作完成，申报单位的技术人员除进行必要的技术指导外，不得随意干涉实验进程，尤其是数据收集过程。

试验方案中应确定严格的病例纳入/排除标准，任何已经入选的病例再被排除出临床研究都应记录在案并明确说明原因。在试验操作过程中和判定试验结果时应采用盲法以保证试验结果的客观性。各研究单位选用的参比试剂应保持一致，以便进行合理的统计学分析。另外，考核试剂的样本类型不应超越参比试剂对样本类型的检测要求，如果选择了参比试剂适用样本类型以外的样本，则应采用病原体分离培养鉴定或其他合理方法对额外的样本类型进行验证。

4. 病例选择及样本类型

临床试验应选择具有特定病原体感染症状/体征、相似症状或有密切接触史等人群作为研究对象。企业在建立病例纳入标准时，应考虑到不同人群的差异，尽量覆盖各类适用人群。在进行结果统计分析时，除总体病例数的要求外，建议对各类人群分层进行数据统计分析。考虑到大样本统计学的要求，临床研究中病原体特异性 IgM 抗体的阳性样本例数以不少于 120 例为宜。对于阴性病例的选择，也应考虑到交叉反应的需要，对靶病原体之外的其他病原体感染急性期的患者样本进行检测，以从临床角度考察其分析特异性。

5. 统计学分析

对临床试验结果的统计应选择合适的统计方法，如检测结果一致性分析、受试者工作特征（ROC）曲线分析、阴性/阳性符合率等。对于本类产品对比实验的等效性研究，常选择交叉四格表的形式总结两种试剂的定性检测结果，对定性结果进行四格表卡方或 kappa 检验以验证两种试剂定性结果的一致性，统计学分析应可以证明两种方法的检测结果无明显统计学差异。在临床研究方案中应明确统计检验假设，即评价考核试剂与参比试剂是否等效的标准。

6. 结果差异样本的验证

在数据收集过程中，对两种试剂检测结果明显不一致的样本，应采用"金标准"方法或临床上普遍认为质量较好的第三种同类试剂（国内已上市）进行复核，同时结合患者的临床病情对差异原因及可能结果进行分析。如果申报试剂与参比试剂的检测结果显示不一致样本均是位于二者的临界值附近且例数很少（如低于总例数的 1%），则对不一致原因作简要分析即可，不须进行第三方复核。注意，如果有必要选择第三方试剂复核，建议先采用第三方试剂对一定数量的申报试剂和参比试剂检测结果一致的样本（包括阳性和阴性结果）进行检测，以对第三方试剂选择的合理性进行评估。

7. 临床试验总结报告撰写

根据《体外诊断试剂临床研究技术指导原则》（国食药监械〔2007〕240 号）的要求，临床试验报告应该对试验的整体设计及各个关键点给予清晰、完整的阐述，应该对整个临床试验实施过程、结果分析、结论等进行条理分明的描述，并应包括必要的基础数据和统计分析方法。建议在临床总结报告中对以下内容进行详述。

（1）临床试验总体设计及方案描述

① 临床试验的整体管理情况、临床研究单位选择、临床主要研究人员简介等基本情况介绍。

② 病例纳入/排除标准、不同人群的预期选择例数及标准。

③ 样本类型，样本的收集、处理及保存等。

④ 统计学方法、统计软件、评价统计结果的标准。

（2）具体的临床试验情况

① 申报试剂和参比试剂的名称、批号、有效期等信息。

② 对各研究单位的病例数、人群分布情况进行综合，建议以列表或图示方式给出具体例数及百分比。

③ 质量控制，试验人员培训、质控品检测情况，对检测精密度、质控品测量值的抽查结果评估。

④ 具体试验过程，样本检测、数据收集、样本长期保存、结果不一致样本的校验等。

（3）统计学分析

① 数据预处理、差异数据的重新检测或第三方验证以及是否纳入最终数据统计、对异常值或缺失值的处理、研究过程中是否涉及对方案的修改。

② 定性结果的一致性分析

阳性符合率、阴性符合率、总体符合率及其95%（或99%）的置信区间。以交叉表的形式总结两种试剂的定性检测结果，对定性结果进行四格表卡方或 kappa 检验以验证两种试剂定性结果的一致性。另外考虑到对不同样本类型以及不同人群的检测结果可能存在一定差异，故建议对不同样本类型及不同人群分别进行统计分析，以对考核试剂的临床性能进行综合分析。

（4）讨论和结论

对总体结果进行总结性描述并简要分析试验结果，对本次临床研究有无特别说明，最后得出临床试验结论。

四、名词解释

1. 分析特异性（analytical specificity）：测量程序只测量被测量物的能力。分析特异性用于描述检测程序在样本中有其他物质存在时只测量被测量物的能力。通常以一个被评估的潜在干扰物清单来描述，并给出在特定医学相关

浓度值水平的分析干扰程度。

注：潜在干扰物包括干扰物和交叉反应物。

2. 精密度（precision）：在规定条件下，相互独立的测试结果之间的一致程度。精密度的程度是用统计学方法得到的测量不精密度的数字形式表示，如标准差（SD）和变异系数（CV）。

五、参考文献

1. 《体外诊断试剂注册管理办法（试行）》，（国食药监械〔2007〕229号），2007年4月19日

2. 《体外诊断试剂临床研究技术指导原则》，（国食药监械〔2007〕240号），2007年4月28日

3. 《体外诊断试剂说明书编写指导原则》，（国食药监械〔2007〕240号），2007年4月28日

4. Review Criteria for In Vitro Diagnostic Devices for Detection of IgM Antibodies to Viral Agents, CDRH FDA, USA February 27, 1997

5. National Committee for Clinical Laboratory Standards. Specifications for immunological testing for infectious diseases, proposed guideline. 2001. Order code I/LA18 – A2

6. 彭文伟，《传染病学》，第五版，人民卫生出版社，2001

7. 刘艳芳、张勇建、苏明，临床病原体学检验，军事医学科学出版社，2009

8. 陈敬贤，《诊断病原学》，第一版，人民卫生出版社，2008年4月

9. 冯仁丰，《临床检验质量管理技术基础》，第二版，上海科学技术文献出版社，2007年4月

10. 《中国生物制品规程》（2000年版），化学工业出版社

11. 李洪源、王志玉，《病原体学检验》，第一版，人民卫生出版社，2006年7月

12. Nathanson. N，《病原体致病与免疫》，第2版，科学出版社，2008年1月

13. 曹雪涛，《免疫学技术及其应用》，第一版，科学出版社，2010年5月

17 人类免疫缺陷病毒检测试剂临床研究注册技术审评指导原则

（人类免疫缺陷病毒检测试剂临床研究注册技术审查指导原则）

一、前言

人类免疫缺陷病毒（human immunodeficiency virus，

HIV）检测试剂是指利用免疫学及分子生物学等方法原理对人血清、血浆或其他体液中的特定的 HIV 生物学标记物，包括 HIV 1 型（HIV-1）p24 抗原、HIV 抗体、HIV 核酸、

HIV 基因耐药突变等进行定量或定性分析的试剂。据《体外诊断试剂注册管理办法（试行）》（国食药监械〔2007〕229 号）的分类原则，该类产品作为第三类体外诊断试剂（in vitro diagnostic，IVD）管理，属高风险管理产品。本指导原则制定的主要目的是让申请人明确在注册申报过程中对本类试剂在临床研究方面重点关注内容，同时规范注册申请人对于注册申报资料中有关临床研究资料的要求。

本指导原则是对 HIV 检测试剂临床研究的一般性要求，申请人应依据具体产品的特性对临床研究资料的内容进行充实和细化。申请人还应依据具体产品的特性确定其中的具体内容是否适用，若不适用，需具体阐述其理由及相应的科学依据。

本指导原则只是针对 HIV 检测试剂的特点，强调需重点考虑的问题，临床试验的基本要求应符合《体外诊断试剂临床研究技术指导原则》（国食药监械〔2007〕240 号）的规定，包括临床试验协议、方案、报告的撰写等。

本指导原则不包括行政审批要求，不作为法规强制执行。本指导原则是申请人和技术审评人员的指导文件，如果有能够满足适合的法规要求的其他方法，也可以采用，但是需要提供详细的研究资料和验证资料。应在遵循相关法规的前提下使用本指导原则。

本指导原则是在现行法规和标准体系以及当前认知水平下制定，随着法规和标准的不断完善、科学技术的不断发展，本指导原则相关内容也将进行适时的调整。

二、适用范围

HIV 生物学标记物是指机体在感染 HIV 后，在不同的感染阶段出现的生物学标记物，包括：HIV 抗体、HIV-1p24 抗原、HIV 核酸、HIV 基因耐药突变等。

就方法学而言，本指导原则主要适用于利用免疫印迹法、化学发光法、时间分辨免疫荧光法和微粒子酶联免疫法、胶体金法等免疫学方法对 HIV 抗原和/或抗体进行定量或定性检测的体外诊断试剂，以及应用核酸检测的方法（如实时荧光聚合酶链反应等）对 HIV 核酸（核糖核酸/脱氧核糖核酸）以及基因耐药突变等进行检测和分析的体外诊断试剂，适用于首次注册产品及申请许可事项变更的产品。

本指导原则不适用于国家法定血源筛查用 HIV 检测试剂。

三、基本要求

（一）临床试验方案及方案中应关注的问题

临床试验实施前，研究人员应从流行病学、统计学、临床医学、检验医学等多方面考虑，设计科学合理的临床研究方案。各临床研究机构的方案设置应基本一致，且保证在整个临床试验过程中遵循预定的方案实施，不可随意改动。整个试验过程应在临床研究机构的实验室内并由本实验室的技术人员操作完成，申报单位的技术人员除进行必要的技术指导外，不得随意干涉实验进程，尤其是数据收集过程。各临床研究单位选用的对比试剂（包括与试剂配套的相应仪器）应完全一致，以便进行合理的统计学分析。

试验方案中应确定严格的病例纳入/排除标准，任何已经入选的病例再被排除出临床研究都应记录在案并明确说明原因。临床试验中所涉及的样本类型应与产品说明书一致，且每种样本类型例数的选择应符合基本的统计学要求。

1. 临床研究单位的选择

建议在选择临床单位时，综合不同地区人种、流行病学背景、HIV 的特性等因素选择研究单位，临床研究单位的实验操作人员应熟悉检测系统的各环节（仪器、试剂、质控及操作程序等），熟悉临床研究方案。

在整个实验中，拟申报产品（以下称考核试剂）、对比试剂、确认试验方法都应处于有效的质量控制下，同时按照试剂说明书的要求，定期对试验所涉及的仪器进行校准，以最大限度保证试验数据的准确性及可重复性。

建议在不同的临床单位使用同一批号考核试剂进行临床试验，以便对数据进行科学客观的统计分析。

2. 新 HIV 检测试剂的临床研究

新 HIV 检测试剂（针对新标志物的检测试剂）主要包括两类：定量检测试剂和定性检测试剂。

对于这些无对比试剂可选择的新 HIV 检测试剂而言，其临床研究应选择经金标准方法确诊的 HIV 感染人群和部分未感染 HIV 的正常人群，并与已有的相关标记物和临床进展及转归进行比较研究，验证考核试剂的敏感性和特异性。

对于定量检测试剂同时还应对其量值与临床进展状况、转归、治疗情况等的相关性进行分析。

3. 已有同类产品上市的临床研究

选择境内已批准上市、临床普遍认为质量较好的同类产品作为对比试剂，使考核试剂与之进行对比试验研究，证明本品与已上市产品等效或优于已上市产品。在临床研究中，与已有同类产品进行比对时，往往会出现不一致的检测结果。对于这些检测结果不一致的样本，应采用金标准或其他方法再次进行确认或提供临床诊断资料以进一步明确样本（采集样本时受试者）所处的感染状态，从而对考核试剂的性能进行客观科学的评价。

对于定量检测试剂，同时还应该分析检测量值的线性相关性、定量检测结果与对比试剂检测结果的一致性等。

4. 临床研究对象选择

（1）总体要求

根据《体外诊断试剂临床研究技术指导原则》（国食药监械〔2007〕240 号）的要求，HIV 检测试剂，一般包括抗原和/或抗体（检测）类试剂、核酸扩增（检测）类试剂，二者对于临床研究的病例数并不相同。对于临床试验而言，抗原和/或抗体（检测）类试剂需要至少 1000 例，核酸扩增（检测）类试剂至少 500 例。

（2）基因型方面的考虑

HIV 病毒为逆转录病毒，其基因具有显著的多样性，不同的地区和民族，HIV 流行的基因型不同。境内流行的 HIV 主要为 M 组 HIV-1（目前境内尚未见 N 组和 O 组 HIV-1 的报道，HIV-2 感染病例的报道极少），其基因型主要为 B/B'、BC 重组型（包括 CRF 07_BC 重组型和 CRF 08_BC 重组型）以及 AE 重组型（CRF 01_AE 重组型）。而且，HIV-1 基因型具有一定的地域差异，不同地区流行的 HIV 基因型也不尽相同。因此，在选择 HIV 感染者病例时，首先应根据 HIV 流行的情况，选择能代表我国不同地区流行基因型的 HIV-1 感染者病例，以对试剂检测我国流行的 HIV-1 病毒的能力进行客观科学的评价，选择的基因型应至少包括上述三种主要的基因型。

① 对于 HIV-1 感染者的病例数，HIV-1 感染者病例数应具有统计学意义。

② 对于 HIV-1 O 组、HIV-2 感染病例，也应进行适当验证，样本应经过科学的验证和确认，考虑到此类样本的不易获得性，样本可来源于 HIV 感染者，也可来源于经过科学验证的血清盘。

（3）不同感染阶段的考虑

HIV 感染机体后，在不同的时期机体的免疫反应不同，其代表的生物学标记物、标记物的浓度也不同，样本选择时，对于样本滴度应含有一定数量的低滴度/弱阳性样本。

表 1　不同 HIV 检测试剂对于临床样本选择的一些基本考虑

方法	例数	阳性样本	干扰
第三代发光类试剂	至少 1000	HIV-1 400 例 对于我国流行的主要基因型（至少 3 种）每种不少于 10 例 经过全面验证的阳转血清至少 5 套	类风湿因子（RF⁺），HIV 相关病毒，孕妇样本等
第四代发光类试剂	至少 1000	HIV-1 400 例 对于我国流行的主要基因型（至少 3 种）每种不少于 10 例 经过全面验证的阳转血清盘至少 10 套 至少 10 份单独抗原阳性样本	类风湿因子（RF⁺），HIV 相关病毒，孕妇样本等
核酸检测（NAT）（定量）	至少 500	HIV-1 450 例 对于我国流行的主要基因型（至少 3 种）每种不少于 30 例，应具有统计学意义	抗病毒治疗药物、HIV 相关病毒
核酸检测（NAT）（定性）	至少 500	HIV-1 300 例 对于我国流行的主要基因型（至少 3 种）每种不少于 30 例，应具有统计学意义	抗病毒治疗药物、HIV 相关病毒
免疫印记（WB）	至少 1000	HIV 抗体初筛阳性 600 例，其中确诊病例不少于 80% 对于我国流行的主要基因型（至少 3 种）每种不少于 10 例	类风湿因子（RF⁺），相关病毒
胶体金类	至少 1000	HIV-1 400 例 对于我国流行的主要基因型（至少 3 种）每种不少于 10 例	类风湿因子（RF⁺），相关病毒，孕妇样本等
基因耐药突变	至少 500	HIV-1 450 例 对于我国流行的主要基因型（至少 3 种）每种不少于 30 例，应具有统计学意义 蛋白酶基因区存在典型的耐药突变的样本至少 100 例 逆转录酶基因区存在典型的耐药突变的样本至少 300 例	抗病毒治疗药物、相关病毒

注：阳转血清盘检测结果的评价，应参考国内、国际的相关规定或文献进行评价。

（4）临床样本量的考虑

临床研究应选择部分正常健康人群样本和干扰样本（交叉反应样本），比较正常组、干扰组和感染组结果，以便对申报产品的临床性能做出科学的分析。建议对抗原和抗体类试剂，其健康人群例数的选择以不超过 500 例为宜，阳性样本数应符合表 1 要求，其余为干扰样本。对核酸检测类试剂（定性），其健康人群例数的选择以不超过 150 例为宜，阳性样本数应符合表 1 要求，其余为干扰样本。对核酸检测类试剂（定量），其健康人群例数的选择以不超过 30 例为宜，阳性样本数应符合表 1 要求，其余为干扰样本。

对于新型试剂或临床意义有待进一步明确的试剂，可适当增加正常样本数。总体而言，本类试剂临床试验的样本例数，无论是正常组、干扰组和 HIV 感染组，每一组受试者的最小入选人数须满足统计学分析的基本要求。

检测的样本量在每一个临床研究单位应尽可能均匀分布，包括正常组、干扰组和 HIV 感染组。

（5）干扰（交叉反应）样本的考虑

考虑到我国 HIV 感染的特殊情况以及 HIV 的传播特点，建议在临床研究中选择临床病例时，应选择部分 HIV 相关病毒（如乙型肝炎病毒、丙型肝炎病毒）感染的病例，以评价考核试剂的特异性。（样本种类见表 2）

表 2　用于干扰（交叉反应）研究的样本

Ⅰ/Ⅱ 型人类嗜 T 细胞病毒（HTLV – Ⅰ/Ⅱ）	巨细胞病毒（CMV）
甲型流感病毒	EB 病毒（EBV）
甲型肝炎病毒（HAV）	系统性红斑狼疮（SLE）
乙型肝炎病毒（HBV）	类风湿因子（RF）
丙型肝炎病毒（HCV）	抗核抗体（ANA）

以上特异性样本可根据产品特性进行适当选择。

5. 体液样本的考虑

对于口腔黏膜渗出液、尿液等体液样本，无论考核试剂采用何种检验方法，均应采用来自同一患者的血液样本进行同源对比试验，应含有一定数量的低滴度/弱阳性样本（不少于 20 例）。

检测血液样本用对比试剂的检测性能应尽量高于考核试剂，对于对比试验研究中测定结果不符的样本应采用金标准方法对血液样本进行确认试验。

6. 冻存与新鲜样本的考虑

阳性冻存样本例数应小于阳性样本总例数的 90%，阳性新鲜样本例数应大于阳性样本总例数的 10%。

7. 抗体确认试剂的考虑

① 样本的选择：见表 1 初筛呈阳性。

② 对比试剂的选择：应选择确认试剂进行比对试验。

③ 不一致和不确定样本的确认：应进行患者随访检测（4 周后）或采用其他方法进行验证。

8. 统计学分析

对临床试验结果的统计应选择合适的统计方法。

对于定性试剂，应分析考核试剂的阳性符合率、阴性符合率、总体符合率及其 95%（或 99%）的置信区间、考核试剂和对比试剂的一致性（如 kappa 值）。如利用阳转血清盘对试剂检测早期感染的能力进行评价，可参考世界卫生组织（WHO）对 HIV 抗体试剂（和/或 HIV 抗原抗体试剂）的评价报告，分析考核试剂的阳转血清相对敏感性系数，或采用其他适宜的方法进行分析评价，并提供详细的评价方案、评价方案的依据、统计方法等具体信息。

对定量试剂，应分析考核试剂阳性符合率、阴性符合率、总体符合率及其 95%（或 99%）的置信区间、考核试剂和对比试剂的一致性（如 kappa 值）等之外，还应该分析考核试剂与对比试剂的相关性、线性回归、定量准确性及一致性（如 Bland-Altman 模型），同时按基因型（核酸检测试剂）对样本进行分组分析考核试剂与对比试剂的相关性、线性回归、定量准确性及一致性（如 Bland-Altman 模型）等。

对于对比实验的等效性研究，可采用考核试剂和对比试剂两组检测结果的相关及线性回归分析，应重点观察相关系数（r 值）、回归方程斜率及 y 轴截距等指标。

对于统计方法的选择可以考虑多种方法，而不用过于强调一种方法。在临床研究方案中应注明确统计检验假设，即评价考核试剂与对比试剂是否等效的标准。

9. 结果差异样本的验证

在数据收集过程中，对于两种试剂的检测结果有明显差异的样本，应采用金标准或其他方法再次进行确认（如 HIV-1 p24 抗原、HIV-1 核糖核酸检测试剂、蛋白质印记试剂等），对患者所处的 HIV-1 感染状态进行鉴别，同时结合患者的临床表征对差异原因及可能结果进行分析，必要时应按照《全国艾滋病检测技术规范》（2009）的要求进行随访。

（二）临床试验（总结）报告撰写

根据《体外诊断试剂临床研究技术指导原则》（国食药监械〔2007〕240 号）的要求，临床试验报告应该对试验的整体设计及各个关键点给予清晰、完整的阐述，应该对整个临床试验实施过程、结果分析、结论等进行条理分明的描述，并应包括必要的基础数据和统计分析方法。建议在临床试验总结报告中对以下内容进行详述。

1. 临床试验总体设计及方案描述

（1）临床试验的整体管理情况、临床研究单位的选择、对比试剂及所用仪器基本情况介绍。

（2）病例纳入/排除标准、不同病种的预期选择例数。

（3）样本类型，样本的收集、处理及保存等。

（4）统计学方法、统计软件、评价统计结果的标准。

2. 具体的临床试验情况

（1）对各研究单位的病例数、病种分布情况进行总合，以列表或图示方式给出具体例数及百分比。

（2）质量控制：如试验人员培训、仪器日常维护、仪器校准、质控品运行情况等。

（3）具体试验过程，样本检测、数据收集、样本长期保存、结果不一致样本的验证鉴别等。

3. 统计学分析

（1）数据预处理、差异数据的重新检测或验证鉴别以及是否纳入最终数据统计、对异常值或缺失值的处理、研究过程中是否涉及对方案的修改等。

（2）一致性分析和相关性

相关性主要包括阳性符合率、阴性符合率、总体符合率及其 95%（或 99%）的置信区间。一般可采用四格表卡方检验或 kappa 检验对两种试剂定性检测结果的一致性进行分析。

对于定量试剂，应选用特定的数据分析模型（如 Bland-Altman 模型）对两种试剂定量分析结果的一致性进行分析。同时，还应采用回归分析的方法分析两种试剂检测结果的相关性，以 $y = a + bx$ 和 R^2 的形式给出回归分析的拟合方程，其中：y 是考核试剂结果，x 是对比试剂结果，b 是方程斜率，a 是 y 轴截距，R^2 是判定系数，并给出 a 和 b 的 95%（或 99%）置信区间。由于对不同的 HIV-1 基因型或者不同浓度区间样本，试剂的性能可能存在一定差异，因此，建议对总体样本，按照浓度范围和/或基因型进行区间分层统计，对不同区间内的结果进行相关性和一致性分析，以更好地验证两种试剂的相关性。

4. 讨论和结论

对总体结果进行总结性描述并简要分析试验结果，对本次临床研究有无特别说明，最后给出临床试验结论。

四、参考文献

1.《体外诊断试剂注册管理办法（试行）》，（国食药监械〔2007〕229 号），2007 年 4 月 19 日

2.《体外诊断试剂临床研究技术指导原则》，（国食药监械〔2007〕240 号），2007 年 4 月 28 日

3.《全国艾滋病检测技术规范》（2009）

18 弓形虫、风疹病毒、巨细胞病毒、单纯疱疹病毒抗体及 G 型免疫球蛋白抗体亲合力检测试剂注册技术审评指导原则

（弓形虫、风疹病毒、巨细胞病毒、单纯疱疹病毒抗体及 G 型免疫球蛋白抗体亲合力检测试剂技术审查指导原则）

本指导原则旨在指导注册申请人对弓形虫、风疹病毒、巨细胞病毒、单纯疱疹病毒抗体及 G 型免疫球蛋白（immunoglobulin G，IgG）抗体亲合力检测试剂注册申报资料的准备及撰写，同时也为技术审评部门对注册申报资料的技术审评提供参考。

本指导原则是对弓形虫、风疹病毒、巨细胞病毒、单纯疱疹病毒抗体及 IgG 抗体亲合力检测试剂的一般要求，申请人应依据产品的具体特性确定其中内容是否适用，若不适用，需具体阐述理由及相应的科学依据，并依据产品的具体特性对注册申报资料的内容进行充实和细化。

本指导原则是对申请人和审查人员的指导性文件，但不包括注册审批所涉及的行政事项，亦不作为法规强制执行，如果有能够满足相关法规要求的其他方法，也可以采用，但需要提供详细的研究资料和验证资料，相关人员应在遵循相关法规的前提下使用本指导原则。

本指导原则是在现行法规和标准体系以及当前认知水平下制定的，随着法规和标准的不断完善，以及科学技术的不断发展，本指导原则相关内容也将适时进行调整。

一、范围

弓形虫（toxoplasma，TOXO）、风疹病毒（rubella virus，RV）、巨细胞病毒（cytomegalovirus，CMV）及单纯疱疹病毒（herpes simplex virus，HSV）四种病原体，以缩写形式 ToRCH 命名。上述四种病原体已引起围产医学家和优生优育学家的关注，如何应用应基于大量的研究及相关学科的诊疗指南。

依免疫球蛋白重链抗原特异性不同，免疫球蛋白可分为 G 型免疫球蛋白（IgG）、M 型免疫球蛋白（IgM）、A 型免疫球蛋白（IgA）、E 型免疫球蛋白（IgE）和 D 型免疫球蛋白（IgD）五种类型。ToRCH 抗体检测试剂，主要检测的免疫球蛋白为 ToRCH 特异性 IgG 和 IgM。在病原体感染的初次体液免疫应答中（原发性感染），特异性 IgM 抗体首先出现，但存在时间较短，通常为数周到数月。病原体特异性 IgM 抗体阳性常提示早期感染，可用于感染急性期的辅助判断。特异性 IgG 抗体，在免疫接种后、原发性感染及再次感染时都可检出，且较长时间存在。

在感染过程中特异性抗体对抗原亲合力随感染时间的延长而不断升高，检测 IgG 抗体亲合力，能够较准确地判断感染时间，可作为 ToRCH 抗体检测的一种补充，高 IgG 抗体亲合力可辅助排除近期原发性感染。

不同类型的 ToRCH 特异性抗体检测结果，在 ToRCH 病原体感染的辅助诊断及免疫状态的评估中，起着重要的指导作用，因此 ToRCH 特异性抗体检测的准确性至关重要。相关的生产企业必须充分意识到该类产品的潜在风险，根据本指导原则的要求对该类试剂的安全性和有效性进行科学合理的验证。

ToRCH 抗体检测试剂是指一类利用免疫学方法，如酶免疫技术和化学发光免疫分析技术等，对人体血清或血浆样本中的 ToRCH 特异性抗体进行体外定性和/或半定量和/或定量检测的试剂。结合临床表现和其他实验室指标，可用于 ToRCH 感染辅助诊断及免疫状态的评估。IgG 抗体亲合力检测试剂是一类对 ToRCH 特异性 IgG 抗体阳性的人血清和/或血浆样本中 ToRCH 特异性 IgG 亲合力进行体外定性检测的试剂，用于辅助判断感染时间，排除近期原发性感

染。本类试剂尚不用作产前筛查。本指导原则适用于进行首次注册申报和相关许可事项变更的产品。

二、注册申报资料要求

（一）综述资料

综述资料主要包括产品临床适用症背景情况、预期用途、产品描述、有关生物安全性的说明、研究结果的总结评价以及同类产品上市情况介绍等内容，其中同类产品上市情况介绍部分应着重从方法学及临床适用范围等方面写明拟申报产品与目前市场上已获批准的同类产品之间的主要区别。综述资料是注册申报资料的重要组成之一，其内容应符合《体外诊断试剂注册管理办法（试行）》（以下简称《办法》）和《体外诊断试剂注册申报资料基本要求》（国食药监械〔2007〕609 号）的相关要求，另外，建议申请人对以下几方面内容进行着重介绍：

1. 特定病原体的生物学特性，包括形态与结构、抵抗力、感染过程等。

2. 特定病原体感染的传播途径、潜伏期、不同人群感染的临床症状、流行病学以及易感人群的说明。

3. ToRCH 特异性抗体及特异性 IgG 抗体亲合力动力学。

（二）产品说明书

说明书承载了产品预期用途、标本采集及处理、实验方法、检测结果解释以及注意事项等重要信息，是指导实验室工作人员正确操作、临床医生针对检验结果给出合理医学解释的重要依据，因此，产品说明书是体外诊断试剂注册申报最重要的文件之一。产品说明书的格式应符合《体外诊断试剂说明书编写指导原则》的要求，境外试剂的中文说明书除格式要求外，其内容应尽量保持与原文说明书的一致性，翻译力求准确且符合中文表达习惯。产品说明书的相应内容均应与申请人提交的注册申报资料中的相关研究结果保持一致，如某些内容引用自参考文献，则应以规范格式对此内容进行标注，并单独注明文献的相关信息。

结合《体外诊断试剂说明书编写指导原则》的要求，下面对 ToRCH 抗体和 IgG 抗体亲合力检测试剂说明书的重点内容进行详细说明，以指导注册申报人员更合理地完成说明书编制。

1.【预期用途】应至少包括以下几部分内容：

1.1 试剂盒用于体外定性和/或半定量和/或定量，检测人血清和/或血浆样本中××的特异性 IgG 或 IgM 抗体。用于 ToRCH 病原体感染的辅助诊断及免疫状态的评估。

1.2 试剂盒用于体外定性检测人体血清和/或血浆样本中××的特异性 IgG 亲合力。作为 ToRCH 抗体检测的一种补充，用于辅助判断感染时间，排除近期原发性感染。

1.3 简单介绍病原体的特征，如特定病原体的生物学特征、流行病学、潜伏期、易感人群、不同人群感染后的临床表现等临床背景相关的信息介绍；适用人群的介绍，如具有何种症状/体征的患者、相关的密切接触者、相关疾病

流行情况、地域要求等。

1.4 人群中 ToRCH 特异性抗体的阳性率、ToRCH 特异性抗体的产生、持续时间、临床提示作用及与 ToRCH 核酸和抗体亲合力等其他检测指标的关联。

1.5 ToRCH 感染的临床或实验室诊断方法介绍。

1.6 明确说明 ToRCH 特异性 IgM 抗体检测不得用于无症状人群的产前筛查；不得将本试剂的检测结果单独作为终止妊娠的依据。

1.7 特异性 IgG 抗体的亲合力检测试剂还应介绍亲合力动力学，亲合力高低与感染时间的关系，并明确不得将本试剂 IgG 抗体的低亲合力结果单独作为近期急性感染判断的依据。

1.8 关于预期用途的几点考虑：

1.8.1 ToRCH 抗体检测试剂作为病原体抗体检测试剂，目前的临床意义仅限于抗体阴阳性及 IgG 抗体亲合力高低的判断和病原体特异性 IgG 抗体滴度变化趋势的观察。

1.8.2 定量检测试剂可溯源至国家或国际标准品如 WHO 标准品等标准品。鉴于现在国际标准品的情况和临床需求，建议 ToRCH IgM 检测试剂的预期用途定义为定性检测。

1.8.3 如申报产品声称可用于疫苗免疫效果的评判，则必须以定量试剂盒的形式进行申报。

1.8.4 抗体亲合力检测项目的确定，应建立在明确的临床意义和技术可行性基础上。

2.【主要组成成分】

2.1 说明试剂盒包含组分的名称、数量、比例或浓度等信息；质控品、校准品，应明确具体基质成分，由于可能含有人源组分，应提供灭活方法及无传染性确认的方法等。另外，校准品应明确溯源性，质控品应提交靶值单。

2.2 对检测中使用的抗原及抗体的信息进行简单介绍，包括抗原的性质（如重组抗原、纯化的天然抗原、病毒感染细胞的裂解物等）、所用病毒株或重组抗原的表达载体、抗体的动物源性、抗体的性质（单克隆或多克隆）。

2.3 试剂盒中不包含但对该项检测必须的组分，企业应列出相关试剂的名称、货号及其他相关信息。

3.【储存条件及有效期】

详细介绍试剂盒的效期稳定性、开封稳定性、运输稳定性等信息。

4.【适用机型】

对于采用酶联免疫吸附法的检测试剂应明确适用酶标仪的波长要求，其他方法学检测试剂应明确具体的适用机型型号。

5.【样本要求】重点明确以下内容：

5.1 样本采集前的要求：如采集时间、采集顺序等，是否受临床症状、用药情况等因素的影响。

5.2 样本采集：说明采集方法及样本类型，如有血浆样本，应注明对抗凝剂的要求。

5.3 干扰物的影响：明确脂血、溶血、黄疸血等常见干扰物对实验结果是否产生影响，明确可接受的最大干扰物浓度。明确生物污染、纤维蛋白等是否影响检测。

5.4 样本处理及保存：样本处理方法、保存条件（如冷藏、冷冻等）及不同保存条件下的保存时限和运输条件等。冷藏、冷冻样本检测前是否需要恢复室温，冷冻样本的冻融次数限制。经热处理样本是否可用、对储存样本的添加剂要求等。

5.5 对于 ToRCH 病原体 IgM 抗体检测试剂，如果检测系统含有某种 IgG 抗体的去除技术（IgG 吸附剂），如抗人 IgG 抗体等，则应包括 IgG 吸附剂使用相关的注意事项。例如：经 IgG 吸附剂处理的样本不能用于 IgG 类抗体的检测；在检测 IgM 类抗体的同时，检测处理过的混合物中的 IgG 类抗体，以证实对 IgG 和类风湿因子（RF）等去除的有效性。

5.6 对于 IgG 抗体亲合力检测试剂应明确适用的特异性 IgG 抗体阳性样本的浓度范围或信号值范围。

6. 【检验方法】详细说明试验操作的各个步骤：

6.1 实验环境：检测试剂及样本的复温要求及相关注意事项。例如：冻存样本在复溶后应经过充分的混匀再行检测。

6.2 试剂配制方法、注意事项，试剂开封后使用方法及注意事项等。

6.3 高浓度样本稀释的方法及注意事项。

6.4 试验条件：操作步骤、温度、时间、仪器波长以及试验过程中的注意事项等。

6.5 定标（如适用）：标准曲线的制定，对需要进行重新定标情况的说明及对定标周期的建议。

6.6 质量控制：操作步骤，质控结果的要求（试验有效性的判断），质控结果不符合要求的处理方式。如果质控品和病人样本的使用方法不同，生产商应注明必要的指导和解释。建议在质控品结果解释环节注明以下字样："如果质控结果与预期不符，实验室不应出具检测报告"。

7. 【检验结果的解释】

详细描述检测结果的判定标准或计算方法。对阴阳性及血清转换或亲合力高低临床意义的说明，对后续试验的建议。例：对于巨细胞病毒 IgG 抗体检测灰区样本，建议另外进行巨细胞病毒 IgM 抗体检测或于 2 周后进行重复检测；对于 IgG 抗体亲合力灰区样本，应于 2 周后进行重复检测。对于半定量和定量的特异性 IgG 抗体检测试剂，还应明确抗体滴度变化的意义。由于 ToRCH IgM 假阳性结果可能造成不良后果，建议提示临床医生对所有 ToRCH IgM 阳性结果应结合临床病史及其他的检测结果综合判断，不得作为 ToRCH 急性感染诊断的唯一依据。

对于 ToRCH IgG 定量检测试剂，由于抗体的检测结果与检测方法及量值的溯源性相关，不同检测系统间的结果可能不一致。建议企业给予相关提示。

对于 IgG 抗体亲合力检测试剂，还应明确指出应配合相应的 ToRCH IgG 和 IgM 抗体检测试剂结果进行分析。应提示：临床医生检测的低亲合力结果不得作为近期急性感染判断的依据。

8. 【检验方法局限性】

综合产品的预期用途、临床背景、检测方法及适用范围等信息，对可能出现的局限性进行相关说明，主要包括以下描述，请申请人选择适用的条款在产品说明书中予以阐述。

8.1 本产品检测结果仅供临床参考，不应作为临床诊治的唯一依据，对患者的临床诊断应结合其症状/体征、病史、流行病学、其他实验室检查（如病原学检测）等信息综合考虑。

8.2 感染初期，ToRCH 特异性抗体未产生或低于检测限，会导致阴性结果，如怀疑有病原体感染，应提示患者在一段时间内复查，如 2 周以上，抽取第二份样本，并在与第一份样本同条件下检测，以确定是否有初次感染的血清转化或 ToRCH 特异性 IgM 或 IgG 抗体明显升高。（企业应注明第一份样本的保存条件，并提交相应的支持资料）

8.3 ToRCH 特异性 IgG 阴性，可能出现于疾病急性感染的早期，阴性结果应结合临床症状或病原接触情况，并结合其他诊断检测方法加以解释。

8.4 对于采用间接法的 ToRCH IgM 抗体检测试剂，高滴度 ToRCH 特异性 IgG 抗体会与特异性 IgM 抗体竞争抗原结合部位，会使检测的敏感性降低，特异性 IgM 抗体结果可能会出现假性低值或阴性结果。

8.5 由于孕妇 ToRCH IgM 抗体的实验室检查存在较高的假阳性风险，不能可靠地鉴定胎儿患病的风险，故不建议对无症状孕妇的 ToRCH IgM 抗体进行筛查。不得将本试剂的检测结果单独作为终止妊娠的依据。

8.6 免疫功能受损或接受免疫抑制治疗的患者，如人类免疫缺陷病毒（HIV）感染患者或器官移植后接受免疫抑制治疗的患者，其抗体及抗体亲合力检测的参考价值有限，可能会导致错误的医学解释。

8.7 在近几个月内接受过输血或其他血液制品治疗的人群，对其阳性检测结果的分析应慎重。

8.8 部分 ToRCH（如风疹病毒）特异性 IgM 抗体不仅出现于初次感染，当二次感染和复发感染时也可能出现。个别个体的 ToRCH 特异性 IgM 抗体，在初次感染较长时间后仍能检出，因此对特异性 IgM 抗体阳性在判断初次感染时间的解释中应慎重。

8.9 当处于低流行率地区的无症状人群或已接种过特定 ToRCH 疫苗的个体检出 ToRCH IgM 阳性结果时，应警惕可能出现的假阳性结果。同时建议临床医生结合其症状/体征、病史、流行病学、其他实验室检查（如 IgG 抗体亲合力和病原学检测）进行判断。建议对申报试剂临床研究中的病例人群特征进行说明，并对适用人群的年龄、地域等特征进行明示。

8.10 人血清中的异嗜性抗体可能与试剂中的免疫球蛋白结合干扰试验结果，对于经常接触动物或动物血清制品的人群，应警惕可能出现的异常干扰结果。

8.11 接受过小鼠单克隆抗体治疗的患者样本中，可能含有人抗小鼠抗体（human anti-mouse antibodies，HAMA）。对于试剂盒组成成分中含有小鼠源性抗体的检测试剂，若待测样本中含有 HAMA，会影响检测结果的准确性。

8.12 体内存在的高浓度的链霉亲合素（亲合素）抗体和发光标志物抗体会影响检测结果。

8.13 由于 ToRCH IgG 抗体亲合力成熟过程存在个体差异，个别个体在初次感染较长时间后仍呈现 ToRCH IgG 抗体低亲合力，因此不得将本试剂 IgG 抗体的低亲合力结果单独作为近期急性感染判断的依据。

9.【产品性能指标】详述以下性能指标：

9.1 对相应国家参考品（如有）检测的符合情况。

9.2 最低检测限：说明试剂的最低检测浓度或滴度，简单介绍最低检测限的确定方法。

9.3 企业内部阳性和阴性参考品符合率，简单介绍阳性参考品的来源、浓度梯度、阴性参考品的组成、来源以及浓度梯度设置等信息。

9.4 精密度：精密度参考品的组分、浓度及评价标准。

9.5 分析特异性

9.5.1 交叉反应：对易产生交叉反应的其他病原体的高水平抗体、高浓度 ToRCH 特异性 IgG 抗体等的验证情况。

9.5.2 干扰物质：样本中常见干扰物质对检测结果的影响，如溶血、脂血、黄疸等干扰因子研究（结果应量化表示，禁用轻度、严重等模糊表述），有关高浓度总 IgM 和总 IgG 抗体、抗核抗体、类风湿因子、系统性红斑狼疮患者血等的干扰验证。

9.6 钩状（Hook）效应：对高浓度 ToRCH 特异性抗体钩状效应的验证情况。

9.7 对比试验研究（如有）：简要介绍对比试剂（方法）的信息、所采用的统计学方法及统计分析结果。

9.8 抗体滴度变化（适用于半定量和/或定量检测试剂）和诊断灵敏度：介绍血清转换盘的来源，将检测结果以图或表的形式列出。

9.9 稀释线性（适用于半定量和/或定量检测试剂）：简要介绍评价方法，将评价结果以表格的形式明示。

9.10 检测范围（适用于半定量和/或定量检测试剂）：简要介绍检测范围确定的方法及超出检测范围样本的处理方法。

10.【注意事项】应至少包括以下内容：

10.1 有关试剂盒内人源组分（如有）生物安全性的警告。如：试剂盒内对照品（质控品）或其他可能含有人源物质的组分，虽已经通过了乙型肝炎病毒表面抗原（HBsAg）、人类免疫缺陷病毒 1/2 型抗体（HIV1/2-Ab）、丙型肝炎病毒抗体（HCV-Ab）等项目的检测，但截至目前，没有任何一项检测可以确保绝对安全，故仍应将这些组分作为潜在传染源对待。

10.2 有关实验操作、样本保存及处理等其他注意事项。

（三）拟定产品标准及编制说明

拟定产品标准应符合《办法》和《体外诊断试剂注册申报资料基本要求》的相关规定。另外，对于国产试剂，应参考《中国生物制品规程》（2000 年版），将拟申报产品的主要原材料、生产工艺及半成品检定等内容作为附录附于标准正文后，并在正文的"产品分类"项中引出该附录内容。

ToRCH 抗体定性检测试剂的注册检测应主要包括以下性能指标：物理性状、阳性参考品符合率、阴性参考品符合率、精密度、最低检测限（分析灵敏度）等。半定量和/或定量抗体检测试剂除上述性能指标外，还应包含线性和准确性指标。阳性参考品主要考察对不同滴度情况下的检测符合性。阴性参考品则是对分析特异性（交叉反应）的验证，应主要包括易发生交叉反应的其他病原体特异性抗体和常见干扰物质的假阳性情况的考核。ToRCH IgG 抗体亲合力检测试剂，应包含符合率及精密度等要求。

如果拟申报试剂已有相应的国家/行业标准发布，则企业标准的要求不得低于上述标准要求。

（四）注册检测

根据《办法》要求，首次申请注册的第三类产品应该在国家食品药品监督管理总局认可的、具有相应承检范围的医疗器械检测机构进行连续三个生产批次样品的注册检测。对于已经有国家参考品的项目，在注册检测时应采用相应的国家参考品进行，对于目前尚无国家参考品的项目，生产企业应自行建立稳定的质控体系并提供相应的内部参考品。

（五）主要原材料研究资料

1. 试剂盒所用病原体抗原的制备、筛选、纯化以及鉴定等详细试验资料，主要包括以下两方面：

1.1 企业自制抗原

如为天然抗原，则应对病原体毒株选择、病原体培养、抗原提取及纯化、鉴定等实验过程予以详述；如为重组抗原，则应提交有关特定基因选择、基因序列、质粒转化、抗原表达及抗原纯化、鉴定等详细内容。

1.2 企业外购抗原

则应详述抗原的名称及生物学来源，外购方名称，提交外购方出具的抗原性能指标及检验证书，详述申请人对该抗原技术指标的要求以及申请人确定该抗原作为主要原材料的依据。供货商应相对固定，不得随意更换。

2. 试剂盒所用抗体的制备、筛选、纯化以及鉴定等详细试验资料，主要包括以下两方面：

2.1 企业自制抗体

如使用天然抗原作为免疫原则应明该天然抗原的来源；如使用重组抗原或其他人工合成抗原作为免疫原，应提供相应的核酸组分及重组抗原的序列信息。申请人对所选抗体的技术指标要求（如外观、纯度、蛋白浓度、效价等），确定该抗体作为主要原材料的依据。

2.2 企业外购抗体

应详述抗体的名称及生物学来源，外购方名称，提交外购方出具的抗体性能指标及检验证书，详述申请人对该抗体技术指标的要求以及申请人确定该抗体作为主要原材料的依据。供货商应相对固定，不得随意更换。

3. 其他主要原辅料的选择及验证资料，如固相载体、化学发光剂、反应缓冲液等，该类原辅料一般均为外购，应详述每一原辅料的外购方名称，提交外购方出具的每一原辅料性能指标及检验证书，详述申请人对每一原辅料技术指标的要求以及申请人确定该原辅料作为主要原辅料的依据。

4. 试剂盒质控品和/或校准品的制备、定值和/或溯源及相关的实验验证资料。校准品应溯源至现行的国家或国际参考品（如有），质控品应至少包含阴性和阳性两个水平。校准品和质控品基质应与待测样本相同或相似。

5. 企业内部参考品的原料选择、制备、定值、统计学分析及相关的实验验证资料。应提供对参考品性质确认的方法或试剂（建议采用国内已上市的、临床上普遍认为质量较好的同类试剂）的相关信息。阴性参考品除正常血清样本外，还应包含可能产生干扰的溶血、脂血、黄疸及自身免疫性疾病患者血和其他易混淆、交叉的感染性疾病患者血的特异性血清样本。

（六）主要生产工艺及反应体系的研究资料

1. 主要生产工艺介绍，可用流程图方式表示，并简要说明主要生产工艺的确定依据。

2. 产品基本反应原理介绍。

3. 包被工艺研究，申请人应考虑如包被液量、浓度、时间等指标对产品性能的影响，通过试验确定上述指标的最佳组合。

4. 显色（发光）系统、酶作用底物等的介绍。

5. 实验体系反应条件确定：申请人应考虑反应时间、反应温度、洗涤次数等条件对产品性能的影响，通过试验确定上述条件的最佳组合。

6. 酶催化底物（发光或变色）的最适条件研究。

7. 体系中样品加样方式及加样量确定：申请人应考虑样品加样方式、加样量对产品检测结果的影响，通过实验确定最佳的加样方式及加样量。如样本需采取稀释或其他必要的方法进行处理后方可用于最终检测，申请人还应对可用于样本稀释的基质或处理方法进行研究，通过试验确定最终选择的用于样本稀释的基质或处理方法。

（七）分析性能评估资料

企业应提交在产品研制或成品验证阶段对试剂盒进行的所有性能验证的研究资料，包括具体研究方法、内控标准、试验数据、统计分析等详细资料。对于本类产品建议着重对以下分析性能进行研究。

1. 最低检测限

选取特定滴度的 ToRCH 特异性抗体样本，做系列倍比稀释，将检测结果的阳性率在 90% 以上（$n \geqslant 20$）的最大稀释倍数作为试剂盒的最低检测限。

对于有国际或国家定量参考品的检测项目，（目前仅限于 TOXO IgG 和 RV IgG）和半定量 IgG 检测项目，最低检

测限的确定可采用在一次运行中将空白样本重复测定 20 次，计算 20 次结果的均值与标准差（SD），以空白均值加两倍标准差的方法，或其他合理的方法。

2. 抗体滴度变化（适用于半定量和/或定量检测试剂）和诊断灵敏度

2.1 ToRCH 抗体检测试剂

介绍血清转换盘的组成和来源。检测血清转换盘，用于评价检测试剂的诊断灵敏度及监测抗体滴度变化趋势的能力。对于 TOXO、RV 等已有商业化血清转换盘的检测项目，应选用商业化血清转换盘进行研究；对于部分无商业化血清转换盘的检测项目，可选择合理的方法，如将标化的血清样本稀释等，对抗体滴度变化及诊断灵敏度进行评价。

2.2 ToRCH IgG 抗体亲和力检测试剂

对急性感染（3~4 个月内）和既往感染样本进行研究，样本可来自于血清转化盘或基于临床诊断的临床样本，以评价临床诊断灵敏度。

3. 分析特异性

3.1 交叉反应

3.1.1 对抗原结构相近或临床症状相似的其他病原体（见表1）感染病人的高水平特异性抗体血清进行交叉反应研究，其中用于交叉反应研究用的抗体类型应与待测目的抗体类型相同，如检测 ToRCH IgG 抗体，则应研究其与相关病原体特异性 IgG 抗体的交叉反应。

3.1.2 高浓度病原体特异性 IgG 抗体与特异性 IgM 抗体的交叉反应验证。

3.1.3 如果检测试剂采用基因重组抗原，应增加对重组基因导入微生物特异性抗体的交叉反应评价。例如，如果采用大肠杆菌作为宿主菌，采用原核载体作为表达载体，建议考虑大肠杆菌宿主自身蛋白以及载体骨架编码的蛋白与被测物之间可能产生的交叉反应。

申请人应提交所有用于交叉反应验证的病原体来源信息、对于有国家或国际参考品的交叉反应物质还应提供浓度确认等相关信息。建议申请人将有关交叉反应验证的信息以列表的方式在产品说明书的【产品性能指标】项中列出。

表1 用于交叉反应研究的病原体（推荐）

微生物
其他 ToRCH 病原体*
E–B 病毒*
细小病毒 B19
乙型肝炎病毒*
甲型肝炎病毒*
水痘–带状疱疹病毒*
甲型流感病毒
乙型流感病毒
副流感病毒
肺炎支原体*

注：*标注的为必做项目。

3.2 干扰实验

3.2.1 内源性干扰

对样本中常见的内源性干扰物质（见表 2）进行检测。方法为：对 ToRCH 特异性抗体阴性、弱阳性（临界浓度）的临床或模拟添加样本分别进行验证，样本量选择应具有统计学意义，说明样本的制备方法及干扰实验的评价标准，确定可接受的干扰物质的极限浓度。

3.2.2 抗凝剂的干扰

如果试剂盒适用样本类型包括血浆样本，应采用各种适用抗凝剂抗凝的血浆样本分别与血清样本进行对比实验研究。方法如下：对不少于 50 例源自同一患者的 ToRCH 特异性抗体阴性和弱阳性（略高于临界值）的血清和血浆样本进行检测，以验证申报试剂对于血清和血浆样本的检测结果的一致性；如适用于几种抗凝剂，建议对不少于 50 例源自同一患者的 ToRCH 特异性抗体阴性和弱阳性（略高于临界值）的不同抗凝剂的血浆样本进行检测，以验证抗凝剂之间的一致性。

3.2.3 ToRCH IgM 抗体检测特异性验证

可采用对至少 10 份含有 ToRCH 特异性 IgM 抗体的样本进行 IgM 破坏实验研究，方法为采用特定的化学制剂（如 2 - 巯基乙醇或二硫苏糖醇）处理样本后，重新进行检测，IgM 检测结果应为阴性；或者选用其他合理的方法进行验证。

表 2　建议用于干扰研究的物质（推荐）

物质
总 IgG
总 IgM
胆红素
游离血红蛋白
甘油三酯
系统性红斑狼疮患者血
抗核抗体
类风湿因子
抗线粒体抗体
HAMA（如适用）

4. 精密度

具体实验方法可以参考相关的美国临床实验室标准化协会批准指南（CLSI-EP）文件或国内有关体外诊断产品性能评估的文件进行。企业应对每项精密度指标的评价标准做出合理要求，如标准差或变异系数的范围等，针对本类产品的精密度评价主要包括以下要求。

4.1 对可能影响检测精密度的主要变量进行验证，除申报试剂本身外，还应对实验地点、检测仪器等要素进行相关的验证。

4.2 设定合理的精密度评价周期，如有条件，建议申请人选择不同的实验室进行重复实验以对室间精密度进行评价。

4.3 用于精密度评价的质控品应至少包含阴性、弱阳性

和强阳性三个水平。

5. 阳性/阴性参考品

如申报产品有相应的国家参考品，则企业内部阳性/阴性参考品应参考国家参考品的项目设置。在不低于国家参考品要求的前提下，申请人可以结合实际情况设置合理的内部阳性/阴性参考品。对于没有国家参考品的产品，申请人应根据产品性能验证的实际情况并结合国家标准或行业标准的相关要求（如有）自行设定企业内部参考品，阳性参考品应着重考虑抗体滴度要求，阴性参考品则主要涉及对分析特异性（交叉反应）的验证情况。

申请人应对内部阳性/阴性参考品的来源、抗体滴度等信息进行精确的实验验证，并提交详细的验证资料。

6. 钩状（Hook）效应

须采用高滴度的 ToRCH 特异性抗体的血清进行梯度稀释后由低浓度至高浓度开始检测，每个梯度的稀释液重复 3～5 份，对钩状效应进行合理的验证。建议在产品说明书上明示对钩状效应的研究结果。

对于半定量和定量检测试剂，除上述 6 条外，还应包含对稀释线性（准确性）和线性范围的评估资料。

7. 稀释线性（准确性）

可采用如下方法进行：对至少两个水平的血清样本进行梯度稀释，计算稀释血清的活性并与稀释系数相乘以计算未稀释血清的活性，比较计算所得抗体活性与已知值之间的差异。申请人也可以选择其他合理的方式，如回收试验等，对检测范围内的准确性进行评价。

8. 线性范围

建立试剂线性范围所用的样本基质应尽可能与临床实际检测样本相似，理想的样本为分析物浓度接近预期测定上限的混合人血清，且应充分考虑多倍稀释对样本基质的影响。建立一种定量测定方法的线性范围时，需在预期测定范围内选择 7~11 个浓度水平。例如，将预期测定范围加宽至 130%，在此范围内选择更多的浓度水平，然后依据实验结果逐渐减少数据点直至表现出线性关系，可发现最宽的线性范围。

（八）参考值（范围）确定资料

重点提交对申报试剂阴性/灰区/阳性等结果判断的临界（cut-off，CO）值确定的实验研究资料，应包括具体的试验方案、人群选择、评价标准、统计学分析和研究数据等研究资料。建议采用受试者工作特征曲线（receiver operating characteristic curve，ROC）的分析方式来选择确定合理的 CO 值，如实验结果分析存在灰区（equivocal zone），则应明确灰区建立的基础。CO 值建立的样本来源选择应考虑到地域性、季节、不同的感染阶段和生理状态等因素的影响，并明确 CO 值在不同的样本类型是否有差异。对 CO 值建立后所产生的临床灵敏度和特异性进行充分判断，使产生假阴性或假阳性结果的可能性均降至最低。

对于采用酶联免疫分析技术的检测试剂，在各检测条件固定的情况下，申请人也可以采用确定临界值的常用方

法，通过：① 确定临界值中的 n 数值（临界值 = 阴性样品平均 A 值 + n × 标准偏差）；② 确定阴性样品 A 值的标准差；③ 临床样本临界值的验证；这三个步骤检测并计算确定试剂盒的临界值。

（九）稳定性研究资料

稳定性研究资料主要涉及两部分内容，申报试剂的稳定性和适用样本的稳定性研究。前者主要包括实时稳定性、高温加速破坏稳定性、运输稳定性及开瓶稳定性（如涉及）等研究，申请人可根据实际需要选择合理的稳定性研究方案。稳定性研究资料应包括研究方法的确定依据、具体的实施方案、详细的研究数据以及结论。对于实时稳定性研究，应提供至少三批样品在实际储存条件下保存至成品有效期后的研究资料。考虑到样本中抗体对储存环境普遍敏感，申请人应对各种储存条件下的样本稳定性进行合理的验证，以确认不同类型样本的短期、长期保存条件及效期。需要冷冻保存的样本应对冻融次数进行合理的验证。某些用于防腐、冷冻用途或起稳定保护作用的添加剂（如叠氮化物）可能会对检测造成影响，如涉及，请对该添加剂的影响进行合理验证。

另外，如果要用于加热样本（如热灭活）的检测，则应对加热前后的 ToRCH 特异性抗体阳性及阴性样本进行加热因素的干扰验证。方法为对临界值附近的至少 10 份弱阳性加热和未加热样本进行对比检测，比较检测结果的差异；对至少 10 份阴性加热和未加热的样本进行对比检测，比较检测结果的差异。

试剂稳定性和样本稳定性两部分内容的研究结果均应在说明书【储存条件及有效期】和【样本要求】两项中进行详细说明。

（十）临床试验资料

1. 研究方法

对于"已有同品种批准上市"产品的临床研究，选择已批准上市产品、临床普遍认为质量较好的同类产品作为对比试剂，采用拟申报产品（以下称考核试剂）与之进行对比试验研究，证明本品与已上市产品等效。考虑到试剂盒的预期用途，临床试验中阳性和阴性样本均应包括一定量的非冻存样本。

对于 ToRCH 特异性 IgM 检测试剂，申请人还应对急性期患者样本进行考核试剂与参考方法的一致性研究，以评价考核试剂的临床灵敏度和特异性。用于评价的样本可选择处于感染急性期患者的新鲜采集样本（TOXO IgM 项目不少于 10 例，其他三项不少于 30 例）；或者选择商业血清转化盘（不少于 5 套）；或者选择新鲜采集样本联合商业血清转化盘。参考方法可以采用用于感染急性期判断的方法，例如：ToRCH 特异性 IgG 抗体的血清学转换（动态监测 2 份或以上的血清 IgG，恢复期与急性期比较 IgG 呈 4 倍以上升高）、核酸检测或直接抗原检测等方法，对于 ToRCH 感染急性期的判断应密切结合患者的临床诊断综合进行。建

议 TOXO IgM 检测试剂进行与 Sabin-Feldman 染色试验（DT）方法结合间接免疫荧光法和/或其他可有效诊断和公认的方法的一致性研究。

目前，部分 IgG 抗体亲合力检测项目无已上市的同类产品，对于该类申报试剂的临床研究，建议以 ToRCH 特异性抗体血清学结果（包括血清学转换）结合临床诊断作为对比方法，进行临床研究。

2. 临床研究单位的选择

申请人在国内不同区域选择临床单位，尽量使各单位的临床样本有一定的区域代表性；临床研究单位应具有 ToRCH 感染疾患诊疗或分子生物学方法（若临床试验中涉及此方法）检测的优势，实验操作人员应有足够的时间熟悉检测系统的各环节（仪器、试剂、质控及操作程序等），熟悉评价方案。在整个实验中，考核试剂和对比试剂都应处于有效的质量控制下，最大限度保证试验数据的准确性及可重复性。

3. 临床试验方案

临床试验实施前，研究人员应从流行病学、统计学、临床医学、检验医学等多方面考虑，设计科学合理的临床研究方案。各临床研究机构的方案设置应基本一致，且保证在整个临床试验过程中遵循预定的方案实施，不可随意改动。整个试验过程应在临床研究机构的实验室内并由本实验室的技术人员操作完成，申报单位的技术人员除进行必要的技术指导外，不得随意干涉实验进程，尤其是数据收集过程。

试验方案中应确定严格的病例纳入/排除标准，任何已经入选的病例再被排除出临床研究都应记录在案并明确说明原因。在试验操作过程中和判定试验结果时应采用盲法以保证试验结果的客观性。各研究单位选用的对比试剂应保持一致，以便进行合理的统计学分析。

4. 病例选择及样本类型

临床试验应选择预期适用人群，包括高流行率地区育龄妇女及孕妇、具有 ToRCH 感染症状/体征、相似症状或与传染源有密切接触史等的人群，作为研究对象。对于 ToRCH 特异性 IgG 半定量和/或定量检测试剂，样本待测物浓度应覆盖检测范围。企业在建立病例纳入标准时，应考虑到不同人群的差异，尽量覆盖各类适用人群。临床研究中 ToRCH 特异性 IgM 抗体阳性和特异性 IgG 抗体阴性样本，不少于 120 例，IgG 抗体低亲合力样本例数不少于 90 例，且每家医院的阳性和阴性样本例数应尽量考虑样本的分布。对于阴性病例的选择，也应考虑对交叉反应和干扰因素的评价，企业应选择除靶病原体之外的其他易混淆的病原体感染患者、自身免疫性疾病患者、溶血、脂血、黄疸样本进行检测，以从临床角度考察其分析特异性。

CMV 等 ToRCH 病原体的感染率较高，对该类 ToRCH 特异性 IgG 阳性的样本，若随机收样进行 IgG 抗体亲合力检测，很难获得近期感染的低亲合力样本。因此，建议先对入组样本进行有针对性地筛选，如：选择同一厂家的配套试剂盒检测 ToRCH 特异性 IgG 抗体，选择高浓度的 IgM 抗

体、低浓度的 IgG 抗体作为亲合力检测的入组样本；或者，选择同一厂家的配套试剂盒检测 ToRCH 特异性 IgM 和 ToRCH 特异性 IgG 抗体，二者同时为阳性的样本可作为亲合力检测的入组样本。建议在临床报告的试验设计和研究结果中对入组样本的筛选过程进行详细描述。

5. 统计学分析

对临床试验结果的统计应选择合适的统计方法，如检测结果一致性分析、ROC 分析和阴性/阳性符合率等。对于本类定性检测试剂对比实验的等效性研究，常选择配对 2 × 2 表的形式总结两种试剂的定性检测结果，对定性结果进行 χ^2 检验或 kappa 检验以检验两种检测试剂检测结果的一致性。统计学分析应可以证明两种方法的检测结果无明显统计学差异，并验证其一致性是否具有统计学意义。以 kappa 检验为例，除应计算 kappa 值外，还应对总体 kappa 值与"0"之间的差别是否具有统计学意义进行假设检验。对于半定量检测试剂对比实验的等效性研究，应在上述统计分析的基础上，根据临床试验数据分布特点，采用 Person 相关系数等统计方法对考核试剂检测值与对比试剂检测值线性相关关系进行分析。在临床研究方案中应明确统计检验假设，即评价考核试剂与对比试剂是否等效的标准。对于定量检测试剂对比实验的等效性研究，用回归分析验证两种试剂结果的一致性，建议统计学负责人根据试验设计特点，选择适用的回归分析方法，如 Deming 回归、Passing-Bablok 回归分析等。

6. 结果差异样本的验证

在数据收集过程中，对两种试剂检测结果明显不一致的样本，应采用金标准或临床上普遍认为质量较好的第三种同类试剂进行确认试验，同时结合患者的临床病情对差异原因及可能结果进行分析。如果考核试剂与对比试剂的检测结果显示不一致样本均是位于二者的临界值附近并且例数很少（如低于总例数的 1%），则对不一致原因作简要分析即可，不须进行第三方复核。注意，如果有必要选择第三方试剂复核，建议先采用第三方试剂对一定数量的考核试剂和对比试剂检测结果一致的样本（包括阳性和阴性结果）进行检测，以对第三方试剂选择的合理性进行评估。

7. 临床试验总结报告撰写

根据《体外诊断试剂临床研究技术指导原则》的要求，临床试验报告应该对试验的整体设计及各个关键点给予清晰、完整的阐述，应该对整个临床试验实施过程、结果分析、结论等进行条理分明的描述，并应包括必要的基础数据和统计分析方法。建议在临床总结报告中对以下内容进行详述。

7.1 临床试验总体设计及方案描述

7.1.1 临床试验的整体管理情况、临床研究单位选择、临床主要研究人员简介等基本情况介绍。

7.1.2 病例纳入/排除标准、不同人群的预期选择例数及标准。

7.1.3 样本类型，样本的收集、处理及保存等。

7.1.4 统计学方法、统计软件、评价统计结果的标准。

7.2 具体的临床试验情况

7.2.1 考核试剂和对比试剂的名称、批号、有效期等信息。

7.2.2 对各研究单位的病例数、人群分布情况进行总合，建议以列表或图示方式给出具体例数及百分比。

7.2.3 质量控制，试验人员培训、质控品检测情况，对检测精密度、质控品测量值的抽查结果评估。

7.2.4 具体试验过程，样本检测、数据收集、样本长期保存、结果不一致样本的校验等。

7.3 临床研究结果及分析

7.3.1 数据预处理、差异数据的重新检测或第三方验证以及是否纳入最终数据统计、对灰区样本、异常值或缺失值的处理、研究过程中是否涉及对方案的修改。

7.3.2 结果的一致性分析

计算阳性符合率、阴性符合率、总体符合率及其 95%（或 99%）的置信区间。采用适当的统计学方法，对定性检测试剂进行一致性评价，对半定量检测试剂进行线性相关性分析，对定量检测试剂进行一致性分析。另外考虑到对不同样本类型以及不同人群的检测结果可能存在一定差异，故建议对不同样本类型及不同人群分别进行统计分析，以对考核试剂的临床性能进行综合分析。

7.4 讨论和结论

对总体结果进行总结性描述并简要分析试验结果，对本次临床研究的特别说明（如有），最后得出临床试验结论。

三、参考文献

1.《体外诊断试剂注册管理办法（试行）》，（国食药监械〔2007〕229 号），2007 年 4 月 19 日

2.《体外诊断试剂临床研究技术指导原则》，（国食药监械〔2007〕240 号），2007 年 4 月 28 日

3.《体外诊断试剂说明书编写指导原则》，（国食药监械〔2007〕240 号），2007 年 4 月 28 日

4. Review Criteria for In Vitro Diagnostic Devices for Detection of IgM Antibodies to Viral Agents，CDRH FDA，USA February 27，1997

5. National Committee for Clinical Laboratory Standards. Specifications for immunological testing for infectious diseases；Approved guideline，LA18 – A2，2001

6. 王玉兰、吴建民，《临床免疫学与检验》，第 4 版，人民卫生出版社，2007 年 7 月

7. 李卫，《医疗器械临床试验统计方法》，第一版，人民军医出版社，2012 年 9 月

8. 陈敬贤，《诊断病原体学》，第一版，人民卫生出版社，2008 年 4 月

9. 冯仁丰，《临床检验质量管理技术基础》，第二版，上海科学技术文献出版社，2007 年 4 月

10.《中国生物制品规程》（2000 年版），化学工业出版社

11. Class II Special Controls Guidance Document: Herpes Simplex Virus Types 1 and 2 Serological Assays, CDRH FDA, August 9, 2011

12. National Committee for Clinical Laboratory Standards. Clinical use and interpretation of serologic tests for toxoplasma gondii; Approved guideline, M36 – A, 2004

13. 焦奎，张书圣《酶联免疫分析技术及应用》，第一版，化学工业出版社，2004年8月

弓形虫、风疹病毒、巨细胞病毒、单纯疱疹病毒抗体及G型免疫球蛋白抗体亲合力检测试剂技术审查指导原则编制说明

一、编写目的及依据

弓形虫（toxoplasma，TOXO）、风疹病毒（rubella virus，RV）、巨细胞病毒（cytomegalovirus，CMV）及单纯疱疹病毒（herpes simplex virus，HSV）四种病原体，以缩写形式 ToRCH 命名。上述四种病原体已引起围产医学家和优生优育学家的关注，并广泛应用于围产期检测。但如何科学有效的应用还应基于大量的研究及相关学科的诊疗指南。为了规范 ToRCH 抗体检测试剂的说明书编写，充分评价 ToRCH 抗体检测试剂的性能，更加全面地进行临床试验研究，特此编写本指导原则。

除《体外诊断试剂注册管理办法（试行）》（以下简称《办法》）、《体外诊断试剂说明书编写指导原则》、《体外诊断试剂临床研究指导原则》等有关体外诊断试剂的法规文件对申报产品的总体原则性指导外，由于申报产品较多，且检测方法、用途各异，本指导原则对于不同检测原理、不同预期用途的 ToRCH 检测试剂应如何进行说明书编写、产品标准制定，分析性能评估和临床试验进行了详细的规范，对于一些要点也进行了详细阐述，对于申报资料中的一些常见问题进行了明确。

本指导原则不包括行政审批要求，不作为法规强制执行。本指导原则是申请人和技术审评人员的指导文件，如果有能够满足适合的法规要求的其他方法，也可以采用，但是需要提供详细的研究资料和验证资料。应在遵循相关法规的前提下使用本指导原则。

二、相关问题的说明

（一）在说明书中明确"不得用于无症状人群的产前筛查"

本指导原则规范了产品预期用途为 ToRCH 抗体检测，可用于 ToRCH 感染辅助诊断及免疫状态的评估。IgG 抗体亲合力检测，用于辅助判断感染时间，排除近期原发性感染。并明确本类试剂尚不用作产前筛查。

根据市场需求及当今的临床应用现状，多数企业在讨论过程中认为不应在说明书中注明"ToRCH IgM 不得用于无症状人群的产前筛查"。但是基于临床及检验科专家及国家食品药品监督管理总局医疗器械技术审评中心的认知，目前 ToRCH IgM 检测假阳性较多，检测阳性具有指示孕妇近期感染的作用，且后续确认手段不完备，无法准确告知孕妇是否为近期感染，易对受检者造成严重的不良影响。经反复讨论，保留在说明书中的相关描述。

（二）建议 ToRCH IgM 检测试剂的预期用途定义为定性检测

关于 ToRCH IgM 检测试剂仅可用于定性检测和 ToRCH IgM 检测试剂可用于定量检测的讨论贯穿整个指导原则的编写过程。经讨论及沟通，认为虽 ToRCH IgM 检测在指示急性感染中具有一定的临床意义，但由于检测方法的局限性，目前无法作为准确的定量试剂，且临床中亦可以通过 ToRCH IgG 抗体的 4 倍升高指示急性感染。因此保留对 ToRCH IgM 检测试剂的预期用途定义为定性检测的建议。

（三）临床试验中的样本例数

指导原则编写之初建议临床研究中 ToRCH 特异性 IgM 抗体阳性和特异性 IgG 抗体阴性样本不少于 120 例，ToRCH IgG 抗体低亲合力样本例数不少于 120 例。企业认为此处建议的样本例数较高难以达到，尤其是 ToRCH IgG 抗体低亲合力样本，理论上更加难于获得。鉴于 ToRCH IgG 抗体低亲合力样本的获得一般需经过在 ToRCH IgM 样本阳性中筛选获得，较 ToRCH IgM 样本阳性更加难以获取，综合考虑临床评价及统计学要求，将对 ToRCH IgG 抗体低亲合力样本例数的建议调整为不少于 90 例。

三、编写单位

国家食品药品监督管理总局医疗器械技术审评中心。

19 乙型肝炎病毒基因分型检测试剂注册技术审评指导原则

（乙型肝炎病毒基因分型检测试剂技术审查指导原则）

本指导原则旨在指导注册申请人对乙型肝炎病毒（hepatitis B virus，HBV）基因分型检测试剂注册申报资料的准备及撰写，同时也为技术审评部门审评注册申报资料提供参考。

本指导原则是对乙型肝炎病毒基因分型定性检测试剂的一般要求，申请人应依据产品的具体特性确定其中内容是否适用，若不适用，需具体阐述理由及相应的科学依据，并依据产品的具体特性对注册申报资料的内容进行充实和细化。

本指导原则是供申请人和审查人员使用的指导性文件，不涉及注册审批等行政事项，相关人员应在遵循相关法规的前提下使用本指导原则。

本指导原则是在现行法规、标准体系及当前认知水平下制定的，随着法规、标准的不断完善和科学技术的不断发展，本指导原则相关内容也将适时进行调整。

一、范围

我国 2006 年乙型肝炎流行病学调查表明，我国 1~59 岁一般人群乙型肝炎表面抗原（hepatitis B surface antigen, HBsAg）携带率为 7.18%，5 岁以下儿童的 HBsAg 仅为 0.96%。据此推算，我国现有的慢性 HBV 感染者约 9300 万人，其中慢性乙型肝炎患者约 2000 万例；由于不同的乙型肝炎病毒基因型对现有药物治疗可能存在不同的治疗响应，乙型肝炎病毒分型基因检测在慢性乙型肝炎患者治疗中的作用正被越来越多人所关注。

根据 HBV 全基因序列异质性≥8% 的界线，可将其分为不同的基因型。目前，已鉴定的 HBV 基因型有 A~I 九种，基因型与血清亚型之间的关系已被清晰论证。基因序列的单个核酸的变化即可能改变血清亚型，但血清亚型不能反映基因的差异。通过对 HBV 全序列分析发现，在不同基因型之间 S 区段异质性最大，而型内 S 区段的异质性最小，从而也可以根据 S 区基因序列异质性≥4% 的标准区分不同的基因型。在此基础上，发展了一系列简单、准确的分型方法，推动了 HBV 基因型的流行病学及临床相关研究。

基于现阶段研究，在我国 HBV 以 C 型和 B 型为主。HBV 基因型与疾病进展和干扰素 α 治疗效果有关。与 C 基因型感染者相比，B 基因型感染者较早出现乙型肝炎 e 抗原（hepatitis B e antigen, HBeAg）血清学转换，较少进展为慢性肝炎、肝硬化和原发性肝细胞癌；并且 HBeAg 阳性患者对干扰素 α 治疗的应答率高于 C 基因型；A 基因型患者应答率高于 D 基因型。其他基因型与疾病谱的关系还未有特殊发现。但是，由于基因型分布不均衡和样本大小的影响，还需要作多中心大样本的研究方能进一步了解基因型与疾病谱之间的关系。

HBV 基因型的分布具有明显的地理学特点，大体上如下：

A 基因型主要流行于美国及北欧国家；B 和 C 基因型主要分布在亚洲及远东地区；D 基因型在世界各地均有发现，但主要分布于地中海地区；E 基因型仅限于非洲；F 基因型则分布在中美洲；G、H、I 及 J 型基因型的地理分布尚不清楚。随着时间的推移，新的基因型可能会被陆续发现。

HBV 基因分型检测试剂是指利用包括分子生物学相关方法在内的核酸检测技术，以 HBV 基因序列为检测靶标，对人血清、血浆等样本中的 HBV 不同基因型进行体外定性检测的试剂。结合临床表现和其他实验室指标，可作为乙型肝炎感染者临床诊疗的辅助指标之一。

本指导原则适用于基于实时荧光（polymerase chain reaction, PCR）方法的 HBV 基因分型检测试剂，其他方法学的定性检测方法可参照本指导原则，但应根据产品特性确定其中具体内容是否适用，如不适用，应另行选择符合自身方法学特性的技术要求或评价方法。本指导原则适用于进行产品注册和相关许可事项变更的产品。其他未尽事宜（包括产品风险分析资料等），应当符合《体外诊断试剂注册管理办法》（国家食品药品监督管理总局令第 5 号）（以下简称《办法》）等相关法规要求。

二、注册申报资料要求

（一）综述资料

综述资料主要包括产品预期用途、产品描述、有关生物安全性的说明、研究结果的总结评价以及同类产品上市情况介绍等内容，其中同类产品上市情况介绍部分应着重从方法学及不同基因型检出能力等方面写明拟申报产品与目前市场上已获批准的同类产品之间的主要区别。若尚无同类产品批准上市，则应详细对该产品的有效性及安全性进行论述，说明理论依据。

提交的资料应符合《办法》和《关于公布体外诊断试剂注册申报资料要求和批准证明文件格式的公告》（国家食品药品监督管理总局公告 2014 年第 44 号）的相关要求。

（二）主要原材料研究资料

应提供主要原材料如引物、探针、企业参考品的选择与来源、制备过程、质量分析和质控标准等相关研究资料。若主要原材料为企业自己生产，其生产工艺必须相对稳定，并提交工艺验证报告；如主要原材料购自其他供货商，应提供的资料包括：供货方提供的质量标准、出厂检定报告，以及该原材料到货后的质量检验资料。主要包括以下内容：

1. 核酸分离/纯化组分（如有）的主要组成、原理介绍及相关的验证资料。

2. PCR 和组分的主要原料（包括引物、探针、各种酶及其他主要原料）的选择、制备、质量标准及实验研究资料，主要包括以下内容：

2.1 脱氧三磷酸核苷（dNTP）

核苷酸的组成成分，包括：dATP、dUTP、dGTP、dCTP 和 dTTP，对纯度、浓度、保存稳定性等的验证资料。

2.2 引物

由一定数量的碱基构成的特定序列，通常采用（deoxyribonucleic acid, DNA）合成仪人工合成，合成后经聚丙烯酰胺凝胶电泳（PAGE）或其他适宜方法纯化。需提供对分子量、纯度、稳定性、功能性实验等的验证资料。如为外购，应提供合成机构出具的合成产物的质检证明，如 PAGE

电泳结果或高效液相色谱法（HPLC）分析图谱。

2.3 探针

特定的带有示踪物（标记物）的已知核酸片段（寡聚核苷酸片段），能与互补核酸序列退火杂交，用于特定核酸序列的探测。合成后经聚丙烯酰胺凝胶电泳（PAGE）或其他适宜方法纯化，在 5′-端（和/或 3′-端）进行标记，并经 HPLC 或其他适宜方法纯化，纯度应达到 HPLC 纯。应提供合成机构出具的合成产物的质检证明，如 HPLC 分析图谱，应对探针的分子量及标记的荧光素进行核实，并进行功能性试验验证。

2.4 酶

DNA 聚合酶，应具有 DNA 聚合酶活性，无核酸内切酶活性，具热稳定性，如：94℃保温 1 小时后仍保持 50% 活性；尿嘧啶糖基化酶（UNG），具有尿嘧啶糖基化活性，无核酸外切酶及核酸内切酶活性，应对酶活性有合理验证。如使用其他工具酶，应提供其详细的研究资料。

2.5 核酸类检测试剂的包装材料和耗材应无 DNase 和 RNase 污染。

2.6 企业内部参考品及试剂内对照（质控品）

由于乙型肝炎病毒不易培养，制备相应的参考品及质控品时，参考品设置建议采用灭活病毒的血清/血浆。并且参考品及质控品与被测临床样本在整个试验过程中应保持相同的检测方式。

企业内部参考品以及质控品设置必须客观合理，能够充分评价产品的质量。应采用金标准或其他方法对企业内部参考品以及质控品中物质成分进行确认。

2.6.1 阳性参考品及阳性质控品

阳性参考品应包含试剂盒所能检测的所有基因型（所有的单基因型以及所有的重组基因型），每个基因型应设置不同浓度水平，应能满足验证产品性能的需要，至少设置两个浓度水平（弱阳性、中或强阳性）；常见基因型（如 B 型、C 型）阳性参考设置建议采用灭活病毒的血清/血浆。其他基因型阳性参考品设置可采用模拟临床样本。对于阳性参考品的获取方式建议使用金标准的方法或同类方法或者其他能证明问题的方法进行确认。

阳性质控品应包含目标靶基因，用于监控整个检测过程，包括：核糖核酸提取，基因扩增和检测。阳性质控品作为单独检测过程，用于模拟患者样本，用于与患者样本进行同时检测。

2.6.2 阴性参考品及阴性质控品

可采用经确认无目标靶基因的序列的样本。阴性参考品及阴性质控品对照物可反映非特异扩增或检测过程，当不存在目标序列时不会得到相关信号。阴性参考品设置建议采用灭活的血清/血浆。阴性质控品应参与样本核酸的平行提取，对假阳性结果进行质量控制。

2.6.3 灵敏度参考品（检测限参考品）

灵敏度参考品是评价产品检测能力的重要工具，对于定性产品来说，其设计的合理性显得非常重要。在基因型设置方面，应包括试剂盒所包含的所有基因型。在浓度设置方面，应采用核酸定量的方法对该参考品进行定量检测，明确被测物的具体量值，设置浓度应接近产品最低检出限。

2.6.4 精密度参考品

精密度参考品应反映产品检测的重复性以及重复检测的稳定性，该部分参考品应采用临床样本作为精密度参考品，需包括阴性、弱阳性、中或强阳性三个浓度水平的精密度验证。

2.6.5 内对照（内标）

与目标靶基因平行提取，扩增；用于对检测管内抑制物造成的假阴性结果进行质量控制。内对照（内标）可采用竞争性或非竞争性的引物设置。

2.6.6 其他需要注意问题

如单个产品检验原理为两种方法学或多种方法学联合检测的方法，应对产品中每种方法学均设置参考品及质控品，用于对不同方法学的质量监控，例如：检测原理为 PCR-杂交方法联用，在这种情况下，不仅需在 PCR 环节设置参考品及质控品对扩增过程进行质量控制；同时在基因探针杂交环节也必须设置质控程序对杂交过程进行质量控制。

（三）主要生产工艺及反应体系的研究资料

基本生产工艺主要包括：配制工作液、半成品检定、分装和包装。配制工作液的各种原材料及其配比应符合要求，原材料应混合均匀，配制过程应对 pH、电导率等关键参数进行有效控制。

生产工艺研究的资料应能对反应体系涉及的基本内容，如样本类型、样本用量、试剂用量、反应条件、校准方法、质控方法、稳定性和有效期，提供确切的依据，主要包括以下内容：

1. 主要生产工艺介绍，可以图表方式表示。

2. 反应原理介绍。

3. 基因位点选择、PCR 方法学特性介绍。

4. DNA 提取纯化方法优化，建议包含纯化步骤，内标、质控品均应全程参与提取纯化，不建议采用煮沸法进行 DNA 提取。

5. 确定最佳 PCR 反应体系的研究资料，包括酶浓度、引物/探针浓度、dNTP 浓度、阳离子浓度、样本量、加样量及反应体积等。

6. 确定 PCR 各阶段温度、时间及循环数的研究资料。

7. 对于基线阈值（threshold）和阈值循环数（Ct）确定的研究资料。

8. 不同适用机型的反应条件的对比分析，如果有差异应分别详述。

如单个产品检验原理为两种方法学或多种方法学联合检测的方法，例如：检测原理为 PCR 方法和基因探针杂交方法联用。应在上述 1 至 8 项基础上完善以下工作：

1. 主要生产工艺及反应原理介绍。

2. 杂交膜条的制备工艺。

3. 确定最佳杂交反应体系的研究资料，包括酶浓度、探针浓度、样本量、加样量及反应体积等。

4. 确定杂交各阶段温度、时间的研究资料。

5. 交叉污染和携带污染研究。

该类产品适用于检测乙型肝炎病毒感染人群,在临床检测中发现,部分临床样本会出现高浓度的乙型肝炎病毒载量。这部分临床样本在提取过程中增加了交叉污染及携带污染的可能性。在核酸提取过程中,从而导致假阳性的结果。

如产品配套采用自动提取设备提取 DNA,在携带污染试验中,建议将高浓度阳性(病毒浓度至少不低于 10^8 IU/ml)样本与阴性样本在同一待提取反应板中连续交替排列并应进行不少于 5 轮上述提取研究。建议试验使用的高阳性样本水平应接近该产品检测能力的上限。以邻近高阳性样本的阴性样本的阴性结果对比未邻近高阳性样本的阴性结果,评估携带和交叉污染的影响。

如产品检测原理中涉及开管检测过程,如自动化膜条杂交仪,应参照该项要求进行验证。

(四)分析性能评估资料

企业应提交在产品研制阶段对试剂盒进行的所有性能验证的研究资料,包括具体研究方法、内控标准、实验数据、统计分析等详细资料。如有相应的国家参考品,应在分析性能评估阶段采用国家参考品对产品性能进行验证。建议着重对以下分析性能进行研究:

1. 阳性/阴性参考品符合率

所有基因型别的阳性参考品均应按要求检出阳性,考虑到浓度梯度的不同,应对各水平阳性参考品设置相应 Ct 值的限制;阴性参考品应按要求检出为阴性。

2. 最低检测限(分析灵敏度)

建议采用 95%($n \geq 20$)的阳性检出率作为最低检测限确定的标准,应明确各基因型的最低检出限。申报试剂应在最低检出限或接近最低检出限的病毒浓度对说明书描述的所有基因型进行验证。

3. 分析特异性

3.1 交叉反应

用于 HBV DNA 分型检测试剂交叉反应验证的病原体种类主要考虑以下几方面可能性:

3.1.1 核酸序列具有同源性、易引起相同或相似的临床症状的其他病原体。

3.1.2 申报产品中不同基因型以及乙型肝炎病毒其他基因型对被检测基因型的影响。对于难以获得的基因型,可采用针对该基因型构建的质粒或其他基因工程产品进行交叉验证。

3.1.3 建议用高浓度的病原体对乙型肝炎病毒核酸阴性样本进行交叉反应的验证。申请人应提供所有用于交叉反应验证的病毒和细菌的来源、种属/型别和浓度确认等试验资料。

3.2 干扰物质

潜在的干扰物质主要包括:内源性干扰物质和外源性干扰物质。

3.2.1 内源性干扰物质:样本中常见干扰物质对检测结果的影响,如血红蛋白、甘油三酯、胆红素等。

3.2.2 外源性干扰物质:常用抗凝剂,临床常用抗病毒药物如:干扰素、拉米夫定、阿德福韦酯、恩替卡韦、替比夫定等对检测结果的影响。

3.2.3 建议在病毒的检测临界值水平对每种干扰物质的干扰影响进行检测。干扰物浓度的分布应覆盖人体生理及病理状态下可能出现的物质浓度。应注明不同干扰物质对被检测物质无干扰的最高限值。对于不易收集的干扰物质浓度样本可使用临床模拟样本进行调节。

4. 精密度

精密度的评价方法并无统一的标准可依,可根据不同产品特征或企业的研究习惯进行,前提是必须保证研究的科学合理性。具体实验方法可以参考相关的国外或国内有关体外诊断产品性能评估的文件进行。企业应对每项精密度指标的评价标准做出合理要求,如标准差或变异系数的范围等。针对本类产品的精密度评价主要包括以下要求:

4.1 用于精密度评价的样本浓度水平应至少包含阴性、弱阳性和强阳性三个水平。

4.2 合理的精密度评价周期,例如:为期至少 20 天的连续检测,每天至少由 2 人完成不少于 2 次的完整检测,从而对批内/批间、日内/日间以及不同操作者之间的精密度进行综合评价。如有条件,申请人应选择不同的实验室进行重复实验以对室间精密度进行评价。

5. 基因混合型的研究

该部分研究主要包括两个目的:一是申报试剂检测不同浓度混合型的能力。申请人应设置不同浓度比例的混合型进行验证。二是申报试剂在判读结果时,是否能够有效区分基因重组型和基因混合型。申请人应设置不同浓度的基因重组型与不同混合比例的基因混合型进行验证。

因理想的不同浓度比例基因混合型样本在临床单位中难以收集,申请人可以使用临床模拟样本进行验证。该部分样本建议用核酸测序明确样本中包含的所有基因型序列,同时应使用核酸定量的方法确定不同基因型的浓度。

如申报产品的结果判读无法有效区分基因混合型与基因重组型,应在产品说明书中进行注明。

6. HBV 核酸分离纯化

病毒 DNA 提取主要有以下目的:富集目的基因浓度、保证目的基因序列的完整性、增加 PCR 模板溶液均一性、去除 PCR 抑制物,是决定 PCR 成败的重要因素之一。企业应对核酸提取的环节做详细的验证。

(五)阳性判断值或参考区间确定资料

阳性判断值确定资料主要指对核酸检测的 Ct 值进行确认,建议申请人对申报产品用于结果判断的临界值予以确认。参考值范围研究资料样本来源应考虑不同年龄、型别、地域等因素,尽可能考虑样本来源的多样性、代表性。如存在参考值灰区,应提供灰区的确认资料。如采用其他方法对阳性判断值进行确认研究,应说明这种方法的合理性。

对于此类试剂，正常人群及其他患病人群中一般不应检出HBV基因型。

（六）稳定性研究资料

稳定性研究资料主要涉及两部分内容，申报试剂的稳定性和适用样本的稳定性研究。前者主要包括实时稳定性（有效期）、运输稳定性、开瓶稳定性及冻融次数限制等研究，申请人可根据实际需要选择合理的稳定性研究方案。稳定性研究资料应包括研究方法的确定依据、具体的实施方案、详细的研究数据以及结论。对于实时稳定性研究，应提供至少3批样品在实际储存条件下保存至成品有效期后的研究资料。

应对样本稳定性进行研究，主要包括室温保存、冷藏和冷冻条件下的有效期验证，可以在合理的温度范围内选择温度点（温度范围），每间隔一定的时间段即对储存样本进行全性能的分析验证，从而确认不同类型样本的效期稳定性。适于冷冻保存的样本还应对冻融次数进行评价。

试剂稳定性和样本稳定性两部分内容的研究结果应在说明书【储存条件及有效期】和【样本要求】项中进行详细说明。

（七）临床试验

1. 试验方法

乙型肝炎病毒基因分型核酸检测试剂目前主要供临床医护人员对慢性乙型肝炎患者设置临床治疗方案提供参考依据。随着乙型肝炎基因型与肝炎病情关系的研究工作不断深入，研究方法不断改进，新的研究成果可能将被转化应用于临床工作中。如乙型肝炎病毒基因分型核酸检测试剂用于新的临床用途，应根据新的临床用途特点设置具有针对性的临床试验研究方案。

参比方法的选择可以考虑以下几方面：

1.1 如已有同类产品上市，可以选择境内已批准上市、临床普遍认为质量较好的同类产品作为参比试剂，采用拟申报产品（以下称考核试剂）与之进行对比试验研究，证明本品与已上市产品等效或优于已上市产品。应充分考虑已上市同类试剂的型别选择、靶序列选择、分析灵敏度等特性，确保考核试剂与申报试剂具有明确可比性。

1.2 申请人亦可采用核酸序列测定方法作为此类试剂临床试验研究的参比方法，验证考核试剂检测结果与核酸序列测定（测序）结果之间的一致性情况。临床试验报告中应对选用的测序方法做详细介绍。

申请人应提供以下关于测序部分的详细试验资料，需有临床试验单位签章确认：

1.2.1 测序方法原理、测序仪型号、测序试剂及消耗品的相关信息。

1.2.2 测序方法所用引物相关信息，如基因区段选择、分子量、纯度、功能性实验等资料。引物设计应合理涵盖考核试剂扩增的靶核酸区段、位点及所有突变类型。

1.2.3 对所选测序方法的分析性能进行合理验证，尤其

是最低检测限的确认，建议将所选测序方法与申报试剂的相关性能进行适当比对分析。

1.2.4 测序方法应建立合理的阳性质控品和阴性质控品对临床样本的检测结果进行质量控制。

1.2.5 提交有代表性的样本测序图谱及结果分析资料。

2. 临床试验机构的选择

临床试验机构应获得国家食品药品监督管理总局资质认可。建议申请人在选择临床试验机构时，应考虑试验机构之间的地域代表性，临床试验机构应具有分子生物学方法检测的优势，实验操作人员应有足够的时间熟悉检测系统的各环节（仪器、试剂、质控及操作程序等），熟悉评价方案。在整个实验中，考核试剂和对比试剂都应处于有效的质量控制下，最大限度保证实验数据的准确性及可重复性。

3. 临床试验方案

临床试验实施前，研究人员应从流行病学、统计学、临床医学、检验医学等多方面考虑，设计科学合理的方案。各临床试验机构的方案设置应基本一致，且保证在整个临床试验过程中遵循预定的方案实施，不可随意改动。整个试验过程应在临床试验机构的实验室内并由本实验室的技术人员操作完成，申报单位的技术人员除进行必要的技术指导外，不得随意干涉试验进程，尤其是数据收集过程。

试验方案中应确定严格的病例纳入/排除标准，任何已经入选的病例再被排除出临床试验都应记录在案，并明确说明原因。在试验操作过程中和判定试验结果时应采用盲法以保证试验结果的客观性。各临床试验机构选用的对比试剂应一致，以便进行合理的统计学分析，同时方案中应明确写明对于对比试验研究中测定结果不符的样本进行确认试验的第三方试剂或方法。

4. 临床试验对象选择

4.1 基因型方面的考虑

HBV病毒为DNA病毒，其基因具有显著的多样性，不同的地区和民族，HBV流行的基因型不同。境内流行的HBV基因型主要为B型、C型，部分地区存在少数D型，以及重组型基因B/C型，B/D型，C/D型等。而且，HBV基因型具有一定的地域差异，不同地区流行的HBV基因型也不尽相同。因此，在选择HBV感染者病例时，首先应根据HBV流行的情况，选择能代表我国不同地区流行基因型的HBV感染者病例，以对试剂检测我国流行的HBV病毒的能力进行客观科学的评价，选择的基因型应包括上述三种主要的基因型。

4.2 病例选择及样本类型

应涵盖注册申报试剂所声称的所有基因型，应选择部分干扰样本（交叉反应样本），比较干扰组和病例组结果，以便对申报产品的临床性能做出科学的分析。临床试验所需样本总例数不少于500例，其干扰组例数的选择以不超过总临床样本数的10%为宜。对于B型及C型基因型临床样本，应满足每种基因型不少于200例临床样本；对于D型基因型及其他基因型临床样本，建议每种不少于30例阳

性病例。每种基因型临床样本应来源于乙型肝炎病毒核酸检测阳性的患者。如注册申报试剂中包含其他基因型，应结合这部分基因型在我国的流行病学特点，临床应用情况等综合因素，对其临床有效性进行科学评估。

在样本选择时，应注重患者来源的不同地域性，不同病情进展，不同药物治疗方案等。对于干扰组样本的选择，应考虑到在检测过程中容易产生干扰，可能造成假阳性/假阴性的情况，以从临床角度考察其分析特异性。

5. 统计学分析

对临床试验结果的统计应选择合适的统计方法，如检测结果一致性分析、不同基因型阴性/阳性符合率等。对于本类产品对比试验的等效性研究，常选择交叉四格表的形式总结两种试剂的定性检测结果，对定性结果进行四格表 χ^2 检验或 kappa 检验以验证两种试剂定性结果的一致性，统计分析应可以证明两种方法的检测结果有无明显统计学差异。在临床试验方案中应明确统计检验假设，即评价考核试剂与参比试剂是否等效的标准。

6. 结果差异样本的验证

在数据收集过程中，对于两种试剂的检测结果有不一致的样本，如有必要，应采用临床上公认较好的第三种同类试剂或参考方法对结果进行确认，同时结合患者的临床病情对差异原因及可能结果进行分析。

7. 临床试验总结报告撰写

根据《体外诊断试剂临床试验技术指导原则》（国家食品药品监督管理总局通告 2014 年第 16 号）的要求，临床试验总结报告应该对试验的整体设计及各个关键点给予清晰、完整的阐述，应该对整个临床试验实施过程、结果分析、结论等进行条理分明的描述，并应包括必要的基础数据和统计分析方法。建议在临床总结报告中对以下内容进行详述：

7.1 临床试验总体设计及方案描述

7.1.1 临床试验的整体管理情况、临床试验机构选择、临床试验主要研究人员简介等基本情况介绍；

7.1.2 病例纳入/排除标准、不同年龄段人群的预期选择例数及标准；

7.1.3 样本类型，样本的收集、处理及保存等；

7.1.4 统计学方法、统计软件、评价统计结果的标准。

7.2 临床试验具体情况

7.2.1 临床试验所用产品的名称、批号、有效期及所用机型等信息，以及对比试验产品的注册情况；

7.2.2 对各临床试验机构的病例数、年龄分布情况进行综合分析，建议以列表或图示方式给出具体例数及百分比；

7.2.3 质量控制，试验人员培训、仪器日常维护、质控品运行情况，对检测精密度、质控品测量值的抽查结果评估；

7.2.4 具体试验过程，样本检测、数据收集、样本长期保存、结果不一致样本的校验等。

7.3 统计学分析

7.3.1 数据预处理、差异数据的重新检测或第三方验证以及是否纳入最终数据统计、对异常值或缺失值的处理、

研究过程中是否涉及对方案的修改；

7.3.2 阳性符合率、阴性符合率、总体符合率；

7.3.3 以交叉多格表的形式总结两种试剂的定性检测结果，对定性结果进行多格表 χ^2 检验或 kappa 检验以验证两种试剂定性结果的一致性。应明确将每种基因型单独进行统计。

7.4 讨论和结论

对总体结果进行总结性描述并简要分析试验结果，对本次临床试验有无特别说明，最后得出临床试验结论。

（八）产品技术要求

拟定产品技术要求应符合《办法》和《体外诊断试剂注册申报资料要求及说明》的相关规定。申请人应当在原材料质量和生产工艺稳定的前提下，根据申请人产品研制、前期临床评价等结果，依据国家标准、行业标准及有关文献，按照《医疗器械产品技术要求编写指导原则》（国家食品药品监督管理总局通告 2014 年第 9 号）的有关要求编写。内容主要包含产品性能指标和检验方法。第三类产品技术要求中还应当以附录形式明确主要原材料、生产工艺及半成品要求。

附录中应将待测靶基因的基因位点、引物/探针设计及来源、参考品设置、来源及验证情况、各种酶的来源、特性及验证等重点内容予以明确。

乙型肝炎病毒基因分型检测试剂的产品技术要求应主要包括以下性能指标：物理性状、阴/阳性参考品符合率、精密度、最低检测限等。阳性参考品主要考察对试剂盒覆盖范围内不同基因的检测符合性，阴性参考品则重点对申报试剂的分析特异性进行验证。

（九）注册检验

根据《办法》要求，首次申请注册的第三类产品应该在国家食品药品监督管理总局认可的、具有相应承检范围的医疗器械检验机构进行连续 3 个生产批次样品的注册检验。对于已经有国家标准品的检测项目，在注册检验时应采用相应的国家标准品进行检验；对于目前尚无国家标准品的项目，生产企业应建立自己的参考品体系并提供相应的内部参考品。

（十）产品说明书

说明书承载了产品预期用途、标本采集及处理、实验方法、检验结果解释以及注意事项等重要信息，是指导实验室工作人员正确操作、临床医生针对检验结果给出合理医学解释的重要依据，是体外诊断试剂注册申报最重要的文件之一。产品说明书的格式应符合《体外诊断试剂说明书编写指导原则》（国家食品药品监督管理总局通告 2014 年第 17 号）的要求。境外试剂的中文说明书除格式要求外，其内容应尽量保持与原文说明书的一致性，翻译应准确且符合中文表达习惯。产品说明书的所有内容均应与申请人提交的注册申报资料中的相关研究结果保持一致，如

某些内容引用自参考文献，则应以规范格式对此内容进行标注，并单独列明文献的相关信息。

结合《体外诊断试剂说明书编写指导原则》的要求，明确乙型肝炎病毒（HBV）基因分型检测试剂说明书的重点内容，以指导注册申报人员更合理地完成说明书编制。

1.【预期用途】

应至少包括以下内容：

1.1 试剂盒用于体外定性检测已明确为乙型肝炎病毒核酸阳性患者的血清、血浆等样本中乙型肝炎病毒基因型。辅助医疗专业人员了解病人的乙型肝炎病毒基因型感染情况以及确定适当的治疗方法。

1.2 乙型肝炎病毒基因分型试剂的基因型应至少包括 B 型、C 型、D 型，如果申请人略去上述任意一种推荐的基因型，应给出合理的解释。

1.3 适用人群：确诊的慢性乙型肝炎病毒感染者。

1.4 简要介绍乙型肝炎病毒基因型的特征，包括不同基因型的特征、不同基因型常见亚型、不同基因型在地域及人群中的分布情况、不同基因型在临床的应用特点。

1.5 强调该试剂盒检测结果仅供临床参考，不应作为治疗药物调整的唯一依据，临床医生应结合患者病情及其他实验室检测指标等因素对患者治疗进行综合判断。

2.【检验原理】

2.1 对试剂盒检测能够覆盖的所有被检测的基因型进行详细描述（靶序列长度及来源区段、基因型类型及相关特征等），对引物及探针设计简介、不同样品反应管组合、对照品设置及荧光信号检测原理等进行逐项介绍。

2.2 核酸提取纯化的方法、原理等。

2.3 试剂盒技术原理的详细介绍，建议结合适当图示进行说明。如反应体系中添加了相关的防污染组分（如 UNG 酶），也应对其作用机理作适当介绍。

3.【主要组成成分】

3.1 详细说明试剂盒内各组分的名称、数量、比例或浓度、稳定性等信息，阴性/阳性对照品（或质控品）可能含有生物源性物质的组分，应说明其生物学来源、活性及其他特性；说明不同批号试剂盒中各组分是否可以互换。

3.2 试剂盒中如不包含该项检测必需的组分，说明书中应列出相关试剂/耗材的名称、注册证号（如有）及其他相关信息。

3.3 如果试剂盒中不包含用于核酸分离/纯化的试剂组分，则应在此注明经验证后推荐配合使用的商品化核酸分离/纯化试剂盒的生产企业、产品名称、注册证号（如有）以及配套仪器等详细信息。

4.【适用机型】

注明所有适用的仪器型号，并提供与仪器有关的重要信息以指导用户操作。

5.【储存条件及有效期】

说明试剂盒的效期稳定性、开封稳定性、复溶稳定性、运输稳定性、冻融次数要求等，应标明具体的储存条件及效期。

6.【样本要求】

6.1 样本收集要求：如采集时间、采集顺序等，是否受临床症状、用药情况等因素的影响。结合临床需要并参照慢性乙型肝炎防治指南（现行版）相关要求。

6.2 血液样本应当说明对采血管及抗凝剂的要求：明确样本类型、采血管和抗凝剂，其他样本应说明样本采集、处理及保存方式。

6.3 样本处理、运送及保存：对血液样本离心条件的要求，核酸提取前的预处理、运送条件、保存条件及期限（短期、长期）等。冷藏/冷冻样本检测前是否需恢复至室温，冻融次数的要求。如有需要应对高于检测范围的样本稀释方法进行规定。

7.【检验方法】

详细说明试验操作的各个步骤：

7.1 试剂准备及配制方法、注意事项。

7.2 详述待测样本、质控品核酸提取的条件、步骤及注意事项。

7.3 核酸提取/纯化方法的详细介绍。

7.4 扩增反应前准备：加样体积、顺序等。

7.5 PCR 各阶段的温度、时间设置、循环设置及相关注意事项。

7.6 仪器设置：特殊参数、结合探针的荧光素标记情况对待测基因及内标的荧光通道选择。

7.7 基线、循环阈值（Ct 值）的选择方法。

8.【阳性判断值或者参考区间】

该类产品用于定性检测，Cut-off 值是检测试剂有效区分检测结果阳性和阴性的标准，如产品检测原理为荧光 PCR 法。Cut-off 的描述包括基线的确定方法和循环阈值（Ct 值）的要求。除 Ct 值要求外，对于接近 Cut-off 值的弱阳性结果或者接近 Cut-off 值的阴性结果建议结合扩增结果的 S 形曲线对结果进行判断。

9.【检验结果的解释】

结合阳性对照、阴性对照以及反应管中靶基因和内标的检测结果（Ct 值），对所有可能出现的结果组合及相应的解释进行详述。如存在检测灰区，应对灰区结果的处理方式一并详述。建议将不同结果的典型性图谱纳入说明书中，便于用户对结果的读取。

10.【检验方法的局限性】

10.1 该产品仅用于乙型肝炎病毒核酸检测阳性患者的临床样本检测。

10.2 该产品仅用于不同基因型的定性检测，不适用定量检测。

10.3 该产品未包含全部乙型基因型别。该产品仅用于产品说明书预期用途所包含的已知基因型的检测，不适用其他基因型及未知基因型的检测。因此，当本试剂盒检测结果为阴性时，并不能排除被检测者带有乙型肝炎病毒的其他基因位点。

10.4 如申报产品因产品原理导致无法对乙型肝炎病毒不同基因型混合样本和重组型样本进行区别，应在产品说明书中进行注释，帮助医疗专业人员对检测结果进行客观认识。

10.5 模板 DNA 质量将影响该产品检测结果。模板 DNA 的质量可能受样本来源、采集过程、运输条件、样本处理等因素影响，同时也受 DNA 提取方法、PCR 仪类型、操作环境以及当前分子生物学技术的局限性等的限制，可能导致出现假阳性和假阴性的检测结果。使用者须了解检测过程中可能存在的潜在风险。

10.6 该产品以乙型肝炎病毒基因上的特定 DNA 片段为检测靶标，如试剂盒引物与探针结合区出现基因突变，导致检测结果异常，将影响检测结果解释。

11. 【产品性能指标】

详述以下性能指标：

11.1 最低检出限：说明试剂不同样本类型及不同基因型的最低检出限，简要介绍最低检出限的确定方法以及对最低检出限验证所采用的基因型。如不同基因型之间最低检出限不同，应分别列出。

11.2 精密度/重复性：精密度参考品的组分、浓度及评价标准、评价结果。

11.3 特异性

11.3.1 交叉反应：易产生交叉反应的其他病原体以及乙型肝炎病毒其他基因型的验证情况，建议以列表的方式表示经过交叉反应验证的病原体名称、型别、浓度等信息。

11.3.2 干扰物质：样本中常见干扰物质对检测结果的影响。

11.3.3 药物影响：常用抗病毒药物、干扰素等对检测结果的影响，如未进行相关研究也应提供相关警示说明。

11.3.4 对比试验研究（如有）：简要介绍对比试剂（方法）的信息、所采用的统计学方法及统计分析结果。

12. 【注意事项】

应至少包括以下内容：

12.1 如该产品含有人源或动物源性物质，应给出具有潜在感染性的警告。

12.2 临床实验室应严格按照《医疗机构临床基因扩增检验实验室管理办法》等有关分子生物学实验室、临床基因扩增实验室的管理规范执行。

三、名词解释

基因型：是指根据不同个体基因序列之间的规律性差异而分成的不同类型，用来描述基因本身的特征。基因型分析可鉴定个体或病毒毒株之间的差异。

四、起草单位

国家食品药品监督管理总局医疗器械技术审评中心。

20　结核分枝杆菌复合群核酸检测试剂注册技术审评指导原则

（结核分枝杆菌复合群核酸检测试剂注册技术审查指导原则）

本指导原则旨在指导注册申请人对结核分枝杆菌复合群核酸检测试剂注册申报资料的准备及撰写，同时也为技术审评部门审评注册申报资料提供参考。

本指导原则是对结核分枝杆菌复合群核酸检测试剂的一般要求，申请人应依据产品的具体特性确定其中内容是否适用，若不适用，需具体阐述理由及相应的科学依据，并依据产品的具体特性对注册申报资料的内容进行充实和细化。

本指导原则是供申请人和审查人员使用的指导文件，不涉及注册审批等行政事项，亦不作为法规强制执行，如有能够满足法规要求的其他方法，也可以采用，但应提供详细的研究资料和验证资料。应在遵循相关法规的前提下使用本指导原则。

本指导原则是在现行法规、标准体系及当前认知水平下制定的，随着法规、标准的不断完善和科学技术的不断发展，本指导原则相关内容也将适时进行调整。

一、范围

结核病是由结核分枝杆菌、牛结核分枝杆菌和非洲分枝杆菌等引起的慢性传染性疾病，可累及全身各个器官，以肺结核最为多见。其中，结核病的病原菌主要是结核分枝杆菌，牛结核分枝杆菌次之。结核分枝杆菌主要是经空气传播，大多数人在感染结核分枝杆菌后并无症状，称为潜伏感染。潜伏感染可持续几十年，仅有 5%～10% 的潜伏感染者发展为活动性肺结核。

在结核病的细菌学检验中，通常将分枝杆菌分为结核分枝杆菌复合群（Mycobacterium tuberculosis complex）和非结核分枝杆菌（nontuberculosis mycobacteria，NTM）。结核分枝杆菌复合群包括结核分枝杆菌（M. tuberculosis）、牛结核分枝杆菌（M. bovis）、非洲分枝杆菌（M. africanum）和田鼠分枝杆菌（M. microti）。在结核分枝杆菌复合群内各种中，除田鼠分枝杆菌对人无致病力外，其他三种菌均可对人致病，产生大致相同的临床表现。因此，临床上往往只做结核分枝杆菌复合群的鉴定而不进行亚种水平的鉴定，用于结核辅助诊断的核酸检测试剂也常采用结核分枝杆菌复合群共有的核酸序列作为靶标来进行检测。

核酸检测是肺结核病原学诊断的重要参考。2009 年，美国疾病控制预防中心（CDC）更新了肺结核的诊疗指南，将核酸检测作为肺结核的辅助诊断方法，明确：对所有疑似肺结核患者，应至少进行一个呼吸道样本的核酸检测。我国《临床诊疗指南—结核病分册》也明确：结核分枝杆菌的 DNA 检测可作为肺结核诊断的参考。与其他实验室检查方法比较，核酸检测的价值在于：①可快速鉴别结核分枝杆菌复合群与非结核分枝杆菌，提高涂片阳性肺结核的诊断特异性；②与涂片比较，灵敏度较高，可提高涂片阴性肺结核的检出率；③与培养相比，操作快速，可及早进行正确的医疗处置。

结核分枝杆菌复合群核酸检测试剂是指：利用分子生物学检测技术，如聚合酶链式反应（PCR）等，以特定的结核分枝杆菌复合群共有的核酸序列为检测靶标，对痰、支气管肺泡灌洗液中的结核分枝杆菌复合群进行体外定性检测的试剂，用于肺结核的辅助诊断。

本指导原则的技术要求是基于荧光探针 PCR 方法建立的，对于其他分子生物学检测技术，可能部分要求不完全适用或本文所述技术指标不够全面，申请人可以根据产品特性对不适用部分进行修订或补充其他的评价和验证，但需阐述不适用的理由，并验证替代方法的科学合理性。

本指导原则适用于以结核分枝杆菌复合群共有的靶核酸序列作为靶标进行检测的试剂，对于某些以结核分枝杆菌特有的靶核酸序列为靶标进行检测的试剂，可能部分要求不完全适用或本文所述技术指标不够全面，申请人可以根据产品特性对不适用部分进行修订或补充其他的评价和验证，但需阐述不适用的理由，并验证替代方法的科学合理性。

本指导原则适用于预期用途为肺结核辅助诊断的、以痰或支气管肺泡灌洗液作为适用样本类型的结核分枝杆菌复合群核酸检测试剂。对于用途相同的其他呼吸道样本类型，或者预期用途为肺外结核辅助诊断的结核分枝杆菌复合群核酸检测试剂，可能部分要求不完全适用或本文所述技术指标不够全面，申请人可以根据产品特性对不适用部分进行修订或补充其他的评价和验证。

本指导原则适用于进行首次注册申报和相关许可事项变更的产品。

二、注册申报资料要求

（一）综述资料

综述资料主要包括产品预期用途、产品描述、有关生物安全性的说明、研究结果的总结评价以及国内外同类产品上市情况介绍等内容。其中，同类产品上市情况介绍部分应着重从方法学、检验原理、最低检测限及被测靶核酸序列的特性等方面写明申报试剂与目前市场上已获批准的同类产品之间的主要区别。若被测物为新的靶核酸序列，则应详细论述作为检测靶标的核酸序列的临床意义，即其与临床应用（可用于肺结核辅助诊断）的相关性，并提供充分的支持资料。

综述资料应符合《体外诊断试剂注册管理办法》（国家食品药品监督管理总局令第 5 号，以下简称《办法》）和《关于公布体外诊断试剂注册申报资料要求和批准证明文件格式的公告》（国家食品药品监督管理总局公告 2014 年第 44 号）的相关要求。

（二）主要原材料的研究资料

应提供主要原材料如引物、探针、酶、阴性对照、阳性对照以及企业参考品等的选择与来源、制备过程、质量分析和质量控制标准等的研究资料。若主要原材料为企业自己生产，其生产工艺必须相对稳定；如主要原材料购自其他供货商，应提供的资料包括：供货商提供的质量标准、出厂检定报告或性能指标证书，以及该原材料到货后的质量检验资料。

申请人应提供企业参考品的详细制备过程，包括组成、来源、菌株特性（如名称、种属、靶核酸的拷贝数、浓度等）等信息。企业参考品的项目应包括：阴性参考品、阳性参考品、最低检测限参考品、重复性参考品等。阳性参考品应着重考虑结核分枝杆菌复合群的代表菌株，阴性参考品则主要涉及对分析特异性（交叉反应）的验证情况。建议采用灭活的菌株建立企业参考品，不宜采用质粒、菌株的基因组提取/纯化物等核酸或临床样本（如痰液）。

申报试剂的质控体系通过设置阳性、阴性、内对照（内标）等各种对照来实现，需考虑对样本核酸提取/纯化、配液及加样、试剂及仪器性能、扩增反应抑制物（管内抑制）、交叉污染、靶核酸降解等因素可能造成的假阴性或假阳性结果的质量控制。阳性对照的核酸性质应与待测样本的核酸性质一致，如同为 RNA 或 DNA。企业应对各种对照的 Ct 值或相应判断数值做出明确的范围要求。申报资料应详细描述对照的原料选择、制备、定值过程等试验资料。

本指导原则的技术要求是基于荧光探针 PCR 方法建立的，对于采用该方法学的结核核酸检测试剂，建议至少设置阳性对照、阴性对照和内对照。

1. 内对照（内标）

内对照可对实验过程可能存在的扩增反应抑制物、仪器、试剂和操作等所导致的假阴性结果进行质量控制。内对照可采用不含靶核酸序列的质粒或线性 DNA、非结核分枝杆菌复合群的病原体或克隆菌株，靶核酸为 RNA 时可采用假病毒等。申请人应对内对照（内标）的引物、探针和模板浓度做精确的验证，既要保证内标荧光通道呈明显的阳性曲线又要尽量降低对靶核酸序列检测造成的抑制而导致假阴性。

2. 阳性对照

阳性对照可对实验过程进行质控。阳性对照可为：含有靶核酸序列的核酸、含有靶核酸序列的结核分枝杆菌复合物菌株或其他克隆菌株，靶核酸为 RNA 时可采用假病毒等。企业应对各种阳性对照的 Ct 值或相应判断数值做出明确的范围要求。

3. 阴性对照

阴性对照对可能存在的交叉污染进行假阳性结果的质控。阴性对照可以是空白对照。阴性对照需参与样本核酸的平行提取/纯化。

由于申报试剂所适用的临床样本比较复杂，其中可能含有各种影响 PCR 反应的抑制物，从而影响后续试验结果，造成假阴性的可能性。因此，申报试剂应充分考虑对样本核酸提取/纯化环节的质量控制，通过设置各种对照进行质控。比如，采用克隆菌株作为内对照，或者采用菌株作为阳性对照并参与样本核酸的平行提取/纯化，或者设置专门的核酸提取/纯化对照（如菌株）等，以对样本核酸提取/纯化的质量及效率进行评估。

4. 核酸提取/纯化组分（如适用）的主要组成、原理介绍及相关的验证资料。

5. PCR 组分的主要材料（包括引物、探针、各种酶、内标及其他主要原料）的选择、制备、质量标准及实验研究资料，主要包括以下内容：

5.1 脱氧三磷酸核苷（dNTP）

核酸的组成成分，包括：dATP、dUTP、dGTP、dCTP 和 dTTP，对纯度、浓度、保存稳定性等的详细验证资料。

5.2 引物

由一定数量的 dNTP 构成的特定序列，通常采用 DNA 合成仪人工合成，合成后经聚丙烯酰胺凝胶电泳（PAGE）或其他适宜方法纯化。需提供对序列准确性、纯度、稳定性、功能性实验等的验证资料。如为外购，应提供合成机构出具的合成产物的质检证明，如 PAGE 电泳结果或高效液相色谱法（HPLC）分析图谱。

5.3 探针

特定的带有示踪物（标记物）的已知核酸片段（寡聚核苷酸片段），能与互补核酸序列退火杂交，用于特定核酸序列的探测。合成后经 PAGE 或其他适宜方法纯化，在 5′-端（和/或 3′-端）进行标记，如荧光素报告基团或其他发光标记物，在 3′-端标记荧光素淬灭基团，并经 HPLC 或其他适宜方法纯化，纯度应达到高效液相色谱纯。如为外购，应提供合成机构出具的合成产物的质检证明，如 HPLC 分析图谱；应对探针的核酸序列及标记的荧光素或化学发光物进行核实，并作 HPLC 分析。

5.4 PCR 反应所需酶

DNA 聚合酶，应具有 DNA 聚合酶活性，无核酸内切酶活性，具热稳定性，如：94℃保温 1 小时后仍保持 50% 活性；尿嘧啶糖基化酶（UNG），具有尿嘧啶糖基化活性，无核酸外切酶及核酸内切酶活性，应对酶活性有合理验证；应提供有关保存稳定性、活性及功能实验等的验证资料。

6. 核酸类检测试剂的包装材料和耗材应无脱氧核糖核酸酶（Dnase）或核糖核酸酶（Rnase）污染。

（三）主要生产工艺及反应体系的研究资料

主要生产工艺包括：配制工作液、半成品检定、分装和包装。配制工作液的各种原材料及其配比应符合要求，原材料应混合均匀，配制过程应对 pH、电导率等关键参数进行有效控制。

生产工艺研究资料应能对反应体系涉及到的基本内容，如样本用量、试剂用量、反应条件、质控体系设置、Ct（临界）值确定等，提供确切的依据，主要包括以下内容：

1. 主要生产工艺介绍，可以图表方式表示。

2. 反应原理介绍。

3. 基因序列的选择、PCR 方法学特性介绍。

4. 核酸提取/纯化方法确定的研究资料。

5. 确定最佳 PCR 反应体系的研究资料，包括酶浓度、引物/探针浓度、dNTP 浓度、阳离子浓度、样本量及反应体积等。

6. 确定 PCR 反应各阶段温度、时间及循环数的研究资料。

7. 对于基线阈值（threshold）和阈值循环数（Ct）确定的研究资料。

（四）分析性能评估资料

企业应提交在产品研制阶段对申报试剂进行的所有性能验证的研究资料，包括具体的试验方法（操作步骤）、内控标准、实验数据、统计分析等详细资料。对于结核分枝杆菌复合群核酸定性检测试剂，建议着重对以下分析性能进行研究。

1. 最低检测限（分析灵敏度）

1.1 最低检测限的确定

建议使用结核分枝杆菌标准菌株、牛结核分枝杆菌标准菌株或 BCG 标准菌株（如适用）的梯度稀释液来确定最低检测限。每个梯度进行不少于 20 次的重复检测，将具有 95% 阳性检出率的菌株浓度作为最低检测限。应明确每份菌株的来源、基因型特性、浓度、制备方法等信息。企业可采用铺板计数细菌集落形成单位（colony forming unit, CFU）的方法进行菌株浓度的确认，以 CFU/ml 作为菌株浓度的表示方式；也可采用国家参考品对菌株浓度进行标定，以"个菌/ml"作为菌株浓度的表示方式。

为确定痰样本的最低检测限，建议将已知浓度的菌株与结核分枝杆菌复合群阴性的痰样本进行混合，完全按照申报试剂的操作步骤对此"制备痰液"进行样本前处理、核酸提取/纯化、扩增等。对结核分枝杆菌复合群阴性痰样本的确认，应采用涂片、培养鉴定、临床诊断和其他已上市的核酸检测试剂盒进行联合确认。最低检测限的浓度应是"制备痰液"的最终菌株浓度。

1.2 最低检测限的验证

应在最低检测限的菌株浓度对结核分枝杆菌、牛结核分枝杆菌或 BCG 菌株（如适用）进行至少 20 次的重复试验验证，每种菌株的阳性检出率为 95%。企业应能够提供用于最低检测限验证的各个菌株的来源、制备方法及浓度等信息。"最低检测限的验证"的试验方法可参考"最低检测限的确定"。

2. 分析特异性

2.1 交叉反应

用于结核分枝杆菌复合群核酸检测试剂交叉反应验证的病原体种类主要考虑以下几方面：核酸序列具有同源性、易引起相同或相似的临床症状、采样部位正常寄生或易并发的其他病原休等。主要包括：非结核分枝杆菌复合群（NTM）、常见的口腔和呼吸道共生的病原休等，具体目录参见表1和表2。

建议在病原体感染的医学相关水平进行交叉反应的验证。建议进行交叉反应验证的分枝杆菌、细菌或者真菌的最低浓度为 10^6 CFU/ml；进行交叉反应验证的病毒的最低浓度为 10^5 PFU/ml（plaque forming unit，PFU，空斑形成单位）。应提供用于交叉反应验证的病原体的制备方法、来源、种属和浓度等信息。

对于某些难以培养或者因为生物安全性无法培养的病原体，可采用病原体核酸样本进行交叉反应的验证。应提供用于交叉反应验证的病原体核酸的来源、组成和浓度等信息。采用病原体核酸样本进行试验时，应将核酸样本视为实际使用过程中参与 PCR 反应的核酸样本，根据试剂说明书的要求配制 PCR 反应体系，进行扩增。

有关交叉反应验证的信息应以列表的方式在产品说明书的【产品性能指标】项中体现。

表1 用于交叉反应研究的其他分枝杆菌（非结核分枝杆菌复合群的其他分枝杆菌）

堪萨斯分枝杆菌	苏加分枝杆菌
海分枝杆菌	龟分枝杆菌
土地分枝杆菌	偶发分枝杆菌
次要分枝杆菌	耻垢分枝杆菌
溃疡分枝杆菌	脓肿分枝杆菌
戈登分枝杆菌	胃分枝杆菌
蟾蜍分枝杆菌	胞内分枝杆菌
鸟分枝杆菌	草分枝杆菌
瘰疬分枝杆菌	

注：表中所列细菌均应进行验证。

表2 用于交叉反应研究的其他病原体

肺炎链球菌	金黄色葡萄球菌
流感嗜血杆菌	诺卡氏菌
大肠杆菌	绿脓杆菌
表皮葡萄球菌	白色念珠菌
隐球菌	人类副流感病毒（1、2和3型）
人流感病毒（A型和B型）	

注：表中所列病原体均应进行验证。

2.2 干扰物质

潜在的干扰物质主要包括：内源性物质（如血液、黏液、人细胞等）和外源性药物（表3）。

建议使用医学相关水平的干扰物浓度进行验证，另外，建议申请人在每种干扰物质的潜在最大浓度（最差条件）条件下进行评价。对于常见药物干扰试验，建议参照相应药物药代动力学研究确定的治疗药物浓度添加相应药物进行干扰验证。

表3 用于干扰研究的外源性药物

异烟肼	乙胺丁醇
利福平	吡嗪酰胺
卡那霉素	链霉素
抗生素（如：阿莫西林、左氧氟沙星）	抗病毒药（如：扎那米韦）
鼻腔喷雾剂或滴鼻剂（如：肾上腺素、羟甲唑啉、含防腐剂的氯化钠溶液）	鼻腔糖皮质激素（如：倍氯米松、地塞米松、氟尼缩松、曲安西龙、布地奈德、莫美他松、氟替卡松）
鼻用软膏类（如：莫匹罗星）	

注：表中所列外源性药物均应进行验证，括号内至少选做一种。

3. 精密度

测量精密度的评价方法并无统一的标准可依，可根据不同产品特征或企业的研究习惯进行，前提是必须保证研究的科学合理性。具体实验方法可以参考国内或国外的相关文件进行。企业应对每项精密度指标的评价标准做出合理要求，如标准差或变异系数的范围等。针对申报试剂的精密度评价主要包括以下要求。

3.1 对可能影响检测精密度的主要变量进行验证，除申报试剂（包括提取/纯化组分和 PCR 组分）本身的影响外，还应对不同的适用机型（如 PCR 分析仪）、操作者、地点等要素进行相关的验证。

3.2 合理的精密度评价周期，例如：为期至少12天的检测，每天至少由2人完成不少于2次的完整检测，从而对批内/批间、日内/日间以及不同操作者之间的精密度进行综合评价。如有条件，申请人应选择不同的实验室进行重复实验以对室间精密度进行评价。

3.3 建议采用结核分枝杆菌标准菌株（"3.3.1 阴性样本"不适用）作为样本，在以下3个浓度水平进行验证：

3.3.1 阴性样本：不含结核分枝杆菌标准菌株的样本，阴性检出率应为100%（$n \geqslant 20$）。

3.3.2 弱阳性样本：结核分枝杆菌标准菌株浓度略高于试剂盒的最低检测限，阳性检出率应高于95%（$n \geqslant 20$）。

3.3.3 中等阳性样本：结核分枝杆菌标准菌株浓度约为最低检测限的2倍或3倍，阳性检出率为100%且 CV $\leqslant$ 15%（$n \geqslant 20$）。

4. 反应性（包容性）

应证明申报试剂可以检测代表不同基因多态性的结核分枝杆菌复合群菌株。应至少对结核分枝杆菌、牛结核分枝杆菌或 BCG 菌株（如适用）、非洲分枝杆菌和田鼠分枝杆菌进行验证。应采用略高于最低检测限浓度的结核分枝杆菌复合群菌株进行研究。应提供各个菌株的来源、菌株特性及浓度等信息。应证明所有采用的菌株含有靶核酸序列。

5. 不同样本类型、样本前处理方法、核酸提取/纯化方法的分析性能资料要求

由于痰和支气管肺泡灌洗液样本之间差异较大，如申报试剂同时包括这两种样本类型，申请人应提交每种样本类型的全项目分析性能评估资料。

对于每种样本类型而言，申请人应提交适用的样本前处理方法（进行全项目分析性能评估的样本前处理方法除外）与后续试验配合进行的性能试验（至少包括最低检测限项目），以证明不同的样本前处理方法不会影响检测结果。

对于每种样本类型而言，申请人应提供适用的核酸提取/纯化方法（进行全项目分析性能评估的核酸提取/纯化方法除外）与后续试验配合进行的性能试验（至少包括最低检测限和精密性项目），以证明不同的核酸提取/纯化方法不会影响检测结果。

如果申报试剂同时适用于几种不同的临床样本类型、样本前处理方法和核酸提取/纯化方法，每种样本类型应明确其适用的样本前处理方法（一种或几种）和核酸提取/纯化方法（一种或几种）。如果申报试剂最终仅保留某种样本类型、某种样本前处理方法和某种核酸提取/纯化方法，分析性能评估资料应采用该组合进行。

6. 注意事项

对于适用多个机型的产品，应提供如产品说明书【适用仪器】项中所列的所有型号仪器的至少三批全性能评估资料。

（五）阳性判断值确定资料

对于此类试剂，阳性判断值确定资料主要是指 Ct 值的确认资料，建议申请人采用受试者工作特征（ROC）曲线的方式确定申报试剂用于结果判断的临界值。有关 ROC 曲线分析的细节，请参考国内外相关的文件。如存在灰区，应提交灰区上下限确定的详细的研究资料。

（六）稳定性研究资料

稳定性研究资料主要涉及两部分内容，申报试剂的稳定性和适用样本的稳定性研究。前者主要包括实时稳定性（有效期）、运输稳定性、开封稳定性及冻融次数限制等研究，申请人可根据实际需要选择合理的稳定性研究方案。稳定性研究资料应包括研究方法的确定依据、具体的实施方案、详细的研究数据以及结论。对于实时稳定性研究，应提供至少三批样品在实际储存条件下保存至成品有效期后的研究资料。

申请人应对样本稳定性进行研究，主要包括冷藏和冷冻两种条件下的有效期验证，可以在合理的温度范围内选择 3~5 个温度点（应至少包括范围的上限和下限温度），

每间隔一定的时间段对储存样本进行分析性能验证，从而确认不同类型样本的效期稳定性。用于样本稳定性研究的样本应包括最低检测限浓度的样本。除了定性结果之外，还需要提供原始信号的分析，如 Ct。适于冷冻保存的样本还应对冻融次数进行评价。

试剂稳定性和样本稳定性两部分内容的研究结果均应在说明书【储存条件及有效期】和【样本要求】两项中进行详细说明。

（七）临床试验

1. 临床试验机构的选择

申请人应当选定不少于 3 家（含 3 家）临床试验机构，按照有关规定开展临床试验。临床试验机构应获得国家食品药品监督管理总局资质认可。申请人应根据产品特点及其预期用途，综合不同地区人种、流行病学背景、病原微生物的特性等因素选择临床试验机构。临床试验机构必须具有与申报试剂相适应的专业技术人员及仪器设备，并能够确保该项试验的实施。

2. 临床试验样本的选择和样本量

临床试验对象的选择应满足如下条件：①具有肺结核症状/体征的疑似肺结核患者病例，不建议选择正常健康人群；②最终临床诊断为肺结核患者的病例不少于 350 例，并且涂片阴性的肺结核患者占所有肺结核患者的比例应不小于 50%；③应包括其他易混淆疾病的病例（最终临床诊断确定不是肺结核），以对申报试剂的特异性进行评价，此部分病例不少于 150 例；④每个临床试验对象的临床样本应足量，以便同时进行申报试剂、对比试剂和其他合理方法的检测。

鉴于痰和支气管肺泡灌洗液样本之间的差异较大，如果申报试剂同时适用于两种样本类型，每种样本类型的例数不少于 500 例。

临床试验应以新鲜样本为主，如采用冻存样本应另行说明。

如果某种样本类型适用于多种样本前处理方法，应进行不少于 150 例同源样本的对比试验，证明不同的样本前处理方法不会影响检测结果。其中，最终临床诊断为肺结核患者的病例不少于 100 例，涂片阴性的肺结核患者占所有肺结核患者的比例不小于 50%，其他易混淆疾病的病例（最终临床诊断确定不是肺结核）不少于 50 例。

如果某种样本类型适用于多种核酸提取/纯化方法，应进行不少于 150 例同源样本的对比试验，证明不同的核酸提取/纯化方法不会影响检测结果。其中，最终临床诊断为肺结核患者的病例不少于 100 例，涂片阴性的肺结核患者占所有肺结核患者的比例不小于 50%，其他易混淆疾病的病例（最终临床诊断确定不是肺结核）不少于 50 例。

3. 对比试剂的选择

3.1 对于"已有同品种批准上市"试剂的临床试验，申请人可按照法规要求选择境内已批准上市、临床普遍认为质量较好的同类产品作为对比试剂，采用申报试剂与对

比试剂进行比较研究试验，证明本品与已上市产品等效或优于已上市产品。同时，申请人还应选择一定数量的临床样本进行申报试剂与培养鉴定方法的对比研究，每种样本类型不少于100例，其中涂片阴性和阳性各少50例。培养方法可采用传统的固体培养方法或临床普遍认可的液体培养方法，菌种鉴定方法可采用对硝基苯甲酸（p-methyl-benzylsulfonyl，PNB）、测序、高性能的液相层析、质谱、或其他已上市的核酸检测试剂盒方法。临床研究报告应对采用的培养鉴定方法做详细介绍。

3.2 对于无法选择对比试剂的新结核分枝杆菌复合群核酸检测试剂，其临床试验应选择培养鉴定和/或核酸序列测定（测序）方法作为对比方法，总例数不少于500例。

3.2.1 有关培养鉴定方法的要求同3.1。

3.2.2 临床研究报告应对选用的测序方法做详细介绍。申请人应提供以下关于测序部分的详细试验资料，需由临床试验机构签章确认。

3.2.2.1 测序方法原理、测序仪型号、测序试剂及消耗品的相关信息。

3.2.2.2 测序方法所用引物相关信息，如核酸序列选择、分子量、纯度、功能性实验等资料。引物设计应合理涵盖申报试剂扩增的靶核酸区段。

3.2.2.3 对所选测序方法的分析性能进行合理验证，尤其是最低检测限的确认，建议将所选测序方法与申报试剂的相关性能进行适当比对分析。

3.2.2.4 测序方法应建立合理的阳性和阴性质控品，以对临床样本的检测结果进行质量控制。

3.2.2.5 提交有代表性的样本测序图谱及结果分析资料。

如果申报试剂同时适用于几种不同的临床样本类型、样本前处理方法和核酸提取/纯化方法，每种样本类型应明确规定其适用的样本前处理方法（一种或几种）和核酸提取/纯化方法（一种或几种）。如果申报试剂最终仅保留某种样本类型、某种样本前处理方法和某种核酸提取/纯化方法，临床试验应采用该组合进行。

4. 临床试验方法、临床数据及统计分析

4.1 应在临床试验方案或者临床试验报告中详细描述申报试剂和对比试剂的具体操作步骤。应明确每个试验阴阳性的判定标准，特别应明确何为培养鉴定的阴阳性。

4.2 在临床报告中，以列表的方式，明确：总样本例数、临床诊断为肺结核的患者总例数、涂片阴性的肺结核患者例数、涂片阳性的肺结核患者例数、非结核的其他呼吸道疾病患者与易混淆疾病样本例数，以判断病例选择的科学合理性。

4.3 临床试验数据应以列表的方式表示，包括每个样本的涂片结果、临床诊断结果、申报试剂的结果、对比试剂的结果。

4.4 对临床试验数据的统计应选择合适的统计方法，如检测结果一致性分析、受试者工作特征（ROC）曲线分析、阴性/阳性符合率等。

4.5 申报试剂对涂片阴性的肺结核患者应有一定的检出率；申报试剂对涂片阳性肺结核患者的检出率至少为90%；申报试剂的临床特异性至少为90%。

4.6 临床试验中的某些样本，采用申报试剂检测时为阳性，采用培养鉴定方法检测时为阴性，出现这种情况的原因有：样本前处理导致结核菌的培养受抑制；样本中结核菌的浓度过低。这可能导致申报试剂的特异性低。因此，在进行4.4统计分析的同时，建议进行申报试剂与最终临床诊断的对比统计分析，以客观地反映申报试剂的临床特异性。

对于申报试剂与对比试剂（或对比方法）的等效性评价，常选择交叉四格表的形式总结两种试剂的定性检测结果，对定性结果进行四格表卡方或kappa检验以验证两种试剂定性结果的一致性，统计分析应可以证明两种方法的检测结果无明显统计学差异。在临床试验方案中应明确统计检验假设，即评价申报试剂与对比试剂（或对比方法）是否等效的标准。

5. 结果差异样本的验证

在数据收集过程中，对于两种试剂检测结果不一致的样本，应采用金标准或其他合理方法进行复核，同时结合患者的临床病情对差异原因及可能结果进行分析。如无需复核，应详细说明理由。

6. 临床试验方案

临床试验实施前，研究者应从流行病学、统计学、临床医学、检验医学等多方面考虑，设计科学合理的临床试验方案。各临床试验机构的方案设置应基本一致，且保证在整个临床试验过程中遵循预定的方案实施，不可随意改动。整个试验过程应在临床试验机构的实验室内并由本实验室的技术人员操作完成，申报单位的技术人员除进行必要的技术指导外，不得随意干涉实验进程，尤其是数据收集过程。

试验方案中应确定严格的样本入选/排除标准，任何已经入选的样本再被排除出临床试验都应记录在案并明确说明原因。在试验操作过程中和判定试验结果时应采用盲法以保证试验结果的客观性。各临床试验机构选用的对比试剂应保持一致，以便进行合理的统计学分析。另外，申报试剂的样本类型不应超越对比试剂对样本类型的检测要求。

7. 临床试验报告的撰写

根据《体外诊断试剂临床试验技术指导原则》的要求，临床试验报告应该对试验的整体设计及各个关键点给予清晰、完整的阐述，应该对整个临床试验实施过程、结果分析、结论等进行条理分明的描述，并应包括必要的基础数据和统计分析方法。建议在临床试验报告中对以下内容进行详述。

7.1 临床试验总体设计及方案描述

7.1.1 临床试验的整体管理情况、临床试验机构选择、临床主要研究人员简介等基本情况介绍。

7.1.2 病例的纳入/排除标准。

7.1.3 样本类型，样本的收集、处理及保存；痰液的培养、鉴定方法；培养鉴定阴性、阳性的具体涵义等。

7.1.4 统计学方法、统计软件、评价统计结果的标准。

7.2 具体临床试验情况

7.2.1 申报试剂和对比试剂的名称、批号、有效期及所用机型等信息。

7.2.2 对各试验机构的病例数等情况进行总合，建议以列表或图示方式给出具体例数及百分比。

7.2.3 质量控制，试验人员培训、仪器日常维护、质控品运行情况，对检测精密度、质控品测量值的抽查结果评估。

7.2.4 具体试验过程，样本检测、数据收集、样本的保存条件、结果不一致样本的校验等。

7.3 统计学分析

7.3.1 数据预处理、差异数据的重新检测或其他合理方法的复核以及是否纳入最终数据统计、对异常值或缺失值的处理、研究过程中是否涉及对方案的修改。

7.3.2 阳性符合率、阴性符合率、总体符合率及其95%（或99%）的置信区间。

7.3.3 以交叉表的形式总结两种试剂的定性检测结果，对定性结果进行四格表卡方或 kappa 检验以验证两种试剂定性结果的一致性。

7.4 讨论和结论

对总体结果进行总结性描述并简要分析试验结果，对本次临床试验有无特别说明，最后得出临床试验结论。

（八）产品技术要求

产品技术要求应符合《办法》和《体外诊断试剂注册申报资料要求及说明》的相关规定。申请人应按照《医疗器械产品技术要求编写指导原则》的有关要求，编写产品技术要求，内容主要包含产品性能指标和检验方法，并在附录中明确主要原材料、生产工艺及半成品要求。

产品技术要求中的产品性能指标应与说明书中相关内容保持一致。如申报试剂已有相应的国家或行业标准发布，则产品技术要求不得低于上述标准要求。

（九）注册检验

根据《办法》要求，首次申请注册的第三类产品应在具有相应医疗器械检验资质和承检范围的医疗器械检验机构进行连续三个生产批次样品的注册检测。如申报试剂有适用的国家参考品，应采用国家参考品进行注册检验，并符合国家参考品的相关要求。

（十）产品说明书

产品说明书的格式应符合《体外诊断试剂说明书编写指导原则》的要求，境外试剂的中文说明书除格式要求外，其内容应尽量保持与原文说明书一致，翻译力求准确且符合中文表达习惯。产品说明书的所有内容均应与申请人提交的注册申报资料中的相关研究结果保持一致，如某些内容引用自参考文献，则应以规范格式对此内容进行标注，

并单独列明文献的相关信息。

结合《体外诊断试剂说明书编写指导原则》的要求，下面对结核分枝杆菌复合群核酸检测试剂说明书的重点内容进行详细说明，以指导注册申报人员更合理地编制说明书。

1. 【预期用途】应至少包括以下几部分内容：

1.1 试剂盒用于体外定性检测人××样本中的结核分枝杆菌复合群核酸。

1.2 简单介绍结核分枝杆菌复合群包括哪些种的细菌、致病性、感染后的临床表现，靶核酸序列的特征（名称和基因位置等）及选择依据，其他病原体（如：非结核分枝杆菌 NTM）中是否存在靶核酸序列。

1.3 待测人群特征介绍：具有肺结核相关体征/症状和 X 线检查结果的疑似结核病患者、地域要求或年龄限制（如有）等。

1.4 强调：实验操作人员应接受过基因扩增或分子生物学方法检测的专业培训，具备相关的实验操作资格，实验室应具备相应的生物安全防护条件。

2. 【主要组成成分】

2.1 说明试剂盒包含组分的名称、数量、比例或浓度等信息，说明不同批号试剂盒中各组分是否可以互换。

2.2 试剂盒中不包含但对该项检测必须的组分，企业应列出相关试剂/耗材的名称、货号及其他相关信息。

2.3 如果试剂盒中不包含用于核酸提取/纯化的试剂组分，则应在此注明经过验证后推荐配合使用的商品化核酸提取/纯化试剂盒的生产企业、产品名称以及产品货号、医疗器械注册证号等详细信息。

3. 【检验原理】

3.1 对试剂盒检测的靶核酸序列进行详细描述（名称和基因位置等），对不同样品反应管组合、对照设置及荧光信号检测原理等进行逐项介绍。

3.2 核酸提取/纯化方法、原理等。

3.3 试剂盒技术原理的详细介绍，建议结合适当图示进行说明。如反应体系中添加了相关的防污染组分（如 UNG 酶），也应对其作用机理作适当介绍。

4. 【储存条件及有效期】

说明试剂盒的效期稳定性、开封稳定性、复溶稳定性、运输稳定性、冻融次数要求等，应明确具体的储存条件及有效期。

5. 【样本要求】重点明确以下内容：

5.1 样本的收集：应参照《临床技术操作规范（结核病分册）》（中华医学会编著）或者《结核病诊断实验室检验规程》（中国防痨协会基础专业委员会编著）现行有效版本推荐的采样要求，并详细描述采样步骤和注意事项。

5.2 临床样本的前处理（如适用）：应参考《临床技术操作规范（结核病分册）》（中华医学会编著）或者《结核病诊断实验室检验规程》（中国防痨协会基础专业委员会编著）现行有效版本推荐的前处理方法，尤其是痰标本，如碱处理-直接法、N-乙酰-L-半胱氨酸（NALC）-NaOH 法等，

详细描述具体的前处理方法。

5.3 样本的其他处理、运送和保存：明确核酸提取/纯化前的其他处理（如离心、洗涤等）、保存条件及期限（短期、长期）、运送条件等。冷藏/冷冻样本检测前是否需要恢复至室温，冻融次数的限制。

6.【适用仪器】所有适用的仪器型号，并提供与仪器有关的重要信息以指导用户操作。

7.【检验方法】详细说明实验操作的各个步骤，包括：

7.1 实验条件：实验室分区、实验环境的温度、湿度、空调气流方向控制等注意事项。

7.2 试剂配制方法、注意事项。

7.3 详述待测样本及相关对照核酸提取/纯化的条件、步骤及注意事项（如适用）。

7.4 扩增反应前准备：加样体积、顺序等。

7.5 PCR 各阶段的温度、时间设置、循环数设置或相应的自动化检测程序及相关注意事项。

7.6 仪器设置：特殊参数、结合探针的荧光素标记情况、对待测基因及内标的荧光通道选择。

7.7 基线、循环阈值（Ct 值）的选择方法或相应的自动化检测程序。

8.【检验结果的解释】

结合阳性对照、阴性对照、内对照（内标）、核酸提取/纯化对照（如适用）以及样本管检测结果的 Ct 值，以列表的形式对所有可能出现的结果组合及相应的解释进行详述。如存在检测灰区，应详述对于灰区结果的处理方式。

9.【检验方法的局限性】

9.1 本试剂盒的检测结果仅供临床参考，对患者的临床诊治应结合其症状/体征、病史、其他实验室检查及治疗反应等情况综合考虑。

9.2 有关假阴性结果的可能性分析

9.2.1 不合理的样本采集、运送及处理、样本中细菌含量过低均有可能导致假阴性结果。

9.2.2 待测靶核酸的变异或其他原因导致的序列改变可能会导致假阴性结果。

9.2.3 未经验证的其他干扰或 PCR 抑制因子等可能会导致假阴性结果（如有）。

9.3 有关假阳性结果的可能性分析

除结核分枝杆菌复合群外，其他病原体可能含有靶核酸序列，因而导致假阳性，列出可能导致假阳性结果的病原体目录。

10.【产品性能指标】详述以下性能指标：

10.1 对国家参考品检测的符合情况，简要描述采用国家参考品进行检测的结果（如适用）。

10.2 最低检测限：说明试剂的最低检出浓度，简单介绍最低检测限的试验方法及结果。

10.3 企业阳性、阴性参考品的检测符合情况，简单介绍阴阳性参考品的组成、浓度和符合率结果等信息。

10.4 精密度：精密度参考品的组成、浓度和结果。

10.5 分析特异性

10.5.1 交叉反应：对出现在相应临床标本中可能产生交叉反应的其他病原体的验证情况，建议以列表的方式明确经过交叉反应验证的病原体名称、菌株特性、浓度等信息；

10.5.2 干扰物质：样本中常见干扰物质对检测结果的影响，如血液、黏液或药物等；

10.6 对比试验研究（如有）：简要介绍对比试剂（方法）的信息、所采用的统计学方法及统计分析结果。

10.7 境外（如适用）和境内临床试验数据总结。

11.【注意事项】应至少包括以下内容：

11.1 有关人源组分（如有）的警告，如：试剂盒内 ×× 组分可能含有人源物质，虽已经通过了 HBs-Ag、HIV1/2-Ab、HCV-Ab 等项目的检测，但截至目前，没有任何一项检测可以确保绝对安全，故仍应将这些组分作为潜在传染源对待。

11.2 临床实验室应严格按照《医疗机构临床基因扩增实验室管理办法》（卫办医政发〔2010〕194 号，或现行有效版本）等有关分子生物学实验室、临床基因扩增实验室的管理规范执行。

三、名词解释

1. 聚合酶链式反应 polymerase chain reaction，PCR

聚合酶链式反应或多聚酶链式反应是一种对特定的 DNA 或 RNA 片段在体外进行快速扩增的方法。由变性—退火—延伸三个基本反应步骤构成。

2. 荧光探针 PCR

在 PCR 过程中利用荧光染料释放的荧光能量的变化直接反映出 PCR 扩增产物量的变化，并通过对荧光的采集和分析以达到对原始模板量进行分析的 PCR。

3. 分析特异性 analytical specificity

测量程序只测量被测量物的能力。分析特异性用于描述检测程序在样本中有其他物质存在时只测量被测量物的能力。通常以一个被评估的潜在干扰物清单来描述，并给出在特定医学相关浓度值水平的分析干扰程度。注：潜在干扰物包括干扰物和交叉反应物。

4. 精密度 precision

在规定条件下，相互独立的测试结果之间的一致程度。精密度的程度是用统计学方法得到的测量不精密度的数字形式表示，如标准差（SD）和变异系数（CV）。

5. 最低检测限 detection limit，limit of detection

样品中以一定概率可被声明与零有差异的被测量的最低值。

6. 阈值循环数 cycle threshold，Ct

实时监测扩增过程中，反应管内的荧光信号到达指数扩增时经历的循环周期数。主要的计算方式是以扩增过程前 3 到 15 个循环的荧光值的 10 倍标准差为阈值，当荧光值超过阈值时的循环数则为阈值循环数（Ct）。

7. 内标 internal control

在同一反应管中与靶序列共同扩增的一段非靶序列分子，其目的是鉴别仪器故障、试剂因素、聚合酶活性因素或样本中存在抑制物等造成的结果不理想的原因。

21 丙型肝炎病毒核酸基因分型检测试剂注册技术审评指导原则

（丙型肝炎病毒核酸基因分型检测试剂注册技术审查指导原则）

本指导原则旨在指导注册申请人对丙型肝炎病毒核酸基因分型检测试剂注册申报资料的准备及撰写，同时也为技术审评部门对注册申报资料的技术审评提供参考。

本指导原则是对丙型肝炎病毒核酸基因分型检测试剂的一般要求，申请人应依据产品的具体特性确定其中内容是否适用，若不适用，需具体阐述理由及相应的科学依据，并依据产品的具体特性对注册申报资料的内容进行充实和细化。如申请人认为有必要增加本指导原则不包含的研究内容，可自行补充。

本指导原则是对申请人和审查人员的指导性文件，但不包括注册审批所涉及的行政事项，亦不作为法规强制执行，如果有能够满足相关法规要求的其他方法，也可以采用，但需要提供详细的研究资料和验证资料，相关人员应在遵循相关法规的前提下使用本指导原则。

本指导原则是在现行法规和标准体系以及当前认知水平下制定的，随着法规和标准的不断完善，以及科学技术的不断发展，本指导原则相关内容也将适时进行调整。

一、范围

丙型肝炎病毒（HCV）基因分型检测试剂是指利用包括分子生物学相关方法在内的核酸检测技术，以 HCV 基因序列为检测靶标，对人血清、血浆等样本中的 HCV 不同基因型进行体外定性检测的试剂。结合临床表现和其他实验室指标，可作为丙型肝炎感染者临床诊疗的辅助指标之一。

HCV 目前至少可分为 6 个基因型及多个亚型，1b 和 2a 基因型在我国较为常见，其中以 1b 型为主，其次为 2 型和 3 型，4 型和 5 型仅见于输入型患者，6 型相对较少，还有少数混合型的患者。不同 HCV 基因型患者，采用的治疗方案以及疗程不同。所以，我国《丙型肝炎防治指南》中明确指出，对于丙型肝炎病毒核酸阳性的患者，在抗病毒治疗前，应进行 HCV 基因分型。

本指导原则适用于基于实时荧光 PCR（polymerase chain reaction）方法的 HCV 基因分型检测试剂，其他方法学的定性检测方法可参照本指导原则，但应根据产品特性确定其中具体内容是否适用，如不适用，应另行选择符合自身方法学特性的技术要求或评价方法。本指导原则适用于进行产品注册和相关许可事项变更的产品。其他未尽事宜，应当符合《体外诊断试剂注册管理办法》（国家食品药品监督管理总局令第 5 号）（以下简称《办法》）等相关法规要求。

二、注册申报资料要求

（一）综述资料

综述资料主要包括产品预期用途、产品描述、有关生物安全性的说明、研究结果的总结评价以及同类产品上市情况介绍等内容，其中同类产品上市情况介绍部分应着重从方法学及不同基因型检出能力等方面写明拟申报产品与目前市场上已获批准的同类产品之间的主要区别。若尚无同类产品批准上市，则应详细对该产品的有效性及安全性进行论述，说明理论依据。

申报试剂检测原理如基于 5′-UTR 区段设计且检测基因型中包括 1 型与 6 型或不同亚型，申请人需提供能有效区分上述不同基因型或不同亚型的研究资料，如：引物探针设计研究资料及临床研究中对该部分基因型进行单独统计分析的资料。

提交的资料应符合《办法》和《关于公布体外诊断试剂注册申报资料要求和批准证明文件格式的公告》（国家食品药品监督管理总局公告 2014 年第 44 号）（以下简称 2014 年第 44 号公告）的相关要求。

（二）主要原材料研究资料

应提供主要原材料如引物、探针、企业参考品的选择与来源、制备过程、质量分析和质控标准等相关研究资料。若主要原材料为企业自己生产，其生产工艺必须相对稳定，并提交工艺验证报告；若主要原材料购自其他供应商，应提供的资料包括：供应商提供的质量标准、出厂检定报告，以及该原材料到货后的质量检验资料。主要包括以下内容：

1. 核酸分离/纯化组分（如有）的主要组成、原理介绍及相关的验证资料。

2. RT-PCR 组分的主要材料（包括引物、探针、各种酶及其他主要原料）的选择、制备、质量标准及实验研究资料，主要包括以下内容：

2.1 脱氧三磷酸核苷（dNTP）

核酸的组成成分，包括：dATP、dUTP、dGTP、dCTP 和 dTTP，对纯度、浓度、保存稳定性等验证资料。

2.2 引物

由一定数量的 dNTP 构成的特定序列，通常采用 DNA 合成仪人工合成，合成后经聚丙烯酰胺凝胶电泳或其他适宜方法纯化。需提供序列准确性、纯度、稳定性、功能性实验等验证资料。如为外购，应提供合成机构出具的合成产物的质检证明，如 PAGE 电泳结果或 HPLC 分析图谱。

2.3 探针

特定的带有示踪物（标记物）的已知核酸片段（寡聚核苷酸片段），能与互补核酸序列退火杂交，用于特定核酸序列的探测。合成后经聚丙烯酰胺凝胶电泳或其他适宜方法纯化，在 5'-端（和/或 3'-端）进行标记，并经 HPLC 或其他适宜方法纯化。纯度应达到 HPLC 纯，应提供合成机构出具的合成产物的质检证明。

2.4 PCR 反应所需酶

DNA 聚合酶，应具有 DNA 聚合酶活性，无核酸内切酶活性，具热稳定性，如：94℃ 保温 1 小时后仍保持 50% 活性；尿嘧啶糖基化酶（UNG），具有尿嘧啶糖基化活性，无核酸外切酶及核酸内切酶活性，应对酶活性有合理验证；逆转录酶，具逆转录酶活性，无核酸内切酶活性。应提供有关保存稳定性、活性及功能实验等的验证资料。

3. 企业内部参考品及试剂内对照（质控品）

企业内部参考品以及质控品设置必须客观合理，能够充分评价产品的质量。应采用金标准或其他方法对企业内部参考品以及质控品中物质成分进行确认。参考品及质控品与被测临床样本在整个试验过程中应保持相同的检测方式。

3.1 阳性参考品及阳性质控品

阳性参考品应包含试剂盒所能检测的所有基因类型，每个基因型应设置不同浓度水平，应能满足验证产品性能的需要，至少设置两个浓度水平（弱阳性、中或强阳性）；常见基因型阳性参考品设置建议采用灭活病毒的血清/血浆。其他基因型阳性参考品设置可采用模拟临床样本，如假病毒。对于阳性参考品的获取方式建议使用金标准的方法或同类方法或者其他能证明的方法进行确认。

阳性质控品应包含目标靶基因，用于监控整个检测过程，包括：核糖核酸提取，基因扩增和检测。阳性质控品作为单独检测过程，用于模拟患者样本，用于与患者样本进行同时检测。

3.2 阴性参考品及阴性质控品

可采用经确认无目标靶基因的序列样本。阴性参考品及阴性质控品可反映非特异扩增或检测过程，当不存在目标序列时不会得到相关信号。阴性参考品设置建议采用灭活的血清/血浆。阴性质控品应参与样本核酸的平行提取，对假阳性结果进行质量控制。

3.3 检测限参考品

检测限参考品是评价产品检测能力的重要工具，对于定性产品来说，其设计的合理性显得非常重要。在基因型设置方面，应包括试剂盒所包含的所有基因型。在浓度设置方面，应采用核酸定量的方法对该参考品进行定量检测，明确被测物的具体量值，设置浓度应接近产品最低检出限。

3.4 精密度参考品

精密度参考品应反映产品检测的重复性以及重复检测的稳定性，该部分参考品应采用临床样本作为精密度参考品，需包括弱阳性、中等强度阳性两个浓度水平的精密度

验证。如有必要，建议同时设置阴性参考品对精密度进行验证。

3.5 内对照（内标）

与目标靶基因平行提取和扩增，用于对检测管内抑制物造成的假阴性结果进行质量控制。不建议使用裸露 RNA 片段。内对照（内标）可采用竞争性或非竞争性的引物设置。

4. 核酸类检测试剂的包装材料和耗材应无 DNase 和 RNase 污染。

（三）主要生产工艺及反应体系的研究资料

基本生产工艺主要包括：配制工作液、半成品检定、分装和包装。配制工作液的各种原材料及其配比应符合要求，原材料应混合均匀，配制过程应对 pH、电导率等关键参数进行有效控制。

生产工艺研究的资料应能对反应体系涉及到的基本内容，如样本类型、样本用量、试剂用量、反应条件、质控方法、稳定性和有效期，提供确切的依据，主要包括以下内容：

1. 主要生产工艺介绍，可以图表方式表示。

2. 反应原理介绍。

3. 基因位点选择、RT-PCR 方法学特性介绍。

4. 确定最佳 RT-PCR 反应体系的研究资料，包括酶浓度、引物/探针浓度、dNTP 浓度、阳离子浓度等。

5. 确定 RT-PCR 反应各阶段温度、时间及循环数的研究资料。

6. 对于基线阈值（threshold）和阈值循环数（Ct）确定的研究资料。

7. 不同适用机型的反应条件如果有差异应分别详述。

（四）分析性能评估资料

申请人应提交在产品研制阶段对试剂盒所有性能的研究资料，包括具体研究方法、内控标准、实验数据、统计分析等详细资料。如有相应的国家参考品，应在分析性能评估阶段采用国家参考品对产品性能进行验证。建议着重对以下分析性能进行研究：

1. HCV 核酸分离纯化

病毒 RNA 提取主要有以下目的：富集目的基因、保证目的基因序列的完整性、增加 PCR 模板溶液均一性、去除 PCR 抑制物，是决定 PCR 成败的重要因素之一。申请人应对核酸提取的环节做详细的验证。

申请人应结合申报产品的特性，合理选择优化 RNA 分离/纯化试剂，建议包含纯化步骤且内标、校准品、质控品均应全程参与提取纯化，并提供详细的验证资料。

2. 阳性/阴性参考品符合率

所有基因型的阳性参考品均应按要求检出阳性且基因型别一致，考虑到浓度梯度的不同，应对各水平阳性参考品设置相应 Ct 值的限制；阴性参考品应按要求检出为阴性。

3. 最低检测限

建议采用95%（$n \geqslant 20$）的阳性检出率作为最低检测限确定的标准，应明确各基因型的最低检出限。申报试剂应在最低检出限或接近最低检出限的病毒核酸浓度对说明书描述的所有基因型进行验证。需对申报产品所声称的所有基因亚型进行验证。罕见亚型可采用模拟样本验证。

4. 分析特异性

4.1 交叉反应

用于 HCV RNA 分型检测试剂交叉反应验证的病原体种类主要考虑以下几方面可能性：

4.1.1 核酸序列具有同源性、易引起相同或相似的临床症状的其他病原体。

4.1.2 申报产品中不同基因型以及 HCV 其他基因型对被检测基因型的影响。对于难以获得的基因型，可采用针对该基因型构建的质粒或其他基因工程产品进行交叉验证。

4.1.3 建议用医学相关水平的病原体对 HCV 核酸阴性样本进行交叉反应的验证。申请人应提供所有用于交叉反应验证的病毒和细菌的来源、种属/型别和浓度确认等试验资料。

4.2 干扰物质

潜在的干扰物质主要包括：内源性干扰物质和外源性干扰物质。

4.2.1 内源性干扰物质：样本中常见干扰物质对检测结果的影响，如血红蛋白、甘油三酯、胆红素等。

4.2.2 外源性干扰物质：常用抗凝剂，临床常用抗病毒药物如：干扰素、利巴韦林、常见直接抗病毒药物（DAAs）等对检测结果的影响。

4.2.3 建议在病毒的检测临界值水平对每种干扰物质的干扰影响进行检测。干扰物浓度的分布应覆盖人体生理及病理状态下可能出现的物质浓度。应注明不同干扰物质对被检测物质无干扰的最高限值。对于不易收集的干扰物质浓度样本可使用临床模拟样本进行调节。

5. 精密度

精密度的评价方法可根据不同产品特征或申请人的研究习惯进行，前提是必须保证研究的科学合理性。具体实验方法可以参考相关国外或国内体外诊断产品性能评估的文件进行。申请人应对每项精密度指标的评价标准做出合理要求，如标准差或变异系数的范围等。针对本类产品的精密度评价主要包括以下要求：

5.1 用于精密度评价的样本浓度水平至少包括弱阳性、中等强度阳性两个浓度水平。如有必要，建议同时设置阴性参考品对精密度进行验证。

5.2 合理的精密度评价周期，例如：为期至少20天的连续检测，每天至少由 2 人完成不少于 2 次的完整检测，从而对批内/批间、日内/日间以及不同操作者之间的精密度进行综合评价。如有条件，申请人应选择不同的实验室进行重复实验以对室间精密度进行评价。

6. 不同基因型的混合研究

申请人应设置不同混合比例的基因型进行验证。因理想的不同浓度比例在临床机构中不易收集，申请人可以使用临床模拟样本进行验证。该部分样本建议用核酸测序等方法明确样本中包含的所有基因型序列，同时应使用核酸定量等方法确定丙型肝炎总病毒浓度和不同基因型浓度。

如申报产品的结果判读无法有效区分不同基因型混合样本，应在产品说明书中进行注明。

（五）阳性判断值确定资料

阳性判断值确定资料主要指对核酸检测的 Ct 值进行确认，建议申请人对申报产品用于结果判断的临界值予以确认。阳性判断值研究资料样本来源应考虑不同年龄、性别、地域等因素，尽可能考虑样本来源的多样性、代表性。如存在判定值灰区，应提供灰区的确认资料。如采用其他方法对阳性判断值进行确认研究，应说明这种方法的合理性。

（六）稳定性研究资料

稳定性研究资料主要涉及两部分内容，申报试剂的稳定性和适用样本的稳定性研究。前者主要包括实时稳定性（有效期）、运输稳定性、开瓶稳定性及冻融次数限制等研究，申请人可根据实际需要选择合理的稳定性研究方案。稳定性研究资料应包括研究方法的确定依据、具体的实施方案、详细的研究数据以及结论。对于实时稳定性研究，应提供至少 3 批样品在实际储存条件下保存至成品有效期后的研究资料。

应对样本稳定性进行研究，主要包括室温保存、冷藏和冷冻条件下的有效期验证，可以在合理的温度范围内选择温度点（温度范围），每间隔一定的时间段即对储存样本进行全性能的分析验证，从而确认不同类型样本的存储稳定性。适于冷冻保存的样本还应对冻融次数进行评价。

试剂稳定性和样本稳定性两部分内容的研究结果应在说明书【储存条件及有效期】和【样本要求】项中进行详细说明。

（七）临床评价资料

申请人应在符合要求的临床机构，在满足临床试验最低样本量要求的前提下，根据产品临床预期用途、相关疾病的流行率和统计学要求，制定能够证明其临床性能的临床试验方案，同时最大限度地控制试验误差、提高试验质量并对试验结果进行科学合理的分析。

1. 临床试验方案

临床试验实施前，研究人员应从流行病学、统计学、临床医学、检验医学等多方面考虑，设计科学合理的临床试验方案。各临床试验机构的方案设置应一致，且保证在整个临床试验过程中遵循预定的方案实施，不可随意改动。整个试验过程应在临床试验机构的实验室内并由该实验室的技术人员操作完成，申报机构的技术人员除进行必要的技术指导外，不得随意干涉试验进程，尤其是数据收集过程。

方案中临床样本信息应明确以下信息：采集时间要求、

标本类型、采样质量的要求，该类要求应与产品说明书中规定的要求一致，如产品说明书中未列明，应在临床方案中列明。

试验方案中应确定严格的病例纳入/排除标准，任何已经入选的病例再被排除出临床研究都应记录在案并明确说明原因。在试验操作过程中和判定试验结果时应采用盲法以保证试验结果的客观性。各研究机构选用的对比试剂应完全一致，以便进行合理的统计学分析。临床方案中还应明确复核试剂及方法。另外，拟申报产品（以下称"考核试剂"）适用的样本类型、可检测的基因类型不应超越对比试剂的相应检测范围，若超出对比试剂的检测范围，则应选择其他合理对比方法对额外的样本类型和基因类型进行验证。

2. 临床试验必须符合赫尔辛基宣言的伦理学准则，必须获得临床试验机构伦理委员会的同意。

3. 对比方法学选择

3.1 如选择已有同类上市产品，其临床研究可以选择境内已批准上市且质量较好的同类产品作为对比试剂，应充分了解产品方法学、临床预期用途、主要性能指标、阳性判断值、基因型选择等，以便对试验结果进行科学分析。采用考核试剂与之进行对比试验研究，充分考虑已上市同类试剂与考核试剂应具有相同基因型，且对比试剂检测结果可以区分不同基因型等特性，确保考核试剂与对比试剂具有明确可比性。

3.2 如选择核酸序列测定（测序）方法作为此类试剂临床试验的对比方法，验证考核试剂检测结果与测序结果之间的一致性情况，临床研究报告中应对选用的测序方法作详细介绍。

申请人应提供以下关于测序部分的详细试验资料，需由临床试验机构签章确认。

3.2.1 测序方法原理、测序仪型号、测序试剂及消耗品的相关信息。

3.2.2 测序方法所用引物相关信息，如基因区段选择，分子量、纯度、功能性实验等资料。引物设计应能区分所有基因型但需避开考核试剂扩增的靶核酸区段。

3.2.3 对所选测序方法的分析性能进行合理验证，尤其是最低检测限的确认，建议将所选测序方法与考核试剂的相关性能进行适当比对分析。

3.2.4 测序方法应建立合理的阳性质控品和阴性质控品，对临床样本的检测结果进行质量控制。

3.2.5 提交有代表性的样本测序图谱及结果分析资料。

4. 临床试验对象选择

4.1 基因型方面的考虑

HCV 病毒为 RNA 病毒，其基因具有显著的多样性，不同的地区和民族，HCV 流行的基因型不同。因此，在选择 HCV 感染者病例时，首先应根据 HCV 流行的情况，选择能代表我国不同地区流行基因型的 HCV 感染者病例，以对试剂检测我国流行的 HCV 病毒的能力进行客观科学的评价。

4.2 病例选择及样本类型

应涵盖考核试剂所声称的所有基因型，应选择部分干扰样本（交叉反应样本），分析干扰组和病例组结果，以便对申报产品的临床性能做出科学的分析。临床试验所需样本总例数不少于 500 例，每种常见基因型或亚型阳性病例数应具有统计学意义，每种罕见基因型或亚型阳性病例数可酌情减少。临床样本应来源于丙型肝炎病毒核酸阳性患者。

因 HCV 病毒核酸 4 型和 5 型基因型感染病例多见于输入性病例，考核试剂中如包含 HCV 核酸 4 型和/或 5 型，也应进行适当验证，考虑到此类样本的不易获得性，样本可来源于 HCV 核酸阳性患者，也可来源于经过科学验证的血清盘。血清盘检测结果的评价，应参考国内、国际相关规定或文献，并在产品说明书中对血清盘临床验证信息进行说明。

在样本选择时，应注重患者来源的不同地域性，疾病进展不同阶段，不同药物治疗方案等。对于干扰组样本的选择，应考虑到检测过程中容易产生的干扰，可能造成假阳性/假阴性的情况，以从临床角度考察其分析特异性。

5. 统计学分析

临床试验方案中应明确统计检验假设，明确评价考核试剂与对比试剂一致性的接受标准（如设置目标值或估计精度等）。对临床试验结果的统计应选择合适的统计方法，如检测结果一致性分析、不同基因型阴性/阳性符合率等。对于本类产品对比试验一致性研究，常选择配对四格表的形式总结两种试剂定性检测结果，对定性结果进行四格表 χ^2 检验或 kappa 检验以验证两种试剂定性结果一致性，统计分析应可以证明两种方法检测结果有无明显统计学差异，建议在分析中给出各基因型阳性符合率 95% 置信区间的结果。

6. 结果差异样本的验证

在数据收集过程中，对于两种试剂检测结果有不一致的样本，应采用临床上公认较好的第三种同类试剂或参考方法对结果进行确认，同时结合患者的临床病情对差异原因及可能结果进行分析。

7. 临床试验总结报告撰写

根据《体外诊断试剂临床试验技术指导原则》（国家食品药品监督管理总局通告 2014 年第 16 号）的要求，临床试验总结报告应该对试验的整体设计及各个关键点给予清晰、完整的阐述，应该对整个临床试验实施过程、结果分析、结论等进行条理分明的描述，并应包括必要的基础数据和统计分析方法。

（八）产品风险分析资料

产品风险分析资料应符合 2014 年第 44 号公告的基本要求，并参照相应的行业标准进行风险分析。风险分析中应充分考虑到各种可能影响检测结果的因素，如某些样本在进行 HCV 核酸基因分型检测时可能存在一定的干扰、实验过程不规范、有些核酸含量低导致的检测结果不稳定等，申请人应根据这些不确定的因素分析产品应用可能存在的风险。

（九）产品技术要求

拟定产品技术要求应符合《办法》和 2014 年第 44 号公告的相关规定。申请人应当在原材料质量和生产工艺稳定的前提下，根据申请人产品研制、前期临床评价等结果，依据国家标准、行业标准及有关文献，按照《医疗器械产品技术要求编写指导原则》（国家食品药品监督管理总局通告 2014 年第 9 号）的有关要求编写。内容主要包含产品性能指标和检验方法。第三类产品技术要求中还应当以附录形式明确主要原材料、生产工艺及半成品要求。

附录中应将待测基因型的基因位点、引物/探针设计及来源、参考品设置及验证资料、各种酶的来源及特性验证等重点内容予以明确。

HCV 基因分型检测试剂的产品技术要求应主要包括以下性能指标：物理性状、阴/阳性参考品符合率、精密度、最低检测限等。阳性参考品主要考察对试剂盒覆盖范围内不同基因型的检测符合性，阴性参考品则重点对申报试剂的分析特异性进行验证。

（十）产品注册检验报告

根据《办法》要求，首次申请注册的第三类产品应该在具有相应承检范围的医疗器械检验机构进行连续 3 个生产批次样品的注册检验。对于已经有国家参考品的检测项目，在注册检验时应采用相应的国家参考品进行检验；对于目前尚无国家参考品的项目，生产企业应建立自己的参考品体系并提供相应的内部参考品。

（十一）产品说明书

说明书承载了产品预期用途、标本采集及处理、实验方法、检验结果解释以及注意事项等重要信息，是指导实验室工作人员正确操作、临床医生针对检验结果给出合理医学解释的重要依据，是体外诊断试剂注册申报最重要的文件之一。产品说明书的格式应符合《体外诊断试剂说明书编写指导原则》（国家食品药品监督管理总局通告 2014 年第 17 号）的要求。境外试剂的中文说明书除格式要求外，其内容应尽量保持与原文说明书的一致性，翻译应准确且符合中文表达习惯。产品说明书的所有内容均应与申请人提交的注册申报资料中的相关研究结果保持一致，如某些内容引用自参考文献，则应以规范格式对此内容进行标注，并单独注明文献的相关信息。

结合《体外诊断试剂说明书编写指导原则》的要求，明确 HCV 基因分型检测试剂说明书的重点内容，以指导注册申报人员更合理地完成说明书编制。

1. 【预期用途】

应至少包括以下内容：

1.1 试剂盒用于体外定性检测已明确为丙型肝炎核酸阳性患者的血清、血浆等样本中的丙型肝炎病毒基因型。辅助医疗专业人员了解患者的丙型肝炎病毒基因型以确定适宜的治疗方法。

1.2 简要介绍丙型肝炎病毒基因型的特征，包括不同基因型的特征、不同基因型常见亚型、不同基因型在地域及人群中的分布情况、不同基因型感染的临床特点。

1.3 强调该试剂盒检测结果仅供临床参考，不应作为治疗药物调整的唯一依据，临床医生应结合患者病情及其他实验室检测指标等因素对患者治疗进行综合判断。

2. 【检验原理】

2.1 对试剂盒检测能够覆盖的所有基因型进行详细描述（靶序列长度及来源区段、基因型及相关特征等），对引物及探针设计、不同样品反应管组合、对照品设置及荧光信号检测原理等进行逐项介绍。

2.2 核酸提取纯化的方法、原理等。

2.3 试剂盒技术原理的详细介绍，建议结合适当图示进行说明。如反应体系中添加了相关的防污染组分（如 UNG 酶），也应对其作用机理作适当介绍。

3. 【主要组成成分】

3.1 详细说明试剂盒内各组分的名称、数量、比例或浓度等信息，阴性/阳性对照品（或质控品）可能含有生物源性物质的组分，应说明其生物学来源、活性及其他特性；说明不同批号试剂盒中各组分是否可以互换。

3.2 试剂盒中如不包含该项检测必需的组分，说明书中应列出相关试剂/耗材的名称、注册证号（如有）及其他相关信息。

3.3 如果试剂盒中不包含用于核酸分离/纯化的试剂组分，则应在此注明经验证后推荐配合使用的商品化核酸分离/纯化试剂盒的生产企业、产品名称、注册证/备案号（如有）以及配套仪器等详细信息。

4. 【适用仪器】

注明所有适用的仪器型号，并提供与仪器有关的重要信息以指导用户操作。

5. 【储存条件及有效期】

说明试剂盒的效期稳定性、开封稳定性、复溶稳定性、运输稳定性、冻融次数要求等，应标明具体的储存条件及有效期。

6. 【样本要求】

6.1 样本收集要求：结合临床需要并参照丙型肝炎防治指南（现行版）相关要求。

6.2 血液样本应当说明对采血管及抗凝剂的要求：明确样本类型、采血管和抗凝剂，其他样本应说明样本采集、处理及保存方式。

6.3 样本处理、运送及保存：对血液样本离心条件的要求，核酸提取前的预处理、运送条件、保存条件及期限（短期、长期）等。冷藏/冷冻样本检测前是否需恢复至室温，冻融次数的要求。

7. 【检验方法】

详细说明试验操作的各个步骤：

7.1 试剂准备及配制方法、注意事项。

7.2 详述待测样本、质控品核酸提取的条件、步骤及注意事项。

7.3 核酸提取/纯化方法的详细介绍。

7.4 扩增反应前准备：加样体积、顺序等。

7.5 PCR 各阶段的温度、时间设置、循环设置及相关注意事项。

7.6 仪器设置：特殊参数、结合探针的荧光素标记情况对待测基因及内标的荧光通道选择。

7.7 基线、循环阈值（Ct 值）的选择方法。

8.【阳性判断值】

该类产品用于定性检测，Cut-off 值是检测试剂有效区分检测结果阳性和阴性的标准，如产品检测原理为荧光PCR 法。Cut-off 的描述包括基线的确定方法和循环阈值（Ct 值）的要求。除 Ct 值要求外，对于接近 Cut-off 值的弱阳性结果或者接近 Cut-off 值的阴性结果建议结合扩增结果的 S 形曲线对结果进行判断。

9.【检验结果的解释】

结合阳性对照、阴性对照以及反应管中靶基因和内标的检测结果（Ct 值），对所有可能出现的结果组合及相应的解释进行详述。如存在检测灰区，应对灰区结果的处理方式一并详述。建议将不同结果的典型性图谱纳入说明书中，便于用户对结果的读取。

10.【检验方法的局限性】

10.1 该产品仅用于丙型肝炎病毒核酸阳性患者的临床样本检测。

10.2 该产品仅用于不同基因型的定性检测，不适用定量检测。

10.3 如丙型肝炎病毒核酸浓度过低，可能导致丙型肝炎病毒核酸基因型无法有效检出。

10.4 该产品仅用于产品说明书预期用途所包含的已知基因型的检测，不适用其他基因型的检测。当本试剂盒检测结果为阴性时，并不能排除被检测者带有丙型肝炎病毒的其他基因型。

10.5 如申报产品因产品原理导致无法对丙型肝炎病毒不同基因型混合样本进行区别，应在产品说明书中进行注释，帮助医疗专业人员对检测结果进行客观认识。

10.6 模板 RNA 质量将影响该产品检测结果。模板 RNA 的质量可能受样本来源、采集过程、运输条件、样本处理等因素影响，同时也受 RNA 提取方法、PCR 仪类型、操作环境以及当前分子生物学技术的局限性等的限制，可能导致出现假阳性和假阴性的检测结果。使用者须了解检测过程中可能存在的潜在风险。

10.7 该产品以丙型肝炎病毒基因上的特定 RNA 片段为检测靶标，如试剂盒引物与探针结合区出现基因突变或基因型变异体等，导致检测结果异常，建议复核检测。

11.【产品性能指标】

详述以下性能指标：

11.1 最低检出限：说明试剂不同样本类型及不同基因型的最低检出限，应包括产品声称的全部基因型/亚型，简要介绍最低检出限的确定方法。如不同基因型之间最低检出限不同，应分别列出。

11.2 精密度/重复性：精密度参考品的组分、浓度及评价标准、评价结果。

11.3 特异性

11.3.1 交叉反应：易产生交叉反应的其他病原体以及丙型肝炎病毒其他基因型的验证情况，建议以列表的方式表示经过交叉反应验证的病原体名称、型别、浓度等信息。

11.3.2 干扰物质：样本中常见干扰物质及常用抗病毒药物、干扰素等药物对检测结果的影响。如未进行相关研究也应提供相关警示说明。

11.4 对比试验研究（如有）：简要介绍对比试剂（方法）的信息、所采用的统计学方法及统计分析结果。

11.5 不同基因型混合性能研究（如有）：简要介绍不同基因型混合检出研究结论；如未进行该部分研究，应在【检验方法的局限性】中进行注明。

12.【注意事项】

应至少包括以下内容：

12.1 如该产品含有人源或动物源性物质，应给出具有潜在感染性的警告。

12.2 临床实验室应严格按照《医疗机构临床基因扩增检验实验室管理办法》等有关分子生物学实验室、临床基因扩增实验室的管理规范执行。

三、参考文献

1.《体外诊断试剂注册管理办法》（国家食品药品监督管理总局令第 5 号），2014 年 7 月 30 日

2.《体外诊断试剂临床试验技术指导原则》，（国家食品药品监督管理总局公告 2014 年第 16 号），2014 年 9 月11 日

3.《体外诊断试剂说明书编写指导原则》，（国家食品药品监督管理总局公告 2014 年第 17 号），2014 年 9 月11 日

4. 国家食品药品监督管理总局关于公布体外诊断试剂注册申报资料要求和批准证明文件格式的公告（国家食品药品监管总局公告 2014 年第 44 号），2014 年 9 月 5 日

5. 国家食品药品监督管理总局关于发布乙型肝炎病毒脱氧核糖核酸定量检测试剂注册技术审查等 4 项指导原则的通告（国家食品药品监管总局通告 2013 年第 3 号），2013 年 5 月 17 日

6. 国家食品药品监督管理总局关于发布丙型肝炎病毒核糖核酸测定试剂等 4 个医疗器械技术审查指导原则的通告（国家食品药品监管总局通告 2015 年第 93 号），2015 年11 月 26 日

7. 中华医学会肝病学分会，中华医学会感染病学分会.丙型肝炎防治指南（2015 年更新版）.临床肝胆病杂志第 31

卷第 12 期 2015 年 12 月：1961 – 1979

8. 中华人民共和国国家卫生和计划生育委员会. 原发性肝癌诊疗规范（2017 年版）. 临床肝胆病杂志第 33 卷第 8 期 2017 年 8 月：1419 – 1431

9. WHO. Guidelines for the screening, care and treatment of persons with hepatitis C infection ［EB/OL］. 2014 – 04

四、起草单位

国家食品药品监督管理总局医疗器械技术审评中心。

22　人乳头瘤病毒（HPV）核酸检测及基因分型试剂注册技术审评指导原则

［人乳头瘤病毒（HPV）核酸检测及基因分型试剂技术审查指导原则］

本指导原则旨在指导注册申请人对人乳头瘤病毒（HPV）核酸检测及基因分型试剂注册申报资料的准备及撰写，同时也为技术审评部门审评注册申报资料提供参考。

本指导原则是针对人乳头瘤病毒（HPV）核酸检测及基因分型试剂的一般要求，申请人应依据产品的具体特性确定其中内容是否适用，若不适用，需具体阐述理由及相应的科学依据，并依据产品的具体特性对注册申报资料的内容进行充实和细化。

本指导原则是供申请人和审查人员使用的指导性文件，不涉及注册审批等行政事项，亦不作为法规强制执行，如有能够满足法规要求的其他方法，也可以采用，但应提供详细的研究资料和验证资料。应在遵循相关法规的前提下使用本指导原则。

本指导原则是在现行法规、标准体系及当前认知水平下制定的，随着法规、标准的不断完善和科学技术的不断发展，本指导原则相关内容也将适时进行调整。

一、范围

人乳头瘤病毒（human papillomavirus，HPV）属于乳头瘤病毒科，是一种小分子的、无被膜包被的 1、环状双链 DNA 病毒，基因组长约 8000 碱基对（bp），分为 3 个功能区，即早期转录区（E 区）、晚期转录区（L 区）和非转录区（长控制区，LCR）。HPV 通过直接或间接接触污染物品或性传播感染人类。该病毒不但具有宿主特异性，而且具有组织特异性，只能感染人的皮肤和黏膜上皮细胞，引起人类皮肤的多种乳头状瘤或疣及生殖道上皮增生性损伤。

对于感染生殖道和肛门的 HPV，根据各基因型别致病力大小或致癌危险性大小可分为低危型和高危型两大类。在有性生活史的女性中生殖道 HPV 感染具有普遍性，据统计 70% ~ 80% 的女性在其一生中会有至少一次的 HPV 感染，但大多数感染为自限性，超过 90% 的感染的女性会出现一种有效的免疫应答，在没有任何长期的健康干预时在 6 到 24 个月之间可以清除感染。而持续性的高危型 HPV 感染则是导致宫颈上皮内瘤变及宫颈癌的主要原因。全球范围的研究结果显示，在 99.7% 的宫颈癌患者体内检测到高危型 HPV DNA 的存在，其中 HPV16 型、18 型、45 型和 31 型感染占 80%。低危型 HPV 一般与尖锐湿疣或低度鳞状上皮内病变相关，极少引起浸润癌。关于高危型与低危型的划分，国际上许多机构都给出了参考建议，依据 WHO 国际癌症研究机构（IARC）及其他国际组织的研究成果，本指导原则建议将 HPV16、18、31、33、35、39、45、51、52、56、58、59、68 等 13 种基因型列为高危型别，26、53、66、73、82 等 5 种基因型列为中等风险型别，本指导原则中所述的检测试剂及其要求均只针对用于宫颈癌相关预期用途的（上述 18 种）HPV 基因型核酸检测，如申报的宫颈癌相关 HPV 核酸检测产品涉及上述 18 种型别以外的其他 HPV 基因型，则申请人需提出明确的理由和依据，且应得到国际有关权威机构的文献支持。下文中述及"高危型"均泛指此 18 种 HPV 基因型。

多年来，国际上通用的宫颈上皮内瘤变及宫颈癌的诊断主要遵循"三阶梯式"诊断程序，即宫颈细胞学、阴道镜及组织病理学检查。宫颈细胞学检查是普遍应用的宫颈上皮内瘤变及宫颈癌的筛查方法，可发现早期病变。但宫颈细胞学检查存在其固有的局限性。高危型 HPV 检测用于宫颈细胞学检查异常患者的分流及宫颈癌筛查，可有效地增加宫颈病变检出率，提高细胞学检查敏感性，并降低筛查频率。

本文所述人乳头瘤病毒（HPV）核酸检测及基因分型试剂是指利用包括 PCR – 荧光探针法或其他分子生物学方法在内的核酸检测技术，以特定高危型 HPV 核酸（包括 DNA 和 RNA）序列为检测目的，对人宫颈样本（如人宫颈脱落上皮细胞或分泌物等）进行体外定性检测的试剂，以确定受试样本中是否存在高于阳性判断值水平的高危型 HPV 病毒，或同时鉴定感染 HPV 的基因型别。此类试剂在临床上用于：①筛查宫颈细胞学检查为 ASC-US（意义未确定的非典型鳞状上皮细胞）结果的患者，以确定是否需要进行阴道镜检查（以下简称 ASC-US 人群分流用途）；②对于 30 岁及以上的女性，通过检测是否有高危型 HPV 感染，与宫颈细胞学检查联合进行宫颈癌筛查，此检测结合细胞学病史和其他风险因素的评估、以及临床诊疗和筛查指南的要求，用于指导患者的管理（以下简称宫颈癌联合筛查用途）；③对于某年龄段（根据临床试验结果而定）女性，通过检测是否有高危型 HPV 感染，进行宫颈癌筛查，此检测结合细胞学病史和其他风险因素的评估，以及临床诊疗和筛查指南的要求，用于指导患者的管理（以下简称宫颈癌初筛用途）。除此以外，若申请人提出其他的预期用途，则应详细描述相关的临床背景信息和该检测与临床用途的相关性，并在临床试验中充分验证相关的临床意义。本指导原则仅针对上述三种预期用途提出相关要求。

这里所述的 HPV 核酸检测试剂是指可同时检测多种基因型 HPV 但不能对阳性结果进行基因分型的试剂，HPV 基因分型试剂是指检测多种基因型 HPV 的同时可以对 HPV 阳性结果进行基因分型的试剂。

关于本指导原则所述产品的预期用途还有以下几点需要强调。第一，在年龄 <30 岁的女性中，虽然 HPV 感染率很高，但其自主清除率也很高，因此对于细胞学检查正常的受试者不建议再采用 HPV 检测做联合筛查，在经过临床试验证实的基础上亦可直接采用 HPV 检测作为初筛方法；此类 HPV 核酸检测试剂对不同年龄段人群的适用情况应符合相关宫颈癌筛查指南的要求。第二，HPV 核酸检测试剂用于 ASC-US 人群分流或宫颈癌筛查时，其可覆盖的 HPV 基因型别应至少包含 16、18、31、33、35、39、45、51、52、56、58、59、68 型（共 13 种），亦可同时包含 26、53、66、73、82 型中的一个或数个型别；根据现有的研究成果，若可检测的 HPV 基因型别不能涵盖上述 13 种高危型，则可能造成阴性预期值无法达到临床要求，因此不建议单独用于上述预期用途。对于基因分型试剂，目前的研究数据已证实 16、18 型的基因分型检测用于辅助（宫颈癌筛查中）HPV 核酸检测阳性结果的分析，是有临床意义的，可以进行注册申请，申请人应合理陈述预期用途，其性能评估和临床试验中适用于本指导原则的部分应参照执行；但应注意：并非所有 HPV 基因型的分型检测均有确定的临床意义，申请人在研发 HPV 基因分型检测试剂时应以临床研究结果为基础，而不应盲目扩大分型范围。第三，低危型 HPV 一般与尖锐湿疣或低度鳞状上皮内病变相关，但其检测的临床价值尚不明确，若申请人提出相关产品注册，则应详细解释其临床意义和适应证，并提供充分的证据。第四，鉴于此类试剂的样本采集方法不利于量值溯源，无法保证定量检测结果的准确性，因此建议检测试剂定位为定性检测，本指导原则不适用于进行定量或半定量 HPV 核酸检测试剂的注册；最后，本指导原则只针对与宫颈上皮内瘤变及宫颈癌相关的高危型 HPV 检测，不适用于除宫颈样本外其他样本类型的检测。

本指导原则适用的检测方法主要指基于核酸检测的分子生物学技术。现有 HPV 核酸检测技术主要包括杂交捕获法、酶切信号放大法、PCR-荧光探针法、转录介导的核酸扩增技术以及 PCR-杂交法等。这些方法在性能评价上可能会略有差异，但在技术指标方面均适用于本指导原则，以下有关注册申报资料的要求主要针对 PCR-荧光探针法提出，其他方法学

试剂应针对产品自身特点进行相应补充或修正。

由于宫颈癌筛查涉及面广，故由假阴性和假阳性 HPV 检测结果引起的潜在公共卫生损害风险较为显著。假阴性结果可能会导致宫颈癌诊断和治疗不及时，假阳性结果可能导致不必要的频繁筛查和侵袭性处置。因此，确立良好的性能指标并充分理解 HPV 检测的临床意义，对于此类产品的安全有效性评价至关重要。产品性能如不符合临床需求，可能导致对患者所作的决策错误。总体来说，此类试剂分析及临床性能的评价应有严格的控制，同时亦应重点关注临床的合理应用和检测结果的科学解释。

本指导原则仅包括对人乳头瘤病毒（HPV）核酸检测及基因分型试剂注册申报资料中部分项目的要求，适用于进行产品注册和相关许可事项变更的产品。其他未尽事宜（包括产品风险分析资料等），应当符合《体外诊断试剂注册管理办法》（总局令第 5 号）（以下简称《办法》）等相关法规和文件的要求。

二、注册申报资料要求

（一）综述资料

此类产品的综述资料中，与预期用途相关的临床适应证背景情况的描述应着重于高危型 HPV 核酸检测和宫颈癌之间的相关性，及 HPV 检测临床应用的限定要求，陈述应科学、客观且有依据。与国内外同类产品的比较内容应着重从方法学及 HPV 基因型检出能力等方面进行比较。综述资料的撰写应符合《办法》和《体外诊断试剂注册申报资料要求及说明》（总局公告 2014 年第 44 号）（以下简称 44 号公告）的相关要求。

（二）主要原材料研究资料

此类产品的主要原材料包括引物、探针、酶、dNTP、核酸分离/纯化组分（如有）及企业参考品、试剂盒对照品（质控品）等。应提供主要原材料的选择与来源、制备及质量标准等的研究资料、对照品（质控品）的定值试验资料等。

1. 引物和探针

应详述引物和探针的设计原则，提供引物、探针核酸序列、模板核酸序列及两者的对应情况。建议设计两套或多套引物、探针以供筛选，针对所有预期适用的 HPV 基因型别进行检出能力和特异性（如交叉反应）的评价，选择最佳组合，并提交筛选的研究数据。引物、探针的质量标准应至少包括纯度检查、浓度检查及功能性实验等。

2. 酶

需要的酶主要包括 DNA 聚合酶，其质量标准应包括 DNA 聚合酶活性、核酸内切酶活性、热启动能力、热稳定性等；还可能涉及尿嘧啶 DNA 糖基化酶（UDG/UNG）和逆转录酶，亦应分别对其酶活性等进行评价和验证。

3. dNTP

质量标准应至少包括纯度检查及功能性实验等。

4. 若主要原材料为企业自己生产，其生产工艺必须相对稳定，并提交生产工艺验证报告；如主要原材料购自其他供应商，则需针对供应商的选择提供评价数据，并提供供应商出具的质量标准、出厂检定报告，以及申请人对该原材料进行的质量检验资料。

5. 企业参考品

应详细说明有关企业参考品的原料选择、制备、定值过程等试验资料。

企业参考品的核酸性质（DNA 或 RNA）应与产品预期检测的靶物质一致。鉴于 HPV 病毒尚不能体外培养，企业参考品可采用感染 HPV 的细胞系，也可采用人工克隆或合成的 HPV 基因组 DNA（或转录 RNA）等。具体要求如下：

5.1 阳性参考品和阴性参考品

无论试剂盒能否进行 HPV 基因分型，阳性参考品均应针对所有适用的 HPV 基因型分别设置。阴性参考品应考虑检测特异性的评价，适当纳入其他 HPV 基因型样品和其他病原体样品。

5.2 检测限参考品

可选择检测限浓度或略高于检测限浓度，并针对不同基因型分别设置。

5.3 精密度参考品

可不包含所有涉及的 HPV 基因型，但应选择临床较常见的或风险程度较高的基因型（至少包含 16 或 18 型），并至少设置一个弱阳性水平。

6. 试剂盒对照品（质控品）

试剂盒的质控体系通过设置各种试剂盒对照品（质控品）来实现。阳性对照品（质控品）的核酸性质应与待测样本的靶核酸性质一致，如同为 DNA 或 RNA，其中可不包含所有涉及的 HPV 基因型，但应选择临床较常见的或风险程度较高的基因型，并至少包含 16 或 18 型。阴性对照品（质控品）应参与样本处理和检测的全过程，如核酸的平行提取等步骤。企业应对阳性对照品（质控品）的检测结果（如 Ct 值）做出明确的范围要求。

内对照（内标）可以对管内抑制导致的假阴性结果进行质量控制，申请人应对内对照（内标）的引物、探针设计和模板浓度做精确验证，既要保证内标荧光通道呈明显的阳性曲线又要尽量降低对靶基因检测造成的抑制。对内对照的检测结果（如 Ct 值）亦应做出明确的范围要求。

（三）主要生产工艺及反应体系的研究资料

1. 介绍产品主要生产工艺，可以图表方式表示，并说明主要生产工艺的确定依据。

2. 反应原理介绍。

3. 详述样本收集液、样本处理方式的选择和设置，提供相关的研究资料。

4. 确定最佳反应体系的研究资料，包括酶浓度、引物/探针浓度、dNTP 浓度、阳离子浓度及反应各阶段温度、时间、循环数等。

5. 不同适用机型的反应条件如果有差异应分别详述，

并提交验证资料。

6. 如申报产品包含核酸分离/纯化试剂，应提交对核酸分离/纯化过程进行工艺优化的研究资料。

（四）分析性能评估资料

申请人应提交生产者在产品研制阶段对试剂盒进行的所有性能评价的研究资料，对于每项分析性能的评价都应包括具体研究目的、试验方法、可接受标准、试验数据、统计方法等详细资料。有关分析性能验证的背景信息也应在申报资料中有所体现，包括实验地点、适用仪器、试剂规格、批号、临床样本来源等。

针对不同的样本采集方式，可能有不同的样本收集液，申请人应对不同的样本收集液情况分别完成性能评估，包括最低检测限和精密度评价等，证明不同的样本采集方式不会影响试剂的分析性能。

分析性能评价的试验方法可以参考相关的美国临床实验室标准化协会批准指南（CLSI-EP）文件或国内有关体外诊断试剂性能评估的指导原则进行。对于此类产品，性能评估中所用样品（除非特别说明）可参考上述企业参考品的制备要求。各项性能评价应符合以下要求。

1. 核酸分离/纯化性能（如适用）

在进行靶核酸检测前，应有适当的核酸分离/纯化步骤。该步骤的目的除最大量分离出目的核酸外，还应有相应的纯化作用，尽可能去除 PCR 抑制物。无论检测试剂是否含有核酸分离/纯化的组分，企业都应结合检测试剂的特性，对配合使用的核酸分离/纯化试剂的提取效率、提取核酸纯度等做充分的验证，提供详细的验证资料。

2. 阳性/阴性参考品符合率

阳性参考品的检测旨在验证各种 HPV 基因型均可以在适当的浓度被检测到。阴性参考品则应检测为阴性。

3. 最低检测限

针对每种不同的 HPV 基因型分别配制系列稀释的样品进行最低检测限的评价，系列稀释度应能够覆盖大部分检出概率区间（0～100%），可通过概率计算或其他适当方法进行测算选取适当检出率水平的浓度作为最低检测限确定的标准，如 95%（$n \geq 20$）或 100% 的阳性检出率水平。

4. 分析特异性

4.1 交叉反应

申请人应针对可在人类泌尿、生殖道寄生微生物或经性传播的病原体等进行交叉反应验证，用于交叉反应验证的样品，除 HPV 外，其他病原体应尽量采用灭活病原体培养物或临床样本。建议在病毒和细菌感染的医学相关水平进行交叉反应的验证，通常，细菌感染的水平为 10^6 CFU/ml 或更高，病毒为 10^5 PFU/ml 或更高。申请人应详细说明交叉反应样本来源、病原体鉴定和滴度确定的方法和结果。病原体种类主要考虑以下几方面：预期用途不包含的其他基因型 HPV、人类泌尿、生殖道寄生微生物或可经性传播的其他病原体、其他常见病原体。（详见表1）

此外，申请人应针对被检测靶序列与人基因组及可能存在于人类泌尿、生殖道的微生物基因组进行基因序列比对，并提交比对结果，如有同源性序列则应进行交叉反应验证。

表1 用于交叉反应研究的病原体
（其中标记 * 的项目为必做项目）

* HPV 6、11、16、18、26、31、33、35、39、40、42、43、44、45、51、52、53、54、56、58、59、61、66、67、68、69、70、71、72、73、81、82、83 等基因型中产品预期用途不包含的 HPV 基因型
* 单纯疱疹病毒 II 型
* 梅毒螺旋体
* 解脲支原体、人型支原体、生殖支原体中至少两种
* 淋病奈瑟菌（淋球菌）
* 白色念珠菌
* 阴道毛滴虫
* 沙眼衣原体
阴道棒状杆菌
短小棒状杆菌
鲍曼不动杆菌
耻垢分枝杆菌
脆弱类杆菌
阴沟肠杆菌
粪肠球菌
大肠杆菌
金黄色葡萄球菌
表皮葡萄球菌
甲型链球菌
乙型肝炎病毒
丙型肝炎病毒
HIV 病毒
EB 病毒
巨细胞病毒
单纯疱疹病毒 I 型

4.2 干扰试验

应根据所采集样本类型，针对可能存在的干扰情况进行验证。建议申请人在每种干扰物质的潜在最大浓度（"最差条件"）条件下进行评价，并针对有代表性的 HPV 基因型（如 16、18 型），至少在 HPV 临界阳性水平进行干扰试验验证。干扰物质的选取应至少包括：血红蛋白、白细胞、宫颈黏液、阴道避孕药物、女性卫生用品、阴道用抗真菌药物、阴道润滑剂等。

5. 精密度

企业应对精密度指标，如标准差或变异系数等的评价标准做出合理要求。鉴于 HPV 病毒尚不能体外培养，因此可以采用感染 HPV 的细胞系，也可采用人工克隆或合成的 HPV 基因组 DNA（或转录 RNA）等代替；但模拟样本并不

能体现临床样本可能带来的所有变异因素，因此精密度评价中应同时包含若干临床样本，且精密度评价试验应包含核酸分离/纯化步骤。针对本类产品的精密度评价主要包括以下要求。

（1）对可能影响检测精密度的主要变量进行验证，除检测试剂（包括核酸分离/纯化组分）本身的影响外，还应对分析仪、操作者、地点、检测轮次等要素进行相关的验证。

（2）设定合理的精密度评价周期，例如：为期至少 20 天的检测，每天至少由 2 人完成不少于 2 次的完整检测，从而对批内/批间、日内/日间以及不同操作者之间的精密度进行综合评价。

（3）用于精密度评价的人工模拟样品和临床样本均应至少包含 3 个水平：阴性样品、临界阳性样品、（中或强）阳性样品，并根据产品特性设定适当的精密度要求，其中，人工模拟样品应针对所有适用的 HPV 基因型别分别设置，临床样本精密度评价中的每一次检测均应从核酸提取开始。

（五）阳性判断值确定资料

对于此类试剂，阳性判断值即为能够获得理想的临床灵敏度和临床特异性的临界值（Cutoff），对于荧光探针 PCR 方法即为 Ct 值的确定资料，对于 PCR – 点杂交法即为最低检测限（LoD）。建议采用受试者工作特征（ROC）曲线的方式进行相关研究。申请人可选取适当的临床样本进行初步试验以确定阳性判断值，并在后续临床试验中确认其适用性，亦可将此研究纳入下文所述的有关 ASC – US 人群分流的临床试验中；无论采用何种方式均应明确样本入组标准，并说明试验方案及其合理性。

（六）稳定性研究资料

稳定性研究资料主要涉及两部分内容，申报试剂的稳定性和适用样本的稳定性研究。前者主要包括至少三批样品在实际储存条件下保存至成品有效期后的实时稳定性研究，以及试剂开瓶稳定性、复溶稳定性、运输稳定性及冻融次数限制等研究。后者则是指适用样本的保存条件、保存时间等方面的研究，如样本采集方法不同，则需分别完成稳定性研究。对于此类试剂，如核酸提取液不一定立即进行检测，则还需对核酸提取液的保存条件和稳定性进行研究。

在稳定性研究中，应选择适当的温度范围，在多个时间点进行评价，申请人应提交有关稳定性研究方案的确定依据、具体的试验方法及详细的研究数据、结论。

试剂稳定性和样本稳定性两部分内容的研究结果均应在说明书【储存条件及有效期】和【样本要求】两项中进行详细说明。

（七）临床试验

临床试验的开展、方案的制定以及报告的撰写等均应符合相关法规及《体外诊断试剂临床试验技术指导原则》（国家食品药品监督管理总局通告 2014 年第 16 号）的要求。

1. 试验方法

此类产品的临床试验应包括两部分内容，第一部分为HPV核酸检测准确性验证；第二部分则为试剂盒针对具体预期用途的临床有效性验证。两部分临床试验的具体方法应满足如下要求：

1.1 HPV核酸检测准确性验证

申请人应选择已批准上市、临床普遍认为质量较好的同类产品和/或核酸序列测定方法作为对比方法，采用拟申报产品与之进行比较研究试验，以评价拟申报产品检测目标HPV基因型的能力。需要注意的是，当拟申报产品的阳性判断值高于最低检测限水平时，检测结果判定为"阴性"的情况包括两种，其一为待测样本中存在高于最低检测限水平的HPV靶核酸，但靶核酸水平低于阳性判断值；其二为待测样本中无HPV靶核酸，或靶核酸水平低于最低检测限水平。在检测结果的统计分析中应分别列明各种情况，可参考表2。

表2 HPV核酸检测结果

拟申报产品	对比方法/测序		总计
	阳性	阴性	
阳性			
阴性	可检测到		
	不可检测到		
总计			

病例选择及样本类型：受试者应包含各种临床表现的人群，如：宫颈细胞学检查正常者、宫颈上皮细胞异常者以及诊断为宫颈上皮内瘤变（CIN）和宫颈浸润癌等的患者，受试者年龄应在<30、30～39、40岁以上年龄段均有分布。样本类型为人宫颈样本，总例数不少于500例。对于基因分型试剂的临床试验，每种HPV基因型均应具有一定的阳性例数。

鉴于此类产品的样本采集方法不易标准化，而样本采集过程对检测结果的准确性至关重要，因此，如产品可采用不止一种样本采集方法（包括使用的采集设备和样本收集液），则应针对不同的采集方式进行同源样本的比较研究试验，证明不同的样本采集方式不会影响检测结果。相关比较研究试验应于2家以上（含两家）临床试验机构进行，样本例数不少于100例。

对比试剂：应选取已上市同类产品和/或核酸序列测定方法。鉴于不同的产品其预期用途涵盖的基因型别不尽相同，因此应充分考虑对比方法的适用范围和检测性能等，确保其与拟申报产品具有可比性。必要时，可同时选取超过一种对比方法，但应以一种方法为主。

统计学分析：应选择合适的统计学方法对比较研究试验的检测数据进行合理分析。对于此类试剂的比较研究试验，常选择交叉四格表的形式总结两种方法定性检测结果，计算阳性符合率、阴性符合率和总符合率，并计算95%置信区间，对定性检测结果进行配对四格表 χ^2 检验或kappa检验，以考察两种方法检测结果的一致性。

对于基因分型试剂，临床试验中应分别验证该产品对可鉴别HPV基因型的临床检测准确性，针对不同基因型HPV分别完成如上所述的统计学分析。

结果差异样本的分析和验证：对于两种方法的检测结果不一致的样本，申请人应针对具体情况进行合理分析，必要时选择其他合理的方法进行验证，亦可结合患者的临床病情进行分析。

有关核酸序列测定方法的资料要求：临床试验中如涉及核酸序列测定方法，则建议对扩增子进行双向测序。应在临床研究报告中对选用的测序方法做详细介绍，并提供以下关于测序试验的详细信息及资料。

1）测序方法原理、测序仪型号、测序试剂及消耗品的相关信息。

2）测序方法所用引物相关信息，如基因区段选择，分子量、纯度、功能性试验等资料。

3）对所选测序方法的分析性能进行合理验证，尤其是最低检测限的确认，建议将所选测序方法与拟申报产品的相关性能进行适当比对分析。

4）测序方法应建立合理的阳性质控品和阴性质控品对临床样本的检测结果进行质量控制。

5）提交有代表性的样本测序图谱及结果分析资料。

1.2 针对预期用途的临床有效性验证

1.2.1 针对ASC-US人群分流用途，申请人应在适合进行宫颈细胞学检查的女性中，入组宫颈细胞学检查为ASC-US的受试者，应避免选取已确定需进行阴道镜检查的人群，以免造成入组人群的倾向性。入组人群应尽量在不同的年龄范围均有分布（<30、30～39和40以上），各年龄组受试者例数至少应具有统计学意义。针对入组的ASC-US人群首先采用拟申报产品进行HPV核酸检测，然后，无论HPV检测结果如何，均应进行阴道镜检查，根据阴道镜检查结果，必要时取样进行组织病理学检查。建议采用同一份宫颈上皮细胞样本进行细胞学检查和HPV检测，以避免样本取材不同带来的偏差；而宫颈细胞样本采集与阴道镜检查之间的时间间隔不应过长，建议不超过12周。以阴道镜检查和组织病理学检查结果为金标准，评价拟申报产品的临床灵敏度、临床特异性、阳性预期值、阴性预期值、阳性似然比、阴性似然比，并采用适当的方法计算95%置信区间；对于基因分型试剂，还需针对可鉴别的基因型单独完成上述数据统计分析，应能够支持基因分型的临床意义；数据统计和分析方法参见表3和表4。

临床试验结果：应通过分析阳性似然比和阴性似然比的结果判断拟申报产品用于ASC-US人群分流的临床性能是否能够满足临床要求。

样本例数：应根据检测试剂灵敏度要求、疾病发病率等对入组样本例数进行科学的分析和计算，临床试验终点病理学检查结果≥CIN2的例数应不少于60例。

表3 在 ASC-US 人群中 HPV 核酸检测结果与疾病状态相关性

HPV 检测结果	阴道镜阴性（无病理检查）	组织病理学结果				合计
		正常	CIN1	CIN2	≥CIN3	
HPV 阳性	A1	A2	A3	A4	A5	A1 + A2 + A3 + A4 + A5
HPV 阴性	B1	B2	B3	B4	B5	B1 + B2 + B3 + B4 + B5
合计	A1 + B1	A2 + B2	A3 + B3	A4 + B4	A5 + B5	N

针对≥CIN2 水平的临床性能评价：

临床灵敏度 = (A4 + A5)/(A4 + B4 + A5 + B5)

临床特异性 = (B1 + B2 + B3)/(A1 + B1 + A2 + B2 + A3 + B3)

阳性预期值(PPV) = (A4 + A5)/(A1 + A2 + A3 + A4 + A5)

阴性预期值(NPV) = (B1 + B2 + B3)/(B1 + B2 + B3 + B4 + B5)

阳性似然比 = 临床灵敏度/(1 − 临床特异性)

阴性似然比 = (1 − 临床灵敏度)/临床特异性

针对≥CIN3 水平的临床性能评价：

临床灵敏度 = A5/(A5 + B5)

临床特异性 = (B1 + B2 + B3 + B4)/(A1 + B1 + A2 + B2 + A3 + B3 + A4 + B4)

阳性预期值(PPV) = A5/(A1 + A2 + A3 + A4 + A5)

阴性预期值(NPV) = (B1 + B2 + B3 + B4)/(B1 + B2 + B3 + B4 + B5)

阳性似然比 = 临床灵敏度/(1 − 临床特异性)

阴性似然比 = (1 − 临床灵敏度)/临床特异性

表4 在 ASC-US 人群中 HPV 基因分型检测结果与疾病状态相关性

HPV 检测结果	阴道镜阴性（无病理检查）	组织病理学结果				合计
		正常	CIN1	CIN2	≥CIN3	
HPV16 阳性	A1	A2	A3	A4	A5	A1 + A2 + A3 + A4 + A5
HPV18 阳性	B1	B2	B3	B4	B5	B1 + B2 + B3 + B4 + B5
HPV16/18 阳性	C1	C2	C3	C4	C5	C1 + C2 + C3 + C4 + C5
…	…	…	…	…	…	…
其他 HPV 阳性	D1	D2	D3	D4	D5	D1 + D2 + D3 + D4 + D5
HPV 阴性	E1	E2	E3	E4	E5	E1 + E2 + E3 + E4 + E5
合计	…	…	…	…	…	N

1.2.2 针对宫颈癌联合筛查用途，入组的受试人群应为无宫颈上皮内病变（NILM）的 30 岁以上女性。

基础检测：入组人群应分别接受拟申报产品的 HPV 检测，记为基础检测数据，其中，若拟申报产品可进行 16、18 型 HPV 分型检测，则 16、18 型阳性的受试者应立即进行阴道镜检查，必要时结合组织病理学检查，结果为≥CIN2 的受试者判为"阳性"，不再进行下述随访，其他受试者进入随访程序。

受试者随访：随访时间建议至少持续三年。基础检测结果 HPV 阳性的受试者每年接受随访，HPV 阴性的受试者每三年接受一次随访，以及在随访终点接受随访。随访中应对受试者进行宫颈细胞学检查，其中检查结果为正常者继续随访，结果为≥ASC-US 的受试者则应进行阴道镜检查，必要时结合组织病理学检查，结果为≥CIN2 的受试者判为"阳性"，并终止随访，其他应持续至随访终点，最终未发展为≥CIN2 的受试者判为"阴性"。

统计学分析：针对 HPV 基础检测结果为阴性和阳性的受试者分别评价其发展为≥CIN2 的绝对风险值和发展为≥CIN3 的绝对风险值，计算 HPV 阳性组相对于阴性组发展为≥CIN2 和≥CIN3 的相对风险值及 95% 置信区间，应与"1"具有显著性差异。对于 HPV 基因分型检测试剂，还应

分别评估可鉴别基因型阳性结果如 HPV16 +、HPV18 +、HPV16 和/或 18 + 等相对于 HPV 阴性和相对于其他 HPV 基因型别阳性的相对风险，以及其他 HPV 基因型别阳性及 HPV 阳性相对于 HPV 阴性的相对风险。计算相对风险值的 95% 置信区间，应与"1"具有显著性差异。此外，HPV 阴性人群的绝对风险值应足够低，以证明该方法对阴性人群的保护作用。最后，应给出受试人群总体的≥CIN2 绝对风险值和≥CIN3 绝对风险值。风险值的计算可参考如下方法（表5 和表6）：

表5 HPV 检测结果和疾病（≥CIN2）状态相关性

HPV 检测结果	≥CIN2 人数	<CIN2 人数	合计
HPV16 阳性	A1	A2	A1 + A2
HPV18 阳性	B1	B2	B1 + B2
HPV16 和/或 18 阳性	C1	C2	C1 + C2
HPV 其他型阳性	D1	D2	D1 + D2
HPV 阳性	E1	E2	E1 + E2
HPV 阴性	F1	F2	F1 + F2
合计	A1 + B1 + C1 + D1 + E1 + F1	A2 + B2 + C2 + D2 + E2 + F2	N

表6 ≥CIN2 的风险值计算

HPV 检测结果	绝对风险值	相对风险值		95% 置信区间
		相对 HPV 阴性	相对其他 HPV 阳性	
HPV16 阳性	X1 = A1/（A1 + A2）	X1/X0	X1/X4	(2.5%，97.5%)
HPV18 阳性	X2 = B1/（B1 + B2）	X2/X0	X2/X4	(2.5%，97.5%)
HPV16 和/或 18 阳性	X3 = C1/（C1 + C2）	X3/X0	X3/X4	(2.5%，97.5%)
HPV 其他型阳性	X4 = D1/（D1 + D2）	X4/X0	–	(2.5%，97.5%)
HPV 阳性	X5 = E1/（E1 + E2）	X5/X0	–	(2.5%，97.5%)
HPV 阴性	X0 = F1/（F1 + F2）	–	–	–

95% 置信区间的计算方法推荐：Altman 等人提出的 Score Method 或 Clopper 等人提出的 Clopper-Pearson Method。

样本要求：此项临床试验的入组人群应尽量在不同的年龄范围均有分布（30 ~ 39 和 40 以上）。应根据检测试剂灵敏度要求、疾病发病率等对入组样本例数进行科学的分析和计算，并根据临床实际情况对病例脱落比例设定合理要求，随访终点病理学检查结果 ≥ CIN2 的例数应不少于 60 例。

1.2.3 针对宫颈癌初筛用途，申请人应按照此项预期用途所述，随机选取需接受常规宫颈癌筛查且宫颈细胞学检查结果未知的女性作为受试者。

基础检查：所有受试者分别进行 HPV 检测和细胞学检查，作为基础检查数据；其中，（HPV 基因分型试剂）检测结果为 16/18 型（或其他可鉴别基因型）阳性的受试者、HPV 阳性同时细胞学检查结果 ≥ ASC-US 的受试者应立即进行阴道镜检查，必要时结合组织病理学检查，结果为 ≥ CIN2 的受试者判为 "阳性"，不再进行下述随访，其他受试者进入随访程序。

受试者随访：随访时间至少持续三年。基础检查结果 HPV 阳性或细胞学检查 ≥ ASC-US 的受试者每年接受随访，HPV 阴性且细胞学检查为正常的受试者每三年接受一次随访，以及在随访终点接受随访。随访方法与上述第 1.2.2 条所述一致，至至少三年或组织病理学检查结果为 ≥ CIN2。

统计学分析：可参照上述第 1.2.2 条所述方法，HPV + 组相对于 HPV-组应呈现具有显著性差异的高风险值，NILM 组相对于 HPV-组应呈现具有显著性差异的高风险值。对于 HPV 基因分型检测试剂，还应分别评估可鉴别基因型阳性结果如 HPV16 +、HPV18 +、HPV16 和/或 18 + 等相对于 HPV 阴性和相对于其他 HPV 基因型别阳性的风险，以及其他 HPV 基因型别阳性及 HPV 阳性相对于 HPV 阴性的风险。此外，HPV 阴性人群的绝对风险值应足够低；同时计算受试人群总体的 ≥ CIN2 绝对风险值和 ≥ CIN3 绝对风险值。

此项临床试验的入组人群同样应在适用的年龄范围内的不同年龄段均有分布（< 30、30 ~ 39 和 40 以上），且各年龄段人群均具有一定数量，特别是当该预期用途适用于 30 岁以下人群时，该年龄段应有一定的阳性样本量，并针对该年龄段单独进行数据统计分析，以验证该试剂的初筛性能。样本例数、脱落比例的要求可参考上述第 1.2.2 条。

综上，申请人应分别从 HPV 核酸检测准确性和临床意义两方面评价产品的临床性能。若临床试验未得到有显著统计学意义的结果，申请人应考虑阳性判断值设置是否科学，受试者入组标准是否存在偏差，受试者例数是否足够，病例脱落比例是否可以接受，或者随访年限是否需要延长等因素。同时，值得注意的是，临床试验的结果需综合评价，除了有关灵敏度、特异性、预期值、似然比、风险值的评价以外，HPV 阳性率及 CIN 发病率等的统计同样重要，应符合客观规律。

2. 临床试验机构的选择

应选择不少于 3 家（含 3 家）临床试验机构，按照相关法规、指导原则的要求开展临床试验。临床试验机构应获得国家食品药品监督管理总局资质认可，其选择应尽量考虑拟申报产品的特点和预期用途，综合流行病学背景，使临床试验机构和受试者的选择具有一定的地域代表性。且临床试验机构应具有分子生物学方法检测的优势，实验操作人员应有足够的时间熟悉检测系统的各环节，熟悉评价方案。

3. 伦理学要求

临床试验必须符合赫尔辛基宣言的伦理学准则，必须获得临床试验机构伦理委员会的同意。研究者应考虑临床试验用样本的获得和试验结果对受试者的风险性，应提交伦理委员会的审查意见及受试者的知情同意书。

4. 临床试验方案

开展临床试验前，申请人应与各临床试验机构协商制定统一的、科学合理的临床试验方案，并按照临床试验方案组织制定标准操作规程，并进行验证，以确保临床试验操作在各个临床试验机构之间的一致性。在整个临床试验过程中均应遵循预定的方案，不可随意改动。临床试验应在临床试验机构的实验室内进行，并由本实验室的技术人员操作，申报单位的技术人员除进行必要的技术指导外，不得随意干涉试验进程，尤其是数据收集过程。

试验方案中应确定严格的病例纳入/排除标准，任何已经入选的病例再被排除出临床试验都应记录在案并明确说明原因。在试验操作过程中和判定试验结果时应采用盲法以保证试验结果的客观性，并在临床试验方案中详细说明样本编盲和揭盲的操作流程。

关于比较研究试验，各临床试验机构选用的对比方法和结果不符样本的确认方法应一致，以便进行合理的统计学分析；临床试验中涉及宫颈细胞学检查、阴道镜检查及组织病理学检查，应采用统一判读标准等手段，保持各临床研究机构间判读的一致性；受试者随访中样本脱落的判定标准以及试验数据分析和统计方法等亦应在各临床研究机构间保持一致。以上内容均应在临床试验方案中有明确、清晰的表述。

5. 质量控制

临床试验开始前，应进行临床试验的预试验，以熟悉并掌握相关试验方法的操作、仪器、技术性能等，最大限度控制试验误差。整个试验过程都应处于有效的质量控制下，最大限度保证试验数据的准确性及可重复性。

6. 临床试验总结报告撰写

根据《体外诊断试剂临床试验技术指导原则》的要求，临床试验报告应该对试验的整体设计及各个关键点给予清晰、完整的阐述，应该对整个临床试验实施过程、结果分析、结论等进行条理分明的描述，并应包括必要的基础数据和统计分析方法。建议在临床总结报告中对以下内容进行详述。

6.1 临床试验总体设计及方案描述

6.1.1 临床试验的整体管理情况、临床研究单位选择、临床主要研究人员简介等基本情况介绍。

6.1.2 病例纳入/排除标准、不同年龄段人群的预期选择例数及标准、样本编盲和揭盲的操作流程等。

6.1.3 样本类型，样本的收集、处理及保存等。

6.1.4 统计学方法、统计软件、评价统计结果的标准。

6.2 具体的临床试验情况

6.2.1 临床试验所用体外诊断试剂及仪器的名称、批号、机型等信息。

6.2.2 对各研究单位的病例数、年龄分布情况、不同基因型分布情况进行综合，建议以列表或图示方式列出各年龄组和各种基因型别的样本例数。

6.2.3 质量控制，试验人员培训、仪器日常维护、仪器校准、质控品运行情况。

6.2.4 具体试验过程，样本检测、样本长期保存、受试者宫颈细胞学检查、阴道镜检查和组织病理学检查、数据收集、结果不一致样本的校验等；受试者随访的操作方法及病例脱落情况，及是否符合临床试验方案。

6.3 统计学分析

数据处理、差异数据的重新检测或其他合理方法验证以及是否纳入最终数据统计、对异常值或缺失值的处理、随访中病例脱落比例、研究过程中是否涉及对方案的修改。数据统计分析结果。

6.4 讨论和结论

对总体结果进行总结性描述并简要分析试验结果，对本次临床研究有无特别说明，最后得出临床试验结论。

（八）产品技术要求

申请人应当在原材料质量和生产工艺稳定的前提下，根据申请人产品研制、前期临床评价等结果，依据国家标准、行业标准及有关文献，按照《医疗器械产品技术要求编写指导原则》（国家食品药品监督管理总局通告 2014 年第 9 号）的有关要求，编写产品技术要求。

HPV 核酸检测及基因分型试剂的产品性能指标应主要包括：物理性状、试剂盒内阴/阳性对照品（质控品）的符合性、阴/阳性参考品符合率、精密度、最低检测限等。阳性参考品主要考察对试剂盒适用范围内不同基因型 HPV 的检测能力，阴性参考品则重点对申报试剂的分析特异性进行验证。

如果申报试剂已有适用的国家标准品、参考品发布，则申请人应在产品技术要求中提出检测要求。

按照《办法》的规定，此类产品为第三类体外诊断试剂，申请人应按照《医疗器械产品技术要求编写指导原则》的要求，以附录形式明确主要原材料、生产工艺及半成品要求，附录的编制应符合相关编写规范的要求。

（九）注册检验

根据《办法》的要求，首次申请注册的第三类产品应在具有相应医疗器械检验资质和承检范围的医疗器械检验机构进行连续 3 个生产批次样品的注册检验。对于已经有国家标准品、参考品的检测项目，在注册检验时应采用相应的国家标准品、参考品进行注册检验，对于目前尚无国家标准品的、参考品的项目，生产企业应建立自己的参考品体系并提供相应的企业参考品。

（十）产品说明书

说明书承载了产品预期用途、标本采集及处理、检验方法、检验结果解释以及注意事项等重要信息，是指导实验室工作人员正确操作、临床医生针对检验结果给出合理医学解释的重要依据，因此，产品说明书是体外诊断试剂注册申报最重要的文件之一。产品说明书的格式应符合《体外诊断试剂说明书编写指导原则》（国家食品药品监督管理总局通告 2014 年第 17 号）的要求，进口体外诊断试剂的中文说明书除格式要求外，其内容应尽量保持与原文说明书的一致性，翻译力求准确且符合中文表达习惯。产品说明书中相关技术内容均应与申请人提交的注册申报资料中的相关研究结果保持一致，如某些内容引用自参考文献，则应以规范格式对此内容进行标注，并单独列明文献的相关信息。

结合《体外诊断试剂说明书编写指导原则》的要求，下面对 HPV 核酸检测及基因分型试剂说明书的重点内容进行详细说明，以指导注册申报人员更合理地完成说明书编制。

1.【预期用途】

HPV 核酸检测及基因分型试剂的临床意义主要在于对

妇女罹患宫颈疾病的风险程度提供信息，以便于临床医生结合病人的其他检查结果进行更加准确的疾病判断和科学的患者管理。

申请人应根据相关临床研究结果确定产品的预期用途。一般的，此类产品预期用途描述包含以下几方面：

（1）该产品用于体外定性检测女性宫颈样本（如宫颈脱落上皮细胞或分泌物等）中高危型人乳头瘤病毒（HPV）（列出具体能够检测的基因型）核酸（明确检测靶物质，如DNA、RNA）。明确该产品是否能够鉴别HPV基因型。

（2）该类产品主要用于：

① 筛查宫颈细胞学检查为ASC-US（意义未确定的非典型鳞状上皮细胞）结果的患者，以确定是否需要进行阴道镜检查（以下简称ASC-US人群分流用途）。

② 对于30岁及以上的女性，通过检测是否有高危型HPV感染，与宫颈细胞学检查联合进行宫颈癌筛查，此检测结合细胞学病史和其他风险因素的评估，以及临床诊疗和筛查指南的要求，用于指导患者的管理。

③ 对于某年龄段（根据临床试验结果而定）女性，通过检测是否有高危型HPV感染，进行宫颈癌筛查，此检测结合细胞学病史和其他风险因素的评估，以及临床诊疗和筛查指南的要求，用于指导患者的管理。

未做相关临床试验的产品应在此项下声明：由于未做相关验证，本产品不能用于相关临床预期用途（按照如上项目描述）。

（3）申请人应在此项下强调：

① 如申报产品不包含上述第（2）③条所述的预期用途，则申请人应声明：此检测不能独立或优于宫颈细胞学检查应用，不推荐在任何年龄段的人群中单独使用本检测进行宫颈癌筛查；此方法不能代替宫颈细胞学检查。

② 年龄＜30岁的女性中，HPV感染率很高，同时自主清除率也很高，因此对这部分人群，如宫颈细胞学检查正常则不应再采用HPV检测进行联合筛查，建议仅采用宫颈细胞学方法进行筛查，或参照上述第（2）③条所述进行筛查。

③ 本试剂检测结果应结合宫颈细胞学检查及其他相关医学检查结果进行综合分析，不得单独作为患者管理的依据。

④ HPV核酸检测试剂的应用应符合相关临床诊疗和筛查指南的要求。

（4）此外申请人还应就以下内容进行简要介绍：

① 临床背景的介绍，包括病原体生物学特征，基因型划分，感染后的临床症状及该检测的临床意义等。着重说明HPV高危型感染与宫颈癌的相关性，描述应客观、科学、全面。

② 说明申报产品选择HPV基因型的依据和考虑。原则上建议选择至少包含16、18、31、33、35、39、45、51、52、56、58、59、68基因型在内的多基因型联合检测的设计方式，以保证该产品用于宫颈癌筛查及风险评估的能力，亦可同时包含26、53、66、73、82型中的一个或数个型别。不建议包含其他低危型HPV。

2.【检验原理】

详细说明试剂盒技术原理，及核酸分离/纯化方法、原理。说明检测的靶基因座位、序列长度等；介绍引物及探针设计、不同样品反应体系（管）组合、对照品（质控品）设置及荧光信号标记等。如添加了相关的防污染组分（如尿嘧啶DNA糖基化酶，即UDG/UNG等），也应对其作用机理作适当介绍。

3.【主要组成成分】

详细说明试剂盒内各组分的名称、数量、成分、浓度等信息，如含有生物源性物质，应说明其生物学来源、活性及其他特性；说明不同批号试剂盒中各组分是否可以互换。

试剂盒中不包含但对该项检测必需的组分，应列出相关试剂的生产企业、产品名称、货号以及医疗器械注册证号（如有）等详细信息。当试剂盒中不包含用于核酸分离/纯化的试剂组分时，应在此注明经验证后推荐配合使用的商品化核酸分离/纯化试剂盒的如上信息。

4.【储存条件及有效期】

试剂盒的效期稳定性、开瓶稳定性、复溶稳定性、运输稳定性、冻融次数要求等。应与相应的稳定性研究结论一致。

5.【适用仪器】

所有适用的仪器型号，提供与仪器有关的重要信息以指导用户操作。

6.【样本要求】

明确适用的样本类型。并详细描述样本采集及预处理要求、运输要求、保存条件及期限等。特别是样本采集所需设备及保存液，需特别明确供应商、货号及注册证号（如有）。有关描述均应建立在相关性能评价及稳定性研究的基础上。

样本的取材及处理方式等若有通用的技术规范或指南，则应遵循，并在此处引用。

7.【检验方法】

详细说明实验操作的各个步骤，包括：

7.1 试剂配制方法、注意事项。

7.2 核酸分离/纯化的条件、步骤及注意事项。对照品（质控品）参与样本核酸的平行提取的要求等。

7.3 扩增反应前准备：各组分加样体积、顺序、相关注意事项等。

7.4 逆转录过程（如涉及）的温度和时间设置、PCR各阶段的温度、时间设置、循环数设置及相关注意事项。

7.5 仪器设置：特殊参数，待测基因、内标的荧光通道选择等。

7.6 质量控制：说明对照品（质控品）的检测要求。

8.【阳性判断值】

简要总结阳性判断值研究方法及结论。

9.【检验结果的解释】

结合对照品（质控品）以及样本管中靶基因和内标的检测结果，对所有可能出现的结果组合及相应的解释进行详述。检验结果的解释应以临床试验结论为依据。如有适用的临床诊疗或筛查指南，则应在此项下引用，相应检验结果的解释应符合相关指南的要求。

10.【检验方法的局限性】

应至少包括如下描述：

（1）本试剂检测结果应结合宫颈细胞学检查及其他相关医学检查结果进行综合分析，不得单独作为患者管理的依据。

（2）不合理的样本采集、转运及处理，以及不当的实验操作和实验环境均有可能导致假阴性或假阳性结果。

11.【产品性能指标】

详述以下性能指标：

（1）对相应国家标准品、参考品（如有）检测的符合情况。

（2）最低检测限：说明针对各种HPV基因型的最低检出浓度，并简单介绍最低检测限的确定方法。

（3）企业内部阳性/阴性参考品符合率，阳性/阴性参考品的组成、来源、浓度梯度设置以及评价标准等信息。

（4）精密度：建议详细描述针对各种HPV基因型，采用不同来源的样本（如人工模拟样本和临床样本）在各个浓度水平进行的精密度评价结果，可采用列表形式描述。

（5）分析特异性：建议以列表方式说明验证的其他HPV基因型、相关病原体等的交叉反应性及其验证浓度水平。总结潜在干扰物质的评价浓度水平及干扰情况。

（6）简要描述临床试验的基本信息、试验方法和结论。

12.【注意事项】

应至少包括以下内容：

（1）如该产品含有人源或动物源性物质，应给出生物安全性的警告。

（2）临床实验室应严格按照《医疗机构临床基因扩增实验室管理办法》（卫办医政发〔2010〕194号或现行有效版本）等有关分子生物学实验室、临床基因扩增实验室的管理规范执行。

（3）强调产品性能仅针对声称的适用样本类型及【样本要求】项下说明的样本采集和处理方法（包括样本采集液等）进行了验证，其他样本类型或样本采集、处理方法不能保证产品性能。

三、名词解释

1. PCR－荧光探针法

在PCR过程中利用荧光标记的特异性探针，对PCR产物进行标记跟踪，释放的荧光能量的变化直接反映出PCR扩增产物量的变化，并通过对荧光的采集和分析以达到对原始模板量进行分析的PCR。

2. 分析特异性（analytical specificity）

测量程序只测量被测量物的能力。分析特异性用于描述检测程序在样本中有其他物质存在时只测量被测量物的能力。通常以一个被评估的潜在干扰物清单来描述，并给出在特定医学相关浓度值水平的分析干扰程度。

注：潜在干扰物包括干扰物和交叉反应物。

3. 精密度（precision）

在规定条件下，相互独立的测试结果之间的一致程度。精密度的程度是用统计学方法得到的测量不精密度的数字形式表示，如标准差（SD）和变异系数（CV）。

4. 检测限（detection limit，limit of detection）

样品中以一定概率可被声明与零有差异的被测量的最低值。

5. 阈值循环数（cycle threshold，Ct）

实时监测扩增过程中，反应管内的荧光信号到达指数扩增时经历的循环周期数。主要的计算方式是以扩增过程前3到15个循环的荧光值的10倍标准差为阈值，当荧光值超过阈值时的循环数则为阈值循环数（Ct）。

6. 内对照（内标）（internal control）

在同一反应管中与靶序列共同扩增的一段非靶序列分子，其目的是鉴别仪器故障、试剂因素、聚合酶活性因素或样本中存在抑制物等造成的结果不理想的原因。

7. 意义未确定的非典型鳞状上皮细胞（ASC-US）

指不能肯定其形态特征及病变性质的形态异常的鳞状上皮细胞。

8. 宫颈上皮内瘤变（CIN）

是一组病变的统称，包括宫颈不典型增生和原位癌，为宫颈浸润癌的癌前期病变。此类病变仍限于宫颈上皮层内，未穿透基底膜，无间质浸润。

23　结核分枝杆菌复合群耐药基因突变检测试剂注册技术审评指导原则

（结核分枝杆菌复合群耐药基因突变检测试剂注册技术审查指导原则）

本指导原则旨在指导注册申请人对结核分枝杆菌复合群耐药基因突变检测试剂注册申报资料的准备及撰写，同时也为技术审评部门对注册申报资料的技术审评提供参考。

本指导原则是针对结核分枝杆菌复合群耐药基因突变检测试剂的一般要求，申请人应依据产品的具体特性确定其中内容是否适用，若不适用，需阐述具体理由及相应的科学依据，并依据产品的具体特性对注册申报资料的内容进行充实和细化。

本指导原则是对注册申请人和审查人员的指导性文件，但不包括注册审批所涉及的行政事项，也不作为法规强制执行，如果有能够满足相关法规要求的其他方法，也可以采用，但需要详细阐明理由，并对其科学合理性进行验证，提供详细的研究资料和验证资料，相关人员应在遵循相关法规的前提下使用本指导原则。

本指导原则是在现行法规和标准体系以及当前认知水平下制定的，随着法规和标准的不断完善，以及科学技术的不断发展，本指导原则相关内容也将适时进行调整。

一、范围

本指导原则所述结核分枝杆菌复合群耐药基因突变检测试剂是指：利用分子生物学技术，对结核病患者的临床样本或培养物样本中的结核分枝杆菌复合群耐药基因突变进行体外定性检测的试剂。针对该定义，需要强调如下几点。

1. 适用人群为：结核病患者。特别注意的是，对于同一注册单元内可同时进行结核分枝杆菌复合群核酸检测以及耐药基因突变检测的双功能试剂，尽管其核酸检测部分的适用人群为疑似结核病患者，但只有核酸阳性才能进行下一步的耐药基因突变检测，因此其耐药基因突变检测部分的适用人群为结核病患者。

2. 适用样本可为：

2.1 痰、支气管肺泡灌洗液或其他体液等临床样本或培养物样本；

2.2 进行结核分枝杆菌复合群耐药基因突变检测的上述样本应为结核分枝杆菌复合群阳性的样本。即：来自结核病患者的、结核分枝杆菌复合群阳性的痰、支气管肺泡灌洗液或其他体液等临床样本或培养物样本。

3. 结核分枝杆菌复合群阳性的确认方法可为：已获国家食品药品监督管理总局批准上市的结核分枝杆菌复合群检测试剂或临床普遍认可的结核分枝杆菌复合群鉴定方法（如：结核分枝杆菌复合群核酸检测试剂或传统的结核分枝杆菌复合群培养鉴定方法）。

4. 对于同一注册单元内可同时进行结核分枝杆菌复合群核酸检测以及耐药基因突变检测的双功能试剂，其耐药基因突变检测部分适用于本指导原则。

本指导原则所述产品的预期用途可表述为以下三种类型：

1. 申报产品可区分具体突变类型，结果报告具体突变类型（a类）。建议表述为：本产品用于体外定性检测来自结核病患者的结核分枝杆菌复合群阳性的 xx 样本中的 yy 耐药基因突变，可检测的突变类型包括 zz，本产品可区分具体突变类型。

2. 已知申报产品可检测的具体突变类型（如：针对具体突变类型设计特异突变探针，从检验原理上已知可检测哪些突变类型），但结果不区分具体突变类型，结果报告为耐药/敏感等（b类）。建议表述为：本产品用于体外定性

检测来自结核病患者的结核分枝杆菌复合群阳性的 xx 样本中的 yy 耐药基因突变，可检测的突变类型包括 zz，本产品不区分具体突变类型。

3. 某段核酸区域的突变可导致对某种药物耐药，申报产品从检验原理上没有必要明确具体突变类型，结果报告为耐药/敏感（c类）。建议表述为：本产品用于体外定性检测来自结核病患者的结核分枝杆菌复合群阳性的 xx 样本中的 yy 耐药，本产品无法明确具体突变类型。

本指导原则的技术要求是基于荧光探针 PCR 方法确立的，对于线性杂交或基因芯片等其他核酸检测技术，可能部分要求不完全适用或本指导原则所述技术指标不够全面，注册申请人可根据产品特性选择合适的方法进行评价和验证，但需阐述不适用的理由，并验证其科学合理性，同时确认性能评价的充分性。本指导原则适用于进行首次注册申报和相关许可事项变更的产品。

二、注册申报资料要求

（一）综述资料

综述资料主要包括产品预期用途、产品描述、有关生物安全性的说明、研究结果的总结评价以及同类产品上市情况介绍等内容，其中同类产品上市情况介绍部分应着重从检测靶标、方法学及不同基因突变类型检出能力等方面写明申报产品与目前市场上已获批准的同类产品之间的主要区别。若尚无同类产品批准上市，则应提交详实充分的科学证据，包括：突变区域、突变类型与结核分枝杆菌复合群表型耐药的相关性以及突变检测的临床意义，证明申报产品的检测靶标具有明确的临床意义。

综述资料应符合《体外诊断试剂注册管理办法》（国家食品药品监督管理总局令第 5 号，以下简称《办法》）和《关于公布体外诊断试剂注册申报资料要求和批准证明文件格式的公告》（国家食品药品监督管理总局公告 2014 年第 44 号）的相关要求。

（二）主要原材料的研究资料

应提供主要原材料如引物、探针、企业参考品的选择与来源、制备过程、质量分析和质控标准等相关研究资料。若主要原材料为企业自己生产，其生产工艺必须相对稳定，并提交工艺验证报告；如主要原材料购自其他供货商，应提供的资料包括：供货方提供的质量标准、出厂检定报告，以及该原材料到货后的质量检验资料。

1. 核酸分离纯化组分（如有）的主要组成、原理介绍及相关的验证资料。

2. PCR 组分的主要原料（包括引物、探针、各种酶及其他主要原料）的选择、制备、质量标准及实验研究资料，主要包括以下内容：

2.1 脱氧三磷酸核苷（dNTP）

核酸的组成成分，包括：dATP、dUTP、dGTP、dCTP 和 dTTP；应提交对纯度、浓度以及保存稳定性等的验证资料。

2.2 引物

由一定数量的 dNTP 构成的特定序列，通常采用 DNA 合成仪人工合成，合成后经聚丙烯酰胺凝胶电泳（PAGE）或其他适宜方法纯化。需提供对分子量、纯度、稳定性以及功能性实验等的验证资料。如为外购，还应提供合成机构出具的合成产物的质检证明，如 PAGE 结果或高效液相色谱法（HPLC）分析图谱。

2.3 探针

特定的带有示踪物（标记物）的已知核酸片段（寡聚核苷酸片段），能与互补核酸序列退火杂交，用于特定核酸序列的探测。合成后经聚丙烯酰胺凝胶电泳（PAGE）或其他适宜方法纯化，在 5'-端（和/或 3'-端）进行标记，并经 HPLC 或其他适宜方法纯化，纯度应达到 HPLC 纯。应提供合成机构出具的合成产物的质检证明，如 HPLC 分析图谱，应对探针的分子量、纯度及标记的荧光素进行核实，并进行功能性试验验证。

2.4 酶

DNA 聚合酶，应具有 DNA 聚合酶活性，无核酸内切酶活性，具热稳定性，如：94℃保温 1 小时后仍保持 50% 活性；尿嘧啶 DNA 糖基化酶（UDG/UNG），具有水解尿嘧啶糖苷键的活性，无核酸外切酶及核酸内切酶活性。应对酶活性进行合理验证。

3. 核酸类检测试剂的包装材料和耗材应无脱氧核糖核酸酶（DNase）污染。

4. 企业参考品：详细说明企业参考品的原料选择、制备和定值过程等试验资料。

4.1 阳性参考品

应包括申报产品声称的全部突变类型。阳性参考品的突变类型需经过金标准方法或已上市同类分型试剂的确认。常见突变类型的阳性参考品至少有 1~2 种突变类型采用菌株，其他突变类型的阳性参考品可以采用含有突变的核酸（如：结核分枝杆菌基因组 DNA 或质粒），不建议采用临床样本（如痰液）作为阳性参考品。注册申请人可根据权威机构的最新文件或文献等确定常见突变类型，并提交相应的支持资料。

4.2 阴性参考品

可采用经确认靶序列未发生突变的结核分枝杆菌菌株、申报产品声称的其他无关突变类型的核酸等。

4.3 最低检测限参考品

最低检测限参考品须含有声称的所有突变类型。常见突变类型的最低检测限参考品至少有 1~2 种突变类型采用菌株，其他突变类型可采用含有突变的核酸。常见突变类型的确定方法可参考本指导原则的"4.1 阳性参考品"。

4.4 精密度参考品

精密度参考品至少应包括弱阳性（低浓度突变型）水平，须含有申报产品声称的所有突变类型。常见突变类型的精密度参考品至少有 1~2 种突变类型采用菌株，其他突变类型可采用含有突变的核酸。常见突变类型的确定方法可参考本指导原则的"4.1 阳性参考品"。

对于 c 类预期用途的产品，申请人应尽可能对国内已报告的耐药核酸区域内的常见突变类型设置上述各种类型的企业参考品。常见突变类型的确定方法可参考本指导原则的"4.1 阳性参考品"。对于利福平耐药基因突变检测试剂，阳性参考品、最低检测限参考品以及精密度参考品至少应包括 4~5 种常见突变类型，并且至少有 1~2 种突变类型采用菌株。对于其他药物的耐药基因突变检测试剂，阳性参考品、最低检测限参考品以及精密度参考品至少应包括耐药相关的常见突变类型，并且至少应有 1~2 种突变类型采用菌株，突变类型的数量可根据申报产品的具体情况而定。

5. 试剂盒内的对照

申报产品的质控体系通过设置各种对照来实现，以对样本核酸分离纯化、配液及加样、试剂及仪器性能、扩增反应抑制物（管内抑制）、交叉污染和靶核酸降解等因素可能造成的假阴性或假阳性结果进行合理质控。申报资料应详细说明各种对照的原料选择、制备和定值过程等。

本指导原则的技术要求是基于荧光探针 PCR 方法建立的，对于采用该方法学的结核分枝杆菌复合群耐药基因突变检测试剂，建议至少设置阳性对照、内对照和阴性对照。

5.1 阳性对照

阳性对照可对实验过程进行质控。阳性对照可采用菌株、质粒或基因组提取物等。企业应对阳性对照相应判断数值做出明确要求。

5.2 内对照

内对照可对实验过程的假阴性结果进行质量控制。内对照可采用质粒或线性 DNA 等。申请人应对内对照的引物、探针和模板浓度做精确的验证，既要保证内标荧光通道呈明显的阳性又要尽量降低对靶核酸序列检测造成的抑制而导致假阴性。企业应对内对照或相应判断数值做出明确要求。

5.3 阴性对照

阴性对照可采用含有野生型靶序列的核酸或空白对照，以对交叉污染造成的假阳性结果进行质控。阴性对照需参与样本核酸的平行提取纯化。

由于申报产品所适用的临床样本比较复杂，其中可能含有各种影响 PCR 反应的抑制物，造成假阴性。因此，申报产品应充分考虑对样本核酸提取纯化环节的质量控制，通过设置各种对照进行质控。比如，采用克隆菌株作为内对照或阳性对照并参与样本核酸的平行提取纯化，或者设置专门的核酸提取纯化对照（如菌株）等，以对样本核酸提取纯化的质量及效率进行评估。

（三）主要生产工艺及反应体系的研究资料

生产工艺及反应体系的研究资料应能对反应体系涉及到的基本内容，如临床样本用量、试剂用量、反应条件和质控体系设置等，提供确切的依据，配制工作液的各种原材料及其配比应符合要求，原材料应混合均匀，配制过程应对 pH、电导率、离子浓度等关键参数进行有效控制。主要包括以下内容：

1. 主要生产工艺介绍，可以图表方式表示。

2. 确定最佳 PCR 反应体系的研究资料，包括酶浓度、引物/探针浓度、dNTP 浓度以及阳离子浓度等。

3. PCR 反应各阶段温度、时间及循环数的研究资料。

4. 对于基线阈值和阈值循环数等确定的研究资料。

5. 如申报产品包含核酸提取纯化试剂，应提交对核酸提取纯化过程进行工艺优化的研究资料。

（四）分析性能评估资料

申请人应提交对申报产品进行的所有性能验证的研究资料，包括具体试验方法、内控标准、实验数据和统计分析等详细资料。该类产品建议着重对以下分析性能进行研究。

1. 阳性/阴性参考品符合率

各突变类型的阳性参考品均应检出阳性/耐药，阴性参考品应检测为阴性/敏感。其中，常见突变类型至少有 1~2 种突变类型采用耐药菌株，其他突变类型可采用含有突变的核酸样本。常见突变类型的确定方法可参考本指导原则的"4.1 阳性参考品"。

2. 最低检测限

建议采用 95%（$n \geqslant 20$）的阳性检出率作为最低检测限确定的标准。扩增反应终体系中的突变序列百分率和总核酸浓度两个因素对最低检测限的影响较大，终体系中突变序列的百分率越高、所含的 DNA 量越多，则越容易检出。而终体系中的这两个因素是由临床样本中的结核分枝杆菌耐药菌与野生菌的含量和相对比例决定的。因此，需从以下两个方面考察申报产品的最低检测限。

2.1 100% 耐药比例下，耐药菌株/突变核酸的最低检测浓度

将结核分枝杆菌耐药菌株/突变核酸进行系列稀释，制备不同浓度的耐药菌株/突变核酸样本。其中，常见突变类型至少有 1~2 种突变类型采用耐药菌株，其他突变类型可采用含有相应突变的核酸样本（如：质粒或基因组 DNA）。常见突变类型的确定方法可参考本指导原则的"4.1 阳性参考品"。

分别对各浓度样本进行不少于 20 次的重复检测，确定 95% 阳性检出率水平，作为可检测的最低耐药菌株/突变核酸浓度。

2.2 不同菌株/核酸浓度、各种耐药比例的最低检测限。

配制不同菌株/核酸浓度、各种耐药比例的混合液：将不同浓度的结核分枝杆菌野生菌株和耐药菌株进行混合，调整野生和耐药菌株的比例，得到含不同菌株浓度和各种耐药比例的菌株混合液。或者，将不同浓度的野生质粒和突变质粒进行混合，调整野生质粒和突变质粒的比例，得到含不同核酸浓度和各种耐药比例的核酸混合液。其中，常见突变类型至少有 1~2 种突变类型采用耐药菌株，其他突变类型可采用含有突变的核酸样本（如：质粒或基因组 DNA）。常见突变类型的确定方法可参考本指导原则的

"4.1 阳性参考品"。

对各份混合液进行不少于 20 次的重复检测，确定 95% 阳性检出率水平，作为不同菌株/核酸浓度、各种耐药比例的最低检测限。

为确定痰样本的最低检测限，建议将至少 1 株结核分枝杆菌耐药/敏感菌株、结核分枝杆菌阴性的痰样本进行混合，完全按照申报产品的操作步骤对此"制备痰液"进行样本前处理、核酸提取纯化和扩增等。对结核分枝杆菌阴性痰样本的确认，应采用涂片、培养鉴定、临床诊断和其他已上市的核酸检测试剂盒进行联合确认。

应明确每种菌株/核酸的来源、突变类型、浓度和制备方法等信息。

企业可采用适宜方法进行菌株浓度的确认，可采用铺板计数细菌集落形成单位（colony forming unit，CFU）的方法进行菌株浓度的确认，以 CFU/ml 作为菌株浓度的表示方式；也可采用国家参考品对菌株浓度进行标定，以"个菌/ml"作为菌株浓度的表示方式。

3. 分析特异性

3.1 野生型验证：采用不同浓度的野生型结核分枝杆菌进行验证，结果应为敏感或阴性。

3.2 申报产品声称的全部突变类型间的交叉反应验证。

3.3 对于痰等复杂的临床样本类型，鉴于可检测样本中可能同时含有结核分枝杆菌复合群和非结核分枝杆菌复合群，为了验证非结核分枝杆菌复合群等其他病原体对申报产品的检测结果是否造成假阴性和假阳性结果，需对核酸序列具有同源性、易引起相同或相似的临床症状、采样部位正常寄生或易并发的其他病原体进行交叉反应的验证。

用于交叉反应研究的其他分枝杆菌具体包括：堪萨斯分枝杆菌、海分枝杆菌、土地分枝杆菌、次要分枝杆菌、溃疡分枝杆菌、戈登分枝杆菌、蟾蜍分枝杆菌、鸟分枝杆菌、瘰疬分枝杆菌、苏加分枝杆菌、龟分枝杆菌、脓肿分枝杆菌、耻垢分枝杆菌、偶然分枝杆菌、胃分枝杆菌、胞内分枝杆菌、草分枝杆菌。上述细菌均应进行验证。

用于交叉反应研究的其他病原体具体包括：肺炎链球菌、流感嗜血杆菌、大肠杆菌、表皮葡萄球菌、隐球菌、金黄色葡萄球菌、诺卡氏菌、绿脓杆菌、白色念珠菌。上述病原体均应进行验证。

对于培养物样本类型，3.3 项不适用。

4. 干扰物质

4.1 潜在干扰物质主要包括：内源性物质（不含待检野生/突变靶标的相应临床样本）和外源性药物。建议使用医学相关水平的干扰物浓度进行验证。建议申请人在每种干扰物质的潜在最大浓度（最差条件）条件下进行评价。对于常见药物干扰试验，建议参照相应药物药代动力学研究确定的治疗药物浓度添加相应药物进行干扰验证。具体目录参见表 3。

用于干扰研究的外源性药物具体包括：异烟肼、利福平、抗生素（如：阿莫西林、左氧氟沙星）、鼻腔喷雾剂或滴鼻剂（如：肾上腺素、羟甲唑啉、含防腐剂的氯化钠溶

液）、鼻用软膏类（如：莫匹罗星）、乙胺丁醇、吡嗪酰胺、抗病毒药（如：扎那米韦）、鼻腔糖皮质激素（如：倍氯米松、地塞米松、氟尼缩松、曲安西龙、布地奈德、莫美他松、氟替卡松）。上述外源性药物均应进行验证，括号内至少选做一种。

对于培养物样本类型，4.1项不适用。

4.2 对于培养物样本，干扰物质主要为适用培养基和相关药物的干扰，应在最低检测限浓度/阴性条件下验证相关药物和培养基对检测结果的影响，明确不产生干扰的最大培养基和药物浓度。

5. 精密度

测量精密度的评价方法并无统一的标准可依，可根据不同产品特征或企业的研究习惯进行，前提是必须保证研究的科学合理性。具体实验方法可以参考国内或国外的相关文件进行。企业应对每项精密度指标的评价标准做出合理要求。针对申报产品的精密度评价主要包括以下要求。

5.1 对可能影响检测精密度的主要变量进行验证，除申报产品（包括提取纯化组分和PCR组分）本身的影响外，还应对不同的适用机型（如PCR分析仪）、操作者和地点等要素进行相关的验证。

5.2 合理的精密度评价周期，例如：为期至少12天的检测，每天至少由2人完成不少于2次的完整检测，从而对批内/批间、日内/日间以及不同操作者之间的精密度进行综合评价。如有条件，申请人应选择不同的实验室进行重复实验以对室间精密度进行评价。

5.3 建议在以下3个浓度进行验证：

5.3.1 阴性样本：靶序列未发生突变的结核分枝杆菌野生型菌株，阴性检出率应为100%（$n \geqslant 20$）。

5.3.2 弱阳性样本：耐药菌株/突变核酸浓度略高于申报产品的最低检测限，阳性检出率应高于95%（$n \geqslant 20$）。（弱阳性样本应包括申报产品声称的所有突变类型。常见突变类型至少有1~2种突变类型采用耐药菌株，其他突变类型可采用含有突变的核酸样本。）

5.3.3 中等阳性样本：耐药菌株/突变核酸浓度约为最低检测限的2倍或3倍，阳性检出率为100%且CV≤15%（$n \geqslant 20$）。（可选择申报产品声称的部分突变类型进行验证，但至少应包括1株结核分枝杆菌耐药菌株。）

6. 不同样本前处理方法和核酸提取纯化方法的分析性能资料要求

如果某种样本类型可采用几种方法进行样本前处理（如：痰/痰沉淀物），申请人应提交适用的样本前处理方法（进行全项目分析性能评估的样本前处理方法除外）与后续试验配合进行的性能试验（至少包括最低检测限项目），以证明不同的样本前处理方法不影响检测结果。

如果某种样本类型可采用几种方法进行核酸提取纯化，申请人应提供适用的核酸提取纯化方法（进行全项目分析性能评估的核酸提取纯化方法除外）与后续试验配合进行的性能试验（至少包括最低检测限和精密度项目），以证明不同的核酸提取纯化方法不影响检测结果。

对于c类预期用途的产品，申请人应对国内已报告的耐药核酸区域内的常见突变类型进行上述分析性能项目的验证。常见突变类型的确定方法可参考本指导原则的"4.1阳性参考品"。对于利福平耐药基因突变检测试剂，阳性符合率、最低检测限以及精密度试验至少应包括4~5种常见突变类型，并且至少有1~2种突变类型采用菌株。对于其他药物的耐药基因突变检测试剂，阳性符合率、最低检测限以及精密度试验至少应包括耐药相关的常见突变类型，并且至少应有1~2种突变类型采用菌株，突变类型的数量可根据申报产品的具体情况而定。

对于适用多个机型的产品，应提供如产品说明书【适用仪器】项中所列的所有型号仪器的至少三批全性能评估资料。

（五）阳性判断值确定资料

对于此类试剂，阳性判断值确定资料主要是指Ct值/Ct值的差值/荧光信号差值等的确认资料，建议申请人采用受试者工作特征（ROC）曲线的方式对申报产品用于结果判断的临界值予以确认。有关ROC曲线分析的细节，请参考国内外相关的文件。如存在灰区，应提交灰区上下限确定的详细研究资料。

（六）稳定性研究资料

稳定性研究资料主要涉及两部分内容，申报产品的稳定性和样本稳定性。前者主要包括实时稳定性（有效期）、开瓶稳定性、复溶稳定性、运输稳定性及冻融次数限制等研究，申请人可根据实际需要选择合理的稳定性研究方案。稳定性研究资料应包括研究方法的确定依据、具体的实施方案、详细的研究数据以及结论。对于实时稳定性，应提供至少三批样品在实际储存条件下保存至成品有效期后的研究资料。

另外，还应提供样本保存条件、保存时间等方面的详细研究资料。样本稳定性研究主要包括核酸分离纯化前样本稳定性和分离纯化后核酸在储备液中的稳定性两方面。在合理的温度范围内选择多个温度点（应至少包括范围的上限和下限温度），每间隔一定的时间段对储存样本进行分析验证，从而确认不同类型样本的稳定性。适于冷冻保存的样本还应对冻融次数进行评价。

（七）临床试验研究

1. 临床试验机构的选择

申请人应当选定不少于3家（含3家）临床试验机构，按照相关规定开展临床试验。申请人应根据产品特点及其预期用途，综合不同地区人种、流行病学背景和病原微生物的特性等因素选择临床试验机构。

2. 临床试验人群：对于仅进行结核分枝杆菌复合群耐药基因突变检测的单功能试剂，选择结核病患者进行临床试验；对于同一注册单元内可同时进行结核分枝杆菌复合群核酸检测以及耐药基因突变检测的双功能试剂，尽管其核酸检测部分的适用人群为疑似结核病患者，但只有核酸阳性才能进行下一步的耐药基因突变检测，因此其耐药基因突变检测部分的适用人群为结核病患者。

3. 临床样本的要求：进行结核分枝杆菌复合群耐药基因突变检测的临床样本应为结核分枝杆菌复合群阳性的样本。结核分枝杆菌复合群阳性的确认方法同本指导原则"二范围"第3条。

4. 临床试验样本量

鉴于痰、支气管肺泡灌洗液以及培养物等样本之间差异较大，如果申报产品同时适用于上述几种样本类型，每种样本类型的例数不少于500例。

如果申报产品适用于某种样本类型的液体培养物和固体培养物，应进行不少于150例液体和固体培养物的同源比对试验（应包括一定数量的阳性和阴性样本），证明不同的培养物不会影响检测结果。

如果某种样本类型适用于几种样本前处理方法，应进行不少于150例样本的同源比对试验（应包括一定数量的阳性和阴性样本），证明不同的样本前处理方法不会影响检测结果。

如果某种样本类型适用于几种核酸提取纯化方法，应进行不少于150例样本的同源比对试验（应包括一定数量的阳性和阴性样本），证明不同的核酸提取纯化方法不会影响检测结果。

临床试验应尽量采用新鲜样本，如采用冻存样本应另行说明。

5. 对比试剂

5.1 对于已有同类产品上市的申报产品

如果选择已上市同类产品或基因测序作为对比试剂，还需选择至少200例样本（敏感和耐药分别至少100例）进行传统药敏试验（金标准）的验证。

对于c类产品，除了还需选择至少200例样本（敏感和耐药分别至少100例）进行传统药敏试验（金标准）的验证外，还需对所有耐药/阳性样本采用分子生物学方法进行验证，以明确引起耐药/阳性的具体突变类型。

如果选择传统药敏试验（金标准）作为对比方法，还需对所有耐药/阳性样本采用分子生物学方法进行验证，以明确引起耐药的具体突变类型。

5.2 对于新的结核分枝杆菌复合群耐药基因突变检测试剂

对于新的结核分枝杆菌复合群耐药基因突变检测试剂，选择传统药敏试验方法（金标准）和基因测序作为对比试剂。

5.3 阳性样本例数的要求

对于a类和b类产品，产品预期用途中声称的每种突变类型均应具有一定的阳性例数，每种突变类型均应分别进行统计分析。对于c类产品，应尽量对检测靶核酸区域内的常见突变类型进行验证。

有关测序方法的相关要求，请参考《结核分枝杆菌复合群核酸检测试剂技术审查指导原则》相关要求以及现行法规要求。

6. 临床试验方法、数据及统计分析

6.1 应在临床试验方案或者临床试验报告中详细描述申报产品和对比试剂的具体操作步骤。

6.2 临床试验原始数据应以列表的方式表示，包括样本的申报产品的结果、对比试剂的结果、药敏结果以及耐药比例和临床诊断（如：何种结核病）等。

6.3 对临床试验数据的统计应选择合适的统计方法，如检测结果一致性分析、受试者工作特征（ROC）曲线分析、阴性/阳性符合率等。

6.4 对于申报产品与对比试剂（对比方法）的等效性评价，常选择交叉四格表形式总结两种试剂的定性检测结果，对定性结果进行四格表卡方或kappa检验以验证两种试剂定性结果的一致性，统计分析应可以证明两种方法的检测结果无明显统计学差异。在临床试验方案中应明确统计检验假设，即评价申报产品与对比试剂（对比方法）是否等效的标准。

6.5 结果差异样本的验证

在数据收集过程中，对于两种试剂检测结果不一致的样本，应采用金标准（测序或药敏试验）或其他合理方法进行复核，同时结合患者的临床病情对差异原因及可能结果进行分析。如无需复核，应详细说明理由。

7. 临床试验方案

临床试验实施前，研究者应从流行病学、统计学、临床医学、检验医学等多方面考虑，设计科学合理的临床试验方案。各临床试验机构的方案设置应基本一致，且保证在整个临床试验过程中遵循预定的方案实施，不可随意改动。整个试验过程应在临床试验机构的实验室内并由本实验室的技术人员操作完成，申报单位的技术人员除进行必要的技术指导外，不得随意干涉实验进程，尤其是数据收集过程。

试验方案中应确定严格的样本入选/排除标准，任何已经入选的样本再被排除出临床试验都应记录在案并明确说明原因。在试验操作过程中和判定试验结果时应采用盲法以保证试验结果的客观性。各临床试验机构选用的对比试剂应保持一致，以便进行合理的统计学分析。另外，申报产品的样本类型不应超越对比试剂对样本类型的要求。

8. 临床试验报告的撰写

根据《体外诊断试剂临床试验技术指导原则》的要求，临床试验报告应对试验的整体设计及各个关键点给予清晰、完整的阐述，应该对整个临床试验实施过程、结果分析、结论等进行条理分明的描述，并应包括必要的数据和统计分析方法。建议在临床试验报告中对以下内容进行详述。

8.1 临床试验总体设计及方案描述

8.1.1 临床试验的整体管理情况、临床试验机构选择、临床主要研究人员简介等基本情况介绍。

8.1.2 病例的纳入/排除标准。

8.1.3 样本类型，样本的收集、处理及保存；培养、鉴定、药敏方法等。结核分枝杆菌复合群阳性的确认方法，如采用已获国家食品药品监督管理总局批准上市的结核分枝杆菌复合群核酸检测试剂作为确认方法，应明确生产厂家和医疗器械注册证号等相关信息；如采用传统的培养鉴定方法作为结核分枝杆菌复合群阳性的确认方法，应详细说明培养方法和鉴定方法。

8.1.4 统计学方法、统计软件、评价统计结果的标准。

8.2 具体临床试验情况

8.2.1 申报产品和对比试剂的名称、批号、有效期及所用机型等信息。

8.2.2 对各试验机构的病例数等情况进行总合，建议以列表或图示方式给出具体例数及百分比。

8.2.3 质量控制，试验人员培训、仪器日常维护、质控品运行情况，对检测精密度、质控品测量值的抽查结果评估。

8.2.4 具体试验过程，样本检测、数据收集、样本的保存条件、结果不一致样本的校验等。

8.3 统计学分析

8.3.1 数据预处理、差异数据的重新检测或其他合理方法的复核以及是否纳入最终数据统计、对异常值或缺失值的处理、研究过程中是否涉及对方案的修改。

8.3.2 阳性符合率、阴性符合率、总体符合率及其95%（或99%）的置信区间。

8.3.3 以交叉表的形式总结两种试剂的定性检测结果，对定性结果进行四格表卡方或 kappa 检验以验证两种试剂定性结果的一致性。

8.4 讨论和结论

对总体结果进行总结性描述并简要分析试验结果，对本次临床试验有无特别说明，最后得出临床试验结论。

（八）产品说明书

产品说明书的格式应符合《体外诊断试剂说明书编写指导原则》的要求，境外试剂的中文说明书除格式要求外，其内容应尽量保持与原文说明书一致，翻译力求准确且符合中文表达习惯。产品说明书的所有内容均应与申请人提交的其他注册申报资料保持一致，如某些内容引自参考文献，则应采用规范格式对此内容进行标注，并单独列明文献的相关信息。

结合《体外诊断试剂说明书编写指导原则》的要求，下面对结核分枝杆菌复合群耐药基因突变检测试剂说明书的重点内容进行详细说明，以指导注册申报人员合理编制说明书。

1. 【预期用途】应至少包括以下几部分内容：

1.1 根据【检验结果的解释】的结果报告形式，【预期用途】第一段可表述为以下几种情况：

1.1.1 申报产品可区分具体突变类型，结果报告具体突变类型（a 类）。建议表述为：本产品用于体外定性检测来自结核病患者的结核分枝杆菌复合群阳性的 xx 样本中的 yy 耐药基因突变，可检测的突变类型包括 zz，本产品可区分具体突变类型。本产品用于对某种（类）药物耐药的耐药结核病的辅助诊断。

1.1.2 已知申报产品可检测的具体突变类型（如：针对具体突变类型设计特异突变探针，从检验原理上已知可检测哪些突变类型），但结果不区分具体突变类型，结果报告为耐药/敏感等（b 类）。建议表述为：本产品用于体外定性检测来自结核病患者的结核分枝杆菌复合群阳性的 xx 样本中的 yy 耐药基因突变，可检测的突变类型包括 zz，本产品不区分具体突变类型。本产品用于对某种（类）药物耐药的耐药结核病的辅助诊断。

1.1.3 某段核酸区域的突变可导致对某种药物耐药，申报产品从检验原理上没有必要明确具体突变类型，结果报告为耐药/敏感（c 类）。建议表述为：本产品用于体外定性检测来自结核病患者的结核分枝杆菌复合群阳性的 xx 样本中的 yy 耐药，本产品无法明确具体突变类型。本产品用于对某种（类）药物耐药的耐药结核病的辅助诊断。

需要特别注意如下几点：

①b 类预期用途的试剂所包括的突变类型对同一种（类）药物必须具有相同的指导用药的临床意义。

②对于 c 类预期用途的试剂，申请人必须有充分可靠的科学证据证明某段核酸区域与某种（类）药物具有明确的临床意义。申请人必须提供科学权威的支持资料，证明：耐药基因区域的突变可引起耐药；耐药基因区域的突变对同一种（类）药物必须具有相同的指导用药的临床意义。申请人还应提交耐药基因区域内所有碱基在国内外的突变频率。

1.2 介绍与耐药相关的检测靶标、检测靶标的突变位点和突变类型（如适用）；明确申报产品可检测的突变类型或耐药核酸区域导致的表型耐药占临床所有表型耐药的比例。

1.3 适用人群：结核病患者。特别注意的是，对于同一注册单元内可同时进行结核分枝杆菌复合群核酸检测以及耐药基因突变检测的双功能试剂，尽管其核酸检测部分的适用人群为疑似结核病患者，但只有核酸阳性才能进行下一步的耐药基因突变检测，因此其耐药基因突变检测部分的适用人群为结核病患者。

1.4 明确临床试验验证过的结核分枝杆菌复合群阳性的确认方法的相关信息。

2. 【主要组成成分】

2.1 说明试剂盒包含组分的名称、数量、比例或浓度等信息，说明不同批号试剂盒中各组分是否可以互换。

2.2 试剂盒中不包含但对该项检测必须的组分，企业应列出相关试剂/耗材的名称、货号及其他相关信息。

2.3 如果试剂盒中不包含用于核酸提取纯化的试剂组分，则应在此注明经过验证后配合使用的商品化核酸提取纯化试剂盒的生产企业、产品名称以及产品货号和医疗器械备案号（如有）等详细信息。

3. 【检验原理】

3.1 对试剂盒检测靶标以及突变类型（如适用）进行详细描述（基因名称和基因位置、靶序列长度、突变类型（如适用）及相关特征等），对试剂盒所用探针、引物、突变或耐药的判定终点等进行详细的介绍；对不同样品反应管组合、对照设置及荧光信号检测原理等进行介绍。

3.2 试剂盒技术原理的详细介绍，建议结合适当图示进行说明。如反应体系中添加了相关的防污染组分（如 UNG 酶），也应对其作用机理进行适当介绍。

4.【储存条件及有效期】

说明试剂盒的效期稳定性、开封稳定性、复溶稳定性、运输稳定性和冻融次数要求等，应明确具体的储存条件及有效期。

5.【样本要求】重点明确以下内容：

5.1 临床样本的收集：建议参照《临床技术操作规范（结核病分册）》（中华医学会编著）或者《结核病诊断实验室检验规程》（中国防痨协会基础专业委员会编著）现行有效版本推荐的采样要求或国外的同类文件，并详细描述采样步骤和注意事项。

5.2 临床样本的前处理：建议参考《临床技术操作规范（结核病分册）》（中华医学会编著）或者《结核病诊断实验室检验规程》（中国防痨协会基础专业委员会编著）现行有效版本推荐的前处理方法或国外的同类文件，详细描述具体的前处理方法。

5.3 培养物样本：详细描述培养鉴定方法，包括：从患者采集的临床样本类型、样本采集后处理、所用培养基、相关药物和具体操作步骤等，申报产品从培养物中取样进行检测的时间点、取样方法和对培养物样本的处理等。

5.4 样本的其他处理、运送和保存：明确核酸提取纯化前的其他处理（如离心和洗涤等）、保存条件及期限（短期和长期）以及运送条件等。冷藏/冷冻样本检测前是否需要恢复至室温，冻融次数的限制等。

6.【适用仪器】所有适用的仪器型号，并提供与仪器有关的重要信息以指导用户操作。

7.【检验方法】详细说明实验操作的各个步骤，包括：

7.1 实验条件：实验室分区、实验环境的温度、湿度和空调气流方向控制等注意事项。

7.2 试剂配制方法和注意事项。

7.3 详述待测样本及相关对照核酸提取纯化的条件、步骤及注意事项（如适用）。

7.4 扩增反应前准备：加样体积、顺序等。

7.5 PCR 各阶段的温度、时间设置、循环数设置或相应的自动化检测程序及相关注意事项。

7.6 仪器设置（如适用）：特殊参数、探针的荧光素标记情况、对待测突变及内标和其他对照的荧光通道选择等。

8.【检验结果的解释】

结合阳性对照、阴性对照、内对照、核酸提取纯化对照（如适用）、样本管检测结果以及已验证的突变类型与耐药之间的关系，以列表的形式详述所有可能出现的结果及相应的解释。如存在检测灰区（如：耐药不确定等），应详述对于灰区结果的处理方式。

9.【检验方法的局限性】

9.1 申报产品仅对下述突变类型××进行了验证。对于 c 类产品，在此处明确境内临床试验做过验证的突变类型。

9.2 申报产品的检测结果仅作为初筛结果，仅供临床参考，用于辅助诊断结核分枝杆菌复合群的耐药性，不应作为患者耐药的确诊依据。临床医生应结合患者病情、药物适应证、疗效及其他实验室检测指标等因素对检测结果进行综合判断。

9.3 本产品仅检测靶标区域内突变引起的耐药。由其他基因或基因区域的突变，以及其他耐药机制引起的耐药本产品不能检出。

9.4 本产品不能用于监测患者对于抗生素的治疗进展以及成功与否，因为经过抗菌治疗后，细菌 DNA 可能仍旧存在。

9.5 有关假阴性结果的可能性分析

9.5.1 不合理的样本采集、运送及处理、样本中细菌含量过低、核酸过度降解或扩增反应体系中靶标浓度低于检测限均有可能导致假阴性结果。

9.5.2 未经验证的其他干扰或 PCR 抑制因子等可能会导致假阴性结果（如有）。

10.【产品性能指标】简述以下性能指标：

10.1 对国家参考品检测的符合情况，简要描述采用国家参考品进行检测的结果（如适用）。

10.2 最低检测限：简单介绍最低检测限的确定方法，并明确最低检测限结果。重点考虑原始模板中突变序列的百分率和扩增终体系中核酸浓度两个因素对最低检测限的影响。

10.3 阳性/阴性参考品符合率。

10.4 精密度：简单介绍精密度的确定方法，并明确精密度结果。

10.5 分析特异性

10.5.1 野生型验证：应采用不同浓度的野生型样本进行验证，结果应均为阴性。

10.5.2 可检测突变之间的交叉反应：如申报产品可检测多种突变，还需验证申报产品声称的所有突变类型之间是否存在交叉反应。

10.5.3 干扰物质验证：样本中常见干扰物质对检测结果的影响。

10.6 对比试验研究（如有）：简要介绍对比试剂（方法）的信息、所采用的统计学方法及统计分析结果。

11.【注意事项】应至少包括以下内容：

11.1 如该产品含有人源或动物源性物质，应给出具有潜在感染性的警告。

11.2 临床实验室应严格按照《医疗机构临床基因扩增实验室管理办法》（卫办医政发〔2010〕194 号或现行有效版本）等有关分子生物学实验室、临床基因扩增实验室的管理规范执行。

（九）产品技术要求

产品技术要求应符合《关于公布体外诊断试剂注册申报资料要求和批准证明文件格式的公告》（国家食品药品监督管理总局公告 2014 年第 44 号）的相关规定。申请人应按照《医疗器械产品技术要求编写指导原则》的有关要求，编写产品技术要求，内容主要包含产品性能指标和检验方法，并以附录的形式明确主要原材料、生产工艺及半成品检定要求。

该类试剂的注册检验主要包括以下性能指标：物理性状、阴/阳性参考品符合率、精密度和最低检测限等。阳性参考品主要考察对申报产品覆盖范围内不同突变类型的检测符合性，阴性参考品则重点对申报产品的分析特异性进行验证。

如果申报产品已有相应的国家/行业标准发布，则产品技术要求不得低于国家/行业标准的要求。

（十）注册检验

根据《办法》的要求，首次申请注册的第三类产品应该在具有相应承检范围的医疗器械检验机构进行连续 3 个生产批次样品的注册检验。对于已有国家标准品/参考品的检测项目，在注册检验时应采用相应的国家标准品/参考品进行检验，并符合相关要求。对于目前尚无国家标准品/参考品的项目，申请人应建立自己的参考品体系并提供相应的内部参考品。对于 c 类预期用途的产品，如果没有国家参考品，注册检验可采用企业参考品对国内已报告的常见突变类型进行验证。常见突变类型的确定方法可参考本指导原则的"4.1 阳性参考品"。

三、名词解释

1. 聚合酶链式反应 polymerase chain reaction, PCR

聚合酶链式反应或多聚酶链式反应是一种对特定的 DNA 或 RNA 片段在体外进行快速扩增的方法。由变性—退火—延伸三个基本反应步骤构成。

2. 荧光探针 PCR

在 PCR 过程中利用荧光染料释放的荧光能量的变化直接反映出 PCR 扩增产物量的变化，并通过对荧光的采集和分析以达到对原始模板量进行分析的 PCR。

3. 分析特异性 analytical specificity

测量程序只测量被测量物的能力。分析特异性用于描述检测程序在样本中有其他物质存在时只测量被测量物的能力。通常以一个被评估的潜在干扰物清单来描述，并给出在特定医学相关浓度值水平的分析干扰程度。注：潜在干扰物包括干扰物和交叉反应物。

4. 精密度 precision

在规定条件下，相互独立的测试结果之间的一致程度。精密度的程度是用统计学方法得到的测量不精密度的数字形式表示，如标准差（SD）和变异系数（CV）。

5. 最低检测限 detection limit, limit of detection

样品中以一定概率可被声明与零有差异的被测量的最低值。

6. 阈值循环数 cycle threshold, Ct

实时监测扩增过程中，反应管内的荧光信号到达指数扩增时经历的循环周期数。主要的计算方式是以扩增过程前 3 到 15 个循环的荧光值的 10 倍标准差为阈值，当荧光值超过阈值时的循环数则为阈值循环数（Ct）。

7. 内标 internal control

在同一反应管中与靶序列共同扩增的一段非靶序列分子，其目的是鉴别仪器故障、试剂因素、聚合酶活性因素或样本中存在抑制物等造成的结果不理想的原因。

24　幽门螺杆菌抗原/抗体检测试剂注册技术审评指导原则

（幽门螺杆菌抗原/抗体检测试剂注册技术审查指导原则）

本指导原则旨在指导注册申请人对幽门螺杆菌抗原/抗体检测试剂注册申报资料的准备及撰写，同时也为技术审评部门对注册申报资料的技术审评提供参考。

本指导原则是对幽门螺杆菌抗原抗体检测试剂的一般要求，申请人应依据产品的具体特性确定其中内容是否适用，若不适用，需具体阐述理由及相应的科学依据，并依据产品的具体特性对注册申报资料的内容进行充实和细化。

本指导原则是对申请人和审查人员的指导性文件，但不包括注册审批所涉及的行政事项，亦不作为法规强制执行，如果有能够满足相关法规要求的其他方法，也可以采用，但需要提供详细的研究资料和验证资料，相关人员应在遵循相关法规的前提下使用本指导原则。

本指导原则是在现行法规和标准体系以及当前认知水平下制定的，随着法规和标准的不断完善，以及科学技术的不断发展，本指导原则相关内容也将适时进行调整。

一、范围

幽门螺杆菌（Helicobacter pylori, H. pylori）是一种寄生在胃部和十二指肠的革兰氏阴性微量需氧细菌，其感染非常普遍，全球自然人群感染率超过 50%。影响幽门螺杆菌感染率的因素包括经济状况、居住条件、文化程度、职业及饮水习惯等，普遍来说，发展中国家高于发达国家。目前认为，在自然环境中，人是幽门螺杆菌唯一的传染源，传播途径推测为经口感染。

几乎所有的幽门螺杆菌感染者在组织学上均存在活动性炎性反应，幽门螺杆菌感染为一种感染（传）性疾病，可导致慢性胃炎、消化性溃疡等，常见症状包括胃上部不适感以及疼痛、胀气、厌食、恶心、呕吐以及深色或焦油色粪便等，其中约70%以上感染者无明显症状。幽门螺杆菌是胃炎、消化性溃疡的主要致病因素，并与功能性消化不良、胃黏膜相关性淋巴组织（MALT）淋巴瘤和胃癌的发生密切相关，世界卫生组织国际癌症研究机构已将其列为Ⅰ类致癌因子。根除幽门螺杆菌可显著减少胃和十二指肠疾病包括胃癌的发病率，并可在未来减少幽门螺杆菌感染的新发病例。

幽门螺杆菌感染的诊断方法依据取材有无创伤性分为两大类：侵入性检测方法和非侵入性检测方法。前者是指依赖胃镜取材的检测方法，包括组织学检测（如HE染色、Warthin-Starry银染、改良Giemsa染色、甲苯胺蓝染色、丫啶橙染色、免疫组织化学染色等）、细菌培养、快速尿素酶试验（RUT）以及幽门螺杆菌核酸检测；后者则包括血清学（抗体）检测、粪便幽门螺杆菌抗原检测或基因检测以及尿素呼气试验（UBT）等。不同诊断方法有各自的优势和局限性。

有关幽门螺杆菌感染诊断最新的国际、国内专家共识认为：

1. 对于幽门螺杆菌现症感染的诊断，临床应用的非侵入性幽门螺杆菌检测试验中，最为推荐的是UBT方法，单克隆抗体粪便抗原检测可作为备选，血清学抗体检测阳性提示曾经感染，对于从未治疗者可视为现症感染；如受试者有内镜检查指征而无侵检禁忌，且胃镜检查需要活检时，推荐RUT试验；对于胃炎活检标本，组织学染色阳性即可诊断幽门螺杆菌感染，阴性者可行免疫组化染色；如需进行幽门螺杆菌药物敏感性评价，可采用细菌培养结合药敏试验的方法，或采用分子生物学方法检测相关耐药基因。

2. 幽门螺杆菌根除治疗后，应常规评估根除效果，若患者根除治疗后不需要复查胃镜，可采用非侵入性方法检测幽门螺杆菌。UBT是最佳评估方法，单克隆抗体粪便抗原检测可作为备选；血清抗体检测不适用于根除治疗后的近期根除效果评价。

本指导原则所述幽门螺杆菌抗原/抗体检测试剂是指利用胶体金法、酶联免疫法等基于抗原抗体反应原理，针对人体粪便样本中的幽门螺杆菌抗原，或者血清/血浆、尿液样本中的幽门螺杆菌抗体进行体外定性检测的试剂。结合临床和其他实验室指标，可用于人群中幽门螺杆菌感染的辅助诊断。

幽门螺杆菌抗原/抗体检测的准确性至关重要，不正确的检测结果可能导致对患者管理决策失误，假阴性结果可能导致诊断不及时而延误治疗，假阳性结果可能导致不必要的干预措施。申请人应建立良好的产品性能，并对安全性和有效性进行科学合理的验证。

本指导原则仅包括对幽门螺杆菌抗原/抗体检测试剂申报资料中部分项目的要求，适用于进行产品注册和相关许可事项变更的产品。其他未尽事宜，应当符合《体外诊断试剂注册管理办法》（国家食品药品监督管理总局令第5号）（以下简称《办法》）、《体外诊断试剂注册申报资料基本要求》（国家食品药品监督管理总局公告2014年第44号）等相关法规和文件的要求。

二、注册申报资料要求

（一）综述资料

综述资料主要包括产品预期用途、临床适应证背景情况、产品描述、有关生物安全性的说明、研究结果的总结评价以及同类产品上市情况介绍等内容。其中，需注意以下内容：

1. 临床适应证背景情况

描述幽门螺杆菌的生物学特征、流行病学、潜伏期、易感人群、感染后的临床表现和相关疾病等。说明现有的临床或其他实验室诊断方法等。对于尿液抗体检测试剂，还应详述幽门螺杆菌抗体在尿液中的分布情况，并与血液幽门螺杆菌抗体的分布情况进行对比，包括浓度水平、产生和消失的时间等。

2. 同类产品上市情况

应着重从技术方法及临床适用范围等方面写明拟申报产品与现行临床诊断方法，以及目前市场上已获批准的同类产品之间的主要异同点。

（二）主要原材料研究资料

由于幽门螺杆菌菌株间差异较大，不同地域、不同人群感染的幽门螺杆菌菌株之间，在基因特征和抗原表型上可能有明显不同，因此在选择抗原、抗体原料时，应注重抗原表位的选择，避免菌株间差异造成的假阴性。抗原、抗体原材料研究资料中应将此方面的考虑进行详述。

1. 幽门螺杆菌抗原检测试剂所用病原体特异性抗体

首先应详述抗体所针对的抗原表位、抗体制备所用免疫原以及确定该抗体作为主要原材料的依据，此外应提交抗体来源、制备、筛选、鉴定及质量标准（蛋白纯度、浓度、效价、功能性试验等）等详细试验资料。

主要包括以下两种情况：

1.1 企业自制抗体

如使用天然抗原作为免疫原，应提供该天然抗原的来源；如使用重组抗原或其他人工合成抗原作为免疫原，应提供相应的核酸或者蛋白序列信息。针对抗体的制备、鉴定等过程，应提交详细的研究资料和工艺稳定性验证资料。

1.2 企业外购抗体

应详述抗体的名称及生物学来源，供应商名称；提交供应商选择的研究资料及供应商出具的抗体性能指标及检验报告。

2. 幽门螺杆菌抗体检测试剂所用病原体抗原

首先应详述确定该抗原作为主要原材料的依据，此外应提交抗原来源、制备、筛选、鉴定及质量标准（蛋白纯度、浓度、功能性试验等）等详细试验资料。

主要包括以下两种情况：

2.1 企业自制抗原

如为天然抗原，则应对幽门螺杆菌菌株选择、培养、抗原提取、纯化、鉴定等实验过程予以详述。如为重组抗原，则应提交有关特定基因选择、序列信息，克隆构建及转化，抗原表达及纯化、鉴定等详细资料。

2.2 企业外购抗原

应详述抗原的名称，抗原生物学来源，供应商名称，提交供应商选择的研究资料及供应商出具的抗原性能检验报告。

3. 其他主要原辅料

应提交各种原辅料的选择及验证资料，如固相载体、硝酸纤维素膜、反应缓冲液等，应详述确定该原辅料作为主要原辅料的依据，说明每一原辅料的供应商名称，提交供应商出具的每一原辅料性能指标及检验报告，详述申请人对每一原辅料技术指标要求并提交检验数据。

4. 试剂盒质控品（如有）

应包括原料来源、质控品制备、阴阳性确认等相关研究资料。质控品应至少包含阴性和阳性两个水平。抗原检测试剂阳性质控品可选择标准菌株或经鉴定、可溯源的临床分离株（以下有关幽门螺杆菌菌株的要求同）或临床阳性样本。抗体检测试剂阳性质控品可选择临床阳性样本，阴性质控品可选择临床阴性样本或缓冲溶液等。

5. 企业参考品

如申报产品有相应的国家参考品，则企业参考品应参考国家参考品的项目设置，应不低于国家参考品要求。若尚无国家参考品，申请人应根据产品性能验证的实际情况自行设定企业参考品。

应提交企业参考品的原料选择、制备、阴阳性及浓度/滴度确认等相关验证资料。说明参考品阴阳性及浓度/滴度确认的方法或试剂（建议采用国内已上市的、临床上普遍认为质量较好的同类试剂）。企业参考品的基质应与待测样本相同。企业参考品的设置建议如下：

5.1 幽门螺杆菌抗原检测试剂

5.1.1 阳性参考品和阴性参考品

阳性参考品应考虑幽门螺杆菌抗原检出能力的验证，可选择多个幽门螺杆菌菌株，基质应与检测样本一致，应设置不同浓度水平。阴性参考品应考虑检测特异性的评价，适当纳入其他病原体样本。

5.1.2 检测限参考品

可设置幽门螺杆菌菌株的系列梯度浓度样本，样本基质与检测样本一致，其中应包含检测限水平。

5.1.3 精密度参考品

应至少设置一个弱阳性水平参考品。

5.2 幽门螺杆菌抗体检测试剂

5.2.1 阳性参考品和阴性参考品

阳性参考品应考虑幽门螺杆菌特异性抗体检出能力的验证，可选择多份确认为阳性的临床样本，并设置不同滴度水平。阴性参考品应考虑检测特异性的评价，适当纳入其他病原体特异性抗体阳性样本。

5.2.2 检测限参考品

可设置临床阳性样本的系列稀释样本，其中应包含检测限水平。

5.2.3 精密度参考品

应至少设置一个弱阳性水平参考品。

（三）主要生产工艺及反应体系的研究资料

1. 产品基本反应原理介绍。

2. 主要生产工艺介绍，可用流程图方式表示，并简要说明主要生产工艺的确定依据。

3. 包被/标记工艺研究，申请人应考虑如包被/标记液量、浓度、时间、条件等指标对产品性能的影响，通过实验确定上述指标的最佳组合。

4. 反应条件确定：申请人应考虑反应时间、反应温度、洗涤次数等条件对产品性能的影响，通过实验确定上述条件的最佳组合。

5. 反应体系中样品加样方式及加样量确定：通过实验确定最佳的加样方式及加样量。如样本需采取稀释或其他必要的方法进行处理后方可用于最终检测，申请人还应对可用于样本稀释的物质或处理方法进行研究，通过实验确定最终选择的用于样本稀释的物质或处理方法。

6. 显色系统、酶作用底物等的介绍以及最适条件研究。

（四）分析性能评估资料

企业应提交在产品研制和成品验证阶段对试剂盒进行的所有性能验证的研究资料，包括具体研究方法、所用样本类型及数量、内控标准、实验数据等详细资料。

对于幽门螺杆菌抗原/抗体检测试剂，建议着重对以下分析性能进行研究。不同样本类型应分别研究。

1. 阳性检出能力

前文提及幽门螺杆菌不同菌株之间可能存在较大差异，因此应充分验证申报试剂对不同地域来源菌株的阳性检出能力。

1.1 对于抗原检测试剂，应选择中国境内具有区域特征性的多个幽门螺杆菌菌株进行研究，以证明产品对于不同地区流行菌株的检出能力。

1.2 对于抗体检测试剂，应选择中国境内来源于不同地域、不同人群的多份临床确诊为幽门螺杆菌抗体阳性的患者样本进行研究。

2. 最低检测限（分析灵敏度）

采用系列稀释的方法进行最低检测限的研究。建议设置多个浓度梯度，每个浓度重复检测不少于3次，以100%可检出的最低浓度水平作为预设检测限。在此浓度附近制备若干浓度梯度样品，每个浓度至少重复检测20次，将具有95%阳性检出率的最低浓度作为最低检测限。

2.1 抗原检测试剂：建议使用幽门螺杆菌菌株的梯度稀释液加入到阴性临床样本进行评价。

2.2 抗体检测试剂：建议采用幽门螺杆菌特异性抗体阳性临床样本进行评价。

3. 分析特异性

3.1 交叉反应

用于幽门螺杆菌交叉反应验证的病原体种类主要考虑以下几方面：抗原结构具有同源性（如幽门螺杆菌在细菌分类学上的近缘菌）、易引起相同或相似的临床症状、采样部位正常寄生或易并发的其他微生物，对于以尿素酶抗原、抗体为检测靶物质的试剂盒，还应针对消化道常见其他产尿素酶细菌（见表1）进行交叉反应验证。

对于幽门螺杆菌抗体检测试剂，如果试剂原料采用基因重组抗原，则还需考虑对重组基因导入微生物特异性抗体的交叉反应评价。例如，如果采用大肠埃希菌作为宿主菌，原核载体作为表达载体，建议考虑大肠埃希菌宿主自身蛋白以及载体骨架编码的蛋白与被测物之间可能产生的交叉反应。

试验方法：对于幽门螺杆菌抗原检测试剂，建议针对表1中所列菌种或各菌属的常见菌种，在病原体感染的医学相关水平进行交叉反应的验证。通常细菌感染的水平为 10^6 CFU/mL 或更高。对于幽门螺杆菌抗体检测试剂，可考虑采用抗体中和抑制试验，针对表1中所列菌种或各菌属的常见菌种进行交叉反应评价，即：选取若干份不同浓度水平的幽门螺杆菌抗体阳性样本，分别加入幽门螺杆菌及其他待验证病原体，将加入病原体后的样本和未处理样本进行比对，计算平均抑制率，以考察是否存在交叉反应，其中各种病原体均应为经鉴定的菌株，浓度水平建议在 10^7 CFU/mL 或更高。如有其他适合的方法，申请人亦可采用，并详细说明原理和步骤。

申请人应提供所有用于交叉反应验证的病原体的来源、鉴定和浓度确认等试验资料，说明交叉反应判定标准。有关交叉反应验证的信息应在产品说明书的【产品性能指标】项中有所体现。

表1　建议进行交叉反应评估的病原体类别
（＊为必做项目）

病原体	粪便抗原检测	抗体检测
＊弯曲菌属	√	√
＊芽胞杆菌属	√	√
＊埃希菌属	√	√
＊肠杆菌属	√	√
＊变形杆菌属	√	√
＊白色念珠菌	√	√
＊肠球菌属	√	√
＊克雷伯菌属	√	√
人感染其他螺杆菌（如：海尔曼螺杆菌、鼠螺杆菌、猪螺杆菌等）	√	√
假单胞菌属	√	√
梭状芽胞杆菌属	√	√
葡萄球菌属	√	√

续表

病原体	粪便抗原检测	抗体检测
链球菌属	√	√
沙门菌属	√	√
不动杆菌属	√	√
梭杆菌属	√	√
拟杆菌属	√	√

3.2 干扰实验

3.2.1 内源性及外源性干扰

应对样本中可能存在的内源性及外源性干扰物质（见表2、表3及表4）进行研究。方法为：对幽门螺杆菌抗原/抗体阴性、弱阳性的临床样本，使用医学相关水平的干扰物质浓度（建议为潜在最大浓度）分别进行添加，评价待测物回收率，确定是否产生干扰。如有干扰，梯度稀释干扰物并进一步确定可接受的干扰物质的最高浓度水平，或产生干扰的浓度水平。应使用多份临床样本，每个样本重复检测不少于3次。申请人应描述干扰物质的种类，说明样本的制备方法及待测物的水平，以及不产生干扰的验收标准。

表2　用于血液中幽门螺杆菌抗体检测干扰研究的物质

干扰物质
总 IgG
总 IgM
胆红素
血红蛋白
甘油三酯
总胆固醇
自身抗体
非甾体类抗炎药物
质子泵抑制剂
抗生素
其他常用的治疗胃肠部不适的药物
其他常用药物

表3　用于粪便幽门螺杆菌抗原检测干扰研究的物质

干扰物质
白细胞
血红蛋白
脂肪
肠道分泌物或黏液
缓解腹泻或其他胃肠道症状的药物

表4　用于尿液中幽门螺杆菌抗体检测干扰研究的物质

干扰物质
pH
白细胞
血红蛋白
白蛋白
γ-球蛋白
黏蛋白
胆红素
葡萄糖
尿素
肌酐
抗生素
非甾体类抗炎药物
其他常用的治疗胃肠部不适的药物

3.2.2 抗凝剂的干扰

如果试剂盒适用样本类型包括血浆样本，可采用一定数量血清、血浆同源样本进行对比试验的方法，或采用回收试验的方法，验证各种抗凝剂的适用性。

4. 精密度

申请人应对每项精密度指标的评价标准做出合理要求，如标准差或变异系数的范围等。研究资料应包括时间、地点、操作人员、检测次数、所用试剂批次、样本浓度、适用仪器（如适用）、研究过程以及结果分析方法等。应考虑以下几个方面：

4.1 对可能影响检测精密度的主要变量进行验证：除申报试剂本身外，还应对不同日期、地点、操作人员、测试运行间的差异进行相关的验证。如有条件，申请人应选择不同的实验室进行室间精密度的评价。

4.2 设定合理的精密度评价周期。

4.3 用于精密度评价的参考品可以使用临床混合样本或者商业化质控品（基质相同或相似）。至少包括三个水平，具体要求如下：

4.3.1 阴性参考品：阴性检出率应为100%（$n \geq 20$）。

4.3.2 弱阳性参考品：参考品浓度略高于最低检测限，阳性检出率应大于95%（$n \geq 20$）。

4.3.3 中等阳性参考品：建议参考品浓度约为阳性判断值水平的2至3倍，阳性检出率应为100%，CV $\leq$ 10%（如适用）（$n \geq 20$）。

5. 钩状（Hook）效应

建议采用高浓度的幽门螺杆菌抗原阳性参考品，或者高滴度的幽门螺杆菌抗体阳性样本进行梯度稀释后分别检测，每个梯度重复3至5次，将显色深度或检测值随浓度/滴度升高反而变浅或降低时的浓度/滴度作为出现钩状效应时幽门螺杆菌抗原、抗体的最低浓度/滴度。

（五）阳性判断值确定资料

申请人应根据具体情况选择适当的方法，如受试者工作特征曲线（ROC）的分析方式，来确定合理的阳性判断值。若试验结果存在灰区，则应明确灰区建立的基础。试验所用样本来源应考虑到地域、年龄、职业、是否接受抗菌治疗等因素的影响。

申请人应提交具体的试验方案、评价标准、统计学分析、研究数据等研究资料。

（六）稳定性研究资料

稳定性研究资料主要涉及两部分内容，申报试剂的稳定性和适用样本的稳定性研究。前者主要包括实时稳定性、运输稳定性、开瓶稳定性（如涉及）及冻融稳定性（如涉及）等研究，申请人可根据实际需要选择合理的稳定性研究方案。稳定性研究资料应包括研究方法的确定依据、具体的实施方案、详细的研究数据以及结论。对于实时稳定性研究，应提供至少三批样品在实际储存条件下保存至成品有效期后的研究资料。

样本稳定性一般包括样本各种实际运输及储存（常温、冷藏和冷冻）条件下的保存期限验证，以确认样本的保存条件及效期（短期、长期）。需要冷冻保存的样本同时应对冻融次数进行合理验证。某些用于防腐、冷冻用途或起稳定保护作用的添加剂可能会对检测造成影响，如涉及，请对该添加剂的影响进行合理验证。

试剂稳定性和样本稳定性两部分内容的研究结果应在说明书【储存条件及有效期】和【样本要求】两项中进行详细说明。

（七）临床试验资料

临床试验的开展应符合相关法规、文件的要求。临床试验资料应符合《体外诊断试剂临床试验技术指导原则》（国家食品药品监督管理总局通告2014年第16号）要求。

1. 试验方法

体外诊断试剂的临床试验可采用试验用体外诊断试剂与临床诊断"金标准"进行盲法同步比较，验证试验用体外诊断试剂的临床性能，或与已上市同类产品进行比较研究试验，证明两者等效。

对于幽门螺杆菌抗原/抗体检测试剂而言，鉴于UBT方法是目前最为推荐的非侵入性幽门螺杆菌感染诊断方法和幽门螺杆菌根除效果评价方法，临床试验可采用试验用体外诊断试剂与UBT方法进行盲法同步比较；或采用试验用体外诊断试剂与已上市同类产品进行比较研究试验（尿液抗体检测试剂应选择已上市血清/血浆抗体检测试剂作为对比试剂进行同源样本比较研究试验），并选取一定数量阳性、阴性病例（阳性、阴性分别不少于100例，并包含弱阳性等不易判读的样本）同时与UBT方法和已上市同类产品进行盲法同步比较。对于比较研究试验中测定结果不符的样本，应采用 UBT 方法或者其他合理的方法（如临床上普遍认为质量较好的第三方试剂）进行复核，明确临床诊断结果，并对不符原因进行分析。

2. 试验方案

临床试验实施前，研究人员应从流行病学、统计学、临床医学、检验医学等多方面考虑，设计科学合理的临床研究方案。各临床研究机构的方案设置应基本一致，且保证在整个临床试验过程中遵循预定的方案实施，不可随意改动。整个试验过程应在临床研究机构的实验室内并由本实验室的技术人员操作完成，申报单位的技术人员除进行必要的技术指导外，不得随意干涉实验进程，尤其是数据收集过程。在试验操作过程中和判定试验结果时应采用盲法以保证试验结果的客观性。各研究单位选用的对比试剂/方法应保持一致，以便进行合理的统计学分析。

试验方案中应确定病例纳入/排除标准，任何已经入选的病例再被排除出临床研究都应记录在案并明确说明原因。应对检测样本的类型和数量提出要求。应明确统计检验假设，如评价试验用体外诊断试剂与对比试剂是否等效的标准，并提出适合的数据统计分析方法。

3. 受试人群

幽门螺杆菌抗原/抗体检测与临床症状、体征及其他临床诊断方法相结合，用于相关病原体感染的辅助诊断。临床试验受试者应包括各种可能接受幽门螺杆菌感染检查的人群，例如有胃炎、消化性溃疡、消化不良等症状的患者以及无相关临床症状的人群，对于抗原检测试剂还应包括进行幽门螺杆菌近期根除治疗效果评价的患者。

受试者建议根据流行病学证据纳入不同地区的患者/人群，以验证本产品的临床检出能力。

为考察产品的临床特异性，阴性样本应根据分析特异性研究中的要求适当纳入干扰样本。

4. 样本类型

对于抗原检测试剂，样本类型通常为粪便样本。

对于抗体检测试剂，可能涉及血清/血浆/尿液等不同样本类型。若检测样本为尿液抗体样本，临床试验中应重点论证其阳性检出率与血清/血浆样本检测的一致性，能否满足临床需求。

冻存样本和新鲜样本的检测结果如有差异应分别统计。

5. 统计学分析

应选择合适的统计方法对临床试验结果进行统计分析。对于此类定性检测试剂与已上市同类产品或参比方法的比较研究试验，常选择配对四格（2×2）表或列联表的形式总结试验用体外诊断试剂与对比试剂/参比方法的检测结果，计算阳性符合率、阴性符合率、总符合率以及 95% 置信区间。并对定性结果进行配对 χ^2 检验证明两种试剂/方法的检测结果无明显统计学差异，或采用 kappa 检验以验证两种试剂/方法检测结果的一致性。注意不符合样本的复核结果不应纳入到上述统计中。对于不同的受试者应进行分层统计分析。

建议与 UBT 对比的临床灵敏度和特异性 95% 置信区间的下限应高于 85%。

（八）产品技术要求

申请人应当在原材料质量和生产工艺稳定的前提下，根据申请人产品研制、前期临床评价等结果，依据国家标准、行业标准及相关文献，按照《医疗器械产品技术要求编写指导原则》（国家食品药品监督管理总局通告 2014 年第 9 号）的有关要求，编写产品技术要求。

幽门螺杆菌抗原/抗体检测试剂的产品性能指标应主要包括：物理性状、阴/阳性参考品符合率、精密度、最低检测限等。阳性参考品主要考察对幽门螺杆菌抗原/抗体的阳性检出能力，阴性参考品则重点对分析特异性进行验证。

如果申报试剂已有适用的国家标准品、参考品发布，则申请人应在产品技术要求中提出检验要求。

按照《办法》的规定，此类产品为第三类体外诊断试剂，申请人应按照《医疗器械产品技术要求编写指导原则》的要求，以附录形式明确主要原材料、生产工艺及半成品要求，附录的编制应符合相关编写规范的要求。

（九）产品注册检验报告

根据《办法》的要求，首次申请注册的第三类体外诊断试剂产品应在具有相应医疗器械检验资质和承检范围的医疗器械检验机构进行连续 3 个生产批次样品的注册检验。对于已经有国家标准品、参考品的检测项目，应采用相应的国家标准品、参考品进行注册检验。对于目前尚无国家标准品的、参考品的检测项目，生产企业应建立自己的参考品体系并提供相应的企业参考品。

（十）产品说明书

说明书承载了产品预期用途、标本采集及处理、检验方法、检验结果解释以及注意事项等重要信息，是指导实验室工作人员正确操作、临床医生针对检验结果给出合理医学解释的重要依据。因此，产品说明书是体外诊断试剂注册申报最重要的文件之一。产品说明书的格式应符合《体外诊断试剂说明书编写指导原则》（国家食品药品监督管理总局通告 2014 年第 17 号）的要求，进口体外诊断试剂的中文说明书除格式要求外，其内容应尽量保持与原文说明书的一致性，翻译力求准确且符合中文表达习惯。产品说明书中相关技术内容均应与申请人提交的注册申报资料中的相关研究结果保持一致，如某些内容引用自参考文献，则应以规范格式对此内容进行标注，并单独列明文献的相关信息。

结合《体外诊断试剂说明书编写指导原则》的要求，下面对幽门螺杆菌抗原/抗体检测试剂说明书的重点内容进行详细说明，以指导注册申报人员更合理地完成说明书编制。

1.【预期用途】

1.1 幽门螺杆菌粪便抗原检测试剂

1.1.1 该产品用于体外定性检测人粪便样本中的幽门螺

杆菌抗原。

1.1.2 结合临床和其他实验室指标，用于幽门螺杆菌感染的辅助诊断、根除治疗效果评价。

1.1.3 临床背景描述：简单介绍病原体的生物学特征、流行病学、潜伏期、易感人群、感染后的临床表现及相关疾病等。简要介绍现有的幽门螺杆菌临床或实验室诊断方法。

1.2 幽门螺杆菌抗体检测试剂

1.2.1 该产品用于体外定性检测人血清/血浆/尿液样本中的幽门螺杆菌抗体/IgG/IgA。

1.2.2 对于未经幽门螺杆菌根除治疗的人群，结合临床和其他实验室指标，用于幽门螺杆菌感染的辅助诊断。注明抗体检测产品不能用于幽门螺杆菌根除效果评价的近期判断。

1.2.3 临床背景描述同 1.1.3。

2.【主要组成成分】

2.1 说明试剂盒包含组分的名称、数量、比例或浓度等信息，质控品应明确具体基质成分。对于胶体金试剂应描述试剂条/卡结构组成。

2.2 介绍检测中使用的抗原/抗体信息及标记物信息，包括抗原的性质（如纯化的天然抗原、重组抗原等）、抗体的动物源性、抗体的性质（单克隆或多克隆）、标记物种类等。

2.3 试剂盒中不包含但对该项检测必须的组分，企业应列出相关试剂的名称、注册证号/备案号（如有）、货号等其他相关信息。

3.【储存条件及有效期】

详细介绍试剂盒的效期稳定性、开封稳定性、运输稳定性等信息。

4.【适用机型】

对于采用酶联免疫吸附法的检测试剂应明确适用酶标仪的波长要求，其他方法学检测试剂应明确具体的适用机型型号。

5.【样本要求】重点明确以下内容：

5.1 样本采集前的要求：如采集时间、采集顺序、采集量等，是否受临床症状、用药情况等因素的影响。对于幽门螺杆菌根除效果评价应根据相关临床指南或共识文件提出采样时间要求。

5.2 样本采集：说明采集方法及样本类型，对于血浆样本，应注明对抗凝剂的要求。

5.3 干扰物的影响：明确常见干扰物对实验结果是否产生影响，明确可接受的最大干扰物浓度。

5.4 样本处理及保存：样本处理方法、保存条件（如冷藏、冷冻等）及不同保存条件下的保存时限和运输条件等。冷藏、冷冻样本检测前是否需要恢复室温，冷冻样本的冻融次数限制等。

6.【检验方法】详细说明试验操作的各个步骤：

6.1 实验环境：检测试剂及样本的复温要求等。

6.2 试剂配制方法，试剂开封后使用方法等。

6.3 高浓度样本稀释的方法。

6.4 试验条件：操作步骤、温度、时间、仪器波长等。

6.5 质量控制：操作步骤，质控结果的要求（试验有效性的判断），质控结果不符合要求的处理方式。

6.6 对于胶体金法检测试剂可以图示形式显示正确的检验操作方法、程序及注意事项等。特别注意应强调操作温度及湿度条件、读取结果的时间。

6.7 特别说明检验操作过程中的注意事项。

7.【检验结果的解释】

详细描述检测结果的判定标准或计算方法，如有灰区判定，应详细说明灰区样本的处理方法。

详细描述抗原/抗体检测结果在临床幽门螺杆菌诊断感染或治疗后根除效果评价中的作用，特别是由于幽门螺杆菌抗菌治疗后特异性抗体仍将存在一定时间，因此抗体检测对于根除效果的评价具有一定的局限性。

检验结果的解释应结合相应的临床诊疗指南进行描述。

8.【检验方法局限性】

综合产品的预期用途、临床背景、检测方法及适用范围等信息，对可能出现的局限性进行相关说明。

9.【产品性能指标】详述以下性能指标：

9.1 对相应国家参考品（如有）检测的符合情况。

9.2 企业内部阳性和阴性参考品符合率。简单介绍阳性参考品的来源、浓度梯度；阴性参考品的组成、来源以及浓度梯度设置等信息。

9.3 阳性检出能力：说明已验证的幽门螺杆菌菌株或样本来源及阳性检出率。

9.4 最低检测限：简要介绍评价方法、所用幽门螺杆菌菌株或样本情况以及评价结果。

9.5 分析特异性

9.5.1 交叉反应：详述交叉反应验证的病原体种类，及有/无交叉反应的浓度水平。

9.5.2 干扰物质：说明验证的干扰物质种类及有/无干扰反应的浓度水平。

9.6 精密度：精密度参考品的组分、浓度及评价标准。

9.7 钩状（HOOK）效应：对高浓度抗原/抗体钩状效应的验证情况进行总结。

10.【注意事项】应至少包括以下内容：

10.1 有关试剂盒内人源组分（如有）生物安全性的警告。如：试剂盒内对照品（质控品）或其他可能含有人源物质的组分，虽已经通过了乙型肝炎病毒表面抗原（HBs-Ag）、人类免疫缺陷病毒 1/2 型抗体（HIV1/2-Ab）、丙型肝炎病毒抗体（HCV-Ab）等项目的检测，结果为阴性，但截至目前，没有任何一项检测可以确保绝对安全，故仍应将这些组分作为潜在传染源对待。

10.2 有关实验操作、样本保存及处理等其他注意事项。

三、参考文献

1. 洪秀华等. 临床微生物学检验（第二版）. 中国医药科技出版社

2. 刘文忠，吕农华. 借鉴国际共识，探讨适合我国国

情的幽门螺杆菌感染处理共识．中华消化杂志，2017，37
（3）：145 – 147

3. 胡伏莲．幽门螺杆菌感染诊疗指南．人民卫生出
版社

4. Shimoyama T. Stool antigen tests for the management of
Helicobacter pylori infection. World Journal of Gastroenterology：
WJG. 2013，19（45）：8188 – 8191

5. 刘文忠，吕农华等．第五次全国幽门螺杆菌感染处
理共识报告．中华消化杂志，2017，37（6）：364 – 378

6. 幽门螺杆菌感染处理的新观念 – Maastricht2 – 2000
共识报告．中华消化杂志，2002，22（12）：745 – 748

7. 国家食品药品监督管理总局．体外诊断试剂注册管理
办法（国家食品药品监督管理总局令第 5 号）．2014 年 7 月

8. 国家食品药品监督管理总局．体外诊断试剂注册申
报资料要求和批准证明文件格式（国家食品药品监督管理
总局公告 2014 年第 44 号）．2014 年 9 月

9. 国家食品药品监督管理总局．体外诊断试剂临床试
验技术指导原则（国家食品药品监督管理总局通告 2014 年
第 16 号）．2014 年 9 月

10. 国家食品药品监督管理总局．体外诊断试剂说明书
编写指导原则（国家食品药品监督管理总局通告 2014 年第
17 号）．2014 年 9 月

11. Draft Guidance for Industry and FDA Staff：Establis-
hing the Performance Characteristics of In Vitro Diagnostic De-
vices for the Detection of Helicobacter pylori. DRAFT GUID-
ANCE. Document issued on：September 23，2010

14. 成虹．幽门螺杆菌感染检测中应注意的问题 ［J］.
中华消化杂志，2017，37（3）：150 – 152

四、起草单位

国家食品药品监督管理总局医疗器械技术审评中心

25　肠道病毒核酸检测试剂注册技术审评指导原则

（肠道病毒核酸检测试剂注册技术审查指导原则）

本指导原则旨在指导注册申请人对肠道病毒核酸检测
试剂注册申报资料的准备及撰写，同时也为技术审评部门
审评注册申报资料提供参考。

本指导原则是针对肠道病毒核酸检测试剂的一般要求，
申请人应依据产品的具体特性确定其中内容是否适用，若
不适用，需具体阐述理由及相应的科学依据，并依据产品
的具体特性对注册申报资料的内容进行充实和细化。

本指导原则是供申请人和审查人员使用的指导性文件，
不涉及注册审批等行政事项，亦不作为法规强制执行，如
有能够满足法规要求的其他方法，也可以采用，但应提供
详细的研究资料和验证资料。应在遵循相关法规的前提下
使用本指导原则。

本指导原则是在现行法规、标准体系及当前认知水平
下制定的，随着法规、标准的不断完善和科学技术的不断
发展，本指导原则相关内容也将适时进行调整。

一、范围

（一）肠道病毒简介

肠道病毒属于小 RNA 病毒科肠道病毒属，能引起人类
致病的肠道病毒有多种，包括人肠道病毒 A、B、C、D 组，
有 100 多个血清型。人类肠道病毒主要包括：脊髓灰质炎
病毒、柯萨奇病毒 A 组（Coxsackievirus A，CA）、柯萨奇
病毒 B 组（Coxsackievirus B，CB）、人肠道致细胞病变孤儿
病毒（简称埃可病毒）（Echovirus ECHO）、新肠道病毒等。

新肠道病毒为 1969 年后陆续分离到的，例如新型肠道病毒
71 型（EV71）等。近年来，鼻病毒（Rhinovirus）被划入
肠道病毒属，鼻病毒包括 A、B、C 组，已经先后分离得到
140 多个血清型。

肠道病毒为球形，直径 28 ~ 30nm，核衣壳二十面体立
体对称，无包膜。病毒衣壳由 60 个相同的壳粒组成，排列
为 12 个五聚体，每个壳粒由 VP1、VP2、VP3 和 VP4 四种
蛋白组成。

肠道病毒基因组为单股正链 RNA，全长约为 7.2 ~
8.4kb，基因组分为三部分，两端为保守的非编码区，在肠
道病毒中同源性非常显著，其中 5′-端非编码区常作为肠
道病毒通用检测试剂检测的靶基因。中间为连续开放读码框，
包含结构蛋白编码区和非结构蛋白编码区，结构蛋白编码
区依次编码 VP4、VP2、VP3 和 VP1 共 4 个衣壳蛋白。衣壳
蛋白不仅含有抗原决定位点，而且还有决定病毒组织嗜性
的受体识别位点，介导病毒与细胞的吸附和进入。非结构
蛋白编码区主要负责编码与病毒基因组复制以及病毒颗粒
包装等有关的蛋白及酶，它们在 RNA 复制、细胞器修饰、
细胞裂解及形态形成中发挥各自不同的功能。

（二）肠道病毒致病性

肠道病毒在肠道中增殖，但通常不引起肠道疾病。
90% 以上肠道病毒感染为隐性感染，或仅出现轻微的上呼
吸道感染或流感样症状。不同肠道病毒可以引起相同的临
床症状，同一种病毒可引起几种不同的临床疾病。

肠道病毒的传染源为患者和无症状的病毒携带者。传播途径主要是粪－口途径，也可通过呼吸道传播，夏秋季是一年之中的主要流行期。肠道病毒以上呼吸道、咽喉和肠道为侵入门户，先在局部黏膜和咽、扁桃体等淋巴组织和肠道集合淋巴结中初步增殖，然后释放入血，形成第一次病毒血症。扩散至带有受体的靶组织，再次增殖后，引起第二次病毒血症和临床症状。脊髓灰质炎病毒识别的受体为免疫球蛋白超家族的细胞黏附分子，只有很少的组织表达这种受体，如脊髓前角质细胞、被根神经节细胞、运动神经元、骨骼肌细胞和淋巴细胞等，柯萨奇病毒和埃可病毒识别的受体在组织和细胞中分布广泛，包括中枢神经系统、心、肺、胰、黏膜、皮肤和其他系统等，因而引起的疾病谱复杂，大多数肠道病毒为杀细胞病毒、直接对靶细胞产生裂解性感染。各年龄段人群均可感染肠道病毒。

肠道病毒所致的主要疾病有：

1. 手足口病

由肠道病毒感染而引起，以发热，咽喉痛，全身不适，手、足、口腔等部位皮疹或疱疹为主要特征的常见传染病，大多数手足口病患者症状较轻，并且具有自限性，但有相当一部分患者有致死性心肺功能疾病和神经系统并发症，个别重症患者病情进展迅速，甚至可导致死亡。我国手足口病疫情尤为严峻，其已成为严重影响我国居民生命和健康的公共卫生问题。

手足口病致病病原体传染源为患者或隐性感染者，主要的传播途径为粪-口传播，也可经接触患者的疱疹液传播，接触病人和携带者的粪便、唾液和疱疹液污染的日常生活用品均可传播此病原体，近年来的报道显示，该病原体也可垂直传播，导致新生儿重症感染。人对肠道病毒普遍易感，不同年龄组均可感染发病，以5岁以下儿童为主，尤以3岁以下儿童发病率最高，该病流行无明显的地区性，全年均可发生，一般5~7月为发病高峰。该病的潜伏期一般为2~10天，平均潜伏期为3~5天，感染者发病前的数天即可从其咽拭子样本和粪便样本中检出病毒，病程为7天左右，咽部排毒可持续在发病后1~2周，而粪便排毒可持续至发病后3~5周。

引起手足口病的肠道病毒包括柯萨奇病毒A组的2、4、5、6、7、9、10、16型等，B组的1、2、3、4、5型等，肠道病毒71型及埃可病毒等，其中以EV71和CA16型较为常见。

2. 无菌性脑膜炎

肠道病毒感染引起的一种疾病，常表现为短暂发热、头痛等，偶尔有肌肉酸痛，或伴有皮疹，重者出现颈项强直、嗜睡、昏迷、意识障碍、脑膜刺激征等症状。目前发现肠道病毒中有60多个血清型能引起无菌性脑膜炎，包括脊髓灰质炎病毒所有型别、柯萨奇病毒A组中的大多数型别、柯萨奇病毒B组的1~6型、埃可病毒大多数型别和肠道病毒71型等。

3. 脊髓灰质炎

是由脊髓灰质炎病毒感染而引起的疾病，其中85%由Ⅰ型脊髓灰质炎病毒引起，在我国曾有由Ⅱ、Ⅲ型病毒感染而发病的病例。病毒侵犯脊髓前角运动神经细胞，导致弛缓性肢体麻痹，多见于儿童，故亦称小儿麻痹症。

4. 疱疹性咽峡炎

主要由柯萨奇病毒A组某些血清型引起，典型的症状是在软腭、悬雍垂周围出现水泡性溃疡损伤。

5. 流行性胸痛

常由柯萨奇病毒B组引起，症状为突发性发热和单侧胸痛。

6. 心肌炎和心包炎

主要由柯萨奇病毒B组引起。在婴儿室可引起暴发性流行，死亡率高。散发流行于成人和儿童。

7. 眼病

由柯萨奇病毒A组24v型引起急性结膜炎和EV-D-70型引起的急性出血性结膜炎。

此外，肠道病毒感染可能还与病毒感染后疲劳综合征、糖尿病相关。

（三）本指导原则适用范围

1. 本指导原则适用于利用荧光探针聚合酶链式反应（real-time PCR）或其他类分子生物学方法，以特定的肠道病毒基因序列为检测目标，对来源于人体样本中的肠道病毒核酸进行体外定性检测，临床用于辅助诊断手足口病等肠道病毒感染相关性疾病。涉及其他临床用途的肠道病毒核酸检测试剂可参考本指导原则。手足口病致病病原体中未包含鼻病毒，因此，鼻病毒不在本指南的讨论范围内。

2. 临床用于检测手足口病致病病原体的检测试剂，适用样本类型应为鼻咽拭子、咽拭子、粪便/肛拭子、疱疹液、脑脊液（仅限出现神经系统症状的病例）、血液等。

3. 本指导原则适用于肠道病毒通用核酸检测试剂、单一病毒种检测试剂及单一病毒血清型检测试剂。通用检测试剂所检病毒型别应至少包括柯萨奇病毒A组的2、4、5、6、7、9、10、12、16型等，B组的1、2、3、4、5型等，肠道病毒71型及埃可病毒等；针对柯萨奇病毒核酸检测试剂所检病毒型别应至少包括上述A组与B组中的血清型；针对柯萨奇A组或B组核酸检测试剂所检病毒型别应至少包括上述该组所列血清型。针对埃可病毒核酸检测试剂所检病毒型别应至少涵盖埃可病毒3、6、11、14、16、19、25、30等血清型。

二、注册申报资料要求

（一）综述资料

综述资料主要包括产品预期用途、产品描述、有关生物安全性的说明、有关产品主要研究结果的总结和评价以及其他等内容，其中，与预期用途相关的临床适应证应重点描述申报产品所检测的肠道病毒型别与临床适应证的相关性及相关肠道病毒在我国的流行特征；产品描述应明确申报产品所有可检出的肠道病毒型别、尚未验证的肠道病毒型别；同类产品在国内外批准上市的情况，应着重从所检病毒型别、不同型别检测的最低检测限及不同型别间的交叉反应等方面写明拟申报产品与目前市场上已获批准的同类产品之间的主要区别。综述资料的撰写应符合《体外诊断试剂注册管理办法》（国家食品药品监督管理总局令第5号）和《关于公布体外诊断试剂注册申报资料要求和批准证明文件格式的公告》（国家食品药品监督管理总局公告2014年第44号）的相关要求。

（二）主要原材料研究资料

此类产品的主要原材料包括引物、探针、DNA聚合酶、dNTP、逆转录酶、尿嘧啶DNA糖基化酶（如适用）、核酸分离/纯化组分（如有）、试剂盒质控品及企业参考品等。应提供主要原材料的选择与来源、制备及质量标准等的研究资料、质控品的确认试验资料；生产企业还应提供企业参考品的原材料选择、来源、质量指标、参考品的制备及阴阳性的确认过程等。

1. 引物和探针

包括申报产品检测靶序列的引物和探针以及内对照的引物和探针。应详述引物和探针的设计原则，提供引物、探针核酸序列、模板核酸序列及两者的对应情况。针对检测靶序列的引物和探针，建议设计两套或多套引物、探针以供筛选，针对所有预期适用的肠道病毒型别进行检出准确性和特异性（如交叉反应）的评价，可采用扩增靶序列与所有型别肠道病毒基因组比对研究的方法，最终确认最佳组合，并提交筛选的研究数据。引物、探针的质量标准应至少包括序列准确性、纯度检查、浓度检查及功能性实验等。

2. 酶

需要的酶主要包括逆转录酶、DNA聚合酶，其质量标准如下：

2.1 逆转录酶应包括核酸逆转录活性、无核酸内切酶活性等。

2.2 DNA聚合酶应包括DNA聚合酶活性、无核酸内切酶活性、热启动能力、热稳定性等。

2.3 如申报产品中包含尿嘧啶DNA糖基化酶，应对其酶活性及热稳定性等质量控制标准进行规定。

3. dNTP

质量标准应至少包括纯度检查及功能性实验等。

4. 核酸分离/纯化组分（如有）的原理介绍、主要组成、主要原材料的质量控制标准及相关验证资料。

5. 试剂盒质控品

试剂盒的质控体系通过设置各种试剂盒质控品来实现，针对阳性质控品和阴性质控品申请人应明确质控品的来源、质量标准、质控品阴阳性的确认方法及相关验证资料。申报产品的质控体系应考虑以下几个方面：

5.1 阳性质控品中应含有天然的或人工合成的包含试剂盒所检测靶序列的RNA，至少应包含临床较常见的血清型。质控品应参与样本处理和检测的全过程，如核酸的平行提取等步骤。企业应对质控品的检测结果（如Ct值）做出明确的范围要求。

5.2 阴性质控品应不含试剂盒所检测靶序列的RNA，质控品应参与样本处理和检测的全过程，如核酸的平行提取等步骤，以对可能存在的交叉污染产生的假阳性结果进行质量控制。

5.3 内对照（内标）可以对管内抑制导致的假阴性结果进行质量控制，申请人应对内对照（内标）的引物、探针设计和模板浓度做精确验证，既要保证内标荧光通道呈明显的阳性曲线又要尽量降低对靶基因检测造成的抑制。对内对照的检测结果（如Ct值）亦应做出明确的范围要求。

6. 企业参考品

应详细说明有关企业参考品的原料选择、制备、阴阳性确认等试验。

企业参考品的核酸性质应与产品预期检测的靶物质一致。鉴于肠道病毒为RNA病毒，企业参考品可采用灭活病毒、含有肠道病毒基因组的装甲病毒（或假病毒）、人工克隆或合成的肠道病毒基因组RNA。具体要求如下：

6.1 阳性参考品和阴性参考品

阳性参考品应包含本指南范围中规定申报产品至少应检出的肠道病毒血清型，例如，肠道病毒通用型检测试剂阳性参考品应至少包含柯萨奇病毒A组的2、4、5、6、7、9、10、12、16型等，B组的1、2、3、4、5型等，肠道病毒71型及埃可病毒等，其他单一病毒种及单一病毒血清型检测试剂阳性参考品应包含该类产品至少应检出的血清型。阴性参考品应考虑检测特异性的评价，应纳入不在试剂盒检测范围内的其他肠道病毒血清型样品（如有）和其他病原体样品。

6.2 检测限参考品

申请人应明确检测限参考品中病毒核酸浓度的确定方法，明确检测限参考品中病毒核酸浓度的确定依据，检测限参考品中肠道病毒核酸浓度应为申报产品检测限浓度或略高于检测限浓度，检测限参考品应包含申报产品至少应检出的肠道病毒血清型。

6.3 精密度参考品

可不包含所有涉及的肠道病毒血清型，但应选择多个临床较常见的型别，针对所选型别应分别至少设置一个弱阳性水平。

若主要原材料为企业自己生产，其生产工艺必须相对稳定，并提交生产工艺验证报告；如主要原材料购自其他供应商，则需针对供应商的选择提供评价数据，并提供供应商出具的质量标准、出厂检定报告以及申请人对该原材料进行的质量检验资料。

（三）主要生产工艺及反应体系的研究资料

1. 介绍产品主要生产工艺，可以图表方式表示，并说明主要生产工艺的确定依据。

2. 反应原理介绍。

3. 详述样本采集、样本处理方式的选择和设置，提供相关的研究资料。

4. 确定最佳反应体系的研究资料，包括样本用量、各种酶浓度、引物/探针浓度、dNTP浓度、阳离子浓度及反应各阶段温度、时间、循环数等。

5. 不同适用机型的反应条件如果有差异应分别详述，并提交验证资料。

6. 如申报产品包含核酸分离/纯化试剂，应提交对核酸分离/纯化过程进行工艺优化的研究资料。

（四）分析性能评估资料

申请人应提交产品研制阶段对试剂盒进行的所有性能评价的研究资料，对于每项分析性能的评价都应包括具体研究目的、试验方法、可接受标准、试验数据、统计方法等详细资料。有关分析性能验证的背景信息也应在申报资料中有所体现，包括实验地点、适用仪器、试剂规格、批号、临床样本来源等。

针对不同的样本类型，申请人应分别完成性能评估，包括阴阳性符合率、最低检测限、精密度、分析特异性等。

分析性能评价的试验方法可以参考国际或国内有关体外诊断试剂性能评估的指导原则进行。对于此类产品，性能评估中所用样品（除非特别说明）可参考上述企业参考品的制备要求。各项性能评价应符合以下要求。

1. 核酸分离/纯化性能

在进行靶核酸检测前，应有适当的核酸分离/纯化步骤。该步骤的目的除最大量分离出目的核酸外，还应有相应的纯化作用，尽可能去除PCR抑制物。无论检测试剂是否含有核酸分离/纯化的组分，企业都应结合检测试剂的特性，对配合使用的核酸分离/纯化试剂的提取效率、提取核酸纯度等做充分的验证，提供详细的验证资料。

2. 申请人应明确申报产品所能检出所有肠道病毒血清型及不能检出的血清型。建议申请人采用申报产品对目前已知所有肠道病毒血清型样本进行检测，以验证申报产品所检血清型范围，用于验证的样本可以为临床收集样本、病毒基因组或人工构建假病毒。

3. 阳性/阴性参考品符合率

阳性参考品的检测旨在验证试剂盒检测范围内的各肠道病毒血清型均可以在适当的浓度被检测到，阳性参考品检测结果应为阳性。阴性参考品旨在评价试剂特异性，阴性参考品检测结果应为阴性。

4. 最低检测限

申报产品最低检测限的性能评估资料应包含最低检测限的确定及验证过程。

4.1 应针对申报产品所能检出的CA16、CA6、EV71等常见肠道病毒血清型分别进行确定，建议采用培养后病毒原液进行梯度稀释，配制系列稀释的样品进行最低检测限的评价，系列稀释度应能够覆盖大部分检出概率区间（0～100%），可通过概率计算或其他适当方法进行测算选取适当检出率水平的浓度作为最低检测限确定的标准，如95%（$n \geq 20$）的阳性检出率水平。病毒原液浓度测定建议采用空斑试验，浓度水平采用空斑形成单位（PFU）为计量单位。

4.2 应选择申报产品最低检测限或接近最低检测限的病毒水平对申报产品最低检测限进行验证，验证最低检测限的样本应至少包含申报产品所能检出的CA16、CA6、EV71等常见肠道病毒血清型，应至少选择多个病毒株进行验证。企业应能够提供用于最低检测限验证的各个病毒株的来源、型别及浓度水平（PFU）确认试验等信息。

4.3 申请人应明确申报产品最低可检出的肠道病毒基因拷贝数水平，同时提供确定过程及相关实验数据，本项研究应针对不同血清型分别确认，所用样本血清型应包括申报产品最低检测限参考品设置的血清型。

4.4 申报产品检测企业最低检测限参考品，检测结果应满足相应要求。

5. 分析特异性

5.1 交叉反应

申请人应针对可能出现在检测样本中的病原体进行交叉反应验证，用于交叉反应验证的样品，除肠道病毒外，其他病原体应尽量采用灭活病原体培养物或临床样本。建议在病毒和细菌感染的医学相关水平进行交叉反应的验证，申请人应详细说明交叉反应样本来源、病原体鉴定和滴度确定的方法和结果。病原体种类主要考虑以下几方面：试剂盒检测范围以外的其他肠道病毒血清型、样本中可能出现的其他病原体。建议对以下病原体进行交叉反应验证：诺如病毒、单纯疱疹病毒1/2型、肠道腺病毒、水痘－带状疱疹病毒、轮状病毒、甲型肝炎病毒、星状病毒、EB病毒、风疹病毒、麻疹病毒、甲型流感病毒、副流感病毒、乙型流感病毒、巨细胞病毒、呼吸道合胞病毒、流行性腮腺炎病毒、戊肝病毒、B族链球菌、肺炎克雷伯菌、大肠杆菌、脑膜炎奈瑟菌、肺炎链球菌、金黄色葡萄球菌、沙门氏菌、志贺菌、弧菌、流感嗜血杆菌、卡他莫拉菌、草绿色链球菌、奈瑟菌属、黏液罗氏菌、变形杆菌等。

5.2 干扰试验

应根据所采集样本类型，针对可能存在的干扰情况进行验证。建议申请人在每种干扰物质的潜在最大浓度（"最差条件"）条件下进行评价，并针对有代表性的肠道病毒血清型，至少在病毒临界阳性水平进行干扰试验验证。干扰物质的选取应至少包括：血红蛋白、黄疸（仅限血液样本）、脂血（仅限血液样本）、白细胞、黏蛋白、常见病毒治疗药物、抗生素、微生态制剂、粪便中未消化的食物纤维等。

6. 精密度

企业应对申报产品精密度指标，如标准差或变异系数等的评价标准做出合理要求。因模拟样本并不能体现临床样本可能带来的所有变异因素，因此精密度评价中所用样本应至少包含精密度参考品及若干临床样本，且精密度评价试验应包含核酸分离/纯化步骤。针对本类产品的精密度评价主要包括以下要求：

6.1 对可能影响检测精密度的主要变量进行验证，除检测试剂（包括核酸分离/纯化组分）本身的影响外，还应对分析仪、操作者、试验地点、检测批次等要素进行相关的验证。

6.2 设定合理的精密度评价周期，例如：为期至少20天的检测，每天至少由2人完成不少于2次的完整检测，从而对批内/批间、日内/日间以及不同操作者之间的精密度进行综合评价。

6.3 用于精密度评价的临床样本均应至少包含3个水平：阴性样品、临界阳性样品、（中或强）阳性样品，并根据产品特性设定适当的精密度要求，临床样本精密度评价中的每一次检测均应从核酸提取开始。

（五）阳性判断值确定资料

对于此类试剂，阳性判断值即为能够获得理想的临床灵敏度和临床特异性的临界值（cut-off），对于荧光探针PCR方法即为Ct值的确定资料。建议采用受试者工作特征（ROC）曲线的方式进行相关研究。申请人可选取适当的临床样本进行试验以确定阳性判断值。

（六）稳定性研究资料

稳定性研究资料主要涉及两部分内容，申报试剂的稳定性和适用样本的稳定性研究。前者主要包括实时稳定性（有效期）、开瓶稳定性及冻融次数限制等研究，申请人可根据实际需要选择合理的稳定性研究方案。稳定性研究资料应包括研究方法的确定依据、具体的实施方案、详细的研究数据以及结论。对于实时稳定性研究，应提供至少三批样品在实际储存条件下保存至成品有效期后的研究资料。

考虑到病毒RNA极易被降解的特性，企业也应对样本稳定性进行研究，主要包括冷藏和冷冻两种条件下的有效期验证，可以在合理的温度范围内，每间隔一定的时间段即对储存样本进行全性能的分析验证，从而确认不同类型样本的效期稳定性。适于冷冻保存的样本还应对冻融次数进行评价。

对于样本提取后不能立即进行检测的，应明确核酸储存条件、储存时间等，同时应提供相应的核酸稳定性研究资料。

试剂稳定性和样本稳定性两部分内容的研究结果均应在说明书【储存条件及有效期】和【样本要求】两项中进行详细说明。

（七）临床试验

临床试验的开展、方案的制定以及报告的撰写等均应符合相关法规及《体外诊断试剂临床试验技术指导原则》（国家食品药品监督管理总局通告2014年第16号）的要求。

1. 研究方法

对于已有同类产品上市的试剂的临床研究，选择境内已批准上市、临床普遍认为质量较好的同类产品作为参比试剂，采用拟申报产品（以下称考核试剂）与之进行对比试验研究，证明本品与已上市产品等效或优于已上市产品。

另外，申请人还应选择不少于30例核酸检测阳性的新鲜采集样本进行考核试剂与肠道病毒感染检测的"金标准"方法—病毒分离培养鉴定方法或其他证明肠道病毒感染的方法进行比较研究。如医院无病毒培养条件，可由该医院委托其他具有相应条件的机构进行。

对于无法选择参比试剂的新型肠道病毒核酸检测试剂，其临床研究应选择病毒分离培养鉴定和/或病毒核酸序列测定方法作为参比方法。用于核酸序列测定的引物序列应不同于考核试剂中用于检测目的基因的引物序列。

临床试验中如涉及核酸序列测定方法，则建议对扩增子进行双向测序。应在临床研究报告中对选用的测序方法做详细介绍，并提供以下关于测序试验的详细信息及资料：

1.1 测序方法原理、测序仪型号、测序试剂及消耗品的相关信息。

1.2 测序方法所用引物相关信息，如基因区段选择、分子量、纯度、功能性试验等资料。

1.3 对所选测序方法的分析性能进行合理验证，尤其是最低检测限的确认，建议将所选测序方法与拟申报产品的相关性能进行适当比对分析。

1.4 测序方法应建立合理的阳性质控品和阴性质控品对临床样本的检测结果进行质量控制。

1.5 提交有代表性的样本测序图谱及结果分析资料。

2. 临床试验病例数

申报产品临床试验总病例数应不低于500例。入组样本的血清型应满足如下要求，肠道病毒通用型检测试剂阳性样本应至少包含柯萨奇病毒A组的2、4、5、6、10、12、16型等，B组的1、2、3、4、5型等，肠道病毒71型及埃可病毒等，其他单一病毒种及单一病毒血清型检测试剂阳性样本应包含该类产品至少应检出的血清型；上述血清型中常见血清型应包括该型别中不同的基因型，常见血清型阳性病例数单独统计应满足统计学要求。单一病毒血清型检测试剂，临床试验中其检测的血清型应包括该型别中不同的基因型，阳性病例数应满足统计学要求。

另外，对于已被批准上市的肠道病毒核酸（通用型）检测试剂，如果在其注册证有效期内出现了新型肠道病毒的暴发流行，如有需要，生产企业应迅速针对新型肠道病毒开展临床比对研究，可以采用病毒检测的"金标准"方法或当时卫生行政部门认可的针对该新型肠道病毒血清型的诊断标准作为参比方法进行临床比对研究，分别对采集自新型肠道病毒感染（阳性病例不少于30例）、其他常见的肠道病毒及非肠道病毒感染但具有相应症状的患者的新鲜样本进行比对实验研究，总例数不少于200例，如临床试验研究结果可以证明其对新型肠道病毒的检测能力，申请人应考虑产品预期用途发生的改变，同时提出变更申请，并按相关法规要求提交分析性能评估和临床试验研究等资料。

3. 临床研究单位的选择

应选择不少于3家（含3家）临床试验机构，按照相关法规、指导原则的要求开展临床试验。临床试验机构的选择应尽量考虑拟申报产品的特点和预期用途，综合流行病学背景，受试者的选择具有一定的地域代表性。且临床试验机构应具有分子生物学方法检测的优势，实验操作人员应有足够的时间熟悉检测系统的各环节，熟悉评价方案。

4. 病例选择及样本类型

临床试验应选择具有相应肠道病毒感染症状/体征或有密切接触史的人群作为研究对象。申请人在建立病例纳入标准时，应考虑到试剂所适用的各年龄段人群的差异。临床试验入组病例应与产品预期用途中适用人群一致。

临床试验中所涉及的样本类型应为实际临床检测中常用的样本类型。如申报产品所适用的样本类型同时包含鼻咽拭子、咽拭子、粪便/肛拭子、疱疹液、脑脊液或血液等多个样本类型，应针对不同样本类型分别进行临床试验。

5. 伦理学要求

临床试验必须符合赫尔辛基宣言的伦理学准则，必须获得临床试验机构伦理委员会的同意。研究者应考虑临床试验用样本的获得和试验结果对受试者的风险性，应提交伦理委员会的审查意见。

6. 临床试验方案

临床试验实施前，研究人员应从流行病学、统计学、临床医学、检验医学等多方面考虑，设计科学合理的临床研究方案。各临床研究机构的方案设置应基本一致，且保证在整个临床试验过程中遵循预定的方案实施，不可随意改动。整个试验过程应在临床研究机构的实验室内并由本实验室的技术人员操作完成，申报单位的技术人员除进行必要的技术指导外，不得随意干涉实验进程，尤其是数据收集过程。

试验方案中应确定严格的病例纳入/排除标准，任何已经入选的病例再被排除出临床研究都应记录在案并明确说明原因。在试验操作过程中和判定试验结果时应采用盲法以保证试验结果的客观性。各研究单位选用的参比试剂及所用机型应一致，以便进行合理的统计学分析。另外，考核试剂的样本类型不应超越参比试剂对样本类型的检测要求，如果选择了参比试剂适用样本类型以外的样本，则应选择病毒分离培养鉴定或其他合理方法对额外的样本类型进行验证。

7. 统计学分析

对临床试验结果的统计应选择合适的统计方法，如检测结果一致性分析、阴性/阳性符合率等。对于本类产品对比实验的等效性研究，常选择交叉四格表的形式总结两种试剂的定性检测结果，对定性结果进行四格表卡方或 kappa 检验以验证两种试剂定性结果的一致性，统计分析应可以证明两种方法的检测结果无明显统计学差异。在临床研究方案中应明确统计检验假设，即评价考核试剂与参比试剂是否等效的标准。

在数据收集过程中，对于两种试剂检测结果不一致的样本，应采用"金标准"方法或临床上普遍认为质量较好的第三种同类试剂进行复核，同时结合患者的临床病情对差异原因及可能结果进行分析。

8. 质量控制

临床试验开始前，应进行临床试验的预试验，以熟悉并掌握相关试验方法的操作、仪器、技术性能等，最大限度控制试验误差。整个试验过程都应处于有效的质量控制下，最大限度保证试验数据的准确性及可重复性。

9. 临床试验总结报告撰写

根据《体外诊断试剂临床试验技术指导原则》的要求，临床试验报告应该对试验的整体设计及各个关键点给予清晰、完整的阐述，应该对整个临床试验实施过程、结果分析、结论等进行条理分明的描述，并应包括必要的基础数据和统计分析方法。建议在临床总结报告中对以下内容进行详述。

9.1 临床试验总体设计及方案描述

9.1.1 临床试验的整体管理情况、临床研究单位选择、临床主要研究人员简介等基本情况介绍。

9.1.2 病例纳入/排除标准、不同年龄段人群的预期选择例数及标准、样本编盲和揭盲的操作流程等。

9.1.3 样本类型，样本的收集、处理及保存等。

9.1.4 统计学方法、统计软件、评价统计结果的标准。

9.2 具体的临床试验情况

9.2.1 临床试验所用体外诊断试剂及仪器的名称、批号、机型等信息。

9.2.2 对各研究单位的病例数、年龄分布情况、不同血清型分布情况进行综合，建议以列表或图示方式列出各年龄组和各种血清型的样本例数。

9.2.3 质量控制，试验人员培训、仪器日常维护、仪器校准、质控品运行情况。

9.2.4 具体试验过程，样本收集、样本保存、样本检测、结果处理、结果不一致样本的确认等。

9.3 统计学分析

9.3.1 数据预处理、差异数据的重新检测或第三方验证以及是否纳入最终数据统计、对异常值或缺失值的处理、研究过程中是否涉及对方案的修改。

9.3.2 结果的一致性分析

计算阳性符合率、阴性符合率、总体符合率，采用适当的统计学方法，如四格表卡方检验或 kappa 检验以验证两种试剂定性结果的一致性。

9.4 讨论和结论

对总体结果进行总结性描述并简要分析试验结果，对本次临床研究有无特别说明，最后得出临床试验结论。

（八）产品技术要求

申请人应当在原材料质量和生产工艺稳定的前提下，根据申请人产品研制、临床评价等结果，依据国家标准、行业标准及有关文献，按照《医疗器械产品技术要求编写指导原则》（国家食品药品监督管理总局通告 2014 年第 9 号）的有关要求，编写产品技术要求。

肠道病毒核酸检测试剂的产品性能指标应主要包括：物理性状、阴/阳性参考品符合率、精密度、最低检测限等。阳性参考品主要考察对试剂盒适用范围内不同血清型肠道病毒的检测能力，阴性参考品则重点对申报试剂的分析特异性进行验证。

如果申报试剂已有适用的国家标准品、参考品发布，则申请人应在产品技术要求中提出检测要求。

按照《办法》的规定，此类产品为第三类体外诊断试剂，申请人应按照《医疗器械产品技术要求编写指导原则》的要求，以附录形式明确主要原材料、生产工艺及半成品要求，附录的编制应符合相关编写规范的要求。

（九）产品注册检验报告

根据《办法》的要求，首次申请注册的第三类体外诊断试剂产品应在具有相应医疗器械检验资质和承检范围的医疗器械检验机构进行连续 3 个生产批次样品的注册检验。对于已经有国家标准品、参考品的检测项目，在注册检验时应采用相应的国家标准品、参考品进行注册检验，对于目前尚无国家标准品的、参考品的项目，生产企业应建立自己的参考品体系并提供相应的企业参考品。

（十）产品说明书

说明书承载了产品预期用途、标本采集及处理、检验方法、检验结果解释以及注意事项等重要信息，是指导实验室工作人员正确操作、临床医生针对检验结果给出合理医学解释的重要依据，因此，产品说明书是体外诊断试剂注册申报最重要的文件之一。产品说明书的格式应符合《体外诊断试剂说明书编写指导原则》（国家食品药品监督管理总局通告 2014 年第 17 号）的要求，进口体外诊断试剂的中文说明书除格式要求外，其内容应尽量保持与原文说明书的一致性，翻译力求准确且符合中文表达习惯。产品说明书中相关技术内容均应与申请人提交的注册申报资料中的相关研究结果保持一致，如某些内容引用自参考文献，则应以规范格式对此内容进行标注，并单独列明文献的相关信息。

结合《体外诊断试剂说明书编写指导原则》的要求，下面对肠道病毒核酸检测试剂说明书的重点内容进行详细说明，以指导注册申报人员更合理地完成说明书编制。

1. 【预期用途】

1.1 试剂盒用于定性检测人鼻咽拭子、咽拭子、粪便/肛拭子、疱疹液、脑脊液或其他样本的肠道病毒核酸，适用样本类型应结合实际的临床研究完成情况进行确认。

1.2 明确肠道病毒核酸试剂的临床意义，主要用于对肠道病毒感染引起的手足口病等的辅助诊断，以便于临床医生结合病人的其他检查结果进行更加准确的疾病判断和科学的患者管理，应对肠道病毒感染引起的相应临床症状进行描述。

1.3 简单介绍待测目标的特征，如病毒种系渊源、生物学性状、宿主特性、致病性、感染后临床表现、待测靶基因特征等。

1.4 待测人群特征介绍：具有肠道病毒感染症状的患者、相关的密切接触者、地域要求或年龄限制（如有）等，待测人群应与申报产品临床试验中入组人群一致。

1.5 应明确申报产品所能检测病毒血清型及经过临床验证的血清型。

1.6 应强调实验操作人员应接受过基因扩增或分子生物学方法检测的专业培训，具备相关的实验操作资格，实验室应具备合理的生物安全防备设施及防护程序。

2. 【检验原理】

详细说明试剂盒技术原理，及核酸分离/纯化方法、原理。说明检测的靶基因座位、序列长度等；介绍引物及探针设计、不同样品反应体系（管）组合、对照品（质控品）设置及荧光信号标记等。如添加了相关的防污染组分（如尿嘧啶 DNA 糖基化酶，即 UDG/UNG 等），也应对其作用机理作适当介绍。

3. 【主要组成成分】

详细说明试剂盒内各组分的名称、数量、成分、浓度等信息，如含有生物源性物质，应说明其生物学来源、活性及其他特性；说明不同批号试剂盒中各组分是否可以互换。

试剂盒中不包含但对该项检测必须的组分，应列出相关试剂的生产企业、产品名称、货号以及医疗器械注册证号/备案号（如有）等详细信息。当试剂盒中不包含用于核酸分离/纯化的试剂组分时，应在此注明经验证后推荐配合使用的商品化核酸分离/纯化试剂盒的如上信息。

4. 【储存条件及有效期】

试剂盒的效期稳定性、开瓶稳定性、复溶稳定性、冻融次数要求等，应与相应的稳定性研究结论一致。

5. 【适用仪器】

所有适用的仪器型号，提供与仪器有关的重要信息以指导用户操作。

6. 【样本要求】

明确适用的样本类型。并详细描述样本采集及预处理要求、运输要求、保存条件及期限等。特别是样本采集所需设备及保存液，需特别明确供应商、货号及注册证号/备案号（如有）。有关描述均应建立在相关性能评价及稳定性研究的基础上。

样本的取材及处理方式等若有通用的技术规范或指南，则应遵循，并在此处引用。

7. 【检验方法】详细说明实验操作的各个步骤，包括：

7.1 试剂配制方法、注意事项。

7.2 核酸分离/纯化的条件、步骤及注意事项。对照品（质控品）参与样本核酸的平行提取的要求等。

7.3 扩增反应前准备：各组分加样体积、顺序、相关注意事项等。

7.4 逆转录过程的温度和时间设置、PCR 各阶段的温度、时间设置、循环数设置及相关注意事项。

7.5 仪器设置：特殊参数，待测基因、内标的荧光通道选择等。

7.6 质量控制：说明对照品（质控品）的检测要求。

8. 【阳性判断值】

简要总结阳性判断值研究方法及结论。

9. 【检验结果的解释】

结合对照品（质控品）以及样本管中靶基因和内标的

检测结果，对所有可能出现的结果组合及相应的解释进行详述。检验结果的解释应以阳性判断值的研究结论为依据。如有适用的临床诊疗或筛查指南，则应在此项下引用，相应检验结果的解释应符合相关指南的要求。

10. 【检验方法的局限性】应至少包括如下描述：

10.1 本试剂检测结果应结合患者临床症状及其他相关医学检查结果进行综合分析，不得单独作为患者管理的依据。

10.2 针对肠道病毒通用型检测试剂，未包含在申报产品检测型别范围内的肠道病毒血清型。

10.3 不合理的样本采集、转运及处理以及不当的实验操作和实验环境均有可能导致假阴性或假阳性结果。

10.4 针对肠道病毒通用型核酸检测试剂，应明确申报产品所检病毒血清型中经过临床验证的型别，明确其余型别未经临床验证。

10.5 申报产品应明确不同病程不同阶段样本的阳性率不一致。

10.6 取标本期间，接种减毒活疫苗的患者可能会导致检测试剂检测结果呈阳性。

11. 【产品性能指标】详述以下性能指标：

11.1 对相应国家标准品、参考品（如有）检测的符合情况。

11.2 最低检测限：依据分析性能评估资料，说明产品最低检测限，并简单介绍最低检测限的确定方法。

11.3 企业内部阳性/阴性参考品符合率，阳性/阴性参考品的组成、来源、浓度梯度设置以及评价标准等信息。

11.4 精密度：建议详细描述针对不同肠道病毒基因型，采用不同来源的样本（如人工模拟样本和临床样本）在各个浓度水平进行的精密度评价结果，可采用列表形式描述。

11.5 分析特异性：建议以列表方式说明验证的其他肠道病毒血清型、相关病原体等的交叉反应性及其验证浓度水平。总结潜在干扰物质的评价浓度水平及干扰情况。

11.6 简要描述临床试验的基本信息、试验方法和结论。

12. 【注意事项】

应至少包括以下内容：

12.1 如该产品含有人源或动物源性物质，应给出生物安全性的警告。

12.2 临床实验室应严格按照《医疗机构临床基因扩增实验室管理办法》（卫办医政发〔2010〕194 号或现行有效版本）等有关分子生物学实验室、临床基因扩增实验室的管理规范执行。

12.3 强调产品性能仅针对声称的适用样本类型及【样本要求】项下说明的样本采集和处理方法（包括样本采集液等）进行了验证，其他样本类型或样本采集、处理方法不能保证产品性能。

三、名词解释

PCR-荧光探针法

在 PCR 过程中利用荧光标记的特异性探针，对 PCR 产物进行标记跟踪，释放的荧光能量的变化直接反映出 PCR 扩增产物量的变化，并通过对荧光的采集和分析以达到对原始模板量进行分析的 PCR。

四、起草单位

国家食品药品监督管理总局医疗器械技术审评中心。

26 结核分枝杆菌特异性细胞免疫反应检测试剂注册技术审评指导原则

（结核分枝杆菌特异性细胞免疫反应检测试剂注册技术审查指导原则）

本指导原则旨在指导注册申请人对结核分枝杆菌特异性细胞免疫反应检测试剂注册申报资料的准备及撰写，同时也为技术审评部门对注册申报资料的技术审评提供参考。

本指导原则是对结核分枝杆菌特异性细胞免疫反应检测试剂的一般要求，申请人应依据产品的具体特性确定其中内容是否适用，如不适用，需具体阐述理由及相应的科学依据，并依据产品的具体特性对注册申报资料的内容进行充实和细化。

本指导原则是对申请人和审查人员的指导性文件，但不包括注册审批所涉及的行政事项，也不作为法规强制执行，如果有能够满足相关法规要求的其他方法，也可以采用，但需要提供详细的研究资料和验证资料，相关人员应在遵循相关法规的前提下使用本指导原则。

本指导原则是在现行法规和标准体系以及当前认知水平下制定的，随着法规和标准的不断完善，以及科学技术的不断发展，本指导原则相关内容也将适时进行调整。

一、范围

结核分枝杆菌特异性细胞免疫反应（即 γ-干扰素释放试验，IGRAs）的主要原理：受到结核分枝杆菌抗原刺激致敏的 T 淋巴细胞（T 细胞）再次遇到相同抗原时可产生 γ-干扰素，IGRAs 通过检测全血或者分离自全血的外周血单个核细胞（PBMC）在结核分枝杆菌特异性抗原刺激下产生的 γ-干扰素，判断受试者是否存在结核分枝杆菌感染。目前，国际上较成熟的IGRAs有两种：一是采用酶联免疫吸附实验（ELISA）方法检测全血中致敏T细胞再次受到结核分枝杆菌特异性抗原刺激后释放的γ-干扰素水平；二是采用酶联免疫斑点技术（ELISPOT）方法测定在结核分枝杆菌特异性抗原刺激下，外周血单个核细胞中能够释放γ-干扰素的效应T细胞数量。

上述两种检测方法的原理类似，检测技术和操作程序略有不同，采用的结核分枝杆菌特异性抗原主要存在于结核分枝杆菌复合群中，在卡介苗和大多数非结核分枝杆菌中缺失。

目前，结核分枝杆菌特异性细胞免疫反应检测试剂是指：利用免疫学检测技术，如ELISA或ELISPOT技术等，以结核分枝杆菌特异抗原刺激T细胞产生的γ-干扰素为检测靶标，对人静脉全血中的结核分枝杆菌特异性细胞免疫反应进行体外检测的试剂，可用于结核分枝杆菌感染的检测或用于结核病的辅助诊断。本指导原则所述内容是针对结核病辅助诊断预期用途的，对于预期用途为结核分枝杆菌感染检测的申报试剂，申请人可以根据产品特性对不适用部分进行修订或补充其他的评价和验证。

本指导原则的技术要求是基于ELISA和ELISPOT方法建立的，对于其他方法，可能部分要求不完全适用或本文所述技术指标不够全面，申请人可以根据产品特性对不适用部分进行修订或补充其他的评价和验证，但需阐述不适用的理由，并验证替代方法的科学合理性。本指导原则适用于进行首次注册申报和相关许可事项变更的产品。

二、注册申报资料要求

（一）综述资料

综述资料主要包括产品预期用途、产品描述、有关生物安全性的说明、研究结果的总结评价以及国内外同类产品上市情况介绍等内容。其中，同类产品上市情况介绍部分应着重从预期用途、方法学、检验原理、结核分枝杆菌特异性刺激抗原以及最低检测限等方面写明申报试剂与目前市场上已获批准的同类产品之间的主要区别。如所用刺激抗原为新发现的结核分枝杆菌特异性抗原，则应详细论述其能提高该类试剂灵敏度和特异性的科学依据，并提供充分的支持资料。

综述资料应符合《体外诊断试剂注册管理办法》（国家食品药品监督管理总局令第5号，以下简称《办法》）和《关于公布体外诊断试剂注册申报资料要求和批准证明文件格式的公告》（国家食品药品监督管理总局公告2014年第44号，以下简称44号公告）的相关要求。

（二）主要原材料的研究资料

应提供主要原材料如抗原肽/重组抗原、抗体、阴性对照、阳性对照、标准品（γ-干扰素）、酶以及企业参考品等的选择与来源、制备过程、质量分析和质量控制标准等的研究资料。如主要原材料为企业自己生产，其生产工艺必须相对稳定；如主要原材料购自其他供应商，应提供的资料包括：供应商提供的质量标准、出厂检定报告或性能指标证书，以及该原材料到货后的质量检验资料。

企业参考品：申请人应提供企业参考品的详细的来源、制备和确定等资料。

对于采用ELISPOT方法的申报试剂，企业参考品至少应包括：阴性参考品、阳性参考品和精密度参考品。其中，阳性参考品建议采用结核病患者（菌阴和菌阳）的全血，阴性参考品建议采用健康人和其他易混淆疾病患者的全血，精密度参考品建议采用结核病患者的全血。如申请人采用除全血之外的其他样本形式作为企业参考品，请提交申请人所采用的企业参考品的组成、来源、稳定性、延续性、性能可控性等详细的理论和试验数据。

对于采用ELISA方法的申报试剂，企业参考品至少应包括：阴性参考品、阳性参考品、最低检测限参考品、线性参考品、准确度参考品和精密度参考品等。其中，阴性参考品、阳性参考品和精密度参考品的设置可参考ELISPOT方法申报试剂的相关要求。最低检测限参考品、准确度参考品和线性参考品，主要考察ELISA部分的性能，可采用含有γ-干扰素的溶液（建议采用血浆作为基质溶液）。

对于阴性/阳性对照：申报试剂的质控体系通过设置阳性、阴性对照来实现，申报资料应详细描述各种对照的原料选择、制备、定值过程等试验资料。本指导原则的技术要求是基于ELISA和ELISPOT方法建立的，对于采用上述方法学的结核细胞类检测试剂，建议至少设置阳性对照和阴性对照。阳性对照一般采用外周血单个核细胞非特异性刺激物，用于质控外周血单个核细胞功能是否正常，避免产生假阴性。阴性对照用于控制细胞在活化过程中所产生的各种因子的非特异性影响，避免产生假阳性。

标准品（如适用）的选择及质量标准：应详细描述标准品原料的来源、制备、纯度、浓度（或复溶后浓度）、分子量、功能活性等的确定和验证资料。

多肽/重组抗原的选择及质量标准：应详细描述多肽的来源（来自何种抗原）/重组抗原的来源、组成、分子量、纯度、浓度、重组抗原的内毒素含量、刺激活性、特异性等的确定和验证资料。如为冻干抗原，还应设置水分含量的质控标准。

抗体的选择及质量标准：应详细描述抗体的来源、纯度、浓度、分子量、刺激免疫原、效价和功能活性等的确定和验证资料。

（三）主要生产工艺及反应体系的研究资料

主要生产工艺包括：配制工作液、分装和包装等，可用流程图表示。应提供主要生产工艺的确定依据，包括试验方法和数据等。

反应体系研究资料应能对产品说明书中检验方法部分涉及的基本内容，如样本用量、试剂用量、反应条件等，提供确定的依据，包括试验方法和数据等。

（四）分析性能评估资料

申请人应提交对申报试剂进行的所有性能验证的研究资料，包括具体的试验方法、内控标准、实验数据和统计分析等。对于结核分枝杆菌细胞免疫反应检测试剂，建议着重对以下分析性能进行研究。

1. 对于采用 ELISA 方法的申报试剂

检验方法分为两大部分：①将结核分枝杆菌特异性抗原与全血样本共培养，获得含有 γ-干扰素的血浆样本；②以 γ-干扰素标准品做标准曲线，对第①步的血浆样本采用 ELISA 方法进行定量检测。基于该方法学的分析性能，需要对上述两方面的性能均进行验证。

1.1 最低检测限

申请人可采用合理方法确定和验证申报试剂的最低检测限。建议采用含有系列 γ-干扰素稀释浓度的样本，对每个浓度样本进行多次重复检测，选取测定平均 OD 值 – 2SD 大于 0 浓度测定平均 OD 值 + 2SD 的浓度作为最低检测限浓度。

1.2 线性范围

线性范围确定的研究应使用高值样本（采用血浆基质，采用可溯源至国际校准品的方法对血浆样本中的 γ-干扰素进行定量）进行梯度稀释，稀释液应使用血浆，应包含接近最低检测限的临界值浓度。通过评价一定范围内的线性关系确定申报试剂的线性范围。

1.3 准确度

可采用如下方法进行评价，如：与国际标准品的偏差分析、回收试验或者方法学比对等方法，申请人可根据实际情况选择合理方法进行研究。

1.4 分析特异性

1.4.1 交叉反应

交叉反应的验证主要考虑全血自身含有的细胞因子或全血刺激培养过程中产生的细胞因子与申报试剂所用 γ-干扰素抗体对是否存在交叉反应。需要进行交叉反应验证的细胞因子包括：IL-1α、IL-1β、IL-2、IL-3、IL-4、IL-5、IL-6、IL-10、IL-12、TNFα、IFN-α 和 IFN-β 等。建议在 0 浓度 γ-干扰素水平和中浓度 γ-干扰素水平分别进行交叉反应的验证。

同时，建议申请人采用一定数量的其他常见分枝杆菌感染患者的全血样本进行试验，评价申报试剂的特异性。

1.4.2 干扰物质

应对全血样本中常见的干扰物质进行验证，包括：抗凝剂、甘油三酯、血红蛋白、胆红素、类风湿因子、抗核抗体、抗线粒体抗体和免疫抑制剂等。建议采用含有不同浓度 γ-干扰素的血浆样本分别进行干扰物质的验证，给出不会对 γ-干扰素检测值产生干扰的最高干扰物浓度。

1.5 精密度

1.5.1 采用全血样本进行试验的精密度：分别采用阳性全血样本和阴性全血样本，进行不少于 10 次重复检测，判断检测结果的阴阳性，多次重复检测结果应一致。

1.5.2 采用含有 γ-干扰素的血浆样本进行试验的精密度：建议在 γ-干扰素低浓度和中等浓度 2 个浓度水平分别进行验证。

1.5.2.1 低浓度样本：γ-干扰素浓度略高于试剂盒的最低检测限（$n \geq 20$）。

1.5.2.2 中等浓度样本：采用中等浓度的样本进行重复检测，CV ≤ 15%（$n \geq 20$）。

1.5.3 申请人应设置合理的精密度评价周期，以便对批内/批间以及不同操作者之间的精密度进行综合评价。

1.6 阴性参考品符合率

建议选择至少 15 份健康人和其他易混淆疾病患者的全血样本进行试验，上述健康人和患者应包括不同等级的结核菌素（PPD）皮试人群。

1.7 阳性参考品符合率

建议选择至少 20 份结核病患者（至少 10 例菌阳，至少 10 例菌阴）全血样本进行试验。

1.8 标准品的溯源资料

γ-干扰素具有国际标准品，建议检测结果的量值溯源至国际标准品。申请人应提供从国际标准品到产品标准品的溯源链以及各级赋值资料。

2. 对于采用 ELISPOT 方法的申报试剂

检验方法为：将结核分枝杆菌特异性抗原与分离的外周血单个核细胞（PBMC）共培养，活化刺激 PBMC 分泌的 γ-干扰素被微孔板上包被的单克隆抗体捕获，再用酶标记的另一个单克隆抗体进行反应显色，一个斑点即代表一个细胞，计数斑点的多少，从而判断是否存在结核分枝杆菌特异性的细胞免疫反应。基于该方法学的分析性能，需从下述几个方面进行性能验证。

2.1 分析特异性

2.1.1 交叉反应

交叉反应的验证主要考虑 PBMC 刺激培养过程中产生的细胞因子与申报试剂所用 γ-干扰素抗体对是否存在交叉反应。需要进行交叉反应验证的细胞因子包括：IL-1α、IL-1β、IL-2、IL-3、IL-4、IL-5、IL-6、IL-10、IL-12、TNFα、IFN-α 和 IFN-β 等。建议在 0 浓度 γ-干扰素水平和中浓度 γ-干扰素水平分别进行交叉反应的验证。

同时，建议申请人采用一定数量的其他常见分枝杆菌感染患者的全血样本进行试验，评价申报试剂的特异性。

2.1.2 干扰物质

应对全血样本中常见的干扰物质进行验证，包括：抗凝剂、甘油三酯、血红蛋白、胆红素、类风湿因子、抗核抗体、抗线粒体抗体和免疫抑制剂等。建议采用全血样本进行干扰物质的验证，给出不产生干扰的最高干扰物浓度。

2.2 精密度

采用全血样本（包括高斑点数样本、中等斑点数和低斑点数样本）分别进行精密度评价，进行不少于 10 次重复试验，判断检测结果的阴阳性，多次重复检测结果应一致。同时，还应计数检测孔斑点数，计算其 CV 值，CV 值应 ≤ 25%。

申请人应设置合理的精密度评价周期，以便对批内/批间以及不同操作者之间的精密度进行综合评价。

2.3 阴性参考品符合率

建议选择至少 15 份健康人和其他易混淆疾病患者的全血样本进行试验，上述健康人和患者应包括不同等级的结核菌素（PPD）皮试人群。

2.4 阳性参考品符合率

建议选择至少 20 份结核病患者（至少 10 例菌阳，至少 10 例菌阴）全血样本进行试验。

（五）阳性判断值的研究资料

此类试剂的阳性判断值较为复杂，阳性判断值对应产品说明书中"检验结果的解释"部分的内容，申请人应对产品说明书中"检验结果的解释"部分所涉及的各个数值提供详细的确定和验证资料。该部分资料应采用临床样本进行试验，请注意临床样本的选择应与申报产品声称的预期用途相一致。建议采用受试者工作特征（ROC）曲线的方式进行确定。

（六）稳定性研究资料

稳定性包括申报试剂稳定性和样本稳定性（包括全血样本稳定性和血浆样本稳定性）。前者主要包括实时稳定性（有效期）、开封稳定性及冻融次数限制（如适用）等。稳定性研究资料应包括研究方法的确定依据、具体的实施方案、详细的研究数据及结论。对于实时稳定性研究，应提供至少三批样品在实际储存条件下保存至成品有效期后的研究资料。

试剂稳定性和样本稳定性两部分内容的研究结果均应在说明书【储存条件及有效期】和【样本要求】两项中进行详细说明。

（七）临床试验

临床试验总体要求及临床试验资料的内容应符合《办法》、44 号公告和《体外诊断试剂临床试验技术指导原则》（国家食品药品监督管理总局通告 2014 年第 16 号）的规定，以下仅结合结核分枝杆菌特异性细胞免疫反应检测试剂的具体特点对其临床试验中应重点关注的内容进行阐述。

1. 临床试验机构的选择

申请人应当选定不少于 3 家（含 3 家）临床试验机构，按照法规要求开展临床试验。

2. 对比试剂的选择

对于预期用于结核病辅助诊断的申报试剂，申请人可选择境内已批准上市、临床普遍认为质量较好的同类产品作为对比试剂，采用试验用体外诊断试剂（以下称申报剂）与对比试剂进行比较研究试验，证明本品与已上市产品等效。

3. 临床试验对象的选择

对于预期用于结核病辅助诊断的申报产品，临床试验对象应满足：①临床试验总病例至少 1000 例；②具有结核病相关体征/症状的疑似结核病患者；③最终临床诊断为结核病患者的病例中，应包括肺结核患者和肺外结核患者，并且涂片阴性的肺结核患者占所有肺结核患者的比例不应小于 50%；单纯肺外结核患者至少 30 例；④非结核的其他呼吸道疾病患者以及其他易混淆疾病的患者病例（最终临床诊断不是结核病），包括肺炎、肺癌、支气管炎、支气管扩张、非结核分枝杆菌病、慢阻肺等，其中肺癌至少 50 例；⑤上述人群应包括 PPD 阴性和阳性人群，不能人为选择 PPD 阴性人群进行临床试验；⑥各临床试验机构的样本量和样本分布应相对均衡。

全血样本不能冻融，临床试验应采用新鲜样本，样本采集和保存等应满足申报试剂和对比试剂说明书的相关要求。

4. 临床试验方法、临床原始数据及统计分析

4.1 分别依据申报试剂和对比试剂各自的说明书对入组临床样本进行检测，记录结果。

4.2 临床报告中应明确：总样本例数；临床诊断为肺结核患者的总例数，说明涂片阴性和涂片阳性的肺结核患者例数；肺外结核患者的例数，说明各类肺外结核患者的例数；非结核的其他呼吸道疾病患者以及易混淆疾病样本例数，并详细说明各类非结核疾病的患者例数。

4.3 临床原始数据应以列表的方式表示，包括每个病例样本的年龄、性别、临床诊断结果、申报试剂的结果以及对比试剂的结果等。

4.4 对临床试验数据的统计应选择合适的统计方法，如受试者工作特征（ROC）曲线分析、阴性/阳性符合率等。常选择四格表的形式总结两种试剂的定性检测结果，对定性结果进行四格表卡方或 kappa 检验以验证两种试剂定性结果的一致性，统计分析应可以证明两种方法的检测结果无明显统计学差异。

4.5 申报试剂对涂片阴性的肺结核患者和肺外结核患者均应有一定的检出率。

5. 结果差异样本的验证

对于两种试剂检测结果不一致的样本，应采用临床上公认较好的第三方试剂或其他合理方法进行复核，同时结合患者的临床病情对差异原因及可能结果进行分析。

6. 临床试验方案

各临床试验机构的方案设置应保持一致，且保证在整个临床试验过程中遵循预定的方案实施，不可随意改动。整个试验过程应在临床试验机构的实验室内并由本实验室的技术人员操作完成，申请人的技术人员除进行必要的技术指导外，不得随意干涉试验进程，尤其是数据收集过程。

试验方案中应确定严格的样本入选/排除标准，任何已经入选的样本再被排除出临床试验都应记录在案并明确说明原因。各临床试验机构选用的对比试剂应保持一致，以便进行合理的统计学分析。

7. 其他问题

如果申报试剂的预期用途为结核分枝杆菌感染的检测，申请人应按照法规要求，设置合理的对比方法，选择合适

的预期适用人群，进行临床试验。

（八）产品技术要求

产品技术要求应符合《办法》和《医疗器械产品技术要求编写指导原则》（国家食品药品监督管理总局通告2014年第9号）的相关规定。内容主要包含产品性能指标和检验方法，并在附录中明确主要原材料、生产工艺及半成品检定要求。

对于采用ELISA方法的申报试剂，产品技术要求的性能指标至少应包括：外观、阴性参考品符合率、阳性参考品符合率、线性、准确度、最低检测限和精密度等。对于采用ELISPOT方法的申报试剂，产品技术要求的性能指标至少应包括：外观、阴性参考品符合率、阳性参考品符合率和精密度。

（九）产品注册检验报告

根据《办法》要求，首次申请注册的第三类产品应在具有相应医疗器械检验资质和承检范围的医疗器械检验机构进行连续三个生产批次样品的注册检测。

（十）产品说明书

产品说明书的格式应符合《体外诊断试剂说明书编写指导原则》（国家食品药品监督管理总局通告2014年第17号）的要求，境外试剂的中文说明书除格式要求外，其内容应尽量保持与原文说明书一致，翻译力求准确且符合中文表达习惯。产品说明书的所有内容均应与申请人提交的注册申报资料中的相关研究结果保持一致。结合《体外诊断试剂说明书编写指导原则》的要求，下面对结核分枝杆菌特异性细胞免疫反应检测试剂说明书的重点内容进行说明。

1. 【预期用途】

应至少包括以下几部分内容：

1.1 本产品用于体外定性检测人新鲜外周静脉抗凝血中结核分枝杆菌特异性的T细胞免疫反应，用于结核分枝杆菌感染的检测或者用于结核病的辅助诊断（根据临床试验等研究资料确认预期用途）。

1.2 说明与预期用途相关的临床适应证背景情况，说明相关的临床或实验室诊断方法。

1.3 待测人群特征介绍：具有结核病相关体征/症状的疑似结核病患者、地域要求或年龄限制（如有）等。

2. 【主要组成成分】

2.1 说明试剂盒包含组分的名称、数量、比例或浓度等信息，说明不同批号试剂盒中各组分是否可以互换。

2.2 试剂盒中不包含但对该项检测必须的组分，应列出相关试剂/耗材的名称、货号及其他相关信息。

2.3 申报试剂的注册单元不应包含真空采血管，真空采血管应按相应法规申报注册。

3. 【检验原理】

3.1 说明试剂盒所用的刺激抗原/抗原肽（名称、是否多肽抗原/重组抗原），以及所用抗原/抗原肽在卡介苗和非结核分枝杆菌中的存在情况。

3.2 试剂盒技术原理的详细介绍，建议结合适当图示进行说明。

4. 【储存条件及有效期】

说明试剂盒的效期稳定性、开封稳定性、复溶稳定性、冻融次数要求（如适用）等，应明确具体的储存条件及有效期。

5. 【样本要求】重点明确以下内容：

5.1 样本的采集：明确所用抗凝剂。

5.2 样本的保存：

5.2.1 对于采用ELISPOT方法的申报试剂，应明确：全血样本进行外周血单个核细胞分离前的保存温度与时间；分离后外周血单个核细胞在与抗原孵育培养前的保存温度与时间。

5.2.2 对于采用ELISA方法的申报试剂，应明确：全血样本在与抗原孵育培养前的保存温度与时间。

6. 【检验方法】

该类产品的检测步骤繁多，应详细描述从全血采集开始到结果判读前的每个步骤，并明确注意事项。重点关注以下问题：对于采用ELISPOT方法的申报试剂，明确培养时所用外周血单个核细胞的数量以及所用培养基类型。

7. 【检验结果的解释】

结合阳性对照、阴性对照以及样本管检测结果，以列表的形式对所有可能出现的结果组合及相应的解释进行详述，明确灰区结果的处理方式。

8. 【检验方法的局限性】

8.1 本试剂盒的检测结果仅供临床参考，对患者的临床诊治应结合其症状/体征、病史、其他实验室检查及治疗反应等情况综合考虑。

8.2 有关假阴性结果的可能性分析，如：某些免疫功能受损的患者，可能导致假阴性。

8.3 有关假阳性结果的可能性分析，如：与其他分枝杆菌是否存在交叉反应。

9. 【产品性能指标】

9.1 最低检测限（如适用）：说明试剂的最低检出浓度，简单介绍最低检测限的试验方法及结果。

9.2 企业阴阳性参考品的检测符合情况：简单介绍阴阳性参考品的组成和符合率结果等信息。

9.3 精密度：明确精密度参考品的组成及结果。

9.4 分析特异性

9.4.1 交叉反应：明确可能产生交叉反应的其他细胞因子的验证情况。

9.4.2 干扰物质：明确样本中常见干扰物质对检测结果的影响。

9.5 对比试验研究（如有）：简要介绍对比试剂（方法）的信息、所采用的统计学方法及统计分析结果。

9.6 境外（如适用）和境内临床试验数据总结。

结核分枝杆菌特异性细胞免疫反应检测试剂注册技术审查指导原则编制说明

一、编制背景

结核分枝杆菌特异性细胞免疫反应检测试剂是指利用免疫学检测技术，如 ELISA 或 ELISPOT 技术等，以结核分枝杆菌特异抗原刺激 T 细胞产生的 γ-干扰素为检测靶标，对人静脉全血中的结核分枝杆菌特异性细胞免疫反应进行体外检测的试剂，可用于结核分枝杆菌感染的检测或用于结核病的辅助诊断。

本指导原则所述内容是针对结核病辅助诊断预期用途的，对于预期用途为结核分枝杆菌感染检测的申报试剂，申请人可以根据产品特性对不适用部分进行修订或补充其他的评价和验证。

二、重点问题的说明

（一）企业参考品的组成和样本类型

目前，该类试剂采用全血样本作为检测样本类型，所涉及的方法学包括：ELISPOT 和 ELISA。针对企业参考品的样本类型，考虑到全血样本的不可冻存性和该类试剂质控的关键点，指导原则建议：如申请人采用除全血之外的其他样本形式作为企业参考品，应提交申请人所采用的企业参考品的组成、来源、稳定性、延续性、性能可控性等详细的理论和试验数据。

针对企业参考品的组成，由于 ELISPOT 方法是在全血细胞培养后，直接在固体基质表面形成斑点，计数斑点判断结果，理论上可计数一个斑点。但在实践时，很难保证获取的全血样本刚好形成一个斑点，因此，采用该方法学的试剂仅需要设置阴性参考品、阳性参考品和精密度参考品。而 ELISA 方法是在全血培养后，吸出血浆上清，检测上清中的干扰素的含量，因此，采用该方法学的此类试剂需要设置培养阶段和干扰素 ELISA 检测阶段参考品，包括：阴性参考品、阳性参考品、线性参考品、最低检测限参考品和精密度参考品等。

（二）分析性能评估相关问题

1. 最低检测限的要求与方法

采用 ELISPOT 方法的试剂，理论上可计数到一个斑点，因此理论上其最低检测限为 1 个斑点，但现实中通过试验证明该类试剂的最低检测限为 1 个斑点具有很大困难，难以实现。因此，参考美国 FDA 已批准同类试剂的要求，经讨论后，对 ELISPOT 方法学的此类试剂，无需进行最低检测限的验证。

采用 ELISA 方法的试剂，最低检测限检测的是血浆样本中干扰素的最低含量。指导原则建议，申请人可根据自己的研发平台，设置科学合理的方法，进行最低检测限的试验。

2. 精密度的要求与方法

采用 ELISPOT 方法的试剂，精密度必须采用全血进行试验，方可模拟整个检测过程。在讨论日间精密度时，企业和相关专家均提出，因为全血样本无法冻存，无法在不同的自然天内进行日间精密度的研究。同时，现有认知水平下，也无科学合理的替代方法来进行日间精密度的研究，因此，对此类试剂不做日间精密度的要求。

采用 ELISA 方法的试剂，精密度不仅需要考察全血培养阶段的精密度，而且需要考察 ELISA 检测部分对干扰素含量检测的精密度，前者可参考 ELISPOT 方法的相关要求和方法，后者参考常见 ELISA 方法检测试剂的要求和方法。

3. 交叉反应的要求与方法

采用 ELISPOT 方法和 ELISA 方法的试剂，尽管结果的判读方式存在差异，但其检验原理均是采用特异性的 γ-干扰素抗体，检测 T 细胞刺激活化后分泌的 γ-干扰素。因此，此类试剂的交叉反应性，主要考虑全血自身含有的细胞因子或全血刺激培养过程中产生的细胞因子与申报试剂所用 γ-干扰素抗体对是否存在交叉反应。

如果在全血样本的培养过程中加入可能产生交叉反应的细胞因子，势必会影响 T 细胞在培养过程中的功能和活性，最终影响 T 细胞分泌 γ-干扰素的能力，影响对结核分枝杆菌特异性细胞免疫反应的检测。因此，对于该类试剂，不管是采用何种方法，交叉反应的研究都是采用血浆或其他基质检测细胞因子对 γ-干扰素抗体对的交叉反应性。

（三）产品预期用途

该类试剂的检测原理可检测结核分枝杆菌的感染，包括活动性结核感染（结核病）和潜伏感染。但是，因为潜伏感染的诊断在全世界均无金标准，而且中国人出生就接种卡介苗，导致对潜伏感染预期用途的临床验证目前缺乏有效的对比方法，因此，目前申请人申报该类试剂的预期用途基本用于结核病的辅助诊断。本指导原则针对结核病辅助诊断预期用途的临床试验要求，给出了较为详细的建议，并经专家和企业讨论后，达成了一致意见。

同时，指导原则也明确，如果申请人对该类试剂的预期用途设定为结核分枝杆菌感染的检测，需提供足够的临床证据支持该声称。

（四）临床试验相关问题

1. 样本入组相关要求

针对结核病辅助诊断的预期用途，指导原则在临床试验样本入组方面做了较为详细的说明。申报试剂应选择疑似结核患者进行检测，以模拟临床实际使用情况。临床使用中，该类试剂不仅用于肺结核的辅助诊断，还可用于肺外结核的辅助诊断，因此，指导原则对单纯肺外结核的样本例数也给出了最低要求。鉴于临床实践和研究证明，肺癌患者是一类与γ-干扰素相关的癌症，因此，规定了肺癌患者的最低样本例数，以考察该类试剂的特异性。

2. 临床特异性的相关要求

指导原则初稿时，对申报试剂的临床特异性做出了不低于75%的要求。后经专家和企业反复讨论后删除了这一要求，原因有以下几点：第一，该类试剂已有多个同类产品在国内外批准上市，按照法规要求，可选择已上市同类试剂，验证该类试剂的检测准确性；第二，该类试剂的临床特异性受临床试验受试人群的年龄、性别以及区域的影响较大，而且目前并无大量流行病学的调查数据支持75%的声称，因此，临床特异性无法给出具体要求。

三、编写单位

国家食品药品监督管理总局医疗器械技术审评中心。

27 呼吸道病毒多重核酸检测试剂注册技术审评指导原则

（呼吸道病毒多重核酸检测试剂注册技术审查指导原则）

本指导原则旨在指导注册申请人对呼吸道病毒多重核酸检测试剂注册申报资料的准备及撰写，同时也为技术审评部门审评注册申报资料提供参考。

本指导原则是对呼吸道病毒多重核酸测定试剂的一般要求，申请人应依据产品的具体特性确定其中内容是否适用，若不适用，需具体阐述理由及相应的科学依据，并依据产品的具体特性对注册申报资料的内容进行充实和细化。如申请人认为有必要增加本指导原则未包含的研究内容，可自行补充。

如果申报产品检测项目包括的病毒有相应的指导原则，应首先满足指导原则要求的内容。

本指导原则是供申请人和审查人员使用的指导文件，不涉及注册审批等行政事项，亦不作为法规强制执行，如有能够满足法规要求的其他方法，也可以采用，但应提供详细的研究资料和验证资料。应在遵循相关法规的前提下使用本指导原则。

本指导原则是在现行法规、标准体系及当前认知水平下制定的，随着法规、标准的不断完善和科学技术的不断发展，本指导原则相关内容也将适时进行调整。

一、适用范围

呼吸道感染（respiratory tract infection，RTI）是人类最常见的一类疾病，可以在任何性别、年龄和地域中发生，是全球范围内引起人群发病和死亡的最主要原因之一。呼吸道感染引起的临床症状和体征都较为相似，其临床表现主要为鼻炎、咽炎、喉炎、扁桃体炎等症状，严重的可引起气管炎、支气管炎及肺炎等，但不同病原体引起的感染，其治疗方法、疗效和病程也不尽相同。目前已证明，大部分呼吸道疾病是由细菌外的病原体引起，其中以呼吸道病毒最常见。

本指导原则适用于呼吸道病毒多重核酸检测试剂，适用样本类型为鼻咽拭子、鼻拭子、咽拭子、肺泡灌洗液、痰液或其他呼吸道分泌物样本等，可包括但不限于：

甲型流感病毒（influenza A，IFV A）、乙型流感病毒（influenza B，IFV B）、呼吸道合胞病毒（respiratory syncytial virus，RSV）、副流感病毒（parainfluenza virus，PIV）、人偏肺病毒（human metapneumovirus，hMPV）、腺病毒（adenovirus，Adv）、呼吸道感染肠道病毒（肠道病毒/鼻病毒）（enterovirus，EV/rhinovirus，RhV）、冠状病毒（coronavirus，CoV）等。

本指导原则适用于利用荧光探针聚合酶链式反应（real-time PCR）或其他分子生物学方法，以特定的呼吸道病毒基因序列为检测目标，对来源于人体样本中的呼吸道病毒核酸进行体外定性检测，临床用于辅助诊断呼吸道病毒感染相关性疾病。涉及其他临床用途的呼吸道病原体核酸检测试剂可参考本指导原则。

二、注册申报资料要求

（一）综述资料

综述资料主要包括产品预期用途、产品描述、有关生物安全性的说明、有关产品主要研究结果的总结和评价以及其他内容，其中的其他内容包括同类产品在国内外批准上市情况。与预期用途相关的临床适应证应重点描述呼吸道病毒型别与临床适应证的相关性及相关病毒在我国的流行特征；产品描述应明确申报产品所有可检出的病毒型别、尚未验证的病毒型别，陈述应科学、客观且有依据；与国内外同类产品的比较内容应着重从方法学、病毒种类及基因型检出能力、检出限等方面进行比较。应符合《体外诊断试剂注册管理办法》（国家食品药品监督管理总局令第5号）和《体外诊断试剂注册申报资料要求及说明》（国家食品药品监督管理总局公告2014年第44号）的相关要求。

（二）主要原材料的研究资料

此类产品的主要原材料包括引物、探针、酶、dNTP、核酸分离/纯化组分（如有）、企业参考品、质控品等。应提供主要原材料的选择与来源、制备过程、质量标准等相关研究资料、质控品的定值试验资料等。如主要原材料为企业自制，应提供其详细制备过程；如主要原材料源于外购，应提供资料包括：选择该原材料的依据及对比试验资料、供货方提供的质量标准、出厂检定报告，以及该原材料到货后的质量检验资料。

1. 引物和探针

应详述引物和探针的设计原则，提供引物、探针核酸序列、模板核酸序列及两者的对应情况。建议每种病毒设计两套或多套引物、探针以供筛选，针对所有预期适用的病毒种类及基因型别进行检出能力和特异性（如交叉反应）的评价，选择最佳组合，并提交筛选的研究数据。引物、探针的质量标准至少包括序列准确性、纯度、浓度及功能性实验等。

如为外购，引物和探针应提供合成机构出具的质检证明，如纯度（应达到电泳级或 HPLC 级）、序列准确性等，申请人应对引物、探针核酸序列准确性、纯度、浓度、探针标记的荧光素或化学发光物等进行核实，同时申请人应进行功能性验证，并提供相关资料。

2. 脱氧三磷酸核苷（dNTP）

包括 dATP、dUTP、dGTP、dCTP、dTTP，应提供对其纯度、浓度、功能性等的详细验证资料。

3. 酶

需要的酶主要包括 DNA 聚合酶、逆转录酶、尿嘧啶DNA 糖基化酶等，应分别对酶活性、功能性等进行评价和验证。DNA 聚合酶，应具有 DNA 聚合酶活性，无核酸内切酶活性，具热稳定性；逆转录酶，具逆转录酶活性，无核酸内切酶活性；尿嘧啶 DNA 糖基化酶（UNG），应对酶活性及热稳定性有合理验证。

4. 试剂盒内质控品

试剂盒的质控体系通过设置各种试剂盒对照品（质控品）来实现，其参与样本核酸的平行提取，以对整个 PCR 反应过程、试剂/设备、交叉污染等环节进行合理质量控制。质控品浓度及成分的设置应与待测样本相近。申报资料应对试剂盒对照品有关原料选择、制备、定值过程、浓度范围等试验资料详细说明。

4.1 阴性质控品应不含试剂盒所检测的靶序列，应参与样本处理和检测的全过程。以对可能存在的交叉污染产生的假阳性结果或扩增反应中背景值进行质量控制。阴性质控品可来自非呼吸道病毒感染患者样本、假病毒、含非靶向序列的生物样本。建议采用与实际检测样本具有相同或相似性状的基质溶液作为阴性对照（质控）品，不推荐采用水作为阴性对照（质控）品。

4.2 阳性质控品

4.2.1 全过程阳性质控品应参与样本处理和检测的全过程，如核酸的平行提取等步骤。全过程阳性质控品可用 1～2 个病毒株为代表，应含有天然的或人工合成的包含试剂盒可检测靶序列，可来自灭活病毒、假病毒、疫苗株等。企业应对质控品的检测结果（如 Ct 值）做出明确的范围要求。

4.2.2 扩增/检测用阳性对照品（如有）可为浓度在最低检出限附近的纯化靶核酸，以对检测过程进行质量控制。

4.3 内对照（内标）可以对管内抑制导致的假阴性结果进行质量控制，应与靶核酸一同提取及扩增，申请人应对内对照（内标）的引物、探针设计和模板浓度做精确验证，既要保证内标荧光通道呈明显的阳性曲线又要尽量降低对靶基因检测造成的抑制。对内对照的检测结果（如 Ct 值）亦应做出明确的范围要求。内标可设置为与待测病毒共提取的人核酸、人管家基因（如 RNaseP、β-肌动蛋白）或人工合成的外源片段。

5. 企业参考品

应详细提供有关企业参考品的原料选择、制备、阴阳性确认等试验资料。企业参考品的核酸性质应与产品预期检测的靶物质一致。建议企业参考品优先采用病毒培养物，如病毒难以培养，可采用假病毒、病毒株感染的细胞系等。

5.1 阳性参考品和阴性参考品

阳性参考品应覆盖申报产品声称可检出的主要呼吸道病毒亚型（详见表1）。阴性参考品应考虑检测特异性的评价，应纳入不在试剂盒检测范围内、易引发相似症状的其他呼吸道病原体样本。

表1 推荐用于企业参考品、最低检出限和包容性实验的病毒亚型

病毒名称	亚型
甲型流感病毒	H1N1（新型甲型 H1N1 流感病毒（2009）、季节性 H1N1 流感病毒）、H3N2、H5N1、H7N9
乙型流感病毒	Yamagata、Victoria
副流感病毒	1、2、3、4
呼吸道合胞病毒	A、B
偏肺病毒	A、B
腺病毒	1、2、3、4、5、7、55
呼吸道感染肠道病毒（肠道病毒/鼻病毒）	肠道病毒：A、B、C、D 鼻病毒：A、B、C
冠状病毒	229E、OC43、NL63、HKU1

5.2 检测限参考品

申请人应明确检测限参考品中病毒核酸浓度的确定方法，明确检测限参考品中病毒核酸浓度的确定依据，检测限参考品中呼吸道病毒核酸浓度应为申报产品检测限浓度或略高于检测限浓度，检测限参考品应包含申报产品可检出的呼吸道病毒主要亚型（详见表1）。

5.3 精密度参考品

可不包含所有涉及的呼吸道病毒亚型，但应选择多个临床较常见的型别，针对所选型别应至少包含 3 个水平：阴性水平、临界阳性水平、（中或强）阳性水平。

（三）主要生产工艺及反应体系的研究资料

1. 介绍产品主要生产工艺，可用图表方式表示，并说明主要生产工艺的确定依据。

2. 反应原理介绍。

3. 详述样本采集、样本处理方式的选择和设置，提供相关的研究资料。

4. 确定最佳反应体系的研究资料，包括样本用量、各种酶浓度、引物/探针浓度、dNTP浓度、阳离子浓度及反应各阶段温度、时间、循环数等。

5. 不同适用机型的反应条件如果有差异应分别详述，并提交验证资料。

6. 如申报产品包含核酸分离/纯化试剂，应提交对核酸分离/纯化过程进行工艺优化的研究资料。

（四）分析性能评估资料

申请人应提交生产者在产品研制阶段对试剂盒进行的所有性能评价的研究资料，对于每项分析性能的评价都应包括具体研究目的、试验方法、可接受标准、试验数据、统计方法等详细资料。有关分析性能验证的背景信息也应在申报资料中有所体现，包括实验地点、适用仪器、试剂规格、批号、临床样本来源等。

针对不同的样本类型，申请人应分别完成性能评估，包括阴阳性符合率、最低检测限、精密度、分析特异性等。

分析性能评价的试验方法可以参考国际或国内有关体外诊断试剂性能评估的指导原则进行。对于此类产品，性能评估中所用样品（除非特别说明）可参考上述企业参考品的制备要求。各项性能评价应符合以下要求：

1. 核酸分离/纯化性能

在进行靶核酸检测前，应有适当的核酸分离/纯化步骤。该步骤的目的除最大量分离出目的核酸外，还应有相应的纯化作用，尽可能去除PCR抑制物。无论检测试剂是否含有核酸分离/纯化的组分，企业都应结合检测试剂的特性，对配合使用的核酸分离/纯化试剂的提取效率、提取核酸纯度等做充分的验证，提供详细的验证资料。

2. 阳/阴性参考品符合率

阳性参考品的检测旨在验证试剂盒检测范围内的各呼吸道病毒主要亚型均可被检测到，阳性参考品检测结果应为阳性。阴性参考品旨在评价试剂特异性，阴性参考品检测结果应为阴性。

3. 最低检出限

申报产品最低检测限的性能评估资料应包含最低检测限的确定及验证过程。

病毒原液浓度测定建议采用空斑形成单位（PFU）或半数组织培养感染/致死剂量（$TCID_{50}$）为计量单位（最低检出限建议的病毒亚型见表1）。建议建立$PFU/TCID_{50}$与拷贝数之间的关系。

企业应能够提供用于最低检出限验证的病毒株的来源、型别确认及滴度确认试验等信息。

用于最低检测限确定和验证的病毒株如包括疫苗株，其应能够体现发病季的病毒特点。

3.1 最低检测限的确定

应针对申报产品所能检出的主要呼吸道病毒亚型分别进行确定。在进行最低检测限的确定时，参与研究的病毒各亚型应至少包括不同来源的2个具有代表性的病毒株的系列稀释梯度。建议采用培养后病毒原液、以混合阴性样本基质作为稀释液进行梯度稀释，难以培养的病毒也可采用假病毒或其他适宜方法进行最低检出限的确定。配制系列稀释的样品每个稀释度上重复制备3~5份样本，系列稀释度应能够覆盖大部分检出概率区间（0~100%），可通过概率计算或其他适当方法进行测算选取适当检出率水平的浓度作为最低检测限确定的标准，如90%~95%（$n \geqslant 20$）的阳性检出率水平。

通过另制备至少5份最低检测限浓度水平的病毒稀释液对90%~95%的检出率进行确认。

3.2 最低检测限的验证

申报试剂应在最低检出限或接近最低检出限的病毒浓度、对每种常见待测病毒亚型具有时间和区域特征性的至少3个不同来源的病毒（病毒株或临床样本）进行验证，总测试数不少于20次。

4. 包容性验证

建议申请人在病毒LoD水平上或附近对声称样本进行分析，证明试验能够检测代表时间和地理多样性的、每种病毒主要亚型至少3个不同来源的临床样本（推荐病毒亚型见表1）。包容性验证所用临床样本与最低检测限验证的样本不能重复使用。

企业应能够提供用于包容性验证的病毒株的来源、型别确认、滴度确定等信息。

5. 干扰试验（分析特异性）

在本项试验中，申请人应充分评估整个系统即从核酸提取到扩增的全过程的分析特异性。用于分析特异性验证的样本应使用声称的样本类型基质，并包括每种申报的样本类型。

5.1 内源/外源物质干扰

应根据所采集样本类型，针对可能存在的干扰情况进行验证。建议申请人在每种干扰物质的潜在最大浓度（"最差条件"）条件下进行评价，并针对有代表性的呼吸道病毒亚型，在病毒临界阳性水平进行干扰试验验证。检测的潜在干扰物包括样本中的原有物质（如血液、鼻腔分泌物或黏膜，及用于缓解淤血、鼻燥、刺激或哮喘和过敏症状的鼻腔和咽喉药物）及在样本采集和制备期间引入的物质（推荐用于干扰性试验的物质见表2）。由于体外试验不一定能完全反映药物影响，在适用情况下可考虑替代性试验如评估临床实验中所纳入患者的用药影响，因此申请人也应评估其他常规或非处方药物及其代谢物。

表2　推荐用于干扰试验的物质

物质	活性成分
黏蛋白	纯化黏蛋白
血液（人类）	
鼻腔喷雾剂或滴鼻剂	苯福林、羟甲唑啉、氯化钠（含防腐剂）

续表

物质	活性成分
鼻用皮肤类固醇	倍氯美松、地塞米松、氟尼缩松、曲安奈德、布地奈德、莫米松、氟替卡松
过敏性症状缓解药物	盐酸组胺
流感疫苗	鼻内活流感病毒疫苗
润喉片、口服麻醉剂和镇痛剂	苯佐卡因、薄荷脑
抗病毒药物	扎那米韦、利巴韦林、奥司他韦、帕拉米韦
抗生素、鼻用软膏	莫匹罗星
全身性抗菌药	妥布霉素

5.2 竞争性干扰

申请人应充分考虑临床上常见的呼吸道病毒混合感染情况下（如甲型流感病毒与呼吸道合胞病毒），高浓度分析物对低浓度分析物检测的影响。建议申请人结合申报试剂的反应模式，使用一种最低检测限浓度的分析物和一种高浓度分析物评估竞争性干扰，竞争性感染的病毒组合建议为同一反应体系内病毒、常见重症感染病毒及常见混合感染病毒（如 IFV A 和 RhV、IFV B 和 RhV、IFV A 和 PIV、EV 和 RhV、PIV 和 HRV，以及其他的多重感染等）。竞争性干扰试验可与最低检测限、重复性或其他干扰试验同时进行。

6. 交叉反应

6.1 与试剂盒中其他病毒的交叉反应性

建议申请人充分验证试剂盒中可检测病毒及亚型之间的交叉反应性，应使用病毒最高临床水平浓度进行。

6.2 与不在试剂盒检测范围中的病原体的交叉反应性

申请人应针对可能出现在检测样本中的病原体（如采样部位常见微生物、其他呼吸道感染病原体等）进行交叉反应验证。用于交叉反应验证的样品，应尽量采用灭活病原体或临床样本。建议在病毒和细菌感染的医学相关水平进行交叉反应的验证，申请人应详细说明交叉反应样本来源、病原体鉴定和滴度确定的方法和结果。病原体种类主要考虑以下几方面：试剂盒检测范围以外的其他呼吸道病原体、感染人群呼吸道样本中的其他微生物（如 EBV 和 CMV）、样本中可能出现的其他病原体。

表3　推荐用于交叉反应的病原体

博卡病毒	肺炎支原体	诺卡菌*
巨细胞病毒	脑膜炎奈瑟菌*	黏质沙雷菌*
单纯疱疹病毒1型	奈瑟氏菌属	柠檬酸杆菌*
水痘带状疱疹病毒	铜绿假单胞菌*	隐球菌*
EB病毒	金黄色葡萄球菌	烟曲霉*
百日咳杆菌	表皮葡萄球菌	黄曲霉*
肺炎衣原体	肺炎链球菌	肺孢子菌
棒状杆菌属	化脓性链球菌	白念珠菌
大肠杆菌*	唾液链球菌	黏液罗氏菌*
流感嗜血杆菌	鲍曼不动杆菌*	口腔链球菌*
乳酸杆菌属	嗜麦芽窄食单胞菌*	肺炎克雷伯菌
嗜肺军团菌	洋葱伯克霍尔德菌*	鹦鹉热衣原体*
卡他莫拉菌	纹带棒杆菌*	Q热立克次体*
结核分枝杆菌减毒株*		

注：＊项为选择性验证。

7. 精密度

企业应对精密度指标，如标准差或变异系数等的评价标准做出合理要求。模拟样本并不能体现临床样本可能带来的所有变异因素，因此精密度评价中应同时包含若干临床样本，且精密度评价试验应包含核酸分离/纯化步骤。针对本类产品的精密度评价主要包括以下要求。

7.1 对可能影响检测精密度的主要变量进行验证，除检测试剂（包括核酸分离/纯化组分）本身的影响外，还应对分析仪、操作者、地点、检测轮次等要素进行相关的验证。

7.2 设定合理的精密度评价周期，例如：为期至少 20 天的检测，每天至少由 2 人完成不少于 2 次的完整检测，从而对批内/批间、日内/日间以及不同操作者之间的精密度进行综合评价。

7.3 用于精密度评价的人工模拟样品和临床样本均应至少包含 3 个水平：阴性样品、临界阳性样品、（中或强）阳性样品，并根据产品特性设定适当的精密度要求，临床样本精密度评价中的每一次检测均应从核酸提取开始。

7.3.1 阴性样本：待测物浓度低于最低检测限或为零浓度，阴性检出率应≥95%（$n \geq 20$）。

7.3.2 临界阳性样本：待测物浓度略高于试剂盒的最低检测限，阳性检出率应≥95%（$n \geq 20$）。

7.3.3 中/强阳性样本：待测物浓度呈中度到强阳性，阳性检出率为100%且 CV≤10%（$n \geq 20$）。

（五）阳性判断值确定资料

阳性判断值确定资料主要指对每种声称可检出的病毒核酸检测的 Ct 值进行确认，建议申请人对申报产品用于结果判断的临界值予以确认。阳性判断值研究资料样本来源应考虑不同年龄、性别、地域等因素，尽可能考虑样本来源的多样性、代表性。如存在判定值灰区，应提供灰区的确认资料。如采用其他方法对阳性判断值进行确认研究，应说明这种方法的合理性。提供内标值的确定方法和研究资料。

（六）稳定性研究资料

稳定性研究资料主要涉及两部分内容，申报试剂的稳定性和适用样本的稳定性研究。前者主要包括实时稳定性（有效期）、开瓶稳定性及冻融次数限制等研究，申请人可根据实际需要选择合理的稳定性研究方案。稳定性研究资料应包括研究方法的确定依据、具体的实施方案、详细的研究数据以及结论。对于实时稳定性研究，应提供至少三批样品在实际储存条件下保存至成品有效期后的研究资料。

考虑到病毒 RNA 极易被降解的特性，企业也应对样本稳定性进行研究，主要包括冷藏和冷冻两种条件下的有效期验证，可以在合理的温度范围内，每间隔一定的时间段即对储存样本进行验证，从而确认不同类型样本的效期稳定性。适于冷冻保存的样本还应对冻融次数进行评价。

对于样本提取后不能立即进行检测的，应明确核酸储存条件、储存时间等，同时应提供相应的核酸稳定性研究资料。

试剂稳定性和样本稳定性两部分内容的研究结果均应在说明书【储存条件及有效期】和【样本要求】两项中进行详细说明。

（七）临床评价资料

临床试验的开展、方案的制定以及报告的撰写等均应符合相关法规及《体外诊断试剂临床试验技术指导原则》（国家食品药品监督管理总局通告 2014 年第 16 号）的要求。临床试验应能检出所有声称可检出的呼吸道病毒，每种呼吸道病毒检测阳性例数可采用统计方法进行计算，建议每种罕见病毒类型的阳性样本例数不少于 50 例，每种病毒类型的阳性例数在满足最低例数要求的基础上还应符合统计学要求，方案中需要给出明确的样本量确定依据，如每种病毒类型与对照方法的检测阳性一致率 95% 的置信区间下限 >90%。临床试验应选择不少于 3 家（含 3 家）能代表不同地域的临床试验机构完成。

1. 病例选择及样本类型

申请人应选择体征/症状符合呼吸道感染的目标人群，进行前瞻性临床试验。申请人在建立病例纳入标准时，应考虑到各年龄段人群的差异，尽量覆盖各个年龄段人群。在进行结果统计分析时，除总体病例数的要求外，建议对各年龄段人群分层进行数据统计分析（如 <5 岁、6~21 岁、22~59 岁和 >60 岁），总体病例数应符合统计学要求。临床试验入组病例应与产品预期用途中适用人群一致。临床试验应首选新鲜样本，每种病毒应有前瞻性阳性样本检出；某些呼吸道病毒在人群中具有低流行率，可用已知含特定病毒的样本（即留存样本）进行补充。如果选择留存样本，则应证明冻存或其他保存方法的样本稳定性，且应使用盲法，避免检测偏差。

2. 参比方法

申请人应选择已批准上市、临床普遍认为质量较好的同类产品作为参比试剂，采用拟申报产品（以下称考核试剂）与之进行对比试验研究，证明本品与已上市产品等效或优于已上市产品。

如无已上市产品可选用病毒分离培养鉴定或测序方法进行比对。对于难以培养的呼吸道病毒（如人偏肺病毒）也可直接采用测序方法作为参比方法。

2.1 测序试验中的核酸扩增方法所测靶序列应与申报产品所测靶序列不同，且申请人应对该靶序列/引物提供文献或实验室数据支持。申请人应在临床研究报告中对选用的测序方法做详细介绍，并提供以下关于测序试验的详细信息及资料：

2.1.1 测序方法原理、测序仪型号、测序试剂及消耗品的相关信息。

2.1.2 测序方法所用引物相关信息，如基因区段选择、分子量、纯度、功能性试验等资料。

2.1.3 对所选测序方法的分析性能进行合理验证，尤其是最低检测限的确认，建议将所选测序方法与拟申报产品的相关性能进行适当比对分析。

2.1.4 测序方法应建立合理的阳性质控品和阴性质控品对临床样本的检测结果进行质量控制。

2.1.5 提交有代表性的样本测序图谱及结果分析资料。

2.2 病毒培养时，除细胞病变效应（CPE）外，申请人还应进行病毒鉴定如病毒特异性抗体染色或 PCR 扩增后测序。单纯的 CPE 无法提供准确的病毒鉴别。申请人应提供病毒分离培养的详细实验室流程，以及特定细胞系可作为分离某种病毒的文献或数据支持。

3. 另外，对于流感病毒，申请人还应根据病毒流行情况选择新鲜采集样本，使用考核试剂与流感病毒感染检测的"金标准"方法——病毒分离培养鉴定方法进行比较研究，每种样本类型不少于 30 例经病毒分离培养方法确定为阳性的样本。

4. 统计学分析

对临床试验结果的统计应选择合适的统计方法，如检测结果一致性分析、阴性/阳性符合率等。对于本类产品对比实验的等效性研究，常选择交叉四格表的形式总结两种试剂的定性检测结果，对定性结果进行四格表卡方或 kappa 检验以验证两种试剂定性结果的一致性，统计分析应可以证明两种方法的检测结果无明显统计学差异。在临床研究方案中应明确统计检验假设，即评价考核试剂与参比试剂是否等效的标准。

申请人应分别统计各病毒检测的阴、阳性符合率，同时应分别统计混合感染样本使用考核试剂和参比试剂的检测结果。如考核试剂存在灰区，申请人还应统计灰区样本使用参比试剂的检测结果。

在数据收集过程中，对于两种试剂检测结果不一致的样本，应采用"金标准"方法或临床上普遍认为质量较好的第三种同类试剂进行复核，同时结合患者的临床病情对差异原因及可能结果进行分析。

5. 临床试验总结报告撰写

根据《体外诊断试剂临床试验技术指导原则》的要求，临床试验报告应该对试验的整体设计及各个关键点给予清晰、完整的阐述，应该对整个临床试验实施过程、结果分析、结论等进行条理分明的描述，并应包括必要的基础数据和统计分析方法。建议在临床总结报告中对以下内容进行详述。

5.1 临床试验总体设计及方案描述

5.1.1 临床试验的整体管理情况、临床研究单位选择、临床主要研究人员简介等基本情况介绍。

5.1.2 病例纳入/排除标准、不同年龄段人群的预期选择例数及标准、盲法的操作流程等。

5.1.3 样本类型，样本的收集、处理及保存等。

5.1.4 统计学方法、统计软件、评价统计结果的标准。

5.2 具体的临床试验情况

5.2.1 临床试验所用体外诊断试剂及仪器的名称、批号、机型等信息。

5.2.2 对各研究单位的病例数、年龄分布情况、不同病毒分布情况进行综合，建议以列表或图示方式列出各年龄组和不同病毒的样本例数。

5.2.3 质量控制，试验人员培训、仪器日常维护、仪器校准、质控运行情况。

5.2.4 具体试验过程，样本收集、样本保存、样本检测、结果处理、结果不一致样本的确认等。

5.3 统计学分析

5.3.1 数据预处理、差异数据的重新检测或第三方验证以及是否纳入最终数据统计、对异常值或缺失值的处理、研究过程中是否涉及对方案的修改。

5.3.2 结果的一致性分析

计算阳性符合率、阴性符合率、总体符合率，采用适当的统计学方法，如四格表卡方检验或 kappa 检验以验证两种试剂定性结果的一致性。

5.4 讨论和结论

对总体结果进行总结性描述并简要分析试验结果，对本次临床研究有无特别说明，最后得出临床试验结论。

（八）产品技术要求

申请人应当在原材料质量和生产工艺稳定的前提下，根据申请人产品研制情况、依据国家标准、行业标准及有关文献，按照《医疗器械产品技术要求编写指导原则》（国家食品药品监督管理总局通告 2014 年第 9 号）的有关要求，编写产品技术要求。

呼吸道病毒核酸检测试剂的产品性能指标应主要包括：物理性状、阴/阳性参考品符合率、精密度、最低检测限等。如果申报试剂已有适用的国家标准品、参考品发布，则申请人应在产品技术要求中提出检测要求。

按照《办法》的规定，此类产品为第三类体外诊断试剂，申请人应按照《医疗器械产品技术要求编写指导原则》的要求，以附录形式明确主要原材料、生产工艺及半成品要求，附录的编制应符合相关编写规范的要求。

（九）产品注册检验报告

应提供该产品符合产品技术要求的、在具有相应医疗器械检验资质和承检范围的医疗器械检验机构进行的产品检验报告；应提供连续 3 个生产批次样品的检验合格报告。

（十）产品说明书

结合《体外诊断试剂说明书编写指导原则》的要求，下面对呼吸道病毒核酸检测试剂说明书的重点内容进行详细说明，以指导注册申报人员更合理地完成说明书编制。

1.【预期用途】

1.1 首段：本产品用于定性检测人鼻咽拭子、咽拭子或其他样本的××、××呼吸道病毒核酸。

适用样本类型应结合实际的临床研究完成情况进行确认。应明确所有可检测的病毒种类及亚型。

1.2 简单介绍待测目标的特征，如病毒种系渊源、生物学性状、宿主特性、致病性、感染后临床表现、待测靶基因特征等。明确呼吸道病毒核酸试剂的临床意义，通过对有呼吸道感染体征和症状的个体检测和鉴别特异性病毒核酸，联合其他临床和实验室结果以辅助诊断呼吸道病毒感染。

1.3 阴性结果不能排除呼吸道病毒感染，不能用作诊断、治疗或其他管理决策的唯一依据。

1.4 阳性结果不能排除检测指标外细菌感染或其他病毒混合感染情况。

1.5 待测人群特征介绍：具有呼吸道病毒感染症状的患者、相关的密切接触者、地域要求或年龄限制（如有）等，待测人群应与申报产品临床试验中入组人群一致。

1.6 应强调实验操作人员应接受过基因扩增或分子生物学方法检测的专业培训，具备相关的实验操作资格，实验室应具备合理的生物安全防备设施及防护程序。

2.【检验原理】

详细说明试剂盒技术原理，及核酸分离/纯化方法、原理。说明检测的靶基因座位、序列长度等；介绍引物及探针设计、不同样品反应体系（管）组合、对照品（质控品）设置及荧光信号标记等。如添加了相关的防污染组分，也应对其作用机理作适当介绍。

3.【主要组成成分】

3.1 说明试剂盒包含组分的名称、数量、比例或浓度等信息，阴性/阳性对照品（或质控品）可能含有人源组分，应提供其生物学来源、活性及其他特性；明确不同批号试剂盒中各组分是否可以互换。

3.2 试剂盒中不包含但对该项检测必须的组分，企业应列出相关试剂/耗材的生产企业、产品名称、货号以及医疗器械注册证号/备案号（如有）等详细信息。

3.3 如果试剂盒中不包含用于核酸分离/纯化的试剂组分，则应在此注明经验证后推荐配合使用的商品化核酸分离/纯化试剂盒的如上信息。

4.【储存条件及有效期】

试剂盒的效期稳定性、开瓶稳定性、复溶稳定性、冻融次数要求等，应与相应的稳定性研究结论一致。

5.【适用仪器】

所有适用的仪器型号，提供仪器的生产企业、产品名称、型号以及医疗器械注册证号/备案号（如有）等详细信息，以指导用户操作。

6.【样本要求】重点明确以下内容：

6.1 样本采集时间点的选择：是否受临床症状、用药情况等因素的影响。

6.2 对采样拭子、容器及保存液的要求：对采样拭子的材质要求（包括对拭子头和拭子杆的要求）、保存容器、转运保存液的要求、转运条件等。

6.3 样本采集：具体采集部位及类型，详述具体的操作方法或列出相关操作指南文件以指导使用者（最好能够给出具体图示），尽量减少由于样本采集或处理不当对实验造成的影响。样本的取材及处理方式等若有通用的技术规范或指南，则应遵循，并在此处引用。

6.4 样本处理及保存：核酸提取前的预处理、保存条件及期限（短期、长期）等。冷藏/冷冻样本检测前是否须恢复室温，冻融次数限制。有关描述均应建立在相关性能评价及稳定性研究的基础上。

7.【检验方法】详细说明实验操作的各个步骤，包括：

7.1 试剂配制方法、注意事项。

7.2 核酸分离/纯化的条件、步骤及注意事项。对照品（质控品）参与样本核酸的平行提取要求等。应对核酸浓度、纯度等指标提出质量要求。

7.3 扩增反应前准备：各组分加样体积、顺序、相关注意事项等。

7.4 逆转录过程的温度和时间设置、PCR 各阶段的温度、时间、循环数设置及相关注意事项。

7.5 仪器设置：特殊参数、待测基因、内标的荧光通道选择等。

7.6 质量控制：说明对照品（质控品）的检测要求。质控品如不与申报产品一同提供，应说明质控品规格，包括病毒水平、病毒来源、灭活方法和生物安全性测定方法。

8.【阳性判断值】

简要总结阳性判断值研究方法及结论。

9.【检验结果的解释】

结合对照品（质控品）以及样本管中靶基因和内标的检测结果，对所有可能出现的结果组合及相应的解释进行详述。检验结果的解释应以阳性判断值的研究结论为依据。如有适用的临床诊疗或筛查指南，则应在此项下引用，相应检验结果的解释应符合相关指南的要求。

10.【检验方法的局限性】应至少包括如下描述：

10.1 本试剂检测结果应结合患者临床症状及其他相关医学检查结果进行综合分析，不得单独作为患者管理的依据。

10.2 检验的病毒核酸出现序列变异时会存在假阴性风险。

10.3 不合理的样本采集、转运及处理以及不当的实验操作和实验环境均有可能导致假阴性或假阳性结果。

10.4 申报产品应明确不同病程不同阶段样本的阳性率不一致。

10.5 取标本期间，接种减毒活疫苗的患者可能会导致检测试剂检测结果呈阳性。

10.6 阳性和阴性预测值很大程度上取决于流行率。该检验性能是在流行季节期间（如 2018/2019）确立。对某些病毒的检验性能可能随检测流行率和检测人群变化。

10.7 待检核酸序列可能长时间出现在体内，而与病毒活性无关。核酸检测阳性并一定不意味着目前感染了相应病毒或其为临床症状的致病因子。

11.【产品性能指标】依据分析性能评估资料，详述以下性能指标：

11.1 对相应国家标准品、参考品（如有）检测的符合情况。

11.2 最低检测限

11.3 企业内部阳性/阴性参考品符合率

11.4 精密度：精密度评价结果可采用列表形式描述。

11.5 分析特异性：建议以列表方式说明验证的其他呼吸道病毒亚型、相关病原体等的交叉反应性及其验证浓度水平。总结潜在干扰物质的评价浓度水平及干扰情况。

11.6 简要描述临床试验的基本信息、试验方法和结论。

12.【注意事项】应至少包括以下内容：

12.1 如该产品含有人源或动物源性物质，应给出生物安全性的警告。

12.2 临床实验室应严格按照《医疗机构临床基因扩增实验室管理办法》（卫办医政发〔2010〕194 号或现行有效版本）等有关分子生物学实验室、临床基因扩增实验室的管理规范执行。

12.3 强调产品性能仅针对声称的适用样本类型及【样本要求】项下说明的样本采集和处理方法（包括样本采集液等）进行了验证，其他样本类型或样本采集、处理方法不能保证产品性能。

三、名词解释

PCR – 荧光探针法：在 PCR 过程中利用荧光标记的特异性探针，对 PCR 产物进行标记跟踪，释放的荧光能量的变化直接反映出 PCR 扩增产物量的变化，并通过对荧光的采集和分析以达到对原始模板量进行分析的 PCR。

四、起草单位

国家药品监督管理局医疗器械技术审评中心。

28 基于核酸检测方法的金黄色葡萄球菌和耐甲氧西林金黄色葡萄球菌检测试剂注册技术审评指导原则

（基于核酸检测方法的金黄色葡萄球菌和耐甲氧西林
金黄色葡萄球菌检测试剂注册技术审查指导原则）

本指导原则旨在指导注册申请人对基于核酸检测方法进行耐甲氧西林金黄色葡萄球菌和金黄色葡萄球菌鉴别检测的体外诊断试剂注册申报资料的准备及撰写，同时也为技术审评部门审评注册申报资料提供参考。

本指导原则是针对基于核酸检测方法进行耐甲氧西林金黄色葡萄球菌和金黄色葡萄球菌鉴别检测的体外诊断试剂的一般要求，申请人应依据产品的具体特性确定其中内容是否适用，若不适用，需具体阐述理由及相应的科学依据，并依据产品的具体特性对注册申报资料的内容进行充实和细化。

本指导原则是供申请人和审查人员使用的指导性文件，不涉及注册审批等行政事项，亦不作为法规强制执行，如有能够满足法规要求的其他方法，也可以采用，但应提供详细的研究资料和验证资料。应在遵循相关法规的前提下使用本指导原则。

本指导原则是在现行法规、标准体系及当前认知水平下制定的，随着法规、标准的不断完善和科学技术的不断发展，本指导原则相关内容也将适时进行调整。

一、适用范围

（一）临床背景

金黄色葡萄球菌（Staphylococcus aureus，SA）为革兰阳性球菌，是葡萄球菌属的一种，分布广泛，多种动物和人均有易感性，是临床上常见的致病菌。随着抗菌药物的使用，逐渐出现耐药型金黄色葡萄球菌，如耐甲氧西林金黄色葡萄球菌（Methicillin-resistant staphylococcus aureus，MRSA）。MRSA具有多重耐药性，不仅对β-内酰胺类抗菌药物耐药，也对氨基糖苷类、大环内酯类、四环素类和喹诺酮类药物都表现出不同程度的耐药，其对不同抗菌药物的耐药率存在较大的地域差异，并有不同的变化趋势。

MRSA分为医疗机构相关性MRSA（healthcare-associated MRSA，HA-MRSA）、社区相关性MRSA（community-associated MRSA，CA-MRSA）和家畜相关性MRSA（livestock-associated MRSA，LA-MRSA）。CA-MRSA和HA-MRSA、LA-MRSA在微生物学、细菌耐药（如HA-MRSA相较于CA-MRSA表现出更多多重耐药）及临床特点方面（如感染部位）有较大差异，根据这些特点可以将两者进行区分。但由于人员在医院和社区间不断流动，CA-MRSA和HA-MRSA的差异日

渐缩小。MRSA的分型有多种方式，如SCCmec、*spa*基因分型、多位点序列分型（MLST）、基于脉冲场凝胶电泳（PF-GE）的分型等。

MRSA的耐药机制可能是由于MRSA受到外界刺激后本身固有耐药基因被激活或是引入了外来的耐药基因并激活。目前临床分离的MRSA菌株对大多数β-内酰胺抗菌药物耐药（新型头孢菌素类除外），大部分耐药是由mecA、mecC基因介导，但是小部分MRSA不携带mecA基因，存在其他耐药机制。

目前SA的临床检测方法包括：分离培养后，经染色观察、血浆凝固酶试验、生化鉴定，质谱鉴定及聚合酶链反应（PCR）检测耐热核酸酶（nuc）基因、SA保守基因16S rRNA和SA多种毒素基因。

MRSA的检测方法包括头孢西丁纸片扩散法、苯唑西林微量肉汤/琼脂稀释法（MIC）、苯唑西林琼脂筛选法、青霉素结合蛋白（PBP2a）乳胶凝集法、显色培养基法、自动化药敏检测以及聚合酶链反应（PCR）检测mecA等基因方法。

美国临床和实验室标准协会（CLSI）推荐用于MRSA的检测方法有：纸片扩散法、2% NaCl肉汤/琼脂稀释法和苯唑西林琼脂筛选法，这些检测方法均需要在33~35℃条件下孵育24小时。

目前临床推荐选择头孢西丁筛查试验进行MRSA的检测，还可以选择苯唑西林微量肉汤/琼脂稀释法（MIC）。

MRSA/SA的临床检测样本类型包括但不限于鼻拭子、痰液、皮肤及软组织感染样本、血培养阳性并革兰染色法阳性球菌的样品等人体样本和培养物。不同样本类型可能适用于不同的临床预期用途：如用于医疗机构对住院病人包括重症监护病人、手术病人及长期护理病人等MRSA院内感染的预防和控制的监测，用于结合其他实验室检测如微生物培养等辅助诊断MRSA/SA的感染，用于临床需进行培养检测的患者MRSA/SA感染的辅助诊断等。

（二）本指导原则适用范围

本指导原则适用于基于核酸检测方法进行耐甲氧西林金黄色葡萄球菌和金黄色葡萄球菌鉴别检测的体外诊断试剂。常见方法包括荧光聚合酶链反应（PCR）方法、基因芯片法等。本指导原则的相关内容基于荧光聚合酶链反应（PCR）方法对产品相关申报资料提出要求，其他方法的相关产品可依据方法学的具体特点参照执行。

二、注册申报资料要求

（一）综述资料

综述资料主要包括产品预期用途、产品描述、有关生物安全性的说明、有关产品主要研究结果的总结和评价以及其他内容，其中，与预期用途相关的临床适应证应重点描述申报产品所检测的金黄色葡萄球菌鉴定基因的选择依据、耐药突变位点与耐甲氧西林金黄色葡萄球菌的相关性、基因选择的依据及覆盖的耐药菌的情况、产品验证覆盖的耐药菌株及其在我国的流行特征；产品描述应明确申报产品所有可检出的耐药基因型（可包含不同分型方式下的分型，如 SCCmec 型、spa 型以及 PFGE 分型）、尚未验证的耐药菌株型别；同类产品在国内外批准上市的情况，应着重从所检菌株覆盖情况、检测的最低检出限及不同菌株和型别间的交叉反应等方面写明拟申报产品与目前市场上已获批准的同类产品之间的主要区别。综述资料的撰写应符合《体外诊断试剂注册管理办法》（国家食品药品监督管理总局令第 5 号）和《体外诊断试剂注册申报资料要求及说明》（国家食品药品监督管理总局公告 2014 年第 44 号）的相关要求。

（二）主要原材料研究资料

此类产品主要为 PCR 方法，主要原材料包括引物、探针、DNA 聚合酶、dNTP、尿嘧啶糖基化酶（如有）、核酸分离/纯化组分（如有）、试剂盒质控品及企业参考品等。应提供主要原材料的选择与来源、制备及质量标准等的研究资料、质控品的确认试验资料；生产企业还应提供企业参考品的原材料选择、来源、质量指标、参考品的制备及阴阳性的确认过程等。

1. 引物和探针

包括申报产品检测靶序列的引物和探针以及内对照的引物和探针。应详述引物和探针的设计原则，提供引物、探针核酸序列、模板核酸序列及两者的对应情况。针对检测靶序列的引物和探针，建议设计两套或多套引物、探针以供筛选，针对预期适用的型别进行检出准确性和特异性（如交叉反应）的评价，可采用扩增靶序列与 SA 和 MRSA 基因组比对研究的方法，最终确认最佳组合，并提交筛选的研究数据。引物、探针的质量标准应至少包括序列准确性、纯度检查、浓度检查及功能性实验等。

2. 酶

需要的酶主要包括 DNA 聚合酶，其质量标准如下：

2.1 DNA 聚合酶应包括 DNA 聚合酶活性、无核酸内切酶活性、热启动能力（如适用）、热稳定性等。

2.2 如申报产品中包含尿嘧啶 DNA 糖基化酶，应对其酶活性及热稳定性等质量控制标准进行规定。

3. dNTP

质量标准应至少包括纯度检查及功能性实验等。

4. 核酸分离/纯化组分（如有）的原理介绍、主要组成、主要原材料的质量控制标准及相关验证资料。

5. 试剂盒质控品

试剂盒的质控体系通过设置各种试剂盒质控品来实现，针对阳性质控品和阴性质控品，申请人应明确质控品的来源、质量标准、质控品阴阳性的确认方法及相关验证资料。质控品应参与样本处理和检测的全过程，如核酸的平行提取等步骤。申报产品的质控体系应考虑以下几个方面：

5.1 阳性质控品中应含有包含试剂盒所检靶序列的 DNA，优先使用 MRSA/SA 分离灭活菌株，也可以采用工程菌株、克隆菌株等。企业应对质控品的检测结果做出明确的范围要求（如 Ct 值）。

5.2 阴性质控品应不含试剂盒所检靶序列的基因，阴性质控的基质应与实际样本基质一致或接近，以对可能存在的交叉污染产生的假阳性结果进行质量控制。

5.3 对照（内标）可以对管内抑制导致的假阴性结果进行质量控制，申请人应对内对照（内标）的引物、探针设计和模板浓度做精确验证，既要保证内标荧光通道呈明显的阳性曲线又要尽量降低对靶基因检测造成的抑制。对内对照的检测结果亦应做出明确的范围要求（如 Ct 值）。

6. 企业参考品

应详细说明有关企业参考品的原料选择、制备过程、提供阴阳性确认等试验资料。

企业参考品应充分考虑产品检测靶物质的各种基因型别和耐药菌株，考虑产品验证的性能需求进行设置。具体要求如下：

6.1 阳性参考品

阳性参考品应采用经鉴定确认的多个临床流行分离菌株、含有菌株纯化的基因组 DNA 等，包含申报产品声称的应检出的 MRSA/SA 基因型。应覆盖我国主要的流行耐药菌株，可包含不同分型方式下的分型，如 SCCmec 型、spa 型以及 PFGE 分型等。

6.2 阴性参考品（特异性参考品）

阴性参考品应考虑检测 MRSA 和 SA 的特异性分别进行评价的要求，应纳入不在试剂盒检测范围内的其他葡萄球菌、革兰阳性菌菌株和其他病原体样品，特别是可能存在潜在竞争抑制的甲氧西林敏感凝固酶阴性葡萄球菌。

6.3 检测限参考品

检测限参考品应分别针对 MRSA 和 SA 每个分析物靶基因和不同样本类型设定检测限附近连续稀释的参考品，应使用处于对数增长期的菌进行制备，明确每个参考品的活菌数，以 CFU/mL 表示。应明确 CFU 的确定方法。

6.4 精密度参考品

精密度参考品应使用菌株针对每个检测目标物设定一组参考品，包括阴性、弱阳性（略高于临界值，预期重复检测 95% 阳性）、中等阳性（高于临界值，预期检测结果 100% 阳性）三个水平。

如产品适用于不同的样本类型，建议针对不同样本类型设定不同的参考品基质，应与实际样本类型基质一致或相似，模拟基质应经证实与天然基质无显著差异。

若主要原材料为企业自己生产，其生产工艺必须相对稳定，并提交主要原材料制备过程；如主要原材料购自其他供应商，则需针对供应商的选择提供评价数据，并提供供应商出具的质量标准、出厂检定报告，以及申请人对该原材料进行的质量检验资料。

（三）主要生产工艺及反应体系的研究资料

1. 介绍产品主要生产工艺，可以图表方式表示，并说明主要生产工艺的确定依据。

2. 反应原理介绍。

3. 详述样本采集、样本处理方式的选择和设置，提供相关的研究资料。

4. 确定最佳反应体系的研究资料，包括样本用量、各种酶浓度、引物/探针浓度、dNTP 浓度、阳离子浓度及反应各阶段温度、时间、循环数等。

5. 不同适用机型的反应条件如果有差异应分别详述，并提交验证资料。

6. 如申报产品包含核酸分离/纯化试剂，应提交对核酸分离/纯化过程进行选择的研究资料。

（四）分析性能评估资料

申请人应提交产品研制阶段对试剂盒进行的所有性能评价的研究资料，对于每项分析性能的评价都应包括具体研究目的、试验方法、可接受标准、试验数据、统计方法等详细资料。有关分析性能验证的背景信息也应在申报资料中有所体现，包括实验地点、适用仪器、试剂规格、批号和临床样本来源等。

针对不同的样本类型如鼻拭子、痰液、皮肤和软组织感染拭子样本、血培养分离样本等，申请人应分别完成性能评估，包括阴阳性符合率、最低检测限、精密度评价、干扰验证等。

分析性能评价的试验方法可以参考相关的国外或国内有关体外诊断试剂性能评估的指导原则进行。各项性能评价应符合以下要求。

1. 核酸分离/纯化性能（如适用）

在进行靶核酸检测前，应有适当的核酸分离/纯化步骤。该步骤的目的除最大量分离出目的核酸外，还应有相应的纯化作用，尽可能去除 PCR 抑制剂。无论检测试剂是否含有核酸分离/纯化的组分，企业都应结合检测试剂的特性，对配合使用的核酸分离/纯化试剂针对声称样本类型的提取效率、提取核酸纯度等做充分的验证，提供详细的验证资料。

2. 最低检测限

申报产品最低检出限的性能评估资料应包含最低检出限的确定及验证过程。

应使用临床分离获得的特征良好的 MRSA/SA 分离菌株进行最低检测限研究。所选菌株建议包含来自不同地区的 MRSA/SA，以涵盖金黄色葡萄球菌的遗传多样性，应覆盖不同分型方式下的不同分型，如 SCCmec 型、spa 型、PFGE 分型，涵盖我国不同地区临床常见型别。最低检测限的确

定研究试验应使用上述选定的多种有代表性的 MRSA/SA 分离菌株进行连续稀释，以 CFU/ml 为检测单位，如引入 DNA 拷贝数作为单位，应确定两者之间的换算关系。稀释基质应根据产品声称的样本类型分别配合相应的基质。如样本类型为鼻拭子、痰液或皮肤及软组织感染拭子，建议使用阴性鼻拭子或阴性皮肤及软组织拭子洗液或模拟基质进行稀释，如可使用含生理盐水、黏蛋白及人类基因组 DNA 的基质作为鼻拭子、痰液样本替代基质，使用含白细胞、红细胞、血浆的基质作为皮肤及软组织拭子样本的替代基质；如样本类型为经血培养并确定含革兰阳性球菌（GPC）的样本，应使用含人血液和适配的血液培养基作为模拟基质，并应添加高浓度的常见感染菌。可将模拟样本稀释液培养一段时间。无论使用何种模拟或替代基质，应进行基质比对性试验证明替代基质与临床实际样本的等效性。

将各稀释液重复检测 3~5 次，预估检测限范围后制备至少 20 份检测限浓度样本，证实 MRSA/SA 检出率达到 95% 的浓度作为最低检测限。针对不同的血培养瓶或血培养系统，应分别验证检测限是否一致。

3. 包容性

应通过实验证实产品能够检出的金黄色葡萄球菌中存在的基因多态性的 MRSA/SA。在实验验证菌株纳入时考虑金黄色葡萄球菌的进化结构，常见克隆系和型别，并纳入不同 SCCmec 型、spa 型、PFGE 类型的菌株。建议检索近年国内相关文献报道并收集各地区、不同菌株（社区和医院内感染，鼻腔、皮肤和软组织感染等）进行菌株验证。被验证菌株的浓度应接近检测限水平，所有菌株应进行鉴定和浓度测定。并应在预期可能存在高浓度（高于 10^6 CFU/ml）的其他感染菌如甲氧西林敏感金黄色葡萄球菌（MSSA）和耐甲氧西林凝固酶阴性葡萄球菌情况下进行试验。

4. 申请人应对申报产品精密度指标做出合理要求。精密度评价使用菌株配制的企业参考品或相应临床样本进行，且精密度评价试验应包含核酸分离/纯化步骤。针对本类产品的精密度评价主要包括以下要求。

4.1 对可能影响检测精密度的主要变量进行验证，除检测试剂（包括核酸分离/纯化组分）本身的影响外，还应对分析仪、操作者、地点、检测批次等要素进行相关的验证。

4.2 设定合理的精密度评价周期，例如：为期至少 20 天的检测，每天至少由 2 人完成不少于 2 次的完整检测，从而对批内/批间、日内/日间以及不同操作者之间的精密度进行综合评价。

4.3 用于精密度评价的参考品或临床样本均应至少包含 3 个水平：阴性、弱阳性（略高于临界值，预期重复检测 95% 阳性）、中等阳性（高于临界值，预期检测结果 100% 阳性），并根据产品特性设定适当的精密度要求，临床样本精密度评价中的每一次检测均应从核酸提取开始。

5. 分析特异性

5.1 交叉反应

交叉反应的验证应结合样本来源进行，针对不同样本类型考虑可能共生的潜在的交叉反应病原体。应使用高浓

度交叉反应病原体（如高于 10^6 CFU/ml 的细菌和酵母，高于 10^5 PFU/ml 的病毒）进行交叉反应验证，以明确是否存在交叉反应所致的假阳性。

针对鼻拭子、痰液样本，应考虑在鼻中及呼吸道的致病菌和共生菌，如甲氧西林敏感金黄色葡萄球菌（MSSA）、凝固酶阴性葡萄球菌、耐甲氧西林表皮葡萄球菌（MRSE），以及革兰阴性杆菌、革兰阴性球菌、奈瑟菌、莫拉菌、酵母菌、革兰阳性杆菌、革兰阳性球菌等临床常见菌种，凝固酶阳性葡萄球菌代表菌株。

针对皮肤和软组织感染样本或检测来自血培养测定为阳性微生物生长并经革兰染色证实为革兰阳性球菌的样本，应纳入更多微生物，包括皮肤菌群。对于血培养瓶来源的样本无必要进行病毒交叉反应验证。

5.2 微生物干扰

同样采用上述潜在交叉反应微生物，评价潜在微生物干扰，即是否对 MRSA/SA 临界水平样本检测产生干扰。建议采用存在于各标本类型的（鼻拭子、痰液、皮肤和软组织感染、血培养样本）和代表不同 MRSA 基因型的至少两个 MRSA 菌株在临界水平进行微生物干扰试验。

5.3 干扰物质

评价各样本类型中可能存在的干扰物质是否对检测造成干扰。建议采用存在于各标本类型的（鼻拭子、痰液、皮肤和软组织感染、血培养样本）和代表不同 MRSA 基因型的至少两个 MRSA 菌株的临界浓度对干扰物质（潜在最高浓度）进行验证。鼻拭子样本的干扰物质应考虑血液、鼻腔分泌物或黏液、鼻腔用药。痰液样本的干扰物应考虑如血液、黏液、人细胞等。皮肤和软组织感染样本的潜在干扰物应考虑血液、脓液、血浆、常用外用抗菌药、抗生素等皮肤用药。血培养样本的潜在干扰物质应考虑血培养基、树脂及活性炭等，具体结合培养瓶类型确定。

6. 阳性/阴性参考品符合率

阳性参考品的检测旨在验证试剂盒检测范围内的 MRSA/SA 均可以在适当的浓度被检测到，阳性参考品检测结果应为阳性。阴性参考品旨在评价试剂特异性，阴性参考品检测结果应为阴性。

7. 方法学比对研究

为验证拟申报产品靶核酸检测的准确性，应选择部分临床样本将拟申报产品与已上市核酸检测试剂进行比较研究。所选对比试剂检测靶基因应与拟申报试剂一致，方法性能可比，且临床公认质量较好；对于无已上市核酸检测试剂的目的基因，可与病毒核酸序列测定方法进行比对。用于核酸序列测定的引物序列应不同于考核试剂中用于检测目的基因的引物序列。建议对扩增子进行双向测序。方法学比对研究的具体方式可参考相关的国外或国内有关的指导文件进行，临床样本数量及其特性应具有代表性，能够充分验证拟申报产品靶核酸检测的准确性。

8. 其他性能研究（如涉及）

如携带污染的验证，使用高阳性样本和阴性样本交叉检测多次运行，考察设备多样本检验是否存在携带污染。

（五）阳性判断值确定资料

对于此类试剂，阳性判断值即为针对每个目标物能够获得理想的临床灵敏度和临床特异性的临界值（cut-off），对于荧光探针 PCR 方法即为 Ct 值的确定资料。建议采用受试者工作特征（ROC）曲线的方式进行相关研究。申请人应选取适当的足够数量的临床样本进行试验以确定阳性判断值。

（六）稳定性研究资料

稳定性研究资料主要涉及两部分内容，申报试剂的稳定性和适用样本的稳定性研究。前者主要包括实时稳定性（有效期）、开瓶稳定性及冻融次数限制等研究，申请人可根据实际需要选择合理的稳定性研究方案。稳定性研究资料应包括研究方法的确定依据、具体的实施方案、详细的研究数据以及结论。对于实时稳定性研究，应提供至少三批样品在实际储存条件下保存至成品有效期后的研究资料。

样本稳定性进行研究，可以在合理的温度范围内，每间隔一定的时间段即对储存样本进行全性能的分析验证，从而确认不同类型样本的效期稳定性。冷冻保存的样本还应对冻融次数进行评价。

对于样本提取后不能立即进行检测的，应明确核酸储存条件、储存时间等内容，同时应提供相应的核酸稳定性研究资料。

试剂稳定性和样本稳定性两部分内容的研究结果均应在说明书【储存条件及有效期】和【样本要求】两项中进行详细说明。

（七）产品风险分析资料

申请人应参考 YY/T 0316《医疗器械 风险管理对医疗器械的应用》规定的过程和方法，在产品生命周期内对申报产品可能造成的危害进行判定（可重点参考 YY/T 0316 的附录 H），对每一危害处境的风险进行判定和评价，形成风险管理报告，控制这些风险并监视控制的有效性，充分保证产品的安全性和有效性。

该试剂的主要危害大致可包括三个方面，即：生物学和化学危害、操作危害、信息危害。

1. 生物学和化学危害

生物学：如细菌、病毒引起的交叉感染、检测完成后剩余样本、试剂和废弃物处理不当引起的交叉感染。

化学：如使用的清洁剂、消毒剂残留引发的危害。

2. 操作危害

不正确的测量：

如未按使用说明书中的要求进行测量，造成的测量失败、测量误差过大。

使用未经验证的不同厂家的分析仪或使用未经正确保养或校准的仪器，造成的测量失败、测量误差过大。

在制造商规定的使用环境条件外使用产品，可能造成测量误差过大。

3. 信息危害

如说明书或标签缺少或不正确，标记的位置不正确，不能被正确的识别，不能清楚易认。

不符合法规及标准规定的产品说明书，包括产品说明书中未对限制充分告知，未对不正确的操作、与其他设备共同使用时易产生的危害进行警告，未正确标示储存条件、消毒方法、维护信息，未对因长期使用产生功能丧失而可能引发的危害进行警告，未对合理可预见的误用进行警告等引发的危害。

（八）临床评价资料

临床试验的开展、方案的制定以及报告的撰写等均应符合相关法规及《体外诊断试剂临床试验技术指导原则》（国家食品药品监督管理总局通告 2014 年第 16 号）的要求。

1. 研究方法

建议采用前瞻性临床试验对拟申报产品进行临床评价，以 SA 和 MRSA 鉴定和药敏检测临床参考方法作为对照方法，金黄色葡萄球菌鉴定应结合形态学、凝固酶试验和生化鉴定、质谱方法等方法，药敏方法建议使用头孢西丁纸片法或苯唑西林微量肉汤/琼脂稀释法（MIC），也可以应用相应的全自动鉴定药敏方法，证明拟上市产品的临床性能和预期用途。针对不同样本类型对应的不同预期用途，分别设计临床试验进行研究。

2. 临床试验病例数

临床试验样本量应满足统计学要求，可采用适当的统计学方法进行估算。本临床试验的主要评价指标为拟申报产品相对于临床参考方法的灵敏度和特异性。

临床总体样本量应分别考虑 SA 和 MRSA 阳性和阴性样本量的统计需求，综合估算。SA 和 MRSA 的临床试验阳性样本例数的估算建议采用单组目标值法，考核试剂的 SA 鉴定和 MRSA 药敏检测灵敏度目标值建议针对不同样本类型设置，建议鼻拭子、痰液、皮肤软组织拭子等直接样本的目标值不低于 90%，血培养样本目标值不低于 95%。通过参数估计（含相应可信区间估计）的方法证明产品针对 SA 鉴定和 MRSA 药敏检测的灵敏度不低于目标值，可参考如下样本量公式计算。

$$n = \frac{\left[Z_{1-\alpha/2}\sqrt{P_0(1-P_0)} + Z_{1-\beta}\sqrt{P_T(1-P_T)} \right]^2}{(P_T - P_0)^2}$$

公式中，n 为样本量；$Z_{1-\alpha/2}$、$Z_{1-\beta}$ 为标准正态分布的分数位，P_0 为评价指标的目标值，P_T 为试验用体外诊断试剂评价指标预期值。

SA 和 MRSA 的阴性样本量的估算可不采用目标值法，建议根据预实验获得的特异度的预期值采用如下公式计算：

$$n = \frac{\left[Z_{1-\alpha/2} \right]^2 P(1-P)}{\Delta^2}$$

公式中，n 为样本量，$Z_{1-\alpha/2}$ 为标准正态分布的分位数，P 为评价指标预期值，Δ 为 P 的允许误差大小，一般取 P 的 95% 可信区间宽度的一半，常用的取值为 0.05 ~ 0.1。

同时总体样本确定时应考虑到培养鉴定的成功率、其他可能造成样本脱落的情况以及可能需要纳入的干扰等适当增加样本量。如不同样本类型适用不同预期用途，针对每一种预期用途临床试验总病例数均应分别满足统计学要求。

3. 临床研究单位的选择

应选择不少于 3 家（含 3 家）临床试验机构，按照相关法规、指导原则的要求开展临床试验。临床试验机构的选择应尽量考虑拟申报产品的特点和预期用途，综合流行病学背景，鉴于不同地区及医疗机构中 SA/MRSA 流行情况的差异，应选择不同地区的临床试验机构开展临床试验，不得选择同一地区地域相近的医疗机构进行临床试验。且临床试验机构应具有分子生物学方法检测的优势，实验操作人员应有足够的时间熟悉检测系统的各环节，熟悉评价方案。

4. 病例选择及样本类型

临床试验病例选择应根据产品声称预期用途中使用的样本类型及适用人群进行选择，如临床背景内容中所述，该产品适用不同样本类型时对应不同的临床预期用途，采用鼻拭子样本的试剂用于 MRSA 院内感染的预防和控制时，应采用医疗机构中的住院病人包括重症监护病人、手术病人及长期护理病人等病例进行临床研究；皮肤及软组织感染拭子用于结合其他实验室检测如微生物培养等辅助诊断 MRSA/SA 的皮肤和软组织感染时，应采用临床皮肤和软组织感染病例进行临床研究；血培养测定为阳性微生物生长并显示包含由革兰染色法产生的革兰阳性球菌（GPC）的样本用于临床需进行血培养检测的患者 MRSA/SA 感染的辅助诊断时，应采用临床需进行血培养检测的患者，且血培养测定为阳性微生物生长并显示包含由革兰染色法产生的革兰阳性球菌的患者作为病例进行临床研究。同时适用于上述不同样本类型时，应分别进行相关病例的临床研究。

申请人在建立病例纳入标准时，应综合考虑到试剂所适用的各类人群的潜在差异，如年龄、性别、病情等。

同时应关注样本中其他病原体的存在情况、内源和外源干扰因素。

5. 伦理学要求

临床试验必须符合赫尔辛基宣言的伦理学准则，必须获得临床试验机构伦理委员会的同意。研究者应考虑临床试验用样本的获得和试验结果对受试者的风险性，应提交伦理委员会的审查意见。

6. 临床试验方案

临床试验实施前，研究人员应从流行病学、统计学、临床医学、检验医学等多方面考虑，设计科学合理的临床研究方案。各临床研究机构的方案设置应基本一致，且保证在整个临床试验过程中遵循预定的方案实施，不可随意改动。整个试验过程应在临床研究机构的实验室内并由本实验室的技术人员操作完成，申报单位的技术人员除进行必要的技术指导外，不得随意干涉实验进程，尤其是数据收集过程。

试验方案中应确定严格的病例纳入/排除标准，任何已经入选的病例再被排除出临床研究都应记录在案并明确说明原因。在试验操作过程中和判定试验结果时应采用盲法以保证试验结果的客观性。各研究单位选用的参比试剂应一致，以便进行合理的统计学分析。

7. 统计学分析

对临床试验结果的统计应选择合适的统计方法，如检测结果一致性分析、临床灵敏度、特异度等。常选择 2×2 表的形式总结两种方法的定性检测结果。在临床研究方案中应明确统计检验假设，即评价考核试剂与参比方法是否等效的标准。灵敏度结果的 95% 置信区间下限应高于目标值。特异性结果与预期值差异应有明确可接受标准，如差异较大，应有合理的解释或继续扩大样本量。应分别对 SA 和 MRSA 的检测结果进行比较统计和分析。

对于不一致样本，应在方案中明确是否需进一步复测或确认，并对不一致原因进行分析。

8. 质量控制

临床试验开始前，建议进行临床试验的预试验，以熟悉并掌握相关试验方法的操作、仪器、技术性能等，最大限度控制试验误差。整个试验过程都应处于有效的质量控制下，最大限度保证试验数据的准确性及可精密度。

9. 临床试验总结报告撰写

根据《体外诊断试剂临床试验技术指导原则》的要求，临床试验报告应该对试验的整体设计及各个关键点给予清晰、完整的阐述，应该对整个临床试验实施过程、结果分析、结论等进行条理分明的描述，并应包括必要的基础数据和统计分析方法。建议在临床总结报告中对以下内容进行详述。

9.1 临床试验总体设计及方案描述

9.1.1 临床试验的整体管理情况、临床研究单位选择、临床主要研究人员简介等基本情况介绍。

9.1.2 病例纳入/排除标准、不同年龄段人群的预期选择例数及标准、盲态检测要求等。

9.1.3 样本类型，样本的收集、处理及保存等。

9.1.4 统计学方法、统计软件、评价统计结果的标准。

9.2 具体的临床试验情况

9.2.1 临床试验所用体外诊断试剂及仪器的名称、批号、机型等信息。

9.2.2 对各研究单位的病例数、年龄分布情况分布情况进行综合，建议以列表或图示方式列出各年龄组的样本例数。

9.2.3 质量控制，试验人员培训、仪器日常维护、仪器校准、质控品运行情况。

9.2.4 具体试验过程，样本收集、样本保存、样本检测、结果处理、结果不一致样本的确认等。

9.3 统计学分析

9.3.1 数据预处理、差异数据的重新检测或第三方验证以及是否纳入最终数据统计、对异常值或缺失值的处理、研究过程中是否涉及对方案的修改。

9.3.2 结果的一致性分析

计算阳性符合率、阴性符合率、总体符合率，采用适当的统计学方法，如四格表卡方检验或 kappa 检验以验证两种试剂定性结果的一致性。

9.4 讨论和结论

对总体结果进行总结性描述并简要分析试验结果，对本次临床研究有无特别说明，最后得出临床试验结论。

9.5 其他

临床试验中如涉及核酸序列测定方法，应在临床研究报告中对选用的测序方法做详细介绍，并提供以下关于测序试验的详细信息及资料。

9.5.1 测序方法原理、测序仪型号、测序试剂及消耗品的相关信息。

9.5.2 测序方法所用引物相关信息，如基因区段选择、分子量、纯度、功能性试验等资料。

9.5.3 对所选测序方法的分析性能进行合理验证，尤其是最低检测限的确认，建议将所选测序方法与拟申报产品的相关性能进行适当比对分析。

9.5.4 测序方法应建立合理的阳性质控品和阴性质控品对临床样本的检测结果进行质量控制。

9.5.5 提交有代表性的样本测序图谱及结果分析资料。

（九）产品技术要求

申请人应当在原材料质量和生产工艺稳定的前提下，根据申请人产品研制、前期临床评价等结果，依据国家标准、行业标准及有关文献，按照《医疗器械产品技术要求编写指导原则》（国家食品药品监督管理总局通告 2014 年第 9 号）的有关要求，编写产品技术要求。

该试剂的产品性能指标应主要包括：物理性状、阴/阳性参考品符合率、精密度、最低检测限等。性能指标应依据分析性能评估试验结果确定，检验方法应明确具体操作方法和使用的样本及参考品情况。

该产品为第三类体外诊断试剂，申请人应按照《医疗器械产品技术要求编写指导原则》的要求，以附录形式明确主要原材料、生产工艺及半成品要求，附录的编制应符合相关编写规范的要求。

（十）产品检验报告

应提供该产品符合产品技术要求的，在具有相应医疗器械检验资质和承检范围的医疗器械检验机构进行的产品检验报告；应提供连续 3 个生产批次样品的检验合格报告。

（十一）产品说明书

说明书承载了产品预期用途、标本采集及处理、检验方法、检验结果解释以及注意事项等重要信息，是指导实验室工作人员正确操作、临床医生针对检验结果给出合理医学解释的重要依据，因此，产品说明书是体外诊断试剂注册申报最重要的文件之一。产品说明书的格式应符合《体外诊断试剂说明书编写指导原则》（国家食品药品监督管理总局通告 2014 年第 17 号）的要求，进口体外诊断试剂的中文说明书除格式要求外，其内容应尽量保持与原文说明书的一致性，翻译力求准确且符合中文表达习惯。产品说明书中相关技术内容均应与申请人提交的注册申报资料中的相关研究结果保持一致，如某些内容引用自参考文献，则应以规范格式对此内容进行标注，并单独列明文献的相关信息。

结合《体外诊断试剂说明书编写指导原则》的要求，下面对耐甲氧西林金黄色葡萄球菌和金黄色葡萄球菌鉴别和检测的体外诊断试剂说明书的重点内容进行详细说明，以指导注册申报人员更合理地完成说明书编制。

1.【预期用途】

1.1 试剂盒用于定性检测人鼻拭子、痰液、皮肤及软组织感染拭子、血培养测定为阳性微生物生长并显示包含由革兰染色法产生的革兰阳性球菌的样品等样本的耐甲氧西林金黄色葡萄球菌和金黄色葡萄球菌，适用样本类型应结合实际的临床研究完成情况进行确认。

1.2 明确试剂不同样本类型的临床意义，如鼻拭子样本用于医疗机构对住院病人包括重症监护病人、手术病人及长期护理病人等 MRSA 院内感染的预防和控制；皮肤及软组织感染拭子用于结合其他实验室检测如微生物培养等辅助诊断 MRSA/SA 的皮肤和软组织感染；血培养测定为阳性微生物生长并显示包含由革兰染色法产生的革兰阳性球菌的样本用于临床需进行血培养检测的患者 MRSA/SA 感染的辅助诊断等。

1.3 SA 和 MRSA 流行特征介绍。

1.4 简单介绍待测目标的特征，如待测靶基因特征及与 SA 和 MRSA 的关系等。

2.【检验原理】

详细说明试剂盒技术原理，即核酸分离/纯化方法、原理。说明检测的靶基因座位、序列长度等；介绍引物及探针设计、不同样品反应体系（管）组合、对照品（质控品）设置及荧光信号标记等。如添加了相关的防污染组分（如尿嘧啶 DNA 糖基化酶，即 UDG/UNG 等），也应对其作用机理作适当介绍。

3.【主要组成成分】

详细说明试剂盒内各组分的名称、数量、成分、浓度等信息，如含有生物源性物质，应说明其生物学来源、活性及其他特性；说明不同批号试剂盒中各组分是否可以互换。

试剂盒中不包含但对该项检测必须的组分，应列出相关试剂的生产企业、产品名称、货号以及医疗器械注册证号/备案号（如有）等详细信息。当试剂盒中不包含用于核酸分离/纯化的试剂组分时，应在此注明经验证后推荐配合使用的商品化核酸分离/纯化试剂盒的如上信息。

4.【储存条件及有效期】

试剂盒的效期稳定性、开瓶稳定性、复溶稳定性、冻融次数要求等，应与相应的稳定性研究结论一致。

5.【适用仪器】

所有适用的仪器型号，提供与仪器有关的重要信息以指导用户操作。

6.【样本要求】

明确适用的样本类型。并详细描述样本采集及预处理要求、运输要求、保存条件及期限等。特别是样本采集所需设备及保存液，需特别明确供应商、货号及注册证号（如有）。有关描述均应建立在相关性能评价及稳定性研究的基础上。

样本的取材及处理方式等若有通用的技术规范或指南，则应遵循，并在此处引用。

7.【检验方法】详细说明实验操作的各个步骤，包括：

7.1 试剂配制方法、注意事项。

7.2 核酸分离/纯化的条件、步骤及注意事项。对照品（质控品）参与样本核酸的平行提取的要求等。

7.3 扩增反应前准备：各组分加样体积、顺序、相关注意事项等。

7.4 PCR 各阶段的温度、时间设置、循环数设置及相关注意事项。

7.5 仪器设置：特殊参数，待测基因、内标的荧光通道选择等。

7.6 质量控制：说明对照品（质控品）的检测要求。

8.【阳性判断值】

简要总结阳性判断值研究方法及结论。明确说明样本的阳性判断值。

9.【检验结果的解释】

说明对照品、内标的正确结果要求，结合对照品（质控品）以及样本管中靶基因和内标的检测结果，对所有可能出现的结果组合及相应的解释进行详述。检验结果的解释应以阳性判断值的研究结论为依据。

10.【检验方法的局限性】应至少包括如下描述：

10.1 本试剂检测结果应结合患者临床症状及其他相关医学检查结果进行综合分析，不得单独作为患者管理的依据。

10.2 基因检测结果仅能覆盖耐药机制为相应基因（如 mecA 基因和/或 mecC）的耐药结果，但是小部分 MRSA 不携带 mecA 和/或 mecC 基因，存在其他耐药机制，可能出现漏检。

10.3 不合理的样本采集、转运及处理以及不当的实验操作和实验环境均有可能导致假阴性或假阳性结果。

11.【产品性能指标】

详述分析性能评估的试验结果并简要描述临床试验的基本信息、试验方法和结论。

12.【注意事项】应至少包括以下内容：

12.1 如该产品含有人源或动物源性物质，应给出生物安全性的警告。

12.2 临床实验室应严格按照《医疗机构临床基因扩增实验室管理办法》（卫办医政发〔2010〕194 号或现行有效版本）等有关分子生物学实验室、临床基因扩增实验室的管理规范执行。

12.3 强调产品性能仅针对声称的适用样本类型及【样

本要求】项下说明的样本采集和处理方法（包括样本采集液等）进行了验证，其他样本类型或样本采集、处理方法不能保证产品性能。

12.4 强调实验操作人员应接受过基因扩增或分子生物学方法检测的专业培训，具备相关的实验操作资格，实验室应具备合理的生物安全防备设施及防护程序。

三、编写单位

国家药品监督管理局医疗器械技术审评中心。

29 沙眼衣原体和/或淋病奈瑟菌核酸检测试剂注册技术审评指导原则

（沙眼衣原体和/或淋病奈瑟菌核酸检测试剂注册技术审查指导原则）

本指导原则旨在指导注册申请人对沙眼衣原体和/或淋病奈瑟菌核酸检测试剂注册申报资料的准备及撰写，同时也为技术审评部门审评注册申报资料提供参考。

本指导原则是对沙眼衣原体和/或淋病奈瑟菌核酸检测试剂的一般要求，申请人应依据产品的具体特性确定其中内容是否适用，若不适用，需具体阐述理由及相应的科学依据，并依据产品的具体特性对注册申报资料的内容进行充实和细化。

本指导原则是供申请人和审查人员使用的指导性文件，不涉及注册审批等行政事项，相关人员应在遵循相关法规的前提下使用本指导原则。

本指导原则是在现行法规、标准体系及当前认知水平下制定的，随着法规、标准的不断完善和科学技术的不断发展，本指导原则相关内容也将适时进行调整。

一、适用范围

沙眼衣原体和/或淋病奈瑟菌核酸检测试剂是指基于分子生物学相关方法的核酸检测技术，以沙眼衣原体和/或淋病奈瑟菌核酸序列为检测靶标，对来自人泌尿生殖道（如女性的宫颈或阴道拭子、男性的尿道拭子、男性或女性的尿液等）中的沙眼衣原体和/或淋病奈瑟菌进行体外定性检测的试剂。结合临床表现和其他实验室指标，本类产品可用于泌尿生殖道相关病原体感染的鉴别诊断。

衣原体是一种革兰阴性微生物，具有特殊发育周期，镜检可观察到原体（EB）和始体（RB）两种形态结构。根据主要外膜蛋白抗原表位的差异，已发现多种引起人类疾病的沙眼衣原体血清型，包括沙眼血清型（A、B、Ba、C）、生殖血清型（D、Da、E、F、G、H、I、Ia、J、Ja、K）以及罕见变异型（L1、L2、L2a、L3）等。

生殖道沙眼衣原体感染是常见的性传播疾病。沙眼衣原体引起的疾病范围广泛，可累及眼、生殖道、直肠等多个脏器，也可发生母婴传播。根据临床表现分为具有泌尿生殖道症状体征的患者，无症状感染者和新生儿感染。男性常见的表现是尿道炎、附睾炎，女性则为宫颈炎、尿道炎、盆腔炎，也可诱发生育能力下降，新生儿结膜炎等。

实验室诊断方法包括：

1. 显微镜检查：适用于新生儿眼结膜刮片的检查。

2. 培养法：沙眼衣原体细胞培养阳性。

3. 抗原检测：酶联免疫吸附试验、直接免疫荧光法或免疫层析试验检测沙眼衣原体抗原阳性。

4. 抗体检测：新生儿衣原体肺炎中沙眼衣原体 IgM 抗体滴度升高。

5. 核酸检测：沙眼衣原体核酸检测阳性。

淋病奈瑟菌是一种革兰阴性的专性需氧双球菌，细胞色素氧化酶阳性，部分菌株具有质粒介导的耐药性。

淋病是我国性传播疾病的主要病种之一，由淋病奈瑟菌感染所致，特点为潜伏期短、传染性强，如不及时治愈可出现严重的并发症和后遗症。根据临床表现分为有症状的泌尿生殖系统感染（常见表现为化脓性炎症），无症状的泌尿生殖系统感染，眼、咽、皮肤、直肠、盆腔等部位的感染，以及血行播散式感染。男性常见的表现是尿道炎，并发症有附睾炎、前列腺炎、精囊炎等；女性常见的表现是宫颈炎、尿道炎、前庭大腺炎、肛周炎，并发症有盆腔炎；也可诱发生育能力下降，新生儿结膜炎等。

实验室诊断方法包括：

1. 显微镜检查：取男性尿道分泌物涂片做革兰染色，革兰阴性双球菌为阳性。

2. 淋病奈瑟菌分离培养：为淋病的确诊试验，通过菌落特征、氧化酶试验、Superoxol 试验和革兰染色初步鉴定，也可结合糖发酵试验或荧光抗体试验进一步确认。

3. 抗原检测：淋病奈瑟菌抗原阳性。

4. 核酸检测：淋病奈瑟菌核酸检测阳性。

本指导原则适用于基于实时荧光 PCR（real-time polymerase chain reaction，qPCR）等核酸检测方法的沙眼衣原体和/或淋病奈瑟菌检测试剂。对于其他方法，可能部分要求不完全适用或本文所述内容不够全面，申请人可以根据产品特性对适用部分进行评价或补充其他的评价资料进行相应性能的验证，但需阐述不适用的理由，并说明替代方法的科学合理性。

本指导原则适用于进行产品注册和相关许可事项变更

的产品。

二、注册申报资料要求

（一）综述资料

综述资料主要包括产品预期用途、产品描述、有关生物安全性的说明、研究结果的总结评价以及同类产品上市情况介绍等内容，其中同类产品上市情况介绍部分应着重从方法学及不同型别检出能力等方面写明拟申报产品与目前市场上已获批准的同类产品之间的主要区别。对于本类申报产品，应着重从样本类型、样本采集与制备方式、目标基因片段的选择、可检出的沙眼衣原体血清型、淋病奈瑟菌菌株类型、方法学特征等方面描述。

（二）主要原材料研究资料

应提交申报产品主要原材料的研究资料，内容包括主要原材料的来源、选择、制备方法的研究资料及其质量标准的制订资料、评价结果和质量分析证书，并详细描述原材料的技术指标和验收标准。

1. 企业内部参考品和质控品

企业内部参考品建议采用标准/参考菌株或者临床分离培养物，基质与临床样本收集/保存介质一致；例如沙眼衣原体血清型 D 型、E 型、F 型或 G 型、淋病奈瑟菌 CMCC 参考菌株、ATCC 参考菌株或 WHO 标准菌株等。

参考品和质控品与待测临床样本在整个试验过程中应保持相同的检测方式，包括同步参与核酸提取、基因扩增和检测过程等。应采用临床参考标准或其他合理方法（如已上市同类产品）对企业参考品和质控品进行阴阳性确认。

1.1 阳性参考品

阳性参考品的设置应考虑检出能力的验证。建议采用多个菌株或者临床分离培养物添加至阴性样本进行制备。

1.2 阴性参考品

阴性参考品的设置应考虑检测特异性的评价。可采用经确认无目标靶基因序列或者易产生交叉反应的样本，适当纳入其他病原体样本。

1.3 灵敏度参考品

可采用系列梯度浓度样本，基质应与适用的样本一致。应至少包含接近产品最低检出限的水平，并明确被测物的具体量值。其中沙眼衣原体的量值建议以 EB/ml 或者 IFU/ml 表示，淋病奈瑟菌的量值建议以个/ml（cells/ml）或者 CFU/ml 表示。如涉及，还应明确与拷贝数的换算关系。

如沙眼衣原体的不同血清型或者淋病奈瑟菌的不同菌株的最低检出限存在差异，应分别设置灵敏度参考品。

1.4 精密度参考品

至少包括弱阳性、中等阳性两个浓度水平。

1.5 质控品

阳性质控品应包含目标基因，用于模拟临床阳性样本。阴性质控品可为样本收集/保存介质，用于对污染造成的假阳性结果进行质量控制。应对质控品的检测结果（如 Ct 值）做出明确的范围要求。

2. 试剂盒主要组成成分

2.1 核酸分离/纯化组分（如有）的主要组成、原理介绍及相关的验证资料。

2.2 PCR 反应组分的主要原料（包括引物、探针、各种酶及其他主要原料）的研究资料，主要包括以下内容：

2.2.1 引物和探针

应详述引物和探针的设计原则，包括对包容性和特异性的考虑情况。可设计两套或以上的引物、探针以供筛选，针对所有预期可检出的菌株进行检出能力和特异性的评价；在此基础上选择最佳组合，并提供引物、探针的靶位点以及核酸序列。引物、探针的质量标准至少包括纯度、浓度、标记的荧光素及功能性实验等，提供验证资料或合成机构出具的质检证明，如 PAGE 电泳结果或高效液相色谱法（HPLC）分析图谱等。

2.2.2 酶

DNA 聚合酶，质量标准应包括 DNA 聚合酶活性、无核酸内切酶活性、热启动能力、热稳定性等；尿嘧啶糖基化酶（UNG），质量标准应包括尿嘧啶糖基化活性，无核酸外切酶及核酸内切酶活性。如使用其他工具酶，应提供相应的质检证明或验证资料。

2.2.3 脱氧三磷酸核苷（dNTP）

提供纯度、浓度、稳定性等的质检证明或验证资料。

2.2.4 内对照（内标）

与目的核酸共同参与提取和扩增的非目标核酸序列（如人的管家基因、外源加入的质粒），作用为对试剂和反应体系的有效性、设备功能的完整性以及样本中可能存在的抑制剂进行质量控制。应对内对照的引物、探针设计和模板浓度进行验证，并明确其检测结果（如 Ct 值）的上下限范围要求。

（三）主要生产工艺及反应体系的研究资料

应提交申报产品生产工艺的研究资料，如工作液的配制、分装和冻干等。检验方法（包括反应体系）确认的研究资料，包括样本的制备方式（包括采集及处理）、样本要求、样本用量、试剂用量、反应条件、校准方法（如有）、质控方法、结果判读方式等。主要包括以下内容：

1. 产品主要生产工艺以及关键质量控制环节的描述：可以图表方式表示，并说明确定依据。

2. 反应原理的描述（如试剂盒包含核酸提取组分，应涉及）。

3. 适用的样本类型

3.1 应描述适用的样本类型及添加剂，进行适用性确认并提交研究资料。包括对样本的收集、制备或处理、运输（如涉及）和储存的方式进行验证，必要时进行选择和确认并提供相关的研究资料。不同类型的样本应分别进行研究。

3.2 鉴于此类产品的样本采集方法不易标准化，并且对检测结果的准确性至关重要。因此，如产品采用不止一种样本采集方法（包括收集/保存介质），应针对不同的样本采集方法进行同源样本的比较研究试验。

4. 核酸提取纯化方法的研究资料：无论申报产品是否含有 DNA 分离/纯化的组分，企业都应对检验方法中核酸提取的环节做充分的验证，包括配合使用的核酸分离/纯化试剂的提取效率，提取后 DNA 的浓度、纯度和靶核酸序列的完整性。建议对核酸分离/纯化过程进行优化，尽可能增加 PCR 模板溶液均一性、去除 PCR 抑制物，不建议采用煮沸法进行 DNA 提取。内对照、质控品均应全程参与提取纯化。

5. 确定最佳 PCR 反应体系的研究资料，包括酶浓度、引物/探针浓度、dNTP 浓度、阳离子浓度、样本量、加样量及反应体积等。

6. 确定 PCR 各阶段反应条件的研究资料，包括温度、时间及循环数。

7. 如涉及不同的适用机型，应列表对比检验方法，如有差异应分别评价。

（四）分析性能评估资料

申请人应当在主要原材料和生产工艺经过选择和确认、质量管理体系得到有效控制并且保证产品质量稳定的基础上，制订产品的性能指标以及明确验收标准，并对产品的分析性能进行研究。

试验人员应经过必要的培训，熟悉检测系统的操作程序、样本制备方式和试验方案，严格执行校准和质量控制方法，定期对设备进行维护和保养。使用多批产品，采用科学合理的试验方法进行性能评估，在对结果进行数据检查后，选择适当的统计方法进行检验或分析，并形成报告。样本数量应符合统计学要求。

针对不同的样本类型（如宫颈拭子或尿道拭子）、取样部位（如宫颈或阴道），可能有不同的采样方法和样本收集/保存介质。对于不同类型的样本、不同的收集/保存介质，申请人应分别完成性能评估，至少包括最低检测限和精密度评价等。

各项性能评估应符合下述要求：

1. 准确度

应使用企业内部参考品或者临床样本进行阳性/阴性参考品符合率或者方法学比对研究。

2. 分析灵敏度（最低检测限）

应覆盖中国人群中常见的沙眼衣原体血清型和/或淋病奈瑟菌菌株，并明确代表性标准/参考菌株或临床分离培养物的最低检出限。然后，应在最低检出限或接近最低检出限的浓度对说明书声称可检出的所有菌株/血清型进行验证。申请人需充分考虑基质效应的影响，保证人工制备样本与预期适用样本的检测结果无显著偏差。应与预期适用的临床样本使用相同的基质。

另外，应提供上述菌株或临床分离培养物的来源、血清型确认及量值确认等试验信息。

方法可为选取至少两种菌株或临床分离培养物，分别配制系列稀释的样本建立最低检测限，每个梯度的稀释液

重复 3 ~ 5 份，每份进行不少于 20 次的重复检测，采用 95%（$n \geqslant 20$）的阳性检出率作为最低检出限确定的标准。建议在不同的日期、不同的运行进行上述试验，以充分模拟实际使用时的变异来源。

另外，应在最低检测限或接近最低检测限的滴度对至少五种菌株或临床分离培养物进行验证。其中沙眼衣原体旨在验证试剂盒声称覆盖的所有血清型均可以在适当的浓度被可靠的检测到。淋病奈瑟菌旨在验证不同变异来源的菌株（如耐青霉素、四环素、喹诺酮等）均可以在适当的浓度被可靠的检测到。

3. 分析特异性

3.1 交叉反应

建议使用略高于最低检测限的弱阳性样本（如 2 ~ 3 倍最低检出限水平），在病毒和细菌感染的医学相关水平进行交叉反应的验证，通常细菌感染的水平为 10^6 CFU/ml 或更高，病毒为 10^5 PFU/ml 或更高。应提供所有用于交叉反应验证的病毒和细菌的来源、种属及浓度/滴度确认等资料。

用于交叉反应验证的病原体种类主要考虑下述的可能性（具体项目见表 1）：

3.1.1 对靶位点与人基因组及可能存在于人类泌尿、生殖道的微生物基因组进行基因序列比对，如存在同源性序列则应进行相应验证。

3.1.2 人类泌尿、生殖道寄生的微生物，可经性传播的其他病原体，易引起相同或相似的临床症状的其他病原体，其他常见病原体等。

3.1.3 临床需进行鉴别诊断的其他情形。

表 1　用于交叉反应研究的病原体

常见高危型人乳头瘤病毒（16、18 等）
单纯疱疹病毒 II 型
梅毒螺旋体
解脲脲原体、人型支原体、生殖支原体
表皮葡萄球菌/腐生葡萄球菌
大肠埃希菌
阴道加德纳菌
白念珠菌
阴道毛滴虫
卷曲乳杆菌/惰性乳杆菌/克氏动弯杆菌/阴道陌生菌/普雷沃菌属/纤毛菌属
腺病毒
巨细胞病毒
乙型链球菌
HIV 病毒
干酪乳杆菌

注："/" 表示选择其中一种进行研究。

另外，对于沙眼衣原体和淋病奈瑟菌还应验证相互之间可能存在的交叉反应，避免混合感染产生的干扰。

3.2 干扰物质

应针对不同样本类型，分别评价可能存在的干扰情况。建议在每种干扰物质的潜在最大浓度（"最差条件"）进行评价，并在待测物的医学决定水平进行检测。潜在的干扰物质包括内源性、外源性和其他已报道的干扰物质。

拭子样本应至少选取全血（或血红蛋白和白细胞）、宫颈黏液、黏蛋白、阴道常用药物（如避孕、抗真菌药物）、女性卫生用品、阴道栓剂、阴道润滑剂等进行验证，尿液样本应至少选取血液、黏蛋白、胆红素、抗生素等进行验证，并注明对被测物不产生干扰的最高限值。

4. 精密度

应对可能影响检测精密度的主要变量进行验证，评估重复性和重现性，包括运行内的变异和运行间、日内、日间、批次间、操作者间、仪器间和地点间的变异。

建议设定合理的精密度评价周期，例如为期12天的检测，每天由2人完成不少于2次的完整检测，注意应包括核酸分离/纯化步骤。可采用标准菌株、临床分离培养物、临床样本或质控物质进行试验，至少包含3个浓度水平：阴性样本、略高于最低检测限的弱阳性样本、中等阳性样本。建议对不同水平的沙眼衣原体和淋病奈瑟菌样本排列组合进行研究。

（五）阳性判断值或参考区间确定资料

申请人应考虑不同地理区域流行病学背景以及人口统计学特征（包括性别、地域、种族等因素）的差异，选择具有代表性的样本建立阳性判断值，注意应纳入一定数量的弱阳性样本。建议申请人从临床意义的角度出发，合理设定灰区范围并详细说明确定的依据，并提供灰区的确定资料。如采用其他研究方法，应说明其合理性。

对于荧光实时PCR方法即为用于结果判读的Ct值的确定资料，包括确定基线阈值（threshold）和阈值循环数（Ct）的研究资料等。

另外，建议申请人考虑建立阳性判断值时使用的受试者样本对于目标人群的代表性，通过临床评价进一步验证和确认阳性判断值的准确性。

（六）稳定性研究资料

包括申报产品的稳定性以及适用样本的稳定性研究。

产品的稳定性包括至少三批样品在实际储存条件下保存至成品有效期后的实时稳定性，以及试剂开瓶稳定性、复溶稳定性、运输稳定性及冻融次数限制等。

适用样本的稳定性应针对不同的样本收集/保存介质（样本保存液及保存容器）、不同的样本运输和保存条件（如涉及），对不同类型的样本分别进行研究。如在合理的温度范围内选择温度点，每间隔一定的时间对储存的样本进行性能评估（包括略高于最低检测限的弱阳性样本），从而确认不同类型样本的稳定性。对于冷冻保存的样本还应评价冻融次数。

上述研究结果应在说明书【储存条件及有效期】和【样本要求】两项中载明。

（七）临床评价资料

临床试验的开展、方案的制定以及报告的撰写等均应符合相关法规及《体外诊断试剂临床试验技术指导原则》（国家食品药品监督管理总局通告2014年第16号）的要求。

1. 试验方法

对于沙眼衣原体和/或淋病奈瑟菌核酸检测试剂而言，临床试验可采用试验用体外诊断试剂与临床普遍认为质量较好的已上市同类产品进行比较研究试验，证明两者具有等效性，从而间接证明试验用体外诊断试剂临床性能能够满足预期用途的要求。对比试剂在预期用途、适用人群、样本类型、检测性能等方面应与试验用体外诊断试剂具有较好的可比性。

对于样本类型包含尿液的情况，除与已上市同类产品进行比较研究试验外，还应与检测中常用的样本类型（如尿道拭子、宫颈拭子）进行同源样本的比较研究试验。

对于比较研究试验中测定结果不符的样本，应采用临床检验实验室已建立的参考方法（如病原体分离培养鉴定）或者其他合理的方法（如第三方试剂、临床普遍认为灵敏度和特异性较好的核酸序列测定方法）进行复核。

2. 试验机构

应考虑拟申报产品的特点和预期用途，结合流行病学背景，选择具有一定地域代表性的试验机构和受试者。原则上应具有分子生物学方法检测以及相关学科（如妇科、产科、生殖、皮肤性病）的优势，实验操作人员有足够的时间熟悉检测系统的各环节，熟悉评价方案。

3. 试验方案

临床试验实施前，研究人员应设计科学合理的临床研究方案。各临床研究机构的方案设置应基本一致，且保证在整个临床试验过程中遵循预定的方案实施，不可随意改动。

受试人群应尽可能全面地代表预期适用人群。体外诊断试剂的比较研究试验中应对受试者样本设盲，并使检测顺序随机，以避免因操作者和检测结果的评价者知晓受试者的疾病诊断或对比试剂检测结果等信息而引入偏倚。

对于沙眼衣原体和/或淋病奈瑟菌核酸检测试剂，如果试验用体外诊断试剂与对比试剂由于样本类型不同或者样本采集、处理、保存方式的差异而不能使用同一份样本进行检测，此时可针对每位受试者分别采集样本并进行试验用试剂或对比试剂的检测，采集样本的顺序应遵循固定原则。

试验用体外诊断试剂检测应与对比试剂的检测同步进行，以避免因疾病进程不同或样本采集时间不同而造成临床试验结论偏离真值。不同临床试验机构在临床试验中应尽可能统一试验操作和判读标准等。

应明确统计检验假设，如评价试验用体外诊断试剂与对比试剂是否等效的标准，并提出适合的数据统计分析方法。建议根据预实验的结果，对检测样本的类型和数量提出要求。

4. 受试者

沙眼衣原体和/或淋病奈瑟菌检测应与临床症状、体征及其他诊断方法相结合，用于相关病原体感染的辅助诊断。临床试验受试者应包括各种可能接受沙眼衣原体和/或淋病奈瑟感染检查的人群，例如具有生殖道沙眼衣原体感染和/或淋病症状的患者、性伴淋病感染史、性伴沙眼衣原体感染史、有不安全性接触史或多性伴史、与患者密切接触史以及无相关临床症状的患者/人群、有眼部感染症状的新生儿患者（如涉及）。男性和女性受试者应尽量均匀分布。

另外，建议根据流行病学证据纳入不同地区的患者/人群，以验证本产品的临床检出能力。

5. 样本类型及数量

对于男性，样本类型通常为尿道拭子，可能涉及尿液（如尿沉渣、晨尿等）或其他泌尿道样本类型。对于女性，样本类型通常为宫颈拭子或阴道拭子，可能涉及尿液或其他生殖道样本类型。如为新生儿，样本类型可为眼结膜刮片或眼部分泌物。

对于检测中常用的样本类型（如尿道拭子和宫颈拭子），建议沙眼衣原体阳性例数不少于150例，淋病奈瑟菌阳性例数不少于75例，或者满足阳性符合率和总符合率95%置信区间的下限均高于90%。

如申报产品具有多种适用的样本类型，应在一种常用的样本类型满足上述要求的基础上，增加一定数量的其他样本类型（如阴道拭子）。建议沙眼衣原体阳性例数不少于60例，淋病奈瑟菌阳性例数不少于30例，或者满足阳性符合率和总符合率95%置信区间的下限均高于90%。其中对于样本类型包含尿液的情况，建议与检测中常用的样本类型进行同源比较研究的总例数不少于500例。

用于上述试验的来源于男性和女性的样本比例应相近，其中阳性样本应包含一定数量的弱阳性样本或灰区样本，并在检测范围内的不同水平均有分布。在病例选择时可考虑具有不同临床症状、体征的患者，是否曾经或近期接受药物（如抗生素）治疗的患者等。阴性样本主要考虑可能存在的交叉反应以及临床需要鉴别诊断的情况：如生殖道支原体感染、单纯疱疹病毒感染、滴虫感染、人乳头瘤病毒感染、梅毒感染、真菌感染等其他病原体引起的阴道炎、子宫颈炎、尿道炎等。

6. 统计学分析

应选择合适的统计方法对临床试验结果进行统计分析。对于此类定性检测试剂的比较研究试验，常选择配对四格（2×2）表或列联表的形式总结试验用体外诊断试剂与对比试剂的检测结果，计算阳性符合率、阴性符合率、总符合率以及95%置信区间。并对定性结果进行配对χ^2检验或kappa检验。注意结果不符样本的复核结果不应纳入上述统计。

另外，应对不同性别的受试者、不同的样本类型进行分层，并针对不同亚组的检测结果分别进行统计分析。

对于样本类型包含尿液的情况，建议同源样本比较研究试验阳性符合率和阴性符合率95%置信区间的下限均高于85%。

7. 结果不符的样本

在数据收集过程中，对于两种试剂的检测结果不一致的样本，应进行第三方复核，并结合受试者的临床诊断信息对差异原因进行分析。如无需复核，应详细说明理由。

（八）产品技术要求

申请人应当在原材料质量和生产工艺稳定的前提下，根据申请人产品研制、前期临床评价等结果，依据国家标准、行业标准及相关文献，按照《医疗器械产品技术要求编写指导原则》（国家食品药品监督管理总局通告2014年第9号）的有关要求，编写产品技术要求。

沙眼衣原体和/或淋病奈瑟菌检测试剂的产品性能指标应主要包括：物理性状、阴/阳性参考品符合率、最低检测限、精密度等。阳性参考品主要考察对试剂盒覆盖范围内不同血清型或菌株类型的检测能力，阴性参考品则重点对申报试剂的分析特异性进行验证。

如果申报试剂已有适用的国家标准品、参考品发布，则申请人应在产品技术要求中提出检验要求。

按照《办法》的规定，此类产品为第三类体外诊断试剂。申请人应按照《医疗器械产品技术要求编写指导原则》的规定，以附录形式明确主要原材料、生产工艺及半成品要求。附录的编制应符合相关编写规范的要求，主要原材料部分建议包括目标物的基因位点区域，引物/探针的设计及来源（包括目标物和内对照），各种酶的来源、技术指标和验收标准、企业参考品的来源、组成、阴阳性或量值的确认，内对照和质控品的设置和验证情况等内容。

（九）产品检验报告

根据《办法》的要求，申请注册的第三类体外诊断试剂产品应在具有相应医疗器械检验资质和承检范围的医疗器械检验机构进行连续3个生产批次样品的注册检验。

（十）产品说明书

说明书承载了产品预期用途、标本采集及处理、检验方法、检验结果解释以及注意事项等重要信息，是指导实验室工作人员正确操作、临床医生针对检验结果给出合理医学解释的重要依据。产品说明书的格式应符合《体外诊断试剂说明书编写指导原则》（国家食品药品监督管理总局通告2014年第17号）的要求，进口体外诊断试剂的中文说明书除格式要求外，其内容应尽量保持与原文说明书的一致性；翻译力求准确且符合中文表达习惯。产品说明书中相关技术内容均应与申请人提交的注册申报资料中的相关研究结果保持一致，如某些内容引用自参考文献，则应以规范格式对此内容进行标注，并单独列明文献的相关信息。

下面对沙眼衣原体和/或淋病奈瑟菌检测试剂说明书的

重点内容进行详细说明。

1.【预期用途】应至少包括以下内容：

1.1 该产品用于定性检测人宫颈拭子、阴道拭子、尿道拭子、尿液或其他类型样本中的沙眼衣原体和/或淋病奈瑟菌，适用样本类型应结合申报产品的临床性能的确认情况进行描述。

1.2 目标物的特征：简要描述病原体生物学特征及致病性，沙眼衣原体血清型、淋病奈瑟菌菌株类型的划分依据，感染后临床表现，相关的实验室诊断方法等。

1.3 目标人群：例如具有生殖道沙眼衣原体感染和/或淋病症状的患者、性伴淋病感染史、性伴沙眼衣原体感染史、有不安全性接触史或多性伴史、与患者密切接触以及无相关临床症状的患者/人群。

1.4 产品功能：结合目标人群的临床表现和其他诊断指标，可用于泌尿生殖道相关病原体感染的鉴别诊断。

2.【检验原理】

2.1 描述试剂盒检测能够覆盖的沙眼衣原体血清型、淋病奈瑟菌菌株类型，目标基因序列特征，引物及探针的设计，反应体系（管）组合形式，内对照和质控品的设置及荧光信号标记等。

2.2 描述核酸提取纯化的方法、原理等。

2.3 描述试剂盒的技术原理，可结合图示进行说明。如反应体系中添加了相关的防止扩增产物污染组分（如尿嘧啶 DNA 糖基化酶），也应介绍其作用机理。

3.【主要组成成分】

3.1 详细说明试剂盒内各组分的名称、数量、成分、浓度等信息，如含有生物源性物质，应说明其生物学来源、活性及其他特性；说明不同批号试剂盒中各组分是否可以互换。

3.2 如果试剂盒中不包含用于核酸分离/纯化的试剂组分，应在此明确经验证后推荐配合使用的核酸分离/纯化试剂盒的生产企业、产品名称、注册证号（如有）以及配合使用的仪器等信息。

3.3 试剂盒中不包含但对该项检测必须的组分，应列出相关试剂的生产企业、产品名称以及备案凭证号或注册证号（如有）等信息。

4.【储存条件及有效期】

试剂盒的实时稳定性、开瓶或复溶稳定性、运输稳定性、冻融次数要求等。

5.【适用机型】

注明所有适用的仪器型号，并提供与仪器有关的重要信息以指导用户操作。

6.【样本要求】重点明确以下内容：

6.1 样本采集要求：包括样本采集时间点的选择，是否受临床症状、用药情况等因素的影响等。

6.2 样本采集方法：根据不同的样本类型，分别详细说明采集方法和设备的要求，包括对采样拭子、样本保存容器和保存液的要求等。

6.3 样本处理、运输及保存条件：样本核酸提取前的预处理、运输条件、保存条件及期限（短期、长期）等，冷藏/冷冻样本检测前是否需恢复至室温、冻融次数的要求。如适用，应说明高于检测范围的样本是否可以进行稀释，并明确稀释方法和最高稀释倍数。

上述描述均应建立在相关性能评价及稳定性研究的基础上。相关要求若有通用的技术规范或指南，则应遵循并在此处引用。

7.【检验方法】描述自动分析的工作流程或者详细说明试验操作的各个步骤，例如：

7.1 试剂准备及配制方法、注意事项。

7.2 详细描述待测样本、质控品的核酸提取/纯化方法，包括条件、步骤及注意事项。

7.3 扩增反应前准备：加样体积、顺序等。

7.4 PCR 各阶段的温度、时间设置、循环设置及注意事项。

7.5 仪器设置：特殊参数、结合探针的荧光素标记情况设置目标基因及内标的荧光通道。

7.6 基线、循环阈值（Ct 值）的选择方法。

7.7 质量控制方法：试剂盒内阴/阳性质控品、内标的 Ct 值范围要求。

8.【检验结果的解释】

结合阳性对照、阴性对照、内对照（内标）以及目标基因的检测结果，以列表形式详细描述所有可能出现的结果组合及相应的解释，可用 Ct 值表示。如存在灰区，应同时说明对灰区结果的处理方式，包括在何种情况下需要进行重复检测，重复检测的方法，对样本可能采取的优化条件（如采集要求或采集方法）等。如适用，也可结合扩增结果的 S 形曲线对灰区结果进行判定。

9.【检验方法局限性】

9.1 本试剂盒的检测结果应结合患者的症状/体征、病史、其他实验室诊断结果等情况进行综合分析以及解释，不得作为患者临床诊治或管理的唯一依据。

9.2 导致假阴性结果的可能性分析：

9.2.1 不合理的样本采集、处理、运输及保存条件，样本中目标物滴度过低；

9.2.2 沙眼衣原体和/或淋病奈瑟菌目标基因序列的变异或其他原因导致的序列改变；

9.2.3 同一患者不同时间、不同部位或者多次采集样本会降低假阴性结果的可能性。

9.2.4 未经验证的其他干扰，如内源性或外源引入样本的物质。

9.3 导致假阳性结果的可能性分析：

9.3.1 样本间的交叉污染；

9.3.2 未经验证的其他交叉反应物质。

10.【产品性能指标】描述产品性能，包括以下内容：

10.1 分析灵敏度：说明不同类型样本的最低检测限，简要介绍最低检出限的确定方法以及验证最低检出限所采用的血清型/菌株类型。如不同血清型/菌株类型之间最低检测限不同，应分别列出。

10.2 精密度：说明不同类型样本的重复性和重现性评价结果。

10.3 分析特异性：包括交叉反应和干扰物质

10.3.1 可能产生交叉反应的其他病原体的验证情况，建议以列表的方式描述病原体名称、型别、浓度等信息。

10.3.2 样本中常见干扰物质对检测结果的影响，应注明可接受的最高限值。

10.4 临床试验：简要介绍试验方法、受试者及样本、试验结果和结论等。

11.【注意事项】应至少包括以下内容：

11.1 如产品含有人源或动物源性物质，应提供具有潜在传染性的警示性信息。

11.2 临床实验室应严格遵守《医疗机构临床基因扩增检验实验室管理办法》等有关分子生物学实验室、临床基因扩增实验室的管理规范。

三、参考文献

1. 中国疾病预防控制中心性病控制中心．性传播疾病临床诊疗指南，国际流行病学传染病学杂志，2008 年 8 月第 35 卷第 4 期

2. 中华人民共和国卫生行业标准．淋病诊断标准（WS 268 – 2007），2007 年 4 月

3. 中华人民共和国卫生行业标准．生殖道沙眼衣原体感染诊断（WS/T 513 – 2016），2016 年 11 月

4. 中国疾病预防控制中心性病控制中心、中华医学会皮肤性病学分会性病学组等．梅毒、淋病、生殖器疱疹、生殖道沙眼衣原体感染诊疗指南（2014），中华皮肤科杂志，2014 年 5 月第 47 卷第 5 期

5. 美国 FDA. Establishing the Performance Characteristics of In Vitro Diagnostic Devices for Chlamydia trachomatis and/or Neisseria gonorrhoea：Screening and Diagnostic Testing, DRAFT GUIDANCE, 2014 年 5 月

四、起草单位

国家药品监督管理局医疗器械技术审评中心。

30 乙型肝炎病毒 e 抗原、e 抗体检测试剂注册技术审评指导原则

（乙型肝炎病毒 e 抗原、e 抗体检测试剂注册技术审查指导原则）

本指导原则旨在指导注册申请人对乙型肝炎病毒 e 抗原、e 抗体检测试剂注册申报资料的准备及撰写，同时也为技术审评部门审评注册申报资料提供参考。

本指导原则是针对乙型肝炎病毒 e 抗原、e 抗体检测试剂的一般要求，申请人应依据产品的具体特性确定其中内容是否适用，若不适用，需具体阐述理由及相应的科学依据，并依据产品的具体特性对注册申报资料的内容进行充实和细化。

本指导原则是供申请人和审查人员使用的指导性文件，不涉及注册审批等行政事项，亦不作为法规强制执行，如有能够满足法规要求的其他方法，也可以采用，但应提供详细的研究资料和验证资料。应在遵循相关法规的前提下使用本指导原则。

本指导原则是在现行法规、标准体系及当前认知水平下制定的，随着法规、标准的不断完善和科学技术的不断发展，本指导原则相关内容也将适时进行调整。

一、适用范围

（一）背景简介

乙型肝炎病毒（hepatitis B virus，HBV）属嗜肝 DNA 病毒科，是乙型病毒性肝炎的病原体。HBV 主要经血（如不安全注射等）、母婴及性接触传播。HBV 感染呈世界性流行，但不同地区 HBV 感染的流行强度差异很大。据世界卫生组织报道，全球约 20 亿人曾感染 HBV，其中 2.4 亿人为慢性 HBV 感染者，每年约有 65 万人死于 HBV 感染所致的肝功能衰竭、肝硬化和肝细胞癌（HCC）。

通过免疫学方法检测 HBV 标志物是临床最常用的 HBV 感染的病原学诊断方法。HBV 具有三个抗原系统，如：乙型肝炎病毒表面抗原（HBsAg）与乙型肝炎病毒表面抗体（抗-HBs）、乙型肝炎病毒 e 抗原（HBeAg）与乙型肝炎病毒 e 抗体（抗-HBe）、乙型肝炎病毒核心抗体（抗-HBc）及抗-HBc-IgM。HBV 抗原与抗体的血清学标志物与临床关系复杂，必须对几项标志物综合分析，方有助于临床诊疗。

HBeAg 是从病毒 C 基因的第一个起始密码子开始翻译产生的包含 Pre C 及 C 序列的蛋白，该蛋白经细胞内蛋白酶切除其 N 端 19 个氨基酸及 C 端 34 个氨基酸后成为可分泌的 e 抗原。HBeAg 为可溶性蛋白质，产生后分泌入血，在患者症状出现后大约 1 周出现，通常在几周后消失，但在 HBV 慢性感染者体内可能持续存在。

血清 HBeAg 与 HBV 复制及疾病传染性相关，HBV 感染患者的血清中存在 HBeAg 是病毒活跃复制的指标。在 HBsAg 阳性人群中，HBeAg 的消失以及抗-HBe 的出现是血

清学转换的标志，表示病毒复制活跃程度的下降。但是，临床上存在病毒复制活跃的患者血清中HBeAg为阴性的情况，如：HBV基因组前C区1896位碱基的终止密码变异，可导致HBeAg阴性。

（二）本指导原则适用范围

1. 本指导原则适用于利用酶联免疫法、化学发光法、时间分辨免疫荧光法等免疫学方法，对来源于血清或血浆等人体样本中的HBeAg、抗-HBe进行体外检测，其临床预期用途如下：

1.1 HBeAg适用于：急性及慢性乙型肝炎病毒感染的辅助诊断；慢性乙型肝炎病毒感染者HBeAg阳性与阴性人群区分；慢性乙型肝炎患者HBeAg血清学转换的判定。该指标定量检测可用于抗病毒疗效的监测等。

1.2 抗-HBe适用于：急性及慢性乙型肝炎病毒感染的辅助诊断及慢性乙型肝炎患者HBeAg血清学转换的判定。目前该标志物定量检测的临床意义尚不明确。

2. 本指南适用于检测HBeAg、抗-HBe的定性检测试剂，关于HBeAg的定量检测可参考本指南。

二、注册申报资料要求

（一）综述资料

综述资料主要包括产品预期用途、产品描述、有关生物安全性的说明、有关产品主要研究结果的总结和评价以及其他等内容。其中，与预期用途相关的临床适应证应重点描述申报产品临床预期用途，包括适用人群、适应证及临床使用环境；产品描述应明确申报产品主要组成成分及检测原理；同类产品在国内外批准上市的情况，应着重从预期用途、产品性能等方面写明拟申报产品与目前市场上已获批准的同类产品之间的主要区别。综述资料的撰写应符合《体外诊断试剂注册管理办法》（国家食品药品监督管理总局令第5号）和《关于公布体外诊断试剂注册申报资料要求和批准证明文件格式的公告》（国家食品药品监督管理总局公告2014年第44号）的相关要求。

（二）主要原材料研究资料

1. 主要原材料的范围

体外诊断试剂产品主要原材料是指影响检测反应的灵敏度与特异性的生物活性物质，本指导原则涉及产品的主要原材料如下：

1.1 HBeAg检测试剂

包被用抗-HBe，标记用抗-HBe，反应体系中各种信号放大、显示系统中涉及的生物活性物质，试剂盒中包含的定标液/对照品（如涉及）、质控品（如涉及）等。

1.2 抗-HBe检测试剂

包被用抗-HBe，标记用抗-HBe，HBeAg，反应体系中各种信号放大、显示系统中涉及的生物活性物质，试剂盒中包含的定标液/对照品（如涉及）、质控品（如涉及）等。

2. 主要原材料的筛选

申请人应提供主要原材料的筛选过程及相关研究资料。主要原材料的筛选过程应有科学合理的实验设计、完整的实验过程、详实的实验数据及统计分析过程，申请人应能够依据研究过程确定产品的主要原材料。

2.1 如主要原材料为外购，应确定供应商名称，供应商应为原材料的生产商，供应商应固定，不得随意更换。同时，抗原应明确抗原名称、生物学来源；抗体明确抗体名称、生物学来源、刺激免疫原名称及其来源（天然或重组）、克隆号（如为单克隆抗体）等信息。

2.2 如主要原材料为申请人自制，生产企业应明确原材料的制备原理，描述制备过程。如抗原为天然抗原，应明确抗原制备所选病毒毒株、病毒的培养、抗原提取及纯化、抗原鉴定等方法及相关参数；如为重组抗原，则应写明目的基因的选择及来源、基因克隆过程（如特定脱氧核糖核酸（DNA）分子的体外处理、重组连接、转化和宿主细胞繁殖等实验过程）、抗原表达及抗原纯化鉴定等方法及相关参数。针对主要原材料抗体，应明确免疫刺激原的名称及来源。如为多克隆抗体，应明确免疫动物品系及抗体的收集、纯化过程；如为单克隆抗体，应明确免疫动物品系，杂交瘤细胞的制备、细胞的培养及抗体的收集、纯化过程。

3. 主要原材料的质量控制标准

主要原材料的质量控制标准是生产企业对主要原材料的质量控制，生产企业应依据质量控制标准对原材料进行检验，检验合格方可用于生产。申请人应依据产品生产需求，制定科学、合理的主要原材料质量控制标准，在制定标准过程中建议遵循以下几点：

3.1 主要原材料的质量控制标准应包括相应实验方法及原材料应达到的客观评价标准。

3.2 主要原材料的质量控制标准，应至少包括原材料的功能性指标要求，功能性指标可以为功能性实验指标或其他体现原材料相应生物活性的指标。

3.3 人源或其他生物源性原材料质量控制标准中应包含生物安全性指标。

3.4 对于涉及标记的主要原材料，如外购方提供的为已标记好的原材料，则原材料质量控制标准除了对原材料本身的质量控制外，还应依据标记物特性，针对标记物制定相应的质量控制标准。

3.5 质控品、定标液/对照品，主要原材料质量控制标准除被分析物外，还应包含基质的质量控制标准，例如基质中被分析物的浓度要求、阴阳性要求及生物安全性指标（如适用），质控品应明确赋值方法。

本指导原则涉及的主要原材料常见的质量控制指标见表1。申请人可根据产品生产及质量控制需求，针对主要原材料制定合理的控制标准。申请人需在申报资料中提供依据主要原材料的质量控制标准对原材料进行质检的资料，如主要原材料为外购，还需提供主要原材料供应商的出厂检测报告。

表1 主要原材料质量控制指标

序号	主要原材料类别	质量控制指标
1	抗原	外观、蛋白浓度、纯度、分子量及功能性实验等
2	抗体	外观、蛋白浓度、纯度、分子量、效价及功能性实验等
3	标记用酶	酶的纯度值（RZ值）以及功能性实验

4. 企业参考品

申请人应提交企业参考品的原料选择、制备、阴阳性确认等详细研究资料。

企业参考品的基质建议与申报产品适用的样本类型一致。企业参考品应至少包括：阳性参考品、阴性参考品、检测限参考品、精密度参考品。参考品设置建议参考国家参考品，阳性参考品应着重考虑抗原浓度/抗体滴度要求，阴性参考品则主要考虑对产品分析特异性（交叉反应）的验证情况。

（三）主要生产工艺及反应体系的研究资料

1. 主要生产工艺介绍，可用流程图方式表示，并简要说明主要生产工艺的确定依据。

2. 产品基本反应原理介绍，HBeAg检测试剂一般采用双抗体夹心法，抗-HBe检测试剂一般为竞争法。

3. 申请人应提供产品生产工艺确定的研究资料，如：包被工艺、标记工艺（如涉及）、显色（发光）系统等研究资料。

4. 反应条件确定：申请人应考虑反应时间、反应温度、洗涤次数等条件对产品性能的影响，通过实验确定上述条件的最佳组合。如涉及，申请人应提供酶催化底物（发光或变色）的最适条件研究。

5. 体系中样品加样方式及加样量确定：申请人应考虑样品加样方式、加样量对产品检测结果的影响，通过实验确定最佳的加样方式及加样量。如样本需采取稀释或其他必要的方法进行处理后方可用于最终检测，申请人还应对可用于样本稀释的基质或处理方法进行研究，通过实验确定最终选择的用于样本稀释的基质或处理方法。

6. 不同适用机型的反应条件如果有差异应分别研究。

（四）分析性能评估资料

申请人应提交产品所有性能评价的研究资料，对于每项分析性能的评价都应包括具体研究目的、实验方法、可接受标准、实验数据、统计方法等详细资料。有关分析性能验证的背景信息也应在申报资料中有所体现，包括实验地点、适用仪器、试剂规格、批号、临床样本来源等。

分析性能评价的实验方法可以参考国际或国内有关体外诊断试剂性能评估的指导原则进行。对于此类产品，性能评估中所用样品（除非特别说明）可参考上述企业参考

品的制备要求。各项性能评价应符合以下要求。

1. 阴/阳性参考品符合率

申请人应考察申报产品检测企业阴/阳性参考品的符合情况，阳性参考品重在评估产品包容性，阴性参考品旨在评价试剂特异性。企业参考品的检测应符合参考品说明书的要求。

2. 最低检测限（分析灵敏度）

申报产品最低检测限的性能评估资料应包含最低检测限的确定及验证过程。

2.1 选取至少3份高浓度临床样本，采用临床参考方法或国家/国际标准品对其检测靶物质浓度进行确定，之后将临床样本做系列倍比稀释，将检测结果的阳性率在 $90\% \sim 95\%$（$n \geq 20$）的最大稀释倍数作为试剂盒的最低检测限。

2.2 申报产品检测企业最低检测限参考品，检测结果应满足相应要求。

3. 准确性

采用多份阴性及阳性临床样本，将试验用体外诊断试剂与已上市同类产品等进行对比试验，评价检测结果一致性。临床样本收集过程中应考虑不同浓度及患者感染病毒的基因型（我国主要流行的B、C、D型）。

4. 精密度

企业应对申报产品精密度指标，如标准差或变异系数等评价标准作出合理要求。因模拟样本并不能体现临床样本可能带来的所有变异因素，因此精密度评价中所用样本应至少包含精密度参考品及若干临床样本。针对本类产品的精密度评价主要包括以下要求：

4.1 对可能影响检测精密度的主要变量进行验证，除检测试剂本身的影响外，还应对分析仪、操作者、实验地点、检测批次等要素进行相关的验证。

4.2 设定合理的精密度评价周期，例如：为期至少20天的检测，每天至少由2人完成不少于2次的完整检测，从而对批内/批间、日内/日间以及不同操作者之间的精密度进行综合评价。

4.3 用于精密度评价的临床样本均应至少包含3个水平：临界阳性样品、中及强阳性样品，并根据产品特性设定适当的精密度要求。

5. 分析特异性

5.1 交叉反应

申请人应针对可能出现在检测样本中的病原体进行交叉反应验证，用于交叉反应验证的样品，除乙型肝炎病毒相关标志物外，评估HBeAg检测试剂交叉反应的样本应尽量采用灭活病原体培养物或临床相关病原体抗原阳性样本；评估抗－HBe检测试剂交叉反应的样本应尽量采用临床相关病原体抗体阳性样本。病原体种类应包括人类EB病毒（EBV）、巨细胞病毒（CMV）、人类免疫缺陷病毒（HIV）、乙型肝炎病毒（表面抗原/抗体、核心抗体）、丙型肝炎病毒（HCV）等。建议在病毒感染的医学决定水平进行交叉反应的验证，申请人应详细说明交叉反应样本来源、病原

体鉴定和滴度确定的方法和结果等。

5.2 干扰物质

应根据所采集样本类型，针对可能存在的干扰情况进行验证。建议申请人在每种干扰物质的潜在最大浓度条件（"最差条件"）下进行评价，干扰物质的选取应至少包括：血红蛋白、胆红素、甘油三酯、类风湿因子、自身抗体及常见治疗性药物等。建议采用弱阳性水平样本对每种干扰物质的干扰影响进行检测。

5.3 其他

抗凝剂研究，如申请人声称产品适用样本类型为血浆或血清，建议申请人采用血清血浆同源比对的方式对抗凝剂干扰进行研究，研究应能够覆盖所有声称的抗凝剂种类。

6. 钩状（HOOK）效应

须采用多份高浓度样本进行梯度稀释后由低浓度至高浓度开始检测，每个梯度的稀释液重复3～5份，对钩状效应进行合理的验证。用于该项研究的样本可为人工构建样本，建议在产品说明书上明示对钩状效应的研究结果。申请人应依据产品的反应原理选择是否进行此项研究。

7. 血清学转换研究

如果申报产品声称检测试剂还适用于血清学转换的检测，应进行相应性能研究。可采用申报产品与已上市同类产品同时检测不少于五套经充分确认的乙型肝炎患者系列采集样本，也可采用申报产品检测不少于五套的商业化的血清转换盘。研究应当显示出患者发生血清学转换过程中HBeAg消失、抗-HBe出现的趋势，同时，申报产品检测结果应与已上市同类产品检测结果一致，或满足商业化的血清转换盘的使用要求。

（五）阳性判断值确定资料

此类产品临界值通常采用定标液/对照品检测结果经特定的计算公式得出，样本检测结果通过与临界值进行比较以判断检测结果的阴阳性。建议申请人采用受试者工作特征（ROC）曲线的方式进行临界值的研究，明确临界值的计算公式。研究过程中应选取适当的临床样本，应包括经确认的标志物为阳性的样本及经确认标志物为阴性的样本。研究所需的样本量应满足统计学要求。

如申报产品阳性判断值包含灰区，应明确灰区的确定依据，并提供相应支持性资料。

在阳性判断值设定后，申请人应当选取一定数量阴、阳性真实临床样本进行实验验证。

（六）稳定性研究资料

稳定性研究资料主要涉及两部分内容，申报试剂的稳定性和适用样本的稳定性研究。前者主要包括实时稳定性（有效期）、开瓶稳定性等研究，申请人可根据实际需要选择合理的稳定性研究方案。稳定性研究资料应包括研究方法的确定依据、具体的实施方案、详细的研究数据以及结论。对于实时稳定性研究，应提供至少三批样品在实际储存条件下保存至成品有效期后的研究资料。

申请人应对样本稳定性进行研究，主要包括冷藏和冷冻两种条件下的有效期验证，可以在合理的温度范围内，每间隔一定的时间段对储存样本进行性能分析验证，从而确认不同类型样本的稳定性。适于冷冻保存的样本还应对冻融次数进行评价。

试剂稳定性和样本稳定性两部分内容的研究结果均应在说明书【储存条件及有效期】和【样本要求】两项中进行详细说明。

（七）临床试验

临床试验的开展、方案的制定以及报告的撰写等均应符合相关法规及《体外诊断试剂临床试验技术指导原则》的要求。

1. 研究方法

该类产品临床试验建议采用观察性研究。临床试验可采用试验用体外诊断试剂与已上市同类产品（对比试剂）进行比较研究，评价两种方法检测结果的一致性，评价指标通常包括阳性符合率、阴性符合率等。对比试剂在预期用途、适用人群、样本类型、检测方法学、检测性能等方面应与试验用体外诊断试剂具有较好的可比性。

如申报产品在该类产品现有的临床预期用途下，有新的临床预期用途（如：定量检测产品的治疗效果监测等），应采用试验用体外诊断试剂与临床参考标准进行比较研究，对产品新预期用途进行临床评价。临床参考标准是指现有条件下临床上可获得的能够用来确定受试者目标状态的最佳方法，通常来自临床和实验室的医学实践，包括患者跟踪随访等。

如申报产品性能优于已上市同类产品，如产品灵敏度显著高于已上市同类产品，可将试验用体外诊断试剂与临床参考标准的比较研究和试验用体外诊断试剂与境内已上市同类产品的比较研究相结合，对产品的临床性能进行综合评价，从而支持预期用途所声称的内容。

2. 受试者选择及样本收集

临床试验方案中应根据试验用体外诊断试剂的预期用途、目标人群和检测要求等合理确定临床试验受试者的选择要求和样本收集方法，包括：受试者入组/排除标准、样本收集的前瞻性和回顾性设计等。

根据产品临床验证的目的，入组人群应包含不同年龄段、不同性别人群，以及一定数量的孕妇。入组人群还应包括急性及慢性病毒性乙型肝炎患者，同时根据临床验证需要，入组病例应包括不同疾病进展期（如：免疫耐受期、免疫活动期等）的患者。如申报产品声称可适用于"疾病监测"，临床试验应入组符合要求的病例，进行患者跟踪随访研究。

临床试验中所涉及的样本类型应为实际临床检测中常用的样本类型。如申报产品所适用的样本类型同时包含血清、血浆等多个样本类型，应针对不同样本类型进行同源比对。

建议临床试验采用前瞻性收集的样本进行研究，同时，在严格控制偏倚的前提下，允许入组部分符合要求的既往留存样本。

3. 临床试验机构数量和要求

该类产品临床试验应在不少于 3 家（含 3 家）符合要求的临床试验机构开展。申办者应根据产品特点及其预期用途，综合不同地区乙型肝炎病毒流行情况等因素选择具有代表性的机构开展临床试验，包括受试人群的代表性等。

4. 临床评价指标

该类产品临床评价指标主要包括试验用体外诊断试剂与已上市同类产品相比的阳性符合率、阴性符合率等。如试验用体外诊断试剂与临床参考方法进行对比研究，其临床评价标准应包括临床灵敏度、临床特异度等。

5. 临床试验样本量估算

适当的样本量是保证申报产品临床性能得到准确评价的必要条件。临床试验样本量应满足统计学要求，可采用适当的统计学方法进行估算。临床试验样本量估算的方法有很多，如单组目标值法、优效性试验的样本量估算等。

HBeAg、抗-HBe 检测试剂为定性检测产品，如临床试验采用申报产品与已上市同类产品进行比对的试验设计，可采用单组目标值法样本量公式估算最低样本量。样本量估算过程中，评价指标的临床可接受标准（P_0）即 HBeAg、抗-HBe 检测试剂临床阴/阳性符合率应大于 95%。

如申报产品性能显著优于已上市同类产品，可将试验用体外诊断试剂与临床参考标准的比较研究和试验用体外诊断试剂与境内已上市同类产品的比较研究相结合，进行临床研究，可采用优效性试验样本量估算的方法估算样本量。

样本量估算过程中需要考虑临床试验中病例的剔除率，一般而言，病例剔除率不应高于 10%。

临床试验样本量除需满足上述统计学估算的最低样本量要求外，还应保证入组病例覆盖受试者的各种特征；如临床试验研究有更合理的样本量估算方式，在说明其合理性后亦可采用。

6. 统计分析

临床试验统计分析，应与临床试验目的一致，如临床试验目的为验证申报产品与已上市产品的一致性，统计分析一般以 2×2 表的形式总结两种分析方法的检测结果，并据此计算阳性符合率、阴性符合率、总符合率、Kappa 值等指标及其可信区间。除此之外，还应同时进行假设检验评价两种分析方法的一致性。

如产品临床试验采用其他统计学模型进行统计分析，如优效性试验等，应充分说明其合理性。

7. 伦理学要求

临床试验必须符合赫尔辛基宣言的伦理学准则，必须获得临床试验机构伦理委员会的同意。研究者应充分考虑临床试验用样本的获得和试验结果对受试者的风险性，应提交伦理委员会的审查意见。

8. 质量控制

临床试验开始前，建议进行临床试验的预试验，以熟悉并掌握相关试验方法的操作、仪器、技术性能等，最大限度控制试验误差。整个试验过程都应处于有效的质量控制下，最大限度保证试验数据的准确性及可重复性。

9. 接受境外临床试验数据要求

如进口产品提交境外临床试验资料作为临床评价资料时，其境外临床试验资料在满足《接受医疗器械境外临床试验数据技术指导原则》要求的基础上，应至少有一家临床试验机构在中国境内，检测病例数不低于总病例数的 1/3。评价过程应评估境外和境内人群中 HBV 的流行情况存在的差异。

（八）产品技术要求

申请人应当在原材料质量和生产工艺稳定的前提下，根据申请人产品研制、临床评价等结果，依据国家标准、行业标准及有关文献，按照《医疗器械产品技术要求编写指导原则》（国家食品药品监督管理总局通告 2014 年第 9 号）的有关要求，编写产品技术要求。

HBeAg、抗-HBe 检测试剂的产品性能指标应主要包括：物理性状、阴/阳性参考品符合率、精密度、最低检测限等。申报试剂已有适用的国家标准品、参考品发布，申请人应在产品技术要求中提出检测要求。

按照《办法》的规定，此类产品为第三类体外诊断试剂，申请人应按照《医疗器械产品技术要求编写指导原则》的要求，以附录形式明确主要原材料、生产工艺及半成品要求，附录的编制应符合相关编写规范的要求。

（九）产品检验报告

根据《办法》的要求，首次申请注册的第三类体外诊断试剂产品应在具有相应医疗器械检验资质和承检范围的医疗器械检验机构进行连续 3 个生产批次样品的产品检验。产品检验报告应符合相应的国家标准品、参考品的要求。

（十）产品说明书

说明书承载了产品预期用途、样本采集及处理、检验方法、检验结果的解释以及注意事项等重要信息，是指导实验室工作人员正确操作、临床医生针对检验结果给出合理医学解释的重要依据，因此，产品说明书是体外诊断试剂注册申报最重要的文件之一。产品说明书的格式应符合《体外诊断试剂说明书编写指导原则》（国家食品药品监督管理总局通告 2014 年第 17 号）的要求，进口体外诊断试剂的中文说明书除格式要求外，其内容应尽量保持与原文说明书的一致性，翻译力求准确且符合中文表达习惯。产品说明书中相关技术内容均应与申请人提交的注册申报资料中的相关研究结果保持一致，如某些内容引用自参考文献，则应以规范格式对此内容进行标注，并单独列明文献的相关信息。

结合《体外诊断试剂说明书编写指导原则》的要求，

HBeAg、抗-HBe 检测试剂说明书编写应重点关注以下内容。

1. 预期用途

产品预期用途的描述应符合现行的疾病诊疗规范、防治指南、专家共识，其临床试验入组病例应能够覆盖产品适用人群。如申报产品存在新的预期用途，应有充分的临床试验证据作为支持。

2. 检验结果的解释

结合对照品（质控品）以及样本的检测结果，对所有可能出现的结果组合及相应的解释进行详述。检验结果的解释应以阳性判断值的研究结论为依据。如有适用的临床诊疗指南，则应在此项下引用，相应检验结果的解释应符合相关指南的要求。

3. 检验方法的局限性

说明书应对产品检测的局限性进行说明，主要包括以下内容：

3.1 本试剂检测结果应结合患者临床症状及其他相关医学检查结果进行综合分析，不得单独作为患者管理的依据。

3.2 不合理的样本采集、转运及处理以及不当的实验操作和实验环境均有可能导致假阴性或假阳性结果。

3.3 申报产品应明确不同病程不同阶段样本的阳性率不一致。

三、参考文献

1.《体外诊断试剂注册管理办法》（国家食品药品监督管理总局令第 5 号），2014 年 7 月 30

2.《体外诊断试剂临床试验技术指导原则》，（国家食品药品监督管理总局公告 2014 年第 16 号），2014 年 9 月 11 日

3.《体外诊断试剂说明书编写指导原则》，（国家食品药品监督管理总局公告 2014 年第 17 号），2014 年 9 月 11 日

4. 国家食品药品监督管理总局关于公布体外诊断试剂注册申报资料要求和批准证明文件格式的公告（国家食品药品监管总局公告 2014 年第 44 号），2014 年 9 月 5 日

5. 中华医学会肝病学分会，中华医学会感染病学分会. 慢性乙型肝炎防治指南（2015 年版）. 实用肝脏病杂志，第 19 卷第 3 期 2016 年 5 月：V – XVI

6. 徐道振. 病毒性肝炎临床实践，人民卫生出版社，2006

7. European Association for the Study of the Liver. EASL 2017 clinical Practice Guidelines on the management of hepatitis B virus infection. Journal ofHepatology 2017，67：370 – 398

8. Norah A. Terrault, *et al*. Update on Prevention, Diagnosis, and Treatment of Chronic Hepatitis B：AASLD 2018 Hepatitis B Guidance. HEPATOLOGY，2018，67（4）：1560 – 1599

9. FDA. Reviewcriteaia for assessment of Hepatitis B "e" antigen and antibody to Hepatitis B "e" antigen in vitro diagnostic devices. 1991. 12

四、起草单位

国家药品监督管理局医疗器械技术审评中心。

31 EB 病毒核酸检测试剂注册技术审评指导原则

（EB 病毒核酸检测试剂注册技术审查指导原则）

本指导原则旨在指导注册申请人对 EB 病毒核酸检测试剂注册申报资料的准备及撰写，同时也为技术审评部门对注册申报资料的技术审评提供参考。

本指导原则是针对 EB 病毒核酸检测试剂技术审查的一般要求，申请人应依据产品的具体特性确定其中内容是否适用，若不适用，需具体阐述理由及相应的科学依据，并依据产品的具体特性对注册申报资料的内容进行充实和细化。

本指导原则是对申请人和审查人员的指导性文件，但不包括注册审批所涉及的行政事项，亦不作为法规强制执行，如果有能够满足相关法规要求的其他方法，也可以采用，但需要详细阐明理由，并对其科学合理性进行验证，提供详细的研究资料和验证资料，相关人员应在遵循相关法规的前提下使用本指导原则。

本指导原则是在现行法规和标准体系以及当前认知水平下制定的，随着法规和标准的不断完善，以及科学技术的不断发展，本指导原则相关内容也将适时进行调整。

一、适用范围

EB 病毒（Epstein-Barr virus，EBV）为疱疹病毒科，疱疹病毒 IV 型，是一种嗜人类淋巴细胞的疱疹病毒。EBV 是双链 DNA 病毒，基因组长约 172kb，在病毒颗粒中呈线性分子，进入受感染细胞后，其 DNA 发生环化并能自我复制。淋巴细胞中潜伏感染的 EBV 可表达 2 种不翻译成蛋白质的 RNA（即 EBV-encoded RNAs，EBERs），包括 EBER1 和 EBER2，6 种核抗原（EBNA1、EBNA2、EBNA3A、EBNA3B、EBNA3C 和 LP），2 种潜伏期膜蛋白（潜伏膜蛋白，

latent membrane protein，LMP），包括 LMP1、LMP2A/B。

EBV 在人群中感染非常普遍。除原发性 EBV 感染可致传染性单核细胞增多症外，EBV 还引起慢性活动性 EBV 感染和 EBV 相关噬血细胞性淋巴组织细胞增生症等非肿瘤性重症 EBV 相关疾病。EBV 还与许多肿瘤的诊疗相关。针对不同的 EBV 感染相关疾病，选择适当的临床标本和实验室检测方法，对于 EBV 感染相关疾病的诊断和治疗十分重要。

本指导原则所述 EB 病毒核酸检测试剂指基于分子生物学相关方法的核酸检测技术，以 EB 病毒核酸序列为检测靶标，对来自人体样本（如全血、血浆、血清等）中的 EB 病毒进行体外定量检测的试剂。结合临床表现和其他实验室指标，本类产品可用于 EB 病毒感染实验室诊断及临床应用。

本指导原则适用于基于实时荧光 PCR（real-time polymerase chain reaction，qPCR）等核酸检测方法的 EB 病毒核酸检测试剂。对于 EB 病毒定性检测或其他方法，可能部分要求不完全适用或本文所述内容不够全面，申请人可以根据产品特性对适用部分进行评价或补充其他的评价资料进行相应性能的验证，但需阐述不适用的理由，并说明替代方法的科学合理性。

本指导原则适用于进行产品注册和相关许可事项变更的产品。

二、注册申报资料要求

（一）综述资料

综述资料主要包括产品预期用途、产品描述、有关生物安全性的说明、研究结果的总结评价以及同类产品上市情况介绍等内容，其中同类产品上市情况介绍部分应着重从方法学及病原体检出能力等方面写明拟申报产品与目前市场上已获批准的同类产品之间的主要区别。对于本类申报产品，应着重从样本类型、样本采集与制备方式、目标基因片段的选择、方法学特征等方面描述。

（二）主要原材料的研究资料

此类产品的主要原材料应包括 EB 病毒检测试剂的所有主要组成成分，如引物、探针、酶、提取成分等。如为申请人自行研制的主要原材料，申请人应对 EB 病毒目的基因序列确定、引物和探针选择、酶的选择和验证等实验过程予以详述；并提供对各主要原材料的性能研究资料，如：外观、纯度、蛋白浓度、功能性研究等。制备完成的原料成品应进行质量检验以确认其符合标准要求，整个生产工艺应稳定可控。如为申请人外购主要原材料，应详述每一原材料外购方来源，提交外购方出具的原材料性能指标及质量控制资料，并详述申请人对外购主要原材料的各指标质量要求以及确定该原材料作为本产品主要原材料的详细依据。

1. 核酸分离/纯化组分（如有）的主要组成、原理介绍及相关的验证资料。

2. PCR 组分的主要原料（包括引物、探针、各种酶及其他主要原料）的选择、制备、质量标准及实验研究资料，主要包括以下内容：

2.1 脱氧三磷酸核苷（dNTP）

核酸的组成成分，包括：dATP、dUTP、dGTP、dCTP 和 dTTP；应提交对其纯度、浓度、保存稳定性等的验证资料。

2.2 引物

由一定数量的 dNTP 构成的特定序列，通常采用 DNA 合成仪人工合成，合成后经聚丙烯酰胺凝胶电泳或其他适宜方法纯化，并对序列准确性、纯度、稳定性、功能性实验等的验证。如为外购，应提供合成机构出具的合成产物的质检证明，如聚丙烯酰胺凝胶电泳法（PAGE）结果或高效液相色谱法（HPLC）分析图谱。

2.3 探针

特定的带有示踪物（标记物）的已知核酸片段（寡聚核苷酸片段），能与互补核酸序列退火杂交，用于特定核酸序列的探测。合成后经 PAGE 或其他适宜方法纯化，在 5′-端（和/或 3′-端）进行标记，并经 HPLC 或其他适宜方法纯化，纯度应达到 HPLC 纯。应提供合成机构出具的合成产物质检证明，如 HPLC 分析图谱，应对探针的分子量、纯度及标记的荧光基团进行核实，并进行功能性试验验证。

2.4 酶

DNA 聚合酶，应具有 DNA 聚合酶活性，无核酸内切酶活性，具热稳定性，如：94℃保温 1 小时后仍保持 50% 活性。尿嘧啶 DNA 糖基化酶（UDG/UNG），具有水解尿嘧啶糖苷键的活性，无核酸外切酶及核酸内切酶活性。逆转录酶，具逆转录酶活性，无核酸内切酶活性。应对酶活性进行合理验证。

3. 核酸类检测试剂的包装材料和耗材应无脱氧核糖核酸酶（DNase）和核糖核酸酶（RNase）污染。

4. 企业内部参考品

企业内部参考品是保证产品性能稳定性以及检测值可溯源的重要构成之一。参考品研究应包括原料选择、制备过程、定值研究、评价指标、统计学分析等。建议采用灭活病毒的临床样本或细胞培养后的病毒株建立参考品，并溯源至国际参考物质/国家参考品（如有），不宜使用质粒。内标设置应合理，阴/阳性质控品宜采用混合临床样本或病毒株或假病毒制备。试剂盒中包含的定量标准品可采用临床样本或病毒株、假病毒或质粒等制备。

内对照（内标）以对管内抑制可能造成的假阴性结果进行质控。申请人应对内标的引物、探针和模板的浓度做精确验证，保证内标荧光通道呈明显的阳性曲线，不应对目的基因的检测造成竞争性抑制而导致假阴性，对内标的 Ct 应有明确的范围要求。

阴/阳性质控品应参与样本核酸的平行提取，以对整个 PCR 反应过程、试剂/设备、交叉污染等环节进行合理质量控制。企业应对各种质控品的 Ct 做出明确的范围要求。

企业应提交详细的溯源性研究资料。企业制备的企业内部参考品、商品化校准品均应能够溯源至国际参考物质/国家参考品（如有）。

（三）主要生产工艺及反应体系的研究资料

基本生产工艺主要包括：配制工作液、半成品检定、分装和包装。配制工作液的各种原材料及其配比应符合要求，原材料应混合均匀，配制过程应对 pH 等关键参数进行有效控制。

生产工艺研究的资料应能对反应体系涉及到的基本内容，如样本类型、样本用量、试剂用量、反应条件、校准方法、质控方法、稳定性和有效期，提供确切的依据，主要包括以下内容：

1. 主要生产工艺介绍，可以图表方式表示。

2. DNA 提取纯化方法优化，建议包含纯化步骤，内标、质控品均应全程参与提取纯化。

3. 确定最佳 PCR 反应体系的研究资料，包括酶浓度、引物/探针浓度、dNTP 浓度、阳离子浓度、样本量、加样量及反应体积等。

4. 确定 PCR 各阶段温度、时间及循环数的研究资料。

5. 对于基线阈值（threshold）和阈值循环数（Ct）确定的研究资料。

6. 不同适用机型的反应条件的对比分析，如果有差异应分别详述。

（四）分析性能研究资料

申请人应提交生产者在产品研制或成品验证阶段对试剂盒进行的所有性能验证的研究资料，对于每项分析性能的评价都应包括具体研究目的、实验设计、研究方法、可接受标准、实验数据、统计方法等详细资料。有关分析性能验证的背景信息也应在申报资料中有所体现，包括实验地点（实验室）、适用仪器、试剂规格、批号、临床样本来源等。分析性能评价的实验方法可以参考相关的美国临床实验室标准化协会批准指南（CLSI-EP）文件或国内有关体外诊断产品性能评估的指导原则进行，建议着重对以下分析性能进行研究。

1. EB DNA 提取

病毒 DNA 提取主要有以下目的：富集目的基因浓度、保证目的基因序列的完整性、增加 PCR 模板溶液均一性、去除 PCR 抑制物，是决定 PCR 成败的关键环节。因此，无论申报产品是否含有 DNA 分离/纯化的组分，企业都应对核酸提取的环节做详细的验证。临床标本中可能含有各式各样的 PCR 抑制物，因此，对于 DNA 提取试剂的选择，除最大量分离出目的 DNA 外，还应有纯化步骤，尽可能去除 PCR 抑制物。目前常见的 DNA 分离纯化方法和改良方法各有优势和不足，申请人应结合申报产品的特性，合理选择 DNA 分离/纯化试剂，并提供详细的验证资料（提取效率、

与后续试验的配合等）。

2. 最低检出限与定量限（分析灵敏度）

（1）最低检出限与定量限的确定

建议使用国际参考物质/国家参考品（如有）进行梯度稀释并多次检测，并建议采用 95%（$n \geqslant 20$）的阳性检出率作为最低检测限确定的标准。

定量限应高于或等于检出限，将多次（至少20次）测量的结果符合试剂准确度要求的最低病毒水平作为定量限。

（2）最低检出限和定量限的验证

申报试剂应在最低检出限或接近最低检出限、定量限的病毒浓度进行验证。

企业应能够提供用于最低检出限/定量限验证的病毒株的来源，及浓度确认试验等信息。不同样本类型（如涉及），应分别评价最低检出限及定量限。

3. 线性范围

线性范围确定的研究应使用高值临床样本或病毒株按一定浓度加入血液基质中（由可溯源至国际参考物质/国家参考品（如有）的方法定量）进行梯度稀释，稀释液应使用经确认为阴性的混合人血液样本，应包含不少于9个浓度（应包含接近最低检测限的临界值浓度），使用至少3个批次的试剂进行试验。通过评价一定范围内的线性关系及各水平的准确度确定该产品的线性范围。不同样本类型（如涉及），应分别评价线性范围。

4. 准确度

应使用国际参考物质/国家参考品（如有）或企业内部参考品和临床样本进行阳性/阴性符合率或者方法学比对研究。

5. 精密度

应对可能影响检测精密度的主要变量进行验证，评估重复性和重现性，包括运行内的变异和运行间、日内、日间、批次间、操作者间、仪器间和地点间的变异。

建议设定合理的精密度评价周期，例如为期12天的检测，每天由2人完成不少于2次的完整检测，注意应包括核酸分离/纯化步骤。可采用临床样本进行试验，至少包含3个浓度水平：阴性样本、略高于最低检测限的弱阳性样本、中等阳性样本。

6. 特异性

（1）交叉反应

①用于 EB DNA 检测试剂交叉反应验证的病原体种类主要考虑以下几方面可能性：核酸序列具有同源性、易引起相同或相似的临床症状（推荐种类见表1）。

②建议在病毒和细菌感染的医学相关水平进行交叉反应的验证。通常，细菌感染的水平为 10^6 cfu/ml 或更高，病毒为 10^5 pfu/ml 或更高。

③申请人应提供所有用于交叉反应验证的病毒和细菌的来源、种属/型别和浓度确认等试验资料。有关交叉反应验证的信息应以列表的方式在产品说明书的【产品性能指标】项中有所体现。

表1 用于交叉反应研究的微生物（推荐）

微生物
水痘-带状疱疹病毒（人类疱疹病毒3型）
人类免疫缺陷病毒*
乙型肝炎病毒
梅毒*
巨细胞病毒（人类疱疹病毒5型）
人疱疹病毒6型
人疱疹病毒7型
人疱疹病毒8型
单纯疱疹病毒1型（人类疱疹病毒1型）
单纯疱疹病毒2型（人类疱疹病毒2型）
甲型流感病毒*
金黄色葡萄球菌
白色念珠菌
腺病毒*

＊为可选验证的交叉反应病原体。

（2）干扰物质

应针对不同样本类型，分别评价可能存在的干扰情况。建议在每种干扰物质的潜在最大浓度（"最差条件"）进行评价，并在待测物的医学决定水平进行检测。潜在的干扰物质包括内源性、外源性和其他已报道的干扰物质。

样本应至少选取全血（或血红蛋白和白细胞）、人白蛋白、胆红素、甘油三酯、自身抗体等进行验证，并注明对被测物不产生干扰的最高限值。

7. 其他需注意问题

对于适用多个机型的产品，应提供如产品说明书【适用机型】项中所列的所有型号仪器的性能评估资料。如适用于不同样本类型，应提交对不同样本类型一致性的验证，包括不同抗凝剂、采血管（如涉及）的验证。

（五）阳性判断值研究资料

申请人应考虑不同地理区域流行病学背景以及人口统计学特征（包括性别、地域、种族等因素）的差异，选择具有代表性的样本建立阳性判断值，注意应纳入一定数量的弱阳性样本。如采用其他研究方法，应说明其合理性。

对于荧光实时PCR方法即为用于结果判读的Ct值和/或核酸浓度的确定资料，包括确定基线阈值（threshold）、阈值循环数（Ct）、核酸浓度（如适用）的研究资料等。

另外，建议申请人考虑建立阳性判断值时使用的受试者样本对于目标人群的代表性，通过临床评价进一步验证和确认阳性判断值的准确性。

（六）稳定性研究资料

稳定性研究资料主要涉及两部分内容，申报试剂的稳定性和适用样本的稳定性研究。前者主要包括实时稳定性

（有效期）、运输稳定性、开瓶稳定性及冻融次数限制等研究，申请人可根据实际需要选择合理的稳定性研究方案。稳定性研究资料应包括研究方法的确定依据、具体的实施方案、详细的研究数据以及结论。对于实时稳定性研究，应提供至少三批样品在实际储存条件下保存至成品有效期后的研究资料。

应对样本稳定性进行研究，主要包括冷藏和冷冻等条件下的有效期验证，可以在合理的温度范围内选择温度点（温度范围），每间隔一定的时间段即对储存样本进行主要性能的分析验证，从而确认不同类型样本的效期稳定性。适于冷冻保存的样本还应对冻融次数进行评价。

试剂稳定性和样本稳定性两部分内容的研究结果均应在说明书【储存条件及有效期】和【样本要求】两项中进行详细说明。

（七）临床评价资料

临床试验的开展、方案的制定以及报告的撰写等均应符合相关法规及《体外诊断试剂临床试验技术指导原则》（国家食品药品监督管理总局通告2014年第16号）的要求。

1. 试验方法

对于EB病毒核酸检测试剂而言，临床试验可采用试验用体外诊断试剂与临床普遍认为质量较好的已上市同类产品进行比较研究试验，证明两者具有等效性，从而间接证明试验用体外诊断试剂临床性能能够满足预期用途的要求。对比试剂在预期用途、适用人群、样本类型、检测性能等方面应与试验用体外诊断试剂具有较好的可比性。

对于比较研究试验中测定结果不符的样本，应采用临床检验实验室已建立的参考方法或者其他合理的方法（如第三方试剂、核酸序列测定方法等）进行复核。

2. 试验机构

应考虑拟申报产品的特点和预期用途，结合流行病学背景，选择具有一定地域代表性的试验机构和受试者。原则上应具有分子生物学方法检测以及相关学科的优势，实验操作人员有足够的时间熟悉检测系统的各环节，熟悉评价方案。

3. 试验方案

临床试验实施前，研究人员应设计科学合理的临床研究方案。各临床研究机构的方案设置应基本一致，且保证在整个临床试验过程中遵循预定的方案实施，不可随意改动。

受试人群应尽可能全面地代表预期适用人群。体外诊断试剂的比较研究试验中应对受试者样本设盲，并使检测顺序随机，以避免因操作者和检测结果的评价者知晓受试者的疾病诊断或对比试剂检测结果等信息而引入偏倚。

试验用体外诊断试剂检测应与对比试剂的检测同步进行，以避免因疾病进程不同或样本采集时间不同而造成临床试验结论偏离真值。不同临床试验机构在临床试验中应尽可能统一试验操作和判读标准等。

应明确统计检验假设，如评价试验用体外诊断试剂与对比试剂是否等效的标准，并提出适合的数据统计分析方法。建议根据预实验的结果，对检测样本的类型和数量提出要求。

4. 受试者

EB 病毒核酸检测应与临床症状、体征及其他诊断方法相结合，用于 EB 病毒感染的辅助诊断、治疗监测等。临床试验受试者应包括各种可能接受 EB 病毒核酸感染检查的人群，如原发性 EB 病毒感染相关疾病（传染性单核细胞增多症等）、慢性活动性 EB 病毒感染、EB 病毒感染相关的恶性肿瘤（鼻咽癌等）、免疫功能低下（器官移植患者等）或者接受免疫抑制剂治疗等人群。另外，建议根据流行病学证据纳入不同地区的患者/人群，以验证本产品的临床检出能力。

5. 样本分布

建议至少原发性 EB 病毒感染、慢性 EB 病毒感染、EB 病毒感染相关的恶性肿瘤、免疫功能低下或者接受免疫抑制剂治疗等人群中均应检测出具有 EB 病毒阳性的临床结果。

其中阳性样本应包含一定数量的弱阳性样本或灰区样本，并在检测范围内的不同水平均有分布。在病例选择时可考虑具有不同临床症状、体征的患者等。阴性样本主要考虑可能存在的交叉反应情况，应选择其他疱疹病毒感染患者，以从临床角度考察其特异性。

临床试验中所涉及的样本类型应为实际临床检测中常用的样本类型。对于同时能够检测血清和血浆样本的试剂，应对同一 EB 病毒感染患者分别采集的血清和血浆样本进行比对试验研究，阳性样本应包括强、中、弱阳性及部分阴性样本。临床研究应以前瞻性样本为主，如采用回顾性样本应另行说明。

6. 样本量

适当的样本量是保证体外诊断试剂临床性能得到准确评价的必要条件。临床试验样本量应满足统计学要求，可采用适当的统计学方法进行估算。根据不同的预期用途，设计相应临床试验，以辅助诊断用途为例，临床试验可依据试验用体外诊断试剂相对于对比试剂的阴阳性符合率分别估算最低阴阳性样本例数。

临床样本量的估算建议采用如下样本量公式计算，

$$n = \frac{[Z_{1-\alpha}\sqrt{P_0(1-P_0)} + Z_{1-\beta}\sqrt{P_T(1-P_T)}]^2}{(P_T - P_0)^2}$$

公式中，n 为样本量；$Z_{1-\alpha}$、$Z_{1-\beta}$ 为显著性水平和把握度的标准正态分布的分数位，P_0 为评价指标的临床可接受标准，P_T 为试验用体外诊断试剂评价指标预期值。

其中，阴阳性符合率的临床可接受标准（P_0）建议不低于 95%。获得临床试验数据后，证明产品相对于对比方法的阴阳性符合率（置信区间下限）不低于预设的临床可接受标准（P_0）。当评价指标 P 接近 100% 时，上述样本量估算方法可能不适用，应考虑选择更加适宜的方法进行样本量估算和统计学分析，如精确概率法等。

7. 统计学分析

对临床试验结果的统计应选择合适的统计方法，对于本类产品对比实验的等效性研究，常用相关性、线性回归、相关系数（r）等对检测结果进行统计分析，考察两组数据之间是否存在相关性，统计分析应可以证明两种方法的检测结果无明显统计学差异。在临床研究方案中应明确统计检验假设，即评价考核试剂与对比试剂是否等效的标准。选择交叉四格表的形式总结两种试剂的定性检测结果，对检验结果进行符合率分析，计算阳性符合率、阴性符合率、总符合率和 Kappa 值等指标及其可信区间。

8. 结果不符的样本

在数据收集过程中，对于两种试剂的检测结果不一致的样本，应进行第三方复核，并结合受试者的临床诊断信息对差异原因进行分析，但第三方复核结果不应纳入统计分析。如无需复核，应详细说明理由。

（八）产品技术要求

申请人应当在原材料质量和生产工艺稳定的前提下，根据申请人产品研制、前期临床评价等结果，依据国家标准、行业标准及相关文献，按照《医疗器械产品技术要求编写指导原则》（国家食品药品监督管理总局通告 2014 年第 9 号）的有关要求，编写产品技术要求。

如果申报试剂已有适用的国家标准品、参考品发布，则申请人应在产品技术要求中提出检验要求。

按照《办法》的规定，此类产品为第三类体外诊断试剂。申请人应按照《医疗器械产品技术要求编写指导原则》的规定，以附录形式明确主要原材料、生产工艺及半成品要求。附录的编制应符合相关编写规范的要求，主要原材料部分建议包括目标物的基因位点区域、引物/探针的设计及来源（包括目标物和内对照）、各种酶的来源、技术指标和验收标准，内对照和质控品的设置和验证情况等内容。

（九）产品检验报告

应依据产品技术要求，在符合《办法》要求的医疗器械检验机构进行连续 3 个生产批次样品的检验，提供检验合格报告。

（十）产品说明书

说明书承载了产品预期用途、标本采集及处理、检验方法、检验结果解释以及注意事项等重要信息，是指导实验室工作人员正确操作、临床医生针对检验结果给出合理医学解释的重要依据。产品说明书的格式应符合《体外诊断试剂说明书编写指导原则》（国家食品药品监督管理总局通告 2014 年第 17 号）的要求，进口体外诊断试剂的中文说明书除格式要求外，其内容应尽量保持与原文说明书的一致性，翻译力求准确且符合中文表达习惯。产品说明书中相关技术内容均应与申请人提交的注册申报资料中的相关研究结果保持一致，如某些内容引用自参考文献，则应以规范格式对此内容进行标注，并单独列明文献的相关信息。

下面对 EB 病毒核酸检测试剂说明书的重点内容进行详细说明。

1.【预期用途】应至少包括以下内容：

1.1 试剂盒用于定量检测人体样本（如全血、血浆、血清等）中的 EB DNA，适用样本类型应依据申报产品的分析性能评估和临床研究情况进行确认。

1.2 目标物的特征：简要描述病原体生物学特征及致病性，感染后临床表现，相关的实验室诊断方法等。

1.3 目标人群：各种可能接受 EB 病毒核酸感染检查的人群。例如原发性 EB 病毒感染、慢性 EB 病毒感染、EB 病毒感染相关的恶性肿瘤、免疫功能低下或者接受免疫抑制剂治疗等人群。注：未对上述目标人群进行相关临床研究的产品应在此项下声明：由于未做相关验证，本产品不能用于相关临床预期人群。

1.4 产品功能：结合目标人群的临床表现和其他诊断指标，可用于 EB 病毒感染的辅助诊断、治疗监测等。

2.【检验原理】

2.1 描述试剂盒检测能够覆盖的目标基因序列特征，引物及探针的设计，反应体系（管）组合形式，内对照和质控品的设置及荧光信号标记等。

2.2 描述核酸提取纯化的方法、原理等。

2.3 描述试剂盒的技术原理，可结合图示进行说明。如反应体系中添加了相关的防止扩增产物污染组分（如尿嘧啶 DNA 糖基化酶），也应介绍其作用机理。

3.【主要组成成分】

3.1 详细说明试剂盒内各组分的名称、数量、成分、浓度等信息，如含有生物源性物质，应说明其生物学来源、活性及其他特性；说明不同批号试剂盒中各组分是否可以互换。

3.2 如果试剂盒中不包含用于核酸分离/纯化的试剂组分，应在此明确经验证后推荐配合使用的核酸分离/纯化试剂盒的生产企业、产品名称、注册证号（如有）以及配合使用的仪器等信息。

3.3 试剂盒中不包含但对该项检测必需的组分，应列出相关试剂的生产企业、产品名称以及备案凭证号或注册证号（如有）等信息。

4.【储存条件及有效期】

说明试剂盒的效期稳定性、开封稳定性、复溶稳定性、运输稳定性、冻融次数要求等，应标明具体的储存条件及效期。

5.【适用机型】

注明所有适用的仪器型号，并提供与仪器有关的重要信息以指导用户操作。

6.【样本要求】

6.1 样本收集要求：结合临床公认推荐的采样要求。

6.2 血液样本应当说明对采血管及抗凝剂的要求：明确样本类型、采血管和抗凝剂，其他样本应说明样本采集、处理及保存方式。

6.3 样本处理、运送及保存：对血液样本离心条件的要求，核酸提取前的预处理、运送条件、保存条件及期限（短期、长期）等。冷藏/冷冻样本检测前是否需恢复至室温、冻融次数的要求。如有需要应对高于检测范围的样本稀释方法进行规定。

7.【检验方法】描述自动分析的工作流程或者详细说明试验操作的各个步骤，例如：

7.1 试剂准备及配制方法、注意事项。

7.2 详细描述待测样本、质控品的核酸提取/纯化方法，包括条件、步骤及注意事项。

7.3 扩增反应前准备：加样体积、顺序等。

7.4 PCR 各阶段的温度、时间设置、循环设置及注意事项。

7.5 仪器设置：特殊参数、结合探针的荧光素标记情况设置目标基因及内标的荧光通道。

7.6 基线、循环阈值（Ct 值）的选择方法。

7.7 质量控制方法：试剂盒内阴/阳性质控品、内标的 Ct 值范围要求。

8.【检验结果的解释】

结合阳性对照、阴性对照、内对照（内标）以及目标基因的检测结果，以列表形式详细描述所有可能出现的结果组合及相应的解释，可用 Ct 值表示。如存在灰区，应同时说明对灰区结果的处理方式，包括在何种情况下需要进行重复检测，重复检测的方法，对样本可能采取的优化条件（如采集要求或采集方法）等。如适用，也可结合扩增结果的 S 形曲线对灰区结果进行判定。

9.【检验方法局限性】

9.1 本试剂盒的检测结果应结合患者的症状/体征、病史、其他实验室诊断结果等情况进行综合分析以及解释，不得作为患者临床诊治或管理的唯一依据。

9.2 导致假阴性/假阳性结果的可能性分析：

9.2.1 不合理的样本采集、处理、运输及保存条件，样本中目标物滴度过低。

9.2.2 EB 病毒核酸目标基因序列的变异或其他原因导致的序列改变。

9.2.3 同一患者不同时间、不同部位或者多次采集样本会降低假阴性结果的可能性。

9.2.4 未经验证的其他干扰，如内源性或外源引入样本的物质。

9.2.5 样本间的交叉污染。

9.2.6 未经验证的其他交叉反应物质。

10.【产品性能指标】详述以下性能指标：

10.1 最低检出限及定量限：说明试剂不同样本类型的最低检出浓度和最低定量浓度，简单介绍最低检出限/定量限的确定及验证方法。

10.2 线性范围：确定线性范围的方法、浓度范围、相关系数等信息。

10.3 精密度：说明不同类型样本的重复性和重现性评价结果。

10.4 分析特异性：包括交叉反应和干扰物质。

10.4.1 可能产生交叉反应的其他病原体的验证情况，建议以列表的方式描述病原体名称、型别、浓度等信息。

10.4.2 样本中常见干扰物质对检测结果的影响，应注明可接受的最高限值。

10.5 临床试验：简要介绍试验方法、受试者及样本、试验结果和结论等。

11.【注意事项】应至少包括以下内容：

（1）有关人源组分（如有）的警告，如：试剂盒内校准品、质控品或其他可能含有人源物质的组分，虽已通过乙型肝炎表面抗原（HbsAg）、人类免疫缺陷病毒抗体（抗-HIV1/2）、丙型肝炎抗体（抗-HCV）等项目的检测为阴性，但截至目前，没有任何一项检测可以确保绝对安全，故仍应将这些组分作为潜在传染源对待。

（2）临床实验室应严格按照《临床基因扩增实验室工作规范》配备设备及操作人员，应严格按照说明书要求进行操作。

三、参考文献

1. 国家食品药品监督管理总局.体外诊断试剂注册管理办法（局令第5号），2014年7月

2. 国家食品药品监督管理总局.体外诊断试剂临床试验技术指导原则，2014年9月

3. 国家食品药品监督管理总局.体外诊断试剂说明书编写指导原则，2014年9月

4. 国家食品药品监督管理总局.体外诊断试剂注册申报资料要求和批准证明文件格式，2014年9月

5. 全国儿童EB病毒感染协作组.EB病毒感染实验室诊断及临床应用专家共识.中华实验和临床病毒学杂志，2018.2（32）：2－8

6. 中国抗癌协会肿瘤标志专业委员会鼻咽癌标志物专家委员会.鼻咽癌标志物临床应用专家共识.中国癌症防治杂志，2011.6（11）：183－193

四、起草单位

国家药品监督管理局医疗器械技术审评中心。

32 抗甲状腺过氧化物酶抗体测定试剂注册技术审评指导原则

（抗甲状腺过氧化物酶抗体测定试剂注册技术审查指导原则）

本指导原则旨在指导注册申请人对抗甲状腺过氧化物酶抗体测定试剂注册申报资料的准备及撰写，同时也为技术审评部门审评注册申报资料提供参考。

本指导原则是对抗甲状腺过氧化物酶抗体测定试剂的一般要求，申请人应依据产品的具体特性确定其中内容是否适用，若不适用，需具体阐述理由及相应的科学依据，并依据产品的具体特性对注册申报资料的内容进行充实和细化。

本指导原则是供申请人和审查人员使用的指导文件，不涉及注册审批等行政事项，亦不作为法规强制执行，如有能够满足法规要求的其他方法，也可以采用，但应提供详细的研究资料和验证资料。应在遵循相关法规的前提下使用本指导原则。

本指导原则是在现行法规、标准体系及当前认知水平下制定的，随着法规、标准体系的不断完善和科学技术的不断发展，本指导原则相关内容也将适时进行调整。

一、适用范围

从方法学考虑，在本文中抗甲状腺过氧化物酶抗体测定试剂盒是指采用化学发光免疫分析技术，利用全自动、半自动化学发光免疫分析仪，对人血清或血浆等样本中抗甲状腺过氧化物酶抗体的含量进行体外定量分析的试剂。化学发光免疫分析法主要有直接化学发光、电化学发光、酶促间接化学发光等。

根据《体外诊断试剂注册管理办法》（国家食品药品监督管理总局令第5号）和《食品药品监管总局关于印发体外诊断试剂分类子目录的通知》（食药监械管〔2013〕242号），抗甲状腺过氧化物酶抗体测定试剂盒的管理类别为二类，分类代码为6840。本指导原则适用于进行首次注册申报和相关许可事项变更的产品。

本指导原则不适用于：

（一）单独申请注册的抗甲状腺过氧化物酶抗体校准品和质控品。

（二）化学发光免疫分析法原理之外的其他抗甲状腺过氧化物酶抗体测定试剂盒。

二、注册申报资料要求

（一）综述资料

甲状腺过氧化物酶（thyroid peroxidase，TPO），是催化甲状腺激素的重要酶，由甲状腺滤泡细胞合成。其主要成分是由933个氨基酸残基组成的分子量103kD的10%糖化的血色素样蛋白质，表达在细胞表面，在滤泡腔面的微绒毛处分布最为丰富。该酶可与甲状腺球蛋白（thyroglobulin，Tg）协同作用将L-酪氨酸碘化，并将一碘酪氨酸和二碘酪氨酸联结成为甲状腺激素 T_4、T_3 和 rT_3。TPO也是自身免疫性甲状腺疾病一种重要的自身抗原，可以刺激机体免疫系统产生抗TPO抗体（antibodies to thyroid peroxidase，Anti-

TPO）。Anti-TPO 作为自身免疫性甲状腺疾病一种主要的自身抗体，可通过激活补体、抗体依赖细胞介导的细胞毒作用和致敏的 T 杀伤细胞直接杀伤等作用机制，引起甲状腺滤泡损伤，间接的抑制甲状腺素的合成，导致甲状腺功能减退。检测该类抗体的主要适用症为自身免疫性甲状腺疾病（包括突眼性甲状腺肿和桥本甲状腺炎等）。

Anti-TPO 抗体主要以 IgG 类为主，该抗体主要见于自身免疫性甲状腺病，如桥本甲状腺炎（阳性率 85%～100%）、Graves 病（阳性率 65%）、原发性黏液性水肿患者；也见于其他器官特异性自身免疫病，如 1 型糖尿病（阳性率 14%）、Addison 病（阳性率 31%）、恶性贫血（阳性率 55%）及产后甲状腺炎（阳性率 15%）等。目前认为，Anti-TPO 抗体为人类自身免疫性甲状腺炎较理想的标志抗体，阳性结果可用于自身免疫性甲状腺疾病的辅助诊断。

综述资料应主要包括产品预期用途、产品描述、有关生物安全性方面的说明、研究结果的总结评价以及同类产品在国内外上市情况介绍等内容，其中同类产品上市情况介绍部分应着重从方法学、临床应用情况、申报注册产品与目前市场上已获批准的同类产品之间的异同方面进行介绍。应符合《体外诊断试剂注册管理办法》（国家食品药品监督管理总局令第 5 号）和《关于公布体外诊断试剂注册申报资料要求和批准证明文件格式的公告》（国家食品药品监督管理总局公告 2014 年第 44 号）的相关要求。

（二）主要原材料研究资料（如需提供）

1. 所用抗原/抗体的制备、筛选、纯化以及鉴定等详细试验资料。如抗原/抗体为申请人自制，则应详述抗原/抗体的名称及生物学来源，申请人对该抗原/抗体技术指标的要求（如外观、纯度、蛋白浓度、效价等），且其生产工艺必须相对稳定，并对其工艺有相关的验证。同时确定该抗原/抗体作为主要原材料的依据和质量标准；如为申请人外购，则应详述其名称及生物学来源，外购方名称，提交外购方出具的抗原/抗体性能指标及检验证书，详述申请人对该抗原/抗体技术指标的要求以及申请人确定该抗体作为主要原材料的依据。

2. 质控品（如有）的原料选择、制备、定值过程及试验资料。

3. 申请人应根据 GB/T 21415—2008/ISO 17511：2003《体外诊断医疗器械生物样品中量的测量校准品和控制物质赋值的计量学溯源性》提供所用校准品的来源、赋值过程和相应指标，以及不确定度等内容。明确校准品的质量标准并提供校准品的溯源性文件，校准品应溯源至现行的国家标准品或国际标准品。

（三）主要生产工艺及反应体系的研究资料（如需提供）

生产工艺主要包括：各组分制备工艺的研究，包括试剂的配方及工艺关键参数的确定依据等。反应体系主要包括：反应条件、样本用量、试剂用量等确定的依据。

1. 主要生产工艺介绍，可以流程图方式表示，并简要说明主要生产工艺的确定依据。

2. 产品反应原理介绍。

3. 抗原/抗体包被工艺研究：申请人应考虑如包被缓冲液及添加量、浓度、时间、温度等指标对产品性能的影响，通过试验确定上述指标的最佳组合。

4. 体系反应条件确定：申请人应考虑反应模式、反应时间、反应温度、洗涤次数等条件对产品性能的影响，通过试验确定上述条件的最佳组合。

5. 体系中样本及试剂的加样方式及添加量确定：申请人应考虑样本加样方式、加样量以及试剂添加顺序、添加量对产品检测结果的影响，通过实验确定最佳的样本及试剂的添加方式和添加量。如样本需采取稀释或其他必要的方法进行处理后方可用于最终检测，申请人还应对可用于样本稀释的基质或处理方法进行研究，通过试验确定样本稀释基质或处理方法。确定反应所需其他试剂用量（校准品、标记物、底物等）的研究资料。

（四）分析性能评估资料

企业应提交产品研制阶段的所有性能验证的研究资料，包括具体研究方法、质控标准、实验数据、统计分析等详细资料。建议选择不少于 3 批产品对以下分析性能进行研究，包括检出限、线性、准确度、重复性、批间差、特异性等指标。

对于适用多个机型的产品，应提供产品说明书【适用仪器】项中所列的所有型号仪器的性能评估资料。如产品涉及不同包装规格，则需要提供每个包装规格在不同型号仪器上的评估资料；如不同包装规格之间不存在性能上的差异，需要提交包装规格间不存在性能差异的说明。

1. 准确度

按以下优先顺序选择准确度性能评估方法，其结果应满足相关国际/国家及行业标准的要求：

1.1 相对偏差

根据企业提供的试剂盒线性区间，将有证参考物质或其他公认的参考物质，或由参考方法定值的人源性样品（可适当添加被测物，以获得高浓度的样品）作为样本，合理设置 2～3 个浓度，将其作为样本按照待测试剂盒说明书的步骤进行检测，每个样品重复测定 3 次，测试结果记为（Xi），按式（1）分别计算相对偏差（Bi）。如果 3 次结果都符合要求，即判为合格。如果大于等于 2 次的结果不合格，即判为不合格。如果有 1 次结果不符合要求，则应重新连续测试 20 次，并分别按照公式（1）计算相对偏差，如果大于等于 19 次测试的结果符合要求。

$$Bi = (Xi - T)/T \times 100\% \qquad (1)$$

式中：

Bi—相对偏差；

Xi—测量浓度；

T—标定浓度。

注：优先考虑使用国家标准品或国际标准品、参考品。

1.2 比对试验

参考体外诊断试剂分析性能评估相关技术审查指导原则的要求完成准确度（方法学比对）评估。

取不少于40个合理分布在线性区间内不同浓度的人血清或/和血浆样本，待测 Anti-TPO 试剂与生产企业选定的比对系统进行比对试验。每份样本按待测试剂及选定比对系统的要求分别进行检测，每份样本各测定1遍，用线性回归方法对两组结果进行线性拟合，得到线性回归方程的相关系数（r）和斜率，计算各个样本的待测试剂测定值与比对系统测定值的绝对偏差或相对偏差。

1.3 回收实验

参考体外诊断试剂分析性能评估相关技术审查指导原则要求完成准确度（回收实验）评估。

方法：选择接近参考区间的常规检测样本，分为体积相同的3~4份，在其中2~3份样本中加入不同浓度相同体积的待测物标准液制备待回收分析样本，加入体积小于原体积的10%，制成2~3个不同浓度的待回收分析样本，计算加入的待测物的浓度。在另一份样本中加入同样体积的无待测物的溶剂，制成基础样本。用待评价系统对待回收分析样本和基础样本进行测定，通常对样本进行3次重复测定，计算均值，取其均值进行下述计算，求得回收率。

数据处理及结果报告：

用公式（2）计算回收率：

$$R = \frac{C \times (V_0 + V) - C_0 \times V_0}{V \times C_s} \qquad (2)$$

式中：R—回收率；

V—加入待测物标准液的体积；

V_0—基础样本的体积；

C—基础样本加入待测标准物质后的检测浓度；

C_0—基础样本的检测浓度；

C_s—待测物标准液的浓度。

2. 检出限（LOD）

申请人应评估空白限（LOB）和检出限（LOD）。

空白限的建立可使用检测零浓度校准品或样本稀释液的方法进行。例如重复测定20次，根据测量结果的平均值（M）和标准差（SD），计算 $M + 2SD$ 及其对应的浓度值，结果应符合企业规定要求。

检出限的确立可采用系列稀释参考品的方法进行。建议使用国际参考品/国家参考品进行梯度稀释并进行至少60次检测，95%以上的检测结果高于空白限作为检出限。最低检出限应不高于12IU/ml。另外，应使用最低检出限或接近最低检出限水平的样本进行检出限的验证，结果应符合产品技术要求性能指标的要求。

3. 线性

建立试剂线性范围所用的样本基质应尽可能与临床实际检测的样本相似，理想的样本为分析物浓度接近预期测定上限的人血清/血浆，且应充分考虑多倍稀释对样本基质的影响。建立一种定量测定方法的线性范围时，需在预期测定范围内选择7~11个浓度水平。例如，将预期测定范围

加宽至130%，在此范围内选择更多的浓度水平，然后依据实验结果逐渐减少数据点直至表现出线性关系，确定线性范围。

验证线性范围时，可以采用高浓度样本稀释的方法验证线性，将接近线性区间上限的高值样本按一定比例稀释为至少5种浓度，其中低值浓度的样本须接近线性区间的下限。按试剂说明书操作，对每一浓度的样本均重复检测不少于2次，计算其平均值，将结果平均值和稀释比例用最小二乘法进行直线拟合，计算线性相关系数 r，应不低于0.9900，线性区间应不窄于［12，400］IU/ml。

4. 重复性

重复性的评估应包括至少两个浓度水平的样本进行，两个浓度都应在试剂的测量范围内，且有一定的临床意义，通常选用该检测指标的正常参考值附近样本和病理高值样本，建议采用浓度为（30±6）IU/ml 和（200±40）IU/ml 的样本。

分别用不同浓度的样本各重复检测10次，计算10次测量结果的平均值（M）和标准差（SD），根据公式（3）得出变异系数（CV）。

$$CV = SD/M \times 100\% \qquad (3)$$

5. 批间差

用3个批号的试剂盒分别检测不同浓度（建议与重复性样本浓度的选择一致）的样本，各重复10次，计算每个浓度样本30次测量结果的平均值（M）和标准差（SD），根据公式（3）得出变异系数（CV），应不大于15%。

6. 特异性

推荐参考 CLSI 的 EP7 – A2《临床生化干扰实验批准指南》或《WS/T416 – 2013 干扰实验指南》进行特异性评估。

6.1 交叉反应

易产生交叉反应的其他抗体等的验证情况，应至少验证与抗甲状腺球蛋白抗体的交叉反应情况。

6.2 干扰物质

样本中常见干扰物质对检测结果的影响，如血红蛋白、高脂、黄疸、类风湿因子、抗核抗体、嗜异性抗体、总蛋白以及说明书中声称其他的干扰物质对检测结果的影响。干扰物浓度的分布应覆盖人体样本生理及病理状态下可能出现的物质浓度。建议将研究结果在说明书中进行说明。

如无法获得含有高浓度干扰物质的样本，可采用纯品物质分别添加到健康人样本、参考区间附近样本、中浓度值样本中的方式进行验证。方法为对模拟添加样本分别进行验证，样本量选择应体现一定的统计学意义，说明样本的制备方法及干扰试验的评价标准，确定可接受的干扰物质极限浓度，被测物浓度至少应包括其医学决定水平的浓度。

7. 钩状（Hook）效应（如适用）

说明不会产生 Hook 效应的浓度上限或相关研究，如需稀释，应注明对稀释液的要求、最佳或最大稀释比例。每个浓度重复3份，对钩状效应进行合理的验证。建议在产

品说明书上明示对钩状效应的研究结果。

过度稀释可能影响样本基质，研究过程应注意基质效应影响，必要时应提供基质效应研究有关的资料。

8. 校准品及质控品（如适用）

参照 GB/T 21415—2008《体外诊断医疗器械生物样品中量的测量校准品和控制物质赋值的计量学溯源性》的要求，提供企业（工作）校准品及试剂盒配套校准品定值及不确定度计算相关资料，提供质控品赋值及其质控范围确定的相关资料。Anti-TPO 已有国家标准品和国际标准品，试剂盒配套校准品和质控品，应参照 GB/T 21415—2008 的要求溯源至国家（国际）标准品。如校准品或质控品的基体不同于临床常用样本类型，还应提交校准物质互换性的相关研究资料。

9. 样本类型的研究（如适用）

如果试剂盒适用样本类型包括血浆样本，应采用各种适用抗凝剂抗凝的血浆样本分别与血清样本进行对比实验研究，样本量的选择应符合统计学意义。方法为对比线性范围内的同一病人的血清和血浆样本，样本浓度应均匀分布且包含医学决定水平以及低值浓度，以验证申报试剂盒对于血清和血浆样本检测结果的一致性。如同一病人的不同抗凝剂抗凝的高值血浆样本难以获得，可采用高值血清样本分别添加到健康人的血清和不同抗凝剂抗凝的血浆样本中进行验证。

性能指标的评价方法并无统一的标准可依，可根据不同的试剂特征进行，前提是必须保证研究的科学合理性。具体研究方法建议参考相关国内外有关体外诊断产品性能评估的文件进行。

（五）参考区间确定资料

参考区间确定所采用的样本来源、确定方法及详细的试验资料。样本来源覆盖年龄、性别等因素，尽可能考虑样本来源的多样性、代表性。应明确参考人群的筛选标准，研究各组（如性别、年龄等）例数不应低于 120 例。建议参考 CLSI C28-A3c 或 WS/T 402—2012《临床实验室检验项目参考区间的制定》进行相应研究。

参考值研究结果应在说明书【参考区间】项中进行相应说明。

（六）稳定性研究资料

稳定性研究资料主要涉及两部分内容，申报试剂盒的稳定性和适用样本的稳定性研究。试剂盒稳定性主要包括实时稳定性（有效期）、运输稳定性、开瓶（在机）稳定性、复溶稳定性（干粉或冻干粉）及热稳定性等研究，申请人可根据实际需要选择合理的稳定性研究方案。对于实时稳定性研究，应提供至少三批样品在实际储存条件下保存至成品有效期后的研究资料。稳定性研究资料应包括研究方法的确定依据、具体的实施方案、详细的研究数据以及结论，应涵盖产品中受稳定性影响的性能指标（如准确度、线性、重复性、检出限等）。

样本稳定性研究主要包括样本在室温、冷藏或冷冻保存条件下抗甲状腺过氧化物酶抗体含量的稳定性验证，可以在合理的温度范围内选择温度点（温度范围），每间隔一定的时间段即对储存样本进行稳定性验证，从而确定不同类型样本的保存条件及使用期限。适于冷冻保存的样本还应对冻融次数进行研究。

试剂盒稳定性和样本稳定性两部分内容的研究结果应在说明书【储存条件及有效期】和【样本要求】两项中分别进行详细说明。

（七）临床评价资料

根据《关于公布新修订免于进行临床试验医疗器械目录的通告》（国家药品监督管理局通告 2018 年第 94 号），抗甲状腺过氧化物酶（TPO）抗体检测试剂可免于进行临床试验，申请人可依照《免于进行临床试验的体外诊断试剂临床评价资料基本要求（试行）》开展评价。申请人如无法或不适于按照上述要求对产品进行临床评价，则应按照《体外诊断试剂临床试验技术指导原则》的要求开展临床试验。

下面仅对临床试验中的基本问题进行阐述。

1. 临床试验研究方法

选择境内已批准上市、临床普遍认为质量较好的同类产品作为对比试剂，采用试验用体外诊断试剂（以下称考核试剂）与之进行比较研究试验，证明本产品与已上市产品等效或优于已上市产品。对比试剂尽量选择方法学相同、线性范围、参考区间及精密度等性能接近的同类产品。

2. 临床试验机构的选择

2.1 应在至少两家经国家食品药品监督管理总局备案的临床试验机构开展临床试验。

2.2 临床试验机构应有能力提供临床试验所需的各类样本，实验操作人员有足够的时间熟悉检测系统的各环节（仪器、试剂、质控及操作程序等），熟悉评价方案。在整个实验中，考核试剂和对比试剂都应处于有效的质量控制下，定期对仪器进行校准，最大限度保证试验数据的准确性及可重复性。

3. 临床试验方案

临床试验实施前，研究人员应从临床医学、检验医学、统计学等多方面考虑，设计科学合理的临床研究方案。各临床试验机构的方案设置应基本一致，且保证在整个临床试验过程中遵循预定的方案实施，不可随意改动。整个试验过程应在临床试验机构的实验室内并由本实验室的技术人员操作完成，申报单位的技术人员除进行必要的技术指导外，不得随意干涉实验进程，尤其是数据收集过程。

试验方案中应确定严格的样本纳入/排除标准，任何已经入选的样本再被排除出临床研究都应记录在案并明确说明原因。在试验操作过程中和判定试验结果时应采用盲法及样本随机分配以保证试验结果的客观性。待评价试剂的样本类型应不超过参比试剂的样本类型，且每种样本类型例数的选择应符合基本的统计学要求。

4. 研究对象选择

4.1 临床试验样本量的确定：在符合指导原则有关最低样本要求的前提下，还应符合统计学要求。

4.1.1 对于同源的不同样本类型，其中一种样本类型临床试验的样本数至少为 200 例，其他样本类型在至少 2 家（含 2 家）临床试验机构共验证不少于 100 例受试者的自身血清、血浆样本测试结果间的一致性（采用考核试剂评价），其中不同浓度样本分布情况与总例数中分布情况应一致。

4.1.2 应考虑样本量的分布，各临床试验机构样本量和样本分布应相对均衡。

4.2 按说明书的样本要求，明确试验用样本的存贮条件、可否冻融等要求及避免使用的样本，血浆样本应明确抗凝剂的要求。实验中，尽可能使用新鲜样本，避免贮存。如无法避免使用贮存样品时，注明贮存条件及时间，在数据分析时应考虑其影响。

4.3 各种类型的样本浓度应覆盖考核试剂线性范围，尽可能均匀分布。尽可能使不少于 30% 样本的测定值处于参考区间以外，但在线性范围内。

4.4 变更事项相关的临床试验：涉及产品检测条件优化、增加与原样本类型具有可比性的其他样本类型等变更事项，产品临床试验总样本数至少为 100 例，并在至少 2 家（含 2 家）临床试验机构开展临床试验；变更抗原、抗体等主要原材料的供应商、阳性判断值或参考区间的变化及增加临床适应证等变更事项，应根据产品具体变更情况，酌情增加临床试验总样本数。

4.5 应考虑在临床试验中选择部分含干扰物质的标本进行对比研究，包括高脂、溶血、黄疸的样本、类风湿因子等阳性样本，易共存的其他自身免疫抗体同时升高的患者标本，以从临床角度验证试剂的特异性。

5. 统计分析

对临床试验结果的统计应结合临床试验数据的正/偏态分布情况选择合适的统计方法，如离群值判断、相关分析、线性回归、Bland-Alraman 分析（如绝对偏倚/偏差及相对偏倚/偏差分析）等。对于对比实验的等效性研究，最常用是对考核试剂和对比试剂两组检测结果的相关及线性回归分析，以 $y = a + bx$ 和 R^2 的形式给出回归分析的拟合方程，其中：y 是考核试剂结果，x 是对比试剂结果，b 是方程斜率，a 是 y 轴截距，R^2 是判定系数，r 是相关系数，同时应给出 b 的 95%（或 99%）置信区间。结合临床试验数据的对比情况，统计学负责人进行统计分析，应可以证明两种方法的检测结果具有较好的相关性。

分别计算医学决定水平处或参考区间临界值相对偏倚/偏差及 95% 置信区间。医学决定水平处相对偏倚应不大于允许误差（建议参照 1/2CLIA'88、1/2 室间质评可接受范围、1/2 来源于生物变异的总允许误差、卫生行业标准、准确度相对偏差等相关要求设定允许误差）。

6. 结果差异样本的验证

对于比较研究试验中测定结果不符的样本，应采用"金标准"或其他合理的方法进行复核，以便对临床试验结果进行分析。如无需复核，应详细说明理由。

7. 临床试验总结报告撰写

临床试验总结报告应对试验的整体设计及各个关键点给予清晰、完整的阐述，对整个临床试验实施过程、结果分析、结论等进行条理分明的描述，并包括必要的基础数据和统计分析方法。具体撰写内容应符合《关于发布体外诊断试剂临床试验技术指导原则的通告》（国家食品药品监督管理总局通告 2014 年第 16 号）的要求。

（八）产品风险分析资料

申请人应考虑产品寿命周期的各个环节，从预期用途、可能的使用错误、与安全性有关的特征、已知及可预见的危害等方面的判定以及对患者风险的估计进行风险分析，应符合 YY/T 0316—2016/ISO 14971：2007《医疗器械风险管理对医疗器械的应用》及附录 H 的要求。

风险分析资料应包含以下内容：

1. 概述：简要介绍风险分析资料的编制依据、适用范围、产品描述、风险管理计划及实施情况等。

2. 风险管理人员及其职责分工：明确风险管理小组成员及职责，制定风险管理流程图，明确风险管理活动的评审要求等。

3. 风险可接受准则：明确风险可接受的准则。

4. 预期用途和安全性有关特征的判定：以 YY/T 0316—2016 附录 H 为基础，判定产品预期用途和与安全性有关的特性，判定已知和可预见的危害、对患者风险的评估，并形成问题清单。

5. 风险评价、风险控制和风险控制措施：对每一判定为危害的不正确结果的风险进行评价，并制定相应的风险控制方案及措施。

6. 综合剩余风险的可接受性评价：对比采取风险控制措施前后的风险情况，对剩余风险的可接受性进行评价。

7. 风险控制措施验证：对风险控制措施的有效性进行验证分析。

8. 生产和生产后监测：对产品生产和生产后的性能进行内部和外部的监测。内部监测包括生产过程控制，外部监测包括用户投诉、不良事件、第三方性能评价等。本项内容由产品上市后补充，产品注册时提供监测信息表格的设计内容。

9. 风险管理评审结论：风险管理小组下达风险评审结论。

（九）产品技术要求

产品技术要求应符合《体外诊断试剂注册管理办法》（国家食品药品监督管理总局令第 5 号）和《关于发布医疗器械产品技术要求编写指导原则的通告》（国家食品药品监督管理总局通告 2014 年第 9 号）的相关规定。

产品技术要求不得低于行业标准 YY/T 1458—2016《抗甲状腺过氧化物酶抗体定量检测试剂（盒）（化学发光免疫分析法）》的要求。

作为定量检测试剂盒，产品技术要求应主要包括以下性能指标：外观、装量、检出限、线性、准确度、重复性、批间差等。若有国家标准品或国际标准品、参考品，准确度首选国家标准品或国际标准品、参考品进行评估。

如注册单元中包含校准品或质控品，其性能指标的检验方法应在技术要求中予以描述。应至少包含外观、装量（干粉试剂可不做）、赋值准确度、均匀性。冻干型校准品和质控品还应检测批内瓶间差和复溶稳定性。

（十）产品注册检验报告

根据《关于公布体外诊断试剂注册申报资料要求和批准证明文件格式的公告》（国家食品药品监督管理总局公告2014年第44号）的要求，首次申请注册的第二类产品应该在国家食品药品监督管理部门认可的、具有相应承检范围的医疗器械检测机构进行样品的注册检测。Anti-TPO已有国家参考品、标准品，在注册检测时应采用国家参考品、标准品进行注册检验。注册申报资料中应包括相应的注册检验报告和产品技术要求预评价意见。注册审查时提出补充检验要求的，应在原检验机构进行检验。

（十一）产品说明书

说明书承载了产品预期用途、样本要求、检验方法、检测结果的解释以及注意事项等重要信息，是指导使用者正确操作、临床医生针对检验结果给出合理医学解释的重要依据，因此，产品说明书是体外诊断试剂注册申报最重要的文件之一。产品说明书的编写应符合《关于发布体外诊断试剂说明书编写指导原则的通告》（国家食品药品监督管理总局通告2014年第17号）的要求，境外试剂的中文说明书除格式要求外，其内容应尽量保持与原文说明书的一致性，翻译力求准确且符合中文表达习惯。产品说明书的所有内容均应与申请人提交的注册申报资料中的相关研究结果保持一致，如某些内容引用自参考文献，则应以规范格式对此内容进行标注，并单独列明文献的相关信息。

根据《关于发布体外诊断试剂说明书编写指导原则的通告》（国家食品药品监督管理总局通告2014年第17号）的要求并结合抗甲状腺过氧化物酶抗体本身的特点，对试剂说明书的重点内容进行详细说明，以指导注册申报人员更合理地完成说明书编制。

1.【产品名称】

（1）通用名称：试剂盒名称由三部分组成：被测物名称、用途、方法或原理。例如：抗甲状腺过氧化物酶抗体测定试剂盒（化学发光免疫分析法）。名称中不应当出现样本类型及定量等内容。

（2）英文名称（如有）应当正确、完整，可直译，不宜只写缩写。

2.【包装规格】

（1）应与产品技术要求中所列的包装规格及型号一致。

（2）注明装量或可测试的样本数，如××测试/盒、××ml。

（3）注明各包装规格的数量，如20ml×2。

（4）如申报产品的包装规格较多，不同包装规格之间应按照分隔层次分别使用顿号、逗号、分号进行区分，统一以句号结束。如仅单一包装规格，其后可以不加标点符号。

3.【预期用途】

第一段：产品的预期用途建议描述为：本产品用于定量检测人血清或血浆中抗甲状腺过氧化物酶抗体的含量。适用的样本类型应结合实际的临床研究情况进行确认。

第二段：简要介绍抗甲状腺过氧化物酶抗体的临床意义。注：临床适应证相关信息应提供文献出处（标注并在【参考文献】列出）。

4.【检验原理】

详细说明检验原理、方法，必要时可采用图示方法描述。

5.【主要组成成分】

5.1 说明产品包含试剂组分的名称、数量等信息，涉及的英文缩写首次出现应全部以中文表述。

5.2 对于多组分试剂应明确说明不同批号试剂盒中各组分是否可以互换。如可互换，应提交相关验证材料。

5.3 如试剂盒中包含耗材，应列明耗材名称、数量等信息。

5.4 对于产品中不包含，但对该试验必需的试剂组分，应列出此类试剂的名称，提供稀释或混合方法及其他相关信息。

5.5 试剂盒中如包含校准品和/或质控品，应说明其主要组成成分及其生物学来源：应注明校准品的定值及其溯源性，溯源性至少应写明溯源到的最高级别，包括：标准物质的发布单位。质控品的靶值范围如为批特异，可注明批特异，并附单独的靶值单。

6.【储存条件及有效期】

根据产品的实时稳定性、开瓶稳定性、在机稳定性等稳定性研究结果，对产品的储存条件及有效期做以下说明：

6.1 说明产品的储存条件及有效期，如：2~8℃、-18℃以下或其他温度条件保存的有效期限。

6.2 如果打开包装后产品或组分的稳定性不同于原包装产品，则打开包装后产品或组分的储存条件也必须注明。

6.3 如试剂盒各组分的稳定性不一致，则应对各组分的储存条件和有效期分别进行描述。

6.4 对于可以冷冻的试剂盒应注明冻融次数限制。

6.5 增加"生产日期、使用期限或者失效日期：见标签"的字样。

注1：保存条件不应有模糊表述，稳定期限应以月或日或小时为单位。

注2：保存条件不应有模糊表述，如"常温""室温"，应明确贮存温度，如2~8℃，有效期12个月。

7.【适用仪器】

说明可适用的仪器及型号，应写明具体适用仪器的型号，不能泛指某一系列仪器。适用仪器需写明厂家及型号，如不同包装规格适用于不同的机型，可写明适用关系。

8.【样本要求】重点明确以下内容：

8.1 明确本产品适用的样本类型，血液样本应当说明对采血管及抗凝剂的要求，其他样本应说明样本采集、处理及保存方式。

8.2 样本采集：采集时间点是否受临床症状、用药情况等因素的影响，尽量减少由于样本采集或处理不当对实验造成的影响。

8.3 样本处理、运送及保存：明确样本处理方法、样本的保存条件及期限（短期、长期）等。冷藏/冷冻样本检测前是否须恢复室温，冻融次数的要求。

8.4 应与样本稳定性的研究一致。

9.【检验方法】详细说明实验操作的各个步骤，包括：

9.1 实验条件：实验环境的温度、湿度等注意事项，检验试剂及样本复温、试剂孵育温度等要求。

9.2 试剂准备及配制方法、注意事项。

9.3 待测样本的预处理方法、步骤及注意事项。

9.4 明确样本检测的操作步骤，如样本满足临床检测需要的加样量及观察时间。

9.5 校准：校准品的使用方法、注意事项、校准曲线的绘制方法。对适用于具有校准曲线保存功能检测仪器的产品，应注明校准周期。

9.6 质量控制：明确质控品的选择、质控品的使用方法、对质控结果的必要解释以及推荐的质控周期等；建议在本部分注明以下字样：如果质控失控时，应分析原因并采取纠正措施。

10.【参考区间】

10.1 应注明常用样本类型的正常参考区间，并简要说明参考区间确定的依据，如样本量、人群、年龄、统计方法等。

10.2 建议注明以下字样"建议各实验室根据实际条件及接触人群建立自己的参考区间"。

11.【检验结果的解释】对所有可能出现的结果进行合理的解释：

11.1 本试剂盒的检测结果仅供临床参考，不得作为患者病情评价的唯一指标，对患者的临床诊治应结合其症状/体征、病史、其他实验室检查及治疗反应等情况综合考虑。

11.2 分析异常值出现的可能因素，明确说明何种情况下需要进行重复检测，以及在重复检测时对待测样本可采取的优化条件等进行详述。

11.3 超出检测范围的样本怎样报告结果，如要得到准确的结果需怎样处理，如需稀释，应注明稀释方法、最佳或最大稀释比例等。

12.【检验方法的局限性】

12.1 干扰物质及钩状效应（HOOK 效应，如适用）对检测结果的影响，结果应量化表示，禁用轻度、严重等模糊表述。

12.2 有关假性升高或降低结果的可能性分析。

12.3 抗凝剂对检测结果的影响（如适用）。

13.【产品性能指标】

根据产品技术要求对性能指标进行描述。应至少包括：检出限、准确度、线性、重复性、批间差等。

14.【注意事项】应至少包括以下内容：

14.1 仅用于体外诊断。

14.2 有关人源组分（如有）的警告，如：试剂盒内质控品或其他可能含有人源物质的组分，虽已经通过了 HB-sAg、HIV1/2-Ab、HCV-Ab 和 Anti-TP 等项目的检测，但截至目前，没有任何一项检测可以确保绝对安全，故仍应将这些组分作为潜在传染源对待。

14.3 使用不同生产商的试剂盒对同一份样本进行检测可能会存在差异。

14.4 如无确切的证据证明其安全性，对所有样本和反应废弃物都视为传染源进行处理。

14.5 有关实验操作、样本保存及处理等其他注意事项。

15.【标识的解释】

如有图形或符号，请解释其代表的意义。如没有，本项可以缺省。

16.【参考文献】

注明引用的参考文献，并在说明书相应内容处标注参考文献编号。参考文献的格式参考论文规范要求。

17.【基本信息】

根据《关于发布体外诊断试剂说明书编写指导原则的通告》（国家食品药品监督管理总局通告 2014 年第 17 号）的要求编写。

17.1 注册人与生产企业为同一企业的，按以下格式标注基本信息：注册人/生产企业名称、住所、联系方式，售后服务单位名称、联系方式、生产地址、生产许可证编号。

17.2 委托生产的按照以下格式标注基本信息：注册人/生产企业名称、住所、联系方式、售后服务单位名称、联系方式，受托企业的名称、住所、生产地址、生产许可证编号。

18.【医疗器械注册证编号/产品技术要求编号】

注明该产品的注册证编号/产品技术要求编号。

19.【说明书核准日期及修改日期】

注明该产品说明书的核准日期。如曾进行过说明书的变更申请，还应该同时注明说明书的修改日期。

三、审查关注点

（一）技术要求中性能指标的设定及检验方法是否符合相关行业标准的要求；技术要求的格式是否符合《关于发布医疗器械产品技术要求编写指导原则的通告》（国家食品药品监督管理总局通告 2014 年第 9 号）的相关规定。

（二）产品说明书的编写内容及格式是否符合《关于发布体外诊断试剂说明书编写指导原则的通告》（国家食品药品监督管理总局通告 2014 年第 17 号）的要求。

（三）分析性能评估指标及结果是否满足产品技术要求的规定；是否满足本指导原则中分析性能评估的要求。

（四）参考区间确定使用的方法是否合理，数据统计是否符合统计学的相关要求，结论是否与说明书声称一致。

（五）产品稳定性研究方法是否合理，稳定性结论是否与说明书声称一致。

（六）临床试验采用的样本类型是否满足产品声称的预期用途，样本量及临床试验机构的选择、对比试剂的选择、统计方法及研究结果、临床方案及报告撰写的格式等是否符合《关于发布体外诊断试剂临床试验技术指导原则的通告》（国家食品药品监督管理总局通告 2014 年第 16 号）或《免于进行临床试验的体外诊断试剂临床评价资料基本要求（试行）》（国家食品药品监督管理总局通告 2017 年第 179 号）对相关内容的规定。

（七）产品风险分析资料的撰写是否符合 YY/T 0316—2016《医疗器械风险管理对医疗器械的应用》的要求。

四、编写单位

广东省食品药品监督管理局审评认证中心。

33 抗核抗体检测试剂注册技术审评指导原则

（抗核抗体检测试剂注册技术审查指导原则）

本指导原则旨在指导注册申请人对抗核抗体（antinuclear antibody，ANA）检测试剂注册申报资料的准备及撰写，同时也为技术审评部门审评注册申报资料提供参考。

本指导原则是对抗核抗体检测试剂的一般要求，申请人应依据产品的具体特性确定其中内容是否适用，若不适用，需具体阐述理由及相应的科学依据，并依据产品的具体特性对注册申报资料的内容进行充实和细化。

本指导原则是供申请人和审查人员使用的指导性文件，但不包括注册审批所涉及的行政事项，亦不作为法规强制执行，如果有能够满足相关法规要求的其他方法，也可以采用，但需要提供详细的研究资料和验证资料，相关人员应在遵循相关法规的前提下使用本指导原则。

本指导原则是在现行法规和标准体系以及当前认知水平下制定的，随着法规、标准的不断完善和科学技术的不断发展，本指导原则相关内容也将适时进行调整。

一、适用范围

抗核抗体作为自身免疫病（autoimmune diseases，AID）重要的生物学标志，是临床应用中最广泛、最基础的一组自身抗体。临床常见于系统性红斑狼疮（systemic lupus erythematosus，SLE）、干燥综合征、系统性硬化病、混合结缔组织病及多发性肌炎/皮肌炎等系统性（非器官特异性）AID 患者。同时，ANA 可见于器官特异性 AID 患者，如自身免疫性肝病、自身免疫性甲状腺炎等。除此之外，ANA 也可见于慢性感染性疾病及健康人群中。

细胞核是 ANA 靶抗原所在的最重要的结构部位，因此传统意义上的 ANA 是指抗细胞核抗原成分的自身抗体总称。随着检测技术的改进，尤其是培养细胞抗原基质（如 HEp‑2 细胞）的广泛应用，ANA 的定义扩展到以真核细胞各种成分（包括细胞核、细胞浆、细胞骨架蛋白及细胞分裂周期蛋白等）为靶抗原的自身抗体的总称。

目前，ANA 检测分成 ANA 总抗体的检测和针对靶抗原的特异性自身抗体检测。其中，ANA 总抗体的检测方法主要包括间接免疫荧光法（indirect immunofluorescence，IIF）、酶联免疫吸附法（enzyme-linked immuno sorbent assay，ELISA）等。ANA 特异性自身抗体检测方法主要包括 ELISA 法、线性免疫印迹法（line immunoassay，LIA）、化学发光免疫分析法（chemiluminescence immunoassay，CLIA）等。

本指导原则所述抗核抗体检测试剂是指利用间接免疫荧光法、酶联免疫吸附法、化学发光法、线性免疫印迹法等基于抗原抗体反应原理，针对人血清、血浆样本中总抗核抗体或针对靶抗原的特异性自身抗体进行体外定性和/或半定量和/或定量检测的试剂。同时，本指导原则是针对抗核抗体检测试剂的通用指导原则，申请人应结合具体产品的特点进行申报。如果申报产品有具体指导原则，应参照执行。

本指导原则适用于进行注册申请和相关许可事项变更的产品。依据《体外诊断试剂注册管理办法》（国家食品药品监督管理总局令第 5 号）（以下简称《办法》）、《食品药品监管总局关于印发体外诊断试剂分类子目录的通知》（食药监械管〔2013〕242 号），抗核抗体及针对靶抗原的特异性自身抗体检测试剂属于自身抗体检测试剂，管理类别为 Ⅱ 类 6840。

二、注册申报资料要求

注册申报资料的撰写应符合《办法》和《关于公布体外诊断试剂注册申报资料要求和批准证明文件格式的公告》（国家食品药品监督管理总局公告 2014 年第 44 号）（以下简称 44 号公告）的相关要求。

（一）综述资料

综述资料主要包括产品预期用途、临床适应证背景情况、产品描述、有关生物安全性的说明、研究结果的总结评价以及同类产品上市情况介绍等内容。其中，需注意以下内容：

1. 临床适应证背景情况

应对申报的每一个抗核抗体具体项目进行详细的描述，分别阐述每个靶抗原特异性自身抗体的具体特点及相应临床适应证信息，包括适应证的发生率、适用人群等。说明具体的临床意义，例如：是否用于辅助诊断、鉴别诊断、分型及疾病活动性监测等。介绍相关的临床或实验室诊断方法。

2. 同类产品上市情况

应着重从技术方法、主要原材料、检测限、阳性判断值或参考区间等方面写明拟申报产品与目前市场上已获批准同类产品之间的主要区别。

3. 关于抗 DNA 抗体的几点考虑

3.1 如产品声称用于高亲和力抗 ds-DNA 抗体检测，应描述如何证明产品仅针对高亲和力抗体进行检测。

3.2 如产品包括对抗单链 DNA（ss-DNA）抗体的检测，并同时声称具备检测抗 ds-DNA 抗体的能力，应说明检测结果需结合抗 ds-DNA 抗体检测结果进行解释，并对解释时的难点进行分析。

（二）主要原材料的研究资料（如需提供）

若主要原材料为申请人自己生产，其生产工艺必须稳定；如主要原材料源于外购，应提供的资料包括：供应商提供的质量标准、出厂检定报告以及申请人对到货后主要原材料的质量检验资料。

1. 抗原

应详述抗原的名称及生物学来源，如为外购抗原，则应提供外购方名称，外购方出具的抗原性能指标及检验证书，详述申请人对该抗原技术指标的要求以及申请人确定该抗原作为主要原材料的依据。如为企业自制抗原，对于天然抗原，则应提供抗原提取及纯化、鉴定等实验过程予以详述；对于重组抗原，则应提交有关特定基因选择、基因序列、质粒转化、抗原表达及抗原纯化、鉴定等详细内容。

2. 其他主要原辅料

应提交各种原辅料的选择及验证资料，如二抗、工具酶、固相载体、化学发光剂、反应缓冲液等，如为外购，应详述每一原辅料的外购方名称，提交外购方出具的每一原辅料性能指标及检验证书，详述申请人对每一原辅料技术指标的要求以及申请人确定该原辅料作为主要原辅料的依据。

3. 校准品、质控品（如有）

应包括原料选择、制备、定值过程及试验资料。校准品应溯源至现行的国家或国际参考品（如有）。质控品应至少包含阴性和阳性两个水平。阳性质控品可选择临床阳性样本，阴性质控品可选择临床阴性样本或缓冲溶液等。

4. 企业内部参考品

如申报产品有相应的国家参考品，则企业内部参考品应参考国家参考品的项目设置，且不低于国家参考品要求。

若无国家参考品，申请人应根据产品性能验证的实际情况自行设定企业内部参考品。

应提交企业内部参考品的原料选择、制备、阴阳性及浓度/滴度确认等相关验证资料。说明参考品阴阳性及浓度/滴度确认的方法或试剂（建议采用国内已上市的、临床上普遍认为质量较好的同类试剂）。浓度确认应采用国家或国际标准品进行溯源（如有）。企业内部参考品的基质应与待测样本相同。针对多项目联合检测试剂，应分别对每一个靶抗原特异性自身抗体项目进行研究。

对于 IIF-ANA 检测试剂，企业内部参考品至少应包括：阴性参考品、阳性参考品和精密度参考品。其中，阳性参考品应充分考虑可报告荧光模型的验证（至少包括均质型、胞浆颗粒型、分裂期细胞着丝点型等三种荧光模型），可选择多份确认为阳性的临床样本，并设置不同滴度水平。阴性参考品应考虑检测特异性的评价，适当纳入其他 AID 特异性自身抗体阳性样本。精密度参考品应至少设置一个弱阳性水平参考品。

（三）主要生产工艺及反应体系的研究资料（如需提供）

生产工艺主要包括：各组分制备工艺的研究，包括试剂的配方及工艺关键参数的确定依据等。反应体系主要包括样本采集及处理、样本要求、样本用量、试剂用量、反应条件等确定的依据，以及校准方法、质控方法。

1. 主要生产工艺介绍，可用流程图方式表示，并简要说明主要生产工艺的确定依据。

2. 主要生产工艺过程的研究资料，每一步生产工艺的确认资料及试验数据。

3. 主要反应体系的研究资料、每一步反应体系的确认资料及试验数据，包括样本采集及处理、样本要求、样本用量、试剂用量、反应条件、校准方法（如有）、质控方法等。

（四）分析性能评估资料

申请人应提交在产品研制或成品验证阶段对试剂盒所有的分析性能进行研究的资料，对于每项分析性能的研究都应包括研究目的、实验设计、研究方法、可接受标准、实验数据、统计方法等详细资料。有关研究背景信息也应在资料中有所体现，包括实验地点、适用仪器、试剂规格、批号和临床样本来源等。分析性能评估的实验方法可以参考相关国内外有关体外诊断产品性能评估的指导原则进行。

1. 检测限

申请人可根据实际情况选择合理方法研究拟申报试剂的检测限。

1.1 定性/半定量检测试剂

对检测限国家参考品或生产企业提供的参考品进行检测，浓度高于检测限参考品应检出阳性，浓度低于检测限参考品应检出阴性，检测限参考品可检出阴性或阳性。

1.2 定量检测试剂

建议参照国内相关性能评估文件或 EP17-A2 文件推荐的定义和设计方案，对申报产品的空白限（LoB）、检出限（LoD）以及定量限（LoQ）进行合理评估和验证。

2. 精密度

针对本类产品的精密度评价主要包括以下要求：

2.1 对于半定量/定量检测试剂，在可报告浓度范围内，至少应在接近医学决定水平（cut-off 值）浓度点以及阳性水平浓度点进行精密度的评价。对于定性检测试剂，至少应选择接近 cut-off 值的样本进行精密度的评价。

2.2 合理的精密度评价周期，例如：为期至少 20 天的连续检测，每天至少由 2 人完成不少于 2 次的完整检测，从而对批内/批间、日内/日间以及不同操作者之间的精密度进行综合评价。

2.3 对于采用新技术进行的试验，或需要对检测结果进行主观解释时，申请人应选择不同的实验室进行重复实验以对室间精密度进行评价。

3. 线性范围

对于定量或半定量检测的试剂，建议通过检测已知自身抗体浓度的样本来描述产品测试的线性范围。在产品的设计研究描述中，建议包含样本类型、准备方法、样本浓度、测试重复数以及采用的统计方法。同时声明可接受标准，并通过数据来证实研究结果满足预期要求。研究结果应包含线性回归斜率和截距的 95% 置信区间，以及整个线性范围内的偏差。同时建议研究结果中包含不同水平的期望值和观测值。

4. 准确度

对于定量检测的试剂，申请人可根据实际情况合理选择一种或多种方法对试剂进行准确度研究，如：与国家/国际参考品的相对偏差、方法学比对或回收试验等方法。

5. 阳性/阴性参考品符合率

对于定性或半定量检测的试剂，如申报产品有相应的国家参考品，则企业内部阳性/阴性参考品应参考国家参考品的项目设置。在不低于国家参考品要求的前提下，申请人可以结合实际情况设置合理的内部阳性/阴性参考品。对于没有国家参考品的产品，申请人应根据产品性能验证的实际情况自行设定企业内部参考品，阳性参考品应着重考虑抗体滴度要求，阴性参考品则主要涉及对分析特异性（交叉反应）的验证情况。

申请人应提供企业内部阳性/阴性参考品的来源、抗体滴度等信息，并提交详细的验证资料。

6. 特异性

6.1 交叉反应

建议通过检测来自其他自身免疫性疾病患者的临床样本，来评价试验的特异性，并在提交的申报资料中详述产品的研究设计和评价结果。

6.2 干扰物质

6.2.1 内源性干扰

对样本中常见的内源性干扰物质进行检测，如甘油三酯、血红蛋白、胆红素、类风湿因子（RF）、干扰抗体（如人抗鼠抗体，human anti-mouse antibodies，HAMA）等。建议对抗核抗体阴性、弱阳性（临界浓度）的临床样本或模拟添加样本分别进行验证，以确定可接受干扰物质的浓度。

6.2.2 抗凝剂的干扰（如有）

如果试剂盒适用样本类型包括血浆样本，应采用各种适用抗凝剂抗凝的血浆样本分别与血清样本进行对比实验研究。

7. 钩状（Hook）效应

需采用高浓度自身抗体阳性血清进行梯度稀释后由低浓度至高浓度开始检测，每个梯度的稀释液重复 3~5 次，对钩状效应进行合理的验证。应给出不会产生钩状效应的抗体浓度，并在产品说明书上写明对钩状效应的研究结果。

8. 溯源性

对于企业内部参考品、校准品均应提供详细的溯源资料，包括溯源方法、溯源过程，溯源过程中每一步的不确定度的计算等内容。

（五）阳性判断值确定资料

应详细说明产品阳性判断值（cut-off 值）确定的基本原理。包括确定正常人群的数量与患病人群的数量所采用的统计学方法。如果可能，建议能够提供评价人群的年龄、性别和统计学信息。应证明采用的 cut-off 值能够有效区分阴、阳性样本。如果检测结果存在可疑区间，应该定义可疑结果的基础，并指出可疑结果如何处理，例如，对可疑结果的样本是否需要进行重复测试。

（六）稳定性研究资料

稳定性研究资料主要涉及两部分内容，申报试剂的稳定性和适用样本的稳定性研究。前者主要包括实时稳定性、加速破坏稳定性、运输稳定性及开封/开瓶稳定性（如涉及）等研究，申请人可根据实际需要选择合理的稳定性研究方案。稳定性研究资料应包括研究方法的确定依据、具体的实施方案、详细的研究数据以及结论。对于实时稳定性研究，应提供至少三批样品在实际储存条件下保存至成品有效期后的研究资料。

样本稳定性研究主要包括室温保存、冷藏和冷冻条件下的有效期验证，可以在合理的温度范围内选择温度点（温度范围），每间隔一定的时间段即对储存样本进行拟检测项目的分析验证，从而确认不同类型样本的效期稳定性。适于冷冻保存的样本还应对冻融次数进行评价。

试剂稳定性和样本稳定性两部分内容的研究结果分别应在说明书【储存条件及有效期】和【样本要求】两项中进行详细说明。

（七）临床评价资料

根据《关于公布新修订免于进行临床试验医疗器械目

录的通告》（国家药品监督管理局通告 2018 年第 94 号），抗核抗体检测试剂可免于进行临床试验，申请人可依照《免于进行临床试验的体外诊断试剂临床评价资料基本要求（试行）》开展评价。申请人如无法或不适于按照上述要求对产品进行临床评价，则应按照《体外诊断试剂临床试验技术指导原则》的要求开展临床试验。

下面仅对临床试验中的基本问题进行阐述。

1. 研究方法

建议将试验用体外诊断试剂（以下称考核试剂）检测结果与具有相同临床适应证的已获批上市产品进行比对。如有条件，建议与公认参考方法（例如：以 HEp-2 细胞为实验基质的 IIF 法是进行总 ANA 检测的参考方法和首选方法）进行比对，与参考方法进行比对有助于科学评价考核试剂的性能特性，尤其在与已上市产品方法学/技术学原理方面存在较大差异的时候。

对于某些目前临床上尚不存在明确的临床参考标准、亦无同类产品上市的新 ANA 标志物，临床试验研究者应依据现有临床实践和理论基础，建立目前公认、合理的方法，进行比较研究。临床试验方法的选择应根据产品预期用途、检测结果的性质（定性或定量等）以及临床参考标准和对比试剂的可获得性等因素进行综合考虑，临床试验结论应能够支持预期用途描述的内容。

2. 样本选择

建议选择产品可报告范围内，不同 ANA 浓度水平的临床样本进行评估，包括接近 cut-off 值浓度的样本。冻存（回顾性）样本如包括相关信息（如性别、年龄、临床诊断等），也可用于这些研究。对样本入选的纳入/排除标准，应进行详尽的描述。

对于多项目联合检测试剂，每一个检测项目应分别进行统计，且应满足至少 200 例的要求，对于每一个检测项目病例选择中应包括一定数量的交叉反应样本，以评价产品检测的特异性。

对于适用于对多个样本类型进行检测的产品，如不同样本类型之间具有可比性，应至少完成一个样本类型不少于 200 例的临床研究，同时再进行不少于 100 例同源样本的比较研究。

3. 统计学分析

对于定性和半定量检测试剂至少应计算阳性符合率、阴性符合率、总符合率，并以四格表的形式进行列表，并对结果进行 Kappa 检验以验证检测结果的一致性。

对于半定量检测产品还应对检测的分级结果进行统计，明确分级存在差异的样本数量和分级差异情况，同时提供样本检测结果的频率分布图。

对于定量检测试剂除计算阳性符合率、阴性符合率、总符合率外，还应进行相关性分析，给出相关系数，进行回归分析，给出回归方程和试验数据的散点图，回归分析结果应包括斜率、截距以及 95% 的置信区间。

4. 结果差异样本的验证

对于两种试剂的检测结果有不一致（检测结果差异较大）的样本，应采用临床上公认较好的第三种同类试剂进行复核，同时结合患者的临床病情、临床资料对差异原因及可能结果进行分析。

对于半定量检测产品，在检测结果阴阳性判定一致的情况下，如分级差异等于或大于 2 个级别，应采用第三种方法进行复核。

5. 交叉反应样本的比较

对于选择的交叉反应样本应单独列出并进行统计，应对检测结果进行详细描述，并对可能产生交叉反应的原因进行详尽描述。

（八）产品风险分析资料

申请人应考虑产品寿命周期的各个环节，从预期用途、可能的使用错误、与安全性有关的特征、已知及可预见的危害等方面的判定以及对患者风险的估计进行风险分析，应符合 YY/T 0316 – 2016《医疗器械 风险管理对医疗器械的应用》的要求。

（九）产品技术要求

产品技术要求应符合《体外诊断试剂注册管理办法》（国家食品药品监督管理总局令第 5 号）和《关于发布医疗器械产品技术要求编写指导原则的通告》（国家食品药品监督管理总局通告 2014 年第 9 号）的相关规定。如果申报产品已有适用的国家/行业标准发布，则产品技术要求的内容应不低于适用标准。至少应包括以下性能指标：

1. 定性检测试剂：物理性状、阴性/阳性参考品符合率、精密度、检测限等。

2. 半定量检测试剂：物理性状、阴性/阳性参考品符合率、相关性、精密度、检测限等。

3. 定量检测试剂：物理性状、准确度、线性、精密度、检测限等。

针对多项目联合检测试剂，每个项目均须进行阳性参考品符合率和精密度的检测。性能指标及检验方法中应明确写明阳性参考品所包含的检测项目。

（十）产品注册检验报告

根据《体外诊断试剂注册管理办法》要求，首次申请注册的第二类产品应该在国家食品药品监督管理部门认可的、具有相应承检范围的医疗器械检测机构进行样品的注册检验。由其出具检验报告和产品技术要求预评价意见。

（十一）产品说明书和标签

产品说明书和标签应满足《医疗器械说明书和标签管理规定》（国家食品药品监督管理总局令第 6 号）和《体外诊断试剂说明书编写指导原则》（国家食品药品监督管理总局通告 2014 年第 17 号）的要求。下面对抗核抗体检测试剂说明书的重点内容进行阐述。

1.【预期用途】至少应包括以下几部分内容：

1.1 试剂盒用于体外定性和/或半定量和/或定量检测人血清和/或血浆样本中的抗核抗体或针对靶抗原的特异性自

身抗体。上述内容均应有相应的分析性能评估资料和临床评价资料支持。对于多项目联合检测试剂，应逐项列明所检测的具体靶抗原特异性自身抗体项目。

1.2 适用人群特征介绍：例如高危人群，临床疑似或已诊断 AID 疾病的人群。

1.3 说明与预期用途相关的临床适应证及背景情况。应针对每个可报告靶抗原特异性自身抗体项目进行编写。说明相关的临床或实验室诊断方法。

2.【主要组成成分】

2.1 说明试剂盒包含组分的名称、数量、比例或浓度信息。如含有生物源性物质，应说明其生物学来源、活性及其他特性；说明不同批号试剂盒中各组分是否可以互换。

2.2 校准品、质控品（阴/阳性对照品）（如有），应明确具体基质成分，此外，校准品应明确溯源性，质控品应提交靶值单。

2.3 试剂盒中不包含但对该项检测必须的组分，应列出相关试剂的名称、货号及其他相关信息。

3.【储存条件及有效期】

详细介绍试剂盒的效期稳定性、开封/开瓶稳定性等信息。注明生产日期、使用期限或失效日期。

4.【样本要求】

4.1 样本的类型：明确适用的样本类型以及所用的抗凝剂或保护剂（如适用）。

4.2 样本的稳定性：明确样本采集后和处理后的保存条件和期限等。冷藏/冷冻样本检测前是否需恢复至室温、冻融次数的要求。

5.【检验方法】应详细说明试验操作的各个步骤，包括：

5.1 试验准备：检测试剂及样本的复温要求及相关注意事项。

5.2 试剂配制方法、注意事项。

5.3 高浓度样本的稀释方法及注意事项，应注明经过确认的稀释步骤。

5.4 试验条件：操作步骤、温度、时间等以及试验过程中的注意事项。

5.5 校准程序（如适用）：校准品的准备和使用，校准曲线的绘制方法。

5.6 质量控制程序：操作步骤，质控结果的要求（试验有效性的判断），质控结果不符合要求的处理方式。

5.7 试验结果的计算或读取：详细描述对检测结果的判定或计算方法、对质控品（阴/阳性对照品）的检测结果要求（试验有效性的判断）等。

6.【检验结果的解释】

说明可能对试验结果产生影响的因素；明确对于可疑区间或灰区样本是否需要进行重复测试，如需要，测试样本是否为同一个样本，或者重新采集新鲜样本。

7.【检验方法局限性】

综合产品的预期用途、临床背景、检测方法等信息，对可能出现的局限性进行相关说明，申请人选择适用的条款在产品说明书中予以阐述。

7.1 本产品检测结果仅供临床参考，不应作为临床诊治的唯一依据，应结合患者性别、年龄、病史及其他实验室指标等信息综合考虑。当检验结果出现与临床不符甚至相悖的情况，应分析查找原因并重新确认等。

7.2 健康人群（包括孕妇、老年人等）或感染性疾病、肝脏疾病、肿瘤性疾病等多种疾病患者可能出现 ANA 抗体低滴度弱阳性的情况。

7.3 一些自身抗体阳性的患者可能并未出现临床症状。

7.4 阴性结果并不能排除自身免疫性疾病的可能。

7.5 ANA 相关抗体缺失，针对高度可溶性抗原的自身抗体（如抗 SSA 抗体）、针对含量极少的胞质靶抗原（如抗 Jo-1 抗体）等情况，甚至可能存在系统性自身免疫病患者 IIF-ANA 检测结果阴性，而针对靶抗原的特异性自身抗体检测结果阳性的情况。

7.6 有关假阳性结果的可能性原因分析，如某些含普鲁卡因酰胺或肼苯哒嗪的药物；或假阴性结果，如钩状效应，或由于多种抗体同时存在时，核免疫荧光染色模式的掩盖效应。

7.7 其他可能存在的问题。

8.【注意事项】应至少包括以下内容：

8.1 由于方法学或抗体特异性等原因，使用不同生产商的试剂对同一份样本进行检测可能会得到不同的测试结果，因此，用不同试剂检测所得结果不应直接相互比较，以免造成错误的医学解释，建议实验室在发给临床医生的检测报告中注明所用试剂特征。

8.2 对所有样本和反应废弃物都应视为传染源对待，提示操作者采取必要的防护措施。

三、审查关注点

（一）产品技术要求中性能指标的设定及检验方法是否符合相关行业标准的要求；产品技术要求的格式是否符合《医疗器械产品技术要求编写指导原则》的相关规定。

（二）产品说明书的编写内容及格式是否符合《体外诊断试剂说明书编写指导原则》的要求，相关内容是否符合《医疗器械说明书和标签管理规定》（国家食品药品监督管理总局令第 6 号）中对说明书的要求。

（三）分析性能评估指标及结果是否满足本指导原则中各指标验证的要求。

（四）参考区间确定使用的方法是否合理，数据统计是否符合统计学的相关要求，结论是否和说明书声称一致。

（五）试剂盒的稳定性研究方法是否合理，稳定性结论是否和说明书声称的一致。

四、编制单位

浙江省医疗器械审评中心。

与血型、组织配型相关的试剂

34　人红细胞反定型试剂注册技术审评指导原则

（人红细胞反定型试剂注册技术审查指导原则）

本指导原则旨在指导注册申请人对人红细胞反定型试剂注册申报资料的准备及撰写，同时也为技术审评部门审评注册申报资料提供参考。

本指导原则是对人红细胞反定型试剂的一般要求，申请人应依据产品的具体特性确定其中内容是否适用，若不适用，需具体阐述理由及相应的科学依据，并依据产品的具体特性对注册申报资料的内容进行充实和细化。

本指导原则是供申请人和审查人员使用的指导文件，不涉及注册审批等行政事项，亦不作为法规强制执行，如有能够满足法规要求的其他方法，也可以采用，但应提供详细的研究资料和验证资料。应在遵循相关法规的前提下使用本指导原则。

本指导原则是在现行法规、标准体系及当前认知水平下制定的，随着法规、标准体系的不断完善和科学技术的不断发展，本指导原则相关内容也将适时进行调整。

一、范围

人红细胞反定型试剂用于人 ABO 血型的反定型，测定被检者血清中有无相应的抗 A 或抗 B 抗体，辅助正定型结果判断 ABO 血型。

本指导原则适用于人红细胞反定型试剂，同时适用于不同的检测方法，如试管法、柱凝集法、微孔板法等，但不适用于血源筛查用人红细胞反定型试剂。

本指导原则仅包括对人反定型红细胞试剂注册申报资料中部分项目的要求，适用于进行产品注册和相关许可事项变更的产品。其他未尽事宜，应当符合《体外诊断试剂注册管理办法》（国家食品药品监督管理总局令第 5 号）（以下简称《办法》）等相关法规要求。

二、基本要求

（一）综述资料

综述资料的撰写应符合《关于公布体外诊断试剂注册申报资料要求和批准证明文件格式的公告》（国家食品药品监督管理总局公告 2014 年第 44 号）（以下简称"44 号公告"）的相关要求。内容主要包括产品预期用途、产品描述、有关生物安全性的说明、有关产品主要研究结果的总结和评价以及同类产品在国内外批准上市的情况介绍等内容，其中同类产品上市情况介绍部分应着重从抗原性、特异性、亲和力、溶血率、有效期等方面写明拟申报产品与目前市场上已获批准的同类产品之间的异同。

（二）主要原材料研究资料

主要原材料研究资料应包括主要组成成分（红细胞及细胞保存液成分等）的选择、制备及其质量标准的研究资料。

1. 红细胞的选择及质量标准。需详细描述红细胞的来源。红细胞来源应稳定、可靠，采集时间期限明确。红细胞的选择应遵循以下原则：

（1）如红细胞 Rh 表型为阳性（D + 、C + 、E + ），则应在 A1、B 红细胞外增加 Rh 阳性的 O 型红细胞。

（2）如只包含 A_1、B 红细胞，则两支红细胞均应为 Rh 表型阴性（D - 、E - 、C - ）的混合细胞悬液。

应对试剂红细胞进行以下基本特性的研究：

红细胞献血员应进行血型正反定型检测，只有在正反定型结果一致的情况下，其红细胞才能用于生产。

① 红细胞的抗原性：反定型红细胞至少要包括 A_1 和 B 细胞，使用 A_2 和 O 细胞测定可解决部分血型测定中的异常情况，A_2 细胞可测定 A 亚型，O 细胞可在测定中作为抗原阴性对照。

② 红细胞的抗原强度：通过考察不同凝集强度时抗体试剂（抗-A、抗-B、抗-H）的稀释度，说明试剂红细胞的抗原强度。

③ 亲和力：通过与相应抗体（抗-A、抗-B、抗-H）反应在多少秒（如 15 秒）内出现凝集，3 分钟内凝集块达到 $1mm^2$ 以上（或凝集强度 ≥3 + ）等指标体现细胞亲和力，可参照相关规定进行试验及结果判断。抗体效价应符合国家规定。

④ 红细胞的特异性：使用抗-A、抗-A_1、抗-B、抗-H 抗体进行特异性验证。不与 ABO 血型系统非对应抗体发生阳性反应。

⑤ 直接抗人球蛋白试验：使用抗-IgG 和抗-补体或使用多特异性抗人球蛋白试剂对试剂红细胞进行直接抗人球蛋白试验（DAT）时，结果应为阴性。

⑥ 溶血率（性）：明确溶血率的试验方法、实验所需物品及溶血率的要求。可采用溶血率或游离血红蛋白浓度的作为评价指标。

⑦ 红细胞浓度的确定：说明红细胞悬浮液的浓度和限度（如 3% ±0.2% ）。

2. 红细胞保存液的选择：说明红细胞保存液的选择过程，提交试验数据说明最终确定的保存液在保证细胞的抗原性（抗原减弱）、减少溶血等方面的性能。需明确保存液中各组分的基本作用，如何防止溶血、抗原减弱、补体激活等。另外应对红细胞保存液的以下性能进行研究：

（1）pH 值。

（2）在选定的保存液环境中进行试剂红细胞稳定性的研究，进行详细的效期稳定性、开瓶稳定性的研究。

3. 生物安全性。

（三）主要生产工艺及反应体系的研究资料

1. 主要生产工艺介绍，可用流程图方式表示，并简要说明主要生产工艺的确定依据。

2. 产品基本反应原理介绍。

3. 主要生产工艺过程的研究资料、每一步生产工艺的确认资料及试验数据。

4. 主要反应体系（不同的实验原理、实验方法）的研究资料、每一步反应体系的确认资料及试验数据。

反应体系的设置应符合《全国临床检验操作规程》等公认标准操作规范、指南或标准的要求。

（四）分析性能评估资料

申请人应提交生产者在产品研制或成品验证阶段对试剂进行的所有性能验证的研究资料，对于每项分析性能的评价都应包括具体研究目的、实验设计、研究方法、可接受标准、实验数据、统计方法等详细资料。有关分析性能验证的背景信息也应在申报资料中有所体现，包括实验地点（实验室）、适用仪器、试剂规格、批号、临床样本来源等。分析性能评估的实验方法可以参考国内或国际有关体外诊断产品性能评估的指导原则进行。

产品性能研究所采用的各种仪器、试剂或其他物品如可能均应采用境内或境外已批准上市的产品，如抗 A、抗 B、抗 H、抗人球蛋白试剂等。

分析性能评估试验中应明确所有试验每种试剂的用量、试剂红细胞的浓度、采用的试验方法（试管法、柱凝集法、微孔板法等）。所有试验方法应符合配合使用的血型试剂的具体操作要求。

应对申报的反定型红细胞试剂声称适用的所有试验方法进行分析性能评估，如试管法、柱凝集法、微孔板法等。不同试验方法的性能研究均应采用至少三批产品进行。对于人红细胞反定型试剂，建议着重对以下分析性能进行研究：

1. 红细胞的抗原性：以表 1 的反应格局说明红细胞的抗原性。

表 1　红细胞的抗原性

抗体	A_1 型试剂红细胞	A_2 型试剂红细胞	B 型试剂红细胞	O 型试剂红细胞
抗 A	4 +	4 +	—	—
抗 A_1	4 +	—	—	—
抗 B	—	—	4 +	—
抗 H	– / +	弱阳	– / +	较强
抗 Rh（D、E、C）	– / +	– / +	– / +	4 +

2. 红细胞的抗原强度：红细胞的抗原强度应不低于表 2 要求。

表 2　红细胞的抗原强度（效价）

抗体	试剂红细胞	凝集强度≥3 + 抗血清最高稀释度	凝集强度≥1 + 抗血清最高稀释度
抗 A（效价在 1：256～1：512 之间）	A_1	≥1：8	≥1：64
抗 A（效价在 1：256～1：512 之间）	A_2	≥1：8	≥1：32
抗 B（效价在 1：256～1：512 之间）	B	≥1：8	≥1：32
抗 H（效价在 1：16～1：32 之间）	O	≥1	≥1：2

3. 亲和力

抗-A、抗-B、抗-H 与试剂红细胞 A_1、A_2、B、O 混合后，应在多少秒内（如 15 秒内）出现肉眼可见的凝集，3 分钟内凝集块达到 $1mm^2$ 以上（或凝集强度≥3 +）。

4. 红细胞的特异性：以表 3 的反应格局说明红细胞的特异性。

表 3　红细胞的特异性

抗体	A_1 型试剂红细胞	A_2 型试剂红细胞	B 型试剂红细胞	O 型试剂红细胞
抗 A	4 +	4 +	—	—
抗 A_1	4 +	—	—	—
抗 B	—	—	4 +	—
抗 AB	4 +	4 +	4 +	—
抗 H	– / +	弱阳	– / +	较强
AB 型人血清	—	—	—	—

5. 直接抗人球蛋白试验

使用抗-IgG 和抗-补体或多特异性抗人球蛋白试剂进行试剂红细胞直接抗人球蛋白试验时，结果应为阴性。

6. 溶血率（性）

明确每种试剂红细胞溶血率的试验方法、使用物品、测量方法、结果计算方法等内容。

可采用百分比进行结果报告，也可采用浓度单位报告结果。

7. 样本抗凝剂的选择。

8. 溶血、脂血、黄疸等样本的干扰评价。

9. 无菌试验。

（五）阳性判断值

给出不同凝集强度的研究方法，并明确不同凝集强度代表的具体意义，并应包含溶血、混合视野双群等情况，明确具体的试验方法、实验步骤，提供不同凝集强度的图例或相片。

（六）稳定性研究资料

稳定性研究资料主要涉及两部分内容，申报红细胞试剂的稳定性和适用样本的稳定性研究。前者主要包括实时稳定性（有效期）、运输稳定性、开瓶稳定性等研究，申请人可根据实际需要选择合理的稳定性研究方案，实验项目应至少包括红细胞抗原性、凝集强度、特异性、溶血率、无菌试验。

稳定性研究资料应包括研究方法的确定依据、具体的实施方案、详细的研究数据以及结论。对于实时稳定性研究，应提供至少三批样品在实际储存条件下保存至成品有效期后的研究资料。

应对样本稳定性进行研究，主要包括室温保存、冷藏和冷冻条件下的有效期验证，可以在合理的温度范围内选择温度点（温度范围），每间隔一定的时间段对储存样本进行全性能的分析验证，从而确认不同类型样本的稳定性。适于冷冻保存的样本还应对冻融次数进行评价。

试剂稳定性和样本稳定性两部分内容的研究结果应分别在说明书【储存条件及有效期】和【样本要求】两项中进行详细说明。

（七）临床试验

临床试验总体要求及临床试验资料的内容应符合《体外诊断试剂临床试验指导原则》《办法》、"44 号公告"的规定，以下仅结合人红细胞反定型试剂的具体特点对其临床试验中应重点关注的内容进行阐述。

1. 研究方法

该类试剂已有同类产品上市，按照法规要求应选择境内已批准上市、临床普遍认为质量较好的同类产品作为对比试剂，采用试验用体外诊断试剂（以下称考核试剂）与之进行比较研究试验，证明本品与已上市产品等效。

2. 临床试验单位的选择

应选择符合法规要求的临床试验机构进行临床试验，不得选择血站或采供血机构进行临床试验。

3. 病例选择

临床总病例数应不少于 3000 例。应采用临床患者进行临床研究，应包括对反定型检测易产生干扰的病例，如选择各种疾病患者（肿瘤患者、自身免疫病患者、血液病患者等）、老人、儿童（不同年龄段）、正反定型不一致的病例等。

4. 试验过程

在进行反定型红细胞试剂临床试验的过程中除与对比试剂进行比较外，应同时给出该样本的正定型试验结果，以进一步判断反定型结果的准确性。

产品如适用于不同的试验方法（如试管法、柱凝集法、微孔板法等），每种试验方法均应分别进行至少 3000 例的临床试验，并明确配合使用的试剂产品，配合使用的产品均应是境内已上市产品。

5. 统计学分析

应分别进行正反定型结果、考核试剂与对比试剂的阳性符合率、阴性符合率、总符合率的计算，并以四格表的形式进行列表，并对定性结果进行 kappa 检验以验证检测结果的一致性。

6. 结果差异样本的验证

对于两种试剂检测结果不一致（包括正反定型结果不一致、考核试剂与对比试剂结果不一致、与对比试剂凝集强度差异较大）的样本，应采用临床上公认较好的第三种同类试剂进行确认试验，同时应结合样本的正定型结果进行综合分析，最终应采用适合的方法进行样本血型的最终确认。

7. 临床试验数据记录表应作为临床试验报告附件提交。临床试验数据记录表应列明所有病例的具体临床诊断信息、凝集强度和血型正反定型结果，如有不符样本应列明第三方确认的结果。

（八）产品风险分析资料

产品风险分析资料应符合"44 号公告"的基本要求，并参照相应的行业标准进行风险分析。风险分析中应充分考虑到各种可能影响检测结果的因素，如某些样本（如肿瘤患者、自身免疫病患者、血液病患者等）在进行血型反定型检测时可能存在一定的干扰、影响试剂红细胞稳定性的诸多因素可能导致的细胞抗原性减弱、新生儿或老年人可能因为抗体较弱影响检测结果等，申请人应根据这些不确定的因素分析产品应用可能存在的风险。

（九）产品技术要求

申请人应当在原材料质量和生产工艺稳定的前提下，根据产品研制、性能评估等结果，依据国家标准、行业标准及有关文献，按照《医疗器械产品技术要求编写指导原则》的有关要求，编写产品技术要求。产品技术要求应符合《办法》和"44 号公告"的相关规定。

如果拟申报试剂已有相应的国家/行业标准发布，则企业标准的要求不得低于上述标准要求。

产品技术要求的性能指标应至少包括红细胞的抗原性、红细胞的抗原强度、红细胞的特异性、直接抗人球蛋白试验、溶血率（性）、亲和力。

（十）产品注册检验报告

根据《办法》要求，申请注册的第三类体外诊断试剂应在国家食品药品监督管理总局认可的、具有相应承检范围的医疗器械检验机构进行连续三个生产批次样品的注册检验。

（十一）产品说明书

说明书承载了产品预期用途、试验原理、试验方法、检测结果解释以及注意事项等重要信息，是指导实验室工作人员正确操作、临床医生针对检验结果给出合理医学解释的重要依据，因此，产品说明书是体外诊断试剂注册申报最重要的文件之一。产品说明书的格式应符合《体外诊断试剂说明书编写指导原则》的要求，境外产品的中文说明书除格式要求外，其内容应尽量保持与原文说明书的一致性，翻译力求准确且符合中文表达习惯。产品说明书的所有内容均应与申请人提交的注册申报资料中的相关研究结果保持一致，如某些内容引用自参考文献，则应以规范格式对此内容进行标注，并单独列明参考文献的相关信息。

以下内容仅对人红细胞反定型试剂说明书的重点内容进行详细说明，说明书其他内容应根据《体外诊断试剂说明书编写指导原则》要求进行编写。

1.【预期用途】

（1）写明本试剂用于人血型的反定型检测，同时明确不用于血源筛查，仅用于临床检验。

（2）明确产品的检测结果必须结合正定型的检测结果才能进行 ABO 血型的准确定型。

（3）说明与预期用途相关的临床适应证背景情况，说明相关的临床或实验室诊断方法。

2.【储存条件及有效期】

说明试剂的储存条件及有效期、开瓶稳定性、运输稳定性等。

3.【样本要求】

明确溶血、脂血、黄疸样本是否可以使用，或提供使用此类样本的最低要求。依据稳定性研究结果写明样本稳定性。

明确适用的抗凝剂的要求。

明确具体的样本采集、处理方法及过程。

4.【阳性判断值】

明确各种试验方法的结果判断方法及标准，并通过不同凝集强度的图例或照片进行详细解释。

5.【检验方法】

如适用于不同的试验方法请分别写明具体方法及操作步骤。如配合其他试剂进行试验，需注明试验方法应完全符合配合试剂的试验操作要求。

质控要求：为确保试剂测定的准确性，每天要使用已知弱反应性抗血清测定试剂细胞的反应性。每次测定时用自身细胞进行同步对照是有意义的。应根据相关规定进行每日质控试验。

6.【检验方法的局限性】

（1）老年人及儿童 ABO 抗体弱，某些疾病患者如肿瘤、多发性骨髓瘤、消化道疾病等反定型会出现弱反应，甚至阴性反应，结果应慎重解释。

（2）必须与正定型血型检测同时进行，正反定型结果一致才能确定 ABO 血型。正反定型不一致时需要进一步检测，单独的反定型结果不能作为判断 ABO 血型的依据。

（3）绝大多数 A、B 和 O 型血的 ABO 抗体凝集强度均较强，如凝集强度为 2 + 以下，应对弱阳性反应进行确认，以排除干扰或亚型，确保正确的 ABO 定型。

35　ABO、RhD 血型抗原检测卡（柱凝集法）注册技术审评指导原则

[ABO、RhD 血型抗原检测卡（柱凝集法）注册技术审查指导原则]

本指导原则旨在指导注册申请人对 ABO、RhD 血型抗原检测卡（柱凝集法）注册申报资料的准备及撰写，同时也为技术审评部门对注册申报资料的技术审评提供参考。

本指导原则是对 ABO、RhD 血型抗原检测卡（柱凝集法）的一般要求，申请人应依据产品的具体特性确定其中内容是否适用，若不适用，需具体阐述理由及相应的科学依据，并依据产品的具体特性对注册申报资料的内容进行充实和细化。如申请人认为有必要增加本指导原则不包含的研究内容，可自行补充。

本指导原则是对申请人和审查人员的指导性文件，但不包括注册审批所涉及的行政事项，亦不作为法规强制执行，如果有能够满足相关法规要求的其他方法，也可以采用，但需要提供详细的研究资料和验证资料，相关人员应在遵循相关法规的前提下使用本指导原则。

本指导原则是在现行法规和标准体系以及当前认知水平下制定的，随着法规和标准的不断完善，以及科学技术的不断发展，本指导原则相关内容也将适时进行调整。

一、范围

ABO、RhD 血型抗原检测卡（柱凝集法）是指使用凝胶、玻璃微珠等材料进行填充微柱，以免疫血液学、颗粒过筛和离心技术结合原理，进行人 ABO 血型的正定型鉴定及 RhD 抗原的检测。

本指导原则适用于 ABO、RhD 血型抗原检测卡（柱凝集法）以及包含 ABO、RhD 血型抗原检测用途的柱凝集法的血型检测卡，但不适用于血源筛查用血型正定型试剂。

本指导原则仅包括对 ABO、RhD 血型抗原检测卡（柱凝集法）注册申报资料中部分项目的要求，适用于进行产品注册和相关许可事项变更的产品。其他未尽事宜，应当符合《体外诊断试剂注册管理办法》（国家食品药品监督管理总局令第 5 号）（以下简称《办法》）等相关法规要求。

二、注册申报资料要求

（一）综述资料

综述资料的撰写应符合《关于公布体外诊断试剂注册申报资料要求和批准证明文件格式的公告》（国家食品药品监督管理总局公告 2014 年第 44 号）（以下简称 2014 年第 44 号公告）的相关要求。内容主要包括产品预期用途、产品描述、有关生物安全性的说明、有关产品主要研究结果的总结和评价以及同类产品在国内外批准上市的情况介绍等内容，其中同类产品上市情况介绍部分应着重从抗体生物学来源、抗体效价、特异性、灵敏度、有效期等方面写明拟申报产品与目前市场上已获批准的同类产品之间的异同。

（二）主要原材料研究资料

主要原材料研究资料应包括主要组成成分（抗体、凝胶或其他填充物、缓冲液等）的选择、制备及其质量标准的研究资料。

1. 抗体的选择及质量标准

应明确写明抗体的供应来源、生物学来源或克隆号，抗 D 抗体应明确抗体属性，是 IgM 型或 IgG 型或两者均含有。

1.1 抗体效价

将抗 A、抗 B 抗体进行倍比稀释，应用试管法分别与 A_1 型、A_2 型红细胞试剂和 B 型红细胞试剂反应，考察抗体效价。境内产品应与国家标准品比对，抗体效价不得低于国家标准品。进口产品依据原产国适用标准或标准品提交效价研究资料。

将抗 D 抗体进行倍比稀释，应用试管法与 RhD 阳性红细胞试剂反应，考察抗体效价。

1.2 特异性

抗 A 抗体应与 A_1 型、A_2 型试剂红细胞和 A_1B、A_2B 型红细胞发生阳性反应，与 B 型、O 型试剂红细胞为阴性反应；

抗 B 抗体应与 B 型试剂红细胞及 A_1B、A_2B 型红细胞发生阳性反应，与 A_1 型、A_2 型、O 型试剂红细胞为阴性反应；

抗 D 抗体应与 RhD 阳性试剂红细胞发生阳性反应，与 RhD 阴性试剂红细胞为阴性反应。

所有阳性反应不应有双群现象等混合反应，所有阴性反应不应有凝集、溶血等不易分辨现象。

1.3 抗体亲和力

抗 A、抗 B 抗体亲和力应该满足现行《中华人民共和国药典》要求。将抗 A、抗 B 血型试剂分别与 10% 红细胞悬液于瓷板或玻片上混匀，抗 A 血型试剂与 A_1、A_2、A_2B 血型红细胞出现凝集的时间应分别不长于 15 秒、30 秒、45 秒；抗 B 血型试剂与 B 血型红细胞出现凝集的时间应不长于 15 秒，且在 3 分钟内凝集块应达到 $1mm^2$ 以上。

抗 D 亲和力可参考相应的行业标准。将约 $50\mu l$ 抗体置洁净瓷板或玻片上，加等体积 10% RhD 阳性 O 型红细胞悬液（3 人份混合），立即混匀，凝集时间应不大于 15 秒，3

分钟内凝集块应不小于 $1mm^2$。

1.4 应提供不同批次抗体的验证资料。

1.5 如为两株抗体混合，应提交验证资料说明混合比例。

2. 填充物的选择

说明填充物如凝胶、玻璃珠的特性，如组成、粒径及其质量控制要求。应提交选择比较过程，提交验证试验资料。

3. 填充缓冲液

应说明组成成分，并对外观、性状、pH 值等物理指标及功能性进行研究验证。

（三）主要生产工艺及反应体系的研究资料

1. 主要生产工艺介绍，可用流程图方式表示，并简要说明主要生产工艺的确定依据。

2. 产品基本反应原理介绍。

3. 主要生产工艺过程的研究资料、每一步生产工艺的确认资料及试验数据。如抗体浓度的选择确定过程、凝胶溶胀条件（如介质、时间、温度等）的确定、填充量及填充过程的研究资料，填充应确保均匀无气泡，以及质量控制的要求。

4. 主要反应体系的研究资料、每一步反应体系的确认资料及试验数据。

反应体系的设置应符合《全国临床检验操作规程》等公认标准操作规范、指南或标准的要求。如红细胞悬液制备要求及红细胞浓度的确定、用量的要求、温度、时间等；应提交离心条件的研究资料，建议以离心力或固定离心机型号固定转数和时间的方式设置离心条件。反应体系设置与《全国临床检验操作规程》要求不一致的产品应提供充分的验证资料证明反应体系的有效性。

（四）分析性能评估资料

申请人应提交生产者在产品研制或成品验证阶段对试剂进行的所有性能验证的研究资料，对于每项分析性能的评价都应包括具体研究目的、实验设计、研究方法、可接受标准、实验数据、统计方法等详细资料。有关分析性能验证的背景信息也应在申报资料中有所体现，包括实验地点（实验室）、适用仪器、试剂规格、批号、临床样本来源等。分析性能评估的实验方法可以参考国内或国际有关体外诊断产品性能评估的指导原则进行。

产品性能研究所采用的仪器、试剂或其他物品如可能均应采用境内或境外已批准上市的产品，如红细胞试剂、抗人球蛋白试剂、离心机等。

分析性能评估试验中应明确所有试验每种试剂的用量、试剂红细胞的浓度、采用的试验方法。所有试验方法应符合产品说明书的具体操作要求。

分析性能研究应采用至少三批产品进行。如检测卡同时适用于手工法及全自动血型分析仪，应分别进行性能验证并对两者性能进行比较。

建议着重对以下分析性能进行研究：

1. 外观

检测卡应标识清晰，不同抗体对应不同颜色，封口应严密且能够整条撕脱，检测卡内填充物均匀，无干枯现象，液面高度一致，无明显倾斜，离心后应无气泡。

2. 特异性

抗 A 柱应与 A_1 型、A_2 型试剂红细胞和 A_1B、A_2B 型红细胞发生阳性反应，与 B 型、O 型试剂红细胞为阴性反应；

抗 B 柱应与 B 型试剂红细胞和 A_1B、A_2B 型红细胞发生阳性反应，与 A_1 型、A_2 型、O 型试剂红细胞为阴性反应；

抗 D 柱应与 RhD 阳性试剂红细胞发生阳性反应，与 RhD 阴性试剂红细胞为阴性反应。

质控柱（Ctl 柱）（如有）均呈阴性反应。

所有阳性反应不应有双群现象等混合反应，所有阴性反应不应有凝集、溶血等不易分辨现象。

3. 灵敏度

3.1 凝集强度要求

抗 A 柱与 A_1 型试剂红细胞发生凝集反应时，反应强度应为 4+，与 A_2 型及 A_2B 试剂红细胞发生凝集反应时，反应强度应不小于 2+；与 A_1B 试剂红细胞发生凝集反应时，反应强度应不小于 3+；

抗 B 柱与 B 型试剂红细胞发生凝集反应时，反应强度应为 4+，与 AB 型（A_1B 或 A_2B）试剂红细胞发生凝集反应时，反应强度应不小于 3+；

抗 D 柱与 RhD 阳性试剂红细胞发生凝集反应时，反应强度应为 4+。

3.2 与试管法的比对试验

采用同样的 A_1 型、A_2 型、AB 型、B 型、RhD 阳性试剂红细胞，将试剂卡检测结果与试剂卡使用的抗体采用试管法的检测结果进行比较，依据各自的结果判定方法进行凝集强度的判读，试剂卡凝集强度不得低于试管法。

所有阳性反应不应有双群现象等混合反应，所有阴性反应不应有凝集、溶血等不易分辨现象。

4. 重复性

采用 A_1 型、A_2 型、B 型、AB 型、O 型试剂红细胞分别对抗 A 柱和抗 B 柱进行重复性试验，采用 RhD 阳性和阴性试剂红细胞对抗 D 柱进行重复性试验，使用上述所有试剂红细胞对 Ctl 柱（如有）进行重复性试验。

批内重复性采用同一批次检测卡重复检测上述试剂红细胞，重复次数不少于 10 次，比较同一批次检测卡不同次检测之间的检测结果。

日间重复性采用同一批次检测卡每日重复检测上述试剂红细胞，重复天数不少于 10 天，比较同一批次检测卡不同天检测之间的检测结果。

批间重复性采用至少三批检测卡对上述试剂红细胞进行重复检测，比较不同批次间的检测结果。

批内、日间、批间重复性检测结果应分别对应一致，对同一试剂红细胞的检测结果凝集强度差异不超过 1+。阴性结果不应有凝集、溶血等不易分辨现象。

手工法检测还应考察不同操作人员之间的重复性。建议由至少 3 名不同操作人员，采用同一批次检测卡重复检测上述试剂红细胞，重复次数不少于 10 次，比较不同操作人员检测之间的检测结果的重复性。

5. 临床样本验证

收集各 ABO 血型临床样本，包括 RhD 阴性样本，采用试剂卡进行检测，将血型鉴定和凝集强度结果与已上市试剂结果进行比较。临床样本的收集应考虑涵盖肿瘤、血液病、自身免疫病和贫血患者、老人及儿童等来源。

6. 收集临床弱凝集红细胞样本，验证抗 A、抗 B 和抗 D 阳性小于 3+ 及各种凝集强度的情况，并提供各种凝集强度的图片。

7. 收集各种血型的直接抗人球蛋白试验阳性红细胞进行检测验证，并提供直接抗人球蛋白试验试剂及检测结果信息。

8. 收集弱 D、部分 D 红细胞，考察验证抗 D 柱能否检出，并明确上述 RhD 血型的具体确定方法。

9. 溶血、脂血、黄疸等样本的干扰评价。

10. 抗凝剂的适用性研究验证。

（五）阳性判断值的确定资料

提供充分的验证试验，体现不同凝集强度的结果，并明确不同凝集强度代表的具体意义，并应包含溶血、混合视野双群等情况，明确具体的试验方法、实验步骤，提供不同凝集强度的图例或相片。

（六）稳定性研究资料

稳定性研究资料主要涉及两部分内容，申报检测卡的稳定性和适用样本的稳定性研究。前者主要包括实时稳定性（有效期）研究，申请人可根据实际需要选择合理的稳定性研究方案，实验项目应至少包括外观、灵敏度、特异性、重复性。

稳定性研究资料应包括研究方法的确定依据、具体的实施方案、详细的研究数据以及结论。对于实时稳定性研究，应提供至少三批样品在实际储存条件下保存至成品有效期后的研究资料。

应对样本稳定性进行研究，主要包括室温保存、冷藏条件下的有效期验证，可以在合理的温度范围内选择温度点（温度范围），每间隔一定的时间段对储存样本进行全性能的分析验证，从而确认不同类型样本的稳定性。

试剂稳定性和样本稳定性两部分内容的研究结果应分别在说明书【储存条件及有效期】和【样本要求】两项中进行详细说明。

（七）临床试验

临床试验总体要求及临床试验资料的内容应符合《办法》、2014 年第 44 号公告和《体外诊断试剂临床试验技术指导原则》的规定，以下仅结合 ABO、RhD 血型抗原检测卡的具体特点对其临床试验中应重点关注的内容进行阐述。

1. 研究方法

按照法规要求应选择境内已批准上市、临床普遍认为质量较好的同类产品或试管法作为对比试剂，采用试验用体外诊断试剂（以下称考核试剂）与之进行比较研究试验，证明考核试剂与已上市产品或试管法等效。

2. 临床试验单位的选择

应选择符合法规要求资质的临床试验机构进行临床试验，不得选择血站进行临床试验。

3. 病例选择

临床总病例数应不少于 3000 例。应采用临床患者进行临床研究，供血者样本不得作为临床病例纳入。应包括血型鉴定易产生干扰的病例，尽量选择多种疾病患者（如肿瘤患者、自身免疫病患者、血液病患者）、老人、儿童（不同年龄段）等。血型分布尽量均衡，ABO 血型每种均应有统计学意义，RhD 阴性样本建议不少于 50 例。

4. 实验过程

分别采用考核试剂与对比试剂依据各自的说明书对入组临床样本进行血型检测，记录结果应具体到凝集强度。

5. 统计学分析

应分别进行考核试剂与对比试剂对不同 ABO 血型、RhD 血型的阳性符合率、阴性符合率、总符合率的计算，并以四格表的形式进行列表，对定性结果进行 kappa 检验以验证检测结果的一致性。

6. 结果差异样本的验证

对于两种试剂检测结果不一致（包括考核试剂与对比试剂定型结果不一致、考核试剂与对比试剂凝集强度差异较大，如≥2＋）的样本，应采用临床上公认较好的第三种同类试剂进行确认试验，同时应结合样本的复测结果进行综合分析，最终应采用适合的方法进行样本血型的最终确认。

如临床样本中包含凝集强度小于 3＋的样本，应进行进一步确认，明确出现弱凝集的原因。

7. 临床试验数据记录表应作为临床试验报告附件提交。临床试验数据记录表应列明所有病例的具体临床诊断信息、凝集强度和血型定型结果，如有不符样本应列明第三方确认的结果。

8. 临床试验中应注意考核试剂与对比试剂应严格遵守说明书操作要求，如红细胞悬液浓度、离心条件等，应与说明书一致。

（八）产品风险分析资料

产品风险分析资料应符合 2014 年第 44 号公告的基本要求，并参照相应的行业标准进行风险分析。风险分析中应充分考虑到各种可能影响检测结果的因素，如某些样本（如肿瘤患者、自身免疫病患者、血液病患者等）在进行血型定型检测时可能存在一定的干扰、抗体效价随放置时间延长的减弱对结果的影响、样本放置的影响等，申请人应根据这些不确定的因素分析产品应用可能存在的风险。

（九）产品技术要求

申请人应当在原材料质量和生产工艺稳定的前提下，根据产品研制、性能评估等结果，依据国家标准、行业标准及有关文献，按照《医疗器械产品技术要求编写指导原则》（国家食品药品监督管理总局通告 2014 年第 9 号）的有关要求，编写产品技术要求。产品技术要求应符合《办法》和 2014 年第 44 号公告的相关规定。

如果拟申报试剂已有相应的国家/行业标准发布，则标准的要求不得低于上述标准要求。

产品技术要求的性能指标应至少包括外观、灵敏度、特异性、重复性、稳定性。

产品技术要求的附录应包括主要原材料、生产工艺及半成品检定要求。主要原材料应明确抗体来源、克隆号、效价、特异性以及功能性验证要求，应明确填充物来源及主要特征、质量控制要求，缓冲液应明确组成、pH 值等特性及质控要求；主要生产工艺应以流程图形式描述主要生产工艺过程，并明确主要生产工艺的具体条件和质量控制点；半成品检定应明确半成品的检验要求及方法。

（十）产品注册检验报告

根据《办法》要求，申请注册的第三类体外诊断试剂应在具有相应承检范围的医疗器械检验机构进行连续三个生产批次样品的注册检验。

（十一）产品说明书

说明书承载了产品预期用途、试验原理、试验方法、检测结果解释以及注意事项等重要信息，是指导实验室工作人员正确操作、临床医生针对检验结果给出合理医学解释的重要依据，因此，产品说明书是体外诊断试剂注册申报最重要的文件之一。产品说明书的格式应符合《体外诊断试剂说明书编写指导原则》（国家食品药品监督管理总局通告 2014 年第 17 号）的要求，境外产品的中文说明书除格式要求外，其内容应尽量保持与原文说明书的一致性，翻译力求准确且符合中文表达习惯。产品说明书的所有内容均应与申请人提交的注册申报资料中的相关研究结果保持一致，如某些内容引用自参考文献，则应以规范格式对此内容进行标注，并单独列明参考文献的相关信息。

以下内容仅对 ABO、RhD 血型抗原检测卡说明书的重点内容进行详细说明，说明书其他内容应根据《体外诊断试剂说明书编写指导原则》要求进行编写。

1. 【预期用途】

1.1 写明本试剂用于人 ABO 血型的正定型检测及 RhD 血型抗原的检测，同时明确不用于血源筛查，仅用于临床检验。

1.2 说明与预期用途相关的临床适应证背景情况，说明相关的临床或实验室诊断方法。

2. 【储存条件及有效期】

说明试剂的储存条件及有效期。

3. 【样本要求】

明确红细胞制备和浓度要求，明确配套红细胞稀释液，建议优先使用生理盐水，如使用配套稀释液，应明确说明使用稀释液替代生理盐水的理由，详细说明稀释液成分并提供充分验证资料。说明溶血、脂血、黄疸样本是否可以使用，或提供使用此类样本的最低要求。依据稳定性研究结果写明样本稳定性要求，明确抗凝剂要求。

4.【适用仪器】

写明适用的离心机及自动化仪器（如适用）。

5.【阳性判断值】

明确结果判断方法及标准，并通过不同凝集强度的图例或照片进行详细解释。

6.【检验方法】

写明具体方法及操作步骤。

明确质控要求：应根据相关规定进行每日质控试验。

7.【检验方法的局限性】

7.1 未完全去除纤维蛋白原的标本，可能因纤维蛋白阻碍红细胞沉降而影响检测结果，造成假阳性，建议洗涤后重新检测。

7.2 被检标本染菌可能造成假阳性结果。

7.3 实验室温度低可能导致凝胶颗粒活动性减少，单个红细胞穿过困难，从而导致假阳性结果。

7.4 使用陈旧样本可能因细胞破碎，细胞膜浮于胶中或胶面呈弱阳性反应。

7.5 对弱 D 等检测情况进行说明。

7.6 对检测结果凝集强度小于 3＋的情况应如何进行后续处理进行详细说明。

8.【注意事项】

8.1 检测卡在使用前应离心，并小心解开封口膜，避免迸溅。

8.2 强调红细胞悬液浓度范围，不得过高或过低。

8.3 微柱中出现溶血情况的处理。

8.4 样本离心时间和离心力应严格按照说明书要求操作。

8.5 其他。

三、编写单位

国家食品药品监督管理总局医疗器械技术审评中心。

36 抗人球蛋白检测试剂注册技术审评指导原则

（抗人球蛋白检测试剂注册技术审查指导原则）

本指导原则旨在指导注册申请人对抗人球蛋白检测试剂注册申报资料的准备及撰写，同时也为技术审评部门对注册申报资料的技术审评提供参考。

本指导原则是对抗人球蛋白检测试剂的一般要求，申请人应依据产品的具体特性确定其中内容是否适用，若不适用，需具体阐述理由及相应的科学依据，并依据产品的具体特性对注册申报资料的内容进行充实和细化。如申请人认为有必要增加本指导原则不包含的研究内容，可自行补充。

本指导原则是对申请人和审查人员的指导性文件，但不包括注册审批所涉及的行政事项，亦不作为法规强制执行，如果有能够满足相关法规要求的其他方法，也可以采用，但需要提供详细的研究资料和验证资料，相关人员应在遵循相关法规的前提下使用本指导原则。

本指导原则是在现行法规和标准体系以及当前认知水平下制定的，随着法规和标准的不断完善，以及科学技术的不断发展，本指导原则相关内容也将适时进行调整。

一、范围

抗人球蛋白检测试剂可进行直接抗人球蛋白试验和间接抗人球蛋白试验，主要用于不规则抗体筛查、交叉配血、抗体致敏红细胞的检测等。

本指导原则适用于抗人球蛋白检测试剂，同时适用于不同的检测方法，如试管法、柱凝集法等，但不适用于血源筛查用抗人球蛋白检测试剂。

本指导原则仅包括对抗人球蛋白检测试剂注册申报资料中部分项目的要求，适用于进行产品注册和相关许可事项变更的产品。其他未尽事宜，应当符合《体外诊断试剂注册管理办法》（国家食品药品监督管理总局令第 5 号）（以下简称《办法》）等相关法规要求。

二、注册申报资料要求

（一）综述资料

综述资料的撰写应符合《关于公布体外诊断试剂注册申报资料要求和批准证明文件格式的公告》（国家食品药品监督管理总局公告 2014 年第 44 号）（以下简称"44 号公告"）的相关要求。内容主要包括产品预期用途、产品描述、有关生物安全性的说明、有关产品主要研究结果的总结和评价以及同类产品在国内外批准上市的情况介绍等内容，其中同类产品上市情况介绍部分应着重从灵敏度、特异性、效价、重复性等方面写明拟申报产品与目前市场上已获批准的同类产品之间的异同。

（二）主要原材料研究资料

主要原材料研究资料应包括主要组成成分（抗体、凝胶、玻璃珠等）的选择、制备及其质量标准的研究资料。

1. 抗体的选择及质量标准

明确抗体的来源，如为单克隆抗体应明确细胞株、克隆号等内容。提供抗体灵敏度、特异性、效价等基本性能的验证资料。

抗体如为自行生产，提供抗体的详细生产及鉴定过程。

1.1 灵敏度：已知抗体效价的临床有意义的血型系统至少7种血型抗体（IgG）的最高稀释倍数的凝集强度不小于1+。

1.2 特异性：临床有意义的已知血型系统至少7种，每种选1个抗体（IgG），与对应的抗原阳性细胞均应检测阳性。

与不规则抗体阴性样本检测结果应为阴性。

1.3 效价：如采用倍比稀释的方法验证抗人球蛋白试剂的效价，分别采用IgG和/或C3d致敏的细胞或根据厂家确立的研究方法进行验证。

2. 填充物的选择

说明填充物如凝胶、玻璃珠的特性，如组成、粒径及其质量控制要求。应提交选择比较过程，提交验证试验资料。

3. 填充缓冲液

应说明组成成分，并对外观、性状、pH值等物理指标及功能性进行研究验证。

4. 液体试剂稀释液

应说明组成成分，并对外观、性状、pH值等物理指标及功能性进行研究验证。

（三）主要生产工艺及反应体系的研究资料

1. 主要生产工艺介绍，可用流程图方式表示，并简要说明主要生产工艺的确定依据。

2. 产品基本反应原理介绍。

3. 主要生产工艺过程的研究资料、每一步生产工艺的确认资料及试验数据。如抗体浓度的选择确定过程、凝胶溶胀条件的确定、填充量及填充过程的研究资料，填充应确保均匀无气泡，以及质量控制的要求。

4. 主要反应体系的研究资料、每一步反应体系的确认资料及试验数据。

反应体系的设置应符合《全国临床检验操作规程》等公认标准操作规范、指南或标准的要求。如红细胞悬液制备要求及红细胞浓度的确定、用量的要求、孵育时间等；应提交离心条件的研究资料，建议以离心力或固定离心机型号固定转数和时间的方式设置离心条件。

（四）分析性能评估资料

申请人应提交在产品研制或成品验证阶段对试剂进行的所有性能验证的研究资料，对于每项分析性能的评价都应包括具体研究目的、实验设计、研究方法、可接受标准、实验数据、统计方法等详细资料。有关分析性能验证的背景信息也应在申报资料中有所体现，包括实验地点（实验室）、适用仪器、试剂规格、批号、临床样本来源等。分析性能评估的实验方法可以参考国内或国际有关体外诊断产品性能评估的指导原则进行。

产品性能研究所采用的各种仪器、试剂或其他物品如可能均应采用境内或境外已批准上市的产品，如抗体筛查红细胞、血型抗体等。

分析性能评估试验中应明确所有试验每种试剂的用量、试剂红细胞的浓度、采用的试验方法（试管法、柱凝集法、微孔板法等）。所有试验方法应符合配合使用的血型试剂的具体操作要求。

对于抗人球蛋白检测试剂建议着重对以下分析性能进行研究：

1. 间接抗人球蛋白试验

提供临床有意义的血型系统至少7种不规则抗体（IgG）检测灵敏度和特异性的验证资料，明确所检出抗体的抗体效价的具体要求，可参照以下要求进行实验。

1.1 灵敏度

与已知抗体效价的血型抗体的最高稀释倍数的凝集强度不小于1+，并且抗体效价不低于试管间接抗人球蛋白法测定结果。

C3d凝集强度≥2+。

1.2 特异性

与已知抗体类型的血型抗体对应的O型相应抗原阳性红细胞的反应为阳性。

与已知抗体类型的血型抗体对应的O型相应抗原阴性红细胞的反应为阴性。

与C3d阳性或阴性样本反应为阳性或阴性。

1.3 重复性

分别采用IgG性质抗D抗体，IgG性质抗Jka/Jkb抗体，IgG性质抗Fya/Fyb抗体进行重复性验证。

批内重复性采用同一批次检测卡重复进行检测，重复次数不少于10次。

日间重复性采用同一批次检测卡每日重复进行检测，重复天数不少于10天。

批间重复性采用至少三批检测卡进行重复检测。

批内、日间、批间重复性检测结果应基本一致，检测结果凝集强度差异不超过1+。

采用阴性结果的血清重复10次检测，均应出现阴性反应。

1.4 干扰

提供溶血、脂血、黄疸干扰的评估资料，应至少采用强、中、弱性质的抗体进行评价。

1.5 血清、血浆比对的评估资料。

1.6 抗凝剂的适用性研究验证。

1.7 采用部分临床样本进行检测灵敏度和特异性的评价，应考虑涵盖肿瘤、血液病、自身免疫病和贫血患者、老人及儿童等病例来源，应包括阳性和阴性病例。

1.8 分别进行每个预期用途的完整的性能评估资料，应至少包括50例阳性病例。

2. 直接抗人球蛋白试验

使用被不规则抗体和/或C3d致敏的红细胞进行反应，评价产品性能，适用的性能评价内容可以参照间接抗人球蛋白试验。

（五）阳性判断值

给出不同凝集强度的研究方法，并明确不同凝集强度代表的具体意义，并应包含溶血、混合视野双群等情况，明确具体的试验方法、实验步骤，提供不同凝集强度的图例或相片。

（六）稳定性研究资料

稳定性研究资料主要涉及两部分内容，申报试剂的稳定性和适用样本的稳定性研究。前者主要包括实时稳定性（有效期）、加热稳定性、开瓶稳定性等研究，申请人可根据实际需要选择合理的稳定性研究方案，实验项目应至少包括灵敏度、特异性、重复性等内容。

稳定性研究资料应包括研究方法的确定依据、具体的实施方案、详细的研究数据以及结论。对于实时稳定性研究，应提供至少三批样品在实际储存条件下保存至成品有效期后的研究资料。

应对样本稳定性进行研究，主要包括室温保存、冷藏和冷冻条件下的有效期验证，可以在合理的温度范围内选择温度点（温度范围），每间隔一定的时间段对储存样本进行全性能的分析验证，从而确认不同类型样本的稳定性。适于冷冻保存的样本还应对冻融次数进行评价。

试剂稳定性和样本稳定性两部分内容的研究结果应分别在说明书【储存条件及有效期】和【样本要求】两项中进行详细说明。

（七）临床试验

临床试验总体要求及临床试验资料的内容应符合《办法》、"44 号公告"及《体外诊断试剂临床试验技术指导原则》（国家食品药品监督管理总局通告 2014 年第 16 号）的规定，以下仅结合抗人球蛋白检测试剂的具体特点对其临床试验中应重点关注的内容进行阐述。

1. 研究方法

该类试剂已有同类产品上市，按照法规要求应选择境内已批准上市、临床普遍认为质量较好的同类产品作为对比试剂，采用试验用体外诊断试剂（以下称考核试剂）与之进行比较研究试验，证明本品与已上市产品等效。

2. 临床试验单位的选择

应选择符合相关法规要求的临床试验机构进行临床试验，不得选择血站进行临床试验。

3. 病例选择

临床总病例数应不少于 3000 例。应采用临床患者样本进行临床研究，供血者样本不得作为临床病例纳入。应包括对检测易产生干扰的病例，尽量选择多种疾病患者样本（如肿瘤患者、自身免疫病患者、血液病患者）、老人、儿童（不同年龄段）等。

4. 实验过程

无论直接抗人球蛋白试验还是间接抗人球蛋白试验，

均应根据产品的预期用途和适用人群分别进行临床试验。

在进行间接抗人球蛋白检测试剂临床试验的过程中除与对比试剂进行比较外，阳性结果应给出不规则抗体的具体鉴定结果。

产品如适用于不同的预期用途（如不规则抗体筛查、抗体致敏红细胞检测、交叉配血等），每种预期用途均应分别进行至少 3000 例的临床试验，如适用于不规则抗体筛查或抗体致敏红细胞检测等，每种预期用途应分别包含不少于 100 例阳性病例，如适用于交叉配血相关用途，应包含不少于 100 例交叉配血不合病例。抗体致敏红细胞检测应根据疾病的种类，分别进行临床试验。

交叉配血使用的供血者样本，最多只能使用两次，交叉配血不得使用血型不合的样本进行实验。

同时应明确配合使用的试剂产品。

5. 统计学分析

应进行考核试剂与对比试剂检测结果的阳性符合率、阴性符合率、总符合率的计算，并以四格表的形式进行列表，并对定性结果进行 kappa 检验以验证检测结果的一致性。

6. 结果差异样本的验证

对于两种试剂检测结果不一致［考核试剂与对比试剂检测结果不一致、与对比试剂凝集强度差异较大（差异 2 个凝集强度及以上）］的样本，应采用临床上公认较好的第三种同类试剂进行确认试验，同时应给出最终的抗体鉴定结果。

7. 临床试验数据记录表

应作为临床试验报告附件提交。临床试验数据记录表应列明所有病例的具体临床诊断信息、凝集强度和抗体鉴定结果，如有不符样本应列明第三方确认的结果。

（八）产品风险分析资料

产品风险分析资料应符合 "44 号公告" 的基本要求，并参照相应的行业标准进行风险分析。风险分析中应充分考虑到各种可能影响检测结果的因素，如某些样本（如肿瘤患者、自身免疫病患者、血液病患者等）在进行抗人球蛋白检测时可能存在一定的干扰、实验过程不规范、有些抗体较弱导致的检测结果不稳定等，申请人应根据这些不确定的因素分析产品应用可能存在的风险。

（九）产品技术要求

申请人应当在原材料质量和生产工艺稳定的前提下，根据产品研制、性能评估等结果，依据国家标准、行业标准及有关文献，按照《医疗器械产品技术要求编写指导原则》（国家食品药品监督管理总局通告 2014 年第 9 号）的有关要求，编写产品技术要求。产品技术要求应符合《办法》和 "44 号公告" 的相关规定。

如果拟申报试剂已有相应的国家/行业标准发布，则企业标准的要求不得低于上述标准要求。

产品技术要求的性能指标应至少包括灵敏度、特异性、重复性等。

产品技术要求的附录应包括主要原材料、生产工艺及半成品检定要求。主要原材料应明确抗体来源、克隆号、纯度、效价、特异性以及功能性验证要求，应明确填充物来源及主要特征、质量控制要求，缓冲液应明确组成、pH值等特性及质控要求。主要生产工艺应以流程图形式描述主要生产工艺过程，并明确主要生产工艺的具体条件和质量控制点。半成品检定应明确半成品的检验要求及方法。

（十）产品注册检验报告

根据《办法》要求，首次申请注册的第三类体外诊断试剂产品应在国家食品药品监督管理部门认可的、具有相应承检范围的医疗器械检验机构进行连续三个生产批次样品的注册检验。

（十一）产品说明书

说明书承载了产品预期用途、检验原理、试验方法、检测结果解释以及注意事项等重要信息，是指导实验室工作人员正确操作、临床医生针对检验结果给出合理医学解释的重要依据，因此，产品说明书是体外诊断试剂注册申报最重要的文件之一。产品说明书的格式应符合《体外诊断试剂说明书编写指导原则》（国家食品药品监督管理总局通告 2014 年第 17 号）的要求，境外产品的中文说明书除格式要求外，其内容应尽量保持与原文说明书的一致性，翻译力求准确且符合中文表达习惯。产品说明书的所有内容均应与申请人提交的注册申报资料中的相关研究结果保持一致，如某些内容引用自参考文献，则应以规范格式对此内容进行标注，并单独列明参考文献的相关信息。

以下内容仅对抗人球蛋白检测试剂说明书的重点内容进行详细说明，说明书其他内容应根据《体外诊断试剂说明书编写指导原则》要求进行编写。

1.【预期用途】

1.1 写明本试剂用于直接抗人球蛋白试验和/或间接抗人球蛋白试验，主要用于不规则抗体筛查、交叉配血、抗体致敏红细胞的检测（明确疾病类型）等，同时明确不用于血源筛查，仅用于临床检验。

1.2 说明与预期用途相关的临床适应证背景情况，说明相关的临床或实验室诊断方法。

2.【储存条件及有效期】

说明试剂的储存条件及有效期、加速稳定性、开瓶稳定性等。

3.【适用仪器】

明确具体的离心机和/或孵育器型号（如适用）。

4.【样本要求】

明确溶血、脂血、黄疸样本是否可以使用，或提供使用此类样本的最低要求。依据稳定性研究结果写明样本稳定性。

明确适用的抗凝剂的要求。

明确具体的样本采集、处理方法及过程。

明确红细胞配制使用的 LISS 液的生产厂家、规格、货号等内容。

5.【阳性判断值】

明确各种试验方法的结果判断方法及标准，并通过不同凝集强度的图例或照片进行详细解释。

6.【检验方法】

明确配合使用的抗体筛查用红细胞的生产厂家、规格、货号等内容。

须明确具体的检验步骤，反应体系的描述应准确且应与研究资料一致，不同的预期用途应分别详细描述实验过程。如配合其他试剂进行试验，需注明试验方法应完全符合配合试剂的试验操作要求。

7.【检验方法的局限性】

未被检出的抗 IgG 抗体在某些病例中可能有临床意义。

8.【注意事项】

8.1 上腔部分或封口处有气泡或液滴的卡，必须在使用前离心。

8.2 浓度过高或过低的红细胞悬液会引起异常结果。

8.3 在不规则抗体筛查、交叉配血试验中 LISS 液可以增强抗原抗体的反应，应严格按产品说明书规范使用低离子液。

三、参考文献

1. 国家食品药品监督管理总局．体外诊断试剂临床试验技术指导原则（国家食品药品监督管理总局通告 2014 年第 16 号）．2014 年 9 月

2. 国家食品药品监督管理总局．体外诊断试剂说明书编写指导原则（国家食品药品监督管理总局通告 2014 年第 17 号）．2014 年 9 月

3. 中国生物制品规程（2000 年版）．化学工业出版社

四、起草单位

国家食品药品监督管理总局医疗器械技术审评中心。

与人类基因检测相关的试剂

37 胎儿染色体非整倍体（T21、T18、T13）检测试剂盒（高通量测序法）注册技术审评指导原则

[胎儿染色体非整倍体（T21、T18、T13）检测试剂盒
（高通量测序法）注册技术审查指导原则]

本指导原则旨在指导注册申请人对胎儿染色体非整倍体（T21、T18、T13）检测试剂盒（高通量测序法）注册申报资料的准备及撰写，同时也为技术审评部门对注册申报资料的技术审评提供参考。

本指导原则是针对该类试剂的一般要求，申请人应依据产品的具体特性确定其中内容是否适用，若不适用，需具体阐述理由及相应的科学依据，并依据产品的具体特性对注册申报资料的内容进行充实和细化。

本指导原则是对申请人和审查人员的指导性文件，但不包括注册审批所涉及的行政事项，亦不作为法规强制执行，如果有能够满足相关法规要求的其他方法，也可以采用，但需要详细阐明理由，并对其科学合理性进行验证，提供详细的研究资料和验证资料，相关人员应在遵循相关法规的前提下使用本指导原则。

本指导原则是在现行法规和标准体系以及当前认知水平下制定的，随着法规和标准的不断完善，以及科学技术的不断发展，本指导原则相关内容也将适时进行调整。

一、范围

胎儿染色体非整倍体（fetal chromosome aneuploidies）中的 21 三体、18 三体、13 三体（Trisomies 21、Trisomies 18、Trisomies13，即 T21、T18、T13）是临床上最常见的染色体非整倍体疾病。其对应的分别为 21-三体综合征（又称唐氏综合征，先天愚型或 Down 综合征）、18-三体综合征（又称 Edwards 综合征）和 13-三体综合征（又称 Patau 综合征），发病率分别约为 1/700、1/6000、1/10000，患儿绝大多数存在严重智力障碍及器官畸形。

产前筛查和产前诊断是为避免产生遗传缺陷患儿提供的手段。常规的产前筛查方法包括：早孕期的超声与血清学联合筛查和中孕期母体血清学筛查。筛查结果为高风险的孕妇经建议经产前诊断进行最终确认，由孕妇知情选择。胎儿染色体异常的产前诊断金标准为介入前产前诊断手术，是指通过绒毛取材术/羊膜腔穿刺术/经皮脐血管穿刺术，取相应细胞采用细胞生物学方法对胎儿染色体进行核型分析。

高通量测序方法检测胎儿染色体非整倍体的原理是：孕妇母体血浆中存在胎儿游离 DNA（cell-free DNA，cfDNA），长度约为 75～250bp，几乎全部来源于胎盘的滋养层细胞，其浓度和孕周密切相关并以一定比例（5%～30%）稳定存在于母体外周血浆中。高通量测序方法通过取母体

血浆提取包含正常母体和胎儿的血浆游离 DNA，经文库构建，片段扩增等，最后进行上机测序，通过软件分析数据获得染色体数目评价结果。以检测 21 三体综合征为例，当对怀有 T21 胎儿的母体血浆游离 DNA 数据进行分析时，其 21 号染色体游离 DNA 总数会有小比例的升高，通过统计学算法区分这一微小差异来实现利用 cfDNA 进行胎儿染色体非整倍体的产前筛查。但高通量测序法不能对染色体结构异常进行检测，不能代替传统筛查中的开放式神经管缺陷筛查等。

本指导原则所述的胎儿染色体非整倍体（T21、T18、T13）检测试剂盒（高通量测序法）是指通过高通量测序法检测孕妇外周血血浆中胎儿游离脱氧核糖核酸（DNA），通过分析样本中的胎儿游离 DNA 的 21 号、18 号及 13 号染色体数量的差异，预期用于对胎儿染色体非整倍体疾病 21-三体综合征、18-三体综合征和 13-三体综合征进行产前筛查的检测试剂盒。

本指导原则所述的高通量测序法，是指通过文库构建、片段扩增进而进行上机测序的第二代测序方法，不需要进行片段扩增的第三代、第四代单分子测序方法在文中并未涉及。但高通量测序技术发展迅速，第三代、第四代单分子测序方法在企业内部参考品设置、性能评估或临床评价等处如有适用的方面，可以参照执行。

本指导原则所述检测试剂盒的适用人群为：对孕周为 12 +0 周及以上的孕妇进行产前筛查，其结果不能代表对孕妇怀有三体胎儿的确认，产前筛查的结果必须要经过产前诊断进行确认。

伦理学原则应遵守国家相关法律法规及行业规定。

二、注册申报资料要求

（一）综述资料

综述资料主要包括产品预期用途、产品描述、有关生物安全性的说明、有关产品主要研究结果的总结和评价以及其他内容。其中，其他内容包括同类产品在国内外批准上市的情况，应着重从方法学及检出限等方面写明拟申报产品与目前市场上已获批准的同类产品之间的主要区别。综述资料应符合《体外诊断试剂注册管理办法》（国家食品药品监督管理总局令第 5 号，以下简称《办法》）和《关于公布体外诊断试剂注册申报资料要求和批准证明文件格式的公告》（国家食品药品监督管理总局公告 2014 年第 44

号，以下简称"公告"）的相关要求。

综述资料应详细阐明检测原理，可配合图示并写明一个完整检测配合使用的全部试剂及耗材名称、生产厂家、货号或注册证书号以及详细的组成成分。

（二）主要原材料的研究资料

主要原材料的研究资料包括企业内部参考品和完成检测所需试剂组成两部分。

1. 企业内部参考品

应至少包括：阳性参考品、阴性参考品、检测限参考品、嵌合体参考品，具体要求如下：

1.1 阳性参考品

应采用 T21、T18、T13 胎儿 DNA 片段按一定比例与正常女性血浆混合的模拟样本。

1.2 阴性参考品

应包括采用染色体数目正常胎儿 DNA 片段按一定比例与正常女性血浆混合的模拟样本，以及采用其他染色体异常胎儿 DNA 片段按一定比例与正常女性血浆混合的模拟样本。其他染色体异常的阴性参考品由申请人依据常见染色体异常项目并根据对产品的质控要求自行选择。

1.3 检测限参考品

应采用 T21、T18、T13 胎儿 DNA 片段按不同比例梯度与正常女性血浆混合的模拟样本，如 5%、3.5%、2.5% 等，建议采用 95%（$n \geqslant 20$）的阳性检出率作为最低检测限确定的标准。

1.4 嵌合体参考品

由申请人按照对产品的质控要求自行设定模拟 T21、T18 和 T13 嵌合体的组成比例，如 70% 异常，30% 正常；30% 异常，70% 正常等。

T21、T18、T13 及其他染色体异常胎儿 DNA 片段可由流产组织或羊水细胞、细胞系等来源制备。

申请人应详细说明企业内部参考品的组成、详细说明制备及检定方法、胎儿 DNA 片段浓度确认方式和所占比例的选择依据。组成各项企业内部参考品的样本应为不同来源。

2. 完成全部检测流程所需试剂

一般应至少包括：血浆游离 DNA 提取纯化试剂、文库构建试剂、文库定量试剂、测序试剂、阴性质控品、阳性质控品以及与之配合使用的测序芯片和数据分析软件。具体要求如下：

2.1 血浆游离 DNA 提取纯化试剂

无论申报产品中是否包含，申请人均应提交配合使用的提取纯化试剂的原理、详细组成成分、生产厂家、货号及第一类医疗器械备案凭证编号的相关资料。性能方面需对该试剂提取的 DNA 片段长度范围准确性及纯度要求，提取效率、重复性及抗干扰能力进行评估。

2.2 文库构建试剂、文库定量试剂、测序试剂

文库构建试剂对片段化的 DNA 进行缺口补平及相应部分 5′-端磷酸化（如需）和 3′-端去磷酸化（如需），之后使用连接酶加上用于测序和分析的标签和接头，构建成可

以用来测序上机的标准文库；文库定量试剂通过 PCR 扩增及与标准品曲线的比对，用于定量测定文库浓度，为后续均一化文库进行上机测序做准备，同时能够评估文库构建的质量。文库定量时应明确对文库质量、片段大小及浓度要求，应提供分析图谱，对其中参数进行解释说明（如是否有杂峰，产生的原因，是否对最终结果产生影响等）。文库定量不限于上述方法，也可采用其他方法进行，如荧光染料法、Qubit 定量等；测序试剂用于对均一化的文库进行片段扩增，通过基因测序仪捕捉扩增过程中碱基的变化引起的信号变化来达到读取序列的目的。

以上三种试剂一般由：相应功能的酶（末端修复酶、DNA 连接酶、缺口修复酶 DNA 聚合酶等）、核苷酸序列（引物、接头序列、标签序列、文库定量标准品）、缓冲液及 dNTP 组成。具体要求如下：

2.2.1 酶：应提交纯度、活性及功能性试验资料。例如：文库构建过程包括但不限于末端修复酶、DNA 连接酶、缺口修复聚合酶等，所选择的酶应当具有末端突出削平、缺口补平、标签或接头连接、DNA 聚合酶活性。

2.2.2 核苷酸序列：应提交相应的序列组成和纯度信息，序列准确度；引物设计应提交引物设计原则及选择对比依据。

2.2.3 缓冲液：应明确详细的组成及各盐浓度选择对比的依据。

2.2.4 dNTP：包括 dATP、dGTP、dCTP、dTTP，应提交对纯度、浓度等的详细验证资料。

2.3 阴、阳性质控品

须能够监控 DNA 片段提取到最终测序结果全过程，因此应当由阴、阳性（T21、T18 和 T13）胎儿 DNA 片段按已知比例与正常女性血浆基质混合组成。

2.4 测序芯片

应详细阐明芯片进行片段扩增的原理及结构，明确使用芯片型号，并对同一次测序芯片上样的样本间精密度进行评价。

2.5 数据分析软件

举例介绍原始数据质量评估、数据处理和筛选的方法，明确数据筛选依据以及使用的算法。

2.6 提交不同原材料对于最终测序数据质量影响的评估材料。由于各测序平台的技术侧重点不同，数据质量评估的项目可能存在差异，需考虑包括但不限于以下方面：文库浓度、文库片段大小、单样本总序列数（数据量）、唯一比对率、单次检测的 GC gap（最高 GC 值与最低 GC 值的差值）等。

2.7 除上述资料，申请人还应提交主要原材料的筛选依据及试验资料。如为自制，则应提交：制备方法、质量要求、质量检测方法、对比筛选的试验资料等；如为外购，则应提交：外购证书、质量要求、质量检测方法、对比筛选的试验资料等。其中，对比筛选的试验资料应包括筛选过程中的数据、图谱、对比图表等信息。

（三）主要生产工艺及反应体系的研究资料

1. 主要生产工艺包括配制工作液、半成品检定、分装和包装。配制工作液的各种原材料及其配比应符合要求，原材料应混合均匀，配制过程应对关键参数进行有效控制。所提交申报资料中应包括主要生产工艺介绍和生产工艺流程图，后者需标明关键工艺质控步骤，并详细说明该步骤的质控方法及质控标准。

2. 反应体系研究指完成检测所涉及到的最佳反应条件的选择确定过程，包括对提取纯化步骤、游离 DNA 片段的末端修复、接头及标签连接、文库定量、片段扩增、测序反应的反应条件及反应体系的选择确定，涉及到对样本类型、样本用量、试剂用量、缓冲体系的选择、反应温度和时间条件及检测过程中质控方法确定的依据。重点关注：酶浓度、引物浓度、dNTP 浓度、离子浓度、加样量及反应体积、片段扩增各阶段温度、时间及循环数、测序数据质量的评估指标等，其中加样量和反应体积应参考相应行业标准，经研究验证后确定。

此外，还应对数据量及胎儿游离 DNA 浓度和比例对检测结果的影响进行研究。

（四）分析性能评估资料

申请人应提交产品在产品研制或成品验证阶段对试剂盒进行的全部性能的评估资料，对于每项分析性能的评价都应包括研究目的、实验设计、研究方法、可接受标准、实验数据、统计方法等详细资料。有关分析性能评估的背景信息也应在申报资料中有所体现，包括实验地点（实验室）、人员及数量、适用仪器、试剂规格、批号、临床样本来源（如涉及）等。分析性能评估的实验方法可以参考相关的美国临床实验室标准化协会批准指南（CLSI-EP）文件或国内有关体外诊断产品性能评估的指导原则进行。建议着重对以下分析性能进行研究：

1. 最低检出限

建议使用企业参考品进行梯度稀释并多次检测，将具有 95% 阳性检出率的胎儿游离 DNA 浓度水平作为最低检出限。企业参考品应使用公认的准确定量方法进行，最低检出限应描述为 XX DNA 浓度下可检出胎儿 DNA 的最小百分比。

2. 企业内部参考品符合率

对试剂检测企业内部参考品的符合情况进行评估。

3. 精密度

精密度的评价方法并无统一的标准可依，可根据不同产品特征或企业的研究习惯进行，前提是必须保证研究的科学合理性，具体实验方法可以参考相关的美国临床实验室标准化协会批准指南（CLSI-EP）或国内有关体外诊断产品性能评估的指导原则进行。企业应对每项精密度指标的评价标准做出合理要求，如标准差或变异系数的范围等。针对本类产品的精密度评价主要包括以下要求：

3.1 对可能影响检测精密度的主要变量进行验证，除检测试剂（包括核酸分离/纯化组分）本身的影响外，应对高通量基因测序仪、操作者、地点、合理的精密度评价周期等要素进行相关的验证。

例如：为期至少 XX 天的连续检测，每天至少由 2 人完成不少于 2 次的完整检测，从而对批内/批间、日内/日间以及不同操作者之间的精密度进行综合评价。申请人还应选择不同的实验室进行重复实验以对室间精密度进行评价。

3.2 用于精密度评价的模拟样品和临床样本均应至少包含 3 个水平：阴性样品、临界阳性样品、（中或强）阳性样品，并根据产品特性设定适当的精密度要求。精密度评价中的每一次检测均应从核酸提取开始。

4. 干扰试验

包括内源性干扰物质和外源性干扰物质。应针对可能存在的干扰情况进行验证。建议申请人在干扰物质的潜在最大浓度（即"最差条件"）条件下进行评价。内源性干扰物质的评价至少应包括胆红素、游离血红蛋白、甘油三酯。

5. 特异性

对以下是否干扰 T21、T18、T13 阴阳性的检出能力进行评价：

5.1 微缺失、微重复评价：申请人应采用一定比例的微缺失、微重复胎儿 DNA 与正常女性血浆混合制备微缺失、微重复模拟样本进行评价。

5.2 嵌合体评价：申请人应采用不同嵌合比例的模拟 T21、T18 和 T13 嵌合体样本对试剂检测嵌合体的能力进行评估，对不能检测到的模拟嵌合体的嵌合比例进行确认。

5.3 对其他常见染色体样本的干扰进行评价。

微缺失微重复模拟样本、嵌合体模拟样本及其他常见染色体样本的类型和数量由申请人选择确定，并在产品说明书中明确。

（五）阳性判断值的确定资料

由于目前胎儿染色体非整倍体 T13、T18、T21 的阳性判断值存在多种计算方式，且更好的算法和数据处理方式仍在不断开发中。因此，如申请人选择了某一算法作为阳性判断值的计算方式，则应详细阐述选择该算法作为阳性判断值依据的原因（如权威文献、行业共识等），并详细阐述计算公式和各参数代表的意义。

以大样本量常用的 Z-值（Z-score）算法来举例说明：

1. Z-值这个统计量反应的是当前数值距离平均数的相对标准距离，Z-值的应用条件为大样本量以及数据符合正态分布，计算公式如下：

$$\text{chrN Z-score for test sample} = \frac{\% \text{ chrN}_{sample} - \text{Mean}\% \text{ chrN}_{reference}}{\text{S. D. }\% \text{ chrN}_{reference}}$$

1.1 chrN Z-score for test sample：所检测样本的 Z-值；

1.2 N：指定的第 N 染色体；

1.3 % chrN$_{sample}$：待测样品第 N 条染色体唯一比对序列数占常染色体的百分比，通过高通量测序后软件分析获得；

1.4 Mean% chrN$_{reference}$：参照样品第 N 条染色体比例平均值；

1.5 S. D. % chrN_{reference}：参照样品第 N 条染色体比例的标准偏差。

该公式中，影响唯一比对序列的因素包括 GC 含量、检验覆盖度等，申请人应计算并统计检验覆盖度是否在正常范围内。参照样品的数量、来源等均对其数据产生影响，

进而影响 Mean% chrN_{reference} 和 S. D. % chrN_{reference}。因此，申请人需对参照样品的数据计算进行详述，并提供计算值。

2. 被筛查孕妇所怀胎儿的染色体数量状况符合正态分布，即大概率为正常染色体数量，小概率事件为胎儿染色体非整倍体，如图 1 所示：

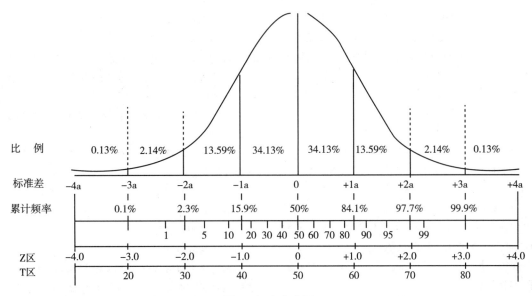

图 1　正态分布图

如图 1 可以看出，出现在 Z-值为正负 3 以外的数值，则有 99.9% 的可能为阳性，因此，通常将 Z-值 = 3 定为阳性判断值分界点，Z-值 >3 或 Z-值 < -3 判断为胎儿染色体非整倍体阳性。申请人应当根据试验对 Z-值 >3 及 Z-值 < -3 的情况分别进行说明。

鉴于并无 100% 阴阳性分界点，一般来说，申请人应设定阳性判断值灰区范围，灰区的设定应提交理论和实际试验结果的依据，并在说明书【阳性判断值】和【检验结果的解释】项进行解释说明，如：是否需要用产前诊断的方式进行最终确认，可能的原因，是否需要孕龄再大时进行再次抽血复测等等。如无灰区设置，也应提交理论和大样本量试验结果的依据。

在阳性判断值设定后，申请人应当选取一定数量阴、阳性真实临床样本进行试验验证，如与该公式不符，则应说明出现的问题及详细的数据校正方式。

（六）稳定性研究资料

稳定性研究资料应包括研究方法的确定依据、具体的实施方案、详细的研究数据以及结论。主要涉及两部分内容，申报产品的稳定性和适用样本的稳定性研究。

1. 申报产品的稳定性研究主要包括实时稳定性（有效期）、运输稳定性、开瓶稳定性及冻融次数限制等研究。对于实时稳定性研究，应提供至少三批样品在实际储存条件下保存至成品有效期后的研究资料。

2. 适用样本的稳定性研究主要包括对含有游离 DNA 的孕妇血浆的保存、冷藏和冷冻条件下的有效期验证以及血

浆游离 DNA 提取后储存条件的验证。可以在合理的温度范围内选择温度点（温度范围），每间隔一定的时间段对储存样本进行检测，从而确认样本的稳定性。适于冷冻保存的样本还应对冻融次数进行评价。

应注意运输稳定性、开瓶稳定性等研究实际上均指经运输或开瓶后对产品效能及检测性能是否有影响，因此申请人应在试验设计中充分考虑上述因素。此外，产品稳定性和样本稳定性两部分内容的研究结果均应在说明书【储存条件及有效期】和【样本要求】两项中进行详细说明。

（七）产品技术要求

拟定产品技术要求应符合《办法》、"公告"和《医疗器械产品技术要求编写指导原则》（国家食品药品监督管理总局通告 2014 年第 9 号）的相关要求。

如果拟申报试剂已有相应的国家/行业标准发布，则企业标准的要求不得低于上述标准要求。

（八）产品注册检验报告

根据总局第 5 号令要求，首次申请注册的第三类产品应在国家食品药品监督管理局认可的、具有相应承检范围的医疗器械检测机构进行连续三个生产批次样品的注册检验。该产品已有国家参考品发布，在注册检验时应使用"高通量测序用外周血胎儿染色体非整倍体（T21、T18 和 T13）国家参考品"进行。

（九）产品说明书

产品说明书的格式应符合《体外诊断试剂说明书编写指导原则》（国家食品药品监督管理总局通告 2014 年第 17 号）的要求，进口产品的中文说明书除格式要求外，其内容应尽量保持与原文说明书的一致性，翻译力求准确且符合中文表达习惯。产品说明书的所有内容均应与申请人提交的注册申报资料中的相关研究结果保持一致，如某些内容引用自参考文献，则应以规范格式对此内容进行标注，并单独列明参考文献的相关信息。

结合《体外诊断试剂说明书编写指导原则》的要求，下面对说明书的重点内容进行详细说明。

1. 【产品名称】

建议按照如下方式命名：胎儿染色体非整倍体（T21、T18、T13）检测试剂盒（方法学）或胎儿染色体非整倍体（T21/T18/T13）检测试剂盒（方法学）。

举例：胎儿染色体非整倍体（T21、T18、T13）检测试剂盒（半导体测序法）、胎儿染色体非整倍体（T21/T18/T13）检测试剂盒（可逆末端终止测序法）。

2. 【预期用途】

2.1 第一自然段

预期用途描述，包括被测孕妇孕周特征，样本类型等。

举例：该产品用于定性检测孕周为 12＋0 周及以上的孕妇外周血血浆中胎儿游离脱氧核糖核酸（DNA），通过分析样本中的胎儿游离 DNA 的 21 号、18 号及 13 号染色体数量的差异，对胎儿染色体非整倍体疾病 21 － 三体综合征、18 － 三体综合征和 13 － 三体综合征进行产前筛查。如试剂盒仅是测序步骤中的建库步骤，则预期用途应描述为"构建测序文库"。

2.2 第二自然段

按照《体外诊断试剂说明书编写指导原则》介绍临床适应证及背景，说明相关的临床或实验室诊断方法等，应介绍产前诊断金标准。

2.3 第三自然段

明确该产品仅作为 21 号、18 号及 13 号染色体的产前筛查用途，其结果要由产前诊断金标准进行确认并遵守相关法律法规及行业规范。

3. 【检验原理】

详细说明该产品检测母体胎儿游离 DNA 判断染色体数量的检测原理及方法学原理（必要时可用图示进行）。

4. 【主要组成成分】

说明试剂盒所包含组分的名称、数量、比例或浓度等信息，说明不同批号试剂盒中各组分是否可以互换。

试剂盒中不包含但该项检测必需的组分，说明书中应列出相关试剂/耗材的名称、生产企业、货号、注册证号/第一类医疗器械备案凭证编号（如有）及其他相关信息，测序芯片应明确型号。

5. 【储存条件及有效期】

5.1 按照稳定性研究资料，说明试剂盒的效期稳定性、

开瓶稳定性、复溶稳定性、运输稳定性、冻融次数要求等，应标明具体的储存条件及效期。

5.2 按照《医疗器械说明书和标签管理规定》（总局令第 5 号）增加生产日期，使用期限或者失效日期。

6. 【样本要求】

6.1 样本采集要求。

6.2 说明对采血管及抗凝剂的要求。

6.3 样本保存、运输及处理：孕妇外周血样本的保存条件（温度、保质期限）、运输条件、处理条件（如：多长时间内必须分离血浆）；已分离的血浆样本的保存条件（温度、保质期限）、运输条件、处理条件（如：核酸提取前的预处理）；冷藏/冷冻样本检测前是否需恢复至室温，冻融次数的要求。

上述内容均需在稳定性研究资料中详述并用产品进行性能评估验证。

7. 【适用机型】

适用的测序仪器具体型号，并提供与仪器有关的重要信息以指导用户操作。

8. 【检验方法】

无论是否包含提取试剂或测序试剂，申请人应从头详细描述完成完整检测所需的全部步骤以指导用户正确操作，包括血浆游离 DNA 的提取、文库构建、文库定量、片段扩增及上机测序。该类产品操作程序较多，作为产品使用说明书该项内容应当尽量详细，以能够指导用户进行操作，其中应当包括各步骤的注意事项及配合使用物品的技术参数、仪器厂家和型号（如 PCR 仪，生物分析仪等）和反应条件，以半导体测序为例：

8.1 DNA 提取

DNA 提取方式、提取试剂盒货号及第一类医疗器械备案凭证编号；DNA 提取液的短期和长期保存方式、冻融次数等。

8.2 文库构建

末端修复、接头连接、缺口修复、PCR 扩增；所构建的文库短期和长期保存方式，冻融次数等。

8.3 文库定量

描述对于定量后文库浓度和质量的要求，以及何种情况进行文库的重新构建。

8.4 测序模板的制备

混合文库、PCR、模板富集。

8.5 上机测序

仪器准备、设置及仪器使用相关参数。

9. 【阳性判断值】

明确设定阳性判断值所使用的算法及验证参考值所使用的样本例数及类型。如使用软件，则应明确软件名称、唯一标识号、生产厂家及医疗器械注册证书编号；如暂未取得医疗器械注册证书，应空出相应内容，在软件名称后注明（医疗器械注册证书编号：）。

10. 【检验方法的局限性】

10.1 本试剂盒作为胎儿染色体非整倍体筛查检测，其

结果仅供临床参考，不能作为诊断的唯一依据。对患者的临床诊断应采用金标准方法（染色体核型分析）并结合其症状/体征、病史及其他实验室检查等情况综合进行。本试剂盒不能对胎儿染色体结构异常进行检测。

10.2 本试剂盒适用于孕妇外周血血浆样本检测，不适用于其他样本检测。

10.3 胎儿游离 DNA 浓度在孕妇外周血中存在较大个体差异，变化范围从 2% 到 30% 不等且和孕周密切相关，因此若因胎儿游离 DNA 浓度较低造成检验失败时，可待孕周较大时再次抽血检测。

10.4 以下几种情况的孕妇样品可能会出现假阳性或假阴性结果，需要结合其他检测结果进行综合判断：

10.4.1 孕妇本人为染色体非整倍体疾病患者、其他染色体疾病患者或携带者。

10.4.2 胎儿染色体异常中的平衡易位、嵌合型三体异常。

10.4.3 怀有双胎或者多胎（三胎及三胎以上）的孕妇。

10.4.4 近期接受过移植手术、干细胞治疗；近期接受过免疫治疗或输注过异体血制品。

10.4.5 孕妇本人为肿瘤患者。

10.4.6 通过体外受精-胚胎移植（IVF-ET）方式受孕的孕妇。

10.4.7 体重严重超重的孕妇。

10.5 样本采集、运输及处理不当、未按说明书操作均有可能导致假阳性或假阴性结果；描述在样本采集，保存、运输中需遵循的原则及注意事项，例如：

10.5.1 描述适用的抗凝采血管。

10.5.2 颠倒混匀时动作应轻柔，防止溶血。

10.5.3 全血离体后须进行血浆分离的时间。

10.5.4 血浆分离过程中注意不要吸到中间层的白细胞。

10.5.5 血浆样本是否能够进行反复冻融。

10.5.6 禁止将 XX 抗凝样本和血浆样本在室温状态下放置。

10.5.7 血浆样本寄送采用的运输保存方式。

10.6 其他局限性。

11.【产品性能指标】

按照分析性能评估资料内容详述以下性能指标：最低检出限、企业内部参考品符合率、精密度、干扰试验、特异性。各项评估应包括评估方法、数据和结果。应将临床评价的试验结果纳入，包括临床试验机构数量、样本例数、试验结果等内容。

（十）临床评价资料

1. 研究方法

对照方法：依据卫生部（现国家卫生与计划生育委员会）发布的"《WS322.2—2010 胎儿染色体异常与开放性神经管缺陷的产前筛查与诊断技术标准》第 2 部分：胎儿常见染色体异常的细胞遗传学产前诊断技术标准"，以介入性产前诊断手术结果（包括绒毛取材术、羊膜腔穿刺术和经皮脐血管穿刺术）和出生随访结果作为确诊胎儿染色体非整倍体 T21、T18、T13 的对照金标准。对于出生随访，应在方案中明确随访由新生儿医师进行，各机构在制定方案中对医师进行统一的培训，采用科学的、统一的评价标准和评价项目（应当提供依据）对出生后婴儿表观进行是否是三体患儿的诊断，也可采用出生后采血进行核型分析的方式进行诊断。

研究方法为前瞻性研究，是指对临床需要正常进行产前诊断的孕妇采集样本与金标准检测进行对比分析。

统计学分析一般选用交叉四格表的形式总结本试剂盒测序结果和金标准检测结果并进行卡方或 kappa 检验，与金标准比对进行敏感性、特异性分析，计算阳性预测值、阴性预测值。对于以上统计值，均应做统计假设，并报告 95% 置信区间。

2. 临床研究机构及人员

临床研究机构应为已取得产前诊断技术服务资质的医疗机构。人员应为经过专门培训的取得资质的人员。机构和人员应遵循《产前诊断技术管理办法》《母婴保健专项技术服务许可及人员资格管理办法》，机构取得《母婴保健技术服务执业许可证》，人员取得《母婴保健技术考核合格证书》。

3. 适用人群及样本量

适用人群为孕周为 12 + 0 周及以上的孕妇。不同年龄段孕妇应按自然比例分布，35 岁及以上孕妇占比应控制在 10% ~ 15%。样本量依据统计学及胎儿染色体三体发病率计算，根据其临床预期用于产前筛查的用途，按照发病率计算建议总例数不少于 10000 例。

试验要求能够筛选出一定数量的 T21 阳性、至少 1 例的 T18 阳性和至少 1 例的 T13 阳性。如未筛查出符合要求的阳性病例数量，则应继续增加样本例数进行筛查，所有样本均应可以溯源。

4. 其他要求

4.1 对于临床试验中可能会出现用于核型分析的细胞培养不出导致数据缺失的情况：密切关注该病例并建议孕妇做二次穿刺，最终确定结果可纳入统计分析。

4.2 关于失访率的要求：核型分析属于有创检测，如孕妇拒绝二次穿刺将导致数据失访；出生随访可能有部分数据失访。因此，可接受的失访率应控制在高危孕妇≤2%，低危孕妇≤10%，且失访数据应说明原因。

4.3 临床试验结果的客观内容（包括失访率等）建议在产品说明书中明示。

5. 临床试验方案

5.1 申请人按照上述 1 ~ 4 要求并结合体外诊断试剂注册申报相关法规制定临床试验方案。需遵循如下要点：

5.1.1 各临床研究机构的方案应基本一致，且保证在整个临床试验过程中遵循预定的方案实施，不可随意改动。临床试验方案的修改过程和版本要记录在案，且每次改动应记录原因。

5.1.2 整个试验过程应在临床研究机构的实验室内并由本实验室的技术人员操作完成，申报单位的技术人员除进行必要的技术指导外，不得随意干涉实验进程，尤其是数据收集过程。

5.2 临床试验方案还应详细阐述如下内容：

5.2.1 临床研究单位选择、临床主要研究人员简介；对临床试验的整体管理情况、质量控制、试验人员培训、仪器日常维护、仪器校准、质控品运行的规定。

5.2.2 临床背景、病例纳入/排除标准、样本的预期选择例数及标准。其中须注意，病例纳入/排除标准应严格制定并实施，任何已经入选的病例再被排除出临床研究都应记录在案并明确说明原因。在试验操作过程中和判定试验结果时应采用盲法以保证试验结果的客观性，对于编盲的方式应有详细描述。

5.2.3 如采用出生随访方式，则应对出生随访的依据、项目及判定标准进行详细规定，包括但不限于如下内容：随访操作及记录人员、复核人员、随访方式、随访项目、判定依据、随访时间周期及间隔、随访终点等。

5.2.4 样本类型、样本的收集、处理及保存等。

5.2.5 数据预处理、统计学方法、统计软件、评价统计结果的标准。

6. 临床试验报告

临床实验报告包括各机构的临床试验报告以及临床总结报告。根据《体外诊断试剂临床试验技术指导原则》（国家食品药品监督管理总局通告 2014 年第 16 号）的要求，临床试验报告应该与方案呼应并相一致，对方案执行情况及试验结果进行详述。

6.1 样本例数（总结报告应为各机构的样本例数、阳性检出例数等）、孕妇年龄分布情况、建议以列表方式给出具体例数及百分比。

6.2 对检测精密度、质控品测量值的抽查结果评估。

6.3 具体试验过程及试验过程中需要说明的问题，研究过程中是否涉及对方案的修改。

6.4 申报试剂批号、有效期及所用机型等信息，配合使用的试剂、耗材及仪器的厂商信息、货号及产品医疗器械注册证编号。需要强调的是：临床试验研究应使用与说明书描述一致的配套使用试剂及仪器。

6.5 统计学分析：样本的纳入与排除情况；数据预处理、差异数据的重新检测与否以及最终是否纳入数据统计、对异常值或缺失值的处理。另外考虑到对不同年龄段孕妇样本的阳性检出率可能存在一定差异，故建议对不同年龄段孕妇样本分别进行统计分析。

6.6 讨论和结论：对总体结果进行总结性描述并分析试验结果，对本次临床研究有无特别说明，最后得出临床试验结论。

6.7 病例报告表应包括如下信息：孕妇代码、年龄、金标准分析具体结果、该试剂检测结果。其中金标准分析如为核型分析，应明确具体结果；如为出生随访，则应明确

胎儿出生时间、随访时间、随访方式、随访结果。病例报告表的全部数据应可溯源。

7. 上市后需完成的工作

上市后需继续搜集至少 10 家临床机构、总数不少于 10 万例临床使用数据作为临床补充资料在产品下一次延续注册时提交，并使用该试剂检测的全部结果（包括阴性、阳性）与卫生主管部门关于胎儿染色体产前诊断技术标准以羊水穿刺核型分析或出生随访结果作为金标准进行对照。对于出现在灰区（如适用）的样本（Z 值临界值区域）应进行分析总结。该项临床资料应当由出具数据各临床机构主管部门签章。此外，注册人还应总结上市期间假阳性和假阴性的例数并详细分析产生原因。

在延续注册时，注册人应依据上市后的临床使用数据进一步修订说明书临床性能相关内容。

三、名词解释

1. 高危孕妇

本指导原则中是指建议实行产前诊断的人群：35 岁以上的高龄孕妇；产前筛查出来的胎儿染色体异常高风险的孕妇；曾生育过染色体病患儿的孕妇；产前 B 超检查怀疑胎儿可能有染色体异常的孕妇；夫妇一方为染色体异常携带者；医师认为有必要进行产前诊断的其他情形。

2. 低危孕妇

本指导原则中是指除去定义为高危孕妇以外的孕妇人群。

四、参考文献

1. 《产前诊断技术管理办法》（中华人民共和国卫生部令第 33 号），2002 年 12 月 13 日

2. 《孕妇外周血胎儿游离 DNA 产前筛查与诊断技术规范》（国卫办妇幼发〔2016〕45 号），2016 年 11 月 9 日

3. 中华人民共和国卫生行业标准（WS 322.1—2010），胎儿常见染色体异常与开放性神经管缺陷的产前筛查与诊断技术标准第 1 部分：中孕期母血清学产前筛查

4. 中华人民共和国卫生行业标准（WS 322.2—2010），胎儿常见染色体异常与开放性神经管缺陷的产前筛查与诊断技术标准第 2 部分：胎儿染色体异常的细胞遗传学产前诊断技术标准

5. Cell-free DNA Screening for Fetal Aneuploidy，ACOG，2015

6. Noninvasive prenatal screening for fetal aneuploidy，2016 update，ACMG，2016

7. Position Statement from the Chromosome Abnormality Screening Committee on Behalf of the Board of the international Society for Prenatal Diagnosis，ISPD，2015

8. Guidelines for diagnostic next-generation sequencing，guidelines for the evaluation and validation，EuroGentest and the European Society of Human Genetics，2016

9. Use of Standards in FDA Regulatory Oversight of Next Generation Sequencing （NGS）-Based In Vitro Diagnostics （IVDs） Used for Diagnosing Germline Diseases, Draft Guidance for Stakeholders and Food and Drug Administration Staff,

FDA, 2016

10.《出生缺陷防治报告》，中华人民共和国卫生部，2012

38　基于细胞荧光原位杂交法的人类染色体异常检测试剂注册技术审评指导原则

（基于细胞荧光原位杂交法的人类染色体异常检测试剂注册技术审查指导原则）

本指导原则旨在指导注册申请人对基于细胞荧光原位杂交法（fluorescence in situ hybridization，FISH）的人类染色体异常检测试剂注册申报资料的准备及撰写，同时也为技术审评部门审评注册申报资料提供参考。

本指导原则是对基于细胞荧光原位杂交法的人类染色体异常检测试剂的一般要求，申请人应依据产品的具体特性确定其中内容是否适用，若不适用，需具体阐述理由及相应的科学依据，并依据产品的具体特性对注册申报资料的内容进行充实和细化。

本指导原则是供申请人和审查人员使用的指导性文件，但不包括注册审批所涉及的行政事项，亦不作为法规强制执行，如果有能够满足相关法规要求的其他方法，也可以采用，但需要提供详细的研究资料和验证资料，相关人员应在遵循相关法规的前提下使用本指导原则。

本指导原则是在现行法规、标准体系及当前认知水平下制定的，随着法规、标准的不断完善和科学技术的不断发展，本指导原则相关内容也将适时进行调整。

一、适用范围

本指导原则所述染色体异常的类型包括染色体数目异常、结构异常（包括异位，倒位导致的基因断裂和融合）、扩增、缺失等，例如，产前羊水细胞中的染色体数目异常，白血病患者骨髓细胞中的 BCR/ABL 基因融合等。

检测人类染色体异常的方法有染色体核型分析、原位杂交法、PCR 法和高通量测序法等，不同方法在检测染色体异常类型、片段大小、操作要求等方面具有不同特点。本指导原则适用于需进行注册审批方可上市的采用荧光原位杂交法检测人类细胞样本中染色体异常的检测试剂。荧光原位杂交法是指根据碱基互补配对原则，在与目标 DNA 配对的核酸片段上标记荧光染料（探针），该探针与待检样本中相应的核酸片段在一定条件下特异结合（杂交），形成双链核酸，借助于荧光显微镜观察并记录形成杂交双链的类型、数量和所处染色体区带位置，从而判断待检样本中是否存在染色体异常的检测方法。本指导原则是基于荧光原位杂交法撰写而成，对于显色原位杂交法和银增强原位杂交法等亮视野原位杂交法不适用。

本指导原则适用样本类型为人类细胞样本，不适用于在石蜡包埋的细胞学和组织学切片上进行检测的试剂和微生物检测试剂。

本文是针对采用荧光原位杂交法检测人类细胞样本中染色体异常的检测试剂的通用指导原则，申请人应结合具体产品的特点进行注册申报。如果申报产品有具体指导原则，应按照执行。

本指导原则适用于进行产品注册和相关许可事项变更的产品，包括申报资料中部分项目要求，其他未尽事宜，应当符合《体外诊断试剂注册管理办法》（国家食品药品监督管理总局令第 5 号，以下简称《办法》）等相关法规要求。

二、注册申报资料要求

注册申报资料的撰写应符合《关于公布体外诊断试剂注册申报资料要求和批准证明文件格式的公告》（国家食品药品监督管理总局公告 2014 年第 44 号）（以下简称 2014 年第 44 号公告）的相关要求。内容主要包括：

（一）综述资料

1. 产品预期用途

描述产品的预期用途，与预期用途相关的临床背景情况。说明检测的位点和靶序列（target sequence，TS），包括靶序列的长度、异常类型和特异性信息。说明相关的临床适应证，该异常在适应证中的发生情况和频率，适应证的发生率、适用人群等。说明具体临床意义，例如：是否用于诊断、分型、治疗方案选择、预后判断、微量残留病监测等。介绍相关的临床或实验室诊断方法。

2. 产品描述

描述产品所采用的技术原理，包括杂交反应和信号结果。描述主要原材料的来源及制备方法，主要生产工艺过程，参考品的制备和确认方法。

3. 有关生物安全性方面的说明。

4. 有关产品主要研究结果的总结和评价。

5. 其他

包括同类产品在国内外批准上市的情况。对同类产品所采用的技术方法、检测位点、样本类型、荧光信号标记及临床应用等进行对比分析，以阐明申请注册产品与国内外同类产品的优势和局限性。对于新研制的体外诊断试剂产品，需要提供被测物与预期临床适应证之间关系的文献资料。

（二）主要原材料研究资料

应提供主要原材料的来源选择、制备过程、质量分析和质量控制标准等研究资料。如主要原材料为企业自己生产，其生产工艺必须稳定可控；如主要原材料为购自其他供应商，应详述每一原材料的外购方来源，外购方提供的质量标准、出厂检定报告或性能指标证书，以及该原材料到货后的质量检验资料。

1. 探针

明确探针类型（序列特异性探针、着丝粒探针等），提供该探针序列的选择依据，明确结合位点的序列长度和染色体区带位置，可采用 FISH 分析结合染色体显带的方法进行定位。如检测位点存在多种异常形式（例如断裂点不同），应合理设计探针避免漏检。探针结合位点的基因组图谱位置应具有特异性，检索基因组数据库，如果发现靶序列与基因组其他区域的序列具有同源性，应进行评估，尽量避免交叉杂交信号的出现。应对探针的浓度、纯度及标记的荧光信号基团进行核实，并进行功能性试验验证其检测性能。探针如为企业自己生产，应描述克隆培养、鉴定、荧光标记和纯化等过程；如为外购，应提供合成机构出具的合成产物的质检证明。

2. 荧光染料

描述荧光染料的名称和详细特征，例如其最大发射/吸收波长，标记后持续被激发光源照射时的抗淬灭能力等。

3. 杂交缓冲液

描述配方组成和质量标准，确认其可提供合适的离子和杂交环境。

4. 背景信号封闭剂

描述采取的降低背景信号的方法，如果采用背景信号封闭剂（例如：人 Cot-1 DNA），应确认其封闭效果。

5. 细胞核复染剂

一般包含二脒基苯基吲哚（DAPI）和抗褪色剂，用于细胞核 DNA 的染色，同时防止荧光信号淬灭。描述配方组成和质量标准。

6. 质控品（如有）

建议试剂盒中包含经验证的质控品，以利于控制 FISH 试验的质量，对试剂制备和杂交过程进行质控，并可统一结果判读标准，辅助改善实验室间精密度和准确度。质控品可为质控玻片，也可为经固定的细胞悬液。如试剂盒中包含质控品，应详述制备和确认方法。质控品样本来源可为已知结果的临床样本或细胞系，各质控品的结果要求应经过验证，予以明确。

7. 企业参考品

应包含阳性参考品、阴性参考品、特异性参考品和精密度参考品，详细说明参考品的样本类型、组成、制备和保存情况。参考品应经染色体核型分析或其他合理方法确认其阴阳性。阳性参考品应涵盖主要染色体异常信号类型，阴性参考品主要验证干扰和交叉反应的情况，特异性参考品验证探针杂交位点的特异性，精密度参考品验证产品重复性。阳性参考品、阴性参考品和精密度参考品可采用临床样本或细胞系，特异性参考品应采用处于中期分裂相的正常外周血（或其培养液）淋巴细胞。如产品适用多种样本类型，且各样本类型间存在显著性能差异，需分别设置企业参考品。

（三）主要生产工艺及反应体系的研究资料

应描述主要生产工艺及确定依据，详述探针标记、工作液配制、检验、分装、包装等工序以及各个步骤的质量关键控制点，可用流程图表示。

申请人应建立适当反应体系，以获得准确的检测结果。如果产品涉及样本处理和检测过程的不同方案，应对各方案的一致性予以验证。应对下述内容进行研究，评价指标包括探针信号强度、杂交效率、交叉杂交、非特异性结合及背景强度。

1. 样本要求

1.1 样本采集

研究确定样本采集时间（例如特定孕周范围内），最佳/最小采集体积和检测用样本量。如产品适用不同样本类型（例如：羊水细胞、绒毛膜细胞、脐血细胞、骨髓细胞、外周血细胞，新鲜样本或培养样本），应分别予以研究。明确检测的细胞阶段，例如：间期和/或中期。

1.2 样本固定和制片

应对低渗时间、预固定时间、滴片细胞密度等进行研究。如产品适用不同样本或玻片类型，例如培养和未培养细胞，细胞悬液玻片、细胞涂片和经流式细胞仪分选的细胞玻片，应分别进行研究。

1.3 玻片预处理

对预处理条件进行研究，如需蛋白酶消化，应对消化条件进行重点研究，优化蛋白酶的用量和消化时间，尽量减少消化不充分造成的非特异性结合，同时避免消化过强造成 DNA 损失。如产品适用不同样本或玻片类型，应分别进行研究。

2. 试剂用量

对探针等各试剂成分的用量进行优化。采用不同用量进行试验，通过平衡全部探针杂交信号强度和非特异信号/背景强度，选取最佳使用量。

3. 反应条件

杂交过程包括变性（样本和探针 DNA 单链化）、杂交、洗涤和细胞核复染，过程中的各反应条件对于提高杂交效率，减少交叉杂交至关重要。优化变性温度和时间，杂交温度和时间，研究不同杂交仪或替代仪器的适用性，研究杂交后洗涤条件（主要包括洗涤液组分、洗涤温度和洗涤时间）。试剂盒中包含多种探针时，需对每种探针均进行杂交反应条件优化，最终选择试剂的最佳反应条件。

4. 计数细胞量

提供结果判读需要计数的细胞量及确定依据。计数细胞量和适用样本类型、预期用途、试剂的杂交效率、精密度、最低检测限等因素有关。

（四）分析性能评估资料

申请人应使用多批产品进行研究，建立稳定可靠的性能指标。需提交在产品研制和成品验证阶段对试剂盒进行的所有性能评价的研究资料，包括方案设计、研究方法、材料和设备、试验数据（包括代表性彩色图片）和结果统计分析等详细资料。建议着重对以下性能指标进行研究：

1. 探针敏感性

试剂中探针结合靶序列的能力，也称为杂交效率。可通过研究靶序列被检测到的概率进行评估，例如：分析 n 个细胞中的 $2n$ 条染色体，显示各荧光信号的染色体比例应不低于95%，可采用处于中期分裂相的正常外周血（或其培养液）淋巴细胞进行评估。

2. 探针特异性

试剂区分样本中靶序列与其他序列的能力。可通过研究杂交信号是否特异结合到靶序列进行评估，例如：分析 n 个细胞中的 $2n$ 条染色体，特异杂交到染色体正确位置的比例应不低于95%，可采用处于中期分裂相的正常外周血（或其培养液）淋巴细胞进行检测，结合显带技术进行观察。

如果出现交叉杂交，应考虑靶序列与交叉杂交序列的同源性程度，是否存在其他相似染色体异常类型等问题。应按照下述规则报告交叉杂交的结果：

A. 在靶序列之外其他位置检测到信号的细胞比例；

B. 每个细胞/每份样本中不同交叉杂交染色体/区域的数量；

C. 使用标准系统命名，确定所有交叉杂交的染色体位置，并描述这些非靶序列。

3. 阴、阳性符合率

采用多例已知结果的临床样本进行制片检测。阳性样本应包括靶序列的所有染色体异常类型/信号类型。阴性样本应包括野生型和易混淆异常。阴、阳性样本的检测结果均应在各自的阈值范围内。

4. 精密度

研究试剂在各种条件下，不同染色体异常类型和比例（尤其是医学相关水平附近）的精密度。应对批内和批间差异进行研究，考虑运行内、运行间、日间、人员间、实验室间等因素对检测结果的影响，检测结果应一致或者变异系数（CV）在合理范围内。

5. 最低检出限

试剂检测阳性信号细胞占规定计数细胞的最小百分比。最低检出限与计数细胞总数密切相关，可通过设置不同计数细胞量，确定产品的最低检出限。可采用经合理方法确定阳性细胞比例的不同样本，或采用阴、阳性细胞按不同比例混合的方法，设置多个阳性细胞比例的梯度进行研究。

6. 干扰物质

说明样本中潜在的干扰物质，样本处理和制片过程中的干扰物质，采集过程中可能的其他细胞污染等，研究干扰物质对检测结果的影响。

如果产品适用多种样本类型，应进行样本适用性研究，应尽量采用临床样本，分别提供每种样本类型的性能评估资料。

（五）阳性判断值确定资料

对于此类试剂，阳性判断值即为能够区分染色体异常与否的阈值。应入组已知靶序列异常状态的临床样本，包括阳性、阴性和阳性判断值附近的样本，研究预设阳性判断值，建议采用受试者工作特征曲线（ROC）的分析方法。申请人应采用临床样本对预设阳性判断值进行验证。不同样本类型可能会导致阳性判断值的差异，如果试剂盒适用不同的样本类型，应对所有样本类型的阳性判断值进行验证。如果涉及不同染色体异常类型和/或信号类型，可能需要设置两个或多个阳性判断值，此时应分别进行研究和验证。

（六）稳定性研究资料

1. 试剂稳定性

申请人应充分考虑产品在储存、运输和使用过程中的不利条件，进行实时稳定性（有效期）、开瓶稳定性、运输稳定性、冻融稳定性和光照稳定性的研究，申请人可根据实际需要选择合理的稳定性研究方案。稳定性研究资料应包括研究方法的确定依据、具体的实施方案、研究数据及结论。对于实时稳定性研究，应提供至少三批样品在实际储存条件下保存至成品有效期后的研究资料。

2. 样本稳定性

申请人应充分考虑样本采集、处理、运输、储存等各个阶段的条件，研究确定样本的保存条件和时间，包括采集样本保存和处理后细胞、玻片保存。杂交后玻片的信号会随着温度升高、时间延长而减弱，应研究在何种保存条件和时间内荧光信号强度不受影响。

（七）临床评价资料

临床试验总体要求及临床试验资料的内容应符合相关法规和指导原则的规定，申请人应在符合要求的临床机构，在满足临床试验最低样本量要求的前提下，根据产品临床预期用途、相关疾病的流行率和统计学要求，制定能够证明其临床性能的临床试验方案，同时最大限度地控制试验误差，提高试验质量并对试验结果进行科学合理的分析。

1. 临床试验机构及人员

申请人应当选定不少于3家（含3家）已备案的医疗器械临床试验机构，按照有关规定开展临床试验。临床试验机构应具备完善的细胞遗传学检测能力，操作者、阅片者在荧光原位杂交技术应用领域具有丰富经验。不同产品对临床试验机构和操作人员的要求可能不同，申请人应综合产品预期用途进行考虑，例如：基于产前诊断用途，临床研究机构应为已取得产前诊断技术服务资质的医疗机构，机构和人员应遵循《产前诊断技术管理办法》和《母婴保健专项技术服务许可及人员资格管理办法》。

2. 临床试验方案

2.1 临床试验实施前，研究人员应从流行病学、统计学、临床医学、检验医学等多方面考虑，设计科学合理的临床试验方案。各临床试验机构的方案设置应基本一致，且保证在整个临床试验过程中遵循预定的方案实施，不可随意改动。整个试验过程应在临床试验机构的实验室内并由本实验室的技术人员操作完成，申报机构的技术人员除进行必要的技术指导外，不得随意干涉试验进程，尤其是数据收集过程。

2.2 对于临床样本应在方案中明确采集时间、样本类型和样本质量的要求，该类要求应与产品说明书中相应内容一致。

2.3 试验方案中应确定严格的病例入选/排除标准，任何已经入选的病例在被排除出临床试验时都应记录在案并明确说明原因。在试验操作过程中和判定试验结果时应采用盲法以保证试验结果的客观性。

2.4 临床试验过程中，各家机构应按照说明书描述，遵循一致的判读标准，包括细胞选择、判读分析和结果解释等。

2.5 如需提供随访资料，应包括但不限于如下内容：随访操作及记录人员、复核人员、随访方式、随访项目、判定依据、随访时间周期及间隔、随访终点等。

3. 试验方法

3.1 申请人应综合考虑产品预期用途，反应原理和检测方法等因素，选择合理的临床试验方法。建议采用染色体核型分析和跟踪随访等金标准进行比较研究，评价试验用体外诊断试剂（以下称考核试剂）的临床敏感性和临床特异性，从而证明其临床性能满足预期用途的要求。染色体数目检测试剂，染色体核型分析可辨识的其他染色体异常检测试剂，均应采用上述方法进行临床试验。

对于适用样本类型难以培养获得中期分裂相的试剂，染色体核型分析难以辨识的染色体异常检测试剂，可选择临床试验机构已建立的其他临床参考标准进行临床试验，例如：疾病诊断、参考方法等。应详细描述所采用的临床参考标准，确保其选择的合理性。

3.2 申请人应结合具体产品的预期用途进行临床试验，该类产品可作为胎儿遗传性疾病、白血病等疾病的诊断方法之一；如果申报产品具有指导用药的预期用途，应提供指导用药相关证据；如申报产品具有治疗监测、预后判定等预期用途，应设计相应试验方案，例如治疗前后的跟踪研究，必要时进行随访研究等。如申报产品有具体指导原则，应参照执行。

4. 受试者选择及阳性例数

临床试验应以申报产品适用人群作为研究对象，疾病类型应涵盖申报产品声称的疾病种类，例如疾病的不同类型和病程分期等，应纳入一定数量的医学决定水平附近样本。对于阴性病例的选择，应考虑验证干扰因素和交叉反应的需要，应包括易混淆疾病、其他染色体区域和其他异常类型等，以从临床角度考察其分析特异性。

明确给出样本量的确定依据，建议从统计学原则和阳性样本获得可行性角度综合计算阳性例数，临床试验阳性样本量原则上应满足统计学要求。如产品检测多个靶序列，每个靶序列应单独估算阴性/阳性例数；如申报产品检测的某一靶序列异常形式存在差异且均具有临床意义（例如主要断裂点和次要断裂点），每种异常形式均应有一定量的阳性例数。

若产品适用于多种细胞样本类型，应对所有样本类型分别进行临床验证。

5. 统计学分析

对临床试验结果的统计应选择合适的统计方法与指标，如灵敏度、特异度、准确度及其95%置信区间等。常选择交叉四格表的形式总结该检测结果，采用kappa检验验证检测结果的一致性，同时给出一致性检验的结果。在临床试验方案中应明确统计检验假设，即评价考核试剂与参比方法是否等效的标准。

应详细描述不一致的检测结果，在方案中明确是否需进一步复测或确认，并对不一致原因进行分析。

（八）产品技术要求

产品技术要求应符合相关法规及指导原则的规定。对于此类试剂，性能指标主要包括：外观、荧光信号强度、敏感性、特异性、阳性符合率、阴性符合率、精密度等。如果申报试剂已有适用的国家参考品/标准品发布，则申请人应在产品技术要求中提出检测要求。

（九）产品说明书

产品说明书的格式应符合相关法规和指导原则的要求，境外试剂的中文说明书除格式要求外，其内容应尽量保持与原文说明书一致，翻译力求准确且符合中文表达习惯。产品说明书的所有内容均应与申请人提交的注册申报资料中的相关研究结果保持一致。下面对基于细胞荧光原位杂交法的人类染色体异常检测试剂说明书的重点内容进行说明。

1. 【预期用途】应至少包括以下内容：

1.1 说明产品的预期用途，描述样本类型、检测位点和异常类型。

例如：本产品用于检测羊水细胞中的13、18和21号染色体的数目。本产品用于定性检测白血病患者骨髓样本中的BCR/ABL融合基因。

1.2 说明与预期用途相关的临床适应证及背景情况，说明相关的临床或实验室诊断方法。应包括对适用人群特征的介绍，例如高危人群，临床疑似或已诊断患有某疾病的人群。

1.3 根据产品预期用途，进行合理限制，例如：本产品仅检测靶向染色体数目异常，不能检测其他染色体数目和结构异常。

1.4 本检测结果仅供临床参考，如需确诊请结合临床症状及其他检测手段，不得作为临床诊断或排除的唯一标准。

2. 【检测原理】

详细说明产品的检测原理，应包括探针、荧光信号标记和结果观察等信息，建议结合文字和图示对探针类型、长度及位点进行描述。

3. 【主要组成成分】

3.1 说明试剂盒包含组分的名称、数量、比例或浓度等信息，应包括探针信息和质控品（如有）的样本信息。说明不同批号试剂盒中各组分是否可以互换。

3.2 试剂盒中不包含但对该项检测必需的组分，应列出相关试剂和仪器的名称，质控品（如适用）的名称与货号，化学制剂的纯度和浓度（如适用），仪器的配置和功能要求，耗材的规格（材质）要求。

4. 【储存条件及有效期】

对试剂的储存条件、有效期、开瓶稳定性、冻融次数限制等信息做详细介绍，应包括避光的要求。如试剂盒包含质控品还应在此处明确质控品的稳定性。应注明生产日期、使用期限或者失效日期。

5. 【适用仪器】

明确配套荧光显微镜的配置要求，应具备合适放大倍数的目镜、物镜和油镜，具备相应激发波长和发射波长的滤片组/滤块。

6. 【样本要求】

6.1 样本的类型和采集：明确适用样本类型，采集时间和采集体积，所用抗凝剂（如适用）。应明确说明在取样过程中如何避免被其他细胞或外源 DNA 污染。如需培养，应说明细胞培养的具体方式。

6.2 样本的稳定性：明确样本采集后和处理后（固定细胞悬液和/或玻片）的保存条件和保存时间。

7. 【检验方法】

7.1 试剂配制：描述方法步骤，配制后的保存条件和有效期，试剂的反复使用次数，何种情况下即表明试剂变质，DAPI 等致癌物的操作注意事项等。

7.2 样本处理及玻片制备：详述低渗、固定、滴片、老化、预处理等步骤，应与前期研究资料一致。不同样本或玻片类型可能操作不同，应分别予以描述。

7.3 变性、杂交、洗涤、复染：详述操作步骤，包括处理时间、温度、注意事项等内容。

7.4 玻片储存：说明在何种保存条件和时间内荧光信号强度不受影响。

7.5 观察和结果分析：

描述可读取样本玻片，例如：探针杂交信号应明亮、清晰、易分辨，背景应为黑色，无点状或朦胧荧光。

描述可读取细胞，例如：细胞分布合理，无重叠，细胞结构完整，边界清晰等。

细胞计数：计数一定数量的细胞核，调焦找到每个核内的所有信号。明确正常信号和异常信号的特点，可能涉及多种异常信号，均应详细说明。建议采用文字结合图示的方法明确对细胞和信号计数或不计数的规则，用列表的方式列举结果观察中遇到的问题、原因及解决方案。说明当细胞核数量不足时的处理方式。

质量控制：质控品应和样本同时进行检测，以监测实验的完成情况，并判断信号计数的准确性。明确质控品的使用频率，对质控品的判读标准应与样本一致。如试剂盒中包含质控品，应介绍其样本来源和结果信息；如试剂盒中不包含质控品，应明确配套使用的质控品信息。明确各质控品的结果要求和不符合要求时的处理措施。

8. 【阳性判断值】

应明确阳性和/或阴性的全部信号类型及对应的阈值，应与阳性判断值确定资料一致。

9. 【检验结果的解释】

按要求计数一定数量的细胞核后，根据阳性判断值，对结果做出正常或异常的解释。可结合图示的方式，对不同信号类型进行解释。明确何种结果需进行扩大计数，或重新杂交，或判断实验无效。

10. 【检验方法的局限性】

综合产品的预期用途、临床背景和检测方法等信息，对可能出现的局限性进行相关说明，主要包括以下描述，请申请人选择适用的条款在产品说明书中予以阐述。

10.1 本产品的检测结果应结合其病史、危险因素及其他实验室检查结果做出临床诊断，不可仅凭本产品的检测结果采取任何不可逆的治疗措施。

10.2 如果样本污染/细胞数量不足/样本玻片准备不当，实验结果将无效。

10.3 描述本产品不能检测的其他异常信号类型，例如罕见异常，其他染色体结构异常、低水平嵌合等。

10.4 描述本产品能够检测但不能区分的信号类型。

10.5 指出具体样本类型检测中可能出现的影响因素，例如：产前染色体数目检测试剂，在检测绒毛膜样本时，可能因嵌合现象影响产品的可靠性。

11. 【产品性能指标】

根据产品特征和分析性能评估资料，详述以下性能指标：

11.1 外观：描述产品各成分的外观状态。

11.2 探针敏感性：说明敏感性研究的细胞类型、试验方法及结果。

11.3 探针特异性：说明特异性研究的细胞类型、试验方法及结果。

11.4 阴、阳性符合率：说明阴阳性样本信息和符合率结果。

11.5 精密度：说明批内、批间精密度及不同时间、地点和人员之间的精密度。

11.6 最低检出限：明确产品可以检测的低比例嵌合水平下限。

11.7 干扰物质：明确样本中常见干扰物质对检测结果的影响。

11.8 临床试验数据总结。

12. 【注意事项】

12.1 生物样本的安全性警告。

12.2 试剂的安全性警告。

12.3 使用非说明书描述的配套试剂，可能会影响结果。

12.4 未按照说明书进行标准操作，会对结果产生不良影响。

12.5 所有涉及荧光染料的溶液/玻片储存或操作均应避光或在弱光下进行。

12.6 应严格控制反应温度，使用校准过的温度计测定溶液、水浴槽和温箱温度，或者定期校准相关仪器。

三、名词解释

临床参考标准：现有条件下临床上可获得的能够用来确定受试者目标状态（健康状态、疾病状态、疾病进程、指导临床处置的疾病或健康状态等）的最佳方法，通常来自临床和实验室的医学实践，包括：现有条件下公认的、可靠的、权威的疾病诊断标准（如组织病理学检查、影像学检查、病原体分离培养鉴定、长期随访所得的结论等），疾病诊疗指南中明确的疾病诊断方法，行业内的专家共识或临床上公认的、合理的参考方法等。临床参考标准可能是一种方法，也可能是多种方法相结合。

四、编写单位

国家药品监督管理局医疗器械技术审评中心。

39　CYP2C19 药物代谢酶基因多态性检测试剂注册技术审评指导原则

（CYP2C19 药物代谢酶基因多态性检测试剂注册技术审查指导原则）

本指导原则旨在指导注册申请人对 CYP2C19 药物代谢酶基因多态性检测试剂注册申报资料的准备及撰写，同时也为技术审评部门对注册申报资料的技术审评提供参考。

本指导原则是对 CYP2C19 药物代谢酶基因多态性检测试剂的一般要求，申请人应依据产品的具体特性确定其中内容是否适用，若不适用，需具体阐述理由及相应的科学依据，并依据产品的具体特性对注册申报资料的内容进行充实和细化。

本指导原则是对申请人和审查人员的指导性文件，但不包括注册审批所涉及的行政事项，也不作为法规强制执行，如果有能够满足相关法规要求的其他方法，也可以采用，但需要提供详细的研究资料和验证资料，相关人员应在遵循相关法规的前提下使用本指导原则。

本指导原则是在现行法规和标准体系以及当前认知水平下制定的，随着法规和标准的不断完善，以及科学技术的不断发展，本指导原则相关内容也将适时进行调整。

一、适用范围

药物代谢酶在药物体内代谢过程中起着重要作用，其活性强弱是药物代谢速率的重要影响因素，直接决定了药物作用的强度和持久性。人体内的药物代谢酶主要有细胞色素 P450（CYP450）同工酶和 N-乙酰转移酶（NAT）等。CYP2C19 酶是一种重要的 CYP450 同工酶，临床以 CYP2C19 酶为主要代谢酶的药物包括抗血小板药物（如：氯吡格雷）和质子泵抑制剂等。氯吡格雷是一种抗血小板药物，广泛用于：急性冠脉综合征（ACS）患者，包括非 ST 段抬高性 ACS（不稳定性心绞痛 UA 或非 Q 波心肌梗死）和 ST 段抬高性心肌梗死（NSTEMI）患者，其中，非 ST 段抬高性 ACS 包括经皮冠状动脉介入术后置入支架的患者；外周动脉性疾病患者；近期心肌梗死或近期缺血性卒中患者。氯吡格雷作为一种前体药物，本身并无药理活性，

主要经 CYP2C19 酶代谢活化，产生活性代谢产物，后者与血小板表面的 P2Y12 受体不可逆结合，抑制血小板聚集，干扰 ADP 介导的血小板活化，发挥抗血小板效应。

CYP2C19 酶的编码基因为 CYP2C19 基因，位于人类 10 号染色体上。CYP2C19 基因含有 42 个等位基因，CYP2C19 * 1 为野生型等位基因，其编码的酶具有正常活性。CYP2C19 * 2（rs4244285，c.681G > A）和 CYP2C19 * 3（rs4986893，c.636G > A）编码的 CYP2C19 酶活性降低，是中国人群中存在的 2 种主要的等位基因，在中国人群的发生频率分别为 23.1% ~ 35% 和 2% ~ 7%。CYP2C19 * 17（rs12248560，c. − 806C > T）编码的 CYP2C19 酶活性增强，在中国人群的发生频率约为 0.5% ~ 4%。除 CYP2C19 * 2/ * 3/ * 17 之外，可能影响 CYP2C19 酶活性的 CYP2C19 等位基因还包括 CYP2C19 * 4 ~ CYP2C19 * 8 等，但这些等位基因在中国人群的发生频率低，其功能与临床意义有待进一步研究。

CYP2C19 基因的遗传变异导致 CYP2C19 酶活性的个体差异，使人群出现超快代谢者（UM）、快代谢者（EM）、中间代谢者（IM）和慢代谢者（PM）4 种表型。CYP2C19 UM 患者应用常规剂量的氯吡格雷后体内生成的活性代谢产物增多，对血小板的抑制作用升高，抗血小板功能增强，出血风险增大。而 CYP2C19 PM 患者应用常规剂量的氯吡格雷后体内生成的活性代谢产物减少，对血小板的抑制作用下降，抗血小板功能减弱，血栓风险增大。UM 个体的基因型可为 CYP2C19 * 17/ * 17 纯合型或 CYP2C19 * 1/ * 17 杂合型；EM 个体的基因型可为 CYP2C19 * 1/ * 1 纯合型；IM 个体的基因型可为 CYP2C19 * 1/ * 2、CYP2C19 * 1/ * 3、CYP2C19 * 2/ * 17 或 CYP2C19 * 3/ * 17 杂合型；PM 个体的基因型可为 CYP2C19 * 2/ * 3、CYP2C19 * 2/ * 2 和 CYP2C19 * 3/ * 3 杂合型或纯合型。

通过 CYP2C19 药物代谢酶基因多态性检测，可将服药人群分为上述 4 类氯吡格雷代谢患者，从而用于氯吡格雷

的用药指导。美国 FDA 在氯吡格雷药物说明书中建议：对于 CYP2C19 PM 患者，可考虑使用其他血小板 P2Y12 抑制剂。遗传药理学知识库以及临床遗传药理学实施联盟（CPIC）发布的 CYP2C19 基因型和氯吡格雷用药指导文件建议：对于 CYP2C19 PM 患者和 IM 患者，可选用其他抗血小板药物（如：普拉格雷或替格瑞洛）进行治疗。2015 年，原国家卫生计生委发布的《药物代谢酶和药物作用靶点基因检测技术指南（试行）》也建议：对于 CYP2C19 PM 患者的抗血小板治疗，可增加氯吡格雷的剂量或选用其他不经 CYP2C19 代谢的抗血小板药物（如替格瑞洛）等。

然而，对于哪些氯吡格雷服药人群需进行 CYP2C19 基因型检测，国内外尚无统一意见。2013 年发布的《抗血小板治疗中国专家共识》建议：CYP2C19 基因型检测临床应用价值有限，不推荐常规进行。CPIC 在随后发布的 CYP2C19 基因型和氯吡格雷用药指导文件中建议：基于 CYP2C19 基因型的氯吡格雷抗血小板治疗主要用于进行经皮冠状动脉介入治疗的急性冠脉综合征患者（简称为 ACS/PCI 患者），尚无证据表明 CYP2C19 基因型可用于指导氯吡格雷在其他患者中的抗血小板治疗。2014 年发布的《抗血小板药物治疗反应多样性临床检测和处理的中国专家建议》建议：不推荐常规进行 CYP2C19 基因型检测，仅对 PCI 术后血栓高危且计划调整 P2Y12 抑制剂治疗方案的患者，推荐进行血小板功能检测和 CYP2C19 基因型检测。2017 年发布的《基因多态性与抗栓药物临床应用专家建议》建议：CYP2C19 基因型检测主要对缺血高风险/出血高风险患者选用 P2Y12 抑制剂有参考价值。综合考虑上述意见并结合中国实际情况，建议将本指导原则的预期适用人群限定为：

正在服用或将要服用氯吡格雷进行抗血小板治疗的冠心病患者，主要为急性冠脉综合征（ACS）且进行经皮冠状动脉介入治疗（PCI）的患者（ACS/PCI 患者）、PCI 术后血栓高危且计划调整 P2Y12 抑制剂治疗方案的患者、缺血高风险或出血高风险患者等。其中，PCI 术后血栓高危患者以及缺血高风险/出血高风险患者的人群限定可参考相关指南。

本指导原则所述 CYP2C19 药物代谢酶基因多态性检测试剂是指：利用分子生物学检测技术，如聚合酶链反应（PCR）等，以 CYP2C19 基因特定序列为检测靶标，对接受氯吡格雷治疗患者的外周静脉全血或口腔拭子等样本基因组 DNA 中的 CYP2C19 基因多态性进行体外定性检测的试剂，用于氯吡格雷的用药指导。

本指导原则的技术要求是基于荧光探针 PCR 方法建立的，对于其他分子生物学检测技术，可能部分要求不完全适用或本文所述技术指标不够全面，申请人可以根据产品特性对不适用部分进行或补充其他的评价和验证，但需阐述不适用的理由，并验证替代方法的科学合理性。

本指导原则仅对用于氯吡格雷用药指导的 CYP2C19 药物代谢酶基因多态性检测试剂的相关要求进行了说明，由于 CYP2C19 参与了多种不同药物的代谢，对用于其他药物用药指导的 CYP2C19 药物代谢酶基因多态性检测试剂，可

能部分要求不完全适用或本文所述技术指标不够全面，申请人可以根据产品特性对不适用部分进行修订或补充其他的评价和验证。

本指导原则适用于进行首次注册申报和相关许可事项变更的产品。

二、注册申报资料要求

（一）综述资料

综述资料主要包括产品预期用途、产品描述、有关生物安全性的说明、研究结果的总结评价以及国内外同类产品上市情况介绍等内容。其中，同类产品上市情况介绍部分应着重从方法学、检验原理、最低检测限及被测靶标（基因多态性位点）等方面详细说明申报产品与目前市场上已获批准的同类产品之间的主要区别。除此之外，还应说明被测靶标纯合型和杂合型在中国人群的发生频率。

若被测靶标为新的多态性位点，申请人还应提交支持资料，以证明：①携带新位点等位基因所编码的 CYP2C19 酶对氯吡格雷具有预期的代谢活性；②携带新位点等位基因的患者，其血小板功能具有预期的差异；③接受氯吡格雷治疗且携带新位点等位基因的患者表现出预期的主要不良心血管事件；④根据基因型调整抗血小板治疗方案后，携带新位点等位基因的患者预后获得改善。上述资料应为体内临床试验数据，如：在预期适用人群体内进行的酶速率研究试验，基因型与预期适用人群的主要不良心血管事件关联试验，基因型导向的抗血小板治疗试验等。上述资料必须包括基于中国人群的充分的临床数据。如新位点可用于氯吡格雷用药指导的结论已获得行业认可，应同时提交证明其获得行业认可的支持资料。

综述资料应符合《体外诊断试剂注册管理办法》（原国家食品药品监督管理总局令第 5 号，以下简称《办法》）和《关于公布体外诊断试剂注册申报资料要求和批准证明文件格式的公告》（原国家食品药品监督管理总局公告 2014 年第 44 号），以下简称《44 号公告》的要求。

（二）主要原材料的研究资料

CYP2C19 基因多态性检测试剂主要原材料研究资料包括主要反应成分、质控品及企业参考品的研究资料。

1. 此类产品的主要反应成分一般包括人基因组核酸提取/纯化试剂、检测所需引物、探针、酶、dNTP、反应缓冲液等。申请人应提交相关原材料的选择、制备和质量标准研究资料。如为申请人自制，应提交详细的工艺稳定性研究资料；如为外购，还应提交供应商筛选资料及供应商提供的原材料质量检定报告。

1.1 核酸提取/纯化试剂（如有）的主要组成、原理介绍及相关的验证资料。

1.2 引物、探针

本文所述 CYP2C19 基因多态性检测一般针对等位基因 CYP2C19＊1、CYP2C19＊2、CYP2C19＊3 和 CYP2C19＊

17。申请人应详述引物、探针的设计原则，提供引物、探针核酸序列、模板核酸序列及两者的对应情况。建议设计两套或多套引物探针以供筛选，针对待测位点的检测灵敏度和特异性等进行评价，选择最佳设计，并提交详细的筛选研究数据。同时应针对引物、探针核酸序列及检测靶序列进行同源性比对，如有同源序列应着重评价是否会有交叉反应。

申请人应针对选定的引物、探针原材料进行质量评价，一般包括：分子量、纯度（HPLC 等）、浓度、探针荧光标记基团的激发波长和发射波长，以及功能性试验等，并依据评价结果建立合理的质量标准。

1.3 酶

CYP2C19 基因多态性检测试剂可能涉及到的酶包括 DNA 聚合酶和尿嘧啶 DNA 糖基化酶（UDG/UNG）。申请人应针对各种酶的活性进行验证，提交功能性试验资料，并确定酶的质量标准。

DNA 聚合酶应具有 DNA 聚合酶活性，无核酸内切酶活性，具热稳定性。UDG/UNG 应具有水解尿嘧啶糖苷键的活性，无核酸外切酶及核酸内切酶活性。

1.4 脱氧三磷酸核苷（dNTP）

包括 dATP、dCTP、dGTP、dTTP 或 dUTP；应提交对其纯度、浓度、保存稳定性等的验证资料，以及功能性试验资料，并确定质量标准。

2. 质控品

试剂盒的质控体系通过设置各种试剂盒质控品来实现。

CYP2C19 基因多态性检测试剂的质控品可分别设置野生型、杂合型及纯合突变型 DNA 样品（至少包含常见的多态性位点），同时设置不含待测靶序列的空白质控品用于交叉污染的质控；亦可直接采用常见多态性位点的杂合型样品及空白质控品进行质量控制。

对于此类产品，一般情况下，反应体系中野生型序列和突变型序列均为阳性反应，可以对管内抑制导致的假阴性结果进行质量控制，则试剂盒中可不另外设置内标对照；否则，应另外设置内标对照。

质控体系应能够对检测全过程进行有效的质量控制，包括试剂及仪器性能、可能的扩增反应抑制物（管内抑制）、交叉污染等因素造成的假阴性或假阳性结果。质控品可采用质粒或临床样本的核酸提取液等。空白质控品应参与样本核酸的平行提取。申请人应针对质控品原料选择、制备、定值过程等提供详细的研究数据，并对质控品的检测结果做出明确的范围要求。

3. 企业参考品

企业参考品主要包括阳性参考品、阴性参考品、检测限参考品、精密度参考品等。申请人应提交有关企业参考品原料选择、制备方法、基因序列确认及检验标准的研究资料，包括所用到的参考方法等。

3.1 阳性参考品

可采用临床样本或其核酸提取液，样本类型与待测样本一致。应至少包含野生型和所有多态性位点的杂合型样本，同时尽量纳入纯合突变型样本。对于某些稀有基因型，需要时也可采用细胞系代替。

3.2 阴性参考品

应考虑检测特异性的评价，纳入同源序列交叉反应样本、干扰样本等。

3.3 检测限参考品可选择最低检测限浓度（例如：95% 检出率水平）或接近最低检测限浓度（例如 100% 检出率水平）的临床样本或其核酸提取液，至少包含所有多态性位点的杂合型样本。

3.4 精密度参考品应至少包括所有多态性位点的低浓度杂合突变型临床样本或其核酸提取液。

如 CYP2C19 基因多态性检测试剂已有国家参考品，企业参考品的要求应不低于国家参考品要求。

（三）主要生产工艺及反应体系的研究资料

主要生产工艺研究资料包括工作液配制（引物、探针浓度、酶浓度、dNTP 浓度、缓冲液离子浓度等）、分装和冻干（如有）、荧光标记等工艺过程的描述及确定依据。生产过程应对关键参数进行有效控制，可采用流程图方式描述生产工艺，标明关键工艺质控步骤，并详细说明该步骤的质控方法及质控标准。

反应体系研究指最佳反应条件的选择确定过程，包括样本采集预处理、样本保存、样本用量、试剂用量、核酸提取纯化步骤（如有）、PCR 反应条件、阈值循环数（Ct 值）等的确定。

不同适用机型的反应条件如果有差异应分别详述。

（四）分析性能评估资料

申请人应针对下述各项分析性能提交详细的评估资料，包括试验方法、试验样本（类型、来源、数量、处理方法、基因型和浓度确认）、试验可接受标准、统计方法、试验数据及结论等。有关背景信息也应在资料中有所体现，包括实验地点、适用仪器、试剂规格、批号等。分析性能评估的实验方法可以参考相关国内或国外有关体外诊断产品性能评估的指导原则进行。

每项性能评估应尽量采用与适用样本类型一致的临床样本，对于某些稀有基因型也可采用细胞系等。

如产品适用样本类型不止一种，申请人应针对不同样本类型分别完成性能评估。

1. 核酸提取/纯化性能（如有）

在进行靶核酸检测前，应有适当的核酸提取/纯化步骤。该步骤除最大量分离出目的核酸外，还应有相应的纯化作用，尽可能去除 PCR 抑制物。无论检测试剂是否含有核酸提取/纯化的组分，企业都应结合检测试剂的特性，对配合使用的核酸提取/纯化方法的提取效率、提取核酸纯度等做充分的验证，并评价该方法能否满足 CYP2C19 基因多态性检测试剂的要求，提供详细的评价资料。

2. 检测准确性

建议采用若干份临床样本验证 CYP2C19 基因多态性试剂的检测准确性，样本类型与产品适用范围一致；样本应涵盖野生型和所有多态性位点的杂合突变、纯合突变情况，并包含不同基因组 DNA 浓度。对于某些基因型样本较为稀有的情况，亦可采用细胞系代替。

3. 检测限和可报告范围

CYP2C19 基因多态性检测试剂的最低检测限可定义为：在满足一定的检测准确性和精密度的条件下，能够检出目标基因的最低基因组 DNA 浓度。检测限评价建议采用临床样本或细胞系，并至少包含所有多态性位点的杂合突变型。

可采用梯度浓度的人基因组 DNA 样本进行多次重复检测，确定适当检出率水平（如：95%）下的最低人基因组 DNA 浓度，即为最低检测限。系列稀释度应能够覆盖大部分检出概率区间（0～100%），可根据各浓度梯度检测结果直接判定，也可通过概率计算或其他适当方法进行测算。

同时，申请人亦应评价 CYP2C19 基因多态性试剂可准确检出的人基因组 DNA 浓度上限，即适当检出率水平下的最高人基因组 DNA 浓度。

4. 分析特异性

4.1 应针对同源性序列（例如 CYP2C19 的其他突变序列、CYP2C9 基因序列等）进行交叉反应验证，说明交叉反应样本的制备方法、核酸序列确认方法，提交详细的验证资料。

4.2 应针对可能的内源和外源性干扰物进行干扰试验研究。干扰物的选择与所用样本类型有关，例如：全血样本，内源干扰物主要涉及血脂、胆红素、血红蛋白和白蛋白等，外源干扰物主要包括血液样本采集可能用到的抗凝剂、常用药物等；对于口腔拭子样本，干扰物需考虑全血、口腔定植菌以及口腔可能接触到的抗菌漱口液、牙膏、食物、药物、烟草等。

干扰试验可通过在临床样本中人工添加干扰物质的方式，评价干扰物质对目标基因检测的影响，也可直接采集暴露于干扰因素后的受试者样本，进行干扰试验评价。建议申请人在每种干扰物质的潜在最大浓度（"最差条件"）条件下进行评价；如有干扰，应确定不产生干扰的最高浓度。

5. 精密度

精密度评价应采用临床样本进行试验，试验操作完全按照说明书执行，包含核酸提取/纯化等样本处理步骤。样本应至少涵盖所有多态性位点的杂合突变型。

精密度评价需满足如下要求：

5.1 对可能影响检测精密度的主要因素进行验证，除检测试剂（包括核酸提取/纯化组分）本身外，还包括分析仪、操作者、地点、时间、检测轮次、试剂批次等。

5.2 设定合理的精密度评价周期，对批内/批间、日内/日间以及不同操作者之间的精密度进行综合评价。如有条件，申请人应选择不同的实验室进行重复实验以对室间重复性进行评价。

5.3 用于精密度评价的临床样本应根据可报告范围的基因组 DNA 浓度至少设置低浓度和中/高浓度水平。

5.4 精密度指标可设置为检测成功率等，申请人应对精密度指标评价标准做出合理要求。

精密度评价资料应详述试验设计、试验数据、统计分析及试验结果，列出有关试剂、仪器、实验室、人员、样本的相关信息。

（五）阳性判断值确定资料

对于此类试剂，阳性判断值即为能够获得理想的检测准确性的临界值（cut-off）。建议纳入一定数量的临床样本，涵盖野生型和所有多态性位点的突变型，采用受试者工作特征（ROC）曲线的方式进行研究。相关资料中应详述试验方案、样本来源、样本量、样本入组标准及试验结果等。

应针对不同样本类型（如有）分别进行阳性判断值研究，明确是否有差异。

如果试剂判读存在灰区，应解释说明灰区范围的确定方法。

对于某些检测方法学，阳性判断值研究可能不适用，申请人应说明理由。

（六）稳定性研究资料

稳定性研究资料主要包括申报产品的稳定性研究和适用样本的稳定性研究两部分。前者主要包括申报产品的实时稳定性、开瓶稳定性、复溶稳定性、运输稳定性及冻融次数限制的研究等；后者则是指适用样本的保存条件、保存时间等方面的研究，如果包括多种样本类型，则需分别完成相关研究。

申报产品实时稳定性研究中，应采用至少三批样品在实际储存条件下保存至成品有效期后，选取多个时间点进行产品性能评价，从而确定产品保存条件和有效期。

样本稳定性研究中，如核酸提取液不一定立即进行检测，则还需对核酸提取液的保存条件和稳定性进行研究。

申请人应提交有关稳定性研究方案的确定依据、具体的试验方法及详细的研究数据、结论。

（七）临床试验

应满足《体外诊断试剂临床试验技术指导原则》（原国家食品药品监督管理总局通告 2014 年第 16 号）的要求，下面仅说明本类试剂临床试验中应关注的重点问题。

1. 临床试验机构

申请人应当选定不少于 3 家（含 3 家）临床试验机构，按照相关规定开展临床试验。申请人应根据产品特点及预期用途，综合不同地区人种和流行病学背景等因素选择临床试验机构。

2. 临床试验人群

正在服用或将要服用氯吡格雷进行抗血小板治疗的冠心病患者，主要为急性冠脉综合征（ACS）且进行经皮冠状动脉介入治疗（PCI）的患者（ACS/PCI 患者）、PCI 术后血栓高危且计划调整 P2Y12 抑制剂治疗方案的患者、缺血高风险或出血高风险患者等。其中，PCI 术后血栓高危患者以及缺血高风险/出血高风险患者的人群限定可参考相关指南。

3. 临床样本

应为临床原始样本，如静脉抗凝全血等，不应直接采用提取的基因组 DNA 进行试验。临床样本的采集、处理、保存和提取等应同时满足申报产品说明书以及对比试剂说明书（如适用）的相关要求。

4. 临床试验样本量

如申报产品同时适用于静脉全血或口腔拭子等不同基质的样本类型，则每种样本类型的例数应分别满足法规要求。

5. 临床检测准确性验证

5.1 对比试剂

5.1.1 已有同类产品上市的申报产品

对于已批准的 CYP2C19 * 2（rs4244285，c.681G > A）、CYP2C19 * 3（rs4986893，c.636G > A）以及 CYP2C19 * 17（rs12248560，c. -806C > T）多态性位点，可选择已上市同类试剂作为对比试剂。

5.1.2 无同类产品上市的申报产品

对于新的多态性位点，可选择基因测序作为对比方法。

5.1.3 基因测序

应提交临床试验机构和测序机构签章的委托测序协议。应对选用的测序方法做详细介绍，应提供以下关于测序的详细试验资料，该部分资料需由临床试验机构签章。

5.1.3.1 测序原理、测序仪型号、测序试剂及消耗品的相关信息。

5.1.3.2 测序方法所用引物信息，如核酸序列、分子量、纯度、功能性实验等资料。引物设计应涵盖申报产品扩增的被测靶标。

5.1.3.3 测序方法的性能验证，尤其是最低检测限的确认，建议将所选测序方法与申报产品的性能进行比对分析。

5.1.3.4 测序方法应建立合理的阳性和阴性质控，以对临床样本的检测结果进行质量控制。

5.1.3.5 提交有代表性的样本测序图谱及结果分析资料。

6. 氯吡格雷指导用药临床有效性的验证

6.1 已有同类产品上市的申报产品

已批准的 CYP2C19 * 2（rs4244285，c.681G > A）、CYP2C19 * 3（rs4986893，c.636G > A）以及 CYP2C19 * 17（rs12248560，c. -806C > T）多态性位点，无需进行该部分验证。

6.2 无同类产品上市的申报产品

6.2.1 如新多态性位点用于氯吡格雷用药指导已获行业认可（包括：CPIC、国内相关指南或专家共识、相关药物说明书以及临床应用等的认可），且有充分的中国人群的体内临床数据，无需进行该部分验证。

6.2.2 如新多态性位点用于氯吡格雷用药指导未获行业认可，应提交基于中国人群的充分的体内临床数据，包括但不限于：

6.2.2.1 新的多态性位点等位基因编码的 CYP2C19 酶对氯吡格雷的代谢动力学验证资料。

6.2.2.2 血小板功能检测。比较不同基因型患者血小板功能的差异。

6.2.2.3 基因型与主要不良心血管事件关联性的体内临床试验。

6.2.2.4 基因型可指导氯吡格雷用药的有效性证据。

6.2.3 需要强调的是，对于 6.2 所述申报产品（包括 6.2.1 和 6.2.2），申请人应在临床试验资料部分提交声称的新多态性位点已获行业认可的相关资料以及基于中国人群的充分的体内临床数据等，以证明申报产品可指导氯吡格雷用药。

7. 临床试验方法、数据及统计分析

7.1 应在临床试验方案或报告中描述申报产品和对比试剂/方法的试验方法。

7.2 临床试验原始数据应以列表方式表示，包括申报产品的结果、对比试剂/方法的结果、临床诊断、年龄、性别以及是否进行 PCI 等。

7.3 应总结野生型、各多态性位点杂合型和纯合突变型的例数，以交叉四格表分别总结两种试剂对各多态性位点的定性检测结果，并分别计算各多态性位点基因型的阳性符合率、阴性符合率、总体符合率及其 95% 置信区间，对定性结果分别进行四格表卡方或 kappa 检验，以验证两种试剂检测结果的一致性。

7.4 结果差异样本的验证

在数据收集过程中，对于两种试剂检测结果不一致的样本，应采用合理方法进行复核，并对差异原因进行分析。如无需复核，应说明理由。

8. 临床试验方案

各临床试验机构的方案设置应基本一致，且保证在整个临床试验过程中遵循预定的方案，不可随意改动。整个试验过程应在临床试验机构的实验室内并由本实验室的技术人员操作完成，申报单位的技术人员除进行必要的技术指导外，不得随意干涉实验进程。

试验方案应确定严格的入选/排除标准，任何已入选的样本被排除出临床试验都应记录在案并明确说明原因。在试验操作过程和结果判定时应采用盲法以保证试验结果的客观性。各临床试验机构选用的对比试剂/方法应保持一致，以便进行合理的统计学分析。另外，申报产品的样本类型不应超越对比试剂/方法对样本类型的要求。

9. 临床试验报告

应对试验的整体设计及各个关键点给予清晰、完整的阐述，应该对整个临床试验实施过程、结果分析、结论等进行条理分明的描述，并应包括必要的数据和统计分析方法。

（八）产品技术要求

产品技术要求应符合《办法》《44 号公告》和《医疗器械产品技术要求编写指导原则》（原国家食品药品监督管理总局通告 2014 年第 9 号）的相关要求。该类产品作为三类体外诊断试剂，应将主要原材料、生产工艺及半成品要求等内容作为附录附于技术要求正文后。

如果申报产品已有相应的国家/行业标准发布，则企业标准的要求不得低于上述标准要求。

（九）产品检验报告

根据《办法》的要求，第三类体外诊断试剂申请注册时应提交连续三个生产批次样品的检验报告。如有国家标准品/参考品的检验项目，应在产品检验时采用。

（十）产品说明书

产品说明书应满足《体外诊断试剂说明书编写指导原则》（原国家食品药品监督管理总局通告 2014 年第 17 号）的要求，产品说明书的所有内容均应与申请人提交的注册申报资料中的相关研究结果保持一致。下面对 CYP2C19 药物代谢酶基因多态性检测试剂说明书的重点内容进行阐述。

1.【预期用途】应至少包括以下几部分内容：

1.1 本产品用于体外定性检测人体 xx 样本中的 yy 基因多态性，可检测的多态性类型包括 aa，本产品用于氯吡格雷的用药指导。本产品不能预测患者对氯吡格雷的应答情况，仅能辅助医生确定氯吡格雷治疗策略。本产品检测结果仅供临床参考，不应作为患者是否用药的唯一依据，临床医生应结合患者病情、疗效及其他实验室检测指标等对本产品的检测结果进行综合判断。

1.2 介绍被测靶标（基因多态性位点），明确各多态性杂合型和纯合型的临床发生频率，明确可进行氯吡格雷用药指导的适用人群，明确不同基因型与氯吡格雷的关系。

2.【主要组成成分】

2.1 说明试剂盒包含组分的名称、数量、比例或浓度等信息，说明不同批号试剂盒中各组分是否可以互换。

2.2 试剂盒中不包含但对该项检测必须的组分，企业应列出相关试剂/耗材的名称、货号及其他相关信息。

2.3 如果试剂盒中不包含用于核酸提取纯化的试剂组分，则应在此注明经过验证后配合使用的商品化核酸提取纯化试剂盒的生产企业、产品名称以及产品货号和医疗器械备案号（如有）等详细信息。

3.【检验原理】

3.1 对试剂盒的被测靶标进行详细描述（基因位置、多态性位点及相关特征等），对试剂盒所用探针、引物、多态性的判定终点等进行详细的介绍；对不同样本反应管组合、质控品设置及荧光信号检测原理等进行介绍。

3.2 试剂盒技术原理的详细介绍，建议结合适当图示进行说明。如反应体系中添加了相关的防污染组分（如 UNG 酶），也应对其作用机理进行适当介绍。

4.【储存条件及有效期】

说明试剂盒的效期稳定性等，应明确具体的储存条件及有效期等信息。

5.【样本要求】

样本的采集、处理、运送及保存：明确样本采集、核酸提取纯化前的处理（如离心和洗涤等）、保存条件及期限（短期和长期）以及运送条件等。冷藏/冷冻样本检测前是否需要恢复至室温，冻融次数的限制等。

6.【适用仪器】

所有适用的仪器型号，并提供与仪器有关的重要信息以指导用户操作。

7.【检验方法】详细说明实验操作的各个步骤，包括：

7.1 实验条件：实验室分区、实验环境的温度、湿度和空调气流方向控制等注意事项。

7.2 试剂配制方法和注意事项。

7.3 详述核酸提取纯化的条件、步骤及注意事项（如适用），对核酸提取纯化环节进行合理的质量控制，明确提取核酸的浓度纯度等质量要求。

7.4 扩增反应前准备：加样体积、顺序等。

7.5 PCR 各阶段的温度、时间设置、循环数设置或相应的自动化检测程序及相关注意事项。

7.6 仪器设置（如适用）：特殊参数、探针的荧光素标记情况、对待测多态性及其他质控品的荧光通道选择等。

8.【检验结果的解释】

结合质控品、样本管检测结果以及多态性类型与氯吡格雷表型之间的关系，以列表形式详述所有可能出现的结果及相应的解释。如存在检测灰区，应详述对于灰区结果的处理方式。

9.【检验方法的局限性】

9.1 申报产品仅对下述多态性类型 xx 进行了验证。

9.2 有关假阴性结果的可能性分析

9.2.1 不合理的样本采集、运送及处理或核酸过度降解均有可能导致假阴性结果。

9.2.2 未经验证的其他干扰或 PCR 抑制因子等可能会导致假阴性结果（如有）。

10.【产品性能指标】简述以下性能指标：

10.1 最低检测限：简单介绍最低检测限的确定方法，并明确最低检测限结果。

10.2 阳性/阴性参考品符合率。

10.3 精密度：简单介绍精密度的确定方法，并明确精密度结果。

10.4 分析特异性

10.4.1 交叉反应验证：同源性序列等交叉反应验证。

10.4.2 干扰物质验证：样本中常见干扰物质对检测结果的影响。

10.5 对比试验研究（如有）：简要介绍对比试剂（方法）的信息、所采用的统计学方法及统计分析结果。

11.【注意事项】应至少包括以下内容：

11.1 如该产品含有人源或动物源性物质，应给出具有潜在感染性的警告。

11.2 临床实验室应严格按照《医疗机构临床基因扩增实验室管理办法》（卫办医政发〔2010〕194 号或现行有效版本）等有关分子生物学实验室、临床基因扩增实验室的管理规范执行。

三、起草单位

国家药品监督管理局医疗器械技术审评中心。

40 地中海贫血相关基因检测试剂注册技术审评指导原则

（地中海贫血相关基因检测试剂注册技术审查指导原则）

本指导原则旨在指导注册申请人对地中海贫血相关基因检测试剂注册申报资料的准备及撰写，同时也为技术审评部门对注册申报资料的技术审评提供参考。

本指导原则是对地中海贫血相关基因检测试剂的一般要求，申请人应依据产品的具体特性确定其中内容是否适用，若不适用，需具体阐述理由及相应的科学依据，并依据产品的具体特性对注册申报资料的内容进行充实和细化。

本指导原则是对申请人和审查人员的指导性文件，但不包括注册审批所涉及的行政事项，也不作为法规强制执行，如果有能够满足相关法规要求的其他方法，也可以采用，但需要提供详细的研究和验证资料，相关人员应在遵循法规的前提下使用本指导原则。

本指导原则是在现行法规和标准体系以及当前认知水平下制定的，随着法规和标准的不断完善以及科学技术的不断发展，本指导原则相关内容也将适时进行调整。

一、适用范围

地中海贫血（简称地贫）是一种常染色体隐性遗传病，是由于珠蛋白基因发生突变（包括点突变和缺失等），致使珠蛋白肽链合成减少或完全不能合成而导致的一组单基因遗传性溶血性疾病，轻者可无临床表现，重者以进行性溶血性贫血为主要特征。根据珠蛋白肽链合成受到抑制的类型，地贫分为 α-、β-和 γ-地贫等，临床上最常见的是 α-和 β-地贫。地贫主要分布在地中海沿岸、东南亚和少数非洲地区，具有明显的种族特性和地域分布差异。地贫是我国南方地区最常见、危害最大的遗传病之一，尤以广西、云南、广东、海南、四川和贵州等省份为甚，云南、海南和广东的地贫基因人群携带率可达 10% 以上，广西更是达到了 20% 以上。

α-地贫主要是由于 α-珠蛋白基因发生突变而引起。α-珠蛋白基因簇位于 16p13.3，包括胎儿期和成人期表达的 2 个基因（$\alpha2$ 和 $\alpha1$），基因的排列顺序为 $5' - \alpha2 - \alpha1 - 3'$。根据单倍型的情况，可将 α 地贫分为 3 类：①缺失型 α^+ 地贫（$-\alpha/$），缺失 1 个 α 基因；②缺失型 α^0 地贫（$--/$），2 个 α 基因同时缺失；③非缺失型 α^+ 地贫（$\alpha^T\alpha/$ 或 $\alpha\alpha^T/$），1 个 $\alpha1$ 或 $\alpha2$ 基因发生点突变或少数几个碱基的缺失。中国现已发现至少 19 种 α-珠蛋白基因大片段缺失和 38 种 α-珠蛋白基因点突变。其中，6 种 α-珠蛋白基因的突变：$--^{SEA}/$、$-\alpha^{3.7}/$、$-\alpha^{4.2}/$、$\alpha^{WS}\alpha/$（HBA2：c.369C > G）、$\alpha^{QS}\alpha/$（HBA2：c.377 T > C）；$\alpha^{CS}\alpha/$（HBA2：c.427T > C）占患病人群总数的 98%。

α-地贫基因型和临床分型的关系已经基本阐明。α-地贫的表型严重程度随着功能性 α-珠蛋白基因的减少而加重：①1 个 α-基因缺失或点突变（$-\alpha/\alpha\alpha$ 或 $\alpha\alpha^T/\alpha\alpha$ 或 $\alpha^T\alpha/\alpha\alpha$），称为静止型 α-地贫，通常不贫血，血液学表现为小细胞低色素。②2 个 α-基因缺失或复合 $-\alpha$ 基因点突变，或点突变，其基因型为 $--/\alpha\alpha$ 或 $-\alpha/-\alpha$ 或 $-\alpha/\alpha\alpha^T$ 或 $\alpha^T\alpha/-\alpha$ 或 $\alpha^T\alpha/\alpha^T\alpha$，称为轻型 α-地贫，临床表现为不贫血或轻度贫血，血液学检查有小细胞低色素特征。③3 个 α-基因缺失或复合 α 基因点突变，基因型为 $--/-\alpha$ 或 $--/\alpha^T\alpha$，称为中间型 α-地贫，又称 Hb H 病，患者有轻至重度贫血。某些基因型为 $\alpha^T\alpha/\alpha^T\alpha$ 的病例（如 $\alpha^{CS}\alpha/\alpha^{CS}\alpha$、$\alpha^{QS}\alpha/\alpha^{QS}\alpha$ 和 $\alpha^{CS}\alpha/\alpha^{QS}\alpha$）也表现为 Hb H 病。通常，$--/\alpha^T\alpha$ 的非缺失型 Hb H 病较单纯缺失型 Hb H 病（$--/-\alpha$）的临床表现更为严重，特别是基因型为 $--/\alpha^{CS}\alpha$ 或 $--/\alpha^{QS}\alpha$ 的 Hb H 病患者，贫血程度较为严重。④4 个 α-基因缺失，其基因型为 $--/--$，称为重型 α-地贫，又称 Hb Bart 胎儿水肿综合征，此类个体一般无法存活到出生或分娩后半小时内死亡。

β-地贫是由于 β-珠蛋白基因发生突变而引起，以点突变为主，少数为缺失型。β-珠蛋白基因簇位于 11p15.3，包括 2 个成人期表达基因（β 和 δ），基因的排列顺序为 $5' - \delta - \beta - 3'$。根据 β-珠蛋白链合成量的程度，可将 β-地贫分为 3 类：①β^0 地贫，β-珠蛋白链完全不能合成，其所在的等位基因称为 β^0 地贫等位基因；②β^+ 地贫，β-珠蛋白链合成减少，其所在的等位基因称为 β^+ 地贫等位基因；③β^{++} 地贫，又称沉默型 β-地贫，β-珠蛋白链合成轻微减少。中国已至少报道 84 种 β-珠蛋白基因点突变和 11 种 β-珠蛋白基因缺失。其中，6 种点突变：HBB：c.126_129delCTTT，HBB：c.52A > T，HBB：c. -78A > G，HBB：c.79G > A，HBB：c.316 - 197C > T 和 HBB：c.216_217insA 占了全部突变类型的 90% 以上。

β-地贫的临床表型可分为 4 种：①静止型 β-地贫，基因型为 β^{++}/β^N，血液学表型正常或临界，一般只能通过分子诊断识别；②轻型 β-地贫，基因型为 β^0/β^N 或 β^+/β^N，临床表现为小细胞低色素和 HbA_2 值升高；③中间型 β-地贫，基因型为 β^+/β^+ 或 β^+/β^0，表型变异范围大，可从轻度贫血到中度贫血，多于幼儿期出现中度贫血；④重型 β-地贫，基因型为 β^+/β^0 或 β^0/β^0，通常伴有严重贫血，需要定期输血才能存活。患儿出生时无症状，常于婴儿期（3~12 月龄）发病。如不治疗，患儿多于 5 岁前死亡。此外，中间型的分子基础较为复杂，显性 β-地贫突变的杂合子（β^D/β^N），合并 α-地贫突变的 β-地贫突变纯合子（β^0/β^0），或合并 α-珠蛋白三联体的 β-地贫突变杂合子（β^0/β^N

或 β$^+$/β^N），也会显示中间型的表型。

2018 年发布的《重型 β-地中海贫血的诊断和治疗指南》明确规定：对于重型 β-地中海贫血的诊断，有条件者均应进行基因诊断，基因型为纯合子或双重杂合子为确诊本病的指标。2018 年发布的《儿童非输血依赖型地中海贫血的诊治和管理专家共识》也明确规定：地贫基因检测为非输血依赖型地贫的诊断依据之一。

另外，国家卫生健康委员会发布的相关文件要求：为减少重型地贫患儿出生，在我国地贫高发省份实施地贫防控试点项目。主要流程包括：①对新婚夫妇和计划怀孕夫妇在怀孕前或孕期进行血常规初筛；②对夫妇一方或双方血常规检查结果阳性的夫妇进行血红蛋白分析复筛；③对血红蛋白分析复筛结果均为阳性的夫妇，取其抗凝静脉全血进行相应的 α + β 地贫基因检测；④综合夫妇双方病史询问、地贫筛查和基因检测结果，判定为高风险夫妇。对高风险夫妇进行追踪，及时了解受检妇女怀孕情况，指导女方在怀孕后适宜时期接受产前诊断。产前诊断的对象为胎儿，样本类型为胎儿的绒毛、羊水和脐带血，检测项目为相应的地贫基因检测。

综上，结合该类产品临床使用的实际情况，本指导原则的预期用途可为：用于体外定性检测人外周静脉全血或胎儿羊水等样本中基因组 DNA 的 α-和/或 β-地贫相关基因，用于 α-和/或 β-地贫的辅助诊断（遗传诊断），地贫高风险夫妇的评估，或胎儿的产前遗传诊断等。

结合该类产品在中国注册的实际情况以及当前的认知，本指导原则仅对 "α-和/或 β-地贫的辅助诊断（遗传诊断）" 预期用途的相关内容进行了详细阐述。针对其他预期用途，本指导原则仅对部分内容进行了阐述，申请人应根据产品特性，对本指导原则未涉及的内容进行补充并做出相应评价。

本指导原则的技术要求是基于 PCR 探针法方法建立的，对于其他分子生物学检测技术（如：PCR-反向点杂交法和 gap-PCR 法等），可能部分要求不完全适用或本文所述技术指标不够全面，申请人可以根据产品特性对不适用部分进行或补充其他的评价和验证，但需阐述不适用的理由，并验证替代方法的科学合理性。

本指导原则适用于进行首次注册申报和相关许可事项变更的产品。

二、注册申报资料要求

（一）综述资料

综述资料主要包括产品预期用途、产品描述、有关生物安全性的说明、研究结果的总结评价以及国内外同类产品上市情况介绍等内容。其中，同类产品上市情况介绍部分应着重从方法学、检验原理、检测的突变类型以及临床意义等方面详细说明申报产品与目前市场上已获批准的同类产品之间的主要区别。

综述资料应符合《体外诊断试剂注册管理办法》（原总局令第 5 号，以下简称《办法》）和《关于公布体外诊断试剂注册申报资料要求和批准证明文件格式的公告》（原总局公告 2014 年第 44 号），以下简称《44 号公告》的要求。

（二）主要原材料的研究资料

主要原材料研究资料包括主要反应成分、对照品（质控品）及企业参考品的研究资料。

1. 此类产品的主要反应成分一般包括人基因组核酸提取/纯化试剂、检测所需引物、探针、酶、dNTPs、反应缓冲液等。申请人应提交相关原材料的选择、制备和质量标准等的研究资料。如为申请人自制，应提交详细的工艺稳定性研究资料；如为外购，还应提交供应商筛选资料以及供应商提供的原材料质量检定报告。

1.1 核酸提取/纯化试剂（如有）的主要组成、原理介绍及相关的验证资料。

1.2 引物、探针

申请人应详述引物、探针的设计原则，提供引物、探针核酸序列、模板核酸序列及两者的对应情况。建议设计多套引物探针以供筛选，针对待测位点的特异性等进行评价，选择最佳设计，并提交详细的筛选研究数据。

申请人应针对选定的引物、探针原材料进行质量评价，一般包括：分子量、纯度（HPLC 等）、浓度、探针荧光标记基团的激发波长和发射波长，以及功能性试验等，并依据评价结果建立合理的质量标准。

1.3 酶

酶包括 DNA 聚合酶和尿嘧啶 DNA 糖基化酶（UDG/UNG）等。申请人应针对各种酶的活性进行验证，提交功能性试验资料，并确定酶的质量标准。

DNA 聚合酶应具有 DNA 聚合酶活性，无核酸内切酶活性，具热稳定性。UDG/UNG 应具有水解尿嘧啶糖苷键的活性，无核酸外切酶及核酸内切酶活性。

1.4 脱氧核糖核苷三磷酸（dNTPs）

包括 dATP、dCTP、dGTP、dTTP 或 dUTP；应提交对其纯度、浓度、保存稳定性等的验证资料，以及功能性试验资料，并确定质量标准。

2. 对照品（质控品）

试剂盒的质控体系通过设置各种试剂盒对照（质控品）来实现。阳性对照应至少包括代表性的突变位点和突变类型。阴性对照可以是含有野生型序列的核酸溶液。空白对照为不含核酸的溶液。

如该类产品所采用的方法学和检验原理显示：无论检测何种样本（野生型、杂合突变和纯合突变），其反应体系均可报出核酸序列结果，均可对管内抑制导致的假阴性结果进行质量控制，则无需另外设置内标；否则，试剂盒应另外设置内标。

对照品可采用人基因组 DNA、细胞系或质粒等。空白对照应参与样本核酸的平行提取。申请人应提供对照品原料选择、制备、定值过程等的详细研究数据，并对其检测结果做出明确的范围要求。

3. 企业参考品

企业参考品主要包括阳性参考品、阴性参考品、检测限参考品和精密度参考品等。申请人应提交企业参考品的原料选择、制备方法、基因序列确认及检验标准的详细研究资料等。

3.1 阳性参考品

可采用临床样本或其核酸溶液，如采用临床样本，则样本类型应与待测样本一致。应至少包含所有检测位点的杂合型样本，同时尽量纳入纯合突变型样本。对于某些稀有基因型，也可采用细胞系或质粒。

3.2 阴性参考品

应包括野生型临床样本或其核酸溶液，以及易产生交叉反应的同源序列样本，同时应尽量包含检测范围外其他检测位点的样本等。

3.3 检测限参考品可选择最低检测限浓度（例如：95%检出率水平）或接近最低检测限浓度（例如100%检出率水平）的临床样本或其核酸溶液，至少包含所有检测位点的杂合型样本。

3.4 精密度参考品应至少包括低浓度杂合突变型临床样本或其核酸溶液，应至少包括代表性的突变位点和突变类型，且在每一反应体系均有分布。

目前，该类产品已有国家参考品，对于申报产品所声称的检测位点，企业参考品的要求应不低于国家参考品。

（三）主要生产工艺及反应体系的研究资料

主要生产工艺研究资料包括工作液配制（引物、探针浓度、酶浓度、dNTPs浓度、缓冲液离子浓度等）、分装和冻干（如有）、荧光标记（如有）等工艺过程的描述及确定依据。生产过程应对关键参数进行有效控制，可采用流程图方式描述生产工艺，标明关键工艺质控步骤，并详细说明该步骤的质控方法及质控标准。

反应体系研究指反应条件的选择确定过程，包括样本采集、预处理（如有）、样本用量、试剂用量、核酸提取纯化步骤、PCR反应条件、阈值循环数（Ct值）等的确定。

不同适用机型的反应条件如有差异应分别提交。

（四）分析性能评估资料

申请人应针对下述各项分析性能提交详细的评估资料，包括试验地点、适用仪器、试剂规格、批号、试验方法、试验样本（类型、来源、数量、处理方法、基因型和浓度确认等）、可接受标准、统计方法、试验数据及结论等。分析性能评估的实验方法可以参考国内外有关体外诊断产品性能评估的指导原则。

每项性能评估应尽量采用与适用样本类型一致的临床样本，对于某些稀有基因型，也可采用细胞系等。

1. 核酸提取/纯化性能（如有）

在进行靶核酸检测前，应有适当的核酸提取/纯化步骤。该步骤应最大量分离和纯化目的核酸并尽可能去除PCR抑制物。无论检测试剂是否含有核酸提取/纯化组分，申请人都应对配套使用的核酸提取/纯化方法的提取效率和提取核酸纯度、浓度等做充分的验证，并评价该方法能否满足该类产品的要求。

2. 检测准确性

建议采用若干份临床样本验证该类产品的检测准确性，样本类型与说明书声称的样本类型一致。样本应涵盖野生型、所有检测位点的杂合突变型，同时尽量纳入纯合突变型。对于某些稀有基因型，也可采用细胞系或质粒。

3. 最低检测限

该类产品的最低检测限可定义为：在满足一定的检测准确性和精密度的条件下，能够检出目标序列的最低人基因组DNA的浓度。可采用梯度浓度的人基因组DNA样本进行多次重复检测，确定适当检出率水平（如：95%）下的最低人基因组DNA浓度。检测限评价建议采用临床样本或细胞系，并至少包含所有检测位点的杂合突变型。应明确临床样本或细胞系与人基因组DNA浓度的对应关系。

4. 分析特异性

4.1 应针对同源序列或检测范围外基因和位点进行交叉反应验证，说明交叉反应样本的制备方法、核酸序列确认方法，提交详细的验证资料。

4.2 应针对可能的内源和外源性干扰物进行干扰试验研究。内源干扰物主要涉及血脂、胆红素、血红蛋白和白蛋白、母体细胞的干扰等，外源干扰物主要包括血液样本采集可能用到的抗凝剂和常用药物等。

干扰试验可通过在临床样本中人工添加干扰物质的方式，评价干扰物质对目标序列检测的影响，也可直接采集暴露于干扰因素后的受试者样本，进行干扰试验评价。建议申请人在每种干扰物质的潜在最大浓度（"最差条件"）条件下进行评价；如有干扰，应确定不产生干扰的最高浓度。

5. 精密度

精密度评价应采用临床样本进行试验，试验操作完全按照说明书执行，包含核酸提取/纯化等步骤（如有）。应对每一反应体系进行精密度评价，并至少覆盖代表性的突变位点和突变类型。

精密度评价需满足如下要求：

5.1 对可能影响检测精密度的主要因素进行验证，除检测试剂本身外，还包括分析仪器、操作者、地点、时间、检测轮次和试剂批次等。

5.2 设定合理的精密度评价周期，对批内/批间、日内/日间以及不同操作者之间的精密度进行综合评价。如有条件，申请人应选择不同的实验室进行重复实验以对室间重复性进行评价。

5.3 用于精密度评价的临床样本至少设置低浓度和中/高浓度水平。

5.4 精密度指标可设置为CV等（如有），申请人应对精密度指标评价标准做出合理要求。

（五）阳性判断值确定资料

建议纳入一定数量的临床样本，应包括所有检测位点的各种基因型（野生型、杂合突变型，同时尽量纳入纯合突变型），采用受试者工作特征（ROC）曲线或其他合理方法确定阳性判断值。

如试剂判读存在灰区，应解释说明灰区范围的确定方法。

对于某些检测方法学，阳性判断值研究可能不适用，申请人应说明理由。

（六）稳定性研究资料

稳定性研究资料主要包括申报产品的稳定性研究和适用样本的稳定性研究两部分。前者主要包括申报产品的实时稳定性、开瓶/复溶稳定性、运输稳定性及冻融次数限制的研究等；后者则是指适用样本的保存条件和保存时间等的研究。

实时稳定性研究应采用至少三批样品在实际储存条件下保存至成品有效期后，选取多个时间点进行产品性能评价，从而确定产品保存条件和有效期。

如核酸提取液可保存，还需对核酸提取液的保存条件和保存时间进行研究。

（七）临床试验

应满足《体外诊断试剂临床试验技术指导原则》（原国家食品药品监督管理总局通告 2014 年第 16 号）的要求，如相关法规、文件有更新，临床试验应符合更新后的要求。下面仅说明该类产品临床试验中应关注的重点问题。

1. 针对"α-和/或 β-地贫的辅助诊断（遗传诊断）"预期用途

1.1 临床试验机构及人员

申请人应根据产品特点及预期用途，综合不同地区人种和流行病学背景等因素，选择不少于 3 家（含 3 家）符合法规要求的临床试验机构开展临床试验。

1.2 临床试验适用人群和临床样本

具有地贫症状和/或体征，或血液学表现为小细胞低色素的疑似地贫患者和携带者；需与地贫进行鉴别诊断的其他疾病患者，如：缺铁性贫血、铁粒细胞性贫血或先天性红细胞生成异常性贫血等。

临床试验所用样本应为抗凝外周血样本（基因组 DNA 非临床样本）。临床样本的采集、处理、保存和提取等应分别满足申报产品说明书、对比试剂说明书（如适用）及第三方试剂说明书（如适用）的相关要求。

1.3 临床试验方法

1.3.1 已有同类产品上市的申报产品

对于已批准的 α-地贫突变和 β-地贫突变，原则上选择已上市同类产品作为对比试剂，评价申报产品的临床检测性能。

1.3.2 无同类产品上市的申报产品

1.3.2.1 如新突变位点的临床意义已获行业认可（如：国内相关指南或专家共识），且上述认可基于充分的中国人群的临床数据，则临床试验可选择 Sanger 基因测序（针对

新的点突变）或临床普遍使用的其他公认方法（针对其他类型的新突变位点，如缺失）作为对比方法，评价新突变位点的临床检测性能。除此之外，还应提交新位点临床意义已获行业认可的相关证据，该部分资料可不纳入临床方案和报告。

1.3.2.2 如新突变位点的临床意义未获行业认可，则临床试验应包括两个目的，新突变位点的临床检测性能评价和临床意义评价。新突变位点的临床检测性能评价可参考 1.3.2.1；新突变位点的临床意义评价应提交基于中国人群的充分的临床证据，证明基因型与表型的关系，如：随访或其他可证明基因型与表型关系的临床验证资料。

1.4 最低样本量和阳性例数

临床试验样本量应采用适当的统计学方法进行估算，并详细描述所使用统计方法及各参数的确定依据。

1.4.1 临床检测性能评价的样本量估算

临床检测性能评价的样本量估算可分为以下几种情况。

对于常见突变位点，建议采用单组目标值法分别估算每个突变位点临床试验的最低样本量，通过阳性符合率计算所需阳性样本的例数，通过阴性符合率计算所需阴性样本的例数，同时考虑脱落情况，估算最低样本总量。阳性符合率和阴性符合率的目标值（临床可接受的最低标准）建议均不低于 95%。

对于罕见突变位点，阴性样本的例数可根据上述方法进行估算，阳性样本则应保证一定的例数。

对于极其罕见的且有确切临床证据证明其临床意义的突变位点，阴性样本的例数可根据上述方法进行估算，阳性样本的例数则应结合临床证据确定。

1.4.2 新位点临床意义评价的样本量估算

新位点临床意义评价的样本量估算，建议采用抽样调查公式或其他合理方法进行估算。

2. 针对"地贫高风险夫妇的评估"和"胎儿的产前遗传诊断"预期用途

针对上述两个预期用途，本指导原则仅对部分内容进行了阐述，申请人应根据产品特性，充分考虑本指导原则未涉及的内容，设计科学合理的临床试验并进行评价。

2.1 临床试验机构和人员

如申报产品的预期用途为胎儿的产前遗传诊断，除满足法规要求外，临床试验机构还应取得产前诊断技术服务资质。临床试验人员应为经过专门培训的取得资质的人员。机构和人员应遵循《产前诊断技术管理办法》《母婴保健专项技术服务许可及人员资格管理办法》，机构应取得《母婴保健技术服务执业许可证》，人员应取得《母婴保健技术考核合格证书》。

2.2 临床试验适用人群和临床样本

如预期用途为地贫高风险夫妇的评估，则适用人群为：地贫表型筛查阳性的育龄人群。地贫表型筛查阳性的育龄人群可根据国家卫生健康委员会和地贫高发地区相关政策确定。

如预期用途为胎儿的产前遗传诊断，则适用人群为：

地贫高风险夫妇的胎儿。地贫高风险夫妇的确定可参考国家卫生健康委员会等相关文件。

临床试验所用样本应为胎儿羊水等临床样本（基因组DNA非临床样本）。临床样本的采集、处理、保存和提取等应符合国家卫生健康委员会等相关文件的要求，并满足产品说明书的要求。

2.3 最低样本量和阳性例数

针对每种不同的预期用途，应分别采用合理方法估算最低样本量。同一预期用途的不同样本类型（羊水和脐带血等），也应分别采用合理方法估算最低样本量。

3. 如有其他预期用途，也应设计科学的临床试验，提供充分的证据，证明其预期用途。

4. 不同预期用途的通用要求

4.1 临床试验方法、数据及统计分析

4.1.1 应在临床试验方案或报告中明确申报产品、对比试剂和第三方试剂的试验方法。

4.1.2 临床试验病例总结表应以列表方式表示，包括申报产品的结果、对比试剂的结果、第三方试剂的检测结果（如有）、临床诊断、年龄和性别等。

4.1.3 以交叉表分别总结两种试剂的定性检测结果，选择合适的统计方法进行统计分析，以验证两种试剂检测结果的一致性。

4.1.4 结果差异样本的验证

在数据收集过程中，对于两种试剂检测结果不一致的样本，采用合理方法进行复核，并对差异原因进行分析。如无需复核，应说明理由。

4.2 临床试验方案

各临床试验机构的方案设置应基本一致，且保证在整个临床试验过程中遵循预定的方案，不可随意改动。整个试验过程应在临床试验机构的实验室内并由该实验室的技术人员操作完成，申报单位的技术人员除进行必要的技术指导外，不得随意干涉实验进程。

试验方案应确定严格的入选/排除标准，任何已入选的样本被排除出临床试验都应记录在案并明确说明原因。在试验操作过程和结果判定时，应采用盲法以保证试验结果的客观性。各临床试验机构选用的对比试剂/方法应保持一致，以便进行合理的统计学分析。另外，申报产品的样本类型不应超越对比试剂/方法对样本类型的要求。

4.3 临床试验报告

应对试验的整体设计及各个关键点给予清晰、完整的阐述，应该对整个临床试验实施过程、结果分析、结论等进行条理分明的描述，并应包括必要的数据和统计分析方法。

（八）产品技术要求

产品技术要求应符合《办法》、《44号公告》和《医疗器械产品技术要求编写指导原则》（原国家食品药品监督管理总局通告2014年第9号）的相关要求。该类产品作为三类体外诊断试剂，应将主要原材料、生产工艺及半成品要求等内容作为附录附于技术要求正文后。

目前，该类产品已有行业标准，产品技术要求的相关要求应不低于行业标准的要求。

（九）产品检验报告

根据《办法》的要求，第三类体外诊断试剂申请注册时应提交连续三个生产批次样品的检验报告。目前，该产品已有国家参考品，产品检验应满足国家参考品的要求。

（十）产品说明书

产品说明书应满足《体外诊断试剂说明书编写指导原则》（原国家食品药品监督管理总局通告2014年第17号）的要求，产品说明书的所有内容均应与申请人提交的注册申报资料的相关研究结果保持一致。下面对该类产品说明书的重点内容进行阐述。

1. 【预期用途】应至少包括以下几部分内容：

1.1 本产品用于定性检测人 xx 样本基因组DNA中的 α-和/或 β-地贫 xx 突变，用于：α-和/或 β-地贫的辅助诊断（遗传诊断），地贫高风险夫妇的评估，或胎儿的产前遗传诊断。

1.2 介绍地贫相关的临床背景信息及实验室诊断方法等，介绍被测靶标（突变位点）的相关情况。

2. 【主要组成成分】

2.1 说明试剂盒包含组分的名称或数量等信息，说明不同批号试剂盒中各组分是否可以互换。

2.2 试剂盒中不包含但对该项检测必须的组分，企业应列出相关试剂/耗材的名称及其他相关信息。

2.3 如果试剂盒中不包含用于核酸提取纯化的试剂组分，则应在此注明经过验证后配合使用的商品化核酸提取纯化试剂盒的生产企业、产品名称以和医疗器械备案号（如有）等详细信息。

3. 【检验原理】

3.1 对试剂盒的被测靶标进行详细描述（基因位置、突变位点及相关特征等），对试剂盒所用探针、引物或突变的判定等进行详细介绍；对不同样本反应管组合、对照品设置及荧光信号检测原理等进行介绍。

3.2 试剂盒技术原理的详细介绍，建议结合适当图示进行说明。如反应体系中添加了相关的防污染组分（如 UNG 酶），也应对其作用机理进行适当介绍。

4. 【储存条件及有效期】

说明试剂盒的效期稳定性等，应明确具体的储存条件及有效期等信息。

5. 【样本要求】

样本的采集、处理、运送和保存：明确样本采集、核酸提取纯化前的处理（如离心和洗涤等）、保存条件及期限以及运送条件等。冷藏/冷冻样本检测前是否需要恢复至室温，冻融次数的限制等。

6. 【适用仪器】

所有适用的仪器型号，并提供与仪器有关的重要信息以指导用户操作。

7.【检验方法】详细说明实验操作的各个步骤，包括：

7.1 实验条件：实验室分区、实验环境的温度、湿度和空调气流方向控制等注意事项。

7.2 试剂配制方法和注意事项。

7.3 详述核酸提取纯化的条件、步骤及注意事项（如适用），对核酸提取纯化环节进行合理质控，明确提取核酸的浓度纯度等质量要求。

7.4 扩增反应前准备：加样体积、顺序等。

7.5 PCR 各阶段的温度、时间设置、循环数设置或相应的自动化检测程序及相关注意事项。

7.6 仪器设置（如适用）：特殊参数、探针的荧光素标记情况、对待测样本及其他对照品的荧光通道选择等。

8.【检验结果的解释】

结合对照品、样本管检测结果以及检测类型，以列表形式详述所有可能出现的结果及相应的解释。如存在检测灰区，应详述对于灰区结果的处理方式。

9.【检验方法的局限性】

9.1 申报产品仅对下述检测类型 xx 进行了验证。

9.2 有关假阴性结果的可能性分析

9.2.1 不合理的样本采集、运送及处理或核酸过度降解均有可能导致假阴性结果。

9.2.2 未经验证的其他干扰或 PCR 抑制因子等可能会导致假阴性结果（如有）。

10.【产品性能指标】简述以下性能指标：

10.1 最低检测限：简单介绍最低检测限的确定方法，并明确最低检测限结果。

10.2 阳性/阴性参考品符合率。

10.3 精密度：简单介绍精密度的确定方法，并明确精密度结果。

10.4 分析特异性

10.4.1 交叉反应验证：同源性序列等交叉反应验证。

10.4.2 干扰物质验证：样本中常见干扰物质对检测结果的影响。

10.5 对比试验研究（如有）：简要介绍对比试剂（方法）的信息、所采用的统计学方法及统计分析结果。

11.【注意事项】应至少包括以下内容：

11.1 如该产品含有人源或动物源性物质，应给出具有潜在感染性的警告。

11.2 临床实验室应严格按照《医疗机构临床基因扩增实验室管理办法》现行有效版本等有关分子生物学实验室、临床基因扩增实验室的管理规范执行。

三、起草单位

国家药品监督管理局医疗器械技术审评中心。

41　乙型肝炎病毒耐药相关的基因突变检测试剂注册技术审评指导原则

（乙型肝炎病毒耐药相关的基因突变检测试剂注册技术审查指导原则）

本指导原则旨在指导注册申请人对乙型肝炎病毒耐药相关的基因突变检测试剂注册申报资料的准备及撰写，同时也为技术审评部门对注册申报资料的技术审评提供参考。

本指导原则是针对乙型肝炎病毒耐药相关的基因突变检测试剂的一般要求，申请人应依据产品的具体特性确定其中内容是否适用，若不适用，需具体阐述理由及相应的科学依据，并依据产品的具体特性对注册申报资料的内容进行充实和细化。

本指导原则是供申请人和审查人员使用的指导性文件，不涉及注册审批等行政事项，亦不作为法规强制执行，如有能够满足法规要求的其他方法，也可以采用，但应提供详细的研究资料和验证资料。应在遵循相关法规的前提下使用本指导原则。

本指导原则是在现行法规、标准体系及当前认知水平下制定的，随着法规、标准的不断完善和科学技术的不断发展，本指导原则相关内容也将适时进行调整。

一、适用范围

（一）临床背景

乙型肝炎病毒（hepatitis B virus，HBV）感染呈世界性流行，但不同地区 HBV 感染的流行强度差异很大。全国 2006 年乙型肝炎血清流行病学调查表明，我国 1～59 岁一般人群乙型肝炎表面抗原（hepatitis B surface antigen，HBsAg）阳性率为 7.18%，2014 年中国疾病预防控制中心开展的全国 1～29 岁人群乙型肝炎血清流行病学调查结果显示，1～4 岁、5～14 岁、15～29 岁人群 HBsAg 阳性率分别为 0.32%、0.94% 和 4.38%，我国现有 HBV 感染者约有 8000 万。在临床治疗慢性乙型肝炎病毒感染的方案中，使用抗病毒药物是最主要的手段。抗 HBV 药物主要包括干扰素 α 和核苷（酸）类似物两大类，其中核苷（酸）类药物服用便捷，抗病毒效力强，不良反应较小，但核苷（酸）类药物在抗 HBV 治疗中需要长期服药，一旦出现病毒耐药，可能导致治疗失败、病毒 DNA 反弹、肝功能恶化甚至肝衰竭。因此，如何发现病毒耐药突变，进而合理调整治疗方案，在慢性乙型肝炎临床治疗中具有极其重要的意义。

HBV 属于嗜肝 DNA 病毒科（hepadnaviridae），HBV 基因组含有 4 个部分重叠的开放读框（ORF），即前 – S/S 区、前 – C/C 区、P 区和 X 区。其中 P 区编码聚合酶/逆转录酶，目前已知的核苷（酸）类药物的耐药突变均发生在 HBV 的 P 区。HBV 虽然属于 DNA 病毒，但其复制需经过以前基因组 RNA 为复制中间体的逆转录过程。在此过程中，HBV 逆转录酶由于缺乏严格的校正机制，导致 HBV 复制过程中核苷酸错配率较高。HBV 复制的这种过程和特点，导致同一患者体内不同的 HBV 株基因序列之间也存在差异，因此，每一个患者体内的病毒都是由不同基因序列的病毒株组成的动态变化的病毒准种，不同基因序列的病毒株在病毒准种中所占的相对比例，一方面取决于病毒株自身的复制能力，另一方面也受到机体免疫系统或药物的选择压力的影响。

抗病毒药物核苷（酸）类似物进入机体后，形成三磷酸活性成分，与机体天然的脱氧三磷酸核苷（dNTP）竞争性结合到 HBV 聚合酶上，使 HBV 的 DNA 链合成终止。如果患者体内的 HBV P 区序列发生突变，导致产生的 HBV 聚合酶与核苷（酸）类似物结合力降低，突变的 HBV 即不受核苷（酸）类似物的抑制或抑制能力下降，在继续应用核苷（酸）类似物治疗的情况下，突变株病毒由于对核苷（酸）类似物不敏感而逐渐成为优势株，从而导致患者对于核苷（酸）类似物的耐药。

乙型肝炎病毒的耐药突变分为原发性耐药突变和补偿性耐药突变，原发性耐药突变指药物作用靶位的基因及其编码的氨基酸发生突变，导致突变病毒株对治疗药物的敏感性下降。虽然原发性耐药突变株对药物的抵抗性增加，但也常导致突变病毒本身的复制能力下降。补偿性耐药突变指由于原发性耐药突变病毒株复制能力下降，在原发性耐药突变的基础上，病毒株在其他位点发生突变，这些突变可部分恢复突变病毒的复制能力或可导致突变病毒对药物敏感性的进一步下降。

目前经国家药品监督管理局批准用于抗 HBV 治疗的核苷（酸）类似物有拉米夫定（LAM）、阿德福韦酯（ADV）、恩替卡韦（ETV）、替比夫定（LdT）、替诺福韦酯（TDF）和富马酸丙酚替诺福韦（TAF）等。与拉米夫定常见耐药相关的突变为 rtM204I/V 和 rtL180M，其中 rtM204V 多与 rtL180M 联合出现，rtM204I 可单独出现。与阿德福韦酯常见耐药相关的突变为 rtN236T 与 rtA181V/T，两个位点可单独或联合出现。与恩替卡韦常见耐药相关的突变是在 rtM204V + rtL180M 基础上，再联合 rtT184、rtS202 或 rtM250 三个位点中至少一个位点的氨基酸替代突变。与替比夫定常见耐药相关的突变为 rtM204I，其他位点如 rtA181V/T 等尚存在争议。替诺福韦酯和富马酸丙酚替诺福韦目前尚未发现确认的耐药突变。

HBV 耐药相关的检测主要包括基因型耐药检测和体外表型分析等。

HBV 基因型耐药检测是指采用分子生物学方法检测已在体外表型分析中被证实与抗病毒药物耐药相关的 HBV 突变的临床检测。目前已批准产品采用的方法主要包括：PCR-测序法（direct PCR sequencing）、基因芯片法（gene chip）、PCR-反向杂交法（PCR-reverse hybridization assay）、实时荧光 PCR 法（real-time PCR）等。

HBV 体外表型分析（in vitro phenotypic analysis）是公认的确认耐药的检测方法，通过体外复制系统证实检测到的 HBV 突变会降低其对抗病毒药物的敏感性，常用半数有效浓度（50% effective concentration，EC_{50}）或半数抑制浓度（50% inhibitory concentration，IC_{50}）来评价耐药程度的高低。其方法是将含有待检测耐药突变位点的 HBV 全基因组导入肝细胞来源的细胞系，再将不同浓度梯度的核苷（酸）类似物加入细胞培养液中，经过一定培养时间后检测药物作用下 HBV DNA 的复制情况，计算 EC_{50}，通过与野生株病毒的 EC_{50} 比较，判断该突变对核苷（酸）类似物的敏感性。当抑制病毒复制所需的 EC_{50} 与野生株相比增加 100 倍以上称为高度耐药、10～99 倍为中度耐药、2～9 倍为轻度耐药。

（二）本指导原则适用范围

本指导原则所述乙型肝炎病毒耐药相关的基因突变检测试剂是指利用分子生物学技术，对人体血清/血浆样本中乙型肝炎病毒耐药突变位点进行定性检测的试剂。临床适用人群为核苷（酸）类似物治疗过程中出现病毒学突破的患者。除非有明确证据表明初治患者感染 HBV 来自接受核苷（酸）类似物抗病毒治疗患者，一般不主张对初治患者进行基因型耐药检测。

本指导原则是基于实时荧光 PCR 方法对产品相关申报资料提出要求，其他方法学的产品可依据产品特性确定其中具体内容是否适用，如不适用，可另行选择符合自身方法学特性的技术要求或评价方法。

本指导原则适用于进行产品注册和相关许可事项变更的产品。其他未尽事宜应当符合《体外诊断试剂注册管理办法》（国家食品药品监督管理总局令第 5 号）（以下简称《办法》）等相关法规要求。

二、注册申报资料要求

（一）综述资料

综述资料主要包括产品预期用途、产品描述、有关生物安全性的说明、有关产品主要研究结果的总结和评价以及同类产品批准上市情况及异同比较等内容，其中，预期用途应明确所检测的耐药突变位点，所检测的耐药突变位点与相应药物的相关性，该突变位点为原发性耐药突变还是补偿性耐药突变，耐药性突变对药物敏感性的影响，相应药物累积耐药发生率以及是否有交叉耐药等。同类产品情况应着重从所检耐药突变位点、相关产品所采用的技术方法、性能指标、临床应用情况以及境内外批准上市情况等方面阐述申请注册产品与境内外同类产品的异同等。对于新的耐药突变位点，需要提供新位点与预期药物敏感性之间关系的文献资料，包括但不限于国内相关指南或专家共识，以及基于中国人群的充分的临床数据等。

综述资料的撰写应符合《办法》和《体外诊断试剂注册申报资料要求及说明》（国家食品药品监督管理总局公告2014 年第 44 号）（以下简称 44 号公告）的相关要求。

（二）主要原材料研究资料

以实时荧光 PCR 方法为例，应提供引物、探针、DNA聚合酶、dNTP、尿嘧啶糖基化酶（如有）等主要原材料的选择与来源、制备及质量标准等的研究资料、质控品的确认试验资料以及企业参考品的原材料选择、来源、质量指标、制备方法及阴阳性的确认过程等的研究资料。

若主要原材料为企业自行生产，其生产工艺必须相对稳定，并提交主要原材料制备过程的研究资料；如主要原材料购自其他供应商，则需针对供应商的选择提供评价数据，并提供供应商出具的质量标准、出厂检定报告，以及申请人对该原材料进行的质量检验资料。

1. 核酸分离/纯化组分（如有）的原理介绍、主要组成、主要原材料的质量控制标准及相关验证资料。

2. 引物和探针

包括申报产品检测靶序列的引物和探针以及内对照的引物和探针。应详述引物和探针的设计和筛选的过程，提供引物、探针核酸序列、模板核酸序列及两者的对应情况，并提交筛选的研究数据。引物、探针的质量标准应至少包括序列准确性、纯度检查、浓度检查及功能性实验等。

3. 酶

需要的酶主要包括 DNA 聚合酶，其质量标准如下：

3.1 DNA 聚合酶应包括 DNA 聚合酶活性、无核酸内切酶活性、热启动能力（如适用）、热稳定性等。

3.2 如申报产品中包含尿嘧啶 DNA 糖基化酶，应对其酶活性及热稳定性等质量控制标准进行规定，如使用其他工具酶，应提供其详细的研究资料。

4. dNTP

质量标准应包括纯度、浓度、保存稳定性及功能性实验等。

5. 试剂盒质控品

试剂盒的质控体系通过设置各种试剂盒质控品来实现。对于此类产品，质控体系主要包括阳性质控品、阴性质控品和内对照。申请人应明确质控品的原料来源、质量标准、质控品阴阳性的确认方法，并提交相关验证资料。各种质控品均应参与样本处理和检测的全过程，如核酸的平行提取等步骤，并且与被测临床样本在整个试验过程中保持相同的检测方式，质控品的基质应与实际检测样本基质一致或接近。

有关质控品和内对照的具体要求包括以下几个方面：

5.1 阳性质控品中应包含试剂盒所检测的主要突变类型，建议采用含有灭活乙肝病毒或假病毒的样本。企业应对阳性质控品的检测结果做出明确的范围要求（如 Ct 值）。

5.2 阴性质控品应包含未发生耐药突变的野生型乙肝病毒核酸，可采用含有灭活乙肝病毒或假病毒的样本，对可能存在的交叉污染产生的假阳性结果进行质量控制。

5.3 内对照（内标）可以对管内抑制导致的假阴性结果进行质量控制，申请人应对内对照（内标）的引物、探针设计和模板浓度做精确验证，既要保证内标荧光通道呈明显的阳性曲线又要尽量降低对靶基因检测造成的抑制。对内对照的检测结果亦应做出明确的范围要求（如 Ct 值）。

6. 企业参考品

应提交有关企业参考品的原料选择、制备、阴阳性确认等试验资料。企业参考品应充分考虑产品性能验证的需要进行设置。具体要求如下：

6.1 阳性参考品

阳性参考品制备应采用经灭活的、待测乙肝病毒耐药突变阳性的样本，通过测序、同类已上市产品检测或者其他恰当的方法确认耐药突变情况。阳性参考品应包含试剂盒所能检测的所有耐药突变位点，对于罕见突变型或复杂突变型可采用假病毒样本。

6.2 阴性参考品

阴性参考品制备应采用经灭活的、确认靶序列未发生待测突变的乙肝病毒阳性样本，样本类型与适用样本类型一致。同时应尽量包含适用范围以外的其他乙肝病毒基因突变阳性样本，和其他病原体阳性样本。

6.3 检测限参考品

可选择最低检测限水平或略高于检测限的水平，明确参考品中乙肝病毒核酸浓度和乙肝病毒基因突变百分率，应包含所有的耐药突变位点，采用适当的阳性检出率（如 95%（$n \geq 20$）作为最低检测限参考品的评价标准。检测限参考品可采用经灭活的、待测乙肝病毒耐药突变阳性样本和假病毒等模拟核酸样品进行适当的配制。

6.4 精密度参考品

精密度参考品应包含申报产品声称的主要耐药突变位点，试剂盒包含不同反应体系时，精密度参考品应至少包含每个反应体系的代表性位点，并至少包括弱阳性（低浓度突变）水平。精密度参考品制备应采用经灭活的、待测乙肝病毒耐药突变阳性的样本。

（三）主要生产工艺及反应体系的研究资料

1. 介绍产品主要生产工艺，可以图表方式表示，并说明主要生产工艺的确定依据。

2. 反应原理介绍。

3. 详述样本采集、样本处理方式的选择和设置，提供相关的研究资料。

4. 确定最佳反应体系的研究资料，包括样本类型、样本用量、各种酶浓度、引物/探针浓度、dNTP 浓度、阳离子浓度及反应各阶段温度、时间、循环数等。

5. 不同适用机型的反应条件如果有差异应分别详述，

并提交验证资料。

6. 如申报产品包含核酸分离/纯化试剂，应提交对核酸分离/纯化过程进行工艺优化的研究资料。

（四）分析性能评估资料

申请人应提交产品研制阶段对试剂盒进行的所有性能评价的研究资料，对于每项分析性能的评价都应包括具体研究目的、试验方法、可接受标准、试验数据、统计方法等详细资料。有关分析性能验证的背景信息也应在申报资料中有所体现，包括实验地点、适用仪器、试剂规格、批号和临床样本来源等。

分析性能评价的试验方法可以参考相关的美国临床实验室标准化协会批准指南（CLSI-EP）文件或国内有关体外诊断试剂性能评估的指导原则进行。各项性能评价应符合以下要求。

1. 核酸分离/纯化性能（如适用）

在进行靶核酸检测前，应有适当的核酸分离/纯化步骤。该步骤的目的除最大量分离出目的核酸外，还应有相应的纯化作用，尽可能去除 PCR 抑制物。无论检测试剂是否含有核酸分离/纯化的组分，企业都应结合检测试剂的特性，对配合使用的核酸分离/纯化试剂针对声称样本类型的提取效率、提取核酸纯度等做充分的验证，提供详细的验证资料。

2. 准确度

采用多份包含及不包含待测突变位点的 HBV 核酸阳性临床样本，将试验用体外诊断试剂与 Sanger 测序或已上市同类产品等进行对比试验，评价检测结果一致性。样本应包括所有阳性突变位点，并包含不同浓度水平。

考虑到同一耐药突变发生在不同基因型毒株时对检测准确度的影响，准确度评价中应适当纳入各种 HBV 基因型（至少包括 B、C、D 型）样本，若某些基因型的耐药突变较为罕见，可以采用假病毒样本。

3. 最低检测限

针对所有待测突变位点进行评价，建议采用95%（$n \geqslant 20$）的阳性检出率作为最低检测限确定的标准。对于此类产品，扩增反应终体系中的耐药突变序列所占百分率和总核酸浓度两个因素对最低检测限的影响较大，终体系中耐药突变序列所占百分率越高、所含的总 DNA 量越多，则越容易检出。因此，试剂盒最低检测限评价主要考虑以下两个方面。

3.1 在扩增反应终体系特定核酸浓度下，耐药突变序列所占百分率的最低检测限。

采用野生型临床样本和具有目标基因突变的假病毒样本提取的核酸储备液进行不同比例混合，确定扩增反应终体系中的核酸浓度，并逐渐调整野生型和耐药突变型核酸储备液的比例以得到含不同突变序列百分率的混合液。对各份混合液进行不少于20次的重复检测，确定95%阳性检出率水平下的最低百分率，作为在固定的核酸浓度条件下，可以检测到的最低的突变序列百分率。

3.2 在特定突变序列百分率下，反应终体系中核酸浓度的最低检测限。

采用野生型临床样本和具有目标基因突变的假病毒样本提取的核酸储备液进行特定比例混合，再逐级稀释成不同核酸浓度样本，分别对各梯度浓度样本进行不少于20次的重复检测，确定95%阳性检出率的最低核酸浓度。

4. 精密度

应对每项精密度评价指标的接受标准做出合理规定，如标准差或变异系数的范围等。针对本类产品的精密度评价主要包括以下要求：

4.1 对可能影响检测精密度的主要变量进行验证，除检测试剂（包括核酸分离/纯化组分）本身的影响外，还应对分析仪、操作者、时间、地点、检测轮次等要素进行相关的验证。

4.2 应针对所有待测突变位点进行精密度验证。使用临床样本进行评价，样本浓度水平应至少包含弱阳性和中/强阳性，并根据产品特性设定适当的精密度要求，精密度评价中的每一次检测均应从核酸提取开始。

4.3 合理的精密度评价周期，例如：为期至少20天的连续检测，每天至少由2人完成不少于2次的完整检测，从而对批内/批间、日内/日间以及不同操作者之间的精密度进行综合评价。如有条件，申请人应选择不同的实验室进行重复实验以对室间精密度进行评价。

5. 分析特异性

5.1 交叉反应

HBV 耐药突变检测试剂交叉反应验证应考虑 HBV 各种基因突变及其他病原体的交叉反应性，申请人应提供所有用于交叉反应验证的病原体、临床样本的来源、种属、型别、基因突变情况和浓度确认等试验资料。

5.1.1 核酸序列具有同源性、易引起相同或相似的临床症状的其他病原体，或待检测样本中可能共存的其他病原体核酸的交叉反应，应采用待测核酸序列阴性、其他核酸高浓度样本进行交叉反应的验证，如：人类免疫缺陷病毒、丙型肝炎病毒、甲型肝炎病毒、戊型肝炎病毒、人巨细胞病毒、E-B病毒、梅毒螺旋体、人类疱疹病毒6型、单纯疱疹病毒1型、单纯疱疹病毒2型、甲型流感病毒、痤疮丙酸杆菌、金黄色葡萄球菌、白色念珠菌等。

5.1.2 申报产品包含的不同耐药突变位点之间的交叉反应，以及申报产品不包含的其他 HBV 基因突变对被检测位点的影响等。如：rtL180M、rtA181V/T、rtT184、rtS202、rtM204I/V、rtN236T、rtM250 等突变位点之间的交叉反应。

5.2 干扰物质

潜在的干扰物质主要包括：内源性干扰物质和外源性干扰物质。

5.2.1 内源性干扰物质：样本中常见干扰物质对检测结果的影响，如血红蛋白、甘油三酯、胆红素等。

5.2.2 外源性干扰物质：常用抗凝剂，临床常用抗病毒药物如：干扰素、拉米夫定、阿德福韦酯、恩替卡韦、替比夫定、替诺福韦酯和富马酸丙酚替诺福韦等对检测结果的影响。

5.2.3 建议在待测核酸的临界值水平对每种干扰物质的干扰影响进行检测，并针对各种耐药突变序列分别进行评价。干扰物浓度的分布应覆盖人体生理及病理状态下可能出现的物质浓度。应注明不同干扰物质对被检测物质无干扰的最高限值。

（五）阳性判断值确定资料

对于此类试剂，阳性判断值即为针对每个突变基因能够获得理想的临床灵敏度和临床特异性的临界值（Cutoff），对于荧光探针 PCR 方法即为 Ct 值的确定资料。建议采用受试者工作特征曲线（ROC）的方式进行相关研究。申请人应选取适当的足够数量的临床样本进行试验以确定阳性判断值。

（六）稳定性研究资料

稳定性研究资料主要涉及两部分内容，申报试剂的稳定性和适用样本的稳定性研究。前者主要包括实时稳定性（有效期）、开瓶稳定性、冻融次数限制等研究，申请人可根据实际需要选择合理的稳定性研究方案。稳定性研究资料应包括研究方法的确定依据、具体的实施方案、详细的研究数据以及结论。对于实时稳定性研究，应提供至少三批样品在实际储存条件下保存至成品有效期后的研究资料。

样本稳定性研究，可以在合理的温度范围内，每间隔一定的时间段即对储存样本进行分析验证，从而确认不同类型样本的稳定性。冷冻保存的样本还应对冻融次数进行评价。

对于样本进行核酸提取后不能立即进行检测的，应明确提取核酸的储存条件、储存时间等内容，同时应提供相应的核酸稳定性研究资料。

试剂稳定性和样本稳定性两部分内容的研究结果均应在说明书【储存条件及有效期】和【样本要求】两项中进行详细说明。

（七）产品风险分析资料

申请人应参考 YY/T 0316《医疗器械 风险管理对医疗器械的应用》规定的过程和方法，在产品生命周期内可能造成的危害进行识别，对每一危害处境的风险进行判定和评价，形成风险管理报告，控制这些风险并监视控制的有效性，充分保证产品的安全性和有效性。

（八）临床试验

临床试验的开展、方案的制定以及报告的撰写等均应符合相关法规及《体外诊断试剂临床试验技术指导原则》（国家食品药品监督管理总局通告 2014 年第 16 号）的要求，如相关法规、文件有更新，临床试验应符合更新后的要求。

1. 临床试验方法

1.1 已有同类产品上市的情形

选择已上市同类产品作为对比试剂，进行比较研究，

评价耐药突变位点的检测性能。

对比试剂的选择应从预期用途、样本要求、检测性能等方面，确认其与试验用体外诊断试剂具有较好的可比性，并提交相应的比对资料。

1.2 无同类产品上市的情形

1.2.1 如新的乙肝病毒耐药突变位点用于乙肝用药指导已获行业认可（包括：国内相关指南或专家共识、相关药物说明书、临床应用等的认可），在无同类产品上市的情况下，临床试验中可选择 Sanger 测序法或其他适当的方法作为对比方法进行比较研究，评价耐药突变位点的检测性能。

1.2.2 如新的乙肝病毒耐药突变位点用于乙肝用药指导尚未获行业认可，临床试验应包括两个试验目的，耐药突变位点检测性能评价及耐药突变与抗病毒药物敏感性的相关性评价。耐药突变位点检测性能评价可参考 1.2.1 的试验方法，耐药突变与抗病毒药物敏感性的相关性评价，应以体外表型分析作为参考标准，评价突变位点与体外表型分析的一致性。

针对 Sanger 测序和体外表型分析方法的建立、验证和质量控制，应提交详细的研究论述，相关内容纳入临床试验报告中。

2. 受试者选择和样本例数

2.1 受试者选择

临床试验受试者应根据产品声称的适用人群进行选择，应包含各种突变型样本，以及各种可能的干扰样本、交叉反应样本（其他病原体阳性）等。

2.2 样本例数

临床试验样本量应满足统计学要求，可采用适当的统计学方法进行估算。根据相应临床试验设计，本临床试验可依据试验用体外诊断试剂相对于对比试剂的阴、阳性符合率或相对于临床参考标准的灵敏度和特异度分别估算最低阴、阳性样本例数。

2.2.1 耐药突变位点检测性能评价的样本量估算

对于耐药突变位点检测性能的评价，临床样本量的估算建议采用如下样本量公式计算，

$$n = \frac{\left[Z_{1-\alpha} \sqrt{P_0(1-P_0)} + Z_{1-\beta} \sqrt{P_T(1-P_T)} \right]^2}{(P_T - P_0)^2}$$

公式中，n 为样本量；$Z_{1-\alpha}$、$Z_{1-\beta}$ 为显著性水平和把握度的标准正态分布的分数位，P_0 为评价指标的临床可接受标准，P_T 为试验用体外诊断试剂评价指标预期值。

以已上市同类产品作为对比试剂的比较研究中，阴阳性符合率的临床可接受标准（P_0）建议不低于 95%，若以 Sanger 测序法作为对比方法，临床可接受标准（P_0）可适当降低。应证明产品与对比试剂/方法的阴阳性符合率（可信区间下限）不低于预设的临床可接受标准（P_0）。当评价指标 P 接近 100% 时，上述样本量估算方法可能不适用，应考虑选择更加适宜的方法进行样本量估算和统计学分析，如精确概率法等。

如申报产品为多突变位点检测试剂，则其中常见的突变位点阳性样本例数应分别具有统计学意义，罕见的突变

位点应有一定的阳性样本例数，保证临床性能得到充分的确认。

2.2.2 新基因突变位点与抗病毒药物敏感性的相关性评价的样本量估算

样本量的估算可采用如下抽样调查的公式计算：

$$n = \frac{[Z_{1-\alpha/2}]^2 P(1-P)}{\Delta^2}$$

公式中，n 为样本量，$Z_{1-\alpha/2}$ 为置信度标准正态分布的分位数，P 为评价指标预期值，Δ 为 P 的允许误差大小。应注意，P 和 Δ 的取值应有充分依据，其中 Δ 的常用取值为 0.05，但当预期值更高时应考虑更优的精度。

2.2.3 临床试验总体样本量确定时应在上述阴、阳性样本最低样本量估算的基础上，同时考虑其他可能造成受试者脱落的情况以及可能需要纳入的干扰样本、交叉反应样本等情况适当增加入组样本量。

此类产品的检测样本类型一般为血清或血浆，如果样本类型同时包括血清和血浆，且临床前研究证明两种样本类型检测一致性较好，则临床试验可以其中一种样本类型为主完成如上临床试验，同时另一种样本类型采用一定数量样本进行对比试验（同源样本对比或同类产品对比）验证即可，其中应包括一定数量的阳性和阴性样本，阳性样本中尽量包含预期适用的所有突变位点。

3. 临床研究单位的选择

应选择不少于 3 家（含 3 家）临床试验机构，按照相关法规、指导原则的要求开展临床试验。临床试验机构的选择应充分考虑拟申报产品的特点和预期用途，综合流行病学背景，使临床试验机构和受试者的选择具有一定的地域代表性。实验操作人员应有足够的时间熟悉检测系统的各环节，熟悉临床试验方案。

4. 统计学分析

应选择合适的统计方法对临床试验结果进行统计分析，对于试验用体外诊断试剂与对比试剂（方法）/参考标准的一致性评价，常选择交叉四格表形式总结两种试剂/方法的检测/诊断结果，评价指标一般包括临床灵敏度、临床特异度、阳性符合率和阴性符合率等。

对于此类产品，每种突变类型均应分别进行统计学分析，对于不一致样本，应进行可能的原因分析，如临床试验方案规定采用其他方法进行确认，则确认结果不应纳入统计分析。

5. 伦理学要求

临床试验必须符合赫尔辛基宣言的伦理学准则。研究者应考虑临床试验用样本的获得和试验结果对受试者的风险，提请伦理委员会审查，并获得伦理委员会的同意。注册申报时应提交伦理委员会的审查意见。

6. 临床试验方案

临床试验实施前，研究人员应从流行病学、统计学、临床医学、检验医学等多方面考虑，设计科学合理的临床试验方案。各临床试验机构应执行统一的临床试验方案，且保证在整个临床试验过程中遵循预定的方案实施，不可随意改动。整个试验过程应在临床试验机构的实验室内并由本实验室的技术人员操作完成，申报单位的技术人员除进行必要的技术指导外，不得随意干涉实验进程，尤其是数据收集过程。

试验方案中应确定严格的病例纳入/排除标准，任何已经入选的病例再被排除出临床试验都应记录在案并明确说明原因。在试验操作过程中和判定试验结果时应采用盲法以保证试验结果的客观性。

7. 质量控制

临床试验开始前，建议进行临床试验的预试验，以熟悉并掌握相关试验方法的操作、仪器、技术性能等，最大限度控制试验误差。整个试验过程都应处于有效的质量控制下，最大限度保证试验数据的准确性及精密度。

8. 临床试验报告撰写

临床试验报告应该对试验的整体设计及各个关键点给予清晰、完整的阐述，应该对整个临床试验实施过程、结果分析、结论等进行条理分明的描述，并应包括必要的基础数据和统计分析方法，最后得出临床试验结论。临床试验报告的撰写参考《体外诊断试剂临床试验技术指导原则》的相关要求。

（九）产品技术要求

申请人应当在原材料质量和生产工艺稳定的前提下，根据申请人产品研制、前期性能评估等结果，依据国家标准、行业标准及有关文献，按照《医疗器械产品技术要求编写指导原则》（国家食品药品监督管理总局通告 2014 年第 9 号）的有关要求，编写产品技术要求。

该试剂的产品性能指标应主要包括：物理性状、阴/阳性参考品符合率、精密度、最低检测限等。性能指标应依据分析性能评估试验结果确定，检验方法应明确具体操作方法和使用的样本及参考品情况。

该产品为第三类体外诊断试剂，申请人应按照《医疗器械产品技术要求编写指导原则》的要求，以附录形式明确主要原材料、生产工艺及半成品要求，附录的编制应符合相关编写规范的要求。

（十）产品检验报告

应依据产品技术要求，在符合《办法》要求的医疗器械检验机构进行连续 3 个生产批次样品的检验，提供检验合格报告。

（十一）产品说明书

说明书承载了产品预期用途、标本采集及处理、检验方法、检验结果解释以及注意事项等重要信息，是指导实验室工作人员正确操作、临床医生针对检验结果给出合理医学解释的重要依据，因此产品说明书是体外诊断试剂注册申报最重要的文件之一。产品说明书的格式应符合《体外诊断试剂说明书编写指导原则》（国家食品药品监督管理总局通告 2014 年第 17 号）的要求，进口体外诊断试剂的中文说明书除格式要求外，其内容应尽量保持与原文说明书的一致性，翻译力求准确且符合中文表达习惯。产品说明书中相关技术内容均应与申请人提交的注册申报资料中的相关研究结果保持一致，如某些内容引用自参考文献，则应以规范格式对此内容进行标注，并单独列明文献的相关信息。

结合《体外诊断试剂说明书编写指导原则》的要求，下面对乙型肝炎病毒耐药相关的基因突变检测试剂说明书的重点内容进行详细说明，以指导注册申报人员更合理地完成说明书编制。

1. 【预期用途】

1.1 本产品用于体外定性检测来自乙型肝炎病毒核酸阳性患者的血清/血浆样本中的×××（具体的突变型）耐药突变。本产品用于对×××药物耐药的辅助诊断。

1.2 适用人群：应为核苷（酸）类似物治疗过程中出现病毒学突破的乙型肝炎患者，除非有明确证据表明初治患者感染乙肝病毒来自于接受核苷（酸）类似物抗病毒治疗患者。一般不主张对初治患者进行基因型耐药检测。

1.3 简要介绍乙型肝炎病毒耐药突变位点的特征，包括突变位点的描述，所检测的耐药突变位点与相应药物的相关性。

1.4 强调该试剂盒检测结果仅供临床参考，不应作为治疗药物调整的唯一依据，临床医生应结合患者病情及其他实验室检测指标等因素对患者治疗进行综合判断。

2. 【检验原理】

详细说明试剂盒检测技术原理，包括核酸分离/纯化方法、原理。说明检测的耐药突变位点信息；介绍引物及探针设计、不同样品反应体系（管）组合、质控品设置及荧光信号标记等。如添加了相关的防污染组分（如尿嘧啶DNA糖基化酶，即UDG/UNG等），也应对其作用机理作适当介绍。

3. 【主要组成成分】

详细说明试剂盒内各组分的名称、数量、成分、浓度等信息，如含有生物源性物质，应说明其生物学来源、活性及其他特性；说明不同批号试剂盒中各组分是否可以互换。

试剂盒中不包含但对该项检测必须的组分，应列出相关试剂的生产企业、产品名称、货号以及医疗器械注册证号/备案号（如有）等详细信息。当试剂盒中不包含用于核酸分离/纯化的试剂组分时，应在此注明经验证后可以配合使用的商品化核酸分离/纯化试剂盒的如上信息。

4. 【储存条件及有效期】

试剂盒的效期稳定性、开瓶稳定性、复溶稳定性、冻融次数要求等，应与相应的稳定性研究结论一致。注明"生产日期及有效期至（或失效日期）见标签。"

5. 【适用仪器】

明确所有适用的仪器型号，提供与仪器有关的重要信息以指导用户操作。

6. 【样本要求】

明确适用的样本类型，并详细描述样本采集及预处理要求、运输要求、保存条件及期限等。

7. 【检验方法】详细说明实验操作的各个步骤，包括：

7.1 试剂配制方法、注意事项。

7.2 核酸分离/纯化的条件、步骤及注意事项。质控品参与样本核酸的平行提取的要求等。

7.3 扩增反应前准备：各组分加样体积、顺序、相关注意事项等。

7.4 PCR各阶段的温度、时间设置、循环数设置及相关注意事项。

7.5 仪器设置：特殊参数，待测基因、内标的荧光通道选择等。

7.6 质量控制：说明质控品的检测要求。

8. 【阳性判断值】

简要总结阳性判断值研究方法及结论。明确说明样本的阳性判断值。

9. 【检验结果的解释】

说明质控品、内标的正确结果要求，结合质控品以及样本管中靶基因和内标的检测结果，对所有可能出现的结果组合及相应的解释进行详述。检验结果的解释应以阳性判断值的研究结论为依据。

10. 【检验方法的局限性】应至少包括如下描述：

10.1 本试剂检测结果应结合患者临床症状及其他相关医学检查结果进行综合分析，不得单独作为患者管理的依据。

10.2 本产品仅检测靶标区域内突变引起的耐药。由其他基因或基因区域的突变、以及其他耐药机制引起的耐药本产品不能检出。

10.3 不合理的样本采集、转运及处理以及不当的实验操作和实验环境均有可能导致假阴性或假阳性结果。

10.4 未经验证的其他干扰或PCR抑制因子等可能会导致假阴性结果。

11. 【产品性能指标】

详述分析性能评估的试验结果并简要描述临床试验的基本信息、试验方法和结论。

12. 【注意事项】应至少包括以下内容：

12.1 如该产品含有人源或动物源性物质，应给出生物安全性的警告。

12.2 临床实验室应严格按照《医疗机构临床基因扩增实验室管理办法》（卫办医政发〔2010〕194号或现行有效版本）等有关分子生物学实验室、临床基因扩增实验室的管理规范执行。

12.3 强调产品性能仅针对声称的适用样本类型及【样本要求】项下说明的样本采集和处理方法进行了验证，其他样本类型或样本采集、处理方法不能保证产品性能。

12.4 强调：实验操作人员应接受过基因扩增或分子生物学方法检测的专业培训，具备相关的实验操作资格，实验室应具备合理的生物安全防备设施及防护程序。

三、参考文献

1. 乙型肝炎病毒耐药专家委员会，乙型肝炎病毒耐药专家共识：2009 年更新，中华实验和临床感染病杂志，2009 年 2 月第 3 卷第 1 期

2. 颜学兵，周培培，王磊，对乙型肝炎病毒耐药专家共识的几点看法，中华实验和临床感染病杂志，2008，2：205 - 209

3. 中华医学会肝病学分会，中华医学会感染病学分会，慢性乙型肝炎防治指南，中华肝脏病杂志，2005，13：881 - 891

4. 张树永，陈琛，马庆伟，曲芬，乙型肝炎抗病毒治疗中的耐药基因突变检测技术，传染病信息，2016 年 10 月 30 日第 29 卷第 5 期

5. 王贵强，王福生，成军等 慢性乙型肝炎防治指南（2015 年版），中华实验和临床感染病杂志，2015，9（5）：1 - 18

6. 丁善龙，王杰，鲁凤民，乙型肝炎研究及我国防治现状，传染病信息，2013，26（6）：368 - 372

7. 姚伟明，徐东平，抗 HBV 药物靶位的研究进展，传染病信息，2013，26（6）：323 - 326

8. Tim Shaw, Angeline Bartholomeusz, Stephen Locarnini. HBV drug resistance：Mechanisms, detection and interpretation. Journal of Hepatology, 44, (2006)：593 - 606

9. Fabien Zoulim, Stephen Locarnini. Hepatitis B Virus Resistance to Nucleos (t) ide. Analogues Gastroenterology, 2009, 137：1593 - 1608

10. Paul Martin, Daryl T. - Y. Lau. A Treatment Algorithm for the Management of Chronic Hepatitis B Virus Infection in the United States：2015 Update. Clinical Gastroenterology and Hepatology, 2015, 13：2071 - 2087

四、起草单位

国家药品监督管理局医疗器械技术审评中心。

与麻醉药品、精神药品、医疗用毒性药品检测相关的试剂

42 药物滥用检测试剂注册技术审评指导原则

（药物滥用检测试剂技术审查指导原则）

药物滥用（drug abuse）指非医疗用途滥用麻醉药品和精神药品的一种行为，目的是为体验该物质产生的特殊精神效应，其结果是对所滥用药物产生药物依赖，并导致健康、社会和法律后果。

滥用药物分为麻醉药品和精神药品，麻醉药品主要包含三大类：鸦片类、大麻类和可卡因类；精神药品主要包括中枢兴奋剂、镇静催眠药和抗焦虑药、致幻剂。

目前，国内常用的药物滥用检测试剂为应用免疫胶体金技术（ICT）的定性检测试剂，主要被测物为甲基苯丙胺（冰毒）、吗啡、四氢大麻酚酸、可卡因、氯胺酮等，用于药物滥用的初筛。其他免疫检测方法如酶免疫分析（EIA）包括酶联放大的免疫测试技术（EMIT）和酶联免疫吸附测试技术（ELISA）、荧光偏振免疫分析（FPIA）等国内应用较少。

本指导原则针对应用免疫层析胶体金法的药物滥用定性检测试剂，对该类试剂注册申报资料的准备及撰写进行要求，同时也为技术审评部门对注册申报资料的技术审评提供参考。

本指导原则是对该类试剂注册申报资料的一般要求，申请人应依据产品的具体特性确定其中内容是否适用，若不适用，需具体阐述理由及相应的科学依据，并依据产品的具体特性对注册申报资料的内容进行充实和细化。如申请人认为有必要增加本指导原则不包含的研究内容，可自行补充。

本指导原则是对申请人和审查人员的指导性文件，但不包括注册审批所涉及的行政事项，亦不作为法规强制执行，如果有能够满足相关法规要求的其他方法，也可以采用，但需要提供详细的研究资料和验证资料。相关人员应在遵循相关法规的前提下使用本指导原则。

本指导原则是在现行法规和标准体系以及当前认知水平下制定的，随着法规和标准的不断完善，以及科学技术的不断发展，本指导原则相关内容也将适时进行调整。

一、范围

本指导原则主要针对应用免疫层析胶体金方法的药物滥用定性检测试剂注册申报资料的准备及撰写，其他基于层析法的定性检测试剂或免疫技术的半定量药物滥用检测试剂可参照本指导原则，但应根据产品的具体特性确定其中内容是否适用，如不适用，应另行选择适用自身方法学特性的研究步骤及方法。本指导原则适用于进行首次注册申报和相关许可事项变更的产品。

二、注册申报要求

（一）综述资料

综述资料主要包括产品预期用途、产品描述、有关生物安全性的说明、研究结果的总结评价以及同类产品上市情况介绍等内容，其中同类产品上市情况介绍部分应着重从抗体选择及检出限、特异性等方面写明拟申报产品与目前市场上已获批准的同类产品之间的异同。应符合《体外诊断试剂注册管理办法（试行）》（国食药监械〔2007〕229 号）（以下简称《办法》）和《体外诊断试剂注册申报资料基本要求》（国食药监械〔2007〕609 号）的相关要求。

（二）产品说明书

说明书承载了产品预期用途、实验操作方法、检验结果的解释以及相关注意事项等重要信息，是指导使用人员正确操作、针对检验结果给出合理医学解释的重要依据，也是体外诊断试剂注册申报的重要文件之一。药物滥用检测试剂通常用于药物滥用的初筛检测，鉴于其预期用途的特殊性，说明书中对预期用途的准确描述、对样本要求与采集、检验结果的解释、检验方法的局限性、注意事项等内容的解释尤为重要，有助于使用者正确使用试剂，正确解读结果。

产品说明书的所有内容均应与申请人提交的注册申报资料中的相关研究结果保持一致，如某些内容引用自参考文献，则应以规范格式对此内容进行标注，并单独列明参考文献的相关信息。结合相关法规要求及药物滥用检测试剂的特性，下面对说明书的重点内容作详细说明。

1. 【产品名称】

产品的通用名称按照《办法》中通用名称的命名原则应为：被检物名称＋检测试剂盒（胶体金法）。如：吗啡检测试剂盒（胶体金法）；如为多项检测试剂盒，可命名为：被检物名称（分别列出）＋联合检测试剂盒（胶体金法）。如：吗啡、氯胺酮联合检测试剂盒（胶体金法）；如试剂用于唾液样本，可命名为：被检物名称＋唾液检测试剂盒（胶体金法）。如：吗啡唾液检测试剂盒（胶体金法）。被检物名称请参照《麻醉药品、精神药品品种目录》（国食药监安〔2007〕633 号）中药品通用名。

2. 【包装规格】

对产品包装规格的描述应包括试剂的类型（条形、板型、检测杯等）以及每包装的数量（多少人份）。如："板型：40人份/盒；条型：50人份/盒。"

3.【预期用途】应至少包括以下几部分内容：

3.1 对预期用途的具体描述应包括以下内容：该产品用于定性检测，说明适用的样本类型，明确被测物通用名，说明被测物的最低检出限，并强调用于"被测物"的初筛检测。如：该产品用于定性检测人体尿液中最低检出浓度为50ng/mL的四氢大麻酚酸，用于四氢大麻酚酸的初筛检测。

3.2 简介待测药物的特征，包括分子式、分子结构、其结构类似物、主要代谢途径、药代动力学特征（半衰期）、主要代谢产物及其结构类似物。简介该药物的药理作用，滥用后导致的躯体及精神表现。

3.3 被测物检测的确认方法。

预期用途中应描述该试剂仅用于药物滥用的初筛检测，需要进一步确认及评价的样本应采用灵敏度及特异性更高的检测方法进行。如：气相色谱法-质谱法（GC-MS）、高效液相色谱法（HPLC）等。

4.【主要组成成分】

4.1 应描述试剂条/卡结构组成、检测线、质控线包被及金标记的抗原抗体的生物学来源信息，如抗原结合物、单克隆抗体或多克隆抗体、抗体的动物源性等信息。

4.2 应说明实验需要但本试剂盒未提供的主要材料。

5.【储存条件及有效期】

储存条件及有效期包括试剂盒的效期稳定性、开封稳定性、运输稳定性等有关试剂保存的重要信息；如有必要，应注明试剂表面变化或变质时情况的描述及相关警示。

应注意描述胶体金试剂对环境温度及湿度的要求，储存条件等。

6.【样本要求】

应明确样本类型、采集方法及样本采集的注意事项；描述样本应使用的收集容器，保持样本稳定性的储存、运输条件及储存时间；描述避免使用的样本类型；描述样本处理方法：如尿液混浊是否需要离心、过滤等；说明样本采集、储存不当可能造成的影响、样本中可能含有其他物质（应明确）造成的影响。

如用于唾液样本的检测，应详细规定唾液样本的采集方法，包括采样部位、停留时间等。该方法应具有良好的重复性，并能保证采集量的基本恒定。唾液样本应注意提示样本收集前应避免饮水、进食、吸烟、咀嚼口香糖等可能干扰检测样本的行为。

7.【检验方法】

建议描述并以图示形式显示正确的检验操作方法、程序及注意事项，可用图示显示不正确的操作方法等。特别注意应强调操作温度及湿度条件、读取结果的时间。

8.【参考值（参考范围）】

应说明被测物在待测样本类型中可检出的最低检出浓度。应依据试剂所能够检测的目标化合物情况对参考值进行科学描述，如吗啡检测试剂除对吗啡显示阳性结果外，还对包括代谢为吗啡的原型药物以及单乙酰吗啡等主要代谢物呈阳性反应。因此，对参考值的描述应概括为能够检出尿液样本中高于300ng/ml浓度的吗啡和/或相当量的吗啡结构类似物。

9.【检验结果的解释】

建议明确该检测试剂在设计用途范围内能够检出的药物（药物原型及其代谢产物、同类药物/结构类似物等）。介绍可能造成药物检测阴性的原因，可说明药物转阴取决于多种因素，包括药物使用频率、服药量、代谢率和身体脂肪含量等。结合药物的药代动力学及药理作用，介绍待测药物在体内可能存在的时间以及可能持续作用的时间，描述样本采集时间点对检测结果的影响，有助于结果的解释和判断。

建议描述并以图示形式显示所有可能出现的检测结果（如阳性、阴性、无效等）及检测结果的解释，包括观察到特定结果之后应当采取的处理方法。如质控线未出现（无效结果）代表的意义、原因分析、应采取的下一步方法、复测与否、复测后结果仍无效所应采取的措施、是否需要使用特异性更高的确认方法等。服用药物之后，可能需要一段时间药物才会在样本中出现，且药物在样本中存在的时间有限，如果样本采集过早或过晚，都可能获得阴性结果。建议说明"如检测结果是阴性，不一定代表未服用药物，可能是数天内没有服用受试药物，或可能服用了药物，但未检出。"应建议何种情况下需要进行重新检测或采用其他方法确认，如怀疑药物滥用时，应当选择另一时间再次检测，或针对其他不同种类药物进行检测。

10.【检验方法的局限性】

10.1 强调该试剂只用于初筛使用，检测结果不能作为确认药物滥用的依据。对结果的确认必须使用灵敏度和特异性更高的参考分析方法。

10.2 描述该方法可能导致假阳性及假阴性结果的原因。

造成假阴性结果的原因包括：样本中药物浓度低于检测试剂最低检出限，低浓度样本无法检出；操作不正确或可能影响检测的其他因素，如运输及储存不当使试剂失效等。

造成假阳性结果的原因包括：服用某些常用药物或食用某些食物所致（请举例）。

10.3 其他影响产品性能的因素。

11.【产品性能指标】

产品性能指标的描述应与分析性能评估资料一致，申请人除了提供分析性能数据的摘要之外，还应对性能评价相应的试验方法（试验设计、地点、人员、操作方法等）进行简要叙述。具体内容包括：

11.1 对相应国家参考品的符合情况。

11.2 对最低检出限、最低检出限浓度附近样本的验证情况。

11.3 特异性研究结果

交叉反应：应列出所有可能产生交叉反应的药物/化合物及其最低检出浓度，所有经验证无交叉反应性的药物/化合物及其验证的最高浓度。

干扰物质：介绍体内吸收的常用药物或物质，内源性物质或生理条件变化对检测的干扰验证情况。

11.4 方法学比对试验方法及结果。

12.【注意事项】

12.1 有关试剂准备的注意事项：如保存、运输条件，检测环境要求等。

12.2 有关样本准备、储存的注意事项：有关样本可能受到污染导致的错误结果，如尿液中含有漂白剂、明矾以及样本量是否会影响测试结果等。

12.3 保证检测结果正确判读的注意事项：如读取结果的时间、光线条件以及在判读时间内颜色深浅对判读结果的影响。

12.4 生物安全性警告：接触到的临床样本、实验废弃物、一次性使用物品等材料应当作为潜在传染物进行处理，并且采用符合法规的预防措施。

12.5 其他可能影响检测灵敏度和特异性的注意事项。

（三）产品标准

拟定产品标准应符合《办法》和《体外诊断试剂注册申报资料基本要求》（国食药监械〔2007〕609 号）的相关规定。应至少包括对产品阳性符合率、阴性符合率、重复性（应在最低检出浓度进行）、最低检出限、特异性等项目的要求。

境内生产企业产品标准附录中应将主要原材料、生产工艺及半成品要求纳入。主要原材料要求应包括描述检测线、质控线包被及金标记的抗原抗体的生产来源信息；单克隆抗体或多克隆抗体的免疫原及动物来源、抗体克隆号或货号等信息。如为自制应描述制备纯化具体方法、质量要求；如为外购应描述外购方名称及产品具体型号、质量要求。工艺要求应主要包括描述金标物制备、检测线和质控线制备等各步骤过程方法、环境温湿度要求、质控标准、包被浓度要求。可参照《体外诊断试剂生产及质量控制技术指导原则——金标类诊断试剂生产及质量控制技术指导原则》进行细化补充。

如果拟申报试剂已有相应的国家/行业标准发布，则企业标准的要求不得低于上述标准要求。

（四）注册检测

对于首次注册产品，申请人拟定产品标准后，应当在国家食品药品监督管理总局认可的、具有相应承检范围的医疗器械检测机构进行连续 3 个生产批次样品的注册检测。对于已经有国家参考品的检测项目，在注册检测时应采用相应的国家参考品进行，对于目前尚无国家参考品的项目，生产企业应建立自己的质控体系并提供相应的内部参考品。

（五）主要原材料研究资料

胶体金方法的药物滥用检测试剂一般采用竞争法原理，应提供主要原材料如检测线上包被的抗原结合物、金标单克隆抗体、质控线上的第二抗体以及企业参考品等的选择与来源、制备过程、质量分析和质控标准等的相关研究资料。如主要原材料为企业自己生产，其生产工艺须稳定；如主要原材料源于外购，应提供的资料包括：供货方提供的质量标准、出厂检定报告，以及申请人的质量标准及该原材料的检验资料。应提供申请人选择该供货方产品作为主要原材料的依据，如不同供货方的选择比对试验资料等。

1. 企业内部参考品的制备、定值过程

使用已知纯度的标准物质精密称量配制储备液、逐级稀释的方式进行企业内部参考品的制备，通过计算确定参考品的定值。制备企业内部参考品的基质应采用与临床样本相似的基质并说明基质的具体配制过程。应当注意所采用的标准物质的成分，如为盐酸盐、硫酸盐等，应当在配制参考品过程中计算参考品所含碱基的绝对浓度，以相应化合物单纯碱基的浓度作为参考浓度。

如用于唾液样本，请明确人工唾液的制备方法。

企业内部阴性参考品设置除了应包括正常阴性样本外，还应包括其他易引起干扰的结构类似物、常见滥用药物等的含药样本。

2. 主要生物原料

主要生物原料包括用于胶体金标记、包被硝酸纤维素膜及用于制备检测线、质控线的抗原或抗体等，如抗原结合物、金标单克隆抗体、第二抗体（多克隆抗体）等，如质控线不使用上述第二抗体，而采用单独的 IgG 与相应金标多克隆抗体的组合，也应纳入到主要生物原料的研究资料中。使用前应对生物原料进行质量检验。

3. 生物辅料

生物辅料主要包括牛血清白蛋白等。

4. 其他物料

其他物料包括硝酸纤维素膜、聚酯纤维素膜、滤纸、塑料衬片等。

以上关于主要生物原料、生物辅料及其他物料研究资料要求可参照《体外诊断试剂生产及质量控制技术指导原则——金标类诊断试剂生产及质量控制技术指导原则》相关内容。

（六）主要生产工艺及反应体系的研究资料

参照《体外诊断试剂生产及质量控制技术指导原则——金标类诊断试剂生产及质量控制技术指导原则》中第三条试剂盒的制备相关内容，详述试剂制备过程中胶体金标记物的制备、检测线和质控线的制备以及试纸条的组装、切割等过程。应详细描述包被抗原结合物、金标单克隆抗体工作浓度调整、确定过程，以及确定工作浓度后对最低检出限等性能的初步验证。

（七）分析性能评估资料

申请人应提交生产者在产品研制或成品验证阶段对试剂盒进行的所有性能验证的研究资料，对于每项分析性能的评价都应包括具体研究目的、实验设计、研究方法、可接受标准、实验数据、统计方法、试验结论等详细资料。有关分析性能验证的背景信息也应在申报资料中有所体现，包括实验地点（实验室）、试剂规格、批号、临床样本来源等。分析性能评价的实验方法可以参考相关的美国临床实验室标准化协会批准指南（CLSI-EP）文件或国内有关体外诊断产品性能评估的指导原则进行。对于药物滥用检测试剂，建议重点对以下分析性能进行研究：

1. 最低检出限的确定与验证

目前，部分药物滥用的定性检测试剂可参考美国物质滥用和精神健康服务管理局确定的最低检出限，如可卡因、阿片、苯环利定等，对于无相关推荐最低检出限的检测试剂，企业可根据相关药物具体代谢情况自行确定合理的最低检出限。

胶体金方法试剂的结果判读，尤其是接近最低检出限浓度样本的结果判读，受操作人员的视力和判读能力以及试剂的生产批次的影响。因此，建议在研究中由多名操作人员（至少三人）使用多个批次的产品（至少三批）进行试验。针对研究参加人员将样本进行随机化分配，并对样本编号进行掩蔽，以避免出现结果判读上的偏离。

建议至少在最低检出限减去 25% 的浓度、最低检出限和最低检出限加上 25% 的浓度上对具有统计学意义数量的样本进行分析。可通过向已知不含药样本中加入目标药物的方法进行样本制备，也可使用通过气相色谱 - 质谱法（GC－MS）或其他适用的等效分析方法确定浓度的样本。如有需要则可适当扩大浓度范围，如加入低于和高于最低检出限 50%、75% 或 100% 的浓度水平继续进行相应试验。

2. 特异性研究

2.1 交叉反应

建议针对同类药物中的所有药物/化合物和药物代谢物，或可能发生交叉反应的结构类似物进行交叉反应验证。

可使用向不含药样本中添加药物化合物的方法制备特异性研究用样本，浓度水平应与人体内最高预期水平相当。如果某化合物检测结果为阳性，则逐级对该化合物样本进行稀释，直至获得阴性结果。

能够获得标准品的主要代谢产物及结构类似物应考察其灵敏度，如某些已知主要代谢产物标准品不可得，可对适量临床样本采用气相色谱-质谱（GC-MS）方法通过质谱图推断其结构，证明其在样本中的存在。

2.2 干扰物质

潜在的干扰物质主要包括：体内吸收及代谢的常用药物或物质，内源性物质或生理条件变化，评价这些物质及生理条件是否会对检测结果造成影响。（常用药物干扰应包括常用处方及非处方药物，如心血管治疗药物、降糖药物、抗病毒药物、抗生素和解热镇痛药物等）

应使用医学相关水平的干扰物浓度进行验证。另外，亦建议申请人在每种干扰物质的潜在最大浓度（"最差条件"）进行评价。对于常见药物干扰试验，建议参照相应药物药代动力学研究确定的治疗药物浓度及多次给药后峰浓度水平添加相应药物制备干扰样本进行干扰验证。内源性物质（如尿中内源性干扰物）的干扰应选择相应高值干扰物进行试验。

建议在最低检出限附近水平对每种干扰物质的阳性和阴性干扰影响进行评价。分别向两组样本中加入相关浓度的各种药物/化合物及内源性物质：一组为已知会得到阳性结果的最低浓度目标药物（评估阴性干扰影响）；另一组为已知会得到阴性结果的最高浓度目标药物（评估阳性干扰影响）。如果观察发现预期结果出现变化，建议对干扰物进行逐级稀释，直至不发生干扰影响。

评价生理条件变化对检测的影响，可对上述两组浓度的样本进行调整，以反映体内可能存在的各种生理条件变化。如可将尿液检测样本的 pH 值范围修改为 3~9，观察不同 pH 条件下检测结果与预期结果是否存在变化。鉴于本类试剂结果判读依赖显色肉眼观察，建议对光致变色物质的影响进行评价，包括血红蛋白、肌红蛋白及其他人工或天然形成的食用色素、药物等；唾液检测应分别对可能对产品性能产生影响的内源性物质（黏蛋白、溶菌酶、分泌型 IgA 等）、外源性物质（唾液分泌刺激剂、抗生素、解热镇痛药、维生素、饮料、牙膏、漱口水等）的影响进行考察。

3. 方法学比对

方法学比对分为与已上市同类试剂的比对和与参考方法的比对。

与已上市同类试剂的比对：

选择已上市的同类试剂与被考核试剂进行方法学比对，所选同类试剂应与被考核试剂具有相同的最低检出限，且检测范围上限应不低于被考核试剂，通过比对说明被考核试剂与已上市试剂是否等效。样本数量应具有统计学意义，包含阴性和阳性样本，且能够覆盖检测范围，并包含部分干扰样本。

与参考方法的比对：

鉴于与已上市同类试剂的比对所能提供的性能信息较为有限，且抗体对待检药物/化合物的反应性不同，以及考虑到交叉反应等因素，建议将被考核试剂与参考方法进行比对。参考方法包括气相色谱-质谱法（GC-MS）、高效液相色谱法（HPLC）等，应根据待测化合物特性选择适宜的参考方法。

与参考方法的比对应使用有统计学意义数量的样本，应以阳性样本为主，并包括部分阴性样本，低浓度样本应涵盖最低检出限、最低检出限上下约 50% 浓度，对于临床较难获得的低值样本，可采用阴性基质对高值样本进行稀释的方式获得，但应对稀释样本进行说明。

应当考虑到已知具有明显交叉反应性的所有药物或代谢物，如吗啡检测试剂，除了对吗啡样本进行对比实验外，还应考虑对主要代谢产物为吗啡的原型药物（可待因、海洛因、阿片等）、相关的代谢产物如 O^6- 单乙酰吗啡以及福尔可定、二氢可待因等具有明显交叉反应的化合物进行参考方法的比对。应重点对这些化合物最低检出限附近浓度进行考察。

应对参考方法的方法建立及方法学考察结果进行详细描述。如气相色谱-质谱法（GC-MS）应详细介绍样本的衍生化方法、色谱条件、质谱条件、检测离子并提供典型色谱图与质谱图，并说明对确定的检测条件进行方法学考察的具体结果，如方法专属性、灵敏度、线性、精密度、回收率等。

由于某些药物在样本中存在分解或反应过程，因此为保证对比实验结果的准确，应尽量同步进行参考方法和被考核试剂的检测，避免两种检测方法之间样本的长时间放置。

如被考核试剂已有同类产品上市，可结合与同类试剂对比的实验结果，选取其中阳性样本和部分阴性样本进行参考方法的比对，重点考察最低检出限及最低检出限附近样本的性能。如使用参考方法对所有样本（包括阴性样本、最低检出限及最低检出限附近样本、中高值样本）进行比对试验，可不进行同类试剂的比对试验。如被考核试剂无同类产品上市，则应扩大与参考方法比对的样本数量及检测范围，对试剂进行全面评价。

（八）参考值（范围）确定资料

对于正常未使用相应药物的人群样本中无可检出的特定药物及其代谢产物，因此此类试剂不涉及参考范围的内容。试剂本身的最低检出限即作为能否检出目标物质的阳性判断值（cut-off 值），另外应研究主要代谢产物及结构类似物的最低检出浓度水平。此部分内容在分析性能评估资料中已作详细说明，此处不再重复。

（九）稳定性研究资料

稳定性研究资料主要涉及两部分内容，试剂的稳定性和样本的稳定性研究。前者主要包括实时稳定性（有效期）、运输稳定性以及开封稳定性等研究，申请人可根据实际需要选择合理的稳定性研究方案。稳定性研究资料应包括研究方法的确定依据、具体的实施方案、详细的研究数据以及结论。对于实时稳定性研究，应提供至少三批样本在实际储存条件下保存至成品有效期后的研究资料。

某些药物在样本放置过程中有代谢或消减过程，因此应进行样本保存稳定性的研究，说明被测药物在样本中的稳定性。建议申请人提交相关实验资料，说明样本储存条件及存放时间。

（十）临床试验

1. 研究方法

1.1 境内已有同类试剂批准上市产品的临床研究

选择中国境内已批准上市、临床普遍认为质量较好的同类试剂作为对比试剂，与拟申报产品（以下称考核试剂）进行对比试验研究。对比试剂应与考核试剂具有相同最低检出限。考核试剂与对比试剂检测不符的样本应进行复测，复测结果仍不符的样本应采用参考方法进行确认。通过比对试验，证明考核试剂与已上市产品等效或优于已上市产品。

同时选择检测范围内一定数量（30 例）样本与参考方法（如气相色谱-质谱法）进行比对试验，特别是最低检出

限附近样本。

1.2 境内无同类试剂批准上市产品的临床研究

使用考核试剂与相应参考方法（如气相色谱－质谱法、高效液相色谱法等）进行临床比对，考察考核试剂临床检测结果的灵敏度和特异性。

2. 试验方案

临床试验实施前，研究人员应设计科学合理的临床研究方案。各临床研究机构的方案设置应基本一致，且保证在整个临床试验过程中遵循预定的方案实施，不可随意改动。确定严格的病例纳入/排除标准，任何已经入选的病例再被排除出临床研究都应记录在案并明确说明原因。整个试验过程应在临床研究机构的实验室内并由本实验室的技术人员操作完成，申报单位的技术人员除进行必要的技术指导外，不得随意干涉实验进程，尤其是数据收集过程。

临床研究人员应注意某些药物在临床样本中的含量会随时间的推移而逐渐减少，在设计方案及试验操作步骤上，应尽可能地缩短在考核试剂与对比试剂/参考方法间的样本放置时间，避免由此带来的试验结果偏差。

3. 临床研究单位的选择

临床研究应选择三家以上（含三家）省级医疗卫生单位进行。由于该产品具有特殊使用目的，可以在相应的市级以上专科医院、戒毒中心、其他相关诊疗机构开展临床研究，相应的参考方法检测实验室应具备中国合格评定国家认可委员会即 CNAS 资质。其中部分样本与参考方法的比对可在其中一家临床试验单位进行，三家临床单位中至少应包含一家临床机构。实验操作人员应有足够的时间熟悉检测的各环节，熟悉评价方案。在整个实验中，考核试剂和对比试剂都应处于有效的质量控制下，最大限度保证试验结果的准确性及可重复性。

4. 样本例数

该类试剂与麻醉药品、精神药品检测相关，依据《体外诊断试剂临床研究技术指导原则》（国食药监械〔2007〕240 号）的要求，临床样本总例数应不少于 500 例。建议其中阳性例数不少于总样本的 50%，个别在我国罕见的滥用药物的相应检测试剂其临床阳性样本例数建议不少于总样本的 30%。联检试剂应满足每一个检测项目总例数均不少于 500 例的要求。

5. 临床病例选择

进行临床研究时，除有针对性选择目标人群外，还应选择其他药物滥用的交叉反应病例、服用常见药物的潜在干扰病例。所有临床样本来源应可追溯。

6. 结果不符样本的验证

对于两种试剂的检测结果不符的样本，应进行必要的重复检测并采用参考方法进行复核。

7. 统计方法

该类产品一般为定性检测试剂，通常应使用四格表进行统计，报告敏感性（使用参考方法时）、特异性（使用参考方法时）或阳性符合率、阴性符合率、总符合率等，结果应报告 95% 置信区间并进行统计检验（kappa 检验，卡

方检验等）。对于联检试剂盒，各检测项目的检测结果应分别统计和报告。

8. 临床试验报告

根据《体外诊断试剂临床研究技术指导原则》（国食药监械〔2007〕240 号）的要求，临床试验报告应对试验的整体设计及各个关键点给予清晰、完整的阐述，应该对整个临床试验实施过程、结果分析、结论等进行条理分明的描述，并应包括必要的基础数据和统计分析方法。建议在临床试验报告中对以下内容进行详述。

8.1 临床试验总体设计及方案描述

8.1.1 临床试验的整体管理情况、临床研究单位选择、临床主要研究人员简介等基本情况介绍。

8.1.2 病例纳入/排除标准、不同类型病例的预期选择例数。

8.1.3 样本类型，样本的收集、处理及保存等。

8.1.4 统计方法、统计软件、评价统计结果的标准。

8.2 具体的临床试验情况

8.2.1 说明考核试剂和对比试剂的名称、批号、有效期等信息；考核试剂该批次自检或经其他机构检测合格情况；对比试剂的境内外批准情况等信息。

8.2.2 临床总结报告应对各研究单位的病例数、病例类型分布情况进行总合，建议以列表或图示方式给出具体例数及百分比。

8.2.3 描述质量控制方法及质控情况，试验人员的培训情况。

8.2.4 描述具体试验过程，样本检测、数据收集、结果不一致样本的重复检测、确认试验等。

8.2.5 详细描述参考方法的建立，说明检测条件及方法学考察结果。（仪器及色谱、质谱条件、样本衍生化方法、方法专属性、灵敏度、线性、精密度、回收率等方法学考察结果、典型色谱图及质谱图）

8.3 统计学分析

8.3.1 说明数据预处理、对无效结果的处理和排除情况、研究过程中是否涉及对方案的修改、差异数据的重复检测与否以及是否纳入最终数据统计。

8.3.2 数据统计

对考核试剂与对比试剂的试验结果进行统计，对于不一致样本，应统计例数，并对经确认后的结果单独进行说明。与参考方法比对的结果应单独统计，并依据结果对检测结果浓度范围进行说明。

应对纳入临床试验的病例类型进行总结归纳，说明交叉反应及干扰病例的情况。

8.3.3 统计方法：可以采用四格表进行统计，报告敏感性（使用确认方法时）、特异性（使用确认方法时）或阳性符合率、阴性符合率、总符合率等，结果应报告 95% 置信区间并进行统计检验（kappa 检验、卡方等）。对于联检试剂盒，各检测项目的检测结果应分别进行统计并报告。

8.4 讨论和结论

对总体结果进行总结性描述并简要分析试验结果，对

于结果差异样本应分析原因并讨论，对本次临床研究有无特别说明，最后得出临床试验结论。

四、名词解释

分析特异性：是指测量某种方法专门确定特定药物和/或药物代谢物，且不与其他有关物质发生交叉反应的能力。

五、参考文献

1. 《体外诊断试剂注册管理办法（试行）》（国食药监械〔2007〕229 号），2007 年 4 月 19 日

2. 《体外诊断试剂临床研究技术指导原则》（国食药监械〔2007〕240 号），2007 年 4 月 28 日

3. 《体外诊断试剂说明书编写指导原则》，（国食药监械〔2007〕240 号），2007 年 4 月 28 日

4. Mandatory Guidelines for Federal Workplace Drug Testing Programs. DEPARTMENT OF HEALTH AND HUMAN SERVICES, Federal Register/Vol. 73, No. 228/Tuesday, November 25, 2008/Notices

5. Premarket Submission and Labeling Recommendations for Drugs of Abuse Screening Tests. Draft Guidance for Industry and FDA Staff

药物滥用检测试剂技术审查
指导原则编制说明

一、背景信息

药物滥用（drug abuse）指非医疗用途滥用麻醉药品和精神药品的一种行为，目的是为体验该物质产生的特殊精神效应，其结果是对所滥用药物产生药物依赖，并导致健康、社会和法律后果。

根据联合国《1961 年麻醉药品单一公约》和《1971 年精神药品公约》的规定，致依赖性或具有滥用潜力的药物分为麻醉药品和精神药品，前者主要包含三大类：鸦片类、大麻类和可卡因类，后者主要包括中枢兴奋剂、镇静催眠药和抗焦虑药、致幻剂。

在人类社会进入高度文明的今天，药物滥用的行为演化到了空前严重的程度。我国自 20 世纪 80 年代毒品问题死灰复燃以来，吸毒人数呈逐年增加趋势。

鉴于由于药物依赖性是麻醉药品、精神药品的一种特殊行为毒性，因此药物滥用监测有别于一般的药物不良反应监测，药物滥用检测试剂的使用目的也有别于一般的用药检测试剂。

目前国内常用的药物滥用检测试剂为应用免疫胶体金技术（ICT）的定性检测试剂，主要被测物为甲基苯丙胺（冰毒）、吗啡、四氢大麻酚酸、可卡因、氯胺酮等，用于药物滥用的初筛。其他免疫检测方法如酶免疫分析（EIA）等半定量及定量检测方法国内应用较少。

二、编制目的

目前，涉及药物滥用定性检测试剂研制及注册申报的生产企业众多，虽然不同厂家的产品采用的阳性判断值基本一致，但产品研发过程中对产品的认识程度不一，导致产品说明书描述内容及使用过程中结果的差异。虽然《体外诊断试剂注册管理办法（试行）》（以下简称《办法》）、《体外诊断试剂说明书编写指导原则》、《体外诊断试剂临床研究指导原则》等体外诊断试剂规范性文件对该类试剂的注册申报资料提出了原则性要求，但在技术审评环节中仍然遇到许多细节性技术问题有待统一。随着技术审评工作的不断积累，对该类产品的技术要求以及存在问题也逐渐明确，因此，有必要制定相关的技术指导原则对这些共性问题进行总结规范。

本指导原则旨在让申请人明确审评部门对本类试剂重点关注的内容、规范注册申请人对注册申报资料的准备及撰写、解释企业在注册申报过程中对一些常见问题的疑惑、尽量减少技术审评环节的注册资料补充，同时有利于规范技术审评要求，统一审评尺度。本文内容不包括注册审批的行政事项，亦不作为法规强制执行。企业在实际操作过程中可以采用其他合理方式，但应有充分的证据说明其所用方法可以有力保证试剂的安全有效性。

三、重点技术问题的说明

（一）规范了该类试剂的说明书表述。从预期用途、基于研究结果的参考值的描述、结构类似物及相关代谢产物的阳性最低浓度的描述等方面，对说明书中重点内容进行了规范要求。

（二）明确了研发过程及临床试验过程中与参考方法的比对的要求。鉴于胶体金方法自身定性的特点，研发及临床过程中与同类试剂的比对及对配制标准样本的验证均无法充分体现试剂对临床样本的真实检测性能，因此采用参考方法对临床样本进行验证，能够反应此类试剂检测临床样本的真实性能。

（三）明确了对检测目标化合物的结构类似物及相关代谢产物的研究要求。限于试剂本身所使用的抗体特性，因此试剂检出的往往不限于目标化合物，还包括其结构类似物。而此类试剂在临床使用过程中所检测得临床样本中也多含有相关结构类似物或代谢产物，因此在研发阶段对这部分性能进行确认并在说明书中进行描述至关重要。

（四）参考品设置。企业所用参考品均为购买的相应标准品进行配制，但所使用的标准品有硫酸盐、盐酸盐等多种形式，鉴于不同企业试剂参考值设置基本相同，为避免临床使用过程中结果差异，强调企业参考品的设置浓度应以单纯碱基的含量进行计算，分子量中应扣除盐酸、硫酸等的分子量。

（五）临床研究中对于已有同类产品上市的考核试剂，除选择境内已批准上市的同类产品进行平行比对外，还应选择不少于 30 例样本进行参考方法的对比实验研究，重点考核参考值附近样本的检测性能。如无同类试剂上市，应选择参考方法进行比对。临床试验的阳性样本比例应考虑本类试剂的适用范围，建议阳性比例以不低于 50% 为宜，罕见的低流行的滥用药物检测试剂临床试验中阳性样本例数亦不应低于 30% 。

四、编写单位

国家食品药品监督管理总局医疗器械技术审评中心。

与治疗药物靶点
检测相关的试剂

43 人表皮生长因子受体 2 基因扩增检测试剂盒（荧光原位杂交法）注册技术审评指导原则

［人表皮生长因子受体 2 基因扩增检测试剂盒（荧光原位杂交法）注册技术审查指导原则］

本指导原则旨在指导注册申请人对人表皮生长因子受体 2 基因扩增检测试剂盒（荧光原位杂交法）注册申报资料的准备及撰写，同时也为技术审评部门审评注册申报资料提供参考。

本指导原则是对人表皮生长因子受体 2 基因扩增检测试剂盒（荧光原位杂交法）的一般要求，申请人应依据产品的具体特性确定其中内容是否适用，若不适用，需具体阐述理由及相应的科学依据，并依据产品的具体特性对注册申报资料的内容进行充实和细化。

本指导原则是供申请人和审查人员使用的指导性文件，但不包括注册审批所涉及的行政事项，亦不作为法规强制执行，如果有能够满足相关法规要求的其他方法，也可以采用，但需要提供详细的研究资料和验证资料，相关人员应在遵循相关法规的前提下使用本指导原则。

本指导原则是在现行法规、标准体系及当前认知水平下制定的，随着法规、标准的不断完善和科学技术的不断发展，本指导原则相关内容也将适时进行调整。

一、范围

人表皮生长因子受体 2（human epidermal growth factor receptor 2，HER2）基因定位于染色体 17q12，是表皮生长因子受体（EGFR）的成员之一，HER2 基因编码分子量为 185kDa 的酪氨酸激酶活性跨膜糖蛋白。HER2 蛋白主要通过与家族中其他成员形成异二聚体而与各自的配体结合；当异二聚体与配体结合后，激活酪氨酸激酶的活性。参与细胞的增殖、凋亡调控、血管和淋巴管新生等生物学功能。HER2 蛋白的过表达主要是由于 HER2 基因的扩增，可导致肿瘤细胞内信号通路的异常活化，与肿瘤的发生发展和侵袭转移有关。HER2 基因的扩增和蛋白的过表达均可称为 HER2 阳性，该情况出现于部分原发性浸润性乳腺癌、胃及胃和食管交界处癌（以下统称胃癌）等患者中。

对于浸润性乳腺癌适应证，HER2 阳性是指免疫组织化学（immunohistochemistry，IHC）检测结果为（3＋），或原位杂交方法（in situ hybridization，ISH）检测结果为基因扩增。而 IHC 检测结果为（2＋）的病例为不确定，需进一步应用原位杂交方法进行 HER2 扩增状态的检测。对于胃癌适应证，HER2 阳性是指 IHC 检测结果为 HER2（2＋）的同时 ISH 检测结果为基因扩增，或 IHC 检测结果为 HER2（3＋）。

对 HER2 阳性的乳腺癌和胃癌患者进行联合抗 HER2 靶向治疗（如抗 HER2 单克隆抗体、小分子酪氨酸激酶抑制

剂等）使得部分患者的生存状况得到改善，但是在 HER2 阴性的患者中没有效果。准确地检测 HER2 蛋白表达和基因扩增状态是抗 HER2 单克隆抗体分子靶向治疗患者筛选和疗效预测的前提，对乳腺癌和胃癌的临床治疗和/或预后判断至关重要。对于浸润性乳腺癌适应证，HER2 是患者重要的预后指标，也是抗 HER2 药物治疗的主要预测指标。对于胃癌适应证，HER2 是晚期胃癌的疗效预测标志物。

本指导原则适用于采用荧光原位杂交方法检测手术切除样本和活检样本的组织切片中的 HER2 基因扩增情况，包括 HER2 基因平均拷贝数（单信号）、HER2 基因平均拷贝数和该基因所在的第 17 号染色体着丝粒（CEP17）序列平均拷贝数的比值（双信号）。对于其他应用亮视野原位杂交法检测 HER2 基因扩增水平的方法，如显色原位杂交法（chromogenic in situ hybridization，CISH）和银增强原位杂交法（silver-enhanced in situ hybridization，SISH），可能部分要求不完全适用或本文所述技术指标不够全面，申请人可以根据产品特性对不适用部分进行修订或补充其他的评价和验证资料，但需阐述不适用的理由，并验证替代方法的科学合理性。

本指导原则适用于进行首次注册申报和相关许可事项变更的产品。其他未尽事宜（包括产品风险分析资料等），应当符合《体外诊断试剂注册管理办法》（国家食品药品监督管理总局令第 5 号，以下简称《办法》）等相关法规要求。

二、注册申报资料要求

（一）综述资料

综述资料的撰写应符合《关于公布体外诊断试剂注册申报资料要求和批准证明文件格式的公告》（国家食品药品监督管理总局公告 2014 年第 44 号）（以下简称 2014 年第 44 号公告）的相关要求。内容主要包括产品预期用途、产品描述、有关生物安全性的说明、有关产品主要研究结果的总结和评价以及同类产品在国内外批准上市的情况介绍等内容。重点内容要求如下：

1. 预期用途

HER2 基因及其家族简介，在相关适应证中的表达情况，与组织病理学特征的关系，其扩增情况与乳腺癌和胃癌治疗方案制定以及预后判断的关系等。

2. 产品描述

荧光原位杂交法（fluorescence in situ hybridization，FISH）

的技术原理，目标基因的座位区域，探针的设计原则以及标记的荧光染料，细胞核复染方式，以及结果判读标准和统计方式等。

3. 同类产品上市情况

与相同或相似方法学（如 IHC、其他原位杂交方法等）的产品在性能、上市情况和结果判读等方面的比较。

（二）主要原材料研究资料

申请人应验证主要原材料的性能指标符合产品研发、生产和检验要求，以确定设计要求或者外购厂家，并制定主要原材料的质量标准。

1. 探针

根据不同用途，分为基因特异性探针（HER2）和着丝粒探针（CEP17）两种类型。探针可选择细菌人工染色体（BAC）克隆或者聚合酶链反应（polymerase chain reaction, PCR）等方法进行制备。下述内容是对于探针制备通用要求的举例，如有其他替代方法，应详细阐述其科学合理性。

1.1 基因特异性探针

1.1.1 探针序列的确定：包括探针所在基因的位置区域，人类基因组文库的筛选、比对和特征确认过程。

1.1.2 人类基因组文库克隆的鉴定：一般检测与基因区域相关的序列标记位点（STS）的存在情况，包括引物的设计，PCR 过程和产物的电泳图谱。

1.1.3 探针的标记：一般为酶促反应或者化学合成方法，应详述标记方式的选择、反应体系和过程、产物的纯化方式等。

1.2 着丝粒探针

包括微卫星重复单元的序列，PCR 引物的设计和选择，荧光染料标记的反应体系、过程和产物的纯化方式等。

1.3 探针的质量控制

性能指标一般包括浓度、纯度、Tm 值（如适用）、杂交效率、特异性等，可使用测定 260nm 处紫外吸收峰值、测定 260nm 与 280nm 处紫外吸收峰值的比值、琼脂糖凝胶电泳、染色体分散良好的中期相分裂细胞杂交验证等方式。

2. 荧光染料

技术指标包括最大发射/吸收峰，与目的核酸片段的结合能力，持续被激发光源照射时的抗淬灭能力等。

3. 杂交缓冲液

应描述组成配方，说明各成分的作用。质量标准应包括 pH 值、盐离子浓度、甲酰胺浓度、硫酸葡聚糖浓度等。

4. 人 Cot-1 DNA（如适用）

是由大量人类基因组重复序列组成的高浓度 DNA，能封闭样品中的 DNA 重复序列，降低检测背景。要求能有效封闭背景信号，避免由于非特异性杂交而影响检测结果的判读。应评价人 Cot-1 DNA 对样本检测背景信号的封闭效果，方法可选择通过观察背景强度以及非特异杂交的强度而确定人 Cot-1 DNA 的用量。如有其他清除背景信号的方法，应充分说明其科学合理性。

5. 二脒基苯基吲哚（DAPI）复染剂

评价指标包括对细胞核的染色能力以及抗淬灭能力等。

6. 企业参考品

应包含阴性参考品、阳性参考品和特异性参考品，并详细说明参考品的来源、组成、制备和保存情况。阳性参考品可选择已经上市产品确认 HER2 基因扩增的乳腺浸润癌/胃癌组织，或者人乳腺癌/胃癌细胞株。阴性参考品可选择已经上市产品确认 HER2 基因无扩增的肿瘤组织，或者肿瘤细胞株。特异性参考品可选择健康人外周血培养细胞，应含有较多染色体分散良好的中期分裂相淋巴细胞。

7. 质控片（如有）

可作为试剂盒的组分或者单独配置，包含阴性质控片、临界值质控片和/或阳性质控片。可选择临床组织样本或者 HER2 扩增状态确定的细胞株。

（三）主要生产工艺及反应体系的研究资料

申请人应描述主要生产工艺及确定依据，详述工序流程以及各个步骤的质量关键控制点。

申请人应建立适当的反应体系，以平衡最佳检测信号和背景强度的关系。反应过程包括样本预处理和杂交检测两个步骤，其中样本预处理过程一般包括样本脱蜡、样本预处理、蛋白酶处理三个环节，杂交检测过程一般包括变性、杂交、杂交后洗涤、DAPI 复染四个环节。另外，应合理控制样本的质量并明确要求。

1. 样本的采集、固定、制片、保存和运输

应对采样部位及方法、样本中肿瘤组织的含量、离体到固定的温度及时间、固定温度及时间、保存和运输的条件和时间进行研究或者验证，结合组织形态及病理学特征，保证样本的准确性以及其中 DNA 的完整性。另外，切片质量对检测结果的判读十分重要，应对切片厚度进行研究或者验证，要求计数区域的细胞胞核边界完整、DAPI 染色均一、细胞核无重叠、荧光信号清晰。不同类型的样本应分别验证。具体可参考国际或国内相关标准操作规程；如与标准操作规程有差异，应进行充分研究。

2. 样本预处理

应对脱蜡条件、预处理温度及时间、特定盐溶液的离子强度、蛋白酶的消化条件进行充分研究，以避免处理过程中组织和 DNA 的损失造成检测结果出现假阴性。如其中预处理过程可选择多个温度/时间的组合，蛋白酶消化过程可选择多个持续时间进行研究。温度/时间的组合是指首先在同一时期的几个不同温度下进行，然后在优化温度条件下的几个不同持续时间进行。

3. 样本变性条件

应对样本变性处理的温度、持续时间的组合进行充分研究，以保证样本中 DNA 双链的充分解链，有利于后续探针和样本的结合，提高杂交效率以及保证杂交的特异性。如选择多个温度/时间的组合进行研究。

4. 样本杂交条件

应对样本杂交步骤的温度、持续时间的组合进行充分研究，以达到探针和样本的最佳结合效率。如选择多个温度/时间的组合进行研究。

5. 杂交后洗涤条件

应对缓冲液的盐浓度和去垢剂成分，以及清洗温度、时间、次数的组合进行充分研究，以达到最佳的杂交严格度。要求尽可能去除样本中的核蛋白等干扰物质，避免非特异性杂交，降低背景干扰，并且增加目标信号的强度。如选择多个缓冲液浓度以及多个清洗条件的组合进行研究。

（四）分析性能评估资料

申请人应使用多批产品进行研究，建立稳定可靠的性能指标。需提交在产品研制和成品验证阶段对试剂盒进行的所有性能评价的研究资料，包括方案设计、研究方法、材料和设备、验收标准、试验数据（包括代表性彩色图片）和结果统计分析等详细资料。建议着重对以下性能指标进行研究：

1. 灵敏度

主要反映产品检测时探针与目标基因位点的结合效率，也称为杂交效率。由于组织固定时蛋白质和核酸产生的分子间交联等对靶核酸具有屏蔽作用，探针穿透细胞的能力不同，导致产品对于不同类型样本的杂交效率存在性能差异；应使用临床应用环境中所有可能的样本类型中具有代表性的类型进行评估。方法可选择 20 个乳腺浸润癌/胃癌病例的组织样本，以及 20 个癌旁正常组织或者良性疾病组织样本；对同样数量的细胞随机进行分析计数。每例组织样本应至少检测 20 个细胞，分析统计 HER2 基因荧光信号数量，或者同时显示 HER2 基因位点标记和第 17 号染色体着丝粒（CEP17）位点标记的荧光信号的细胞占全部细胞的比例。

2. 特异性

主要反映 HER2 和 CEP17 探针对目标序列识别的特异性。建议使用中期分裂相的外周血淋巴细胞进行涂片分析。选择 5 份以上正常人的外周血培养细胞涂片样本，每例样本应至少检测 20 个染色体分散良好的中期分裂相细胞，对至少 200 个靶位点进行分析计数；结合染色体 G 显带分析，统计细胞核染色体上正确位点的杂交信号占全部杂交信号的比例。应使用标准的细胞遗传学技术识别信号位点，例如染色体形态学分析、染色体区段染色、反向 DAPI 条带等技术；考察在 HER2 基因位点（17q11.2 - q12）和/或第 17 号染色体着丝粒位点（17q11.2 - q11.1）的特定荧光信号占全部荧光信号的比例。

3. 阴、阳性符合率

主要反映产品对不同类型样本中 HER2 基因的检出能力和准确性。应使用临床应用环境中所有可能的样本类型中具有代表性的组织类型进行评价，并提供样本来源、唯一可溯源编号、病理组织类型，以及明确的 HER2 基因扩增状态。对于适应证为乳腺癌的情况，用于评价的样本类型应包括乳腺浸润性癌非特殊类型、乳腺浸润性小叶癌、小管癌、黏液癌，良性疾病（如腺病及纤维腺瘤）以及正常乳腺组织等。对于适应证为胃癌的情况，用于评价的样

本类型应包括肠型、弥漫型、混合型（Lauren 分型）胃癌，良性疾病（如胃黏膜慢性炎症）以及正常胃组织等。每种组织类型设置 2 至 3 例样本进行评价。建议着重评价申报产品对 IHC 检测结果为 HER2（2 + ）样本的 HER2 基因扩增状态的检测能力。

4. 精密度

申请人应充分考虑到配套检测系统以及使用环境的因素：包括荧光显微镜的特征、激发光源及过滤器的性能参数、物镜放大倍数等，以及不同时间、地点、操作人员、检测次数对结果判读的影响；对可能导致检测之间差异的主要变量进行验证。用于精密度评价的参考品应选择 HER2 扩增、HER2 无扩增以及临界值的连续切片组织样本。其中临界值样本和成簇扩增的样本应分别设置验收标准（标准差以及变异系数的范围）。建议参考下述方法进行各个指标的评价：

4.1 批内精密度：由同一操作人员使用同一批次产品进行检测，每例样本重复检测多次，对结果判读的一致性进行统计分析。

4.2 批间精密度：由同一操作人员使用多个批次产品进行检测，每例样本重复检测多次，对结果判读的一致性进行分析统计。

4.3 日间精密度：在多个不同日期，由同一操作人员使用同一批次产品进行检测，对结果判读的一致性进行统计分析。

4.4 人员间精密度：由数位操作人员使用同一批次产品进行检测，每份样本由数位阅片人员进行独立结果判读。对不同操作人员/阅片人员对同一例组织样本检验方法以及结果判读的一致性进行分析统计。

4.5 室间精密度：建议申请人选择不同的实验室进行检测间一致性的评价。

（五）阳性判断值确定资料

HER2 检测结果的判读标准不断进行着更新，申请人应参考最新版临床指南性文件建立阳性判断值。应提交申报产品判读规则以及预设阳性判断值所依据的文献资料，并采用具有统计学意义数量的样本对判读规则以及预设阳性判断值进行验证。应包含 HER2 扩增、HER2 无扩增以及一定数量的临界值（阳性判断值附近）组织样本，包括 HER2/CEP17 荧光信号总数比值在 2 附近（1.8 ~ 2.2），或者每个细胞的平均 HER2 拷贝数在 4 ~ 6 附近的样本。

首先设定检测结果重复性较好的目标，即 HER2 平均拷贝数或者 HER2 平均拷贝数/CEP17 平均拷贝数的标准差/变异系数范围验收标准，确定初始统计细胞区域和数量，并在结果不确定时纳入更多区域或数量进行统计。

然后建议参照组织病理学特征或者 IHC 结果确定可能存在扩增的浸润性乳腺癌/胃癌区域，选择细胞核大小一致、胞核边界完整、DAPI 染色均一、细胞核无重叠、荧光信号清晰的细胞，随机计数 2 个区域中的至少 20 个细胞，并对结果进行统计分析。

（六）稳定性研究资料

根据本产品特性，申请人应分别从实时稳定性、运输稳定性、开瓶/冻融稳定性，以及使用过程中的杂交后信号稳定性、探针的光照稳定性等方面对产品的稳定性进行研究，充分考虑在实际的运输、保存和使用条件下对产品性能的影响。其中使用过程稳定性应评价在实际使用的实验室环境条件下，不同的光照条件对荧光标记探针以及杂交后样本荧光信号强度的影响，注意应覆盖检测的全过程。评价指标应至少包括灵敏度、特异性以及荧光信号强度。

样本中核酸的完整性对于结果的正确判读也十分关键。申请人应充分考虑临床样本采集、处理、运输、储存与切片制备等各个阶段的条件，如温度、湿度对样本质量的影响，全面评价临床样本、质控品和企业参考品的稳定性。样本稳定性应分别评价石蜡包埋组织块与组织切片的稳定性，评价指标应至少包括储存温度及时间。

（七）临床评价资料

临床试验总体要求及临床试验资料的内容应符合《办法》、2014 年第 44 号公告和《体外诊断试剂临床试验技术指导原则》的规定，以下仅结合人表皮生长因子受体 2 基因扩增检测试剂盒（荧光原位杂交法）的具体特点对其临床试验中应重点关注的内容进行阐述。

1. 临床试验机构及人员的要求

申请人应当选定不少于 3 家（含 3 家）已备案的医疗器械临床试验机构，按照有关规定开展临床试验。申请人应根据产品特点及其预期用途，综合不同地区人种、流行病学背景等因素选择临床试验机构。临床试验机构必须具有与申报试剂相适应的专业技术人员及仪器设备，并能够确保该项试验的实施。

2. 试验方案

2.1 各临床试验机构的方案设置应基本一致，且保证在整个临床试验过程中遵循预定的方案实施，不可随意改动。整个试验过程应在临床试验机构的实验室内并由本实验室的技术人员操作完成，需强调组织标本的标准采样、及时在 10% 中性缓冲福尔马林溶液中充分固定及其他标准操作程序。申报单位的技术人员除进行必要的技术指导外，不得随意干涉试验进程，尤其是数据收集过程。

2.2 以图表的形式对试验总体设计及工作流程进行描述，图表中应包括连续切片的数量及用途分配等。各临床试验机构选用的对比试剂应保持一致，以便进行合理的统计学分析。

2.3 试验方案中应确定严格的病例纳入/排除选择标准，任何已经入选的病例再被排除出临床试验都应记录在案，并明确说明原因。

2.4 试验方案中应明确阅片者、操作者的选择标准。阅片者应选择在免疫组织化学、荧光原位杂交技术应用和乳腺癌/胃癌病理诊断中有丰富经验的医学工作者。

2.5 在试验操作过程中和判定检测结果时应采用盲法以保证试验结果的客观性。临床试验研究方案中应详述盲法的具体操作流程。

2.6 临床试验前申请人应对临床试验机构参与人员进行相关技术培训，并采用统一判读标准，保持各临床试验机构的判读一致性。注意判读方法与说明书要求一致。

2.7 在整个试验中，试验用体外诊断试剂和对比试剂都应处于有效的质量控制下，最大限度保证试验数据的准确性及可重复性。临床试验研究方案中应明确质控方法及配合用质控试剂的详细信息。

3. 试验方法

3.1 "已有同品种批准上市"产品

应选择已批准上市，且已经充分联合药物进行临床评价的伴随诊断试剂作为对比试剂，证明本品与已上市产品等效。

3.2 新产品

用于胃癌等其他用途的此类检测试剂，如无已上市同类产品，应选择临床试验机构已建立的参考方法（应可报告肿瘤细胞 HER2 基因平均拷贝数和肿瘤细胞 CEP17 平均拷贝数）为参比方法，进行检测结果的一致性研究。该参考方法应已经充分联合药物进行临床评价。

3.3 对于预期用途中已明确配合具体治疗药物名称的检测试剂，应采用联合药物评价临床试验的形式，同时评价检测结果与接受靶向治疗药物后疗效的相关性和试验用体外诊断试剂检测的准确性。

3.4 临床试验用样本的选择和样本量

临床试验应选择经 10% 中性缓冲福尔马林固定的石蜡包埋组织样本或组织芯片。

应根据设定的符合率接受标准和选定的统计学方法分别计算总样本例数及 IHC 检测结果为 HER2（2＋）的样本例数。但总样本例数不低于 1000 例。其中 IHC 检测结果为 HER2（2＋）的样本不少于 400 例。如申报试剂声称可以用于检测两种或两种以上肿瘤类型，则应在一种类型满足上述要求的基础上，对每种新增的肿瘤类型进行不少于 300 例样本的临床验证，IHC 检测结果为 HER2（2＋）的样本不少于 120 例。样本的选择应包含临床预期使用人群和特异性样本，注意包含临床相关的各种病理组织类型。

对于适应证为浸润性乳腺癌的情况，样本应包含临床常见的各种浸润性乳腺癌病理组织类型，如乳腺浸润性癌非特殊类型、乳腺浸润性小叶癌、小管癌、黏液癌。特异性样本应包含腺病及纤维腺瘤。

对于适应证为胃癌的情况，样本应包含临床常见的各种腺癌病理组织类型，如肠型、弥漫型、混合型（Lauren 分型）。特异性样本应包含胃黏膜慢性炎。

4. 统计学分析

4.1 对临床试验结果的统计应选择合适的统计方法。

4.1.1 对于本类试剂，常以配对列联表的形式总结两种试剂的定性检测结果，分别计算全部样本的阳性符合率、阴性符合率和总符合率以及 IHC 检测结果为 HER2（2＋）样本的阳性符合率、阴性符合率和总符合率。应选择合适的统计学检验或推断方法（如95%置信区间），给出不确定样本占全部样本的比例，并评价其对符合率的影响，以检验两种试剂检测结果的一致性。

4.1.2 由于此类试剂在临床结果的报告中同时报告肿瘤细胞 HER2 基因平均拷贝数、肿瘤细胞 CEP17 平均拷贝数（双探针适用）和两者的比值（双探针适用），因此还应对拷贝数的准确性进行评价。可采用试验用体外诊断试剂（考核试剂）与对比试剂或参考方法检测结果的肿瘤细胞 HER2 基因平均拷贝数和肿瘤细胞 CEP17 平均拷贝数（双探针适用）做散点图的方法，配合适当的统计分析方法，如以线性回归为基础的分析方法或 Bland-Altman 方法等，评价考核试剂与对比试剂对于肿瘤细胞 HER2 基因平均拷贝数和肿瘤细胞 CEP17 平均拷贝数（双探针适用）检测结果的一致性。

4.2 对临床试验中人群基本特征进行分析，包括：年龄、性别、病理组织类型、癌症分期情况、免疫组织化学检测结果等（见表1）。

表1　人群基本特征统计表

因素	类别	所占总数比例	考核试剂阳性例数	对比试剂阳性例数
性别	男性			
	女性			
年龄	50 岁以下			
	50~59 岁			
	60~69 岁			
	69 岁以上			
组织类型	乳腺浸润性导管癌			
	乳腺浸润性小叶癌			
	…			
临床分期	Ⅱ			
	Ⅲa			
	Ⅲb			
	Ⅳ			
IHC 检测结果	3 +			
	2 +			
	1 +，0			

4.3 联合药物评价临床试验部分

可采用前瞻性或回顾性研究方法，结合接受药物治疗后的临床试验数据等，分析检测结果。此部分研究通常使用 Kaplan Meier 曲线等生存数据分析方法，选取适当的统计方法检验客观有效率，评价检测结果与用药后临床结局之间的相关性。样本数量应符合统计学要求。

5. 结果差异样本的验证

在数据收集过程中，对两种试剂检测结果不一致的样本，应采用第三方试剂或其他合理的方法进行复核，同时

结合组织病理学特征、免疫组织化学检测结果等对差异产生原因进行分析。

6. 质量控制

由于检测前预处理步骤较多，导致判读结果可能会在试验人员间、实验室间产生差异。为了客观单一评价试剂性能，尽量减少这种人为差异对最终结果造成的影响，临床试验开始前，各临床试验机构应统一操作方法，进行判读一致性训练及统一的质量控制，确保同样的样本在不同机构之间的判读结果保持一致。注意应包含 IHC 以及 FISH 检测结果为阴性、阳性和不确定的样本。该预评估内容、实现方法、结果等应在临床试验报告中体现。

7. 原始数据

7.1 提交病例报告表（case report form，CRF），内容应至少包括：性别、年龄、标本的采集部位、标本类型、病理诊断结果（包含分级）、HE 染色结果、免疫组织化学检测结果、考核试剂检测结果、对比试剂检测结果、第三方复核结果。所有采用原位杂交法的检测结果均应包含评估的细胞数量、HER2 基因/CEP17 荧光信号比值（双探针适用）、每个细胞的平均 HER2 拷贝数、每个细胞的平均 CEP17 拷贝数（双探针适用）和定性判读结果。

7.2 提交入选样本结果的代表性彩色图片。

8. 临床试验总结报告撰写

根据《体外诊断试剂临床试验技术指导原则》的要求，临床试验报告应对试验的整体设计及各个关键点给予清晰、完整的阐述，应对整个临床试验实施过程、结果分析、结论等进行条理分明的描述，并应包括必要的基础数据和统计分析方法。建议在临床试验总结报告中对以下内容进行详述：

8.1 临床试验总体设计及方案描述

8.1.1 临床试验的整体管理情况、临床试验机构选择、临床主要试验人员的选择、人员简介等基本情况介绍；

8.1.2 病例纳入/排除标准、标本的选择例数及标准；

8.1.3 样本类型，样本的收集、处理及保存等；

8.1.4 阴、阳性判读标准、统计学方法、统计软件、评价统计结果的标准及样本量确定依据。

8.2 临床试验具体情况

8.2.1 试验用体外诊断试剂和对比试剂的名称、批号、有效期等信息；

8.2.2 对各临床试验机构的病例数、人群分布情况进行总合，建议以列表或图示方式给出具体例数及百分比；

8.2.3 质量控制，试验人员培训、质控片的检测情况，对检测结果判读的抽查结果评估；

8.2.4 具体试验过程，样本检测、数据收集、样本保存、结果不一致样本的验证等。

8.3 临床试验结果及分析

8.3.1 数据预处理、差异结果的重新检测或采用其他合理的方法进行复核及无法评估样本的处理、试验过程中是否涉及对方案的修改；

8.3.2 结果的一致性分析

计算阳性符合率、阴性符合率、总体符合率及其 95%

（或 99%）的置信区间。采用适当的统计学方法，对定性结果的检测一致性和拷贝数检测一性致进行评价。采用适当的统计学方法对联合药物临床评价部分数据进行分析评价，研究检测结果与用药后临床结局之间的相关性（如适用）。

8.4 讨论和结论

对整体结果进行总结性描述并简要分析试验结果，对本次临床试验的特别说明（如有），最后得出临床试验结论。

（八）产品技术要求

申请人应当在原材料质量和生产工艺稳定的前提下，根据产品研制、临床评价等结果，依据国家标准、行业标准及相关文献，编写产品技术要求。需符合《医疗器械产品技术要求编写指导原则》（国家食品药品监督管理总局通告 2014 年第 9 号）的要求。

产品性能指标主要包括：外观、荧光信号强度、灵敏度、特异性、阳性符合率、阴性符合率等。如果申报试剂已有适用的国家参考品/标准品发布，则申请人应在产品技术要求中提出检测要求。另外，产品技术要求中应以附录形式明确主要原材料、生产工艺及半成品要求，需符合相关编写规范的要求。

（九）产品说明书

产品说明书承载了产品预期用途、检测方法及检测结果解释等重要信息，是指导实验室工作人员正确操作、临床医生针对检测结果给出合理医学解释的重要依据，是体外诊断试剂注册申报最重要的文件之一。产品说明书的格式应符合《体外诊断试剂说明书编写指导原则》（国家食品药品监督管理总局通告 2014 年第 17 号）的要求。

结合《体外诊断试剂说明书编写指导原则》的要求，以下详细说明书的重点内容，以指导注册申报人员更合理地完成说明书编制。

1. 【预期用途】应至少包括以下内容：

1.1 试剂盒用于体外定性检测经 10% 中性缓冲福尔马林固定石蜡包埋乳腺癌和/或胃癌组织切片中 HER2 基因的扩增情况。用于指导乳腺原发性浸润癌和/或胃及胃食管结合部腺癌的药物治疗和/或预后评估（预后评估仅乳腺癌适用）。

1.2 明确目标人群：例如对所有乳腺原发性浸润癌原发灶、复发灶与转移灶（如可以获取到足够的样本）所有经病理诊断证实为胃及胃食管结合部腺癌，新辅助治疗后病灶及复发灶与转移灶（如可以获取到足够的样本）进行检测。因肿瘤个体化诊疗研究和发展不断深入，该目标人群可能随着个体化治疗药物和试剂的研究和发展而发生变化，建议申请人参照最新指南或专家共识设定申报产品的目标人群。

1.3 简单介绍 HER2 基因的生物学特征，如基本结构、编码蛋白及与肿瘤预后判断、用药指导的关系。

1.4 简单介绍与 IHC 检测之间的关系。建议说明临床应用过程中首先考虑使用免疫组织化学方法检测 HER2 蛋白的过表达状态，在结果为（2＋）的情况下需进一步应用原位杂交方法确定 HER2 基因的扩增状态。

1.5 如未进行联合药物评价临床试验，则不应体现具体药物产品（商品）名称、生产企业信息等，并注明该产品未与具体药物联合进行临床评价。

1.6 明确说明该试剂盒仅用于对特定肿瘤患者 HER2 基因扩增情况的检测，其检测结果仅供临床参考，不应作为患者个体化治疗的唯一依据，临床医生应结合患者病情、药物适应证、治疗反应及其他实验室检测指标等因素对检测结果进行综合判断。

2. 【检测原理】

简述荧光原位杂交技术的基本原理。对特异性结合靶基因，探针长度、序列设计、标记染料名称及标记方法、预处理、杂交与复染过程，荧光信号观察、计数和比值计算的方法等内容进行介绍。

3. 【主要组成成分】

3.1 说明试剂盒包含组分的名称、数量、比例或浓度等信息；质控片（如有）的组织或细胞株名称。

3.2 对检测中使用的探针信息进行简单介绍。

3.3 试剂盒中不包含但对该项检测必需的组分，应列出相关试剂、质控片（如适用）的名称与货号；耗材的规格（材质）要求；化学制剂的纯度和浓度（如适用）要求及其他相关信息。

4. 【储存条件及有效期】

对试剂的储存条件、有效期、开封稳定性、运输稳定性和冻融次数限制等信息做详细介绍。如试剂盒包含质控片还应在此处明确质控片的稳定性。

5. 【适用仪器】

明确配套适用荧光显微镜的配置要求，至少包括对目镜与物镜的放大倍率、光源及滤光片要求。对显微镜配套耗材（如镜油）的要求进行介绍。

6. 【样本要求】重点明确以下内容：

6.1 对适用样本的取材、固定、包埋与切片的具体要求。此部分内容可参考国际或国内相关标准操作性文件内容进行编写或引用。注意不同组织类型的样本应分别描述。

6.2 样本的稳定性（包括蜡块与切片）。

7. 【检测方法】详细说明操作的各个步骤：

7.1 明确检测需要的仪器与设备。如烤片机、恒温箱、水浴锅、染色缸、杂交盒等。注明货号及生产商（如需要）。

7.2 试剂配制方法、注意事项，试剂开封、配制后使用方法及注意事项等。

7.3 对于手工或半自动检测，详述脱蜡、煮片、消化、固定、核酸变性、杂交、洗涤和复染等各操作步骤。描述应尽量细化，需明确各步骤处理时间、温度、注意事项（如避光）等内容。

7.4 对杂交后载玻片的储存及稳定性、复染后的储存及稳定性进行说明。

7.5 详细说明质量控制情况：

建议实验室每次检测设置内对照和外对照（质控片），以对整体操作流程进行质量控制。评价指标应包括细胞结构的完整性，探针杂交信号的强度和位点的准确性，背景荧光强度，可计数信号（单色/双色）的细胞占全部细胞的比例等。

7.5.1 内对照可为癌旁正常组织，明确样本检测的内对照使用原则，如"75%以上的肿瘤细胞核中都有杂交信号时，视为检测成功。"

7.5.2 外对照可选择已知 HER2 基因扩增状态的组织切片或者细胞株，至少包括临界值以及无扩增样本。明确每一批次患者样本检测和更换使用新的试剂盒批次时，均应同时进行质控片检测，以监控检测性能并评估信号计数的准确性。分析质控结果不符合要求的原因并详述处理方式。

如试剂盒内不包含质控片，应明确配套使用的质控片信息，可以为商用质控片也可以为临床检测实验室自制质控片。自制质控片应为已知 FISH 结果的阴性和阳性质控片，详述质控片的制备方法。明确质控结果要求（试验有效性的判断），结果允许范围（如适用于不同的仪器或适用于手工与仪器方法，应分别列明结果的允许范围）。

7.6 建议强调实验室检测相关的仪器设备需定期维护、校验，应建立完善的标准操作规范文件，从事检测的技术人员和病理医师应通过必要的培训和资格考核，做好记录和存档，内部定期对不同批次检测结果进行重复性分析；并积极参加相关的外部质控活动。

8.【阳性判断值】

根据相关指南及规范性文件，以 HER2 拷贝数平均值/细胞和/或 HER2 总拷贝数与 CEP17 总拷贝数的比值（双信号）的形式明确阳性判断值。

9.【检验结果的解释】

9.1 从细胞核形态、探针信号强度、背景情况等多方面，详述杂交后样本玻片的有效性评估标准。建议对不符合有效性评估标准情况发生时的常见问题及解决方法以列表的形式明确。

9.2 明确目标区域的确定方法及仅对肿瘤细胞进行计数的要求；明确细胞计数的具体方法，包括每个样本初始读取细胞数及结果不确定样本的处理方法。明确 HER2 扩增异质性的处理方法。

可以列表的形式详述信号计数与阴阳性判定规则，应配合清晰彩图图例。例如对于浸润性乳腺癌，描述为"找到至少 2 个浸润癌区域，随机计数至少 20 个浸润癌细胞核中的双色信号，计算信号比值（比值 = 计数细胞核中红色信号总数/计数细胞核中绿色信号总数），根据以下标准对样本进行 HER2 基因扩增阴阳性的判断：比值≥2.0，或者比值 <2.0 且平均 HER2 拷贝数/CEP17 拷贝数≥6.0 时为阳性；扩增细胞应均质、连续，且占浸润癌的 10% 以上。比值 <2.0 且平均 HER2 拷贝数/细胞 <4.0 时为阴性。HER2/

CEP17 比值 <2.0 且平均 HER2 拷贝数/细胞 <6.0，但≥4.0 时为不确定。对于不确定的样本，需再计算 20 个细胞核中的信号，或由另一阅片人重新计数。"

10.【检验方法的局限性】

综合产品的预期用途、临床背景、检测方法及适用范围等信息，对可能出现的局限性进行相关说明，主要包括以下描述，请申请人选择适用的条款在产品说明书中予以阐述。

10.1 本试剂盒为体外诊断试剂，检测结果的临床判定均应结合患者医疗病史和其他临床诊断结果进行综合评估，不得作为临床诊治的唯一依据。

10.2 肿瘤组织 HER2 基因表达的异质性可能影响检测结果。例如可导致 IHC 与 ISH 检测、原发灶与转移灶、活检标本与手术切除标本的检测结果不一致。异质性在胃癌中更常见。对于胃镜活检标本，多点活检有助于减少肿瘤异质性的影响，提高检测的准确性。另外，新辅助治疗会影响胃癌 HER2 状态，治疗前活检标本和治疗后手术标本的综合判断有助于更好的用药指导。

10.3 本试剂盒检测结果受样本来源、样本采集过程、样本质量、样本运输条件、样本预处理等因素影响。同时由于结果判断的主观性，可能导致得出假阳性或假阴性的检测结果，使用者应了解检测过程中可能存在的潜在错误导致结果不准确等局限性。

10.4 检测结果如与组织病理学特征不符，应核实病理诊断或重新检测。

10.5 本产品的性能指标是基于说明书所述检测程序获得，对该程序进行更改，可能会改变该检验的结果。

10.6 本试剂仅对经 10% 中性缓冲福尔马林固定石蜡包埋的组织进行了验证（如适用），不得用于其他样本类型或流式细胞检测等其他用途。

11.【产品性能指标】

根据分析性能评估研究结果，详述以下性能指标，包括研究方法和评估结果：

11.1 灵敏度：在乳腺浸润癌/胃癌病例的组织样本，以及癌旁正常组织或者良性疾病组织样本中探针与目标基因位点的结合效率。

11.2 特异性：HER2 和 CEP17 探针对目标序列识别的特异性。

11.3 阴、阳性符合率：在不同组织类型中 HER2 基因的检出能力和准确性。

11.4 精密度：批内、批间精密度及不同时间、地点、检测系统（如适用）、人员之间的精密度。

11.5 临床试验数据总结。

12.【注意事项】

12.1 有关试剂盒内人源组分（如有）生物安全性的警告。

12.2 有关实验操作中涉及试剂的安全性提示，包括对有毒有害物质的防护及危险物品的处理方法等。

12.3 荧光染料在光照条件下容易淬灭。为降低该影响，对所有含荧光探针的溶液，包括杂交后样本载玻片均应尽量避免或者减少在光照条件下保存和处理。

12.4 使用校准过的温度计测定溶液、水浴槽和温箱温度。

三、编写单位

国家食品药品监督管理总局医疗器械技术审评中心。

44 人表皮生长因子受体（EGFR）突变基因检测试剂（PCR 法）注册技术审评指导原则

[人表皮生长因子受体（EGFR）突变基因检测试剂
（PCR 法）注册技术审查指导原则]

本指导原则旨在指导注册申请人对人表皮生长因子受体（epidermal growth factor receptor，EGFR）突变基因检测试剂注册申报资料的准备及撰写，同时也为技术审评部门对注册申报资料的技术审评提供参考。

本指导原则是针对 EGFR 突变基因检测试剂的一般要求，申请人应依据产品的具体特性确定其中内容是否适用，若不适用，需具体阐述理由及相应的科学依据，并依据产品的具体特性对注册申报资料的内容进行充实和细化。

本指导原则是对申请人和审查人员的指导性文件，但不包括注册审批所涉及的行政事项，亦不作为法规强制执行，如果有能够满足相关法规要求的其他方法，也可以采用，但需要详细阐明理由，并对其科学合理性进行验证，提供详细的研究资料和验证资料，相关人员应在遵循相关法规的前提下使用本指导原则。

本指导原则是在现行法规和标准体系以及当前认知水平下制定的，随着法规和标准的不断完善，以及科学技术的不断发展，本指导原则相关内容也将适时进行调整。

一、范围

本指导原则所述 EGFR 突变基因检测试剂主要是指基于核酸聚合酶链式反应（PCR 法），以 EGFR 突变基因为检测目标，体外定性检测细胞学样本、病理组织学样本、外周血样本或其他体液样本提取的核酸组分中的目标基因序列。

EGFR 是原癌基因 c-erbB1 的表达产物，是表皮生长因子受体（HER）家族成员之一。HER 家族由 EGFR/HER1/erbB1、HER2/neu/erbB2、HER3/erbB3 及 HER4/erbB4 四个分子构成，在细胞的生长、增殖和分化等生理过程中发挥重要的调节作用。

EGFR 是一种跨膜酪氨酸激酶受体，该受体激酶域激活与癌细胞增殖、转移和凋亡等多种信号传导通路有关。肺腺癌患者 EGFR 基因敏感突变的亚裔人群阳性率要高于高加索人群。EGFR 突变主要发生在胞内酪氨酸激酶（TK）区域的前四个外显子上（18～21），目前发现的 TK 区域突变有 30 多种。缺失突变主要发生在外显子 19 上，最常见

的是 del E746-A750，替代突变最常见的是发生在外显子 21 上的 L858R，复制或插入突变发生在外显子 20 上。其中外显子 20 上的 T790M 替代突变为一代 EGFR 酪氨酸激酶抑制剂（tyrosine kinase inhibitor，TKI）的耐药突变。此外，还有许多类型的突变临床意义尚不明确。EGFR 作为癌症治疗的分子靶标受到普遍关注，并已陆续开发出了吉非替尼（Gefitinib）、厄洛替尼（Erlotinib）和埃克替尼（Icotinib）等 TKI。

肿瘤组织样本仍是获取肿瘤基因相关信息的主要来源，但大部分晚期肺癌患者已失去手术机会或由于种种原因不能获取肿瘤组织样本。研究结果表明，实体肿瘤患者的外周血中存在来源于凋亡、坏死的肿瘤细胞的游离 DNA。对晚期肺癌患者，在不能获取癌组织样本时，可以选择外周血样本进行 EGFR 突变基因检测；如可以获得病理组织时，建议以病理组织提取检测结果为优先考虑。当肿瘤组织难以获取时，外周血样本可以是 EGFR 突变基因检测方式的重要补充手段之一。

本指导原则相关技术要求主要基于荧光探针 PCR 方法的 EGFR 突变基因试剂进行评价，如基于荧光探针 PCR 原理的同类试剂不适用本指导原则部分相关技术要求，申请人应阐述不适用的理由并结合自身产品特性提出科学合理的评价方法，申请人可根据实际产品特性选择适合的方法或结合本指导原则补充需要的评价和验证。对于其他分子生物学检测技术，如适用，申请人可参考本指导原则部分相关技术要求进行性能评价。

本指导原则适用于进行首次注册申报和相关许可事项变更的产品。本指导原则不适用于 EGFR 基因拷贝数变化检测、核酸序列测定、免疫组化技术、荧光原位杂交法。

EGFR 病理组织学样本和外周血样本检测中存在较大差异，在参考品及质控品设置、分析性能评估、临床评价要求、产品技术要求、产品说明书等多个方面均存在不同要求，为便于申请人对指导原则进行理解，故将产品预期用途用于组织学样本检测和预期用途用于外周血样本检测试剂申报要求进行分开说明。需要说明的是，申请人申报产品如同时包括外周血样本和组织学样本，对于相同部分，

申请人可合并提交注册申报资料。如原注册产品预期用途中仅为组织样本类型，需增加外周血样本类型，考虑到外周血样本类型与组织样本类型中 EGFR 片段长度，样本中突变比例等差异，申请人除完成许可事项变更申报资料要求，还应提交扩增反应体系性能评价、外周血分析性能评价、外周血样本保存及处理、临床评价等研究资料。

申报试剂作为肿瘤个体化伴随检测试剂，主要用于人非小细胞肺癌（NSCLC）个体化治疗。如申请人将 EGFR 申报试剂运用于其他癌症类型的研究，申请人可参照本指导原则适用的研究体系，但应强调的是，肿瘤药物个体化检测试剂与治疗药物具有关联性，申请人需结合 EGFR 突变基因检测与治疗药物预期用途所限定的癌症类型进行联合评价研究。

二、注册申报资料要求

（一）综述资料

1. 产品预期用途。描述产品的预期用途，与预期用途相关的临床背景情况。EGFR 突变基因与不同人群之间的关联，不同药物对不同 EGFR 突变类型的患者治疗效果描述。如适应证的发生率、易感人群等，相关的临床或实验室诊断方法等。

2. 产品描述。描述产品所采用的技术原理，主要原材料的来源及制备方法，主要生产工艺过程，质控品、校准品的制备方法情况。

3. 有关生物安全性方面说明。由于体外诊断试剂中的主要原材料可能是由各种动物、病原体、人源的组织和体液等生物材料经处理或者添加某些物质制备而成，人源性材料须对有关传染病（HIV、HBV、HCV 等）病原体检测予以说明，并提供相关的证明文件。其他动物源及微生物来源的材料，应当提供相应的说明文件，证明其在产品运输、使用过程中对使用者和环境是安全的，并对上述原材料所采用的灭活等试验方法予以说明。

4. 有关产品主要研究结果的总结和评价。

5. 其他。包括同类产品在国内外批准上市的情况。相关产品所采用的技术方法及临床应用情况，申请注册产品与国内外同类产品的异同等。对于新研制的体外诊断试剂产品，需要提供被测物与预期适用的临床适应证之间关系的文献资料。

（二）主要原材料的研究资料

此类产品的主要原材料应包括 EGFR 突变基因检测试剂的所有主要组成成分，如引物、探针、酶、反应缓冲液、提取成分（如包含）等。如为申请人自行研制的主要原材料，申请人应对 EGFR 目的基因序列确定、引物和探针选择、酶的选择和验证等实验过程予以详述；并提供对各主要原材料的性能研究资料，如：外观、纯度、蛋白浓度、功能性研究等。制备完成的原料成品应进行质量检验以确认其符合标准要求，整个生产工艺应稳定可控。如为申请

人外购主要原材料，应详述每一原材料外购方来源，提交外购方出具的原材料性能指标及质量控制资料，并详述申请人对外购主要原材料的各指标质量要求以及确定该原材料作为本产品主要原材料的详细依据。

1. 核酸分离/纯化组分（如有）的主要组成、原理介绍及相关的验证资料。

2. PCR 组分的主要原料（包括引物、探针、各种酶及其他主要原料）的选择、制备、质量标准及实验研究资料，主要包括以下内容：

2.1 脱氧三磷酸核苷（dNTP）

核酸的组成成分，包括：dATP、dUTP、dGTP、dCTP 和 dTTP；应提交对其纯度、浓度、保存稳定性等的验证资料。

2.2 引物

应优化每一单一突变基因专用引物的相对浓度，避免多个核酸靶序列同时扩增时出现相互影响和竞争。引物设计时，应对反应体系中所有引物进行筛选，避免引物二聚体形成。为保证每一靶序列检测准确性，EGFR 检测试剂中每一突变基因引物的浓度必须进行优化，应根据靶序列突变性质、C + G 含量等确定每一突变基因引物的长度和浓度，且单一引物最适浓度还应考虑所有引物浓度之间的相互影响。由一定数量的碱基构成的特定序列，通常采用 DNA 合成仪人工合成，合成后经聚丙烯酰胺凝胶电泳（PAGE）或其他适宜方法纯化。需提供对引物的分子量、纯度、稳定性、功能性实验等的验证资料。如为外购，还应提供合成机构出具的合成产物的质检证明，如 PAGE 结果或高效液相色谱法（HPLC）分析图谱。应对引物结构进行对比，引物扩增区段不应有重复序列。

2.3 探针

特定的带有示踪物（标记物）的已知核酸片段（寡聚核苷酸片段），能与互补核酸序列退火杂交，用于特定核酸序列的探测。合成后经 PAGE 或其他适宜方法纯化，在 5′-端（和/或 3′-端）进行标记，并经 HPLC 或其他适宜方法纯化，纯度应达到 HPLC 纯。应提供合成机构出具的合成产物质检证明，如 HPLC 分析图谱，应对探针的分子量、纯度及标记的荧光基团进行核实，并进行功能性试验验证。

2.4 酶

DNA 聚合酶，具有 DNA 聚合酶活性，无核酸内切酶活性，具热稳定性，如：94℃保温 1 小时后仍保持 50% 活性。尿嘧啶 DNA 糖基化酶（UDG/UNG），具有水解尿嘧啶糖苷键的活性，无核酸外切酶及核酸内切酶活性。逆转录酶，具逆转录酶活性，无核酸内切酶活性。应对酶活性进行合理验证。

3. 核酸类检测试剂的包装材料和耗材应无脱氧核糖核酸酶（DNase）和核糖核酸酶（RNase）污染。

4. 企业内部参考品

企业内部参考品是保证产品性能稳定性以及检测值可溯源的重要构成之一。参考品研究应包括原料选择、制备过程、定值研究、评价指标、统计学分析等。申请人应对内部参考品的来源、基因序列设置等信息进行精确的实验

验证，并提供参考品溯源过程的测量程序或参考方法的相关信息及详细的验证资料。申请人应根据产品性能验证实际情况自行设定内部参考品，阳性参考品应着重考虑 EGFR 突变基因型别要求，阴性参考品则主要涉及对分析特异性（交叉反应）的验证情况。如该类产品有国家标准品，在不低于国家参考品要求前提下，申请人可以结合实际情况设置合理的内部参考品。具体要求如下：

4.1 组织样本参考品设置要求

4.1.1 阳性参考品

阳性参考品中常见基因突变位点建议采用临床样本提取的 DNA 储备液或细胞系作为原料。其他突变位点可采用 DNA 储备液、细胞系或 EGFR 突变扩增产物模拟样本作为原料。如采用 EGFR 突变扩增产物作为阳性参考品，应尽可能模拟真实样本，需要对样本基质进行基质效应研究。

试剂盒（分型或不分型）所能覆盖的所有突变位点均应设置相应的阳性参考品，每个突变位点设置不同突变百分率梯度，其中至少应包括高浓度和低浓度阳性参考品。阳性参考品的突变形式及拷贝数需采用有效方法（如测序方法或数字化 PCR 等）进行确认，并明确接受标准。

4.1.2 阴性参考品

可采用经确认无相应靶突变序列的 DNA 储存液。如野生型人基因组 DNA，HER 家族 DNA 等。

4.1.3 检测限参考品

检测限参考品的原料要求参考阳性参考品，需包括所有的突变类型。在进行最低检测限性能评估时，应设置多个梯度，主要从扩增反应终体系总核酸浓度和突变序列所占百分率两个方面进行评价，建议采用 95%（$n \geq 20$）的阳性检出率作为最低检测限确定的标准。

4.1.4 精密度参考品

精密度参考品原料要求参考阳性参考品，需至少包括弱阳性、中或强阳性水平的精密度验证，中/强阳性精密度参考品以常见突变类型或理论上较难测得的突变序列为主；同时设置阴性参考品精密度验证。

4.2 外周血样本参考品设置要求

4.2.1 阳性参考品

阳性参考品中常见突变基因位点建议采用临床样本提取的 DNA 储备液或细胞系作为原料。考虑外周血中 EGFR 突变基因 DNA 含量较低，其他突变位点可以采用 DNA 储备液或细胞系或 EGFR 突变基因扩增产物模拟样本，样本基质应为人血浆或人工模拟样本，使用人血浆时，应提前确认人血浆中 DNA 背景浓度；使用人工模拟样本时，应尽可能模拟真实样本，并对模拟样本进行基质效应研究。

试剂盒（分型或不分型）所能覆盖的所有突变位点均应设置相应的阳性参考品，每个突变位点设置不同突变百分率梯度，其中需至少包括弱阳性参考品。阳性参考品的突变形式及拷贝数需采用有效方法（如测序方法或数字 PCR 等）进行确认，并明确接受标准。

4.2.2 阴性参考品

可采用经确认无相应靶突变序列的 DNA 储存液。如野生型人基因组 DNA，HER 家族其他 DNA 等。

4.2.3 检测限参考品

检测限参考品的原料要求参考阳性参考品，需包括所有的突变类型。在进行最低检测限性能评估时，应设置多个梯度，建议采用 95%（$n \geq 20$）的阳性检出率作为最低检测限确定的标准。

4.2.4 精密度参考品

精密度参考品原料要求参考阳性参考品，需至少包括弱阳性、中或强阳性水平的精密度验证，中/强阳性精密度参考品以常见突变类型或理论上较难测得的突变序列为主，同时设置阴性参考品精密度验证。

5. 试剂盒内对照品（质控品）

试剂盒的质控体系通过设置各种试剂对照品来实现，质控体系需考虑对样本核酸分离/纯化、配液及加样、试剂及仪器性能、扩增反应抑制物（管内抑制）、交叉污染、靶核酸降解等因素可能造成的假阴性或假阳性结果进行合理的质量控制。对照品可采用质粒、假病毒或临床样本的核酸提取液等进行配置。申报资料应对试剂盒对照品有关原料选择、制备、定值过程等试验资料详细说明。申请人应视申报产品具体情况设置合理的试剂盒对照品（质控品），试剂盒质控体系主要考虑以下几方面要求：

5.1 阳性对照品（质控品）

申请人应对各阳性对照品（质控品）的 Ct 值提出明确的范围要求。如样本反应管内可以覆盖多种突变序列的检测（分型或不分型），相应的阳性对照管应选择较常见突变序列或理论上较难测得的突变序列作为阳性对照。

5.2 阴性对照

阴性对照可以是含有野生型核酸序列的核酸溶液，也可以是空白对照，对交叉污染导致的假阳性结果进行质控。阴性对照品应参与样本核酸的平行提取。

5.3 内对照（内标）

内对照（内标）可以对管内抑制导致的假阴性结果进行质量控制，申请人应对内对照（内标）的引物、探针和模板浓度做精确验证，既要保证内标荧光通道呈明显的阳性曲线又要尽量降低对靶基因检测造成的抑制。

（三）主要生产工艺及反应体系的研究资料

生产工艺及反应体系的研究资料应能对反应体系涉及到的基本内容，如：临床样本用量、试剂用量、反应条件、质控体系设置、阈值循环数（Ct）值或临界值确定等，提供确切的依据，配制工作液的各种原材料及其配比应符合要求，原材料应混合均匀，配制过程应对 pH、电导率、离子浓度等关键参数进行有效控制。主要包括以下内容：

1. 主要生产工艺介绍，可以图表方式表示。

2. 反应原理介绍。

3. 基因位点选择、方法学特性介绍。

4. 确定最佳 PCR 反应体系的研究资料，包括酶浓度、引物/探针浓度、dNTP 浓度、阳离子浓度等。

5. 确定 PCR 反应各阶段温度、时间及循环数的研究资料。如反应体系相同，多个突变基因在相同反应条件下核酸扩增效率是否存在差别。

6. 对于基线阈值（threshold）和阈值循环数（Ct）确定的研究资料。应明确相同反应条件下，多个基因类型 Ct 是否相同。

7. 不同适用机型的反应条件如果有差异应分别详述。

8. 如申报产品包含核酸分离/纯化试剂，应提交对核酸分离/纯化过程进行工艺优化的研究资料。

（四）分析性能评估资料

分析性能评估是反映产品主要原材料选择、生产工艺及反应体系等多方面因素设置是否合理的客观评价指标。检测试剂性能的研究方案应结合产品的反应原理、临床用途、使用条件等综合因素进行设计。性能研究应涵盖产品研制阶段对试剂盒进行的所有性能验证的研究资料，包括具体研究方法、内控标准、实验数据、统计分析等详细资料。

1. 病理组织学样本类型评价要求

1.1 最低检测限

病理组织学样本类型最低检测限研究应包括扩增反应终体系中的突变序列百分率和申报产品反应体系中总核酸浓度两个因素。

对于常见突变基因类型建议采用 EGFR 突变型的非小细胞肺癌（NSCLC）福尔马林固定石蜡包埋组织（FFPE）和 EGFR 野生型的 NSCLC FFPE 样本或细胞系制备 DNA 存储液，对于罕见突变基因类型，建议采用 DNA 储备液、细胞系或质粒与 EGFR 野生型 NSCLC FFPE 样本制备 DNA 存储液。

EGFR 突变基因类型不同比例混合应注意的事项：每种突变基因类型样本储存液按照不同突变序列所占比例进行混合，结合 PCR 方法检测灵敏度及病理组织学样本类型，此处主要针对 EGFR 突变基因类型低比例情况进行配比，如从 10% 或 8% 起始按不同比例混合。至少应包括目标检测限和检测限上下至少各 2 个梯度比例范围的研究资料，对于按不同比例混合后的不同样本，建议采用数字化 PCR 或高通量测序法等方法检测不同样本的实际混合比例，并以实际混合比例作为 EGFR 突变基因的最低检测限进行后续研究。同时，在 EGFR 突变基因不同比例研究过程中应设置 EGFR 野生型样本作为空白对照。

确定反应体系总样本加样量以及反应体系中需要的 DNA 总量，申请人需说明每微升的 DNA 加样量和总 DNA 浓度确定方法。在进行混合稀释时，使用的 FFPE 样本应与原混合配置样本类型相同。建议申请人设计一个显著高于反应体系最高 DNA 加样量的 DNA 存储浓度。在实际的 EGFR 不同突变比例下，进行不同梯度 DNA 浓度的检测，不同 DNA 浓度各检测至少 3 次，不同梯度 DNA 浓度范围应涵盖申报产品反应体系中设定的最高 DNA 浓度和最低 DNA 浓度。待确定组织中最低检测限后，在组织样本最低检测限水平附近再额外检测部分接近最低检测限的样本，确认最低检测限 DNA 浓度。

1.1.1 如申报产品适用不同的核酸提取方法，每种核酸提取方法应配套检测试剂进行各突变基因类型最低检测限验证。

1.1.2 如申报产品适用不同适用机型，每种适用机型应配套检测试剂进行各突变基因类型最低检测限验证。

1.1.3 病理组织切片的提取方法应与说明书一致，如申报产品适用于多种病理组织切片制作方法，最低检测限应对每种病理组织切片制作方法进行验证。

1.2 分析特异性

1.2.1 交叉反应

该类产品主要与肺部肿瘤存在较强关联性，申请人在设计交叉反应研究时应将此点纳入考虑。

1.2.1.1 申请人应考虑与靶序列的核酸序列相近或具有同源性、易引起交叉反应的野生型或其他突变类型序列的交叉反应。建议交叉反应验证考虑以下因素：EGFR 基因不同序列；HER 家族不同基因；不同浓度的野生型人 DNA 样本、非人类基因组基因、肺部相关感染微生物等。

1.2.1.2 对于可能产生交叉反应的病原体，需在有临床意义相关浓度下进行检测，细菌浓度水平建议至少 10^6 cfu/ml，病毒浓度水平建议至少 10^5 pfu/ml。需明确进行交叉反应的病原体类型及滴度。人野生型 DNA 至少包含 100ng/μl 野生型核酸样本，应提供所有用于交叉反应验证的突变或野生型序列来源、序列确认和浓度选择等试验资料。

1.2.2 干扰物质

1.2.2.1 申请人应根据试剂盒所采用的样本类型确定潜在的干扰物质，如：常见治疗药物，病理组织处理过程及样本穿刺过程的缓冲液、处理液等。

1.2.2.2 用于干扰试验的样本，建议选择医学相关水平的干扰物质浓度，至少对 EGFR 突变基因弱阳性样本进行验证。

1.2.3 有关分析特异性的信息应在产品说明书的【产品性能指标】项中有所体现。

1.3 精密度

申请人应对每项精密度指标的评价标准做出合理要求。具体实验方法可以参考国际或国内有关体外诊断产品性能评估的文件进行。针对本类产品的精密度评价主要包括以下要求：

1.3.1 对可能影响检测精密度的主要变量进行验证，除申报试剂（包括核酸分离/纯化组分）本身的影响外，还应对 PCR 分析仪、操作者、地点等要素进行相关的验证。

1.3.2 合理的精密度评价周期，对批内/批间、日内/日间以及不同操作者之间的精密度进行综合评价。如有条件，申请人应选择不同的实验室进行重复实验以对室间精密度进行评价。

1.3.3 用于精密度评价的样本应考虑部分 EGFR 常见突变基因类型的临床样本、阳性精密度参考品、阴性精密度参考品等。

1.4 阳性/阴性参考品符合率

各水平、各突变位点的阳性参考品均应按要求检出阳性，考虑到浓度梯度的不同，应对各水平阳性参考品设置相应 Ct 值的限制；阴性参考品在各个引物探针组合的检测条件下均应检出为阴性；如有野生型参考品的设置，在其相应的引物探针组合下检测应为阳性。

1.5　样本的稳定性

1.5.1　样本提取前核酸序列的稳定性

对于经福尔马林固定石蜡包埋组织切片样本，申请人应对组织样本保存温度，保存年限进行限定。建议明确组织切片样本的规范采集标准，验证不同时间段保存的组织样本对检测结果的影响。

对于新鲜冰冻切片样本，应限定新鲜冰冻切片样本检测时限，明确新鲜冰冻切片的切片要求。

1.5.2　样本核酸提取评价要求

申请人需设置评价方案（如：对同一 NSCLC FFPE 组织样本中段部分平行切去 10 份切片样本等）和评价指标，评价样本核酸提取过程的重复性。

样本核酸的分离/纯化主要有以下目的：富集靶核酸浓度、保证靶核酸序列的完整性、增加 PCR 模板溶液均一性、去除 PCR 抑制物，样本核酸分离/纯化是决定后续核酸扩增过程成败的要素之一。石蜡包埋组织样本在福尔马林固定过程中，会使样品中的核酸与核酸之间、核酸与蛋白之间发生交联。由于不同组织的蛋白种类和含量存在差异，不同组织核酸提取试剂的效率可能也有所不同。因此，无论申报产品是否含有核酸分离/纯化的组分，申请人都应对核酸分离/纯化环节做充分的验证。除最大量分离出目的核酸外，还应有相应的纯化步骤，尽可能去除 PCR 抑制物。常见的核酸分离纯化方法均有其优势和不足，申请人应结合申报产品的特性，合理选择核酸分离/纯化试剂，并提供详细的验证资料。

1.5.3　样本提取后核酸序列的稳定性

应检测核酸的含量，设置反应体系需要的核酸含量上限和下限。如反应体系中起始 DNA 浓度过高，可能导致反应体系发生非特异性扩增，产生假阳性结果。如反应体系中起始 DNA 浓度过低，可能导致反应体系无靶序列扩增反应，产生假阴性结果。采用紫外 - 可见分光光度计对 DNA 浓度进行定量，通过 260nm/280nm 处的吸光度比值（OD_{260}/OD_{280}）或其他方法评价其纯度。设置反应体系所需初始 DNA 含量范围，如单位体积 DNA 浓度超过所需浓度上限或下限，应提供相应的改进措施。同时，应对核酸提取物的保存时间，保存温度进行验证。并评价冻融次数、储存条件等对样本提取后核酸序列稳定性的影响。

1.5.4　样本完整性

在样本提取前、提取过程、提取后以及在储存期间，核酸会发生不同程度地降解。为使降解降低到最低程度（提取前或提取后），应避免样品的多次冷冻/融化。必要时，申请人应评价提取前、提取后的冻融次数、储存条件等因素。在长时间储存后，应在使用前评价核酸的完整性。比较检测结果与储存前检测结果的一致性，如采用琼脂糖凝胶电泳或者内参基因 PCR 检测等方法。

2.　外周血类型评价要求

2.1　最低检测限

EGFR 在外周血中含量较低且片段较短，易于降解。在评价该部分最低检测限时，建议将拟定量的 DNA 储备液、细胞系或 EGFR 突变扩增产物放入确定体积的血浆中，然后逐步稀释，每个稀释浓度重复检测 3 次，待确定外周血中最低检测限后，在外周血最低检测限水平附近再额外检测部分接近最低检测限的样本，确认最低检测限 DNA 浓度。申请人可设置一个基础浓度范围，如从 50pg/L 浓度进行稀释，至少包括目标检测限和检测限上下至少各 2 个梯度比例范围的研究资料，应对本试剂可检测的所有基因型别按照上述方法验证最低检测限。申请人同时需说明总DNA 浓度的确定方法。

2.1.1　如申报产品适用不同的核酸提取方法，每种核酸提取方法应配套检测试剂进行各突变基因类型最低检测限验证。

2.1.2　如申报产品适用不同适用机型，每种适用机型应配套检测试剂进行各突变基因类型最低检测限验证。

2.1.3　如申报产品适用不同外周血采血管、采集方法或保存方法，每种外周血采集方法或保存方法应配套检测试剂进行各突变基因类型最低检测限验证。

2.2　分析特异性

2.2.1　交叉反应

该类产品主要与肺部肿瘤存在较强关联性，申请人在设计交叉反应研究时应将此点纳入考虑。

2.2.1.1　申请人应考虑与靶序列的核酸序列相近或具有同源性、易引起交叉反应的野生型或其他突变类型序列的交叉反应。建议交叉反应验证考虑以下因素：EGFR 基因不同序列；HER 家族不同基因等；不同浓度的野生型人 DNA样本、非人类基因组基因等。

2.2.1.2　对于可能产生交叉反应的病原体，需在有临床意义相关浓度下进行检测，细菌浓度水平建议至少 10^6 cfu/ml，病毒浓度水平建议至少 10^5 pfu/ml。需明确进行交叉反应的病原体类型及滴度。人野生型 DNA 至少包含 100ng/μl 野生型核酸样本，应提供所有用于交叉反应验证的突变或野生型序列来源、序列确认和浓度选择等试验资料。

2.2.2　干扰物质

2.2.2.1　申请人应根据试剂盒所采用的样本类型，确定潜在的干扰物质，如：外周血中干扰成分、人类 DNA、样本采集管及保存管中活性成分、常见治疗药物等。

2.2.2.2　用于干扰试验的样本，建议选择医学相关水平的干扰物质浓度，至少对 EGFR 突变基因弱阳性样本进行验证。

2.2.3　有关分析特异性的信息应在产品说明书的【产品性能指标】项中有所体现。

2.3　精密度

申请人应对每项精密度指标的评价标准做出合理要求。具体实验方法可以参考国际或国内有关体外诊断产品性能评估的文件进行。针对本类产品的精密度评价主要包括以下要求：

2.3.1 对可能影响检测精密度的主要变量进行验证，除申报试剂（包括核酸分离/纯化组分）本身的影响外，还应对 PCR 分析仪、操作者、地点等要素进行相关的验证。

2.3.2 合理的精密度评价周期，对批内/批间、日内/日间以及不同操作者之间的精密度进行综合评价。如有条件，申请人应选择不同的实验室进行重复实验以对室间精密度进行评价。

2.3.3 用于精密度评价的样本应考虑血浆基质的部分 EGFR 常见突变基因类型的样本、阳性精密度参考品、阴性精密度参考品等。

2.4 阳性/阴性参考品符合率

各水平、各突变位点的阳性参考品均应按要求检出阳性，考虑到浓度梯度的不同，应对各水平阳性参考品设置相应 Ct 值的限制；阴性参考品在各个引物探针组合的检测条件下均应检出为阴性；在其相应的引物探针组合下检测应为阳性。

2.5 样本的稳定性

2.5.1 样本提取前核酸序列的稳定性

外周血采集后，应对外周血存放条件、存放时限及温度设置等进行验证，包括采用抗核酸降解或防细胞裂解采血管的要求。采样所用的防腐剂、抗凝剂、保护剂及相关试剂材料不应对核酸扩增及检测过程造成干扰。申请人还需对抗凝剂、防腐剂、保护剂等成分进行验证。

对于外周血样本，因晚期肺癌患者外周血样本中 EGFR 含量相对较少，基因片段较短，半衰期短。建议明确最少的外周血提取总量，必要时可以增加外周血提取总量，从而增大外周血中 EGFR 基因片段被提取的概率。同时，在核酸提取过程中应尽量减少核酸损耗和降解。申请人应对外周血样本保存时间及温度，离心参数设置等进行验证。

外周血样本除满足上述要求外，还应注意全血中血浆和血清中均能分离出循环游离 DNA（cfDNA, cell free DNA），但通过和同源性的血清样本比较，血浆中 cfDNA 有更高的检出率。血浆 cfDNA 通常片段较短，且在血液中浓度非常低。抽血后延迟血浆分离会导致血细胞裂解，释放出基因组 DNA（gDNA）至血浆中，大量增加的 gDNA 会稀释肿瘤来源的 cfDNA，使得突变难以检出。因此在标本的采集、运输及储存过程中，防止游离 DNA 的降解是首要考虑的因素。其次，也应防止血液中白细胞的裂解，避免因野生型 DNA 的增加导致 cfDNA 中的 EGFR 突变基因无法检测。

因 cfDNA 含量低，为提高 EGFR 突变基因检出率，在临床允许的情况下推荐增加血浆用量，为采集到最佳血浆标本用于后续提取游离 DNA 进行 EGFR 突变基因检测，推荐在采血管中加入保护剂，如：游离 DNA 保护剂及防细胞裂解保护剂等。全血采集后建议尽快离心，分离出不含细胞成分的血浆。

2.5.2 核酸提取评价要求

样本核酸的分离/纯化主要有以下目的：富集靶核酸浓度、保证靶核酸序列的完整性、增加 PCR 模板溶液均一性、去除 PCR 抑制物。样本核酸分离/纯化是决定后续核酸扩增过程成败的要素之一。一般而言，相对于单一靶序列的检测，多基因序列检测对样本核酸的浓度和质量更为敏感，核酸提取步骤对于成功获得结果至关重要。应确保具有满足检测反应体系数量和质量的核酸用于检测。不同提取方法产出的核酸的浓度和质量不同（如：分子量、纯度、单链/双链、pH 值变化）。如有多种不同的提取方法和样品基质被推荐用于检测，应确保同一反应体系中不同基因片段和对照品的提取效率相近。因此，无论申报产品是否含有核酸分离/纯化的组分，申请人都应对核酸分离/纯化环节做充分的验证。除最大量分离出目的核酸外，还应有相应的纯化步骤，尽可能去除 PCR 抑制物。常见的核酸分离纯化均有其优势和不足，申请人应结合申报产品的特性，合理选择核酸分离/纯化试剂，并提供详细的验证资料。

2.5.3 样本提取后核酸序列的稳定性

应检测核酸的含量，设置反应体系所需初始 DNA 含量范围，如单位体积 DNA 浓度低于所需浓度，应提供相应的改进措施。通过荧光染料法或其他方法评价其纯度。同时，应对核酸提取物的保存时间和保存温度进行验证。

2.5.4 样本完整性

在样本提取前、提取过程、提取后以及在储存期间，核酸会发生不同程度地降解。为使降解降低到最低程度（提取前或提取后），应避免样品的多次冷冻/融化。必要时，申请人应评价提取前、提取后冻融次数、储存条件等因素。在长时间储存后，应在使用前评价核酸的完整性。比较检测结果与储存前检测结果的一致性，如采用琼脂糖凝胶电泳或者内参基因 PCR 检测等方法。

（五）阳性判断值确定资料

在设定申报试剂检测结果 cut-off 值确定依据时，应包括 cut-off 值研究方案、设定评价标准、研究过程以及研究原始数据等。方案应考虑不同影响检测结果的因素，如人群流行病学信息、疾病类型等。应列举 cut-off 值计算过程中采用的所有统计学方法。如果试剂存在灰区，应解释说明如何确定灰区范围。明确临界值在不同的样本类型是否有差异。应在独立样本人群中对研究拟确定的 cut-off 值进行充分验证。

（六）稳定性研究资料

稳定性研究资料主要涉及申报试剂的稳定性。主要包括效期稳定性（有效期）、开瓶稳定性、复溶稳定性、机载稳定性（如适用）、运输稳定性及冻融次数限制等研究，申请人可根据实际需要选择合理的稳定性研究方案。稳定性研究资料应包括研究方法的确定依据、具体的实施方案、详细的研究数据以及结论。对于效期稳定性研究，应提供至少三批样品在实际储存条件下保存至成品有效期后的研究资料。

（七）临床评价资料

申请人应在符合要求的临床机构，在满足临床试验最低样本量要求的前提下，根据产品临床预期用途、相关疾病的流行率和统计学要求，制定能够证明其临床性能的临床试验方案，同时最大限度地控制试验误差，提高试验质量并对试验结果进行科学合理的分析。

1. 临床试验方案

临床试验实施前，研究人员应从流行病学、统计学、临床医学、检验医学等多方面考虑，设计科学合理的临床研究方案。各临床研究机构的方案设置应基本一致，且保证在整个临床试验过程中遵循预定的方案实施，不可随意改动。整个试验过程应在临床研究机构的实验室内并由本实验室的技术人员操作完成，申报机构的技术人员除进行必要的技术指导外，不得随意干涉实验进程，尤其是数据收集过程。

方案中临床样本信息应明确以下信息：采集时间要求、标本类型要求、采样质量的要求，该类要求应与产品说明书中规定的要求一致，如产品说明书中未列明，应在临床方案中进行列明。

试验方案中应确定严格的病例纳入/排除标准，任何已经入选的病例在被排除出临床研究时都应记录在案并明确说明原因。在试验操作过程中和判定试验结果时应采用盲法以保证试验结果的客观性。各研究机构选用的参比试剂应完全一致，以便进行合理的统计学分析。临床方案中还应明确复核试剂及方法。另外，考核试剂适用的样本类型、可检测的突变基因类型不应超越参比试剂的相应检测范围，若此种情况发生，则应选择其他合理参比方法对额外的样本类型和突变基因类型进行验证。

2. 临床试验必须符合赫尔辛基宣言的伦理学准则，必须获得临床试验机构伦理委员会的同意。研究者应考虑临床试验用样本的获得或试验结果对受试者的风险性，应提交伦理委员会的审查意见及受试者的知情同意书。对于例外情况，如客观上不可能获得受试者的知情同意或该临床试验对受试者几乎没有风险，可经伦理委员会审查和批准后免于受试者的知情同意。

3. 临床研究机构的选择

建议申请人在选择临床机构时，应在国内不同区域选择临床机构，尽量使各机构的临床样本有一定的区域代表性；临床研究机构进行 EGFR 突变基因检测应建立 PCR 标准实验室，并建立实验室质量管理体系以确保检测结果的准确性。PCR 实验室技术人员应接受过 PCR 上岗培训，且技能熟练。操作人员必须是接受过良好培训的技术人员，实验操作人员应有足够的时间熟悉检测系统的各环节（仪器、试剂、质控及操作程序等），熟悉评价方案。在整个实验中，考核试剂和参比方法都应处于有效的质量控制下，最大限度保证试验数据的准确性及可重复性。

4. 考核试剂适用样本类型设置要求

科学研究表明，NSCLC 病理组织样本与外周血样本 EGFR 突变基因阳性检出率存在差异，且在 EGFR-TKIs 药物临床研究中两类样本类型的 EGFR-TKIs 药效学评价方式也存在差异。因此，本部分对病理组织样本类型临床研究要求与外周血样本类型临床研究要求分别进行说明，其中病理组织样本总临床样本例数不少于 1000 例，包含 4.1 项中一致性评价临床例数要求与 5 项中 EGFR 突变基因个体化治疗相关临床例数要求。外周血样本总临床样本例数不少于 1000 例，包含 4.2 项中一致性评价临床例数要求与 5 项中 EGFR 突变基因个体化治疗相关临床例数要求。

4.1 NSCLC 病理组织样本类型具体要求

4.1.1 对比方法选择

4.1.1.1 如申报试剂已有同类上市产品，其临床研究可以选择已批准上市、临床普遍认为质量较好的同类产品作为对比试剂，同时应充分了解产品方法学、临床预期用途、主要性能指标、阳性判断值、突变基因位点选择等，以便对试验结果进行科学分析。采用拟申报产品（以下称考核试剂）与之进行对比试验研究，至少证明本品与已上市产品等效。对比已上市同类试剂应具有相同的突变位点且对比试剂检测结果应可以区分每个突变型别，以确保考核试剂与对比试剂具有明确可比性。

4.1.1.2 如选择核酸序列测定方法作为此类试剂临床试验研究的对比方法，验证考核试剂检测结果与核酸序列测定（测序）结果之间的一致性情况，临床研究报告中应对选用的测序方法作详细介绍。

申请人应提供以下关于测序部分的详细试验资料，并经临床试验机构签章确认。

4.1.1.2.1 测序方法原理、测序仪型号、测序试剂及消耗品的相关信息。

4.1.1.2.2 测序方法所用引物相关信息，如基因区段选择、分子量、纯度、功能性实验等资料。引物设计应能区分所有基因型但需避开考核试剂扩增的靶核酸区段。

4.1.1.2.3 应对所选测序方法的分析性能进行合理验证，尤其是最低检测限的确认，建议将所选测序方法与申报试剂的相关性能进行适当比对分析。

4.1.1.2.4 测序方法应建立合理的阳性质控品和阴性质控品对临床样本的检测结果进行质量控制。

4.1.1.2.5 应选择有代表性的样本测序图谱及结果分析资料。

4.1.2 病例选择

临床试验应以非小细胞肺癌肿瘤患者为主要研究对象，其中应涵盖考核试剂所声称的所有基因型且每种突变型别应有一定量的阳性病例。对于阴性病例的选择，也应考虑到交叉反应验证的需要，从临床角度考察其分析特异性。若产品适用于多种样本类型，则应对所有样本类型均进行临床验证。具体要求如下：

4.1.2.1 临床样本类型以肺腺癌为主，还应包括一定数量的其他类型肺癌及肺部肿瘤初治/复发人群等。

4.1.2.2 如申报试剂样本类型适用于冰冻新鲜样本，应完成不少于 200 例冰冻新鲜样本。

4.2 外周血样本类型具体要求

4.2.1 对比方法学选择

4.2.1.1 如申报试剂已有同类上市产品，其临床研究可以选择已批准上市、临床普遍认为质量较好的同类产品作为对比试剂，同时应充分了解产品方法学、临床预期用途、主要性能指标、阳性判断值、突变基因位点选择等，以便对试验结果进行科学分析。采用考核试剂与之进行对比试验研究，证明本品与已上市产品等效。对比已上市同类试剂应具有相同的突变位点且对比试剂检测结果应可以区分不同突变型别，以确保考核试剂与对比试剂具有明确可比性。

4.2.1.2 如选择核酸序列测定方法作为此类试剂临床试验研究的对比方法，验证考核试剂检测结果与核酸序列测定（测序）结果之间的一致性情况，临床研究报告中应对选用的测序方法作详细介绍。

4.2.1.3 因外周血中 EGFR 突变基因片段较短、含量较低，在外周血检测 EGFR 突变基因片段中可选择高通量核酸序列测定方法或其他灵敏度较高的检测方法作为此类试剂临床试验研究的对比方法，验证考核试剂检测结果与核酸序列测定（测序）结果之间的一致性情况，临床研究报告中应对选用的测序方法作详细介绍。

申请人应提供以下关于测序部分的详细试验资料，并经临床试验机构签章确认。

4.2.1.3.1 测序方法原理、测序仪型号、测序试剂及消耗品的相关信息。

4.2.1.3.2 测序文库构建组分的主要组成、原理介绍。

4.2.1.3.3 数据库（参考序列）类型、数据库的溯源信息、完整性等信息。

4.2.1.3.4 生物信息学分析软件、数据存储中心、异常情况处置方案等信息。

4.2.1.3.5 测序方法所用引物、探针、接头、连接酶、聚合酶、逆转录酶及限制性内切酶相关信息，如序列选择、分子量、纯度、保存稳定性、功能性实验及所有酶的酶活性等资料。引物设计应能区分所有基因型但需避开考核试剂扩增的靶核酸区段。

4.2.1.3.6 应对所选测序方法的分析性能进行合理验证，尤其是最低检测限的确认，建议将所选测序方法与申报试剂的相关性能进行适当比对分析。

4.2.1.3.7 测序方法应建立合理的阳性质控品和阴性质控品对临床样本的检测结果进行质量控制。

4.2.1.3.8 应选择有代表性的样本测序数据和注释文件资料。

4.2.2 病例选择

临床试验应以非小细胞肺癌肿瘤患者为主要研究对象，其中应涵盖考核试剂所声称的所有基因型且每种突变型别均应有一定量的阳性病例。对于阴性病例的选择，也应考虑到交叉反应验证的需要，从临床角度考察其分析特异性。具体要求如下：

4.2.2.1 临床样本类型以肺腺癌为主，还应包括一定数量的其他类型肺癌及肺部肿瘤初治/复发人群等。

4.2.2.2 临床样本类型比对方式

应包括至少 200 例肿瘤患者同源性外周血样本和组织学样本对比临床研究资料。

4.2.2.3 如考核试剂检测系统适用不同类型外周血保存方法，建议每种外周血保存方法应配合申报检测系统，完成不少于 200 例同源性临床对比研究。

5. EGFR 突变基因个体化治疗相关临床研究要求

依据 EGFR – TKI 靶向治疗临床需求，申请人除在完成与同类产品一致性临床研究外，还需提供 EGFR 突变基因检测试剂盒与相关肿瘤药物关联临床研究资料，表明考核试剂与特定肿瘤药物伴随使用可以使患者临床获益的客观证据。主要考虑以下几种情况：

5.1 考核试剂应满足临床需求，申请人可采用基于特定药物研究观察终点的前瞻性队列或回顾性队列临床研究，或其他临床研究方法。采用其他临床研究方法时，临床研究方案应考虑包括该产品预期目标人群，如经过特定肿瘤药物治疗的患者人群。同时，为保证其他临床研究效能，应考虑选用已联合特定肿瘤药物临床研究的体外诊断试剂作为全部或部分考核试剂检测结果的对比方法。

随着肿瘤个体化药物研究持续深入，基于肿瘤患者直接临床获益证据，EGFR 部分突变基因位点（如耐药突变基因位点）可能被赋予新的临床意义。申请人可采用基于新上市药物研究观察终点的前瞻性队列或回顾性队列临床研究，或其他临床研究方法。采用其他临床研究方法时，临床研究方案应考虑包括该产品预期目标人群，如经过新上市肿瘤药物治疗的患者人群。同时，为保证其他临床研究效能，应考虑选用已联合新上市肿瘤药物临床研究的体外诊断试剂作为全部或部分考核试剂检测结果的对比方法。

5.2 考核试剂部分突变基因类型在中国境内若属于首次申报，因 EGFR 突变基因在不同种族人群易感性不同，申请人应考虑 EGFR 突变基因可能在不同人群中的差异。在注册申报时，应提供突变类别在中国人群中的突变比例等临床评价资料。

5.3 EGFR 突变基因个体化治疗相关临床研究的临床样本量受研究疾病、研究目的和研究终点的影响。样本量大小的估计应根据治疗作用大小的预期、变异程度的预估、统计分析方法等来确定。EGFR 突变基因个体化治疗相关临床研究要求中样本量统计方法如与（七）临床评价资料其他部分临床样本量统计方法存在区别，申请人需合理选择该项样本量的计算方法。

因与 EGFR 突变基因检测试剂盒联合使用的不同药物临床研究疗效存在差异，该部分 EGFR 突变基因检测试剂临床评价指标设置需主要依据药物临床部分评价指标进行联合设置。应明确抗肿瘤药物临床试验终点。如：总生存期（overall survival，OS）、基于肿瘤测量的终点如无病生存期（DFS）、客观缓解率（ORR）、疾病进展时间（TTP）、无进展生存期（PFS）和治疗失败时间（TTF）等，或基于症状评价的终点等。在该部分研究中，申请人应提交患者相关临床诊疗信息如治疗前/后的肿瘤生物学标志物、CT 或 PET－CT 等影像检查结果，并汇总分析相关药物治疗非小细胞肺癌患者前后的临床效果。

5.4 考核试剂适用样本类型如包括组织学样本或/和外周血样本。组织学样本与外周血样本需分别进行相关临床研究，依据考核试剂不同样本类型预期用途，该部分临床试验要求原则可参照 5.1 项要求执行。

6. 统计学分析

在采用对比实验进行一致性研究时，临床试验结果的统计应选择合适的统计方法，如检测结果一致性分析、阴性/阳性符合率、阳性预测值、阴性预测值、kappa 检验等，统计分析应可以证明不同方法的检测结果有无明显统计学差异。在临床研究方案中应明确统计检验假设，设置 a 值及 P 值假设条件，即评价考核试剂与参比试剂是否等效的标准。

建议采用四格表对考核试剂和对比方法学统计分析。统计每个突变类别阳性符合率和在所有阳性病例中所占比例。对本次临床研究中人群基本特征进行分析，例如：年龄，性别，疾病类型等建议进行统计分析，如表 1。

表 1 人群基本特征统计表

因素	所占总数比例	考核试剂	对比方法
性别			
年龄			
疾病类型			
癌症分期			

7. 临床试验总结报告撰写

根据《体外诊断试剂临床试验技术指导原则》（国家食品药品监督管理总局通告 2014 年第 16 号）的要求，临床试验报告应该对试验的整体设计及各个关键点给予清晰、完整的阐述，应该对整个临床试验实施过程、结果分析、结论等进行条理分明的描述，并应包括必要的基础数据和统计分析方法。建议在临床总结报告中对以下内容进行详述。

7.1 临床试验总体设计及方案描述

7.1.1 临床试验的整体管理情况、临床研究机构选择、临床主要研究人员简介等基本情况介绍。

7.1.2 病例纳入/排除标准、不同年龄段人群的预期选择例数及标准。

7.1.3 样本类型，样本的收集、处理及保存等。

7.1.4 统计学方法、统计软件、评价统计结果的标准。

7.2 具体的临床试验情况

7.2.1 临床研究所用产品的名称、批号、有效期及所用机型等信息，以及对比试验产品的注册情况。

7.2.2 对各研究机构的病例数、年龄分布情况进行综合分析，建议以列表或图示方式给出具体例数及百分比。

7.2.3 质量控制，试验人员培训、仪器日常维护、质控品运行情况，对检测精密度、质控品测量值的抽查结果评估。

7.2.4 具体试验过程，样本检测、数据收集、样本保

存、结果不一致样本的校验等。

7.3 统计学分析

7.3.1 数据预处理、差异数据的重新检测或第三方验证是否纳入最终数据统计、对异常值或缺失值的处理、研究过程是否涉及对方案的修改等。

7.3.2 不同方法学之间不同突变基因型别的阳性符合率、阴性符合率、总体符合率。

7.3.3 统计分析应可以证明不同方法的检测结果有无明显统计学差异。在临床研究方案中应明确统计检验假设，设置 a 值及 P 值假设条件，即评价考核试剂与参比试剂是否等效的标准。

对不同样本类型以及不同年龄段人群的检测结果可能存在一定差异，故建议对不同样本类型及不同年龄段人群分别进行统计分析，以对考核试剂的临床性能进行综合分析。

7.4 讨论和结论

对总体结果进行总结性描述并简要分析试验结果，对本次临床研究有无特别说明，最后得出临床试验结论。

（八）产品技术要求

应符合《医疗器械产品技术要求编写指导原则》（国家食品药品监督管理总局通告 2014 年第 9 号）要求，明确产品各项性能评价要求以及试验方法，将申报产品的主要原材料、生产工艺及半成品检定等内容作为附录附于产品技术要求正文后。附录中应将待测靶基因的基因位点，引物/探针设计及来源，参考品设置、来源及验证情况，各种酶的来源、特性及验证等重点内容予以明确。

1. 病理组织样本类型

EGFR 突变基因检测试剂的产品技术要求应主要包括以下性能指标：物理性状、试剂盒内阴/阳性对照品（质控品）的 Ct 值要求（包括内标）、阴/阳性参考品符合率、精密度、最低检测限等。

2. 外周血样本类型

EGFR 突变基因检测试剂的产品技术要求应主要包括以下性能指标：试剂盒内阴/阳性对照品（质控品）的 Ct 值要求（包括内标）、阴/阳性参考品符合率、精密度、最低检测限等。

如果申报试剂有相应的国家/行业标准发布，则企业标准的产品技术要求不得低于国家/行业标准的要求。

（九）产品注册检验报告

根据《体外诊断试剂注册管理办法》（国家食品药品监督管理总局令第 5 号）的要求，首次申请注册的第三类体外诊断试剂产品应在具有相应医疗器械检验资质和承检范围的医疗器械检验机构进行连续 3 个生产批次样品的注册检验。对于已经有国家标准品的检验项目，在注册检验时应采用相应的国家标准品进行，对于目前尚无国家标准品的项目，生产企业应建立自己的参考品体系并提供相应的内部参考品。

（十）产品说明书

说明书承载了产品预期用途、标本采集及处理、检验方法、检验结果解释以及注意事项等重要信息，是指导实验室工作人员正确操作、临床医生针对检验结果给出合理医学解释的重要依据。产品说明书的撰写应符合《体外诊断试剂说明书编写指导原则》（国家食品药品监督管理总局通告2014年第17号）要求，进口体外诊断试剂的中文说明书除格式要求外，其内容应尽量保持与原文说明书的一致性，翻译力求准确且符合中文表达习惯。产品说明书中相关技术内容均应与申请人提交的注册申报资料中的相关研究结果保持一致。如产品说明书中部分内容引用自参考文献，则应以规范格式对此内容进行标注，并列明所有引用文献信息。

结合《体外诊断试剂说明书编写指导原则》的要求，下面对EGFR突变基因检测试剂说明书的重点内容进行详细说明，以指导注册申请人更合理地完成说明书编制。

1.【预期用途】

1.1 本产品用于体外定性检测人非小细胞肺癌（NSCLC）中肿瘤病理组织或外周血或其他体液样本的EGFR突变基因。

1.2 建议列表表述EGFR多个突变基因型别，列明不同外显子中突变基因的排列顺序。至少明确产品外显子、突变位点、cosmic ID、突变位点临床意义及EGFR基因信息所使用的数据库。

1.3 EGFR突变基因检测的目标人群：推荐病理诊断为转移性或进展期肺腺癌、含有腺癌成分、具有腺癌分化或不能分型的NSCLC患者；不吸烟或活检标本较小或混合组织学形态的鳞癌患者；有必要进行分子检测的鳞癌患者。因肺癌个体化诊疗发展和研究不断深入，该目标人群可能随着个体化药物和试剂发展研究而发生微调，建议申请人参照最新肺癌研究指南或专家共识。

1.4 申报试剂应伴随特定肿瘤治疗药物联合进行临床试验研究，并证明两者伴随使用具有显著的临床治疗意义，说明书中需明确具体药物通用名称，并简要介绍相关的临床患者受益情况。

1.5 因研究显示，大部分（并非全部）晚期NSCLC患者的血液中存在cfDNA。但血液游离DNA片段通常较短，在晚期癌症患者血液中浓度极低。外周血样本人群，需限定为晚期NSCLC患者，且作为不易获取NSCLC组织样本时的补充手段。如可以获得病理组织时，建议以病理组织提取结果优先考虑。如外周血检测EGFR检测结果怀疑为假阴性时，建议尽量采集该患者肿瘤组织样本进行检测。

1.6 应介绍相关的临床背景，包括相关适用人群特征、肿瘤的组织类型、适用的样本类型、待测靶基因序列的特征及选择依据、靶基因及其表达蛋白在恶性肿瘤发生、发展过程中可能起到的作用、相关药物或其他治疗技术及其作用机理、与待测突变位点可能存在的关系等。

1.7 明确说明该试剂盒仅用于对特定肿瘤患者靶基因序列的检测，其检测结果仅供临床参考，不应作为患者个体化治疗的唯一依据，临床医生应结合患者病情、药物适应证、治疗反应及其他实验室检测指标等因素对检测结果进行综合判断。

2.【检验原理】

2.1 对试剂盒检测能够覆盖的所有突变位点或突变类型进行详细描述（靶序列长度、基因座位、突变类型及相关特征等），对引物及探针设计、不同样品反应管组合、对照品设置及荧光信号检测原理等进行逐项介绍。

2.2 详细介绍核酸分离/纯化方法、原理等。

2.3 对试剂盒技术原理进行详细介绍，建议结合适当图示进行说明。如添加了相关的防污染组分（如尿嘧啶DNA糖基化酶，即UDG/UNG等），也应对其作用机理作适当介绍。

3.【主要组成成分】

3.1 详细说明试剂盒内各组分的名称、数量、内容物、比例或浓度等信息，阴性/阳性对照品（或质控品）可能含有生物源性物质的组分，应说明其生物学来源、活性及其他特性；说明不同批号试剂盒中各组分是否可以互换。

3.2 明确试剂盒中不包含但对该项检测必须的组分，如注明经验证后推荐配合使用的采血管和核酸分离/纯化试剂盒的生产企业、产品名称以及该产品的医疗器械注册证号/备案号（如有）等详细信息。如包含新鲜冰冻样本，应明确穿刺工具、标本处理试剂等信息。

4.【储存条件及有效期】

介绍试剂盒的效期稳定性、开瓶稳定性、复溶稳定性、运输稳定性、机载稳定性（如适用）、冻融次数要求等。

5.【适用仪器】

列明所有适用的仪器型号，并提供与仪器有关的重要信息以指导用户操作。

6.【样本要求】

EGFR突变基因检测样本一般采用肿瘤部位手术切除样本、活检组织及细胞学样本。临床取材方法主要包括手术、纤维支气管镜下活检、经皮肺穿刺活检、胸水/胸腔镜/淋巴结穿刺活检、支气管内超声引导细针穿刺活检等。无法获取足够肿瘤组织及细胞学样本的晚期肺腺癌患者，可用血液样本进行EGFR突变基因检测。原发灶或转移灶均适合检测。

6.1 对组织学样本类型作详细介绍，明确组织样本采集标准依据。用于肿瘤组织突变基因检测的标本，在进行分子检测前，须对肿瘤细胞进行评估。如果为转移的肿瘤组织标本，其形态学必须与原发灶的形态学一致。肿瘤细胞所占比例需达到所用扩增检测方法的要求。

6.2 对外周血样本作详细介绍，包括样本来源、采血要求、采集量、保存方式、样本处理方式、采集管要求、防腐剂、抗凝剂、保护剂及相关试剂材料等。

6.3 如申报产品适用样本类型中包括其他体液样本或新鲜组织样本等应详细描述不同样本类型样本采集器具、采集方式、样本处理要求、注意事项等。

6.4 明确样本处理及保存条件：核酸分离/纯化前样本的预处理、保存条件及期限（短期、长期）、运输条件等。

6.5 在核酸分离/纯化过程结束后，应采用适当方法对分离/纯化后的核酸储备液进行质量控制。比如，采用分光光度计法、荧光染料法或其他方法对分离/纯化后的核酸储备液进行浓度、纯度检测，并依据性能验证结果给出用于扩增试验的核酸溶液浓度范围要求。如分离/纯化后的核酸储备液质量（如浓度范围）不符合要求，应重新取材或扩大样本量再进行核酸分离/纯化。

6.6 明确操作过程中各种制备液的稳定性要求，如各类混合液（Mix）、DNA 储备液、反应终体系等（常温/冷藏/冷冻/冻融次数限制等）。

7.【检验方法】详细说明实验操作的各个步骤，包括：

7.1 FFPE 组织样本脱蜡过程，应分别描述封固于载玻片与未封固于载玻片（如有）的脱蜡步骤。

7.2 试剂配制方法、注意事项。

7.3 核酸分离/纯化的条件、步骤及注意事项。对照品（质控品）应参与样本核酸的平行提取（如适用），以对核酸分离/纯化环节进行合理的质量控制。

7.4 扩增反应前准备：各组分加样体积、顺序、相关注意事项等。

7.5 PCR 各阶段的温度、时间设置、循环数设置及相关注意事项。

7.6 仪器及软件设置：特殊参数，待测基因、内标和对照品的荧光通道选择等。

8.【阳性判断值】

阳性判断值的描述包括基线的确定方法和对阈值循环数（Ct）的要求。除 Ct 值要求外，建议结合是否出现典型 S 形曲线对结果进行判断。

9.【检验结果的解释】

结合阳性对照、阴性对照以及样本管中靶基因和内标的检测结果（Ct 值），对所有可能出现的结果组合及相应的解释进行详述。如存在检测灰区，应对灰区结果的处理方式一并详述。

10.【检验方法的局限性】

10.1 本试剂盒的检测结果仅供临床参考，对患者个体化治疗的选择应结合其症状/体征、病史、其他实验室检查及治疗反应等情况综合考虑。

10.2 阴性结果不能完全排除靶基因突变的存在，样本中肿瘤细胞过少、核酸过度降解或扩增反应体系中靶基因浓度低于检测限亦可造成阴性结果。

10.3 肿瘤组织（细胞）可能存在较大异质性，不同部位取样可能会得到不同的检测结果。

10.4 不合理的样本采集、转运及处理，以及不当的试验操作和实验环境均有可能导致假阴性或假阳性结果。

10.5 明确该检测仅限于规定的样本类型及检测系统（包括适用机型、核酸分离/纯化试剂、检测方法等）。

10.6 罕见 EGFR 突变基因检测结果阳性对临床用药的指导，应结合临床个体化用药研究成果综合进行评价。

10.7 本检测试剂不适用 EGFR 拷贝数表达量的检测。

10.8 本检测试剂的检测范围仅包括检测试剂声称的基因突变位点范围，不包括检测试剂盒声明之外的基因突变位点的检测。

11.【产品性能指标】详述以下性能指标：

11.1 病理组织样本类型性能指标

11.1.1 对相应国家参考品（如有）检测的符合情况。

11.1.2 企业内部阳性/阴性参考品符合率，阳性/阴性参考品的组成、来源、浓度梯度设置以及评价标准等信息。

11.1.3 最低检测限：说明在试剂盒规定的检测条件及扩增体系中，试剂盒能够覆盖的所有突变类别的最低检出浓度。重点考虑原始模板中突变基因的百分率和扩增终体系中核酸浓度两个因素对最低检测限的影响，并简单介绍最低检测限的确定方法。

11.1.4 精密度：精密度参考品的组成、来源、浓度梯度要求及评价标准，不同浓度精密度参考品的检测结果。

11.1.5 分析特异性

11.1.5.1 对分析性能评估中特异性研究内容进行归纳。核酸序列相近或具有同源性、易引起交叉反应的野生型或其他突变类型序列间交叉反应、EGFR 野生型 DNA 验证、非人类组基因验证等信息。

11.1.5.2 潜在干扰物质验证

如果经验证发现某些序列与靶序列的交叉反应出现阳性结果，则应该对存在交叉反应的核酸序列及浓度进行验证并在产品说明书中表明这种假阳性发生的可能，做出相关的提示。

11.1.6 对比试验研究（如有）：简要介绍参比试剂（方法）的信息、所采用的统计学方法及统计分析结果。

11.2 外周血样本类型性能指标

11.2.1 对相应国家参考品（如有）检测的符合情况。

11.2.2 最低检测限：说明在试剂盒规定的检测条件及扩增体系中，试剂盒能够覆盖的所有突变类别的最低检出浓度，并简单介绍最低检测限的确定方法。

11.2.3 企业内部阳性/阴性参考品符合率，阳性/阴性参考品的组成、来源、浓度梯度设置以及评价标准等信息。

11.2.4 精密度：精密度参考品的组成、来源、浓度梯度要求及评价标准，不同浓度精密度参考品的检测结果。

11.2.5 分析特异性

11.2.5.1 对分析性能评估中特异性存在内容进行归纳。核酸序列相近或具有同源性、易引起交叉反应的野生型或其他突变类型序列间交叉反应、EGFR 野生型 DNA 验证、非人类组基因验证等信息。

11.2.5.2 潜在干扰物质验证。

如果经验证发现某些序列与靶序列的交叉反应出现阳性结果，则应该对存在交叉反应的核酸序列及浓度进行验证并在产品说明书中表明这种假阳性发生的可能，做出相关的提示。

11.2.6 对比试验研究（如有）：简要介绍参比试剂（方法）的信息、所采用的统计学方法及统计分析结果。

12.【注意事项】应至少包括以下内容：

12.1 如该产品含有人源或动物源性物质，应给出具有潜在感染性的警告。

12.2 临床实验室应严格按照《医疗机构临床基因扩增实验室管理办法》（卫办医政发〔2010〕194 号或现行有效版本）等有关分子生物学实验室、临床基因扩增实验室的管理规范执行。

12.3 标本的处理和检测标本的容器、检验过程中使用的材料的处理要符合《医疗废物管理条例》和《医疗卫生机构医疗废物管理办法》，以及国家、地区的相关要求。

三、参考文献

1. 国家食品药品监督管理总局. 体外诊断试剂注册管理办法（国家食品药品监督管理总局令第 5 号）. 2014 年 7 月

2. 国家食品药品监督管理总局. 体外诊断试剂临床试验技术指导原则（国家食品药品监督管理总局通告 2014 年第 16 号）. 2014 年 9 月

3. 国家食品药品监督管理总局. 体外诊断试剂说明书编写指导原则（国家食品药品监督管理总局通告 2014 年第 17 号）. 2014 年 9 月

4. 国家食品药品监督管理总局. 体外诊断试剂注册申报资料要求和批准证明文件格式（国家食品药品监督管理总局公告 2014 年第 44 号）. 2014 年 9 月

5. 国家食品药品监督管理总局. 肿瘤个体化治疗相关基因突变检测试剂技术审查指导原则. 2014 年 3 月

6. 国家食品药品监督管理总局. 药物临床试验的一般考虑指导原则. 2017 年 1 月

7. 国家食品药品监督管理总局. 抗肿瘤药物临床试验技术指导原则. 2012 年 5 月

8. 国家食品药品监督管理总局. 抗肿瘤药物临床试验终点技术指导原则. 2012 年 5 月

9. 国家食品药品监督管理总局. 已上市抗肿瘤药物增加新适应证技术指导原则. 2012 年 5 月

10. 国家卫生与计划生育委员会. 药物代谢酶和药物作用靶点基因检测技术指南（试行）. 2015 年 7 月

11. 国家卫生与计划生育委员会. 肿瘤个体化治疗检测技术指南（试行）. 2015 年 7 月

12. 中国食品药品检定研究院. 第二代测序技术检测试剂质量评价通用技术指导原则. 2016 年 08 月

13. 中国医师协会肿瘤医师分会中国抗癌协会肿瘤临床化疗专业委员会. 中国表皮生长因子受体基因敏感突变和间变淋巴瘤激酶融合基因阳性非小细胞肺癌诊断治疗指南（2014 版）. 中华肿瘤杂志，2014 年 7 月第 36 卷第 7 期：555 - 557

14. 中华医学会呼吸病学分会肺癌学组、中国肺癌防治联盟. 晚期非小细胞肺癌分子靶向治疗专家共识（2013

版）. 中华结合和呼吸杂志，2014 年 3 月第 37 卷第 3 期：177 - 183

15. 中国医师协会肿瘤医师分会，中国抗癌协会肿瘤临床化疗专业委员会. 中国表皮生长因子受体基因敏感突变和间变淋巴瘤激酶融合基因阳性非小细胞肺癌诊断治疗指南（2014 版）. 中国肿瘤内科进展、中国肿瘤医师教育，2014

16. 中国临床肿瘤学会（CSCO）肿瘤标志物专家委员会. 中国间变性淋巴瘤激酶（ALK）阳性非小细胞肺癌诊疗指南. 中华病理学杂志，2015 年 10 月第 44 卷第 10 期：696 - 703

17. 中国抗癌协会肺癌专业委员会. 非小细胞肺癌小分子靶向药物耐药处理共识. 循证医学，2013 年 4 月第 13 卷第 2 期

18. 非小细胞肺癌血液 EGFR 基因突变检测中国专家共识制定专家组. 非小细胞肺癌血液 EGFR 基因突变检测中国专家共识. 中华医学杂志，2015 年 12 月 8 日第 95 卷第 46 期

19. 浙江省抗癌协会抗癌药物专业委员会专家组. 浙江省非小细胞肺癌血液 EGFR 基因突变检测专家共识. 浙江医学，2016 年第 4 期

20. 吴一龙，廖美琳，蒋国樑等. 局部晚期非小细胞肺癌诊断治疗之共识. 中华肿瘤杂志，2002 年 11 月第 24 卷第 6 期

21. 石远凯，孙燕，于金明等. 中国晚期原发性肺癌诊治专家共识（2016 年版）. 中国肺癌杂志，2016 年 1 月第 19 卷第 1 期 1 - 14

22. 中国原发性肺癌诊疗规范（2015 年版）. 中华肿瘤杂志，2015 年 1 月第 37 卷第 1 期

23. YY/T 1591—2017 人类 EGFR 基因突变检测试剂盒

24. ACMG. Clinical Laboratory Standards for Next-Generation Sequencing. Genetics in Medicine，2013，15（9）

25. FDA. In Vitro Companion Diagnostic Devices. Guidance for Industry and Food and Drug Administration Staff. 2014 - 08 - 06

26. HHS. FDA Clinical Trial Endpoints for the Approval of Non-Small Cell Lung Cancer Drugs and Biologics Guidance for Industrys. 2015 - 08

27. FDA. Infectious Disease Next Generation Sequencing Based Diagnostic Devices：Microbial Identification and Detection of Antimicrobial Resistance and Virulence Markers Draft Guidance for Industry and Food and Drug Administration Staff

28. Clinical and Laboratory Standards Institute. Verification and Validation of Multiplex Nucleic Acid Assay：Approved Guideline. MM17-A，Vol. 28 No. 9，ISBN 1-56238-661-1

四、起草单位

国家食品药品监督管理总局医疗器械技术审评中心。

与肿瘤标志物检测相关的试剂

45 雌激素受体、孕激素受体抗体试剂及检测试剂盒注册技术审评指导原则

（雌激素受体、孕激素受体抗体试剂及检测试剂盒技术审查指导原则）

本指导原则旨在指导注册申请人对雌激素受体、孕激素受体抗体试剂及检测试剂盒注册申报资料的准备及撰写，同时也为技术审评部门审评注册申报资料提供参考。

本指导原则是对雌激素受体、孕激素受体抗体试剂及检测试剂盒的一般要求，申请人应依据产品的具体特性确定其中内容是否适用，若不适用，需具体阐述理由及相应的科学依据，并依据产品的具体特性对注册申报资料的内容进行充实和细化。

本指导原则是供申请人和审查人员使用的指导性文件，不涉及注册审批所等行政事项，相关人员应在遵循相关法规的前提下使用本指导原则。

本指导原则是在现行法规、标准体系及当前认知水平下制定的，随着法规、标准的不断完善和科学技术的不断发展，本指导原则相关内容也将适时进行调整。

一、范围

雌激素受体（estrogen receptor，ER）和孕激素受体（progesterone receptor，PR）是调节生殖系统及乳腺等器官细胞生长发育的重要分子，也是乳腺癌的重要生物标记物。ER 和 PR 的表达情况与患者的内分泌治疗效果相关。目前，ER、PR 检测广泛应用于乳腺癌患者的预后判断与指导用药。ER 有两种亚型，分别是 ERα 和 ERβ，两者结构相似，但在组织分布及生物学功能上不尽相同。其中 ERβ 于 1996 年首次发现，远晚于 ERα，目前对于 ERβ 在组织中表达情况及调控作用尚不清晰。本指南所提及 ER 为 ERα。

对 ER 和 PR 的准确检测，是乳腺癌患者接受恰当治疗的重要依据。我国相关乳腺癌诊治指南已将 ER、PR 的免疫组织化学检测列为乳腺癌患者的常规检测项目，并用于指导患者的内分泌治疗。但目前 ER、PR 检测在不同临床检测机构之间、不同检测试剂之间存在测定结果差异。检测结果中存在一定比例的假阳性和假阴性结果。相关生产企业必须充分意识到该类产品的潜在风险，根据本指导原则的要求，对该类试剂的安全性和有效性进行科学合理的验证。

雌激素受体、孕激素受体抗体试剂及检测试剂盒是指利用免疫组织化学法，对病理组织切片中雌激素受体或孕激素受体进行检测的试剂。此类试剂为特异性单克隆或多克隆抗体，或抗体与显色系统、对照试剂、质控片（如有）及其他辅助试剂一同包装成试剂盒形式的检测试剂，用于乳腺癌患者的预后判断、指导用药及对其他肿瘤的鉴别诊断。

本指导原则仅包括雌激素受体、孕激素受体抗体试剂及检测试剂盒注册申报资料中部分项目的要求，适用于进行产品注册和相关许可事项变更的产品。其他未尽事宜（包括产品风险分析资料等），应当符合《体外诊断试剂注册管理办法》（国家食品药品监督管理总局令第 5 号）（以下简称《办法》）等相关法规要求。

二、注册申报资料要求

（一）综述资料

内容应符合《办法》和《关于公布体外诊断试剂注册申报资料要求和批准证明文件格式的公告》（国家食品药品监督管理总局公告 2014 年第 44 号）的相关要求，并建议申请人着重介绍以下几方面内容：

1. 生物学特性，包括受体的基本结构和信号转导途径；
2. 组织分布与功能；
3. 与疾病和治疗的关系；
4. 国际和国内同类产品异同介绍，包括第一抗体克隆的选择、显色系统选择、试验方法和样本处理等。

（二）主要原材料研究资料

1. 以文献的形式阐述 ER/PR 检测的临床意义。
2. 第一抗体的详细研究资料。
2.1 详细的抗体性质鉴定资料，包括：抗体的特异性、亲和常数及效价、抗体的类型及亚型、抗体蛋白纯度的验证。对于企业自制抗体，还应提供抗体识别位点的验证。申请人可通过放射性免疫分析法、双向琼脂扩散法、酶联免疫吸附法、免疫印迹法、凝胶电泳等方法进行研究。
2.2 第一抗体的克隆选择、制备、纯化等详细试验资料，包括以下两种情况：
2.2.1 企业自制抗体
2.2.1.1 详述抗体克隆的选择依据，可提交文献资料或克隆选择的试验研究资料；
2.2.1.2 明确免疫源和抗原的性质。
2.2.2 企业外购抗体
2.2.2.1 详述抗体克隆的选择依据，可提交文献资料或克隆选择的试验研究资料（建议企业选择已经临床充分验证的克隆作为第一抗体）；
2.2.2.2 明确免疫源、抗原的性质及外购方名称；
2.2.2.3 提交外购方出具的抗体性能指标及检验证书，详述申请人对该抗体技术指标的要求和申请人确定该抗体

作为主要原材料的依据。

3. 酶标第二抗体系统（如适用）的选择及验证资料。

检测试剂盒中的第二抗体系统一般均为外购，应详述酶标第二抗体系统的确定依据，明确外购方名称，提交外购方出具的检验证书，详述申请人对酶标第二抗体系统相关主要原材料的技术指标。

4. 企业内部质控片及试剂盒配套质控片（如适用）的研究资料。

详述内部质控片的组成，包括组织类型、例数和强度。应提供对内部质控片组织类型和强度的确定依据，建议采用临床上普遍认为质量较好的同类试剂进行确认。建议在试剂盒中设置弱阳性质控品（如适用），以便更加灵敏的监控试验过程中可能出现的错误结果。

5. 封闭液的研究资料。

封闭液应能够封闭非特异结合、内源性酶活性或内源性生物素等。

6. 其他主要原辅料的选择及验证资料，如牛血清白蛋白、抗原修复液、抗菌剂等。

该类主要原辅料一般均为外购，应说明有生物活性的原辅料的外购方名称，提交外购方出具的检验证书，详述申请人对每一原辅料的质量要求。

（三）主要生产工艺及反应体系的研究资料

1. 主要生产工艺介绍，可用流程图方式表示，并简要说明主要生产工艺的确定依据。

2. 第一抗体制备的详细研究资料（如适用）。

3. 产品基本反应原理介绍。

4. 详述抗原修复方法的确定依据。

5. 最适抗体滴度和抗体孵育时间确定的研究。

6. 检测体系反应条件确定的研究：申请人应考虑脱蜡水化、酶阻断、抗体孵育、显色、复染等各个步骤对产品性能的影响，通过试验确定上述条件的最佳组合。常规免疫组织化学检测步骤的确定，可引用行业和企业内部规范性操作手册或文献，但应对确定后的检测步骤进行性能验证。

（四）分析性能评估资料

申请人应提交在产品研制或成品验证阶段对试剂盒进行的所有性能验证的研究资料，包括具体研究方法、质控标准、试验数据、统计分析等详细资料。对于本类产品建议着重对以下分析性能进行研究：

1. 免疫反应性

1.1 正常组织：对 30 种正常人体组织（见表 1），每种组织类型不少于 3 例，进行特异性评价，同时对着色位置及染色特点进行描述。

表 1　正常组织列表

中枢神经系统	脑、大脑（灰质与白质神经元、胶质等）
	脑、小脑

续表

内分泌系统	肾上腺（皮质与髓质）
	卵巢
	胰腺（胰岛与外分泌胰腺）
	甲状旁腺
	垂体（腺垂体与神经垂体）
	睾丸
	甲状腺（滤泡上皮、滤泡旁细胞、胶体等）
乳　腺	乳腺（乳腺小叶、乳腺管、肌上皮细胞等）
造血组织	脾
	扁桃体
	胸腺（幼儿）
	骨髓（淋巴细胞、单核细胞/巨噬细胞、粒细胞、红系祖细胞、巨核细胞、肥大细胞、破骨细胞、成骨细胞）
呼吸系统	肺（支气管、细支气管、肺泡等）
心血管	心脏
消化系统	食管
	胃
	小肠（回肠、空肠或十二指肠）
	结直肠
	肝脏（门静脉、肝细胞等）
	唾液腺
泌尿生殖系统	肾
	前列腺
	子宫（宫体、宫颈）
	膀胱
骨骼肌肉	骨骼肌
皮　肤	皮肤（表皮、附件、真皮）
外周神经系统	外周神经
间皮细胞	胸壁、腹壁、心包膜或胃肠、心脏与/或肺样本表面内层细胞

1.2 非正常组织：对相关良性、恶性病变组织（见表2）进行特异性评价，每种组织类型不少于 3 例。如有采用申报产品为试验材料进行研究的相关文献资料，也可提交文献资料验证抗体试剂或检测试剂盒与非正常组织的免疫反应性。

表 2　非正常组织列表

乳腺导管癌
黑色素瘤
淋巴瘤
胰岛素瘤
卵巢癌

续表

子宫颈鳞状细胞癌
胃腺癌
肺鳞癌
肺腺癌
结直肠腺癌
食管鳞癌
肝细胞肝癌
胰腺导管癌
肾透明细胞
子宫内膜癌
前列腺癌
乳腺纤维腺瘤
前列腺增生症
膀胱癌

1.3 ER 抗体试剂或 ER 检测试剂应对 ERβ 的交叉反应进行评价。可利用 ERα 和 ERβ 的分子量差异，采用免疫印记法或利用免疫组织化学方法对 ERβ 高表达、ERα 不表达的组织样本进行免疫反应性研究，验证抗体的特异性。也可利用其他合理的方法进行交叉反应研究。

1.4 可选择经充分验证的组织芯片或经 10% 中性缓冲福尔马林固定石蜡包埋的组织切片进行免疫反应性研究。应明确样本组织类型的确定方法，应提供商业化组织芯片相关信息。

2. 精密度

2.1 检测内精密度：对连续切片的乳腺癌样本，进行检测重复性研究。包括染色强度、阳性细胞百分比及着色位置。

2.2 检测间精密度：对可能影响检测精密度的主要变量进行验证，包括批次（不少于 3 批次）、适用机型、操作方法（手工/自动）、检测时间和操作人员。

2.3 建议对不同染色强度、不同阳性细胞百分比及 ER/PR 阴性的乳腺癌样本进行包含染色位置，染色强度和阳性细胞百分比数的精密度研究。

3. 灵敏度

建议申请人对不少于 5 例 ER/PR 弱阳性样本（1%～10%）进行灵敏度评价。

4. 参加国内外质控机构的质控活动情况

建议企业积极参加国内（卫生计生委病理质控评价中心）、国际质控机构（NordiQC、UK NEQUAS、CAP 等）的质控活动，并提交质控结果报告。

（五）阳性判断值资料

提交最新的国际、国内诊疗指南等相关文献资料。提交染色特点的研究资料，包括阳性样本着色颜色、染色部位、背景信息及不同强度阳性组织的染色特点。

（六）稳定性研究资料

稳定性研究资料主要涉及两部分内容，申报试剂的稳定性和适用样本的稳定性研究。前者应至少包括实时稳定性、运输稳定性、开瓶稳定性、机载稳定性（如适用）和稀释稳定性（如适用）研究。稳定性研究资料应包括研究方法的确定依据、具体的实施方案、详细的研究数据以及结论。对于实时稳定性研究，应提供至少 3 批样品在实际储存条件下保存至成品有效期后的研究资料。样本稳定性研究至少包括切片在不同储存条件下的稳定性研究。

试剂稳定性和样本稳定性两部分内容的研究结果应分别在说明书【储存条件及有效期】和【样本要求】项中进行详细说明。

（七）临床试验

1. 试验方法

选择已批准上市，临床普遍认为质量较好，如该抗体克隆经过国际权威机构（如 NordiQC 等）年度评分成绩较好的同品种产品，作为对比试剂。采用试验用体外诊断试剂与之进行比较研究，证明本品与已上市产品等效。

计算所有检测乳腺癌样本中 ER 或 PR 阳性比例，间接验证 ER 及 PR 的检测有效性。对于第一抗体选择未经充分临床验证克隆的 PR 检测试剂，还应对不少于 200 例乳腺癌样本同时进行 ER、PR 检测，分别计算阳性比例并对出现的 ER（-）/PR（+）样本，用其他合理的方法进行复核并分析原因。

对于预期用途中已明确配合具体治疗药物名称的 ER、PR 检测试剂，应采用联合药物评价临床试验的形式，同时评价检测结果与接受治疗后临床预后的相关性和试验用体外诊断试剂与对比试剂检测的一致性。

2. 临床试验机构的选择

申请人应选定不少于 3 家（含 3 家）临床试验机构开展临床试验。临床试验机构应获得国家食品药品监督管理总局资质认可。尽量使各临床试验机构的临床样本有一定的区域代表性。临床试验机构应具有严格的质量管理体系，执行实验室内部日常质量控制，参加国家病理以及国际病理质控机构的质控活动。

3. 临床试验方案

3.1 各临床试验机构的方案设置应基本一致，且保证在整个临床试验过程中遵循预定的方案实施，不可随意改动。整个试验过程应在临床试验机构的实验室内并由本实验室的技术人员操作完成，申报单位的技术人员除进行必要的技术指导外，不得随意干涉试验进程，尤其是数据收集过程。

3.2 以图表的形式对试验总体设计及工作流程进行描述。图表中应包括连续切片的数量及用途分配等。

3.3 试验方案中应确定严格的病例纳入/排除选择标准，任何已经入选的病例再被排除出临床试验都应记录在案，并明确说明原因。各临床试验机构选用的对比试剂应保持一致，以便进行合理的统计学分析。

3.4 试验方案中应明确阅片者、操作者的选择标准。阅片者应选择在免疫组织化学和乳腺癌病理诊断中有丰富经验的病理科医生。

3.5 在试验操作过程中和判定检测结果时应采用盲法以保证试验结果的客观性。临床试验研究方案中应详述盲法的具体操作流程。

3.6 临床试验前申请人应对临床试验机构参与人员进行相关技术培训，并采用统一判读标准等手段，保持各临床试验机构的判读一致性。

3.7 在整个试验中，试验用体外诊断试剂和对比试剂都应处于有效的质量控制下，最大限度保证试验数据的准确性及可重复性。临床试验研究方案中应明确内部质控的方法及配合用阴性质控试剂的详细信息。

4. 病例选择及样本类型

临床试验应选择经 10% 中性缓冲福尔马林固定石蜡包埋乳腺癌组织样本或乳腺癌组织芯片。样本例数不低于 1000 例，阳性样本例数不应少于 300 例，其中阳性样本应包含不同阳性细胞百分比，弱阳性样本不少于 10 例。如适用冰冻样本，也需在不少于 2 家临床试验机构进行临床试验，且至少满足冰冻样本总例数不少于 200 例，阳性样本例数不应少于 60 例，弱阳性样本不少于 5 例。

如试剂可用于鉴别诊断，临床试验还应选择乳腺癌、消化道肿瘤、卵巢癌、子宫内膜癌等组织样本。总样本数不少于 500 例，其中阳性样本例数不应少于 150 例。

若抗体试剂适用于不同检测体系，如配合使用的第二抗体、显色剂等，则不同检测体系（包括不同组合）均需在一种检测体系满足临床试验最低例数要求的前提下，增加的另外检测体系应在不少于 2 家临床试验机构完成至少 200 例临床样本的试验，且选择的临床样本应包含一定比例的阳性样本。

如抗体试剂包含浓缩型与即用型两种剂型，在一种剂型满足临床试验最低例数要求的前提下，另一种剂型，应在不少于 2 家临床试验机构完成至少 200 例临床样本的试验，且选择的临床样本应包含一定比例的阳性样本。

5. 统计学分析

对临床试验结果的统计应选择合适的统计方法，对于本类检测试剂比较研究试验的一致性研究，常选择配对 2×2 表的形式总结两种试剂的定性检测结果，计算阳性符合率、阴性符合率和总符合率，选择合适的统计学方法计算 95% 置信区间，同时对定性结果进行 χ^2 检验或 kappa 检验，以检验两种检测试剂检测结果的一致性。

鉴于检测结果的准确性对患者的诊治影响巨大，假阴性结果将直接导致患者失去接受相关激素药物治疗的机会，而假阳性结果则使得患者接受不必要的治疗，在造成巨大的医疗资源浪费的同时，患者还需承受药物带来的严重不良反应。因此建议与比对试剂的阳性符合率和阴性符合率应分别不低于 90% 和 95%。

用试验用体外诊断试剂及对比试剂阳性细胞百分比做散点图的方法，配合适当的统计分析方法，如 Pearson 相关分析等，计算相关系数，评价试验用体外诊断试剂与对比试剂在阳性细胞百分比上的检测一致性。

对于本类检测试剂与对比试剂染色强度的一致性研究，结果应采用 R×C 列联表的形式给出，并计算不同染色强度的符合率及总符合率，给出总符合率的 95% 可信区间，采用 Kappa 检验以检验两种检测试剂染色强度的一致性，并给出 Kappa 统计量值及 P 值。

6. 结果差异样本的验证

在数据收集过程中，对两种试剂检测结果不一致的样本，应采用其他合理的方法进行复核，同时对切片的染色特点及差异产生原因进行分析。

7. 质量控制

由于免疫组化实验前处理步骤较多，导致判读结果可能会在实验人员间、实验室间产生差异。为了客观单一评价试剂性能，尽量减少这种人为差异对最终结果造成的影响，临床试验开始前，各临床试验机构应进行判读一致性试验及统一的质量控制，统一操作步骤，确保同样的染色片在不同医院的判读结果保持一致。该预评估内容、实现方法、结果等应在临床试验报告中体现。

8. 原始数据

8.1 提交病例报告表（Case Report Form，CRF），内容应至少包括：性别、年龄、病理诊断结果、试验用体外诊断试剂检测阳性细胞百分比和染色强度、对比试剂检测阳性细胞百分比和染色强度。阳性细胞百分比可取整到每 10% 为一个等级，<10% 的应尽量细化。

8.2 提交入选样本染色代表性彩色图片，并对染色特点包括组织形态、染色强度和背景染色特点进行简要评述。

9. 临床试验总结报告撰写

根据《体外诊断试剂临床试验技术指导原则》的要求，临床试验报告应对试验的整体设计及各个关键点给予清晰、完整的阐述，应对整个临床试验实施过程、结果分析、结论等进行条理分明的描述，并应包括必要的基础数据和统计分析方法。建议在临床试验总结报告中对以下内容进行详述：

9.1 临床试验总体设计及方案描述

9.1.1 临床试验的整体管理情况、临床试验机构选择、临床主要试验人员的选择、人员简介等基本情况介绍；

9.1.2 病例纳入/排除标准、标本的选择例数及标准；

9.1.3 样本类型，样本的收集、处理及保存等；

9.1.4 阴、阳性判读标准、统计学方法、统计软件、评价统计结果的标准。

9.2 临床试验具体情况

9.2.1 试验用体外诊断试剂和对比试剂的名称、批号、有效期等信息；

9.2.2 对各临床试验机构的病例数、人群分布情况进行总合，建议以列表或图示方式给出具体例数及百分比；

9.2.3 质量控制，试验人员培训、质控品检测情况，对检测结果判读的抽查结果评估；

9.2.4 具体试验过程，样本检测、数据收集、样本长期保存、结果不一致样本的验证等。

9.3 临床试验结果及分析

9.3.1 数据预处理、差异数据的重新检测或采用其他合理的方法进行复核及无法评估样本的描述处理、试验过程中是否涉及对方案的修改。

9.3.2 结果的一致性分析

计算阳性符合率、阴性符合率、总体符合率及其 95%（或 99%）的置信区间。采用适当的统计学方法，对定性检测试剂进行一致性评价，对半定量检测试剂进行线性相关性分析。

9.4 讨论和结论

对总体结果进行总结性描述并简要分析试验结果，对本次临床试验的特别说明（如有），最后得出临床试验结论。

（八）产品技术要求

拟定产品技术要求应符合《办法》和《关于公布体外诊断试剂注册申报资料要求和批准证明文件格式的公告》的相关规定，按照《医疗器械产品技术要求编写指导原则》（国家食品药品监督管理总局通告 2014 年第 9 号）要求编写。

雌激素受体、孕激素受体抗体试剂及检测试剂盒的产品技术要求应主要包括以下性能指标：外观、符合性、批内重复性、批间重复性、稳定性等。如拟申报试剂已有相应的国家/行业标准，则产品技术要求不得低于上述标准要求。另外，产品技术要求中应以附录形式明确主要原材料、生产工艺及半成品要求。

（九）注册检验

根据《办法》要求，首次申请注册的第三类产品应在国家食品药品监督管理总局认可的、具有相应承检范围的医疗器械检测机构进行连续 3 个生产批次样品的注册检验。对于已经有国家参考品的项目，在注册检验时应采用相应的国家参考品进行检验；对于目前尚无国家参考品的项目，生产企业应自行建立稳定的质控体系并提供相应的内部参考品。

（十）产品说明书

产品说明书承载了产品预期用途、检测方法及检测结果解释等重要信息，是指导实验室工作人员正确操作、临床医生针对检验结果给出合理医学解释的重要依据，是体外诊断试剂注册申报最重要的文件之一。产品说明书的格式应符合《体外诊断试剂说明书编写指导原则》（国家食品药品监督管理总局通告 2014 年第 17 号）的要求。

结合《体外诊断试剂说明书编写指导原则》的要求，明确雌激素受体、孕激素受体抗体试剂及检测试剂盒（免疫组织化学法）说明书的重点内容，以指导注册申报人员更合理地完成说明书编制。

1. 【预期用途】

应至少包括以下内容：

1.1 试剂盒用于体外半定量和/或定性检测经 10% 中性缓冲福尔马林固定石蜡包埋和/或冰冻组织切片中雌激素受体/孕激素受体。用于乳腺癌的预后判断与指导用药及对其他肿瘤的鉴别诊断。（注：与乳腺癌预后判断及指导用药相关的 ER/PR 检测试剂，建议采用阳性细胞百分比数和染色强度的半定量形式出具报告。）

1.2 ER/PR 阳性表达于细胞核内。

1.3 介绍特异性结合位点。

1.4 简单介绍 ER/PR 的生物学特征，如基本结构和信号转导途径。

1.5 简单介绍 ER/PR 在乳腺癌预后判断、用药指导和鉴别诊断中的作用。

1.6 如未进行与药物联合评价临床试验，则不应涉及具体药物产品（商品）名称、生产企业信息等，并注明该产品未与具体药物联合进行临床评价。

1.7 明确说明对任何阳性或阴性结果的解读，应由病理科医生结合病理形态学、临床表现及其他检测方法进行，不作为单独的诊断指标。

2. 【检测原理】

简述免疫组织化学的基本原理，并对申报试剂的抗原修复方法、第一抗体、放大系统、显色系统及结果观察等进行简要介绍。

3. 【主要组成成分】

3.1 说明试剂盒包含组分的名称、数量、比例或浓度等信息；质控片（如有）的组织名称。

3.2 对检测中使用的抗体信息进行简单介绍，包括抗体的克隆性质（单克隆或多克隆）、抗体的类型（如 IgG_1）、抗体的种属性、克隆号、抗体制备形式（如细胞培养上清液）、免疫源。

3.3 试剂盒中不包含但对该项检测必需的组分，企业应列出相关试剂的名称、货号及其他相关信息。

4. 【储存条件及有效期】

对试剂的储存条件、有效期、开封稳定性、机载稳定性、运输稳定性和冻融次数限制等信息做详细介绍。

5. 【样本要求】

重点明确以下内容：

5.1 应明确对适用样本的取材、固定、包埋的具体要求。此部分内容可参考《美国临床肿瘤学会和美国病理学家学会乳腺癌雌激素/孕激素受体免疫组化检测指南》或国内相关标准操作性文件内容进行编写或引用。

5.2 明确样本的稳定性。

6. 【检测方法】

详细说明操作的各个步骤：

6.1 明确检测需要的仪器、设备。如预处理仪、染色仪等。注明货号及生产商。

6.2 试剂配制方法、注意事项，试剂开封、配制后使用方法及注意事项等。

6.3 手工操作应详述脱蜡和水化、组织抗原修复、第一抗体孵育、显色等各操作步骤。描述应尽量细化，需明确各步骤处理时间及 pH 值等内容。如第一抗体为浓缩型抗体，还需明确抗体工作液的浓度及稀释液的详细信息。

6.4 质量控制：明确每一批次检测样本均应同时进行内、外阳性/阴性质控染色及空白对照对比。质控应包含从强阳性到阴性不同 ER/PR 浓度水平的细胞系细胞或不同 ER/PR 表达水平（染色强度）的乳腺癌组织切片，其中应包括至少一个中等阳性强度质控或弱阳性乳腺癌组织切片。为用户提供可作为阳性和阴性，内、外对照的组织名称。详述质控片制备的要求及质控结果的要求（试验有效性的判断），以及质控结果不符合要求的处理方式。

7. 【阳性判断值】（如适用）

根据相关指南及规范性文件，以阳性百分比的形式明确判读参考值。

8. 【检验结果的解释】

配合彩色图片对结果判读进行说明，彩色图片应至少包含不同级别阳性及阴性质控片（如适用）的结果图例。

明确阳性为细胞核着色，其他部位着色为非特异染色。明确显色剂名称及显示颜色。

对可能出现的假阴性、假阳性情况进行说明，并明确提出出现该情况后的处理方法。

9. 【检验方法的局限性】

综合产品的预期用途、临床背景、检测方法及适用范围等信息，对可能出现的局限性进行相关说明，主要包括以下描述，请申请人选择适用的条款在产品说明书中予以阐述。

9.1 免疫组织化学检测是一种需通过多个检测步骤完成的诊断过程。在试剂的选择、取材、固定、处理、切片的制备和染色结果的解释上需要进行专门的培训。

9.2 任何阳性或阴性结果的解读，应由病理科医生结合病理形态学、临床表现及其他检测方法进行，不作为单独的诊断指标。

9.3 复染过度或不足都可能影响结果的判读。

9.4 不恰当的染色前组织的处理过程直接影响染色效果，造成假阳性、抗体定位不准确或假阴性结果。结果不一致可能是由样本固定和包埋方法不同或组织样本内固有差异造成的。

9.5 阴性结果表示未检出抗原，不一定表示样本中无该抗原存在。待测抗原编码基因变异、抗原低表达或抗原修复不当等，都会造成抗原无法检出。

9.6 本试剂仅对经 10% 中性缓冲福尔马林固定石蜡包埋的组织进行了验证（如适用），不得用于其他样本类型或流式细胞检测等其他用途。

10. 【产品性能指标】

详述以下性能指标：

10.1 免疫反应性：详述正常组织，相关良、恶性病变组织中的免疫反应性。包括染色位置及染色特点。

10.2 精密度：详述检测内精密度及不同适用机型（如适用）、检测时间、检测人员及批次的检测间精密度。

10.3 临床试验数据总结。

11. 【注意事项】

应至少包括以下内容：

11.1 有关试剂盒内人源组分（如有）生物安全性的警告。

11.2 有关实验操作中涉及试剂的安全性提示，包括对有毒有害物质的防护及危险品的处理方法等。

46　肿瘤标志物类定量检测试剂注册技术审评指导原则

（肿瘤标志物类定量检测试剂注册申报资料指导原则）

一、前言

本指导原则旨在指导注册申请人对肿瘤标志物类定量检测试剂注册申报资料的准备及撰写，同时也为技术审评部门对注册申报资料的技术审评提供参考。

本指导原则是对肿瘤标志物类定量检测试剂的一般要求，申请人应依据具体产品的特性对注册申报资料的内容进行充实和细化，并依据产品特性确定其中的具体内容是否适用。

本指导原则是对申请人和审查人员的指导性文件，但不包括注册审批所涉及的行政事项，亦不作为法规强制执行，如果有能够满足相关法规要求的其他方法，也可以采用，但需要提供详细的研究资料和验证资料。应在遵循相关法规的前提下使用本指导原则。

本指导原则是在现行法规和标准体系以及当前认知水平下制定的，随着法规和标准的不断完善，以及科学技术的不断发展，本指导原则相关内容也将进行适时调整。

二、适用范围

肿瘤标志物类定量检测试剂是指利用各种方法学对人血清、血浆或其他体液中的肿瘤标志物进行体外定量分析的试剂。本指导原则适用于进行首次注册申报和相关许可事项变更的产品。

从方法学考虑，本文主要指利用基于抗原抗体反应原理的免疫学方法对肿瘤标志物进行定量检测的体外诊断试剂，如酶免疫法、化学发光法或微粒子酶免法等（不限于上述方法学），而不包括组织受体检测、生物化学方法、免疫组化染色法、分子生物学方法类检测试剂，有利之处可参考执行。

三、基本要求

（一）综述资料

综述资料主要包括产品预期用途、产品描述、有关生物安全性的说明、研究结果的总结评价以及同类产品上市情况介绍等内容，应符合《体外诊断试剂注册管理办法（试行）》（以下简称《办法》）和《体外诊断试剂注册申报资料基本要求》（国食药监械〔2007〕609号）的相关要求，下面着重介绍与肿瘤标志物类定量检测试剂预期用途有关的临床背景情况。

理想的肿瘤标志物应具有以下特性：灵敏度高，便于肿瘤的早期发现；特异性好，便于良、恶性肿瘤的鉴别；良好的器官特异性；与病情严重程度、肿瘤大小或分期有直接关系；监测治疗效果，肿瘤标志物浓度增高或降低与治疗效果相关；预测复发，疾病复发时肿瘤标志物水平明显异常。但至今尚没有一种肿瘤标志物能完全满足上述要求。目前，临床常用肿瘤标志物在用于恶性肿瘤的临床诊治时，灵敏度和特异性都不高，绝大多数肿瘤标志物的浓度高低与肿瘤的大小、生长、恶性程度以及分级/分期有一定关联但尚不能作为早期诊断或确诊的依据。

肿瘤标志物主要用于恶性肿瘤患者病情的动态监测，不能作为早期诊断或确诊依据，尚无足够证据证明其可用于普通人群的肿瘤筛查。其浓度逐渐升高常意味着疾病处于不断进展期或疗效不佳，浓度降低则意味着对治疗有反应或疗效较好，而稳定的抗原水平则常常暗示疾病处于稳定期。动态监测的另一目的是判断残留病灶、预测复发，肿瘤标志物浓度持续低水平地高于正常意味着可能有残留病灶的存在，而短期内迅速升高则往往是疾病复发的前兆。由于目前应用的肿瘤标志物不能完全区分良恶性疾病，即使浓度低于正常参考值也并不能排除恶性疾病的可能性，而在许多良性疾病却可见这些标记物浓度水平的升高，故在对恶性肿瘤患者的临床诊治中，应结合患者的症状/体征、其他实验室检测以及治疗情况等综合考虑。

（二）产品说明书

说明书承载了产品预期用途、试验方法、检测结果解释以及注意事项等重要信息，是指导实验室工作人员正确操作、临床医生针对检验结果给出合理医学解释的重要依据。因此，产品说明书是体外诊断试剂注册申报最重要的文件之一。产品说明书的格式应符合《体外诊断试剂说明书编写指导原则》的要求，境外试剂的中文说明书除格式要求外，其内容应尽量保持与原文说明书的一致性，翻译

力求准确且符合中文表达习惯。

结合《体外诊断试剂说明书编写指导原则》的要求，下面对肿瘤标志物类定量检测试剂说明书的重点内容进行详细说明，以指导注册申报人员更合理地完成说明书编制。

1. 【预期用途】应至少包括以下几部分内容：

（1）说明试剂盒用于定量检测血清、血浆和/或其他体液中的某肿瘤标志物浓度。

（2）简单介绍该肿瘤标志物的特征，如分子结构、分子量、产生和代谢主要途径、半衰期等。

（3）肿瘤标志物水平升高常见于哪些良恶性疾病，组织/器官特异性如何，其升高或降低可能有哪些医学解释。

（4）强调：主要用于对恶性肿瘤患者进行动态监测以辅助判断疾病进程或治疗效果，不能作为恶性肿瘤早期诊断或确诊的依据，不宜用于普通人群的肿瘤筛查。

2. 【主要组成成分】

（1）说明试剂盒包含组分的名称、数量、比例或浓度等信息，如果对于正确的操作很重要，应提供其生物学来源、活性及其他特性；明确说明不同批号试剂盒中各组分是否可以互换。

（2）试剂盒内如包含校准品和/或质控品，应说明其主要组成成分及其生物学来源，校准品应注明其定值及溯源性，质控品应有合适的靶值范围。

（3）试剂盒中不包含但对该项检测必须的组分，企业应列出相关试剂的名称、货号及其他相关信息。

3. 【样本要求】重点明确以下内容：样本类型、处理、保存期限、保存条件（短期、长期）、运输条件等。如有血浆样本，应注明对抗凝剂的要求。冷藏/冷冻样本检测前是否须恢复室温，冻融次数。应详细描述对特殊体液标本的采集条件、保存液、容器等可能影响检测结果的要求。

4. 【适用机型】注明所有适用的仪器型号，并提供与仪器有关的重要信息以指导用户操作。

5. 【检验方法】详细说明试验操作的各个步骤，包括：

（1）试剂配制方法、注意事项。

（2）试验条件：温度、时间、仪器波长等以及试验过程中的注意事项。

（3）校准：校准品的使用方法、注意事项、校准曲线的绘制。对需专用仪器的产品，应注明推荐的仪器校准周期。

（4）质量控制：质控品的使用方法、对质控结果的必要解释以及推荐的质控周期等；建议在本部分注明以下字样：如果质控结果与预期不符，提示检测结果不可靠，不应出具检测报告。如质控不合格应提供相关的解决方案。

6. 【产品性能指标】详述以下性能指标：

（1）最低检出限（分析灵敏度）：说明试剂的最低检出浓度或不高于某浓度水平，简单介绍确定方法，对功能灵敏度如有研究可一并注明。

（2）检测范围：本试剂盒可达到的线性范围、检测范围或可报告范围，仪器报告结果的高限和低限要求（如有）等。

（3）精密度：简要说明精密度评价的方法，建议以列表的方式列出批内/批间、日内/日间、运行内/运行间精密度等信息，以标准差（SD）和变异系数（CV）的形式表示。

（4）特异性：有关干扰或交叉反应的研究。常见的特异性研究包括：对溶血、高脂、黄疸等干扰因子研究（结果应量化表示，禁用轻度、严重等模糊表述），有关自身抗体、易共存或结构相似的不同肿瘤标志物间、抗肿瘤药物特异性（如某些生物制剂）的研究，如未进行相关研究也应提供相关警示说明。

（5）Hook（钩状）效应：说明不会产生 Hook 效应的浓度上限或相关研究，如需稀释，应注明对稀释液的要求、最佳或最大稀释比例。

（6）对比试验研究（如有）：简要介绍参比试剂的信息、所采用的统计学方法等，对比结果可以回归方程、判定系数的形式表示。

（7）建议采用国际标准浓度单位表示肿瘤标志物浓度，如涉及不同单位，如 U/ml、ng/ml、mg/L 等，应注明不同单位间的换算关系。

7. 【参考值（范围）】

应注明常用样本类型的正常参考值（范围），简单介绍设定该参考值（范围）所选健康人群的区域特征，建议注明以下字样"由于地理、人种、性别及年龄等差异，建议各实验室建立自己的参考值（范围）"。

8. 【注意事项】应至少包括以下内容：

（1）本试剂盒的检测结果仅供临床参考，对患者的临床诊治应结合其症状/体征、病史、其他实验室检查及治疗反应等情况综合考虑。

（2）由于方法学或抗体特异性等原因，使用不同生产商的试剂对同一份样本进行肿瘤标记物检测可能会得到不同的检测结果，因此，在肿瘤监测过程中，用不同试剂检测所得结果不应直接相互比较，以免造成错误的医学解释；建议实验室在发给临床医生的检测报告注明所用试剂特征。系列监测中如果改变试剂类型，则应进行额外的连续性检测并与原有试剂结果进行平行比较以重新确定基线值。

（3）有关人源组分的警告，如：试剂盒内的质控品、校准品或其他人源组分，虽已经通过了 HBs-Ag、HIV1/2-Ab、HCV-Ab 等项目的检测，但截至目前，没有任何一项检测可以确保绝对安全，故仍应将这些组分作为潜在传染源对待。

（4）样本：采集时间要求、与用药的先后顺序或用药后时间间隔等；对所有样本和反应废弃物都应视为传染源对待。

（5）其他有关不同肿瘤标志物特性的注意事项。

（三）拟定产品标准及编制说明

拟定产品标准应符合《办法》和《体外诊断试剂注册申报资料基本要求》的相关规定。另外，对于国产第三类

体外诊断试剂产品，应参考《中国生物制品规程》（2000年版），将拟申报产品的主要原材料、生产工艺及半成品检定等内容作为附录附于标准正文后，并在正文的"产品分类"项中引出该附录内容。

作为定量检测试剂，肿瘤标志物产品的注册检测应主要包括以下性能指标：准确度、精密度、最低检测限（分析灵敏度）、线性范围等。如果拟申报试剂属于《中国生物制品规程》（2000年版）收录的项目或已有相应的国家/行业标准发布，则企业标准的要求不得低于上述标准要求。

（四）注册检测

根据《办法》要求，首次申请注册的第三类产品应该在国家食品药品监督管理局认可的、具有相应承检范围的医疗器械检测机构进行连续三个生产批次样品的注册检测。对于已经有国家标准品的肿瘤标志物项目，在注册检测时应采用相应的国家标准品进行，对于目前尚无国家标准品的项目，生产企业应建立自己的标准体系并提供相应的标准品。

（五）主要原材料研究资料

主要原材料（包括抗原、抗体及其他主要原料）的选择、制备、质量标准及实验验证研究资料；质控品、校准品的原料选择、制备、定值过程及试验资料；校准品的溯源性文件，包括具体溯源链、实验方法、数据及统计分析等详细资料。

（六）主要生产工艺及反应体系的研究资料

1. 主要生产工艺介绍，可以图表方式表示；
2. 反应原理（如双抗体夹心法）介绍；
3. 固相载体、显色（发光）系统、酶作用底物等的介绍；
4. 确定抗原抗体反应条件（温度、时间、pH 值等）的研究资料；
5. 确定反应所需物质用量（校准品、样本、包被物、酶标物、底物等）的研究资料；
6. 酶催化底物（发光或变色）的最适条件研究；
7. 其他：如清洗次数、基质液的选择、样本稀释等；
8. 不同适用机型的反应条件如果有差异应分别详述。

（七）分析性能评估资料

企业应提交原厂在产品研制阶段对试剂盒进行的所有性能验证的研究资料，包括具体研究方法、试验数据、统计方法等详细资料。对于肿瘤标志物类定量检测试剂，建议着重对以下分析性能进行研究。

1. 准确度

对测量准确度的评价依次包括：与国家标准品（和/或国际标准品）的偏差分析、回收实验、方法学比对等方法，企业可根据实际情况选择合理方法进行研究。

（1）与国家（国际）标准品的比对研究

如果研究项目有相应国家（国际）标准品，则使用国家（国际）标准品进行验证，重点观察对相应标准品检测结果的偏差情况。

（2）回收试验

用于评估定量检测方法准确测定加入纯分析物的能力，结果用回收率表示。通常对样本进行 2~3 次回收试验，取平均值即平均回收率。

回收试验注意事项：

① 加入的标准液体积一般应小于样本体积的 10%；

② 尽量使加入标准液后样本中的被测物浓度接近医学决定水平；

③ 标准物浓度应该足够高，以得到不同浓度的回收样本；

④ 注意基质效应，尽量采用与临床待测样本接近的基质。

（3）方法学比对

采用参考方法或国内/国际普遍认为质量较好的已上市同类试剂作为参比方法，与拟申报试剂同时检测一批病人样品，从测定结果间的差异了解拟申报试剂与参比方法间的偏倚。如偏倚很小或在允许的误差范围内，说明两检测系统对病人标本测定结果基本相符，对同一份临床样本的医学解释，拟申报试剂与参比方法相比不会产生差异结果。

在实施方法学比对前，应分别对拟申报试剂和参比试剂进行初步评估，只有在确认两者都分别符合各自相关的质量标准后方可进行比对试验。方法学比对时应注意质量控制、样本类型、浓度分布范围并对结果进行合理的统计学分析。

2. 精密度

测量精密度的评估应至少包括两个浓度水平的样本进行，两个浓度都应在试剂盒的测量范围内且有一定的临床意义（医学决定水平），通常选用该检测指标的正常参考值（范围）附近和异常高值样本。两个浓度都选用高值样品，可能致 CV 偏小，也不能选用接近最低检出限的样品，可能致 CV 偏大，而且绝大多数肿瘤标志物的极低值并无实际临床意义。

测量精密度的评价方法并无统一的标准可依，可根据不同的试剂特征或企业的研究习惯进行，前提是必须保证研究的科学合理性。具体实验方法可以参考相关的 CLSI-EP 文件或国内有关体外诊断产品性能评估的文件进行。

3. 线性范围

建立试剂线性范围所用的样本基质应尽可能与临床实际检测的样本相似，理想的样本为分析物浓度接近预期测定上限的混合人血清，且应充分考虑多倍稀释对样本基质的影响。建立一种定量测定方法的线性范围时，需在预期测定范围内选择 7~11 个浓度水平。例如，将预期测定范围加宽至 130%，在此范围内选择更多的浓度水平，然后依据实验结果逐渐减少数据点直至表现出线性关系，可发现最宽的线性范围。

4. 最低检测限（分析灵敏度）

最低检测限的确定常使用同批号试剂对零浓度校准品（或样品稀释液）进行至少 20 次重复检测，平均值加（或减）2 倍 SD（≥95% 置信区间）即试剂的最低检测限。

5. 特异性

（1）溶血（血红蛋白）、高脂、高胆红素等干扰因素对检测结果的影响及相关干扰因子的高限值。

（2）自身抗体影响，如 RF、ANA 等。

（3）样本中存在的某些与待测抗原有相似化学结构或抗原表位的分子，可能与试剂中的单克隆抗体发生交叉反应而影响检测结果，如易共存的其他肿瘤标志物抗原、某些激素、近期使用的抗肿瘤药物、人抗鼠抗体（HAMA）等。

6. 高浓度 Hook 效应及样本稀释

Hook 效应通常指在双抗体夹心实验中，由于标本中受检抗原的含量过高，过量抗原分别与固相抗体和酶标抗体结合，而不再形成"夹心复合物"，从而影响检测结果，将高浓度错误报告为低浓度，出现高浓度后带现象，又称"钩状效应"，在一步法操作更常见。

企业应对一些极高值样本进行相关研究，以验证产生 Hook 效应的高限值。过度稀释可能产生明显的基质效应，企业应对样本稀释液、合理的稀释比例做相关研究以确认最佳稀释条件。

7. 其他需注意问题

对于适用多个机型的产品，应提供如产品说明书【适用机型】项中所列的所有型号仪器的性能评估资料。

试剂盒的样本类型如包括血清和血浆样本，则应对二者进行相关性研究以确认二者检测结果是否完全一致或存在某种相关性（如系数关系）。对于血浆样本，企业应对不同的抗凝剂进行研究以确认最适的抗凝条件以及是否会干扰检测结果。

（八）参考值（范围）确定资料

参考值（范围）确定所采用的样本来源、确定方法及详细的试验资料。建议采用受试者工作特征（ROC）曲线方法确定拟申报肿瘤标志物的参考值（范围）。

（九）稳定性研究资料

稳定性研究主要包括实时稳定性、高温加速破坏稳定性、运输稳定性、上机稳定性及开瓶（复溶）稳定性等，企业可根据实际需要选择合理的稳定性研究方案。稳定性研究资料应包括研究方法的确定依据、具体方法及过程。对于实时稳定性研究，应提供至少 3 批样品在实际储存条件下保存至成品有效期后的研究资料。

（十）临床试验研究

1. 研究方法

（1）已有同类产品上市的临床研究

选择境内已批准上市、临床普遍认为质量较好的同类产品作为参比试剂，采用拟申报产品（以下称考核试剂）

与之进行对比试验研究，证明本品与已上市产品等效或优于已上市产品。建议企业尽量选择方法学相同、线性范围及精密度等性能接近的同类试剂作为参比试剂。

（2）新肿瘤标志物检测试剂的临床研究

对于无法选择参比试剂的新肿瘤标记物而言，其临床研究应选择多个相关的良恶性疾病组及部分正常人群，验证新标记物的临床灵敏度和特异性，并利用ROC曲线确定合适的参考值（范围）。另外，还应对至少100例特定的恶性肿瘤患者进行治疗前后的随访监测研究，以验证新肿瘤标记物浓度变化与患者病情变化的相关性。临床随访监测研究应结合临床治疗措施的选择（公认有效的治疗手段）、患者治疗后恢复状况、肿瘤标志物代谢周期（半衰期）等因素综合考虑。患者采样的时间点视临床需要而定，申请人不得随意干涉。

2. 临床研究单位的选择

建议在国内不同城市选择临床单位，尽量使各单位的临床样本有一定地域代表性；临床研究单位应具有肿瘤疾病诊疗的优势，实验操作人员应有足够的时间熟悉检测系统的各环节（仪器、试剂、质控及操作程序等），熟悉评价方案。在整个实验中，考核试剂和参比试剂都应处于有效的质量控制下，定期对仪器进行校准，最大限度保证试验数据的准确性及可重复性。

3. 临床试验方案

临床试验实施前，研究人员应从流行病学、统计学、临床医学、检验医学等多方面考虑，设计科学合理的临床研究方案。各临床研究机构的方案设置应基本一致，且保证在整个临床试验过程中遵循预定的方案实施，不可随意改动。整个试验过程应在临床研究机构的实验室内并由本实验室的技术人员操作完成，申报单位的技术人员除进行必要的技术指导外，不得随意干涉实验进程，尤其是数据收集过程。

试验方案中应确定严格的病例纳入/排除标准，任何已经入选的病例再被排除出临床研究都应记录在案并明确说明原因。在试验操作过程中和判定试验结果时应采用盲法以保证试验结果的客观性。对于新试剂的动态监测研究，应在方案中明确前后两次浓度变化有临床意义的标准。临床试验中所涉及的样本类型应与产品说明书一致，且每种样本类型例数的选择应符合基本的统计学要求。各研究单位选用的参比试剂及所用机型应完全一致，以便进行合理的统计学分析。

4. 临床病例选择

如上文所述，绝大多数肿瘤标志物对于恶性肿瘤诊断的灵敏度和特异性较低，器官定位及对疾病良恶性的区分能力都较差。因此，在进行临床研究时，除选择目的器官/组织恶性疾病的病例外，还应选择其他器官/组织的恶性病患者、相关的良性病例等。另外，孕妇或处于生理周期女性亦可见某些激素或胚胎蛋白类肿瘤标志物的水平升高，对于此类肿瘤标志物，临床研究中应选择部分相关样本作为受试对象。

临床研究应包括对部分来自正常健康人群的样本作为正常对照。比较正常组和疾病组结果，以便对申报产品的临床性能做出全面分析。建议对健康人群例数的选择以不

超过150例为宜。对于新的肿瘤标志物或临床意义有待进一步明确的项目，应提供足够临床证据证明其临床预期用途。不管是健康人群或不同病种的患者，每一组受试者的最小入选人数均须满足统计学分析的基本要求。

另外，建议在临床试验中选择部分含干扰物质的标本进行对比研究，包括高脂、溶血、黄疸的样本，RF、ANA阳性样本，易共存的其他肿瘤标志物抗原同时升高的患者标本，以从临床角度验证试剂的特异性。

5. 统计学分析

对临床试验结果的统计应选择合适的统计方法，如相关分析、线性回归、受试者工作特征（ROC）曲线分析、阴/阳性符合率等。对于对比实验的等效性研究，最常用是对考核试剂和参比试剂两组检测结果的相关及线性回归分析，应重点观察相关系数（r值）或判定系数（R^2）、回归拟合方程（斜率和y轴截距）等指标。结合临床试验数据的正/偏态分布情况，建议统计学负责人选择合理的统计学方法进行分析，统计分析应可以证明两种方法的检测结果无明显统计学差异。在临床研究方案中应明确统计检验假设，即评价考核试剂与参比试剂是否等效的标准。

6. 结果差异样本的验证

在数据收集过程中，对于两种试剂的检测结果有明显差异的样本，应采用临床上普遍认为质量较好的第三种同类试剂进行验证试验，同时结合患者的临床病情对差异原因及可能结果进行分析。

7. 临床试验总结报告撰写

根据《体外诊断试剂临床研究技术指导原则》的要求，临床试验报告应该对试验的整体设计及各个关键点给予清晰、完整的阐述，应该对整个临床试验实施过程、结果分析、结论等进行条理分明的描述，并应包括必要的基础数据和统计分析方法。建议在临床总结报告中对以下内容进行详述。

（1）临床试验总体设计及方案描述

① 临床试验的整体管理情况、临床研究单位选择、临床主要研究人员简介等基本情况介绍；

② 病例纳入/排除标准、不同病种的预期选择例数及健康人群的选择标准；

③ 样本类型，样本的收集、处理及保存等；

④ 统计学方法、统计软件、评价统计结果的标准。

（2）具体的临床试验情况

① 考核试剂和参比试剂的名称、批号、有效期及所用机型等信息；

② 对各研究单位的病例数、病种分布情况进行总合，建议以列表或图示方式给出具体例数及百分比；

③ 质量控制，试验人员培训、仪器日常维护、仪器校准、质控品运行情况，对检测精密度、质控品回收（或测量值）、抽查结果评估；

④ 具体试验过程，样本检测、数据收集、样本长期保存、结果不一致样本的校验等。

（3）统计学分析

① 数据预处理、差异数据的重新检测或第三方验证以

及是否纳入最终数据统计、对异常值或缺失值的处理、研究过程中是否涉及对方案的修改。

②定性结果的一致性分析

阳性符合率、阴性符合率、总体符合率及其95%（或99%）的置信区间。以交叉表的形式总结两种试剂的定性检测结果，对定性结果进行四格表卡方或kappa检验以验证两种试剂定性结果的一致性。

③定量值相关性和一致性分析

用回归分析验证两种试剂结果的相关性，以 $y = a + bx$ 和 R^2 的形式给出回归分析的拟合方程，其中：y 是考核试剂结果，x 是参比试剂结果，b 是方程斜率，a 是 y 轴截距，R^2 是判定系数，同时应给出 b 的95%（或99%）置信区间，定量值结果应无明显统计学差异。

另外考虑到在不同的样本浓度区间试剂的性能可能存在一定差异，因此，建议对总体浓度范围进行区间分层统计，对不同浓度区间内的结果进行相关性分析以更好的验证两种试剂的相关性。

对新肿瘤标志物系列监测研究，建议按照患者治疗后病情状况进行逐级分组，并确定分组的临床诊断标准，对各组数据分别进行统计学处理，判断被观察肿瘤标志物的浓度随疾病状况的变化情况。

（4）讨论和结论

对总体结果进行总结性描述并简要分析试验结果，对本次临床研究有无特别说明，最后得出临床试验结论。

四、名词解释

1. 肿瘤标志物（tumor marker）：是指在恶性肿瘤发生和增殖过程中，由肿瘤细胞产生或机体反应而异常产生和/或升高的，反映肿瘤细胞特性的一类物质。

2. 准确度（accuracy）：一个测量值与可接受的参考值间的一致程度。

3. 最低检测限/分析灵敏度（lower detection limit）：样品中以一定概率可被声明与零有差异的被测量的最低值。本指导原则中的最低检测限为区别于零的不低于95%可信区间的最低浓度。

4. 分析特异性（analytical specificity）：测量程序只测量被测量物的能力。分析特异性用于描述检测程序在样本中有其他物质存在时只测量被测量物的能力。通常以一个被评估的潜在干扰物清单来描述，并给出在特定医学相关浓度值水平的分析干扰程度。（潜在干扰物包括干扰物和交叉反应物）

5. 线性（linearity）：在给定测量范围内，给出的测量结果与样品中实际存在的被测量物的值成比例的能力。线性是描述一个测量系统的测量示值或测量结果相关于样本的赋值符合直线的属性。

6. 精密度（precision）：在规定条件下，相互独立的测试结果之间的一致程度。精密度的程度是用统计学方法得到的测量不精密度的数字形式表示，如标准差（SD）和变异系数（CV）。

五、参考文献

1.《体外诊断试剂注册管理办法（试行）》（国食药监械〔2007〕229号）

2.《体外诊断试剂临床研究技术指导原则》（国食药监械〔2007〕240号）

3.《体外诊断试剂说明书编写指导原则》（国食药监械〔2007〕240号）

4. Guidance Document for the Submission of Tumor Associated Antigen Premarket Notifications，〔510（k）〕，to FDA，FDA，USASetember 19，1996

5. Practice Guidelines and Recommendations for Use of Tumor Markers in the Clinic，the National Academy of Clinical Biochemistry，European Group on Tumor Marker，Volume 15，2002

6. 冯仁丰，《临床检验质量管理技术基础》（第二版），上海科学技术文献出版社

7.《中国生物制品规程》（2000年版），化学工业出版社

与变态反应（过敏原）相关的试剂

47 过敏原特异性 IgE 抗体检测试剂注册技术审评指导原则

（过敏原特异性 IgE 抗体检测试剂技术审查指导原则）

本指导原则旨在指导注册申请人对过敏原特异性 IgE 抗体（allergen-specific IgE）检测试剂注册申报资料的准备及撰写，同时也为技术审评部门审评注册申报资料提供参考。

本指导原则是对过敏原特异性 IgE 抗体（allergen-specific IgE）检测试剂的一般要求，申请人应依据产品的具体特性确定其中内容是否适用，若不适用，需具体阐述理由及相应的科学依据，并依据产品的具体特性对注册申报资料的内容进行充实和细化。如申请人认为有必要增加本指导原则不包含的研究内容，可自行补充。

本指导原则是供申请人和审查人员的指导文件，不涉及注册审批等行政事项，亦不作为法规强制执行，如有能够满足法规要求的其他方法，也可以采用，但应提供详细的研究资料和验证资料。应在遵循相关法规的前提下使用本指导原则。

本指导原则是在现行法规、标准体系及当前认知水平下制定的，随着法规、标准的不断完善和科学技术的不断发展，本指导原则相关内容也将适时进行调整。

一、范围

I 型过敏反应性疾病相当普遍，人群总发病率高达 $10\% \sim 30\%$，是当前世界性的重大卫生学问题，被世界卫生组织（WHO）列为二十一世纪重点防治的三大疾病之一。

过敏性疾病是患者吸入、食入或者注入含有致敏成分的物质（称为过敏原或变应原，allergen）后触发机体的 B 细胞产生特异性免疫球蛋白 E（immunoglobulin E，IgE），IgE 以其 Fc 段与肥大细胞或嗜碱性粒细胞的表面相应的 FcεRI 结合，使机体处于对该过敏原的致敏状态。当相同过敏原再次或多次进入致敏机体时，可与肥大细胞或嗜碱性粒细胞表面的 IgE 发生特异性结合，当过敏原与致敏细胞表面的两个或两个以上相邻的 IgE 结合时，发生 FcεRI 交联，使肥大细胞和嗜碱性粒细胞活化，导致细胞脱颗粒并释放储存在细胞浆颗粒里的炎性介质——组胺，并通过花生四烯酸途径合成新介质——白三烯、免疫反应性前列腺素和 IL-4、IL-5 等细胞因子及趋化因子，从而引发过敏反应（或称变态反应，allergy）的疾病及相关症状，如过敏性哮喘、枯草热、荨麻疹、过敏性鼻炎、湿疹、结膜炎及胃肠道 I 型过敏性疾病及严重过敏反应等。

上述过敏性疾病的发生，IgE 抗体起关键作用。I 型过敏反应性疾病的特征是患者体内循环血液中的过敏原特异性 IgE 抗体浓度较正常状况下高，且特异性 IgE 抗体浓度越高，诊断过敏性疾病的概率越高。

本指导原则适用于过敏原特异性 IgE 抗体检测试剂，包括总 IgE 和特异性 IgE，同时适用于不同的检测方法（原理）。

本指导原则适用于申请产品注册和相关许可事项变更的产品。

二、基本要求

（一）综述资料

综述资料主要包括产品预期用途、产品描述、有关生物安全性的说明、有关产品主要研究结果的总结和评价以及同类产品在国内外批准上市的情况介绍等内容，其中同类产品上市情况介绍部分应着重从主要原材料、检出限、阳性判断值或者参考区间等方面写明拟申报产品与目前市场上已获批准的同类产品之间的主要区别，同时应对申报的每一个过敏原具体项目进行详尽的阐述，分别阐述每个过敏原的具体特点及相关信息。

综述资料的撰写应当符合《体外诊断试剂注册管理办法》（国家食品药品监督管理总局令第 5 号）（以下简称《办法》）和《关于公布体外诊断试剂注册申报资料要求和批准证明文件格式的公告》（国家食品药品监督管理总局公告 2014 年第 44 号）（以下简称 44 号公告）的相关要求。

（二）主要原材料的研究资料

若主要原材料为申请人自己生产，其生产工艺必须稳定；如主要原材料源于外购，应提供的资料包括：供货方提供的质量标准、出厂检定报告以及申请人对到货后主要原材料的质量检验资料。

除上述内容外，建议申请人按照以下要求提交研究资料：

1. 企业内部参考品的制备、定值过程。详细阐述参考品中过敏原特异性 IgE 抗体的鉴定方法和浓度确认方法，鉴定方法应科学合理并采用国际公认的方法、金标准方法或临床诊断等方法综合进行确认。浓度确认应采用国家或国际标准品进行溯源。应分别对每一个过敏原项目进行研究。

2. 质控品的制备、定值过程应参照企业内部参考品的制备方法进行。

3. 过敏原主要原材料的研究资料。

（1）无论是天然提取抗原，还是基因工程重组抗原，均应对原料进行详细分析研究，至少包括主要过敏原（致敏）蛋白的特异性、分子量、纯度、致敏蛋白含量、反应性：生物活性，效价（抑制试验）等内容。

（2）对于以上要求的指标应给出具体的研究方案、研究方法、实验过程、试验数据、相关图谱等内容。

（3）如为自制抗原，还需提供详细的抗原鉴定、提取、制备、生产等的研究资料。

（4）如为外购原材料，还需提供过敏原等主要原材料的出厂报告及进货检验报告。

（5）对于其他主要原材料，如二抗、工具酶、包被板等原材料，应提供主要原材料的选择、制备及质量标准等内容的详细研究资料及试验数据。

（三）主要生产工艺及反应体系的研究资料

1. 主要生产工艺介绍，可用流程图方式表示，并简要说明主要生产工艺的确定依据。

2. 产品基本反应原理介绍。

3. 主要生产工艺过程的研究资料、每一步生产工艺的确认资料及试验数据。

4. 主要反应体系的研究资料、每一步反应体系的确认资料及试验数据。

（四）分析性能评估资料

申请人应提交在产品研制或成品验证阶段对试剂盒所有的分析性能进行研究的资料，对于每项分析性能的研究都应包括具体研究目的、实验设计、研究方法、可接受标准、实验数据、统计方法等详细资料。有关分析性能研究的背景信息也应在注册申报资料中有所体现，包括研究地点（实验室）、适用仪器、试剂规格、批号、临床样本来源等。分析性能研究的实验方法，可以参考国内或国际有关体外诊断产品性能评估的指导原则。

对于总 IgE 抗体的检测，不建议进行定性检测，应采用定量及半定量检测，所有分析性能也应根据定量或半定量检测试剂的要求进行评估。对于过敏原 IgE 抗体检测试剂，建议着重对以下分析性能进行研究。

1. 提供参考品（国家参考品、企业参考品）的验证资料。

2. 最低检出限

最低检出限的确定及验证应采用适当的参考品进行，最低检出限参考品应进行精确的浓度确认。对于定性检测产品，可采用每一浓度样本至少 20 次的检测情况对最低检出限进行研究，选取 90%～95% 检出率的浓度水平作为最低检出限；对于定量检测产品，可采用每一浓度样本至少 10 次的检测情况对最低检出限进行研究，选取 CV 值 ≤20% 的浓度水平作为最低检出限。

过敏原特异性 IgE 抗体的检测限建议不高于 0.35IU/ml，总 IgE 抗体的检测限建议不高于 3～5 IU/ml，可采用稀释或系列参考品的方式进行研究，但应保证不同浓度的样本同时包括上述两个浓度及其邻近的浓度，明确写明最低检出限邻近浓度的检测情况，如过敏原特异性 IgE 抗体浓度在 0.30IU/ml 水平的检测情况、总 IgE 抗体在阳性判断值附近浓度的检测情况。

对于包被过敏原为混合过敏原（非组合）的产品，应对可检测项目中的每一个过敏原项目进行最低检出限的评价及验证。

3. 线性范围

对于定量或半定量检测的试剂，均应当进行线性范围的研究。线性范围确定的研究应使用高值临床样本（由可溯源至国家参考品/国际参考品的方法定量）进行梯度稀释，稀释液应使用经确认为相应过敏原项目检测结果为阴性的混合人血清或血浆，建议应包含不少于 9 个浓度（应包含接近最低检测限的临界值浓度，同时满足国家或国际分级标准的要求），通过评价一定范围内的线性关系及各水平的准确度确定该产品的线性范围。

4. 准确度

对准确度的评价，可采用与国家/国际参考品的偏差、回收试验或者方法学比对等方法进行，申请人可根据实际情况选择合理方法进行研究。详细描述评价方法中样本的制备过程、评价方案、试验过程、试验数据、统计方法、研究结论等内容。

除上述资料之外，对于过敏原特异性 IgE 抗体检测试剂，建议提供至少 50 例与临床诊断结果比对的研究资料，对于极为罕见的过敏原特异性 IgE 抗体检测项目，可提供至少 30 例与临床诊断结果比对的研究资料。

5. 精密度

精密度的评价方法并无统一的标准可依，可根据不同产品特征或申请人的研究习惯进行，前提是必须保证研究的科学合理性，具体实验方法可以参考相关的美国临床实验室标准化协会批准指南（CLSI-EP）或国内有关体外诊断产品性能评估的文件进行。申请人应对每项精密度指标的评价标准做出合理要求，如标准差或变异系数的范围等。针对本类产品的精密度评价主要包括以下要求：

（1）至少应在产品检测阴性、最低检出限浓度、医学决定水平（Cut-off 值）浓度进行精密度的评价。

① 阴性样本（质控品）：应尽量采用高值阴性样本（质控品）进行（$n \geqslant 20$），如最低检出限浓度为 0.35IU/ml，可选择 0.30IU/ml 浓度作为评价样本浓度。

② 最低检出限浓度样本（质控品）：待测物浓度应接近产品的最低检出限（$n \geqslant 20$）。

③ 医学决定水平（Cut-off 值）浓度样本（质控品）：根据产品设计的 Cut-off 值确定样本（质控品）的浓度（$n \geqslant 20$）。

（2）合理的精密度评价周期，例如：为期至少 20 天的连续检测，每天至少由 2 人完成不少于 2 次的完整检测，从而对批内/批间、日内/日间以及不同操作者之间的精密度进行综合评价。如有条件，申请人应选择不同的实验室进行重复实验以对室间精密度进行评价。

6. 特异性

（1）交叉反应

在进行交叉反应的研究过程中，对于过敏原的选择建议考虑以下内容：生物学分类的相近性、基因组或结构的保守性和同源性、过敏原蛋白 AA 序列以及立体结构的类同性、IgE 抗体结合表位在构象/拓扑学的兼容性。

① 应采用与被检过敏原蛋白在组成或结构上部分相同或者具有相近性的过敏原特异性 IgE 抗体阳性样本进行交叉反应研究。

② 建议采用高浓度的过敏原特异性 IgE 抗体阳性样本进行交叉反应研究，应明确抗体浓度。

③ 申请人应对进行交叉反应研究的过敏原特异性 IgE 抗体阳性样本的确认方法进行详细阐述，并提供详细的确认资料和数据，如：是否经过其他方法检测、经过金标准的确认或经过临床诊断的确认等。

④ 亦可采用抗原电泳分析致敏蛋白的方法进行研究。

至少应对公认的可能具有交叉反应的过敏原项目进行验证，建议对于每种过敏原至少选取 2~3 个可能产生交叉反应的过敏原进行研究。

（2）干扰物质

① 对样本中常见的内源性干扰物质进行研究，如血红蛋白、甘油三酯或胆固醇、胆红素、类风湿因子（RF）、抗核抗体（ANA）、抗线粒体抗体（AMA）等，确定可接受的干扰物质极限浓度。

建议采用被测物阴性及最低检出限浓度对每种干扰物质的干扰影响进行评价。

② 对高浓度的非特异性人 IgA、IgG、IgM、IgD 抗体阳性样本进行评价，建议采用被测物阴性及最低检出限浓度进行研究。

③ 对含有高浓度总 IgE 抗体的特异性 IgE 抗体阴性或弱阳性样本进行评价。

干扰物质研究的样本可采用临床或模拟添加样本进行验证，样本量选择应体现一定的统计学意义。

7. 钩状（Hook）效应

须采用高浓度过敏原特异性 IgE 抗体阳性血清进行梯度稀释后由低浓度至高浓度开始检测，每个梯度的稀释液重复 3~5 份，对钩状效应进行合理的验证。应给出不会产生钩状效应的抗体最高浓度，并在产品说明书上明示对钩状效应的研究结果。

8. 溯源性

应提交详细的溯源性研究资料，该类产品有国际标准品，产品检测结果的量值必须溯源至国际标准品。对于企业内部参考品、标准品、质控品均应提供详细的溯源资料，包括溯源方案、溯源方法、溯源过程、溯源步骤，溯源过程中每一步的不确定度的计算等内容。

（五）阳性判断值或参考区间确定资料

对于过敏原特异性 IgE 抗体检测试剂，不同过敏原检测项目的阳性判断值可能不一致，因此应根据不同项目分别给出适于中国人群的阳性判断值，提供详细的研究资料。如将阳性判断值确定为 0.35IU/ml 或者按照国际或国家分级标准的不同级别对阳性判断值进行设定，则应当说明确定或者设定的具体依据，并提供详细的验证资料。

对于总 IgE 抗体检测试剂，应给出参考区间，应按照不同的年龄段分别进行参考区间的研究，并提供详细的研究资料。

（六）稳定性研究资料

稳定性研究资料主要涉及两部分内容，申报试剂的稳定性和适用样本的稳定性研究。前者主要包括实时稳定性（有效期）、运输稳定性、开瓶稳定性等研究，申请人可根据实际需要选择合理的稳定性研究方案。稳定性研究资料应包括研究方法的确定依据、具体的实施方案、详细的研究数据以及结论。对于实时稳定性研究，应提供至少三批样品在实际储存条件下保存至成品有效期后的研究资料。

应对样本稳定性进行研究，主要包括室温保存、冷藏和冷冻条件下的有效期验证，可以在合理的温度范围内选择温度点（温度范围），每间隔一定的时间段即对储存样本进行全性能的分析验证，从而确认不同类型样本的效期稳定性。适于冷冻保存的样本还应对冻融次数进行评价。

试剂稳定性和样本稳定性两部分内容的研究结果均应在说明书【储存条件及有效期】和【样本要求】两项中进行详细说明。

（七）临床评价资料

临床试验总体要求及资料内容应符合《体外诊断试剂临床试验技术指导原则》、《办法》和 44 号公告的规定，以下仅根据过敏原检测试剂的特点对其临床试验中应重点关注的内容进行阐述。

1. 研究方法

对于该类试剂已有同类产品上市的，按照法规要求应选择境内已批准上市、临床普遍认为质量较好的同类产品作为对比试剂，采用试验用体外诊断试剂（以下称考核试剂）与之进行对比试验研究，证明考核试剂与已上市产品等效。

如无已上市同类产品的，应根据产品设计的具体用途进行临床试验。综合临床检测结果、病例临床资料、其他检测检查结果（病史、皮肤试验、激发试验）、患者治疗情况等多方面因素进行综合判断以评价产品检测结果是否准确。

2. 病例选择

应充分考虑地域性差异，由于过敏原检测项目很多，包含各种食物、吸入性、注入性等过敏原，而且过敏症状的发生存在季节性，所以应充分考虑各种过敏原的地域性差异、发病时间的不同、流行病学的差异选择有代表性的单位进行临床试验，应尽量选择不同省份的临床单位。

3. 样本选择

对于组合过敏原检测项目（套组，非混合），每一个检测项目应分别进行统计，且应满足至少 1000 例的要求，对于每一个检测项目病例选择中应包括一定数量的交叉反应样本，以评价产品检测的特异性。

对于每一过敏原检测（报告）项目均应提供大于 30~50 例检测结果与临床诊断结果比对的临床资料，应随机选择病例，先选择高度怀疑的临床病例，再通过样本检测进行比对，比对病例应保证一定的阳性率，并提供详细的病例情况

（包括病史、临床诊断方法、各种检测结果等），建议在变态反应科、呼吸科、消化科等临床专业科室进行临床试验。

对于适用于对多个样本类型进行检测的产品，如不同样本类型之间具有可比性，应至少完成一个样本类型不少于 1000 例的临床研究，同时再进行不少于 200 例同一患者不同样本类型之间的比较研究。如样本类型中包括指尖全血或静脉全血等全血样本，应至少进行 300 例同一患者全血样本与血清或者血浆样本的比对临床资料。

4. 统计学分析

对于定性检测试剂至少应计算阳性符合率、阴性符合率、总符合率，并以四格表的形式进行列表，并对定性结果进行 Kappa 检验以验证检测结果的一致性。

对于定量和半定量检测试剂除计算阳性符合率、阴性符合率、总符合率外，还应进行相关性分析，给出相关系数，进行回归分析给出回归方程和试验数据的散点图，并对相关系数和回归方程的斜率进行显著性分析。

对于半定量检测产品还应对检测的分级结果进行统计，明确分级存在差异的样本数量和分级差异情况，同时提供样本检测结果的频率分布图。

5. 结果差异样本的验证

对于两种试剂的检测结果有不一致（检测结果差异较大）的样本，应采用临床上公认较好的第三种同类试剂进行复核，同时结合患者的临床病情、临床资料对差异原因及可能结果进行分析。

对于半定量检测产品，在检测结果阴阳性判定一致的情况下，如分级差异等于或大于 2 个级别，应采用第三种方法进行复核。

6. 交叉反应样本的比较

对于选择的交叉反应样本应单独列出并单独进行统计，并对检测结果进行详细描述，并对可能产生交叉反应的原因进行详尽描述。

7. 临床试验结果应提供原始临床试验数据。

8. 对于在同一膜条上同时包含总 IgE 抗体和特异性 IgE 抗体检测项目的产品，应分别提供每个检测项目与定量检测试剂检测结果的比对研究资料，每个项目应包括不同阳性强度的样本。

（八）产品风险分析资料

基本要求应符合 44 号公告的要求，同时考虑到过敏原特异性 IgE 抗体检测可能存在一定的交叉反应，而且过敏原特异性 IgE 抗体的浓度与患者的临床症状并无绝对相关性，因此申请人应根据这些不确定的因素分析产品应用可能存在的风险。

（九）产品技术要求

产品技术要求应符合《办法》和 44 号公告的要求。申请人应当在原材料质量和生产工艺稳定的前提下，根据产品研制、分析性能评估等结果，依据国家标准、行业标准及有关文献，按照《医疗器械产品技术要求编写指导原则》

的有关要求，编写产品技术要求。如果拟申报产品已有适用的国家/行业标准发布，则产品技术要求的内容应不低于适用标准。定性产品应进行参考品的检测，定量产品除进行参考品的检测外还应进行线性的评价。每个项目均须进行最低检出限和阳性参考品符合率的检测。性能指标及检验方法中应明确写明阳性参考品所包含的检测项目。

（十）产品注册检验报告

根据《办法》及 44 号公告的要求，申请注册的第三类产品应在具有相应医疗器械检验资质的医疗器械检验机构进行连续 3 个生产批次样品的注册检验。

目前，过敏原 IgE 抗体检测试剂尚无适用的国家参考品，可采用企业参考品进行注册检验，但企业参考品的具体信息应明确，如 IgE 抗体浓度、过敏原检测项目的确定方法等。如有适用的国家参考品/标准品发布，则申请人应采用国家参考品/标准品进行注册检验，并在产品技术要求中写明相应内容。

（十一）产品说明书

产品说明书承载了产品预期用途、检验原理、检验方法、检验结果的解释以及注意事项等重要信息，是指导实验室工作人员正确操作、临床医生针对检验结果给出合理医学解释的重要依据，因此，产品说明书是体外诊断试剂注册申报最重要的文件之一。产品说明书格式应符合《体外诊断试剂说明书编写指导原则》的要求，境外产品的中文说明书除格式要求外，其内容应尽量保持与原文说明书的一致性，翻译力求准确且符合中文表达习惯。产品说明书的所有内容均应与申请人提交的注册申请资料中的相关研究结果保持一致，如某些内容引用自参考文献，则应以规范格式对此内容进行标注，并单独列明参考文献的相关信息。

结合《体外诊断试剂说明书编写指导原则》的要求，下面对过敏原特异性 IgE 抗体（allergen-specific IgE）检测试剂说明书的重点内容进行详细说明，以指导注册申请人更合理地编写产品说明书。

1.【产品名称】

可以根据拟申报产品的具体特点增加描述性语言，（吸入组 1 或 2）、（食物组 1 或 2）、（综合组 1 或 2）等，如组合过敏原检测项目命名为"过敏原特异性 IgE 抗体检测试剂盒（吸入组 1/化学发光法）"，以更好的区分不同的产品。

2.【预期用途】应至少包括以下几部分内容：

（1）试剂盒用于××检测人×××样本中的过敏原特异性 IgE 抗体和/或总 IgE 抗体。其中，××应按照产品类型写明具体为定性、半定量还是定量检测，×××应写明适用的样本类型为血清、血浆还是全血，上述内容均应有相应的分析性能评估资料和临床试验资料支持。对于总 IgE 抗体检测试剂，不建议声称定性检测用途，对于过敏原特异性 IgE 抗体检测试剂，还应当逐项列明能够检测的具体过敏原项目。

（2）应当说明该试剂不建议用于健康人群体检，检测结果阳性或者阴性仅代表相应的 IgE 抗体检测结果阳性或阴性，与患者是否患病的相关性不确定，不得作为患者病情评价的唯一指标，必须结合患者临床表现和其他实验室检测对病情进行综合分析。

（3）待测人群特征介绍：应分不同的年龄段、性别进行简单介绍，并对检测结果及患者临床症状之间的关系进行描述。

（4）对过敏反应的机理进行简单的介绍。

（5）临床用途：说明与预期用途相关的临床适应证背景情况，说明相关的临床或实验室诊断方法，应对每个过敏原分别进行编写。

3.【储存条件及有效期】

说明试剂盒的效期稳定性、开封稳定性、运输稳定性等，应标明具体的储存条件及有效期。

4.【阳性判断值或者参考区间】

（1）明确产品的溯源情况，无论定量或是定性产品，其检测结果量值均须溯源至国际或国家标准品，应以 IU/ml 作为单位或提供与国际单位的换算单位。

（2）分别列出总 IgE 抗体（建议进行定量检测）和每个过敏原特异性 IgE 抗体的最低检出限（不大于 0.35IU/ml）和参考区间，如两者一致可一同列出。

（3）对于半定量或定量检测产品，可列出现行的国际或国家的定级标准与特异性 IgE 抗体浓度之间的关系。

（4）应明确检测信号值与特异性 IgE 抗体浓度之间的关系及标准曲线的制定方法（如适用）。

5.【检验结果的解释】

（1）应明确检测结果是否成立的判定标准，如阴、阳性对照品的检测要求（如适用）。

（2）如不同过敏原的检测结果存在差异，应对每一个过敏原特异性 IgE 抗体及总 IgE 抗体的检测结果分别进行阐述，如产品最低检出限、阳性判断值或参考区间与检测结果之间的关系和相关性，同时对检测结果与临床诊断结果、患者临床症状之间可能存在的关系进行详细描述。

6.【检验方法的局限性】

（1）本试剂盒的检测结果仅供临床参考，对患者的临床诊治应结合其症状/体征、病史、其他实验室检查及治疗反应等情况综合考虑。

（2）不合理的样本采集、转运、储存及处理过程均有可能导致错误的检测结果。

（3）明确该试剂仅限于规定的样本类型及适用机型。

（4）不能混用不同批次试剂盒中的组分。

7.【产品性能指标】

（1）参考品（国际参考品、国家参考品、企业参考品）的检测情况。

（2）最低检出限：应采用国际单位，如不同的检测项目最低检出限不同（特异性 IgE 抗体的检出限定为不大于 0.35IU/ml，总 IgE 抗体应给出具体的检测范围，并明确最低检出限建议不大于 3 ~ 5 IU/ml），应分别列出。

（3）精密度：精密度检测参考品（样本）的组分、浓度及评价标准、评价结果。

（4）线性范围：确定线性范围的方法、浓度范围、相关系数等信息。

（5）准确性：详细描述准确性的研究方法（与国家/国际参考品的偏差，回收试验，方法学比对等）及结果，详细描述研究用样本的确定方法，提供至少 30 ~ 50 例与临床诊断比对的研究资料。

（6）特异性

① 交叉反应：以列表的方式详细描述可能与每一过敏原产生交叉反应的过敏原种类，建议对于每种过敏原至少提供 2 ~ 3 个可能产生交叉反应的过敏原信息，并详细介绍导致产生交叉反应的过敏原蛋白情况。

② 干扰物质：样本中常见干扰物质对检测结果的影响，如血红蛋白、甘油三酯或胆固醇、胆红素等，应注明可接受的最高限值。

③ 与人 IgA、IgG、IgM、IgD 等的交叉反应。

（7）钩状（HOOK）效应：对高浓度的 IgE 抗体的钩状效应验证情况。

三、注册单元划分

过敏原特异性 IgE 抗体检测试剂的注册单元原则上应按照试剂中包被过敏原的类型进行划分。对于可同时检测多个过敏原特异性 IgE 抗体的产品，如各过敏原特异性 IgE 抗体的检测反应体系之间相对独立，不相混合，在不改变试剂中包被过敏原类型的前提下，不同过敏原项目的排列组合产品可作为同一注册单元，但过敏原项目的组合应当具有临床价值，不建议没有临床意义的随意组合。

对于同一注册单元包含多个规格的产品，申请人应当提供检测项目如包含不同项目组合的产品，申报注册时只需提供检测项目最多且能包含其他规格产品检测项目产品的技术资料作为注册申报资料。

用于蛋白质检测的试剂

48 C 反应蛋白测定试剂盒注册技术审评指导原则

[C 反应蛋白测定试剂盒注册技术审查指导原则(2016 年修订版)]

本指导原则旨在指导注册申请人对 C 反应蛋白测定试剂盒，包括常规 C 反应蛋白定量检测试剂盒/超敏（高敏）C 反应蛋白定量检测试剂盒/全量程 C 反应蛋白定量检测试剂盒注册申报资料的准备及撰写，同时也为技术审评部门审评注册申报资料提供参考。

本指导原则是对 C 反应蛋白测定试剂盒的一般要求，申请人应依据产品的具体特性确定其中内容是否适用，若不适用，需具体阐述理由及相应的科学依据，并依据产品的具体特性对注册申报资料的内容进行充实和细化。

本指导原则是供申请人和审查人员使用的指导文件，不涉及注册审批等行政事项，亦不作为法规强制执行，如有能够满足法规要求的其他方法，也可以采用，但应提供详细的研究资料和验证资料。应在遵循相关法规的前提下使用本指导原则。

本指导原则是在现行法规、标准体系及当前认知水平下制定的，随着法规、标准体系的不断完善和科学技术的不断发展，本指导原则相关内容也将适时进行调整。

一、适用范围

本指导原则适用于基于分光光度法原理，利用手工和半自动、全自动生化分析仪，在医学实验室进行对人血清或血浆中的 C 反应蛋白进行定量检测所使用的临床化学体外诊断试剂（盒）。

本指导原则不适用于：

1. 对 C 反应蛋白校准品和质控品的评价。

2. 各类胶体金标记试纸。

二、注册申报资料要求

（一）综述资料

C 反应蛋白（C reactive protein，CRP）由肝细胞合成，在胎儿期产生，非母体胎盘传递。其产生机理是：当机体受感染或组织受损伤时巨噬细胞和其他白细胞等被激活，产生白细胞介素-6（IL-6）、白细胞介素-1（IL-1）、肿瘤坏死因子 TNF-α 等细胞因子及其他介导物，这些细胞因子和介导物到达肝脏，刺激肝细胞和上皮细胞合成 CRP。在结构上，CRP 含 5 个多肽链亚单位，非共价地结合为盘形多聚体，分子量为 11.5 万~14 万，CRP 是一种典型的急性时相蛋白。全程 C 反应蛋白包括常规 C 反应蛋白（常规 CRP）和超敏 C 反应蛋白（超敏 CRP）。一次性检测常规 CRP 和超敏 CRP，这种方法被称为全程 C 反应蛋白检测。常规

CRP 和超敏 CRP 在化学本质上无区别，是同一种物质，只是检测方法的定量下限不同。

常规 CRP 测定包括定性、半定量和定量分析，可用于评价感染，组织损伤和炎症性疾病。对于常规的 CRP 测定，参考值通常被认为是临床上含量高于 10mg/L。在健康人群血液中 CRP 水平低于 5mg/L，而在各种条件下，急性炎症4~8 小时内，CRP 值达到 20~500mg/L。常规 CRP 作为急性炎症评估指标比红细胞沉降率（ESR）和白细胞计数更敏感、更可靠。

超敏 C 反应蛋白线性范围低端低于常规 CRP，这种较低的范围可扩大使用适应证，C 反应蛋白是非特异性的，必须结合临床症状综合评估，不能作为特定的疾病或疾病的风险的确诊依据（图1）。

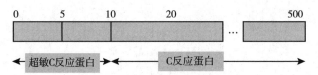

同一种蛋白，因检测方法的灵敏度不同而得名超敏C反应蛋白

图 1 超敏 CRP 与常规 CRP 的区别

超敏 C 反应蛋白常见的用途可作为心血管疾病风险识别的辅助手段。配合传统的急性冠脉综合征临床诊断使用，可作为冠状动脉疾病或急性冠脉综合征复发的预警指示物（图2）。

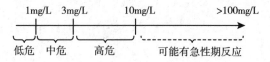

图 2 超敏 CRP 的临床意义

表 1 各种 CRP 的区别及性能要求

	常规 CRP	超敏 CRP
用途	感染，组织损伤和炎症性疾病的评价。提供炎症性疾病的诊断，治疗和监控的信息	是区分低水平炎症状态的灵敏指标，血清 hs-CRP 水平与动脉粥样硬化及急性脑梗死（ACI）等心脑血管疾病的发生、严重程度及预后密切相关
参考值范围	参考值范围：约 10mg/L 健康人群：≤ 5mg/L 急性范围：20~500mg/L	参考值范围：1mg/L

续表

	常规CRP	超敏CRP
推荐线性范围	≥5mg/L到上限	0.5~10.0mg/L
灵敏度	明确在线性范围低端的性能	确定定量限（功能灵敏度）

综述资料主要包括CRP的代谢、产品预期用途、产品描述、参考品的详细溯源性、有关生物安全性的说明、研究结果的总结评价以及同类产品上市情况介绍等内容，其中同类产品上市情况介绍部分应着重从方法学、临床应用情况、性能指标等方面写明拟申报产品与目前市场上已获批准的同类产品之间的差异。应符合《体外诊断试剂注册管理办法》（国家食品药品监督管理总局令第5号）和《关于公布体外诊断试剂注册申报资料要求和批准证明文件格式的公告》（国家食品药品监督管理总局公告2014年第44号）的相关要求。

人源性材料须对有关传染病（HIV、HBV、HCV、梅毒等）病原体检测予以说明，并提供相关的证明文件。其他动物源及微生物来源的材料，应当提供相应的说明文件，证明其在产品运输、使用过程中对使用者和环境是安全的，并对上述原材料所采用的灭活等试验方法予以说明。

（二）主要原材料研究资料（如需提供）

1. 试剂盒所用抗体的制备、筛选、纯化以及鉴定等详细试验资料。如抗体为申请人自制，则应详述抗体的名称及生物学来源，申请人对该抗体技术指标的要求（如外观、纯度、蛋白浓度、效价等），确定该抗体作为主要原材料的依据；如抗体为申请人外购，则应详述抗体的名称及生物学来源，外购方名称，提交外购方出具的抗体性能指标及检验证书，详述申请人对该抗体技术指标的要求以及申请人确定该抗体作为主要原材料的依据。

2. 其他主要原辅料的选择及验证资料，如包被板、反应缓冲液等，申请人应详述每一原辅料技术指标的要求以及确定该原辅料作为主要原辅料的依据。若为外购，应详述每一原辅料的外购方名称并提交外购方出具的每一原辅料性能指标及检验证书。

3. 企业内部参考品的原料选择、制备、定值过程及试验资料。

4. 添加上述原材料、辅料的详细信息请以附录的形式呈现。

（三）主要生产工艺及反应体系的研究资料（如需提供）

1. 主要生产工艺介绍，可以流程图方式表示，并简要说明主要生产工艺的确定依据。

2. 产品反应原理介绍。

3. 抗体包被/致敏工艺研究：申请人应考虑如包被液量、浓度、时间、温度等指标对产品性能的影响，通过试验确定上述指标的最佳组合。

4. 实验体系反应条件确定：申请人因考虑反应时间、反应温度、pH值等条件对产品性能的影响，通过试验确定上述条件的最佳组合。

5. 体系中样品加样方式及加样量确定：申请人应考虑样品加样方式、加样量对产品检测结果的影响，通过实验确定最佳的加样方式及加样量。如样本需采取稀释或其他必要的方法进行处理后方可用于最终检测，申请人还应对可用于样本稀释的物质或处理方法进行研究，通过试验确定最终选择的用于样本稀释的物质或处理方法。确定反应所需其他物质用量（标准品、酶标物、底物等）的研究资料。固相载体、显色（发光）系统、酶作用底物等的介绍。

6. 不同适用机型的反应条件如果有差异应分别详述。

（四）分析性能评估资料

企业应提交原厂在产品研制阶段对试剂盒进行的所有性能验证的研究资料，包括具体研究方法、实验数据、质控标准、统计分析等详细资料。对于C反应蛋白定量检测试剂盒建议多批产品对以下分析性能进行研究：分析灵敏度、准确度、特异性、线性范围、精密度（批间、批内）等指标，具体研究方法建议参考相关指导原则。

对于适用多个机型的产品，应提供如产品说明书【适用机型】项中所列的所有型号仪器的性能评估资料。

1. 试剂空白吸光度

适用时，用纯化水作为样本重复测定2次，计算试剂空白吸光度（A），测定结果均值应符合产品技术要求性能指标的要求。

2. 分析灵敏度

测定一份浓度接近40mg/L的样品，重复测定2次，计算该样本产生的吸光度改变与空白吸光度改变的差值（ΔA），取2次结果的均值，等比换算出浓度为40mg/L的CRP所产生的吸光度差值（ΔA），结果应符合产品技术要求性能指标的要求。

测定一份浓度接近5mg/L的样品，重复测定2次，计算该样本产生的吸光度改变与空白吸光度改变的差值（ΔA），取2次结果的均值，等比换算出浓度为5mg/L的CRP所产生的吸光度差值（ΔA），结果应符合产品技术要求性能指标的要求。

3. 检出限

生产企业应提供CRP试剂盒的空白限、检出限及参考区间等相关信息。根据生产企业提供信息，对5份浓度近似最低检出限（LOD）的低值样本进行检测，每份样本检测5次，对检测结果按照大小进行排序，符合如下条件，即可认为生产企业提供的空白限和检出限的设置基本合理，结果符合产品技术要求性能指标的要求。

（1）低于生产企业提供的空白限数值的检测结果的数

量应小于等于 3 个；

（2）适用时，无高于生产企业提供的参考区间下限的检测结果。

4. 准确度

（1）总则

可采用相对偏差、企业参考品测试和比对试验之一测试试剂（盒）的准确度，应符合产品技术要求性能指标的要求；如适用，优先采用相对偏差的方法。

（2）相对偏差

根据生产企业提供的试剂盒线性区间，将能用于评价常规方法的参考物质作为样本，合理设置 2 ~ 3 个浓度，将其作为样本按照待测试剂盒说明书的步骤进行检测，每个样品重复测定 3 次，测试结果记为 X_i，按公式（1）分别计算相对偏差（B_i），如果 3 次结果都符合产品技术要求性能指标的要求，即判为合格。如果大于等于 2 次的结果不符合，即判为不合格。如果有 1 次结果不符合要求，则应重新连续测试 20 次，并分别按照公式（1）计算相对偏差，如果大于等于 19 次测试的结果符合产品技术要求性能指标的要求，即判为合格，准确度符合产品技术要求性能指标的要求。

$$B_i = (X_i - T)/T \times 100\% \qquad (1)$$

式中：

B_i—相对偏差；

X_i—测量浓度；

T—标定浓度。

（3）企业参考品测试

由生产企业提供企业参考品，按照常规样本进行检测，每份样本测定 3 次，测试结果记为 X_i，按公式（1）分别计算相对偏差 B_i，结果应符合产品技术要求性能指标的要求。

5. 线性

将接近线性区间上限的高值样本按一定比例稀释为至少 5 个浓度，其中低值浓度的样本须接近线性区间的下限。对每一浓度的样本至少重复测定 2 次，计算其平均值，将测定浓度的平均值与理论浓度或稀释比例用最小二乘法进行直线拟合，得到线性回归方程，并计算线性相关系数 r 及绝对偏差或相对偏差，结果应符合产品技术要求性能指标的要求。

6. 重复性

用同一批号试剂盒，对 2 ~ 3 个不同浓度的样品分别重复测定 10 次，计算 10 次测定结果的平均值（M）和标准差（SD），根据公式（2）得出变异系数（CV），结果应符合产品技术要求性能指标的要求。

$$CV = SD/M \times 100\% \qquad (2)$$

式中：

CV—变异系数；

SD—10 次测量结果的标准差；

M—10 次测量结果的平均值。

7. 批间差

用三个不同批号试剂盒，对 2 ~ 3 个不同浓度的样品分别重复测定 10 次，计算每个浓度样本每批号 10 次测量结果的平均值（X_i，$i = 1$、2、3）及每个浓度样本三个批号 30 次测量结果的总平均值（X_T），根据公式（3）得出批间相对极差（R），结果应符合产品技术要求性能指标的要求。

$$R = (X_{max} - X_{min})/X_T \times 100\% \qquad (3)$$

式中：

R—批间相对极差；

X_{max}—X_i 的最大值，$i = 1$、2、3；

X_{min}—X_i 的最小值，$i = 1$、2、3；

X_T—每个浓度样本 30 次测量结果的平均值。

8. 分析特异性

（1）交叉反应：易产生交叉反应的其他抗原、抗体及嗜异性抗体等的验证情况；

（2）干扰物质：样本中常见干扰物质对检测结果的影响，如高脂、黄疸、类风湿因子、抗凝剂等干扰因子的研究（结果应量化表示，禁用轻度、严重的模糊表述）；

（3）药物影响：常见相关治疗药物对检测结果的影响。

9. 钩状（Hook）效应（如有）：说明不会产生 Hook 效应的浓度上限或相关研究，如需稀释，应注明对稀释液的要求、最佳或最大稀释比例。

10. 质控品性能要求（如有）

（1）定值质控品测量准确度

应至少给出一种用校准品校准测量程序后测定该定值质控品的试验方法。

（2）均一性

通常取同批号的一定数量最小包装单元的校准品、质控品，每包装单元测试 1 次，按下面的公式计算测试结果的平均值（$\overline{X}_1$）和标准差 S_1；另用上述校准品、质控品中的 1 个最小包装单元连续测试相同次数，计算测试结果的平均值（$\overline{X}_2$）和标准差 S_2；按下列各公式计算瓶间重复性 $CV\%$，所有参数的瓶间重复性结果均应符合要求。最小装量不够完成瓶间差检测的可只进行批内精密度检测。

公式 1

$$\overline{X} = \frac{\sum_{i=1}^{n} x_i}{n}$$

公式 2

$$S = \sqrt{\frac{\sum X_i^2 - \frac{(\sum X_i)^2}{n}}{n-1}}$$

公式 3

$$S_{瓶间} = \sqrt{S_1^2 - S_2^2}$$

公式 4

$$CV_{瓶间}(\%) = S_{瓶间}/\overline{X}_1 \times 100$$

当 $S_1 < S_2$ 时，令 $CV_{瓶间} = 0$

式中：

$\overline{X}$—平均值；

S—标准差；

n—测量次数；

x_i—指定参数第 i 次测量值。

11. 生物安全性（如适用）

校准品、质控品如含人源性成分，用经过国家批检合格的以下四种体外诊断试剂盒对该试剂盒的校准品、质控分别进行检测：a）人类免疫缺陷病毒抗体诊断试剂盒；b）丙型肝炎病毒抗体诊断试剂盒；c）乙型肝炎病毒表面抗原诊断试剂盒，HIV 抗体、HCV 抗体和 HBsAg 应为阴性；d）梅毒螺旋抗体诊断试剂盒，HIV 抗体、HCV 抗体、HBsAg 和 TP 抗体应为阴性。

（五）参考区间确定资料

阳性判断值或参考区间确定所采用的样本来源、确定方法及详细的试验资料。建议参考 CLSI/NCCLS C28 - A2。

（六）稳定性研究资料

稳定性研究资料主要涉及两部分内容，申报试剂的稳定性和适用样本的稳定性研究。前者主要包括实时稳定性（有效期）、运输稳定性、开瓶稳定性及冻融次数限制等研究，申请人可根据实际需要选择合理的稳定性研究方案。稳定性研究资料应包括研究方法的确定依据、具体的实施方案、详细的研究数据以及结论。对于实时、运输及开瓶稳定性研究，应提供至少三批样品在实际储存条件下保存至成品有效期后的研究资料。

试剂稳定性和样本稳定性两部分内容的研究结果均应在说明书【储存条件及有效期】和【样本要求】两项中进行详细说明。

（七）生产及自检记录

提供连续三批产品生产及自检记录的复印件。

（八）临床评价资料

1. 研究方法

选择境内已批准上市、临床普遍认为质量较好的同类产品作为参比试剂，采用拟申报产品（以下称考核试剂）与之进行对比试验研究，证明本品与已上市产品等效或优于已上市产品。建议企业尽量选择方法学相同、线性范围及精密度等性能接近的同类试剂作为参比试剂。同时应充分了解所选择产品的技术信息，包括方法学、临床预期用途、主要性能指标、校准品的溯源情况、推荐的阳性判断值或参考区间等，以便对试验结果进行科学的分析。且临床试验必须符合赫尔辛基宣言的伦理学准则，必须获得临床试验机构伦理委员会的同意。

2. 临床研究单位的选择

申请人应当选定不少于 2 家（含 2 家）获得国家食品药品监督管理总局资质认可的临床试验机构，按照有关规定开展临床试验。

申请人应根据产品特点及其预期用途，综合不同地区人种、流行病学背景、病原微生物的特性等因素选择临床试验机构。临床试验机构必须具有与试验用体外诊断试剂相适应的专业技术人员及仪器设备，并能够确保该项试验的实施。

申请人应当在临床试验前制定文件明确各方的职责分工，与各临床试验机构协商制定统一的临床试验方案，按照临床试验方案组织制定标准操作规程，并组织对参加试验的所有研究者进行临床试验方案和试验用体外诊断试剂使用的培训，以确保临床试验方案和试验用体外诊断试剂操作的一致性，并在临床试验过程中促进各研究者之间的沟通。

在临床试验开始前，申请人应与临床试验工作人员进行临床试验的预试验，使其熟悉并掌握该产品所适用的仪器、操作方法、技术性能等，以最大限度地控制试验误差。

在临床试验过程中，申请人应考虑吸收流行病学、统计学、临床医学、检验医学等方面专业人员（或知识），以保证临床试验科学、合理地开展。

临床研究单位应有能力提供临床评价所需的各类样本，实验操作人员有足够的时间熟悉检测系统的各环节（仪器、试剂、质控及操作程序等），熟悉评价方案。在整个实验中，考核试剂和参比试剂都应处于有效的质量控制下，定期对仪器进行校准，最大限度保证试验数据的准确性及可重复性。

不同的临床单位应使用同一批考核试剂进行临床试验，以便对数据进行科学客观的统计分析。

3. 临床试验方案

临床试验实施前，研究人员应从流行病学、统计学、临床医学、检验医学等多方面考虑，设计科学合理的临床研究方案。各临床研究机构的方案设置应基本一致，且保证在整个临床试验过程中遵循预定的方案实施，不可随意改动。整个试验过程应在临床研究机构的实验室内并由本实验室的技术人员操作完成，申报单位的技术人员除进行必要的技术指导外，不得随意干涉实验进程，尤其是数据收集过程。

试验方案中应确定严格的病例纳入/排除标准，任何已经入选的病例再被排除出临床研究都应记录在案并明确说明原因。在试验操作过程中和判定试验结果时应采用盲法及样本随机分配以保证试验结果的客观性。对于新试剂的动态监测研究，应在方案中明确前后两次浓度变化有临床意义的标准。临床试验中所涉及的样本类型应与产品说明书一致，且每种样本类型例数的选择应符合基本的统计学要求。各研究单位选用的参比试剂及所用机型应一致，以便进行合理的统计学分析。

开展体外诊断试剂临床试验，申请人应当按照试验用体外诊断试剂的类别、风险、预期用途等特性，组织制定科学、合理的临床试验方案。一般应当包括以下内容：

（1）一般信息（包括产品信息、临床试验开展的时间和人员等相关信息、申请人相关信息等）；

（2）临床试验的背景资料；

（3）试验目的；

（4）试验设计；

（5）评价方法；

（6）统计方法；

（7）对临床试验方案修正的规定；

（8）临床试验涉及的伦理问题和说明、《知情同意书》文本（如有）；

（9）数据处理与记录保存；

（10）其他需要说明的内容。

4. 研究对象的选择

（1）临床试验样本量的确定：申请人或临床研究者应根据产品临床使用目的，与该改产品相关疾病的临床发生率确定临床研究的样本量。在符合指导原则有关最低样本要求的前提下，还应符合统计学要求。

① 临床研究的总样本数至少为 200 例。

② 应考虑样本量的分布。样本量的选择应符合统计学及相关指导原则的要求。

③ 样本浓度应覆盖考核试剂检测范围，尽可能均匀分布。尽可能使40%样本的测定值处于参考区间以外，但在测量范围内。

（2）变更事项相关的临床试验：涉及产品检测条件优化、增加与原样本类型具有可比性的其他样本类型等变更事项，产品临床试验总样本数至少为 100 例，并在至少 2 家（含 2 家）临床试验机构开展临床试验；变更抗原、抗体等主要原材料的供应商、阳性判断值或参考区间的变化及增加临床适应证等变更事项，应根据产品具体变更情况，酌情增加临床试验总样本数。

（3）建议在临床试验中选择部分含干扰物质的标本进行对比研究，包括高脂、溶血、黄疸的样本、类风湿因子阳性样本，易共存的其他急性炎症时相因子同时升高的患者标本，以从临床角度验证试剂的特异性。

5. 统计学分析

对临床试验结果的统计应选择合适的统计方法，如相关分析、线性回归、受试者工作特征（ROC）曲线分析等。对于对比实验的等效性研究，最常用是对考核试剂和参比试剂两组检测结果的相关及线性回归分析，应重点观察相关系数（r 值）或判定系数（R^2）、回归拟合方程（斜率和 y 轴截距）等指标。结合临床试验数据的正/偏态分布情况，建议统计负责人选择合理的统计学方法进行分析，统计分析应可以证明两种方法的检测结果无明显统计学差异。在临床研究方案中应明确统计检验假设，即评价考核试剂与参比试剂是否等效的标准。

6. 结果差异样本的验证

对于比较研究试验中测定结果不符的样本，应采用"金标准"或其他合理的方法进行复核，以便对临床试验结果进行分析。如无需复核，应详细说明理由。

7. 临床试验总结报告撰写

根据《关于发布体外诊断试剂临床试验技术指导原则的通告》（国家食品药品监督管理总局通告 2014 年第 16 号）的要求，临床试验报告应该对试验的整体设计及各个关键点给予清晰、完整的阐述，应该对整个临床试验实施过程、结果分析、结论等进行条理分明的描述，并应包括

必要的基础数据和统计分析方法。建议在临床总结报告中对以下内容进行详述。

申请人或临床试验牵头单位应对各临床试验机构的报告进行汇总，并完成临床试验总结报告。临床试验报告的格式及内容如下：

7.1 首篇

首篇是每份临床试验报告的第一部分，所有临床试验报告均应包含该部分内容。

7.1.1 封面标题

包括试验用体外诊断试剂的通用名称、试验开始日期、试验完成日期、主要研究者（签名）、临床试验机构（盖章）、统计学负责人签名及单位盖章、申请人（盖章）、申请人的联系人及联系方式、报告日期、原始资料保存地点。

7.1.2 目录

列出整个临床试验报告的内容目录和对应页码。

7.1.3 研究摘要

对临床试验情况进行简单的介绍。

7.1.4 试验研究人员

列出临床试验主要研究人员的姓名、单位、在研究中的职责及其简历（列于附件中），主要研究人员包括主要研究者及各单位的主要参加人员、统计学负责人、临床试验报告的撰写人。

7.1.5 缩略语

临床试验报告中所用的缩略语的全称。

7.2 正文内容和报告格式

7.2.1 基本内容

7.2.1.1 引言。

介绍与临床试验产品有关的背景情况包括：①被测物的来源、生物及理化性质；②临床预期使用目的，所针对的目标适应证人群，目前针对该适应证所采用的临床或实验室诊断方法等；③所采用的方法、原理、技术要求等；④国内外已批准上市产品的应用现状等。说明申请人和临床试验机构间的合作关系。

7.2.1.2 研究目的。

说明本临床试验所要达到的目的。

7.2.1.3 试验管理。

对试验管理结构的描述。

管理结构包括主要研究者、主要参加人员、实验室质量控制情况、统计/数据管理情况以及试验中发生的问题及其处理措施等。

7.2.1.4 试验设计。

7.2.1.4.1 试验总体设计及方案的描述。

试验的总体设计和方案的描述应清晰、简洁，必要时采用图表等直观的方式。试验进行时方案修改的情况和任何方案以外的信息来源也应详细叙述。应包括：

（1）临床试验的整体管理情况、临床研究单位选择、临床主要研究人员简介等基本情况介绍；

（2）病例纳入/排除标准、不同年龄段人群的预期选择例数及标准；

（3）样本类型，样本的收集、处理及保存等；

（4）统计学方法、统计软件、评价统计结果的标准

7.2.1.4.2试验设计及试验方法选择。

试验设计中应包括以下内容：

（1）样本量及样本量确定的依据。

（2）样本选择依据、入选标准、排除标准和剔除标准。

（3）样本采集、保存、运输方法等。

（4）对比试剂的确立。

（5）临床试验用所有产品的名称、规格、来源、批号、效期及保存条件，对比试剂的注册情况。考核试剂和参比试剂的名称、批号、有效期及所用机型等信息。

（6）质量控制方法。对质量控制方法进行简要的阐述。试验人员培训、仪器日常维护、仪器校准、质控品运行情况，对检测精密度、质控品回收（或测量值）、抽查结果评估；

（7）临床试验数据的统计分析方法。对各研究单位的病例数、病种分布情况进行总合，建议以列表或图示方式给出具体例数及百分比。

① 数据预处理、差异数据的重新检测或第三方验证以及是否纳入最终数据统计、对异常值或缺失值的处理、研究过程中是否涉及对方案的修改。

② 定量值相关性和一致性分析

用回归分析验证两种试剂结果的相关性，以 $y = a + bx$ 和 R^2 的形式给出回归分析的拟合方程，其中：y 是考核试剂结果，x 是参比试剂结果，b 是方程斜率，a 是 y 轴截距，R^2 是判定系数，同时应给出 b 的 95%（或 99%）置信区间，定量值结果应无明显统计学差异。

（8）具体试验过程，样本检测、数据收集、样本长期保存、结果不一致样本的校验等。

（9）试验过程中方案的修改。

一般情况下，临床试验方案不宜更改。试验过程中对方案的任何修改均应说明，对更改的时间、理由、更改过程及有无备案进行详细阐述并论证其对整个研究结果评价的影响。

7.2.1.5临床试验结果及分析。

7.2.1.6讨论和结论。对总体结果进行总结性描述并简要分析试验结果，对本次临床研究有无特别说明，最后得出临床试验结论。

7.2.2有关临床试验中特别情况的说明

7.2.3附件

7.2.3.1临床试验中所采用的其他试验方法或其他诊断试剂产品的基本信息，如试验方法、诊断试剂产品来源、产品说明书及注册批准情况。

7.2.3.2临床试验中的所有试验数据，需由临床试验操作者、复核者签字，临床试验机构盖章（封面盖章和骑缝章）。

7.2.3.3主要参考文献。

7.2.3.4主要研究者简历。

7.2.3.5申请人需要说明的其他情况等。

（九）产品风险分析资料

对体外诊断试剂产品寿命周期的各个环节，从预期用途、可能的使用错误、与安全性有关的特征、已知和可预见的危害等方面的判定以及对患者风险的估计进行风险分析、风险评价和相应的风险控制基础上，形成风险管理报告。应当符合相关行业标准的要求。

（十）产品技术要求

拟定产品技术要求应符合《体外诊断试剂注册管理办法》、《体外诊断试剂注册申报资料要求和批准证明文件格式》、《关于发布医疗器械产品技术要求编写指导原则的通告》（国家食品药品监督管理总局通告 2014 年第 9 号）的相关规定。作为定量检测试剂盒，C 反应蛋白产品的注册检测应主要包括以下性能指标：外观检查、物理检查、准确度、线性范围、分析灵敏度/检出限（空白限）、精密度（批间、重复性）、校准品溯源性、质控品测量准确度及均一性、生物安全性（如适用）等。如果拟申报试剂已有相应的专用国家/行业标准或相应方法学的通用标准要求发布，则企业标准的要求不得低于上述标准要求。

1. 产品性能指标详述以下性能指标：

注1：由于 C 反应蛋白目前尚无国家参考品，故选用国际约定、行业参考品或企业内部参考品，以后国家参考品若建立，采用国家参考品。

注2：对线性范围、分析灵敏度等的最低要求见表1。

1.1 外观

应根据产品的包装特点规定适当的外观要求。一般应有试剂盒各组分组成、性状；内、外包装、标签清晰等的要求。

1.1.1 试剂盒应组分齐全，内外包装均应完整，标签清晰；

1.1.2 液体试剂无渗漏，冻干组分呈疏松体，复溶后液体均匀（无肉眼可见颗粒、无沉淀）。

1.2 试剂空白吸光度

适用时，生产企业应规定试剂空白吸光度，并符合相应要求。

1.3 分析灵敏度

1.3.1 常规 C 反应蛋白定量检测试剂盒、全量程 C 反应蛋白定量检测试剂盒，在生产企业规定波长（光径 1cm），对应于浓度为 40mg/L 的 CRP 所引起的吸光度差值（ΔA）的绝对值应在 0.05～0.50 的范围内。

1.3.2 超敏（高敏）C 反应蛋白定量检测试剂盒，在生产企业规定波长（光径 1cm），对应于浓度为 5mg/L 的 CRP 所引起的吸光度差值（ΔA）的绝对值应在 0.05～0.50 的范围内。

注：仅适用于免疫透射比浊法

1.4 检出限

生产企业应提供 CRP 试剂（盒）的检出限，常规 C 反应蛋白定量检测试剂盒检出限不高于 5mg/L，超敏（高敏）C 反应蛋白定量检测试剂盒、全量程 C 反应蛋白定量检测试剂盒检出限不高于 0.5mg/L。

1.5 准确度

准确度应符合如下要求之一：

1.5.1 相对偏差：用可用于评价常规方法的有证参考物质（CRM）作为样本进行检测，其测量结果的相对偏差应不超过 ±15%。

1.5.2 企业参考品测试：对具有溯源性的企业参考品进行检测，其测量结果的相对偏差应不超过 ±10%。

1.6 线性

生产企业应规定 CRP 试剂（盒）的线性区间。

1.6.1 线性区间内，线性相关系数 $|r|$ 应不小于 0.990；

1.6.2 超敏 C 反应蛋白定量检测试剂（盒）线性区间不窄于 [0.5，10] mg/L；

1.6.3 常规 C 反应蛋白定量检测试剂（盒）线性区间不窄于 [5，80] mg/L；

1.6.4 全量程 C 反应蛋白定量检测试剂盒线性区间不窄于 [0.5，80] mg/L。

1.6.5 应规定线性区间内的线性偏差，可根据实际情况，在线性区间的不同分段以相对偏差或绝对偏差表达。

1.7 重复性

在线性区间范围内，选择 2～3 个不同浓度水平的样本，浓度选择可参考医学决定水平，代表正常值和异常值水平。各重复检测 10 次，其变异系数（CV）应不大于 10%。

1.8 批间差

用三个批号试剂盒分别选择 2～3 个不同浓度水平的样本，则三个批号试剂盒之间的批间相对极差应不大于 15%。

1.9 稳定性

可对效期稳定性和热稳定性进行验证。

1.9.1 效期稳定性

生产企业应规定试剂（盒）的有效期。取效期末的试剂盒检测其试剂空白吸光度、分析灵敏度、检出限、准确度、线性和重复性等符合相应指标的要求；

1.9.2 热稳定性试验（如适用）

取有效期内的试剂盒在 37℃ 放置一定时间，检测其试剂空白吸光度、分析灵敏度、检出限、准确度、线性和重复性等，应符合相应指标的要求。

注 1：热稳定性试验不能用于推导产品有效期，除非是采用基于大量的稳定性研究数据建立的推导公式；

注 2：一般地，效期为 1 年时选择不超过 1 个月的产品，效期为半年时选择不超过半个月的产品，以此类推。但如超过规定时间，产品符合要求时也可以接受；

注 3：根据产品特性可选择上述方法的任意组合，但所选用方法宜能验证产品的稳定性，以保证在效期内产品性能符合要求。

1.10 质控品性能要求（如有）

1.10.1 定值质控品测量准确度

1.10.2 均一性

1.11 生物安全性（如适用）

2. 检验方法

检验方法的制定应与相应的性能指标相适应。应优先考虑采用公认的或已颁布的标准检验方法。检验方法的制定需保证具有可重现性和可操作性，需要时明确样品的制

备方法，必要时可附相应图示进行说明，文本较大的可以附录形式提供。

对于体外诊断试剂类产品，检验方法中还应明确说明采用的参考品/标准品、样本制备方法、使用的试剂批次和数量、试验次数、计算方法。

3. 附录

应提供所用 CRP 校准品的来源、赋值过程的详细溯源性报告以及测量不确定度等内容。

（十一）产品注册检验报告

根据《体外诊断试剂注册管理办法》要求，首次申请注册的第二类产品应该在具有相应医疗器械检验资质和承检范围的医疗器械检测机构进行注册检测。注册检验时优先使用有证参考物质，若无法获取可以使用企业参考品。

（十二）产品说明书

说明书承载了产品预期用途、标本采集及处理、实验方法、检测结果解释以及注意事项等重要信息，是指导实验室工作人员正确操作、临床医生针对检验结果给出合理医学解释的重要依据，因此，产品说明书是体外诊断试剂注册申报最重要的文件之一。产品说明书的格式应符合《关于发布体外诊断试剂说明书编写指导原则的通告》（国家食品药品监督管理总局通告 2014 年第 17 号）的要求，境外试剂的中文说明书除格式要求外，其内容应尽量保持与原文说明书的一致性，翻译力求准确且符合中文表达习惯。产品说明书的所有内容均应与申请人提交的注册申报资料中的相关研究结果保持一致，如某些内容引用自参考文献，则应以规范格式对此内容进行标注，并单独列明文献的相关信息。

结合《体外诊断试剂说明书编写指导原则》的要求，下面对 C 反应蛋白定量检测试剂盒说明书的重点内容进行详细说明，以指导注册申报人员更合理地完成说明书编制。

1. 【预期用途】

C 反应蛋白定量检测试剂盒用于体外定量检测血清、血浆、全血中的 C 反应蛋白浓度，适用的样本类型应结合实际的临床研究情况进行确认。

第二段应阐述与该注册产品预期用途相关的临床适应证及详细背景资料。

注：C 反应蛋白包括常规 C 反应蛋白（CRP）、超敏 CRP（hsCRP），全程 C 反应蛋白，具体根据临床试验核定。

2. 【主要组成成分】

（1）说明试剂包含主要组分及所用原材料的名称、数量、比例或浓度等信息。

（2）试剂中不包含但对该项检测必须的组分，申请人应列出相关试剂/耗材的名称、货号及其他相关信息。

（3）试剂盒中不包含质控品、校准品或其他耗材，应说明经验证后推荐配合使用的商品化质控品、校准品或其他耗材的制造商、产品名称以及产品货号等详细信息；如包含校准品和/或质控品，应说明其主要组成成分及其生物

学来源，校准品应注明其定值及溯源性，质控品应有合适的检测范围。

（4）应注明不同批号试剂盒中各组分可否互换。

3.【储存条件及有效期】

试剂的效期稳定性、开封稳定性、运输稳定性等信息作详细介绍。并对开封后未使用产品允许暴露于空气中的温度、湿度及效期等条件予以明确。

注：保存条件不应有模糊表述，如"室温"，应明确贮存温度，如 2~8℃，有效期 12 个月。稳定期限应以月或日或小时为单位。

4.【样本要求】重点明确以下内容：

（1）样本采集：采集时间点是否受临床症状、用药及进食情况等因素的影响，具体采集部位及类型，详述具体的操作方法或列出相关操作指南文件以指导使用者（最好能够给出具体图示），尽量减少由于样本采集或处理不当对实验造成的影响。

（2）样本处理及保存：样本的保存条件及期限（短期、长期）、运输条件等。冷藏/冷冻样本检测前是否须恢复室温，冻融次数限制。

（3）样本的最大可稀释倍数。

（4）样本适用的抗凝剂类型及实验反应温度。

5.【适用机型】所有适用的仪器型号，并提供与仪器有关的重要信息以指导用户操作。

6.【检验方法】详细说明实验操作的各个步骤，包括：

（1）实验条件：实验环境的温度、湿度等注意事项，检验试剂及样本复温、试剂孵育温度及试剂空白等要求。

（2）试剂使用方法（手工/半自动/全自动）、注意事项。

（3）详述待测样品的预处理方法、步骤及注意事项。

（4）明确样本满足临床检测需要的加样量及观察时间。

（5）质量控制程序：质控品的使用、质量控制方法。

（6）校准程序：校准品的准备和使用，校准曲线的绘制方法。

（7）应详述实验结果的计算方法，以及与国际单位的换算公式（如适用）。

7.【参考区间】

应注明常用样本类型的参考区间，简单介绍设定该参考区间所选健康人群的区域特征，建议注明以下字样"由于地理、人种、性别及年龄等差异，建议各实验室建立自己的参考值区间"。并简要说明参考区间的确定方法。

8.【检验结果的解释】

结合质控品对所有可能出现的结果进行合理的解释。本试剂的检测结果仅供临床参考，对患者的临床诊治应结合其症状/体征、病史、其他实验室检查及治疗反应等情况综合考虑。明确有可能存在的数值升高因素及数值降低因素，明确说明对何种条件下需要进行重复检测，以及在重复检测时对待测样本可能采取的优化条件等进行详述。

9.【检验方法局限性】

（1）干扰物质及钩状效应（Hook 效应，如适用）对检测结果的影响。

（2）操作时必须严格按照操作规程，精心操作才能得到正确结果，对操作程序作任何修改都可能影响结果。

（3）有关假阴性结果的可能性分析。

某些未知成分屏蔽了抗原决定簇使之无法与抗体结合；C 反应蛋白抗原随着样本放置时间的延长和外界温度上升逐渐降解无法被抗体识别；不合理的样本采集、转运及处理、样本中被测物质浓度过低等均有可能导致假阴性结果。

10.【产品性能指标】

说明该产品的主要性能指标。

11.【注意事项】应至少包括以下内容：

（1）有关人源组分（如有）的警告，如：试剂内质控品或其他可能含有人源物质的组分，虽已经通过了 HBs-Ag、HIV1/2-Ab、HCV-Ab、TP-Ab 等项目的检测，但截至目前，没有任何一项检测可以确保绝对安全，故仍应将这些组分作为潜在传染源对待。

（2）建议实验室的环境要求，如温度、湿度、电磁环境等。

（3）对采集样本的要求，建议使用新鲜血液，不建议使用高脂乳糜样、黄疸、高类风湿因子样本，勿使用溶血样本，明确样本的处理办法。明确特异性抗体有无干扰。

（4）对所有样本和反应废弃物都视为传染源进行处理。

（5）其他有关 C 反应蛋白定量检测试剂盒的注意事项。

三、名词解释

（一）分析特异性（analytical specificity）：测量程序只测量被测量物的能力。分析特异性用于描述检测程序在样本中有其他物质存在时只测量被测量物的能力。通常以一个被评估的潜在干扰物清单来描述，并给出在特定医学相关浓度值水平的分析干扰程度。

注：潜在干扰物包括干扰物和交叉反应物。

（二）精密度（precision）：在规定条件下，相互独立的测试结果之间的一致程度。精密度的程度是用统计学方法得到的测量不精密度的数字形式表示，如标准差（SD）和变异系数（CV）。

四、参考文献

（一）《体外诊断试剂注册管理办法》（国家食品药品监督管理总局令第 5 号）

（二）《关于发布体外诊断试剂临床试验技术指导原则的通告》（国家食品药品监督管理总局通告 2014 年第 16 号）

（三）《关于发布体外诊断试剂说明书编写指导原则的通告》（国家食品药品监督管理总局通告 2014 年第 17 号）

（四）冯仁丰，《临床检验质量管理技术基础》，第二版，上海科学技术文献出版社，2007 年 4 月

（五）Review Criteria for Assessment of C-Reactive Protein

（CRP），High Sensitivity C-Reactive Protein（hsCRP）and Cardiac C-Reactive Protein（cCRP）Assays，FDA

（六）How to Define and Determine Reference Intervals in the Clinical Laboratory；Approved Guideline，Second Edition 2000，CLSI/NCCLS C28 – A2

C 反应蛋白测定试剂盒注册技术审查指导原则（2016 修订版）编制说明

一、指导原则编写目的

（一）本指导原则编写的目的是用于指导和规范 C 反应蛋白测定试剂盒产品注册申报过程中审查人员对注册材料的技术审评；同时也可指导注册申请人的产品注册申报。

（二）本指导原则旨在让初次接触该类产品的注册审查人员对产品机理、结构、主要性能、预期用途等各个方面有所了解，同时让技术审查人员在产品注册技术审评时把握基本的尺度，对产品安全性、有效性作出系统评价。

二、指导原则编写依据

（一）《医疗器械监督管理条例》（国务院令第 650 号）

（二）《体外诊断试剂注册管理办法》（国家食品药品监督管理总局令第 5 号）

（三）《关于发布体外诊断试剂临床试验技术指导原则的通告》（国家食品药品监督管理总局通告 2014 年第 16 号）

（四）《关于发布体外诊断试剂说明书编写指导原则的通告》（国家食品药品监督管理总局通告 2014 年第 17 号）

（五）《中国生物制品规程》

（六）国家食品药品监督管理部门发布的其他规范性文件

（七）现行的国家标准和行业标准

三、指导原则部分内容编写考虑

（一）产品的主要技术指标制定主要参考相关国家标准、行业标准 GB/T 26124—2011 临床化学体外诊断试剂（盒）、YY/T 1183—2010《酶联免疫吸附法试剂（盒）》。

（二）为了提高本指导原则的通用性，编写中明确本指导原则包含了免疫比浊法、化学发光法、时间分辨法、免疫荧光法等基于抗原抗体反应原理的免疫学方法。由于各种方法可能在国家标准、行业标准的标准性能要求上不一致，如果拟申报试剂已有相应的专用国家/行业标准或相应方法学的通用标准要求发布，则企业标准的要求不得低于上述标准要求。

（三）本指导原则参考了美国食品药品管理局相关要求，但是对心脏 CRP 部分，考虑到国内已合并至超敏 CRP，故本指导原则未保留。同时国内某些公司申请的全程 CRP，在临床上没有相应的称谓，也未保留。

四、指导原则编写单位和人员

本指导原则的编写成员由广东省医疗器械注册技术审评人员、行政审批人员、广东省医疗器械质量监督检验中心检验人员、临床专家及相关企业技术人员共同组成。

49　大便隐血（FOB）检测试剂盒（胶体金免疫层析法）注册技术审评指导原则

［大便隐血（FOB）检测试剂盒（胶体金免疫层析法）注册技术审查指导原则（2016 年修订版）］

本指导原则旨在指导注册申请人对大便隐血（FOB）检测试剂盒（胶体金免疫层析法）注册申报资料的准备及撰写，同时也为技术审评部门审评注册申报资料提供参考。

本指导原则是对大便隐血（FOB）检测试剂盒（胶体金免疫层析法）的一般要求，申请人应依据产品的具体特性确定其中内容是否适用，若不适用，需具体阐述理由及相应的科学依据，并依据产品的具体特性对注册申报资料的内容进行充实和细化。

本指导原则是供申请人和审查人员使用的指导文件，不涉及注册审批等行政事项，亦不作为法规强制执行，如有能够满足法规要求的其他方法，也可以采用，但应提供详细的研究资料和验证资料。应在遵循相关法规的前提下使用本指导原则。

本指导原则是在现行法规、标准体系及当前认知水平下制定的，随着法规、标准体系的不断完善和科学技术的不断发展，本指导原则相关内容也将适时进行调整。

一、适用范围

大便隐血（FOB）检测试剂盒（胶体金免疫层析法）是利用免疫层析法对人体粪便样本中血红蛋白进行定性检测的试剂。本指导原则适用于该产品的注册、许可事项变更申报和审查。

依据《体外诊断试剂注册管理办法》（国家食品药品监督管理总局令第 5 号）、《食品药品监管总局关于印发体外诊断试剂分类子目录的通知》（食药监械管〔2013〕242 号），大便隐血检测试剂属于蛋白质检测的试剂，管理类别为 Ⅱ 类，分类代号为 6840。

二、注册申报资料要求

（一）综述资料

大便隐血（FOB）（亦称大便潜血）是指消化道少量出血，红细胞被消化破坏，粪便外观无异常改变，肉眼和显微镜下均不能证实的出血。在临床消化道恶性肿瘤早期 20% 的患者可出现隐血试验阳性，晚期病人的隐血阳性率可达到 90% 以上，并且可呈持续性阳性；消化道出血，消化道溃疡病人粪便隐血试验多呈间断性阳性；痢疾、直肠息肉、痔疮出血等也可使粪便中出现较多红细胞，导致隐血试验阳性。因此，大便隐血检查可作为检测各种原因所致的消化道出血的重要检测试验，是较为有效的方法，目前临床检查大便隐血主要有胶体金免疫层析法和化学法。

胶体金免疫层析法是以胶体金作为指示标记，应用"双抗体夹心法"免疫技术原理快速检测粪便的人血红蛋白。

综述资料主要包括产品预期用途、产品描述、有关生物安全性的说明、研究结果的总结评价以及同类产品上市情况介绍等内容。应符合《体外诊断试剂注册管理办法》和《关于公布体外诊断试剂注册申报资料要求和批准证明文件格式的公告》（国家食品药品监督管理总局公告 2014 年第 44 号）的相关要求。

（二）主要原材料研究资料（如需提供）

1. 试剂所用抗体的制备、筛选、纯化以及鉴定等详细试验资料。如抗体为申请人自制，则应详述抗体的名称及生物学来源，申请人对该抗体技术指标的要求（如外观、纯度、蛋白浓度、效价等），确定该抗体作为主要原材料的依据；如抗体为申请人外购，则应详述抗体的名称及生物学来源，外购方名称，提交外购方出具的抗体性能指标及检验证书，详述申请人对该抗体技术指标的要求以及申请人确定该抗体作为主要原材料的依据。

2. 其他主要原辅料的选择及验证资料，如硝酸纤维素膜、胶体金、反应缓冲液等，申请人应详述每一原辅料技术指标的要求以及确定该原辅料作为主要原辅料的依据。若为外购，应详述每一原辅料的外购方名称并提交外购方

出具的每一原辅料性能指标及检验证书。

3. 企业内部参考品的原料选择、制备、定值过程及试验资料。

（三）主要生产工艺及反应体系的研究资料（如需提供）

1. 主要生产工艺介绍，可用流程图方式表示，并简要说明主要生产工艺的确定依据。

2. 产品基本反应原理介绍。

3. 抗体包被工艺研究，申请人应考虑如包被液量、浓度、时间等指标对产品性能的影响，通过试验确定上述指标的最佳组合。

4. 实验体系反应条件确定：申请人应考虑反应时间、反应温度、膜孔径大小（或移行速度）等条件对产品性能的影响，通过试验确定上述条件的最佳组合。

5. 体系中反应时间的确定：申请人应考虑样本加样后观察时间对产品检测结果的影响，通过实验确定最佳的观察时间。

（四）分析性能评估资料

企业应提交在产品研制阶段对试剂进行的所有性能验证的研究资料，包括具体研究方法、内控标准、试验数据、统计分析等详细资料。对于大便隐血（FOB）检测试剂盒（胶体金免疫层析法），建议着重对以下分析性能进行研究。

1. 最低检测限（分析灵敏度）

1.1 最低检测限的确定

用参考品进行检测，最低检测限应不高于 $0.2\mu g/ml$。

2. 分析特异性

潜在的干扰物质主要包括：动物血红蛋白、肌红蛋白、维生素、含过氧化物酶的绿叶蔬菜、铁剂、某些中药成分。

3. 阳性和阴性参考品

企业应设置合理的内部阳性/阴性参考品。

4. 钩状（Hook）效应

目前，大便隐血检测试剂大多采用夹心法的原理检测样本，考虑到方法学的缺陷，有必要对钩状（Hook）效应进行考虑。建议采用高浓度的参考品进行梯度稀释后由低浓度至高浓度开始检测，每个梯度稀释液重复 3～5 份，将显色深度随浓度升高反而变浅时的浓度作为出现钩状效应时的最低浓度，建议产品说明书上明示包被的抗体浓度和出现钩状效应时血红蛋白的最低浓度，最低浓度应不低于 $2000\mu g/ml$。

5. 重复性

检测重复性指标时建议采用检测限附近的样品进行多次检测，然后计算同一份样品多次检测的结果或其精确性。在分析试剂重复性时，不应使用强阳性样品或明显阴性的样品，否则无法客观地评价其检测效果。

6. 批间差

取三个批号的检测试剂，每个批号抽取相同数量，按照说明书步骤操作，对重复性进行检测，三个批号的结果

应一致，显色度均一。

7. 校准品溯源及质控品赋值（如产品中包含）

校准品、质控品应提供详细的量值溯源资料，包括定值试验资料和溯源性文件等。应参照 GB/T 21415—2008《体外诊断医疗器械 生物样品中量的测量 校准品和控制物质赋值的计量学溯源性》的要求，提供企业（工作）校准品及试剂盒配套校准品定值及不确定度计算记录，提供质控品赋值及其靶值范围确定的记录

8. 其他需注意问题

不同包装规格，应分别提交分析性能评估报告。不同包装规格如选择典型包装规格进行分析性能评估，申请人应提交可代表其他包装规格的依据或情况说明。不同样本类型应分别进行分析性能评估。

分析性能评估报告应明确研究所用临床样本来源，明确所用仪器、校准品、质控品等的产品名称、生产企业名称、注册证号或注册证等信息。如分析性能评估研究在医疗或临床检验机构进行，应提供合作协议，明确仪器设备型号、校准品质控品来源、样本来源及类型、待评价产品名称等。

（五）阳性判断值或参考区间确定资料

应明确研究采用的样本来源、详细的试验资料、统计方法等，参考值范围可参考文献资料，但应当进行验证。验证样本数量应不低于 120 例。不同性别、不同年龄段、不同样本类型验证样本例数应分别达到上述要求。研究结论应与产品说明书【参考区间】的相应描述保持一致。

（六）稳定性研究资料

稳定性研究资料主要涉及两部分内容，申报试剂的稳定性和适用样本的稳定性研究。

申报试剂的稳定性主要包括实时稳定性、高温加速破坏稳定性、运输稳定性及开包装稳定性（如涉及）等研究，申请人可根据实际需要选择合理的稳定性研究方案，稳定性研究资料应包括研究方法的确定依据、具体的实施方案、详细的研究数据以及结论。对于实时稳定性研究，应提供至少 3 批样品在实际储存条件下保存至成品有效期后的研究资料。

适用样本的稳定性主要包括样本正常储存条件下的研究资料。

（七）临床评价资料

临床评价资料应符合《关于发布体外诊断试剂临床试验技术指导原则的通告》（国家食品药品监督管理总局通告 2014 年第 16 号）要求，同时研究资料的形式应符合《体外诊断试剂注册管理办法》和《关于公布体外诊断试剂注册申报资料要求和批准证明文件格式的公告》（国家食品药品监督管理总局公告 2014 年第 44 号）临床研究资料有关的规定。下面仅对临床试验中的基本问题进行阐述。

1. 研究方法

选择境内已批准上市的性能不低于拟申报产品的同类产品作为参比试剂，采用拟申报产品（以下称对比试剂）与之进行对比试验研究，证明本品与已上市产品等效。

2. 临床研究单位的选择

应选择至少两家经国家食品药品监督管理总局资质认可的临床试验机构，临床研究单位实验操作人员应有足够的时间熟悉检测系统的各环节（试剂、质控及操作程序等），熟悉评价方案。在整个实验中，申报试剂和参比试剂都应处于有效的质量控制下，最大限度保证试验数据的准确性及可重复性。

3. 临床试验方案

临床试验实施前，研究人员应从流行病学、统计学、临床医学、检验医学等多方面考虑，设计科学合理的临床研究方案。各临床研究机构的方案设置应保持一致，且保证在整个临床试验过程中遵循预定的方案实施，不可随意改动。整个试验过程应在临床研究机构的实验室内并由本实验室的技术人员操作完成，申报单位的技术人员除进行必要的技术指导外，不得随意干涉实验进程，尤其是数据收集过程。

试验方案中应确定严格的病例纳入/排除标准，任何已经入选的病例再被排除出临床研究都应记录在案并明确说明原因。在试验操作过程中和判定试验结果时应采用盲法以保证试验结果的客观性。各研究单位选用的参比试剂应保持一致，以便进行合理的统计学分析。另外，申报试剂的样本类型应与产品说明书一致，且不应超越参比试剂对样本类型的检测要求，如果选择了参比试剂适用样本类型以外的样本，则应采用临床金标准对额外的样本类型进行验证。

临床试验方案必须获得临床试验机构伦理委员会的同意。

4. 研究对象选择

临床试验应选择具有特定症状/体征人群作为研究对象。企业在建立病例纳入标准时，应考虑到不同人群的差异，尽量覆盖各类适用人群。在进行结果统计分析时，建议对各类人群分别进行数据统计分析。总体样本数不少于 200 例，异常值样本数不少于 80 例。

申报试剂如适用多个样本类型，应完成一个样本类型不少于 200 例的临床研究，其余样本类型的研究可选 100 例样本，异常值样本不少于 40 例进行临床研究，比对试剂可以是申报试剂也可以是其他已批准上市适用同种样本类型的试剂。

如样本之间具有可比性，应完成一个样本类型不少于 200 例的临床研究，不少于 100 例同一受试者不同样本类型之间的比较，待测物浓度和量值范围要求同上。

血清/血浆应明确抗凝剂的要求、存贮条件、可否冻融等要求及避免使用的样本。实验中，尽可能使用新鲜样本，避免贮存。如无法避免使用贮存样品时，注明贮存条件及时间，在数据分析时应考虑其影响。

对检测结果有明显干扰作用的样本，如动物血红蛋白、肌红蛋白、维生素、含过氧化物酶的绿叶蔬菜、铁剂、某些中药成分样本尽量避免使用。样本中待测物浓度应覆盖申报试剂线性范围，且尽可能均匀分布。应明确临床样本的采集要求。

5. 统计学分析

对临床试验结果的统计应选择合适的统计方法，如相关分析、线性回归、绝对偏倚/偏差及相对偏倚/偏差分析等。对于对比实验的等效性研究，最常用是对申报试剂和参比试剂两组检测结果的相关及线性回归分析，应重点观察相关系数（r 值）或判定系数（R^2）、回归拟合方程（斜率和 y 轴截距）等指标。结合临床试验数据的正/偏态分布情况，建议统计学负责人选择合理的统计学方法进行分析，统计分析应可以证明两种方法的检测结果无明显统计学差异。在临床研究方案中应明确统计检验假设，即评价申报试剂与参比试剂是否等效的标准。

6. 临床试验总结报告撰写

根据《体外诊断试剂临床试验技术指导原则》的要求，临床试验报告应该对试验的整体设计及各个关键点给予清晰、完整的阐述，应该对整个临床试验实施过程、结果分析、结论等进行条理分明的描述，并应包括必要的基础数据和统计分析方法。建议在临床总结报告中对以下内容进行详述。

（1）临床试验总体设计及方案描述

① 临床试验的整体管理情况、临床研究单位选择、临床主要研究人员简介等基本情况介绍。

② 纳入/排除标准、不同人群的预期选择例数及标准。

③ 样本类型，样本的收集、处理及保存等。

④ 统计学方法、统计软件、评价统计结果的标准。

（2）具体的临床试验情况

① 申报试剂和参比试剂的名称、批号、有效期及所用机型等信息。

② 对各研究单位的病例数、人群分布情况进行汇总，建议以列表或图示方式给出具体例数及百分比。

③ 质量控制，试验人员培训、仪器日常维护、仪器校准、质控品运行情况，对检测精密度、质控品回收（或测量值）、抽查结果评估。

④ 具体试验过程，样本检测、数据收集、样本长期保存等。

（3）统计学分析

① 数据预处理、对异常值或离群值的处理、研究过程中是否涉及对方案的修改。

② 定量值相关性和一致性分析

用回归分析验证两种试剂结果的相关性，以 $y = a + bx$ 和 R^2 的形式给出回归分析的拟合方程，其中：y 是申报试剂结果，x 是参比试剂结果，b 是方程斜率，a 是 y 轴截距，R^2 是判定系数（通常要求 $R^2 \geq 0.95$），同时应给出 b 的95%置信区间。

建议给出申报试剂与参比试剂之间的差值（绝对偏倚/偏差）及比值（相对偏倚/偏差）散点图并作出95%置信区间分析。医学决定水平附近相对偏倚/偏差应不大于10%。

（4）讨论和结论

对总体结果进行总结性描述并简要分析试验结果，对本次临床研究有无特别说明，最后得出临床试验结论。

（八）产品风险分析资料

对体外诊断试剂产品寿命周期的各个环节，从预期用途、可能的使用错误、与安全性有关的特征、已知和可预见的危害等方面的判定以及对患者风险的估计进行风险分析、风险评价和相应的风险控制基础上，形成风险管理报告。应当符合相关行业标准的要求。

风险分析应包含但不仅限于以下方面的内容：预期用途错误包括：设计开始时未设定预期分析物、未作适用机型验证、未针对特定的样本类型验证。性能特征失效包括：精密度失效、准确度失效、非特异性、稳定性失效、测量范围失效、定性/定量失效、量值溯源失效、校准失效。不正确的结果包括：配方错误、采购的原料未能达到设计要求的性能、原材料储存条件不正确、使用了过期的原材料、反应体系不正确、试剂与包装材料不相容。可能的使用错误包括：生产者未按照生产流程操作，检验者未按照原料、半成品、成品检验标准操作，装配过程组分、标签、说明书等漏装或误装，成品储存或运输不当，客户未严格按照产品说明书设置参数或使用。与安全性有关的特征包括：有毒化学试剂的化学污染、样本的潜在生物污染、不可回收包装或塑料的环境污染。

（九）产品技术要求

申请人应当在原材料质量和生产工艺稳定的前提下，根据申请人产品研制、前期临床评价等结果，依据国家标准、行业标准及有关文献，按照《关于发布医疗器械产品技术要求编写指导原则的通告》（国家食品药品监督管理总局通告2014年第9号）的有关要求，编写产品技术要求，内容主要包含产品性能指标和检验方法。并将拟申报产品的主要原材料、生产工艺及半成品检定等内容作为附录附于产品技术要求正文后，并在正文的"产品分类"项中引出该附录内容。

进口产品的产品技术要求应当包括英文版和中文版，英文版应当由申请人签章，中文版由申请人或其代理人签章。

便潜血（FOB）定性检测试盒（胶体金免疫层析法）的主要性能指标应包括：外观、宽度、移行速度、最低检测限（分析灵敏度）、特异性、重复性、批间差、稳定性等。

1. 产品适用的相关标准

（1）GB/T 21415—2008《体外诊断医疗器械 生物样品中量的测量 校准品和控制物质赋值的计量学溯源性》

（2）YY/T 0316—2008《医疗器械 风险管理对医疗器械的应用》

2. 主要性能指标要求

2.1 产品型号/规格及其划分说明

2.1.1 分类

依据《关于印发体外诊断试剂分类子目录的通知》，管理类别为Ⅱ类。

大便隐血（FOB）检测试剂盒按使用型式分为两种：

a）检测条

b）检测卡

企业应明确产品的型号标记及划分说明。

2.1.2 结构组成

a）检测条：由已包被了检测线和对照线的硝酸纤维素膜、化学偶合物膜、样品吸收膜，胶纸等部分经层压而成，再分切成固定宽度的条状。

b）检测卡：在检测条的基础上外加不同形状的聚苯乙烯塑料外壳制成。

2.2 质控品

2.2.1 阳性质控品

产品尚无阳性质控品，企业应明确阳性质控品的来源、配制方法等。

2.2.2 阴性质控品

企业应明确阴性质控品的来源、配制方法等。

2.3 基本参数

企业应明确检测条、检测卡的基本参数，如尺寸、包装规格等。

2.4 外观

2.4.1 检测条表面应平整、无划伤、无开裂、无变形及污渍，各组分附着牢固、内容齐全。

2.4.2 检测卡外壳应平整，上下盖应均匀合拢，无明显间隙，内检测条在外壳内应附着牢固。

2.5 灵敏度

用检测条（卡）可以测出 $0.2\mu g/ml$ 的标准人血红蛋白，凡血红蛋白等于和高于该浓度时检测线和对照线均显色，而低于该浓度时检测线不显色，但无论任何浓度对照线均应显色。

2.6 符合率

2.6.1 阳性符合率：检测条（卡）测试含量高于 $0.2\mu g/ml$ 的人血红蛋白的阳性质控品 10 份，假阴性判断结果不多于 1 份，符合率应≥90%。

2.6.2 阴性符合率：检测条（卡）测试人血红蛋白阴性质控品 10 份，假阳性判断结果不多于 1 份，符合率应≥90%。

2.7 重复性

使用检测条（卡）分别检测含量高于 $0.2\mu g/ml$ 的人血红蛋白的阳性质控品和人血红蛋白阴性质控品 10 次，同一份质控品的阴阳性判定结果基本一致，假阴性及假阳性判定结果分别不多于 1 份，重复率≥90%。

2.8 精密性

每批随机抽取 10 个检测条（卡）样品，测定同一浓度人血红蛋白阳性质控品，检测线和对照线显色应均匀一致。

2.9 稳定性

2.9.1 检测条（卡）在 37℃ 条件下加速破坏试验放置 12 天，性能应符合灵敏度和精密性的规定。

2.9.2 检测条（卡）在有效期后一个月内性能应符合 4.2 和 4.5 的规定。

2.10 批间差

随机抽取三个批次的检测条（卡），每批 10 个检测条（卡），检测含相同浓度的人血红蛋白阳性质控品，三个批号检测条（卡）之间的检测线和对照线显色应均匀一致，批间显色不均一的判定结果不多于一个，要求批间差应≤5%。

（十）产品注册检测报告

具有相应医疗器械检验资质和承检范围的医疗器械检验机构出具的注册检验报告和产品技术要求预评价意见。

大便隐血（FOB）检测试剂盒（胶体金免疫层析法）产品目前尚无国家参考品，如果申报试剂今后有适用的国家参考品/标准品发布，则申请人应在产品技术要求中提出相应检测要求。

（十一）产品说明书

说明书承载了产品预期用途、标本采集及处理、实验方法、检测结果解释以及注意事项等重要信息，是指导实验室工作人员正确操作、临床医生针对检验结果给出合理医学解释的重要依据，因此，产品说明书是体外诊断试剂注册申报最重要的文件之一。

结合《关于发布体外诊断试剂说明书编写指导原则的通告》（国家食品药品监督管理总局通告 2014 年第 17 号）的要求，下面对大便隐血（FOB）检测试剂盒（胶体金免疫层析法）说明书的重点内容进行详细说明。

1.【产品名称】

（1）根据《体外诊断试剂注册管理办法》中的命名原则，产品名称通常由被测物质的名称、用途、方法或原理三部分组成，方法或原理部分应能体现具体反应原理，建议参考分类目录和/或国家标准及行业标准。例如：大便隐血（FOB）检测试剂（胶体金免疫层析法）。

（2）英文名称应当正确、完整、直译，不宜只写缩写。

2.【包装规格】

包装规格应明确检测试剂盒使用人份。如：100 人份/盒；50 人份/盒。

3.【预期用途】

应至少包括以下几部分内容：

3.1 说明试剂盒用于运用免疫胶体金层析技术实现对人体粪便中血红蛋白的体外定性检测，以判断消化道是否有出血。

3.2 大便隐血异常情况常见于哪些疾病，其升高或降低可能有哪些医学解释。

作为支持性资料，申请人应提供由教科书、临床专著、核心期刊文献或英文 SCI 文献等有关临床适应证背景的资料。

4.【检验原理】

应结合产品主要成分简要说明检验的原理、方法，必要时可采取图示方法表示，检测原理的描述应结合产品主要组成成分、被测物和产物的关系进行描述：

5.【主要组成成分】

试剂盒提供的试剂组分的名称、比例或浓度，各组分是否可以互换；如含有校准品或质控品，除明确组成成分及生物学来源外，还应明确其定值及溯源性，溯源性应写明溯源的最高级别，包括标准物质或参考物的发布单位及编号，质控品应明确靶值范围。

5.1 说明试剂包含组成、数量等信息。

5.2 明确说明不同批号试剂盒中各组分是否可以互换。

6.【储存条件及有效期】

对试剂盒的效期稳定性、开封稳定性、运输稳定性等信息作详细介绍，并对开封后未使用产品允许暴露于空气中的温度、湿度及期限等条件予以明确。

注：保存条件不应有模糊表述，如"室温"、"常温"。

7.【样本要求】

重点明确以下内容：样本类型、处理、保存期限及保存条件（短期、长期），运输条件等。冷藏/冷冻样本检测前是否须恢复室温，可冻融次数。特殊体液标本还应详细描述对采集条件、保存液、容器要求等可能影响检测结果的要求。应对已知的干扰物进行说明，同时列出干扰物的具体浓度。

8.【检验方法】

8.1 实验环境：温、湿度条件要求。

8.2 试剂使用方法、注意事项，试剂条（卡）开封后注意事项等。

8.3 明确样本加样时间及观察时间。

详细说明试验操作的各个步骤。

9.【参考区间】

应注明常用样本类型的参考区间，并简要说明其确定方法。建议注明"由于地理、人种、性别和年龄等差异，建议各实验室建立自己的参考范围"。

10.【检验结果的解释】

可结合图示方法说明阴性、阳性及无效结果的判读示例。

11.【检验方法局限性】至少应包括以下内容：

11.1 本试剂的检测结果仅供参考，不得作为临床诊治的唯一依据，对患者的临床管理应结合其症状、体征、病史、其他实验室检查及治疗反应等情况综合考虑。

11.2 受检测试剂方法学的限制，实验人员应对阴性结果给予更多的关注，需结合其他检测结果综合判断，建议对有疑问的阴性结果可采用其他方法进行复核。

11.3 有关假阴性结果的可能性分析．

12.【产品性能指标】详述以下性能指标：

12.1 对参考品检测的符合情况。

12.2 最低检测限（分析灵敏度）：说明试剂的最低检出浓度并简单介绍最低检测限的确定方法。

12.3 重复性：对同一批次的检测试剂进行重复检测的检测结果。

12.4 批间差：对三个批次的检测试剂进行重复检测的检测结果。

12.5 分析特异性

12.5.1 交叉反应：易产生交叉反应物质的情况。

12.5.2 干扰物质：样本中常见干扰物质对检测结果的影响，如动物血红蛋白、肌红蛋白、维生素、含过氧化物酶的绿叶蔬菜、铁剂、某些中药成分。

12.6 钩状（Hook）效应：出现钩状效应时的抗原最低浓度或经验证的未出现钩状效应的最高浓度值。

13.【注意事项】应至少包括以下内容：

13.1 样本中常见干扰物质对检测结果的影响。

13.2 如使用冰箱中冷藏保存的检测试剂，建议检测前应从冰箱内取出，放置到室温再打开使用，否则会影响检测结果。

13.3 有关实验操作、样本保存及处理等其他注意事项。

14.【标识的解释】如有图形或符号，请解释其代表的意义。

15.【参考文献】应当注明在编制说明书时所引用的参考文献。

16.【基本信息】

16.1 境内体外诊断试剂

16.1.1 注册人与生产企业为同一企业的按以下格式标注基本信息：

注册人/生产企业名称，住所，联系方式，售后服务单位名称，联系方式，生产地址，生产许可证号。

16.1.2 委托生产的按照以下格式标注基本信息：

注册人名称，住所，联系方式，售后服务单位名称，联系方式，受托企业的名称，住所，生产地址，生产许可证编号。

16.2 进口体外诊断试剂

按照以下格式标注基本信息：

注册人/生产企业名称，住所，生产地址，联系方式，售后服务单位名称，联系方式，代理人的名称，住所，联系方式。

17.【医疗器械注册证编号/产品技术要求编号】应当写明医疗器械注册证编号/产品技术要求编号。

18.【说明书核准日期及修改日期】应注明该产品说明书的核准日期。如曾进行过说明书的变更申请，还应该同时注明说明书的修改日期。

三、审查关注点

（一）关注产品预期用途有关的描述是否与临床研究结论一致。临床研究用参比试剂和第三方确认试剂的预期用途应与申请产品预期用途一致。申报样本类型应在临床研究中进行验证。

（二）审查产品技术要求时应注意产品应符合现行有效的国家标准、行业标准等的相关规定。

（三）说明书中预期用途、储存条件及有效期、检验方法、参考范围、产品性能指标、抗干扰能力等描述应分别与临床研究资料、稳定性研究资料、主要生产工艺和反应体系研究资料、参考范围研究资料、分析性能评估资料的研究结论相一致。

（四）不同性别和年龄段，参考范围差异较大，申请人应分别进行研究。

（五）产品的不良事件历史记录中应重点关注该产品不良事件汇总分析评价报告，报告应对产品上市后发生的可疑不良事件列表、说明在每一种情况下生产企业采取的处理和解决方案。企业应对上述不良事件进行分析评价，阐明不良事件发生的原因并对其安全性、有效性的影响予以说明。

四、名词解释

（一）准确度（accuracy）：一个测量值与可接受的参考值间的一致程度。

（二）最低检测限（lower detection limit）：样品中以一定概率可被声明与零有差异的被测量的最低值。本指导原则中的最低检测限为区别于零的不低于95%可信区间的最低浓度。

（三）分析特异性（analytical specificity）：测量程序只测量被测量物的能力。用于描述检测程序在样本中有其他物质存在时只测量被测量物的能力。通常以一个被评估的潜在干扰物清单来描述，并给出在特定医学相关浓度值水平的分析干扰程度。（潜在干扰物包括干扰物和交叉反应物）

（四）线性（linearity）：在给定测量范围内，给出的测量结果与样品中实际存在的被测量物的值成比例的能力。线性是描述一个测量系统的测量示值或测量结果相关于样本的赋值符合直线的属性。

（五）精密度（precision）：在规定条件下，相互独立的测试结果之间的一致程度。精密度的程度是用统计学方法得到的测量不精密度的数字形式表示，如标准差（SD）和变异系数（CV）。

五、参考文献

（一）《体外诊断试剂注册管理办法》（国家食品药品监督管理总局令第5号）

（二）《医疗器械说明书和标签管理规定》（国家食品药品监督管理总局令第6号）

（三）《关于公布体外诊断试剂注册申报资料要求和批准证明文件格式的公告》（国家食品药品监督管理总局公告2014年第44号）

（四）《关于发布体外诊断试剂临床试验技术指导原则的通告》（国家食品药品监督管理总局通告2014年第16号）

（五）《关于发布体外诊断试剂说明书编写指导原则的

通告》（国家食品药品监督管理总局通告2014年第17号）

（六）YY/T 1164—2009，人绒毛膜促性腺激素（HCG）检测试纸（胶体金免疫层析法）[s]. 北京：中国标准出版社，2011

（七）传染病学 [M]，彭文伟，北京：人民卫生出版社，2001

（八）临床病毒学检验 [M]，刘艳芳，张勇建，苏明，北京：军事医学科学出版社，2009

（九）诊断病毒学 [M]，陈敬贤，北京：人民卫生出版社，2008

（十）临床检验质量管理技术基础 [M]，冯仁丰，上海：上海科学技术文献出版社，2007

（十一）中国生物制品规程 [M]，北京：化学工业出版社，2000

（十二）Establishing the Performance Characteristics of In Vitro Diagnostic Devices for the Detection or Detection and Differentiation of Influenza Viruses, CDRH, FDA, USA, February 15, 2008

（十三）In Vitro Diagnostic Devices to Detect Influenza A Viruses: Labeling and Regulatory Path, CDRH FDA, USA May 1, 2007

（十四）全国临床检验操作规程（第3版），南京：东南大学出版社，2006

大便隐血（FOB）检测试剂盒（胶体金免疫层析法）注册技术审查指导原则（2016年修订版）编制说明

一、指导原则编写目的

（一）本指导原则编写的目的是用于指导和规范第二类大便隐血（FOB）检测试剂盒（胶体金免疫层析法）注册申报过程中审查人员对注册材料的技术审评；同时也可指导注册申请人的产品注册申报。

（二）本指导原则旨在让初次接触该类产品的注册审查人员对产品机理、结构、主要性能、预期用途等各个方面有个基本了解，同时让技术审查人员在产品注册技术审评时把握基本的尺度，对产品安全性、有效性作出系统评价。

二、指导原则编写依据

（一）《医疗器械监督管理条例》（国务院令第650号）

（二）《体外诊断试剂注册管理办法》（国家食品药品监督管理总局令第5号）

（三）《关于发布医疗器械产品技术要求编写指导原则的通告》（国家食品药品监督管理总局通告2014年第9号）

（四）《关于发布体外诊断试剂临床试验技术指导原则的通告》（国家食品药品监督管理总局通告 2014 年第 16号）

（五）《关于发布体外诊断试剂说明书编写指导原则的通告》（国家食品药品监督管理总局通告 2014 年第 17 号）

（六）《全国临床检验操作规程》

（七）YY/T 0316《医疗器械 风险管理对医疗器械的应用》

（八）国家食品药品监督管理部门发布的其他规范性文件

三、指导原则部分内容编写说明

（一）大便隐血（FOB）检测试剂盒（胶体金免疫层析法）除本指导原则所指定性类检测外，尚有半定量检测，但在临床上应用非常少，且其在结构、使用方式、预期用途上与本指导原则所述内容有区别，故未列入。

（二）产品技术性能的审查应建立在标准品和反应体系建立的基础上进行，因此，本指导原则在技术性能指标部分加入了标准品和反应体系的审查要求。

（三）国家尚未颁布有关大便隐血（FOB）检测试剂盒

（胶体金免疫层析法）的任何适用性标准，因此，产品的主要技术性能指标综合了相关的文献资料及已上市产品技术性能，从安全性、有效性的目的考虑，强化了企业对标准物质的研究、确定和生产，要求产品必须能够排除相关干扰物质的因素，以适应临床使用的需要，保证检测结果处于预期风险可控范围之内。

（四）由于引起便潜血的因素较多，产品的预期用途仅限于对大便中潜血的定性检测，用于临床对各类消化道出血的辅助诊断，并不作为患者疾病的确诊使用。

（五）产品的原材料选择、生产工艺、使用方法等因素，需按照企业的研发资料设计，企业的注册资料中应包括此方面的研究资料，由于各企业对产品的研发情况不一定相同，故本指导原则中不作强制性要求，注册审评人员应按照企业具体的研究资料进行审查。

四、指导原则编写单位和人员

本指导原则的编写成员由甘肃省食品药品监督管理局医疗器械产品行政审评人员、注册审评人员、检验机构及部分科研、临床机构的专家组成。

50　缺血修饰白蛋白测定试剂盒注册技术审评指导原则

[缺血修饰白蛋白测定试剂盒注册技术审查指导原则（2016 年修订版）]

本指导原则旨在指导注册申请人对缺血修饰白蛋白测定试剂盒注册申报资料的准备及撰写，同时也为技术审评部门审评注册申报资料提供参考。

本指导原则是对缺血修饰白蛋白测定试剂盒的一般要求，申请人应依据产品的具体特性确定其中内容是否适用，若不适用，需具体阐述理由及相应的科学依据，并依据产品的具体特性对注册申报资料的内容进行充实和细化。

本指导原则是供申请人和审查人员使用的指导文件，不涉及注册审批等行政事项，亦不作为法规强制执行，如有能够满足法规要求的其他方法，也可以采用，但应提供详细的研究资料和验证资料。应在遵循相关法规的前提下使用本指导原则。

本指导原则是在现行法规、标准体系及当前认知水平下制定的，随着法规、标准体系的不断完善和科学技术的不断发展，本指导原则相关内容也将适时进行调整。

一、适用范围

本指导原则主要针对利用白蛋白钴结合试验（albumin cobalt binding test，简称 ACB 法）间接测算结果的试剂，从方法学考虑，本文主要指采用比色法，利用全自动、半

自动生化分析仪或分光光度计，在医学实验室对人体血清中缺血修饰白蛋白进行定量检测的试剂。基于其他方法学的缺血修饰白蛋白测定试剂可参照本指导原则，但应根据产品的具体特性确定其中内容是否适用，若不适用，应另行选择适用自身方法学特性的研究步骤及方法。依据《体外诊断试剂注册管理办法》（国家食品药品监督管理总局令第 5 号）、《食品药品监管总局关于印发体外诊断试剂分类子目录的通知》（食药监械管〔2013〕242 号），缺血修饰白蛋白测定试剂盒管理类别为Ⅱ类，分类代号为 6840。

二、注册申报材料要求

（一）综述资料

综述资料主要包括产品预期用途、产品描述、有关生物安全性的说明、研究结果的总结评价以及同类产品上市情况介绍等内容，应符合《体外诊断试剂注册管理办法》和《关于公布体外诊断试剂注册申报资料基本要求和批准证明文件的公告》（国家食品药品监督管理总局公告 2014年第 44 号）的相关要求，下面着重介绍与缺血修饰白蛋白测定试剂盒预期用途有关的临床背景情况。

缺血修饰白蛋白（ischemia modified albumin, IMA）测定可用于急性冠状动脉综合征（acute coronary syndrome, ACS）的排除诊断及危险性分层。心肌缺血时，IMA 可在数分钟内升高，缺血缓解后 6～12 小时回到基础水平，故 IMA 的升高被认为是心肌缺血的早期诊断指标之一，亦可对判断预后提供参考。

此外，非冠脉缺血（如耐力运动后 24～48 小时）、脑缺血（卒中）、某些肿瘤、急性感染、终末期肾病、肝硬化等情况可出现 IMA 升高。

（二）主要原材料研究资料（如需提供）

主要原材料研究资料包括主要反应成分、质控品（如产品包含）、校准品（如产品包含）等的选择、制备及其质量标准的研究资料，质控品、校准品的定值试验资料，校准品的溯源性文件，包括溯源链、具体实验方法、数据及统计分析等详细资料。

（三）主要生产工艺及反应体系的研究资料（如需提供）

主要工艺包括：配制、分装等描述及确定依据，应包含产品的工艺流程图和关键控制点；反应体系包括样本采集及处理、样本要求、试剂用量、反应条件（温度、时间等）等研究资料。不同适用机型的反应条件如果有差异应分别详述。

（四）分析性能评估资料

企业应提交在产品研制阶段对试剂进行的所有性能验证的研究资料，包括具体研究方法、试验数据、统计方法等详细资料。对于本试剂，建议着重对以下分析性能进行研究。

1. 试剂空白吸光度

用试剂测定空白样本，记录试剂参数规定读数点主波长下吸光度值（A），应 $A \geqslant 0.6$。空白样本可以用纯化水或生理盐水。

2. 分析灵敏度

用试剂测试 73.0～83.0U/ml 范围内的样本，记录在试剂参数规定读数点下的吸光度差值（ΔA），换算为 78.0U/ml 的吸光度差值（ΔA）即为本产品的分析灵敏度。

3. 准确度

对测量准确度的评价包括：与国家标准品（和/或国际标准品）的偏差分析、方法学比对等方法，企业可根据实际情况选择合理方法进行研究。

（1）方法学比对

采用参考方法或国内/国际普遍认为质量较好的已上市同类试剂作为参比方法，与拟申报试剂同时检测一批病人样品，从测定结果间的差异了解拟申报试剂与参比方法间的偏倚。如偏倚很小或在允许的误差范围内，说明两检测系统对病人标本测定结果基本相符，对同一份临床样本的医学解释，拟申报试剂与参比方法相比不会产生差异

结果。

在实施方法学比对前，应分别对拟申报试剂和参比试剂进行初步评估，只有在确认两者都分别符合各自相关的质量标准后方可进行比对试验。方法学比对时应注意质量控制、样本类型、浓度分布范围并对结果进行合理的统计学分析。相关系数 $r^2 \geqslant 0.95$，相对偏差应不超过 $\pm 15\%$。

（2）测试白蛋白浓度在 43~47g/L 区间内的 40 份健康人血清样本的 IMA 值，计算各样本 IMA/ALB（白蛋白）的值，比值的 95% 在 1.4～1.8 范围内即符合要求；当比值中有 3 个或 3 个以上数值不在 1.4～1.8 范围内时，应进行 120 份健康人血清样本的实验，比值的 95% 在 1.4～1.8 范围内即符合要求。

4. 精密度

（1）重复性

测量精密度的评估应至少包括两个浓度水平的样本进行，两个浓度都应在试剂的测量范围内且有一定的临床意义（医学决定水平），通常选用该检测指标的正常参考区间附近和高值样本（两个浓度都选用高值样本，可能致 CV 偏小，也不能选用接近最低检出限的样本，可能致 CV 偏大）。

测量精密度的评价方法并无统一的标准可依，可根据不同的试剂特征或企业的研究习惯进行，前提是必须保证研究的科学合理性。具体实验方法可以参考相关的 CLSI-EP 文件或国内有关体外诊断产品性能评估的文件进行。

在重复性条件下，测试（78.0±5.0）U/ml 区间样本，重复测试 10 次，计算测量值的平均值（$\bar{x}$）和标准差（SD）。按式（1）计算

$$CV = SD/\bar{x} \times 100\% \qquad (1)$$

式中：

CV—变异系数；

SD—标准差；

$\bar{x}$—测量值的平均值。

所得结果的变异系数（CV）应不大于 5%。

（2）批间差

分别用 3 个不同批号的试剂（盒）测试（78.0±5.0）U/ml 区间样本时，每个批号测试 3 次，分别计算每批 3 次检测的均值 $\bar{x}_i$（$i = 1, 2, 3$），按公式（2）、（3）计算

$$\bar{x}_T = \frac{\bar{x}_1 + \bar{x}_2 + \bar{x}_3}{3} \qquad (2)$$

$$R = \frac{\bar{x}_{max} - \bar{x}_{min}}{\bar{x}_T} \times 100\% \qquad (3)$$

式中：

$\bar{x}_{max}$—$\bar{x}_i$ 中的最大值；

$\bar{x}_{min}$—$\bar{x}_i$ 中的最小值；

$\bar{x}_T$—三次测量的均值；

R—相对极差。

所得结果的批间相对极差（R）应不大于 10%。

5. 线性范围

建立试剂线性范围所用的样本基质应尽可能与临床实

际检测的样本相似，理想的样本为分析物浓度达到预期测定上限的样本，且应充分考虑多倍稀释对样本基质的影响。一般在预期测定范围内选择 5～7 个浓度水平进行测试，试剂（盒）线性区间应覆盖 [40.0，120.0] U/ml：

（1）用接近线性区间下限的样本稀释接近线性区间上限的样本，混合成至少 5 个稀释浓度（x_i）。用试剂（盒）分别测试以上样本，每个稀释浓度测试 3 次，分别求出每个稀释浓度检测结果的均值（y_i）。以稀释浓度（x_i）为自变量，以检测结果均值（y_i）为因变量求出线性回归方程。计算线性回归的相关系数（r），线性相关系数 |r| 应不小于 0.995；

（2）用（1）中稀释浓度（x_i）代入线性回归方程，计算 yi 测试均值与相应估计值的相对偏差或绝对偏差，在 [40.0～120.0] U/ml 区间内，线性相对偏差应不超过 ±10%。

6. 分析特异性

对样本中常见干扰物质，如抗凝物质、溶血（血红蛋白）、高脂、高胆红素等进行检测，确定可接受干扰物质的最高限值。

7. 校准品溯源及质控品赋值

应参照 GB/T 21415—2008《体外诊断医疗器械生物样品中量的测量校准品和控制物质赋值的计量学溯源性》的要求，提供企业（工作）校准品及试剂盒配套校准品定值及不确定度计算记录，提供质控品赋值及其靶值范围确定的记录。

8. 其他需注意问题

对于适用多个机型的产品，应提供如产品说明书【适用机型】项中所列的所有型号仪器的性能评估资料。

（五）参考值（区间）确定资料

应提交验证阳性判断值或者参考区间所采用样本来源及详细的试验资料。

应明确参考人群的筛选标准，研究各组（如性别、年龄等）例数不应低于 120 例。

参考值研究结果应在说明书【阳性判断值或者参考区间】项中进行相应说明。

（六）稳定性研究资料

包括至少三批样品在实际储存条件下保存至成品有效期后的实时稳定性研究资料，并应当充分考虑产品在储存、运输和使用过程中的不利条件，进行相应的稳定性研究。应当详细说明稳定性研究方法的确定依据及具体试验方法、过程。

本试剂用于对心肌缺血性疾病的辅助判断，而心肌缺血时，IMA 可在数分钟内升高，缺血缓解后 6～12 小时回到基础水平，故样本稳定性的研究对于实验的成败也至关重要，因此，应提供对样本贮存条件、存放时间等方面的详细研究资料。适于冷冻保存的样本还应对冻融次数进行评价。

（七）临床评价资料

临床研究资料应符合《关于发布体外诊断试剂临床试验技术指导原则的通告》（国家食品药品监督管理总局通告 2014 年第 16 号）的要求，同时研究资料的形式应符合《体外诊断试剂注册申报资料要求和批准证明文件格式》中临床研究资料有关的规定。下面仅对临床实验中的基本问题进行阐述。

1. 研究方法

选择境内已批准上市的性能相近的同类产品作为参比试剂，采用拟申报产品与之进行对比试验研究，证明本品与已上市产品等效或优于已上市产品。建议企业尽量选择方法学相同、线性范围及精密度等性能接近的同类试剂作为参比试剂。

2. 临床研究单位的选择

应选择至少两家获得国家食品药品监督管理总局资质认可的医疗机构，临床研究单位实验操作人员应有足够的时间熟悉检测系统的各环节（试剂、质控及操作程序等），熟悉评价方案。在整个实验中，考核试剂和参比试剂都应处于有效的质量控制下，定期对仪器进行校准、保养，最大限度保证试验数据的准确性及可重复性。

3. 临床试验方案

临床试验实施前，研究人员应从流行病学、统计学、临床医学、检验医学等多方面考虑，设计科学合理的临床研究方案。各临床研究机构的方案设置应基本一致，且保证在整个临床试验过程中遵循预定的方案实施，不可随意改动。整个试验过程应在临床研究机构的实验室内并由本实验室的技术人员操作完成，申报单位的技术人员除进行必要的技术指导外，不得随意干涉实验进程，尤其是数据收集过程。

试验方案中应确定严格的病例纳入/排除标准，任何已经入选的病例再被排除出临床研究都应记录在案并明确说明原因。在试验操作过程中和判定试验结果时应采用盲法以保证试验结果的客观性。临床试验中所涉及的样本类型应与产品说明书一致，且不应超越参比试剂对样本类型的检测要求，开展体外诊断试剂临床试验，申请人应当按照试验用体外诊断试剂的类别、风险、预期用途等特性，组织制定科学、合理的临床试验方案。一般应当包括以下内容：

（1）一般信息（包括产品信息、临床试验开展的时间和人员等相关信息、申请人相关信息等）；

（2）临床试验的背景资料；

（3）试验目的；

（4）试验设计；

（5）评价方法；

（6）统计方法；

（7）对临床试验方案修正的规定；

（8）临床试验涉及的伦理问题和说明、《知情同意书》文本（如有）；

（9）数据处理与记录保存；

（10）其他需要说明的内容。

4. 研究对象的选择

选择具有特定症状/体征人群作为研究对象。企业在建立病例纳入标准时，应考虑到不同人群的差异，尽量覆盖各类适用人群。在进行结果统计分析时，建议对各类人群分别进行数据统计分析。总体样本数不少于 200 例，样本选择应覆盖线性范围，充分考虑异常值样本，异常值样本数不少于 60 例。

血清应明确存储条件、可否冻融等要求及避免使用的样本。实验中，尽可能使用新鲜样本，避免贮存，如无法避免使用贮存样品时，注明贮存条件及时间，在数据分析时应考虑其影响。

样本中待测物浓度应覆盖考核试剂线性范围，且尽可能均匀分布。

申报的样本类型均应在临床试验中进行验证。如果声称可检测其他样本，则每增加一种具有可比性的样本类型，相应样本类型的试验例数应增加不少于 100 例。如产品发生涉及检测条件优化、增加与原样本类型具有可比性的其他样本类型等变更事项，临床样本总数至少为 100 例，并在至少 2 家（含 2 家）临床试验机构开展临床试验；变更主要原材料的供应商、参考区间的变化及增加临床适应证等变更事项，应根据产品具体变更情况，酌情增加临床试验总样本数。

5. 统计学分析

对临床试验结果的统计应选择合适的统计方法，如相关分析、线性回归等。建议统计学负责人选择合理的统计学方法进行分析，统计分析应可以证明两种方法的检测结果无统计学差异。在临床研究方案中应明确统计检验假设，即评价考核试剂与参比试剂是否等效的标准。

6. 结果差异样本的验证

在数据收集过程中，对于两种试剂的检测结果有明显差异的样本，应采用临床上普遍认为质量较好的第三种同类试剂进行验证试验，同时结合患者的临床病情对差异原因及可能结果进行分析。如无需复核，应详细说明理由

7. 临床试验总结报告撰写

根据《体外诊断试剂临床试验技术指导原则》的要求，临床试验报告应该对试验的整体设计及各个关键点给予清晰、完整的阐述，应该对整个临床试验实施过程、结果分析、结论等进行条理分明的描述，并应包括必要的基础数据和统计分析方法。建议在临床总结报告中对以下内容进行详述。

申请人或临床试验牵头单位应对各临床试验机构的报告进行汇总，并完成临床试验总结报告。临床试验报告的格式及内容如下：

7.1 首篇

首篇是每份临床试验报告的第一部分，所有临床试验报告均应包含该部分内容。

7.1.1 封面标题

包括试验用体外诊断试剂的通用名称、试验开始日期、试验完成日期、主要研究者（签名）、临床试验机构（盖章）、统计学负责人签名及单位盖章、申请人（盖章）、申请人的联系人及联系方式、报告日期、原始资料保存地点。

7.1.2 目录

列出整个临床试验报告的内容目录和对应页码。

7.1.3 研究摘要

对临床试验情况进行简单的介绍。

7.1.4 试验研究人员

列出临床试验主要研究人员的姓名、单位、在研究中的职责及其简历（列于附件中），主要研究人员包括主要研究者及各单位的主要参加人员、统计学负责人、临床试验报告的撰写人。

7.1.5 缩略语

临床试验报告中所用的缩略语的全称。

7.2 正文内容和报告格式

7.2.1 基本内容

引言。

介绍与临床试验产品有关的背景情况，包括：①被测物的来源、生物及理化性质；②临床预期使用目的，所针对的目标适应证人群，目前针对该适应证所采用的临床或实验室诊断方法等；③所采用的方法、原理、技术要求等；④国内外已批准上市产品的应用现状等。说明申请人和临床试验机构间的合作关系。

7.2.2 研究目的。

说明本临床试验所要达到的目的。

7.2.3 试验管理。

对试验管理结构的描述。

管理结构包括主要研究者、主要参加人员、实验室质量控制情况、统计/数据管理情况以及试验中发生的问题及其处理措施等。

7.2.4 试验设计。

7.2.4.1 试验总体设计及方案的描述。

试验的总体设计和方案的描述应清晰、简洁，必要时采用图表等直观的方式。试验进行时方案修改的情况和任何方案以外的信息来源也应详细叙述。应包括：

（1）临床试验的整体管理情况、临床研究单位选择、临床主要研究人员简介等基本情况介绍。

（2）病例纳入/排除标准、不同年龄段人群的预期选择例数及标准。

（3）样本类型，样本的收集、处理及保存等。

（4）统计学方法、统计软件、评价统计结果的标准。

7.2.4.2 试验设计及试验方法选择。

试验设计中应包括以下内容：

（1）样本量及样本量确定的依据。

（2）样本选择依据、入选标准、排除标准和剔除标准。

（3）样本采集、保存、运输方法等。

（4）对比试剂的确立。

（5）临床试验用所有产品的名称、规格、来源、批号、效期及保存条件，对比试剂的注册情况。考核试剂和参比试剂的名称、批号、有效期及所用机型等信息。

（6）质量控制方法。对质量控制方法进行简要的阐述。试验人员培训、仪器日常维护、仪器校准、质控品运行情况，对检测精密度、质控品回收（或测量值）、抽查结果评估；

（7）临床试验数据的统计分析方法。对各研究单位的病例数、病种分布情况进行总合，建议以列表或图示方式给出具体例数及百分比。

① 数据预处理、差异数据的重新检测或第三方验证以及是否纳入最终数据统计、对异常值或缺失值的处理、研究过程中是否涉及对方案的修改。

② 定量值相关性和一致性分析

用回归分析验证两种试剂结果的相关性，以 $y = a + bx$ 和 R^2 的形式给出回归分析的拟合方程，其中：y 是考核试剂结果，x 是参比试剂结果，b 是方程斜率，a 是 y 轴截距，R^2 是判定系数，同时应给出 b 的 95%（或 99%）置信区间，定量值结果应无明显统计学差异。

（8）具体试验过程，样本检测、数据收集、样本长期保存、结果不一致样本的校验等。

（9）试验过程中方案的修改。

一般情况下，临床试验方案不宜更改。试验过程中对方案的任何修改均应说明，对更改的时间、理由、更改过程及有无备案进行详细阐述并论证其对整个研究结果评价的影响。

7.2.5 临床试验结果及分析。

7.2.6 讨论和结论。对总体结果进行总结性描述并简要分析试验结果，对本次临床研究有无特别说明，最后得出临床试验结论。

7.3 有关临床试验中特别情况的说明

7.4 附件

7.4.1 临床试验中所采用的其他试验方法或其他诊断试剂产品的基本信息，如试验方法、诊断试剂产品来源、产品说明书及注册批准情况。

7.4.2 临床试验中的所有试验数据，需由临床试验操作者、复核者签字，临床试验机构盖章（封面盖章和骑缝章）。

7.4.3 主要参考文献。

7.4.4 主要研究者简历。

7.4.5 申请人需要说明的其他情况等。

（八）风险分析研究资料

申请人应考虑产品寿命周期的各个环节，从预期用途、可能的使用错误、与安全性有关的特征、已知及可预见的危害等方面的判定以及对患者风险的估计进行风险分析，应符合 YY/T 0316—2008/ISO 14971：2007《医疗器械风险管理对医疗器械的应用》的要求。

（九）拟定产品技术要求

拟定产品技术要求的编写应符合《体外诊断试剂注册管理办法》、《体外诊断试剂注册申报资料基本要求和批准证明文件》和《关于发布医疗器械产品技术要求编写指导原则的通告》（国家食品药品监督管理总局通告 2014 年第 9 号）的相关规定。作为定量检测试剂，缺血修饰白蛋白检测试剂的拟定产品技术要求应主要包括以下性能指标：外观、装量、试剂空白、分析灵敏度、线性范围、准确度、精密度、特异性等。如已有相应的国家/行业标准发布，则企业产品技术要求的要求不得低于上述标准要求。

（十）注册检验报告

根据《体外诊断试剂注册管理办法》要求，首次申请注册的缺血修饰白蛋白测定试剂盒应该在具有相应医疗器械检验资质和承检范围的医疗器械检测机构进行注册检验。出具注册检验报告和产品技术要求预评价意见。

（十一）产品说明书

说明书承载了产品预期用途、试验方法、检测结果解释以及注意事项等重要信息，是指导实验室工作人员正确操作、临床医生针对检验结果给出合理医学解释的重要依据。因此，产品说明书是体外诊断试剂注册申报最重要的文件之一。产品说明书中的所有内容均应与申请人提交的注册申报资料中的相关研究结果保持一致，如某些内容引自参考文献，则应以规范格式对此内容进行标注，并单独列明文献的相关信息。

结合《体外诊断试剂说明书编写指导原则》的要求，下面对缺血修饰白蛋白测定试剂说明书的重点内容进行详细说明，以指导注册申报人员更合理地完成说明书编制。

1. 【产品名称】

（1）试剂名称由三部分组成：被测物名称、用途、方法或原理。例如：缺血修饰白蛋白测定试剂（ACB 法）。

（2）英文名称（如有）应当正确、完整、直译，不宜只写缩写。

2. 【包装规格】

（1）产品技术要求中应与说明书一致。

（2）注明装量或可测试的样本数，如××测试/盒、××ml。

3. 【预期用途】应至少包括以下几部分内容：

（1）说明试剂用于定量检测人体血清中缺血修饰白蛋白的含量；

（2）强调：主要用于对心肌缺血性疾病的辅助判断，不能作为急性心肌梗死早期识别或确诊的依据。

4. 【检验原理】

血清白蛋白与 Co^{2+} 结合后，剩余的游离 Co^{2+} 与有机显色物反应生成红褐色产物，用特定波长（如：510nm）进行测定，通过吸光度的变化与校准曲线进行比较，当测试结果以白蛋白钴离子结合能力（ACB 值）表示时，应通过相应公式转换为 IMA 的值。

5.【主要组成成分】

（1）说明试剂包含组分的名称、数量、比例或浓度等信息，如果对于正确的操作很重要，应提供其生物学来源及其他特性；明确说明不同批号试剂中各组分是否可以互换。

（2）试剂内如包含校准品和/或质控品，应说明其主要组成成分及其生物学来源，校准品应注明其定值及溯源性，质控品应有合适的靶值范围。

6.【样本要求】重点明确以下内容：

（1）样本采集前对患者的要求：如采集时间、采集顺序等，是否受临床症状、用药情况等因素的影响。

（2）样本采集：说明采集方法、样本类型（血清）及添加物等。

（3）样本处理及保存：样本处理方法、保存条件及期限、运输条件等。冷藏/冷冻样本检测前是否须恢复室温，冻融次数等。

7.【储存条件及有效期】

（1）对试剂的效期稳定性、复溶稳定性（如有）、开瓶稳定性等信息作详细介绍。包括环境温湿度、避光条件等。

（2）不同组分保存条件及有效期不同时，应分别说明，产品总有效期以其中效期最短的为准。

注：保存条件不应有模糊表述，如"常温"、"室温"。稳定期限应以月或日或小时为单位。

8.【适用机型】

（1）说明可适用的仪器，并提供与仪器有关的必要信息以便用户能够作出最好的选择。

（2）应写明具体适用仪器的型号，不能泛指某一系列仪器。

9.【检验方法】详细说明试验操作的各个步骤，包括：

（1）试剂配制方法、注意事项。

（2）试验条件：温度、时间、仪器波长等以及试验过程中的注意事项。

（3）校准：校准品的使用方法、注意事项，应注明推荐的仪器校准周期，以及何种情况须重新校准。

（4）质量控制：质控品的使用方法、对质控结果的必要解释以及推荐的质控周期等。

10.【产品性能指标】

产品性能指标应符合产品技术要求。说明该产品主要性能指标，应至少包括：试剂空白吸光度、分析灵敏度、线性范围、准确度、精密度、特异性等。

11.【阳性判断值或者参考区间】

（1）说明阳性判断值或者参考区间，并简要说明阳性判断值或者参考区间的确定方法。

（2）简单介绍设定该阳性判断值或者参考区间所选健康人群的区域特征，建议注明以下字样"由于地理、人种、性别及年龄等差异，建议各实验室建立自己的阳性判断值或者参考区间"。

12.【检验结果的解释】

说明可能对试验结果产生影响的因素；说明在何种情况下需要进行试验。

13.【注意事项】应至少包括以下内容：

（1）本试剂的检测结果仅供临床参考，对患者的临床诊治应结合其症状/体征、病史、其他实验室检查等情况综合考虑。

（2）使用不同生产商的试剂对同一份样本进行检测可能会存在差异。

（3）样本：对所有样本和反应废弃物都应视为传染源对待，提示操作者采取必要的防护措施。

（4）干扰因素：明确常见干扰物质如：抗凝物质、溶血（血红蛋白）、高脂、高胆红素等对检测结果的影响，并注明可接受的最高限值。

14.【标识的解释】如有图形或符号，请解释其代表的意义。

15.【参考文献】

注明引用参考文献，其书写应清楚、易查询且格式规范统一。

16.【基本信息】

16.1 境内体外诊断试剂

16.1.1 注册人与生产企业为同一企业的，按以下格式标注基本信息：注册人/生产企业名称，住所，联系方式，售后服务单位名称，联系方式，生产地址，生产许可证编号

16.1.2 委托生产的按照以下格式标注基本信息：注册人名称，住所，联系方式，售后服务单位名称，联系方式，受托企业的名称，住所，生产地址，生产许可证编号

16.2 进口体外诊断试剂

按照以下格式标注基本信息：

注册人/生产企业名称，住所，生产地址，联系方式，售后服务单位名称，联系方式，代理人的名称，住所，联系方式

17.【医疗器械注册证编号/产品技术要求编号】

应当写明医疗器械注册证编号/产品技术要求编号。

18.【说明书核准日期及修改日期】

应注明该产品说明书的核准日期。如曾进行过说明书的变更申请，还应该同时注明说明书的修改日期。

三、审查关注点

（一）测试结果可以有两种报告方式：IMA 值和 ACB 值，之间可通过公式进行转换。

（二）关注产品预期用途有关的描述是否与临床研究结论一致。临床研究用参比试剂和第三方确认试剂的预期用途应与申请产品预期用途一致。申报样本类型应在临床研究中进行验证。

（三）产品说明书的编写内容及格式是否符合《体外诊断试剂说明书编写指导原则》的要求，相关内容是否符合《医疗器械说明书和标签管理规定》（国家食品药品监督管理总局令第 6 号）中对说明书的要求。

（四）分析性能评估指标及结果是否满足产品技术要求

的规定；是否满足本指导原则中各指标验证的要求；参考区间确定使用的方法是否合理，数据统计是否符合统计学的相关要求，结论是否和说明书声称一致。

（五）试剂盒的稳定性研究方法是否合理，稳定性结论是否和说明书声称一致。

（六）临床试验采用的样本类型及病例是否满足试剂盒声称的预期用途，样本量及临床研究单位的选择、对比试剂的选择、统计方法及研究结果、临床方案及报告撰写的格式等是否符合《体外诊断试剂临床试验技术指导原则》对相关内容的规定。

四、名词解释

（一）缺血修饰白蛋白（ischemia modified albumin，IMA）：在缺血/再灌注发生时，导致白蛋白与过渡金属的结合能力改变，这种因缺血而发生与过渡金属结合能力改变的白蛋白则称缺血修饰白蛋白。

（二）准确度（accuracy）：和单一测量结果相关的测量误差，是测量结果与赋予样品的真实量值之间的差异。

（三）分析特异性（analytical specificity）：用于描述检测程序在样品中有其他量存在时只检测或测量被测量存在的能力。测量程序的分析特异性一般以评述的潜在干扰量列表来描述，列表中同时给出在医学相关浓度值水平观察到的分析干扰程度。

（四）线性（linearity）：在给定测量范围内，给出的测量结果与样品中实际存在的被测量物的值成比例的能力。线性是描述一个测量系统的测量示值或测量结果相关样本的赋值符合直线的属性。

（五）精密度（precision）：代表对一个均一样品的一系列测量结果的随机测量误差的性能特征。精密度是一个定性概念。对于其数字表达，使用术语不精密度。后者是在规定条件下得到的测量结果分散性，以标准差和（或）变异系数表达。

五、参考资料

（一）《体外诊断试剂注册管理办法》（国家食品药品监督管理总局令第 5 号）

（二）《体外诊断试剂临床试验技术指导原则》（国家食品药品监督管理总局通告 2014 第 16 号）

（三）《体外诊断试剂说明书编写指导原则》（国家食品药品监督管理总局通告 2014 年第 17 号）

（四）《关于公布体外诊断试剂注册申报资料要求和批准证明文件格式的公告》（国家食品药品监督管理总局公告 2014 年第 44 号）

（五）Morrow DA, de LemosJA, Sabatine MS, et al. The search for a biomarker of cardiac ischemia. Clin Chem 2003；49（4）：537-539

（六）《临床检验质量管理技术基础》（第二版），冯仁丰，上海科学技术文献出版社，2007 年 4 月

缺血修饰白蛋白测定试剂注册技术审查指导原则（2016 年修订版）编制说明

一、指导原则编写目的

（一）本指导原则编写的目的是用于指导和规范缺血修饰白蛋白测定试剂产品的技术审评工作，帮助审评人员理解和掌握该类产品原理、组成、性能、预期用途等内容，把握技术审评工作基本要求和尺度，对产品安全性、有效性作出系统评价；同时也可指导注册申请人的产品注册申报。

（二）由于缺血修饰白蛋白测定试剂产品在不断发展，审查员仍需从风险分析的角度认真确认申报产品的预期用途与风险管理是否相当；由于我国医疗器械法规框架仍在构建中，审查员需密切关注相关法规、标准及最新进展，关注审评产品实际组成、原理、预期用途等方面的个性特征，以保证产品审评符合现行法规要求。

二、指导原则编写依据

（一）《医疗器械监督管理条例》（国务院令第 650 号）

（二）《体外诊断试剂注册管理办法》（国家食品药品监督管理总局令第 5 号）

（三）《关于发布体外诊断试剂临床试验技术指导原则的通告》（国家食品药品监督管理总局通告 2014 第 16 号）

（四）《关于发布体外诊断试剂说明书编写指导原则的通告》（国家食品药品监督管理总局通告 2014 年第 17 号）

（五）GB/T 26124—2011《临床化学体外诊断试剂（盒）》

（六）国家食品药品监督管理部门发布的其他规范性文件

三、指导原则重点内容说明

（一）产品性能指标参考了《缺血修饰白蛋白测定试剂（盒）（报批稿）》行业标准。

（二）1U/ml 缺血修饰白蛋白：1U/ml 缺血修饰白蛋白定义为 1ml 健康人血清中白蛋白（45g/L）结合 $1\mu gCo^{2+}$，当测试结果以白蛋白钴离子结合能力（ACB 值）表示时，应通过相应公式转换为 IMA 的值。

（三）准确度：测试白蛋白浓度为 45g/L 的血清样本，IMA/ALB 的 95% 在［1.4～1.8］区间内。

（四）产品说明书根据《体外诊断试剂说明书编写指导原则》做了适当的调整，补充了【标识的解释】和【基本信息】等内容。

（五）将产品标准要求修订为产品技术要求。

四、指导原则编写单位和人员

本指导原则的编写成员由湖南省食品药品监督管理局

医疗器械产品注册技术审评人员，行政审批人员、检验监测人员、生产企业代表共同组成。

51 白蛋白测定试剂（盒）注册技术审评指导原则

（白蛋白测定试剂（盒）注册技术审查指导原则）

本指导原则旨在指导注册申请人对白蛋白测定试剂（盒）注册申报资料的准备及撰写，同时也为技术审评部门审评注册申报资料提供参考。

本指导原则是对白蛋白测定试剂（盒）的一般要求，申请人应依据产品的具体特性确定其中内容是否适用，若不适用，需具体阐述理由及相应的科学依据，并依据产品的具体特性对注册申报资料的内容进行充实和细化。

本指导原则是供申请人和审查人员使用的指导文件，不涉及注册审批等行政事项，亦不作为法规强制执行，如有能够满足法规要求的其他方法，也可以采用，但应提供详细的研究资料和验证资料。应在遵循相关法规的前提下使用本指导原则。

本指导原则是在现行法规、标准体系及当前认知水平下制定的，随着法规、标准体系的不断完善和科学技术的不断发展，本指导原则相关内容也将适时进行调整。

一、适用范围

依据《体外诊断试剂注册管理办法》（国家食品药品监督管理总局令第 5 号）和《食品药品监管总局关于印发体外诊断试剂分类子目录的通知》（食药监械管〔2013〕242 号），本指导原则适用于按 Ⅱ 类医疗器械管理的白蛋白检测试剂（盒），产品类别为：Ⅱ-1 用于蛋白质检测的试剂。

白蛋白测定试剂（盒）适用于使用溴甲酚绿法（BCG）、溴甲酚紫法（BCP）对血清、血浆中白蛋白进行定量检测的白蛋白测定试剂（盒），包括手工试剂和在半自动、全自动生化分析仪上使用的试剂。

本指导原则不适用于干化学方法测定白蛋白试剂（盒）。

二、注册申报资料要求

（一）综述资料

白蛋白是属于球蛋白的一种蛋白质。广泛分布在各种动植物中，在人体血液，组织液中含有白蛋白，它最重要的作用是维持胶体渗透压。白蛋白的分子结构含 585 个氨基酸残基的单链多肽，分子量为 66458，分子中含 17 个二硫键，不含有糖的组分。在体液 pH7.4 的环境中，白蛋白为负离子，每分子可以带有 200 个以上负电荷。它是血浆中很重要的载体，许多水溶性差的物质可以通过与白蛋白的结合而被运输。白蛋白（又称清蛋白，albumin，Alb）是由肝实质细胞合成，在血浆中的半寿期为 15～19 天，是血浆中含量最多的蛋白质，占血浆总蛋白的 40%～60%。其合成率虽然受食物中蛋白质含量的影响，但主要受血浆中白蛋白水平调节，在肝细胞中没有储存，在所有细胞外液中都含有微量的白蛋白。白蛋白是血浆中含量最多、分子最小、溶解度大、功能较多的一种蛋白质。白蛋白增高主要见于血液浓缩而致相对性增高，如严重脱水和休克、严重烧伤、急性出血、慢性肾上腺皮质功能减低症。白蛋白降低常见于肝硬化合并腹水及其他肝功能严重损害（如急性肝坏死、中毒性肝炎等）营养不良、慢性消耗性疾病、糖尿病、严重出血肾病综合征等。

综述资料主要包括产品预期用途、产品描述、有关生物安全性的说明、研究结果的总结评价以及同类产品上市情况介绍等内容，其中同类产品上市情况介绍部分应着重从方法学、临床应用情况、性能指标等方面写明拟申报产品与目前市场上已获批准的同类产品之间的异同。应符合《体外诊断试剂注册管理办法》和《关于公布体外诊断试剂注册申报资料要求和批准证明文件格式的公告》（国家食品药品监督管理总局公告 2014 年第 44 号）的相关要求。

（二）主要原材料研究资料（如需提供）

1. 试剂盒所用与白蛋白结合的染料（如溴甲酚绿或溴甲酚紫）详细试验资料。如外观、纯度或试剂等级，供应商信息和资质，采购合同、原辅料性能指标及合格证（检验证书）等。

2. 企业内部参考品（白蛋白标准液）的原料选择、制备、定值过程及试验资料；白蛋白标准液的溯源性文件，包括具体溯源链、实验方法、数据及统计分析等详细资料。白蛋白已具备有证参考物质（如 CRM470、ERM/IFCC），生产企业内部白蛋白标准品（液）应通过建立自己的参考品体系并溯源。

（三）主要生产工艺及反应体系的研究资料（如需提供）

1. 主要生产工艺介绍，可以流程图方式表示，并简要说明主要生产工艺的确定依据。

2. 产品反应原理介绍。

3. 检测体系反应条件确定：申请人应考虑反应时间、反应温度、实验参数、仪器型号等条件对产品性能的影响，通过试验确定上述条件的最佳组合。

4. 检测体系中样品加样方式及加样量确定：申请人应考虑样品加样方式、加样量对产品检测结果的影响，通过实验确定最佳的加样方式及加样量。如样本需采取稀释或其他必要的方法进行处理后方可用于最终检测，申请人还应对可用于样本稀释的物质或处理方法进行研究，通过试验确定最终选择的用于样本稀释的物质或处理方法。

5. 不同适用机型的反应条件如果有差异应分别详述。

（四）分析性能评估资料

企业应提交制造商在产品研制阶段对试剂盒进行的所有性能验证的研究资料，包括具体研究方法、实验数据、质控标准、统计分析等详细资料。对于白蛋白测定试剂（盒）建议选择多批产品对以下分析性能进行研究：分析灵敏度、线性范围、精密度、准确度等指标。

对于适用多个机型的产品，应提供如产品说明书【适用仪器】项中所列的所有型号仪器的性能评估资料及其实验参数。

性能评估应采用临床样本，并尽量采用异常人群（低蛋白血症、肝硬化患者）样本，如果线性范围低端样本不足，可以考虑补充低风险患者样本或健康人群。

1. 分析灵敏度：分析灵敏度的确定常使用同批号试剂对已知浓度样品（或有证参考物质）在试剂盒规定参数读数点下的吸光度值（A）或差值（ΔA），换算成 40.0 g/L 的吸光度或吸光度差值。

2. 线性范围：建立试剂线性范围所用的样本基质应尽可能与临床实际检测的样本相似，理想的样本为分析物浓度接近预期测定上限的混合人血清，且应充分考虑多倍稀释对样本基质的影响。

3. 精密度：测量精密度的评估应至少包括两个浓度水平的样本进行，两个浓度都应在试剂盒的测量范围内且有一定的临床意义（医学决定水平），通常选用该检测指标的正常参考区间附近和异常高值样本。两个浓度都选用高值样品，可能致 CV 偏小，也不能选用接近最低检出限的样品，可能致 CV 偏大。

4. 准确度

（1）与企业内部白蛋白校准品（液）的比对研究

使用已溯源的企业内部定值参考品进行验证，重点观察检测结果的偏差情况。

（2）方法学比对

采用参考方法或国内/国际普遍认为质量较好的已上市同类试剂作为参比方法，与拟申报试剂同时检测临床样品，从测定结果间的差异了解拟申报试剂与参比方法间的偏倚。

在实施方法学比对前，应分别对拟申报试剂和对比试剂进行初步评估，只有在确认两者都分别符合各自相关的

质量标准后方可进行比对试验。方法学比对时应注意质量控制、样本类型、浓度分布范围并对结果进行合理的统计学分析。

5. 干扰物质及交叉反应研究。

（五）参考区间确定资料

参考区间确定所采用的样本来源、确定方法及详细的试验资料。

（六）稳定性研究资料

稳定性研究资料主要涉及申报试剂的稳定性研究。包括效期稳定性（实时稳定性）、运输稳定性、开瓶稳定性及热稳定性等研究，申请人可根据实际需要选择合理的稳定性研究方案。稳定性研究资料应包括研究方法的确定依据、具体的实施方案、详细的研究数据以及结论。对于效期稳定性研究，应提供至少三批样品在实际储存条件下保存至成品有效期后的研究资料。

（七）临床评价资料

试剂（盒）按照《体外诊断试剂注册管理办法》及《关于发布体外诊断试剂临床试验技术指导原则的通告》（国家食品药品监督管理总局通告 2014 年第 16 号）进行临床试验。

1. 研究方法

选择境内已批准上市、临床普遍认为质量较好的同类产品作为对比试剂，采用试验用体外诊断试剂（以下称考核试剂）与之进行对比试验研究，证明本品与已上市产品等效或优于已上市产品。建议企业尽量选择方法学相同、线性范围及精密度等性能接近的同类试剂作为对比试剂。

2. 临床试验机构的选择

（1）第二类产品申请人应当选定不少于 2 家（含 2 家）国家食品药品监督管理总局资质认可的临床试验机构开展临床试验。

（2）临床试验机构应有能力提供临床评价所需的各类样本，实验操作人员有足够的时间熟悉检测系统的各环节（仪器、试剂、质控及操作程序等），熟悉临床试验方案。在整个实验中，考核试剂和对比试剂都应处于有效的质量控制下，定期对仪器进行校准，最大限度保证试验数据的准确性及可重复性。

（3）不同的临床试验机构应尽可能使用同一批次考核试剂进行临床试验，以便对数据进行科学客观的统计分析。

（4）对比试剂统一。

3. 临床试验方案

临床试验实施前，研究人员应从流行病学、统计学、临床医学、检验医学等多方面考虑，设计科学合理的临床研究方案。各临床研究机构的方案设置应基本一致，且保证在整个临床试验过程中遵循预定的方案实施，不可随意改动。整个试验过程应在临床研究机构的实验室内并由本实验室的技术人员操作完成，申报单位的技术人员除进行

必要的技术指导外，不得随意干涉实验进程，尤其是数据收集过程。

试验方案中应确定严格的病例纳入/排除标准，任何已经入选的病例再被排除出临床研究都应记录在案并明确说明原因。在试验操作过程中和判定试验结果时应采用盲法及样本随机分配以保证试验结果的客观性。对于新方法测定白蛋白试剂建议明确测定原理或方法学定义的研究，应在方案中明确前后两次浓度变化有临床意义的标准。临床试验中所涉及的样本类型应与产品说明书一致，且每种样本类型例数的选择应符合基本的统计学要求。临床试验机构选用的对比试剂与其适用机型匹配。

4. 研究对象选择

4.1 临床试验样本量的确定：申请人或临床研究者应根据产品临床使用目的，与该产品相关疾病的临床发生率确定临床研究的样本量。在符合指导原则有关最低样本要求的前提下，还应符合统计学要求。

4.1.1 临床研究的总样本数至少为 200 例。

4.1.2 应考虑样本量的分布。样本量的选择应符合统计学及相关指导原则的要求。

4.1.3 样本浓度应覆盖考核试剂检测范围，尽可能均匀分布。不少于30%样本的测定值处于参考区间以外，但在测量范围内。

4.2 如果考核试剂同时适用于血清或血浆样本类型，可完成一个样本类型（血清或血浆）不少于 200 例的临床研究，同时可选至少 100 例血清或血浆同源样本进行比对研究。

4.3 建议在临床试验中选择部分含干扰物质的标本进行对比研究，包括高脂、溶血、黄疸的样本。血清中多种蛋白成分如 α_1-球蛋白、转铁蛋白、触珠蛋白也会和 BCG 或 BCP 反应，以从临床角度验证对试剂的影响。

5. 统计学分析

对临床试验结果的统计应选择合适的统计方法，如相关分析、线性回归、受试者工作特征（receiver operating characteristic，ROC）曲线分析等。对于对比实验的等效性研究，最常用是对考核试剂和对比试剂两组检测结果的相关及线性回归分析，应重点观察相关系数（r 值）或判定系数（R^2）、回归拟合方程（斜率和 y 轴截距）等指标。结合临床试验数据的正/偏态分布情况，建议统计学负责人选择合理的统计学方法进行分析，统计分析应可以证明两种方法的检测结果无明显统计学差异。在临床研究方案中应明确统计检验假设，即评价考核试剂与对比试剂是否等效的标准。

6. 结果差异样本的验证

在数据收集过程中，对于两种试剂的检测结果有明显差异的样本，应采用临床上普遍认为质量较好的第三种同类试剂进行验证试验，同时结合患者的临床病情对差异原因及可能结果进行分析。

7. 临床试验总结报告撰写

根据《体外诊断试剂临床试验技术指导原则》的要求，

临床试验报告应该对试验的整体设计及各个关键点给予清晰、完整的阐述，应该对整个临床试验实施过程、结果分析、结论等进行条理分明的描述，并应包括必要的基础数据和统计分析方法。建议在临床总结报告中对以下内容进行详述。

7.1 临床试验总体设计及方案描述

7.1.1 临床试验的整体管理情况、临床试验机构选择、临床主要研究人员简介等基本情况介绍；

7.1.2 病例纳入/排除标准、不同年龄段人群的预期选择例数及标准；

7.1.3 样本类型，样本的收集、处理及保存等；

7.1.4 统计学方法、统计软件、评价统计结果的标准。

7.2 具体的临床试验情况

7.2.1 考核试剂和对比试剂的名称、批号、有效期及所用机型等信息；

7.2.2 对各研究单位的病例数、病种分布情况进行总合，建议以列表或图示方式给出具体例数及百分比；

7.2.3 质量控制，试验人员培训、仪器日常维护、仪器校准、质控品运行情况，对检测精密度、室内质控（质控品测量值）、抽查结果评估；

7.2.4 具体试验过程，样本检测、数据收集、样本长期保存、结果不一致样本的校验等。

7.3 统计学分析

7.3.1 数据预处理、差异数据的重新检测或第三方验证以及是否纳入最终数据统计、对异常值或缺失值的处理、研究过程中是否涉及对方案的修改。

7.3.2 定量值相关性和一致性分析

用回归分析验证两种试剂结果的相关性，以 $y = a + bx$ 和 R^2 的形式给出回归分析的拟合方程，其中：y 是考核试剂结果，x 是对比试剂结果，b 是方程斜率，a 是 y 轴截距，R^2 是判定系数，同时应给出 b 的 95%（或 99%）置信区间，定量值结果应无明显统计学差异。

另外考虑到在不同的样本浓度区间试剂的性能可能存在一定差异，因此，建议对总体浓度范围进行区间分层统计，对不同浓度区间内的结果进行相关性分析以更好的验证两种试剂的相关性。

7.4 讨论和结论

对总体结果进行总结性描述并简要分析试验结果，对本次临床研究有无特别说明，最后得出临床试验结论。

8. 变更事项相关的临床试验

涉及产品检测条件优化、增加与原样本类型具有可比性的其他样本类型等变更事项，临床试验总样本数至少为 100 例，并在至少 2 家（含 2 家）临床试验机构开展临床试验；变更参考区间的变化及增加临床适应证等变更事项，应根据产品具体变更情况，酌情增加临床试验总样本数。

（八）产品风险分析资料

1. 产品主要风险：体外诊断试剂产品的风险管理报告应符合 YY/T 0316—2008《医疗器械 风险管理对医疗器械

的应用》的有关要求，审查要点包括：

（1）与安全性有关特征的判定可参考 YY/T 0316—2008 附录 C。

（2）危害分析是否全面可参考 YY/T 0316—2008 附录 E。

（3）风险控制的方案与实施、综合剩余风险的可接受性评价及生产和生产后监视相关方法可参考 YY/T 0316—2008 附录 F、G、J、H。

白蛋白测定试剂（盒）的初始可预见性危害主要存在于产品的设计开发、生产和使用环节。如产品设计开发方面的初始可预见危害主要有：关键原材料选择、配方各组分适宜的浓度等；生产方面的初始可预见危害主要有：水质的控制、准确称量、配制过程的控制（交叉污染）等；使用的初始可预见危害主要有：未限制非预期使用，未限制使用环境及人员，未告知正确使用，与生化分析仪检测系统匹配使用参数不当等。可能的风险及其控制清单详见表1。

表1　可能的风险及其控制清单

风险识别	可能的危害	风险控制	剩余风险评价
产品设计开发验证不充分	某项性能达不到要求	充分验证与评价	可接受程度
关键原材料的选择或供应商变更	参与反应的原料不纯或含有干扰反应的杂质导致测定结果不可靠	制定关键原材料验收准则	可接受程度
不正确配制与 pH 控制	称量不准确产品某项性能达不到要求；BCG 和 BCP 对 pH 值的差异性导致的结果不可靠	依据 SOP 配制并做好记录，控制 pH 值	可接受程度
与生化分析仪配套使用	与检测系统匹配不当导致测定结果的差异	按产品说明书要求	可接受程度
保存条件对检测结果的影响	试剂保存温度不符合要求导致试剂变质	按产品说明书要求	可接受程度
参数设置不当	在生化分析仪上参数设置不当（如测定时间、试剂样本比）导致的结果不可靠	按产品说明书要求，手工测定时反应与测定时间必须严格控制	可接受程度
超过效期使用或试剂污染变质	结果不可靠	注意试剂有效期限，过效期、变质的试剂不可使用	可接受程度
生物学危害：如防腐剂、生物源性血清等	环境污染，接触感染	有关人源组分应满足生物安全性要求；避免裸手操作	可接受程度
不正确的标识	错用或误用	产品在线与终检把关	可接受程度
不正确的使用或由不熟练或未经培训的人员使用	结果不可靠	进行专业培训及正确使用	可接受程度
产品包装和剩余试剂的处理不当	环境污染，接触感染	按医疗废物相关法规处理	可接受程度

2. 产品的安全性是否符合安全要求。

当产品成分中含有人源或动物源性材料时适用，应将此部分内容体现在注册的技术资料中，如综述资料和/或原材料研究。生物安全性应满足企业规定的要求，如包括但不限于 HBs 抗原、HIV–1/2 抗体、HCV 抗体及梅毒抗体检测为阴性。

（九）产品技术要求

申请人应当在原材料质量和生产工艺稳定的前提下，根据申请人产品研制、前期临床评价等结果，依据国家标准、行业标准及有关文献，按照《关于发布医疗器械产品技术要求编写指导原则的通告》（国家食品药品监督管理总局通告 2014 年第 9 号）的有关要求，编写产品技术要求，内容主要包含产品性能指标和检验方法。

1. 产品适用的相关标准

（1）GB/T 191—2008 包装储运图示标志

（2）GB/T 21415—2008 体外诊断医疗器械 生物样品中

量的测量 校准品和控制物质赋值的计量学溯源性

（3）GB/T 26124—2011 临床化学体外诊断试剂（盒）

（4）YY/T 0316—2008 医疗器械 风险管理对医疗器械的应用

（5）YY 0466—2003 医疗器械 用于医疗器械标签、标记和提供信息的符号

（6）YY/T 1228—2014 白蛋白测定试剂（盒）

注：以上标准适用最新版本。

2. 主要性能指标

2.1 外观：至少应符合如下要求：

2.1.1 试剂（盒）各组分应齐全、完整、液体无渗漏、无破损；

2.2.2 中英文包装标签、标识字迹应清晰。

2.2 装量：应不少于标识量。

2.3 试剂空白吸光度：应符合生产企业宣称的要求。

2.4 分析灵敏度：用已知浓度或活性的样品进行测试，记录在试剂（盒）规定参数下产生的吸光度改变。换算为

n 单位吸光度差值（ΔA）或吸光度变化（$\Delta A/\min$）。应符合生产企业给定范围。

2.5 线性范围：用达到线性区间下限的低浓度样本稀释达到线性区间上限的高浓度样本，混合成至少 5 个稀释浓度（x_i）。用试剂（盒）分别测试以上样本，每个稀释浓度测试 3 次，分别求出每个稀释浓度检测结果的均值（y_i）。以稀释浓度（x_i）为自变量，以检测结果均值（y_i）为因变量求出线性回归方程 $y = a + bx$。计算线性回归的相关系数（r）。

$$r = \frac{\sum\left[(x_i - \bar{x})(y_i - \bar{y})\right]}{\sqrt{\sum(x_i - \bar{x})^2 \sum(y_i - \bar{y})^2}} \tag{1}$$

稀释浓度（x_i）代入求出线性回归方程，计算 y_i 的估计值及 y_i 与估计值的相对偏差或绝对偏差。

试剂（盒）线性在 $[10.0, 60.0]$ g/L 区间内：

2.5.1 相关系数 r 值 ≥0.990。

2.5.2 $[10.0, 20.0]$ g/L 区间内，线性偏差应不超过 ±4.0g/L；$[20.1, 60.0]$ g/L 区间内，线性偏差应不超过 ±10%。

2.6 精密度

2.6.1 重复性：在重复性实验条件下，同一批次试剂对检测范围内某个浓度的白蛋白样本进行重复检测 10 次，变异系数 CV（%）≤2.0%。

2.6.2 批间差：三个批次的检测试剂对检测范围内某个浓度的白蛋白样本进行重复性检测，其变异系数 CV（%）值应≤5.0%。检测结果计算公式如下：

$$\bar{x}_T = \frac{\bar{x}_1 + \bar{x}_2 + \bar{x}_3}{3} \tag{2}$$

$$R = \frac{\bar{x}_{\max} - \bar{x}_{\min}}{\bar{x}_T} \tag{3}$$

式中：

$\bar{x}_{\max}$ —$\bar{x}_i$ 中的最大值；

$\bar{x}_{\min}$ —$\bar{x}_i$ 中的最小值。

2.7 准确度：用可用评价常规方法的有证参考物质（CRM）对试剂（盒）进行测试，重复检测 3 次，取测试结果均值（M），按公式（4）计算相对偏差（$B\%$）。相对偏差应不大于 ±6.0%。

$$B\% = (M - T)/T \times 100\% \tag{4}$$

式中：

M 为测试结果均值；

T 为标准物质标示值，或各浓度人血清定值。

2.8 稳定性

2.8.1 开瓶稳定性：试剂（盒）在规定的贮存条件下保存至规定的时间，产品的性能应至少符合线性、准确度和重复性的要求。

2.8.2 复溶稳定性（干粉或冻干试剂适用）：干粉试剂开瓶后（复溶后）在规定的贮存条件下保存至预期时间内，产品的性能应至少符合线性、准确度和重复性。

2.8.3 效期稳定性：试剂（盒）在规定的贮存条件下保存至有效期末，产品的性能应至少符合线性、重复性和准确度的要求。

2.9 校准品和质控品（如适用）

若试剂盒配套校准品和质控品，应参照 GB/T 21415—2008《体外诊断医疗器械 生物样品中量的测量 校准品和控制物质赋值的计量学溯源性》的要求溯源至国家或国际标准物质，并提供校准品溯源性文件及质控品定值说明。溯源性文件中应有赋值程序、溯源链和不确定度及其评定要求。

（十）产品注册检验报告

根据《体外诊断试剂注册管理办法》要求，首次申请注册的第二类产品应提供具有相应医疗器械检验资质和承检范围的医疗器械检验机构出具的注册检验报告和产品技术要求预评价意见。

（十一）产品说明书

产品说明书的格式应符合《关于发布体外诊断试剂说明书编写指导原则的通告》（国家食品药品监督管理总局通告 2014 年第 17 号）的要求。产品说明书的所有内容均应与申请人提交的注册申报资料中的相关研究结果保持一致，下面对白蛋白测定试剂（盒）说明书的重点内容进行详细说明，以指导注册申报人员更合理地完成说明书编制。

1. 【预期用途】

白蛋白测定试剂盒用于体外定量检测血清和/或血浆中白蛋白浓度，适用的样本类型应结合实际的临床研究情况进行确认。临床上主要用于肝脏功能及营养状况等疾病的辅助评价等。

2. 【检测原理】

白蛋白在一定 pH 值缓冲液中（pH 4.2～5.2）带正电荷，在有非离子型表面活性剂存在时，可与带负电荷的染料（溴甲酚绿或溴甲酚紫）结合产生有色（蓝绿色或绿色）复合物，在一定波长（600～630nm）处比色，颜色的深度与白蛋白浓度成正比。与同样处理的白蛋白标准比较，可求得白蛋白含量。

3. 【主要组成成分】

（1）说明试剂包含主要组分的名称、数量、比例或浓度等信息。

（2）试剂中不包含但对该项检测必须的组分，企业应列出相关试剂/耗材的名称、货号及其他相关信息。

（3）试剂盒中不包含质控品或其他耗材，应说明经验证后推荐配合使用的商品化质控品、校准品或其他耗材的生产企业、产品名称以及产品货号等详细信息；如包含校准品和/或质控品，应说明其主要组成成分及其生物学来源，校准品应注明其定值及溯源性，质控品应明确靶值范围。

4. 【储存条件及有效期】

试剂的开封稳定性、效期稳定性、运输稳定性等信息做详细介绍。并对开封后未使用产品允许暴露于空气中的温度、湿度及有效期等条件予以明确。

5. 【样本要求】重点明确以下内容：

（1）样本采集：采集时间点是否受临床症状、用药情况等因素的影响，具体采集部位及类型，详述具体的操作方法或列出相关操作指南文件以指导使用者（最好能够给出具体图示），尽量减少由于样本采集或处理不当对实验造成的影响。

（2）若待测样本为血浆应说明所采用的抗凝剂类型。

（3）样本处理及保存：样本的保存条件及期限（短期、长期）、运输条件等。冷藏/冷冻样本检测前是否须恢复室温，冻融次数限制。

6.【适用仪器】所有适用的仪器型号，并提供与仪器有关的重要信息以指导用户操作。

7.【检验方法】详细说明实验操作的各个步骤，包括：

（1）实验条件：实验环境的温度、湿度等注意事项，检验试剂及样本复温等要求。

（2）试剂使用方法（手工/半自动/全自动）、注意事项。

（3）详述待测样品的预处理方法、步骤及注意事项。

（4）明确样本检测加样量及反应时间。

（5）详述配套仪器设置过程。

（6）质量控制过程以及注意事项。

8.【检验结果的解释】

结合质控品对所有可能出现的结果进行合理的解释。本试剂的检测结果仅供临床参考，对患者的临床诊治应结合其症状/体征、病史、其他实验室检查及治疗反应等情况综合考虑。明确有可能存在的数值升高因素及数值降低因素，说明对何种条件下需要进行重复检测，以及在重复检测时对待测样本可能采取的优化条件等进行详述。

9.【检验方法的局限性】

（1）明确干扰物质及浓度范围对检测结果的影响；

（2）操作时必须严格按照操作规程，精心操作才能得到正确结果，对操作程序作任何修改都可能影响结果。

（3）检测结果超出试剂盒线性范围的处理方法。

（4）不同方法 pH 值要求对测定结果的影响（表2）

表2 不同方法 pH 值要求对测定结果的影响

方法	变色区域	pH 升高时	pH 降低时
BCG	最适 pH 值 4.20，pH3.8（黄色）—5.4（蓝绿色）	pH 升高可使染料空白增高，与白蛋白结合率下降	说明变化趋势
BCP	最适 pH 值 5.20，黄色→绿色	说明变化趋势	说明变化趋势

10.【产品性能指标】

说明该产品主要性能指标，应至少包括：外观、装量、试剂空白吸光度、分析灵敏度、线性范围、精密度、准确度和稳定性等。产品性能指标应不低于 YY/T 1228—2014《白蛋白测定试剂（盒）》标准要求。

11.【注意事项】

应至少包括以下内容：

（1）有关人源组分（如有）的警告，如：试剂内校准品或其他可能含有人源物质的组分，虽然通过了 HBs-Ag、HIV1/2-Ab、HCV-Ab 等生物传染性项目的检测，但截至目前，没有任何一项检测可以确保绝对安全，故仍应将这些组分作为潜在传染源对待。

（2）建议实验室的环境要求，如环境温度、湿度等。

（3）对采集样本的要求，建议使用新鲜血清或血浆，勿使用溶血样本，明确样本的处理办法。

（4）对所有样本和反应废弃物都视为传染源进行处理。

（5）不同方法应说明对检测结果的影响因素；使用不同生产商的试剂对同一份样本进行检测可能会存在差异。

（6）本试剂盒的检测结果仅供临床参考，对患者的临床诊治应结合其症状/体征、病史、其他实验室检查及治疗反应等情况综合考虑。

12.【参考文献】

注明引用的参考文献。

13.【基本信息】

（1）注册人与生产企业为同一企业的，按以下格式标注基本信息：

注册人/生产企业名称

住所

联系方式

售后服务单位名称

联系方式

生产地址

生产许可证编号

（2）委托生产的按照以下格式标注基本信息：

注册人名称

住所

联系方式

售后服务单位名称

联系方式

受托企业的名称

住所

生产地址

生产许可证编号

三、审查关注点

（一）产品名称的要求

试剂（盒）的命名应参考食品药品监管部门发布的医疗器械分类目录或国家标准、行业标准上的通用名称，一般为"白蛋白测定试剂（盒）（溴甲酚绿法）、白蛋白测定试剂（盒）（溴甲酚紫法）"。

（二）试剂（盒）组成（见注册申报资料要求）

（三）反应机理或工作原理（见注册申报资料要求）

（四）试剂主要性能指标及其计算方法（见注册申报资料要求）

（五）产品适用的相关标准（表3）

表 3 相关产品标准

GB/T 1.1—2009	标准化工作导则 第 1 部分：标准的结构和编写
GB/T 191—2008	包装储运图示标志
GB 9969—2008	工业产品使用说明书 总则
YY/T 0316—2008	医疗器械 风险管理对医疗器械的应用
YY/T 0466.1－2009	医疗器械 用于医疗器械标签、标记和提供信息的符号 第 1 部分：通用要求
GB/T 26124—2011	临床化学体外诊断试剂（盒）
YY/T 1228—2014	白蛋白测定试剂（盒）

产品适用及引用标准的审查可以分两步来进行。首先对引用标准的齐全性和适宜性进行审查，也就是在编写注册产品技术要求时与产品相关的国家、行业标准是否进行了引用，以及引用是否准确。

其次对引用标准的采纳情况进行审查。即所引用标准中的条款要求，是否在产品技术要求中进行了实质性的条款引用。这种引用通常采用两种方式，文字表述繁多内容复杂的可以直接引用标准及条文号，比较简单的也可以直接引述具体要求。

产品技术要求应符合相关的强制性国家标准、行业标准和有关法律、法规的规定，并按国家食品药品监督管理局发布的《医疗器械产品技术要求编写指导原则》的要求编制。

（六）产品说明书和标签样稿

应符合《医疗器械说明书和标签管理规定》（国家食品药品监督管理总局令第 6 号）和《体外诊断试剂说明书编写指导原则》的要求，同时应符合 YY/T 0466.1《医疗器械 用于医疗器械标签、标记和提供信息的符号 第 1 部分：通用要求》（ISO 15223－1）。

四、名词解释

（一）准确度（accuracy）：一个测量值与可接受的参考值间的一致程度。

（二）分析灵敏度（analytical sensitivity）：样品中以一定概率可被声明与零有差异的被测量的最低值。本指导原则中的分析灵敏度是指测定规定浓度样本，在试剂盒规定参数读数点下的吸光度值（A）或差值（ΔA）为检测系统的分析灵敏度。

（三）精密度（precision）：在规定条件下，相互独立的测试结果之间的一致程度。精密度的程度是用统计学方法得到的测量不精密度的数字形式表示，如标准差（SD）和变异系数（CV）。

五、参考文献

（一）《体外诊断试剂注册管理办法》（国家食品药品监督管理总局令第 5 号）

（二）《关于发布体外诊断试剂临床试验技术指导原则的通告》（国家食品药品监督管理总局通告 2014 年第 44 号）

（三）《关于发布体外诊断试剂说明书编写指导原则的通告》（国家食品药品监督管理总局通告 2014 年第 17 号）

（四）《食品药品监管总局关于印发体外诊断试剂分类子目录的通知》（食药监械管〔2013〕242 号）

（五）《临床检验质量管理技术基础》，冯仁丰，第二版，上海科学技术文献出版社，2007 年 4 月

（六）临床化学体外诊断试剂（盒）产品技术审评规范（2011 版）

（七）GB/T 21415—2008 体外诊断医疗器械－生物样品中量的测量－校准物和控制物质赋值的计量学溯源性（ISO 17511：2003，IDT）

（八）WS/T 404.2—2012 临床常用生化检验项目参考区间 第 2 部分：血清总蛋白、白蛋白

（九）定性检测体外诊断试剂（盒）产品技术审评规范（2012 版）

（十）YY/T 1228—2014 白蛋白测定试剂（盒）

白蛋白测定试剂（盒）注册技术审查指导原则编制说明

一、指导原则编写目的

（一）本指导原则编写的目的是用于指导和规范白蛋白检测试剂（盒）产品注册申报过程中审查人员对注册材料的技术审评；同时也可指导生产企业的产品注册工作。

（二）本指导原则旨在让初次接触该类产品的注册审查人员对产品机理、结构、主要性能、预期用途等各个方面有所了解，同时让技术审查人员在产品注册技术审评时把握基本的尺度，对产品安全性、有效性作出系统评价。

二、指导原则编写依据

本指导原则编写主要依据如下：

（一）《医疗器械监督管理条例》（国务院令第 650 号）

（二）《体外诊断试剂注册管理办法》（国家食品药品监督管理总局令第 5 号）

（三）《关于发布体外诊断试剂临床试验技术指导原则的通告》（国家食品药品监督管理总局通告 2014 年第 44 号）

（四）《关于发布体外诊断试剂说明书编写指导原则的通告》（国家食品药品监督管理总局通告 2014 年第 17 号）

（五）YY/T 1228—2014《白蛋白测定试剂（盒）》

（六）《全国临床检验操作规程》（第三版）

（七）国家食品药品监督管理部门发布的其他规范性文件

（八）现行的国家标准和行业标准

三、指导原则部分内容编写考虑

（一）产品的主要技术指标制定主要参考相关国家标

准、行业标准 YY/T 1228—2014《白蛋白测定试剂（盒）》、GB/T 26124—2011《临床化学体外诊断试剂（盒）》。

（二）为了提高本指导原则的通用性，编写中明确本指导原则适用于 BCG 和 BCP 法。由于其他样本类型测定方法（比浊法、酶标法和其他染料和化学试剂等），如胸腹水、脑脊液、尿液样本中白蛋白测定方法在制定国家标准、行业标准的性能指标上不一致，如果拟申报试剂已有相应的专用国家/行业标准或相应方法学的通用标准要求发布，则企业标准的要求不得低于上述标准要求。

四、指导原则编写单位和人员

本指导原则的编写成员由江西省食品药品监督管理局、江西省药品审评中心、江西省医疗器械质量监督检验中心等专家共同组成。

52　糖化血红蛋白测定试剂盒（酶法）注册技术审评指导原则

[糖化血红蛋白测定试剂盒（酶法）注册技术审查指导原则]

本指导原则旨在指导注册申请人对糖化血红蛋白测定试剂盒（酶法）注册申报资料的准备及撰写，同时也为技术审评部门审评注册申报资料提供参考。

本指导原则是对糖化血红蛋白测定试剂盒（酶法）的一般要求，申请人应依据产品的具体特性确定其中内容是否适用，若不适用，需具体阐述理由及相应的科学依据，并依据产品的具体特性对注册申报资料的内容进行充实和细化。

本指导原则是供申请人和审查人员使用的指导文件，不涉及注册审批等行政事项，亦不作为法规强制执行，如有能够满足法规要求的其他方法，也可以采用，但应提供详细的研究资料和验证资料。应在遵循相关法规的前提下使用本指导原则。

本指导原则是在现行法规、标准体系及当前认知水平下制定的，随着法规、标准体系的不断完善和科学技术的不断发展，本指导原则相关内容也将适时进行调整。

一、适用范围

从方法学考虑，在本文中糖化血红蛋白测定试剂是指以多步酶耦联法为基本原理，利用全自动、半自动生化分析仪或分光光度计，在医学实验室对人体全血样本中糖化血红蛋白占总血红蛋白比例间接进行体外定量分析的试剂。依据《体外诊断试剂注册管理办法》（国家食品药品监督管理总局令第 5 号），糖化血红蛋白测定试剂盒管理类别为 Ⅱ 类，分类代号为 6840。

本指导原则不适用于：

（一）单独申请注册的糖化血红蛋白校准品和质控品。

（二）酶法原理之外的其他糖化血红蛋白测定试剂盒。

二、注册申报材料要求

（一）综述资料

综述资料主要包括产品预期用途、产品描述、有关生物安全性的说明、研究结果的总结评价以及同类产品上市情况介绍等内容，应符合《体外诊断试剂注册管理办法》和《关于公布体外诊断试剂注册申报资料要求和批准证明文件格式的公告》（国家食品药品监督管理总局公告 2014 年第 44 号）的相关要求，下面着重介绍与糖化血红蛋白测定试剂预期用途有关的临床背景情况。

糖化血红蛋白（haemoglobin A1c，HbA1c）测定试剂盒用于检测人体样本中糖化血红蛋白的含量，临床上主要用于糖尿病（diabetes）的辅助诊断和血糖水平的监控。糖化血红蛋白的浓度主要反映被检者过去 8 ～ 12 周体内血糖的平均水平，不受抽血时间、是否空腹、是否使用胰岛素以及其他能使血糖水平短暂波动的因素影响。糖化血红蛋白检测特异性强、重复性好、灵敏度高，被明确规定为国际公认的糖尿病监控"金标准"。

HbA1c 的检测方法，常见的有色谱法、酶法和胶乳增强免疫比浊法等。其中酶法试剂又分为两种，一种是在一次样本与试剂的反应中通过吸光度变化值直接测得糖化血红蛋白占总血红蛋白（haemoglobin，Hb）百分比例的试剂（以下简称一步法试剂），另一种是分别测定糖化血红蛋白与总血红蛋白的绝对浓度，进而通过公式计算得出糖化血红蛋白占总血红蛋白比例的试剂（以下简称两步法试剂）。以上两种试剂均基于酶法的基本原理，但在工作模式、试剂组成、性能指标等方面均存在差异，应注意区分。

（二）主要原材料研究资料（如需提供）

主要原材料的选择、制备、质量标准及实验验证研究资料；质控品、校准品的原料选择、制备、定值过程及试验资料；校准品的溯源性文件，包括具体溯源链、实验方法、数据及统计分析等详细资料。

（三）主要生产工艺及反应体系的研究资料（如需提供）

1. 主要生产工艺介绍，可以图表方式表示；

2. 反应原理介绍；

3. 检测方法的介绍：含样本采集、标准品和质控品、测试步骤、结果计算等；

4. 反应体系研究：含样本采集及处理、样本要求（抗凝剂的选择）、样本用量、试剂用量、反应条件（波长、温度、时间等）、校准方法（如有）、质控方法等的研究资料；

5. 不同适用机型的反应条件如果有差异应分别详述。

（四）分析性能评估资料

企业应提交在产品研制阶段对试剂盒进行的所有性能验证的研究资料，包括具体研究方法、试验数据、统计方法等详细资料。对于糖化血红蛋白测定试剂，建议着重对以下分析性能进行研究。

1. 精密度

1.1 批内重复性

测量批内重复性的评估应至少包括两个浓度水平的样本进行，两个浓度都应在试剂盒的测量范围内且有一定的临床意义，通常选用该检测指标的正常参考值（范围）附近和异常值样本。样本浓度不宜过小，否则易导致 CV 假性偏大。

测量批内重复性的评价方法并无统一的标准可依，可根据不同的试剂特征或企业的研究习惯进行，前提是必须保证研究的科学合理性。具体实验方法可以参考相关的 CLSI-EP 文件或《中国糖化血红蛋白实验室检测指南》进行。建议在以下两种方式中选择一种对批内重复性进行评价。

1.1.1 日间重复性：选择两个不同浓度水平的样本（建议其浓度在医学决定水平的两侧），进行多日测定，计算所有测定结果变异系数 CV，以百分数表示。

1.1.2 日内重复性：选择两个不同浓度水平的样本（建议其浓度在医学决定水平的两侧），在单日（或单次检测）内进行重复测定，计算相应次数测定结果的变异系数 CV，以百分数表示。

1.2 批间差

用三个不同批号试剂盒，对样本分别重复测定至少 3 次，计算每个浓度样本每批号测量结果的平均值（X_i，$i = 1、2、3$）及每个浓度样本三个批号测量结果的总平均值（X_T），得出批间相对极差（R），以百分数表示。

2. 准确度

对测量准确度的评价依次包括：与国家标准品（和/或国际标准品）的偏差分析、企业参考品的偏差分析等方法，可根据实际情况选择合理方法进行研究。

（1）与国家（国际）标准品的偏差分析

目前糖化血红蛋白有已知的国家标准品及国际标准品，以其作为样本，合理设置至少 2 个浓度，进行测试，相应标准品检测结果与既定靶值的相对偏差。

（2）企业参考物质的偏差分析

由申请人提供企业参考物质，测试方法与国家（国际）标准品的偏差分析相同。如适用此做法，则企业需提供企业参考物质的溯源性资料。

3. 线性范围

建立试剂线性范围所用的样本基质应尽可能与临床实际检测的样本相似。在浓度梯度的选择上，应使用具有溯源性的具有浓度差的样本，或经上一级方法或临床已注册上市的试剂盒验证其测值真实性的样本，样本浓度应适当覆盖其线性范围。线性范围不得窄于（4%~12%）。一般在预期测定范围内选择 5~7 个浓度水平进行测试。以预期浓度（x_i）为自变量，以测定结果均值（y_i）为因变量做线性回归，得出相关系数 R。将预期浓度（x_i）代入线性回归方程得到 x_i 的估计值，计算测定结果均值（y_i）与相应估计值的偏差。不强制要求企业对线性范围内的偏差进行分段评估，如不分段，各浓度的相对偏差应≤10%。如分段，则分界点设置不宜过高，高于分界点的浓度相对偏差应≤10%，低于分界点的浓度绝对偏差应不高于分界点浓度的10%。

对于两步法试剂，不强制要求企业分别对血红蛋白（Hb）试剂与糖化血红蛋白（HbA1c）试剂的线性进行评价，如企业认为有必要，可自行建立评价方式及线性范围。无论是否分别对两种试剂进行评价，都应评价糖化血红蛋白占比（HbA1c%）的线性范围。

4. 分析灵敏度

（1）一步法试剂：测定一份已知浓度（建议在医学决定水平附近）的样本，计算该样本产生的吸光度变化值（ΔA），并按照试验的标准曲线等比换算出某一指定浓度的 HbA1c 所产生的吸光度差值（ΔA）。

（2）两步法试剂：测定一份已知浓度（建议在医学决定水平附近）的样本，分别计算该样本与血红蛋白试剂产生的吸光度变化值（ΔA_1）及样本与糖化血红蛋白试剂产生的吸光度变化值（ΔA_2）。对于血红蛋白试剂，按照试验的标准曲线等比换算出浓度为某一指定浓度的 Hb 所产生的吸光度差值（ΔA_1）；对于糖化血红蛋白试剂，按照试验的标准曲线等比换算出浓度为某一指定浓度的 HbA1c 所产生的吸光度差值（ΔA_2）。

5. 特异性

（1）溶血（血红蛋白）、高脂、高胆红素等干扰因素对检测结果的影响。

（2）样本中其他可能干扰试剂反应的物质对检测结果的影响。

（3）资料中所提到的干扰物质，其干扰程度均不应使用模糊的描述方式，而应细化到干扰量，并提供相应的试验数据予以支持。

6. 校准品及质控品

参照 GB/T 21415—2008《体外诊断医疗器械生物样品中量的测量校准品和控制物质赋值的计量学溯源性》的要求，提供企业（工作）校准品及试剂盒配套校准品定值及不确定度计算相关资料，提供质控品赋值及其质控范围确定的相关资料。同时，应对校准品、质控品的赋值结果的瓶内均匀性、瓶间均匀性，以及其赋值结果的准确度进行评价。如校准品或质控品的基体不同于临床常用样本类型，还应提交校准物质互换性的相关研究资料。

7. 其他需注意问题

（1）对于适用多个机型的产品，应提供如产品说明书【适用机型】项中所列的所有适用机型的性能评估资料。

（2）不对试剂空白吸光度的评价作出要求，如企业认为有必要对试剂空白吸光度进行评价，应自行建立评价方式，并在产品说明书及产品技术要求中作出相应的描述与说明。

（五）参考区间确定资料

应提交验证参考值（区间）所采用样本来源及详细的试验资料。

应明确参考人群的筛选标准，研究各组（如性别、年龄等）例数不应低于 120 例。

参考值研究结果应在说明书【参考区间】项中进行相应说明。

（六）稳定性研究资料

稳定性研究主要包括注册单元中所有组成部分的效期稳定性及开瓶（复溶）稳定性等，如有需要可增加运输稳定性、机载稳定性研究等。如试剂需要配制，还应对配制后试剂的稳定性进行研究。企业可根据实际需要选择合理的稳定性研究方案。常用的稳定性研究方案为证实试剂在经过被作用于指定条件后仍能主要性能指标要求或与未被作用于指定条件的试剂性能一致。稳定性研究资料应包括研究方法的确定依据、具体方法及过程。对于实时稳定性研究，应提供至少 3 批样品在实际储存条件下保存至成品有效期后的研究资料。

（七）临床评价资料

试剂（盒）按照《体外诊断试剂注册管理办法》及《关于发布体外诊断试剂临床试验技术指导原则的通告》（国家食品药品监督管理总局通告 2014 年第 16 号）执行。

1. 研究方法

选择境内已批准上市的性能相近的同类产品作为对比试剂，采用试验用体外诊断试剂与之进行对比试验研究，证明本品与已上市产品等效或优于已上市产品。建议企业尽量选择方法学相同、线性范围及精密度等性能接近的同类试剂作为对比试剂。

2. 临床试验机构的选择

应选择至少两家经国家食品药品监督管理总局资质认可的临床试验机构，临床试验机构实验操作人员应充分熟悉检测系统的各环节（试剂、质控及操作程序等），熟悉评价方案。在整个实验中，考核试剂和参比试剂都应处于有效的质量控制下，定期对仪器进行校准、保养，最大限度保证试验数据的准确性及可重复性。

3. 临床试验方案

临床试验实施前，研究人员应从流行病学、统计学、临床医学、检验医学等多方面考虑，设计科学合理的临床研究方案。各临床研究机构的方案设置应基本一致，且保证在整个临床试验过程中遵循预定的方案实施，不可随意改动。整个试验过程应在临床研究机构的实验室内并由本实验室的技术人员操作完成，申报单位的技术人员除进行必要的技术指导外，不得随意干涉实验进程，尤其是数据收集过程。

试验方案中应确定严格的病例纳入/排除标准，任何已经入选的病例再被排除出临床研究都应记录在案并明确说明原因。在试验操作过程中和判定试验结果时应采用盲法以保证试验结果的客观性。临床试验中所涉及的样本类型应与产品说明书一致，且不应超越参比试剂对样本类型的检测要求，如果选择了参比试剂适用样本类型以外的样本，则应采用其他合理方法对额外的样本类型进行验证。

开展体外诊断试剂临床试验，申请人应当按照试验用体外诊断试剂的类别、风险、预期用途等特性，组织制定科学、合理的临床试验方案。一般应当包括以下内容：

（1）一般信息（包括产品信息、临床试验开展的时间和人员等相关信息、申请人相关信息等）；

（2）临床试验的背景资料；

（3）试验目的；

（4）试验设计；

（5）评价方法；

（6）统计方法；

（7）对临床试验方案修正的规定；

（8）临床试验涉及的伦理问题和说明、《知情同意书》文本（如有）；

（9）数据处理与记录保存；

（10）其他需要说明的内容。

4. 研究对象的选择

选择具有特定症状/体征人群作为研究对象。企业在建立病例纳入标准时，应考虑到不同人群的差异，尽量覆盖各类适用人群。在进行结果统计分析时，建议对各类人群分别进行数据统计分析。糖化血红蛋白检测样本通常为全血，总体样本数不少于 200 例，异常值样本不少于 30%。样本中待测物浓度应覆盖待评试剂线性范围，且尽可能均匀分布。

申报的样本类型均应在临床试验中进行验证。如产品发生涉及检测条件优化、增加与原样本类型具有可比性的其他样本类型等变更事项，临床样本总数至少为 100 例，并在至少 2 家（含 2 家）临床试验机构开展临床试验；变更抗体等主要原材料的供应商、参考区间的变化及增加临床适应证等变更事项，应根据产品具体变更情况，酌情增加临床试验总样本数。

全血应明确抗凝剂的要求、存贮条件、可否冻融等要求及避免使用的样本。实验中，尽可能使用新鲜样本，避免贮存。

5. 统计学分析

对临床试验结果的统计应选择合适的统计方法，如相关分析、线性回归、配对 t 检验等。建议统计学负责人选择合理的统计学方法进行分析，统计分析应可以证明两种方法的检测结果无统计学差异。在临床研究方案中应明确统计检验假设,即评价考核试剂与参比试剂是否等效的标准。

6. 结果差异样本的验证

对于比较研究试验中测定结果不符的样本,应采用"金标准"或其他合理的方法进行复核,以便对临床试验结果进行分析。如无需复核,应详细说明理由。

7. 临床试验总结报告撰写

根据《体外诊断试剂临床试验技术指导原则》的要求,临床试验报告应该对试验的整体设计及各个关键点给予清晰、完整的阐述,应该对整个临床试验实施过程、结果分析、结论等进行条理分明的描述,并应包括必要的基础数据和统计分析方法。建议在临床总结报告中对以下内容进行详述。

申请人或临床试验牵头单位应对各临床试验机构的报告进行汇总,并完成临床试验总结报告。临床试验报告的格式及内容如下:

7.1 首篇

首篇是每份临床试验报告的第一部分,所有临床试验报告均应包含该部分内容。

7.1.1 封面标题

包括试验用体外诊断试剂的通用名称、试验开始日期、试验完成日期、主要研究者(签名)、临床试验机构(盖章)、统计学负责人签名及单位盖章、申请人(盖章)、申请人的联系人及联系方式、报告日期、原始资料保存地点。

7.1.2 目录

列出整个临床试验报告的内容目录和对应页码。

7.1.3 研究摘要

对临床试验情况进行简单的介绍。

7.1.4 试验研究人员

列出临床试验主要研究人员的姓名、单位、在研究中的职责及其简历(列于附件中),主要研究人员包括主要研究者及各单位的主要参加人员、统计学负责人、临床试验报告的撰写人。

7.1.5 缩略语

临床试验报告中所用的缩略语的全称。

7.2 正文内容和报告格式

7.2.1 基本内容

引言。

介绍与临床试验产品有关的背景情况,包括:①被测物的来源、生物及理化性质;②临床预期使用目的,所针对的目标适应证人群,目前针对该适应证所采用的临床或实验室诊断方法等;③所采用的方法、原理、技术要求等;④国内外已批准上市产品的应用现状等。说明申请人和临床试验机构间的合作关系。

7.2.2 研究目的。

说明本临床试验所要达到的目的。

7.2.3 试验管理。

对试验管理结构的描述。

管理结构包括主要研究者、主要参加人员、实验室质量控制情况、统计/数据管理情况以及试验中发生的问题及

其处理措施等。

7.2.4 试验设计。

7.2.4.1 试验总体设计及方案的描述。

试验的总体设计和方案的描述应清晰、简洁,必要时采用图表等直观的方式。试验进行时方案修改的情况和任何方案以外的信息来源也应详细叙述。应包括:

(1)临床试验的整体管理情况、临床研究单位选择、临床主要研究人员简介等基本情况介绍。

(2)病例纳入/排除标准、不同年龄段人群的预期选择例数及标准。

(3)样本类型,样本的收集、处理及保存等。

(4)统计学方法、统计软件、评价统计结果的标准。

7.2.4.2 试验设计及试验方法选择。

试验设计中应包括以下内容:

(1)样本量及样本量确定的依据。

(2)样本选择依据、入选标准、排除标准和剔除标准。

(3)样本采集、保存、运输方法等。

(4)对比试剂的确立。

(5)临床试验用所有产品的名称、规格、来源、批号、效期及保存条件,对比试剂的注册情况。考核试剂和参比试剂的名称、批号、有效期及所用机型等信息。

(6)质量控制方法。对质量控制方法进行简要的阐述。试验人员培训、仪器日常维护、仪器校准、质控品运行情况,对检测精密度、质控品回收(或测量值)、抽查结果评估;

(7)临床试验数据的统计分析方法。对各研究单位的病例数、病种分布情况进行总合,建议以列表或图示方式给出具体例数及百分比。

① 数据预处理、差异数据的重新检测或第三方验证以及是否纳入最终数据统计、对异常值或缺失值的处理、研究过程中是否涉及对方案的修改。

② 定量值相关性和一致性分析

用回归分析验证两种试剂结果的相关性,以 $y = a + bx$ 和 R^2 的形式给出回归分析的拟合方程,其中:y 是考核试剂结果,x 是参比试剂结果,b 是方程斜率,a 是 y 轴截距,R^2 是判定系数,同时应给出 b 的 95%(或 99%)置信区间,定量值结果应无明显统计学差异。

(8)具体试验过程,样本检测、数据收集、样本长期保存、结果不一致样本的校验等。

(9)试验过程中方案的修改。

一般情况下,临床试验方案不宜更改。试验过程中对方案的任何修改均应说明,对更改的时间、理由、更改过程及有无备案进行详细阐述并论证其对整个研究结果评价的影响。

7.2.5 临床试验结果及分析。

7.2.6 讨论和结论。对总体结果进行总结性描述并简要分析试验结果,对本次临床研究有无特别说明,最后得出临床试验结论。

7.3 有关临床试验中特别情况的说明

7.4 附件

7.4.1 临床试验中所采用的其他试验方法或其他诊断试剂产品的基本信息，如试验方法、诊断试剂产品来源、产品说明书及注册批准情况。

7.4.2 临床试验中的所有试验数据，需由临床试验操作者、复核者签字，临床试验机构盖章（封面盖章和骑缝章）。

7.4.3 主要参考文献。

7.4.4 主要研究者简历。

7.4.5 申请人需要说明的其他情况等。

（八）产品风险分析资料

申请人应考虑产品寿命周期的各个环节，从预期用途、可能的使用错误、与安全性有关的特征、已知及可预见的危害等方面的判定以及对患者风险的估计进行风险分析，应符合 YY/T 0316—2008/ISO 14971：2007《医疗器械风险管理对医疗器械的应用》的要求。

（九）产品技术要求

产品技术要求应符合《体外诊断试剂注册管理办法》和《体外诊断试剂注册申报资料要求和批准证明文件格式》的相关规定。如已有相应的国家/行业标准发布，则企业技术要求的要求不得低于其相关要求。

作为定量检测试剂，糖化血红蛋白检测产品的注册检测应主要包括以下性能指标：物理特性、线性范围、准确度、分析灵敏度、批内重复性、批间重复性等。各性能指标的检验方法应清晰明了且具可操作性。

下面就技术要求中涉及的相关内容作简要叙述。

1. 产品型号/规格及其划分说明

（1）试剂组成及规格

明确试剂的组成及规格。

（2）试剂盒组成成分

明确试剂盒中每个组分的主要组成成分。

2. 性能指标

2.1 外观

符合生产企业规定的正常外观要求。

2.2 装量

液体试剂的装量应不少于标示值。

2.3 精密度

2.3.1 日间重复性

测试两个不同浓度水平的样本，变异系数 CV 结果均应 ≤3%。

2.3.2 日内重复性：

测试两个不同浓度水平的样本，变异系数 CV 结果均应 ≤3%。

2.4 批间差

三个不同批号试剂盒测试相同样本，相对极差 R 应 ≤10%。

2.5 分析灵敏度

2.5.1 对于一步法试剂，测试浓度为 6% 的样本时，吸光度差值 ΔA 应 ≥0.020。

2.5.2 对于两步法试剂，用血红蛋白试剂测试浓度为 $120\mu mol/L$ 的血红蛋白样本时，吸光度差值 ΔA 应符合企业要求；用糖化血红蛋白试剂测试浓度为 $5.0\mu mol/L$ 的糖化血红蛋白样本时，吸光度差值 ΔA 应符合企业要求。

2.6 线性范围

在［4% ~ 12%］的区间内，线性相关系数 r 应 ≥0.990；不强制要求企业对线性范围内的偏差进行分段评估，如不分段，各浓度的相对偏差应 ≤10%。如分段，则分界点设置不宜过高，高于分界点的浓度相对偏差应 ≤10%，低于分界点的浓度绝对偏差应不高于分界点浓度的 10%。

2.7 准确度

2.7.1 与国家（国际）标准品的相对偏差

相对偏差应不超过 ±10%。

2.7.2 企业参考物质的相对偏差

相对偏差应不超过 ±10%。

2.8 均匀性（适用于校准品或质控品）

2.8.1 瓶内均匀性

赋值结果的瓶内均匀性（瓶内重复性变异系数）应符合企业要求。

2.8.2 瓶间均匀性

赋值结果的瓶间均匀性（瓶间重复性变异系数）应符合企业要求。

2.9 赋值准确度（适用于校准品或质控品）

选用适当的参考物质（有证参考物质、其他公认的参考物质、制造者溯源文件声称的参考物质或参考测量程序赋值血清均可）对校准品进行试验，其量值传递的准确度应满足企业要求。

3. 检验方法

3.1 外观

正常视力目测检查，应符合生产企业规定的正常外观要求。

3.2 装量

通用量具测量，应不少于标示值。

3.3 精密度

3.3.1 日间重复性：选择两个不同浓度的样本（建议其浓度在医学决定水平的两侧），每天测 2 次，其中时间间隔不少于 2 小时，每次测试重复 2 次，连续测定 20 天，计算 80 次测定结果的平均值（M）和标准差（S），根据公式（1）、（2）计算变异系数 CV。

$$S = \sqrt{\frac{\sum (X - \bar{X})^2}{n-1}} \qquad (1)$$

$$CV(\%) = \frac{S}{\bar{X}} \times 100\% \qquad (2)$$

式中：

X—系列测定值；

$\bar{X}$—测定均值；

n—测定次数；

S—标准差。

3.3.2 日内重复性：对两个不同浓度的样本（建议其浓度在医学决定水平的两侧）使用同一批号试剂在 1 日内分别重复测定至少 10 次，计算相应次数测定结果的平均值（M）和标准差（S），根据公式（1）、（2）计算变异系数 CV。

3.4 批间差

用三个不同批号试剂盒，对样本分别重复测定至少 3 次，计算每个浓度样本每批号测量结果的平均值（x_i，$i = $ 1、2、3）及每个浓度样本三个批号测量结果的总平均值（x_T），根据公式得出批间相对极差（R）。

$$\bar{x}_T = \frac{\bar{x}_1 + \bar{x}_2 + \bar{x}_3}{3} \quad (3)$$

$$R = \frac{\bar{x}_{max} - \bar{x}_{min}}{\bar{x}_T} \times 100\% \quad (4)$$

式中：

$\bar{x}_{max}$—$\bar{x}_i$ 中的最大值；

$\bar{x}_{min}$—$\bar{x}_i$ 中的最小值；

$\bar{x}_T$ 批试剂检测均值。

3.5 分析灵敏度

一步法试剂：测定一份指定浓度的样本，重复测定 3 次，计算该样本产生的吸光度变化值（ΔA），取 3 次结果的均值，按照试验的标准曲线等比换算出浓度为 6% 的 HbA1c 所产生的吸光度差值（ΔA_0）。

$$\Delta A_0 = \Delta A_{样本} \times C_0 / C_{样本} \quad (5)$$

式中：

$\Delta A_{样本}$—测试得出的吸光度变化值均值；

C_0—要求规定的浓度（即 6%）；

$C_{样本}$—已知的样本浓度。

两步法试剂：测定一份指定浓度的样本，重复测定 3 次，分别计算该样本与血红蛋白试剂产生的吸光度变化值（ΔA_1）及样本与糖化血红蛋白试剂产生的吸光度变化值（ΔA_2），取 3 次结果的均值。对于血红蛋白试剂，按照试验的标准曲线等比换算出浓度为 120 μmol/L 的 Hb 所产生的吸光度差值（ΔA_1）；对于糖化血红蛋白试剂，按照试验的标准曲线等比换算出浓度为 5.0 μmol/L 的 HbA1c 所产生的吸光度差值（ΔA_2）。

3.6 线性范围

在预期测定范围内选择 5~7 个浓度水平进行测试。以预期浓度（x_i）为自变量，以测定结果均值（y_i）为因变量做线性回归，得出相关系数 r。将预期浓度（x_i）代入线性回归方程得到 x_i 的估计值，计算测定结果均值（y_i）与相应估计值的偏差。

$$r = \frac{\sum[(x_i - \bar{x})(y_i - \bar{y})]}{\sqrt{\sum(x_i - \bar{x})^2 \sum(y_i - \bar{y})^2}} \quad (6)$$

$$相对偏差 = 100\% \times \frac{|y_i - y_i \text{估计值}|}{y_i \text{估计值}} \quad (7)$$

$$|绝对偏差| = |y_i - y_i \text{估计值}| \quad (8)$$

式中：

x_i—测定管溶液的理论浓度；

y_i—与测定管溶液浓度相对应的实际测量值；

i—1，2，3，……，n。

3.7 准确度

3.7.1 与国家（国际）标准品的偏差分析

合理设置至少 2 个浓度，进行测试，每个样本重复 3 次，根据公式计算对相应标准品检测结果与既定靶值的相对偏差。

$$相对偏差(\%) = \frac{|测得的均值 - 参考物质靶值|}{参考物质靶值} \times 100\% \quad (9)$$

3.7.2 企业参考物质的偏差分析

检验方法同 3.7.1。

4. 如注册单元中包含校准品或质控品，其性能指标的检验方法应在技术要求中予以描述。应当包括准确度、均匀性、开瓶/复溶稳定性的检验方法的详细描述。

（十）产品注册检验报告

根据《体外诊断试剂注册管理办法》要求，首次申请注册的第二类产品应该在具有相应医疗器械检验资质和承检范围的医疗器械检测机构进行注册检测。承接注册检测的机构在出具检测报告的同时，应出具相应的检测预评价表，预评价表在提交注册资料时应随注册检测资料时一并提交。

（十一）产品说明书

产品说明书承载了产品预期用途、试验方法、检测结果解释以及注意事项等重要信息，是指导实验室工作人员正确操作、临床医生针对检验结果给出合理医学解释的重要依据。因此，产品说明书是体外诊断试剂注册申报最重要的文件之一。

结合《关于发布体外诊断试剂说明书编写指导原则的通告》（国家食品药品监督管理总局通告 2014 年第 17 号）的要求，下面对糖化血红蛋白测定试剂说明书的重点内容进行详细说明，以指导注册申报人员更合理地完成说明书编制。

1.【产品名称】

（1）试剂（盒）名称由三部分组成：被测物名称、用途、方法或原理。例如：糖化血红蛋白测定试剂盒（酶法）。

（2）英文名称应当正确、完整、直译，不宜只写缩写。

2.【包装规格】

（1）应与产品技术要求包装规格一致。

（2）应能清晰地描述出试剂盒的构成，不得出现试剂盒的组成成分与包装规格中描述不一致的情况。

（3）应注明可测试的样本数或装量，如××测试/盒、××ml。

（4）如不同包装规格有与之特定对应的机型，则应同时明确适用机型。

3.【预期用途】

应至少包括以下几部分内容：

（1）说明试剂盒用于直接或间接定量检测人体全血样本中糖化血红蛋白占总血红蛋白的比例。

（2）应强调（可使用不同的描述方式）：临床意义是反映被检者过去 8～12 周体内血糖的平均水平，而非样本采集时的瞬间血糖水平；是血糖控制水平监控的金标准，但不是确诊糖尿病的金标准。

4.【检验原理】

应详细阐明试剂的工作原理，至少应包括用以区分一步法试剂及两步法试剂的描述，明确是否需要测试总血红蛋白（Hb）；是否需要通过计算得出结果。如一步法试剂：全血经溶血处理后，用特异蛋白内切酶将 Hb 酶解消化成果糖氨基酸，再经果糖氨基酸氧化酶作用下产生过氧化氢（hydrogenperoxide，H_2O_2），H_2O_2 的浓度与血液中 HbA1c 的含量成正比，H_2O_2 在过氧化物酶的作用下与相应的色原耦联，从而得知样本中 HbA1c 的含量。

5.【主要组成成分】

（1）说明试剂盒包含组分的名称信息，如果对于正确的操作或使用者理解其用途很重要，应详细说明。

（2）应说明工作液的主要组成成分。如注册单元含校准品或质控品也应进行相应说明，并注明其定值及溯源性。溯源性应写明溯源的最高级别，包括标准物质或参考物的发布单位及编号。

如：校准品：为糖化血红蛋白冻干品，校准品具有批特异性，每批定值，定值见瓶签标示，量值可溯源至 GBW09181—09183 或国际参考物质 BCR405。

6.【储存条件及有效期】

（1）对试剂盒的效期稳定性、开瓶稳定性等信息做详细介绍，包括环境温湿度、避光条件等。如注册单元含校准品或质控品且其形态为干粉，则应对复溶后的储存条件、稳定性做详细介绍。如试剂需要配制，则应对配制后的试剂的储存条件、稳定性做详细介绍。

（2）保存温度不应有模糊表述，如"常温"、"室温"，应直接以℃为单位。小于 3 个月的稳定期限应以日或小时为单位，大于或等于 3 个月的稳定期限应以月为单位。

7.【适用机型】

注明所适用的仪器类型，应细化到型号。如需要可提供与仪器有关的信息以指导用户操作。

8.【样本要求】

重点明确以下内容：样本类型、处理方式、保存期限、保存条件（短期、长期）等。应描述样本的采集条件、添加物等可能对检测结果造成的影响。全血样本应明确描述使用何种抗凝剂。

9.【检验方法】

详细说明试验操作的各个步骤，包括：

（1）试剂配制方法（如有）、注意事项。

（2）详细描述样本的检测前处理方法。

（3）试验条件：温度、时间、仪器波长等以及试验过程中的注意事项。

（4）如有校准品，应说明校准品的使用方法、注意事项、推荐的校准周期，以及何种情况须重新校准。

（5）如有质控品，应说明质控品的使用方法、注意事项、对质控结果的必要解释以及推荐的质控周期等。

10.【产品性能指标】

详述以下性能指标：

（1）本试剂盒可达到的线性范围。如对线性范围内的偏差进行分段评估，说明线性分界点及分界点两侧象限各自的偏差评价方式及偏差允许范围。

（2）批内精密度以变异系数（CV）的形式表示；批间精密度以相对极差（R）的形式表示。

（3）试剂分析灵敏度：检测某一浓度（尽量靠近医学决定水平）样本时吸光度差值的范围。

（4）准确度以预期值的百分率（或与预期值的相对偏差）表示。

11.【参考区间】

根据检测系统的报值方式注明常用样本类型的正常参考值（范围），可根据参考范围的确定方法对不同性别、年龄等分别描述，如作出此种描述，应简单说明参考范围的确定方法。提供 NGSP 测定结果与 IFCC 测定结果的换算公式。建议注明以下字样"由于地理、人种、性别及年龄等差异，建议各实验室建立自己的参考值（范围）"。

12.【检验结果的解释】

应根据其临床意义对可能出现的结果进行合理的解释。

说明试剂盒的检测结果仅供临床参考，对患者的临床诊治应结合其症状/体征、病史、其他实验室检查等情况综合考虑。

说明在何种情况下应对样本进行重复测试，以及在重复测试时需要采取的样本处理方式。强调当检测结果超过线性范围时是否适用稀释检测的处理方式。如不适用，应说明。如适用，说明最大稀释倍数。

13.【检验方法的局限性】

明确常见干扰物质对检测结果的影响，企业可根据自身情况对特殊干扰物进行说明，并注明可接受的最高限值，不应使用模糊的描述方式。不建议在明显干扰物如乳糜、黄疸等样本。

14.【注意事项】

不一定作为单独项目列出，但说明书中应包括以下内容：

（1）说明不同分析系统间的检测结果可能存在的差异。

（2）说明对所有样本和反应废弃物都应视为传染源对待。

（3）说明检测过程中应严格按照说明书提供的操作步骤及相关实验室规范要求进行操作，否则可能对结果造成的影响。

（4）说明样本处理后放置时间对检测结果的影响。

（5）说明质控检测结果对临床检测结果的重要性。

（6）其他需要说明的注意事项。

15. 【标识的解释】

如有图形或符号，请解释其代表的意义。

16. 【参考文献】

注明引用参考文献，其书写应清楚、易查询且格式规范统一。

17. 【基本信息】

17.1 境内体外诊断试剂

17.1.1 注册人与生产企业为同一企业的，按以下格式标注基本信息：注册人/生产企业名称，住所，联系方式，售后服务单位名称，联系方式，生产地址，生产许可证编号。

17.1.2 委托生产的按照以下格式标注基本信息：注册人名称，住所，联系方式，售后服务单位名称，联系方式，受托企业的名称，住所，生产地址，生产许可证编号。

17.2 进口体外诊断试剂

按照以下格式标注基本信息：注册人/生产企业名称，住所，生产地址，联系方式，售后服务单位名称，联系方式，代理人的名称，住所，联系方式。

18. 【医疗器械注册证编号/产品技术要求编号】

应当写明医疗器械注册证编号/产品技术要求编号。

19. 【说明书核准日期及修改日期】

应注明该产品说明书的核准日期。如曾进行过说明书的变更申请，还应该同时注明说明书的修改日期。

三、审查关注点

（一）说明书中预期用途、储存条件及有效期、检验方法、参考范围、产品性能指标、抗干扰能力等描述应分别与临床评价资料、稳定性研究资料、主要生产工艺和反应体系研究资料、参考范围研究资料、分析性能评估资料的研究结论相一致。

（二）由于基于酶法原理的试剂分为一步法试剂和两步法试剂，试剂组成、性能指标等方面存在差异，审查时予以关注。

（三）关注临床试验所采用的样本类型、样本量及临床研究单位的选择、对比试剂的选择、统计方法及研究结果、临床方案及报告撰写的格式等是否符合《体外诊断试剂临床试验技术指导原则》对相关内容的规定。

（四）由于糖化血红蛋白试剂盒（酶法）存在一定的特殊性，本指导原则未对其空白吸光度作出评价要求，对于两步法试剂，也不分别对其两种试剂作要求。如注册人对相关内容进行了研究并作出了描述或给出了指标，则应关注其设置该指标合理性。

四、名词解释

（一）糖化血红蛋白（haemoglobin A1c，HbA1c）：人体血液中红细胞内的血红蛋白与血糖不可逆结合的产物。

（二）准确度（accuracy）：一个测量值与可接受的参考值间的一致程度。

（三）分析特异性（analytical specificity）：测量程序只测量被测量物的能力。分析特异性用于描述检测程序在样本中有其他物质存在时只测量被测量物的能力。通常以一个被评估的潜在干扰物清单来描述，并给出在特定医学相关浓度值水平的分析干扰程度。

（四）线性（linearity）：在给定测量范围内，给出的测量结果与样品中实际存在的被测量物的值成比例的能力。线性是描述一个测量系统的测量示值或测量结果相关于样本的赋值符合直线的属性。

（五）精密度（precision）：在规定条件下，相互独立的测试结果之间的一致程度。精密度的程度是用统计学方法得到的测量精密度的数字形式表示，如标准差（SD）和变异系数（CV）。

（六）参考物质（reference material）：具有一种或多种足够均匀和很好地确定了特性，用于校准测量装置、评价测量方法或给材料赋值的一种材料或物质。对于该项目，指国家标准物质、可溯源至 IFCC 糖化血红蛋白参考方法或标准品的标准物质、可溯源至 NGSP 参考方法或标准品的标准物质。

五、参考文献

（一）《体外诊断试剂注册管理办法》（国家食品药品监督管理总局令 5 号）

（二）《关于发布体外诊断试剂临床试验技术指导原则的通告》（国家食品药品监督管理总局通告 2014 第 16 号）

（三）《关于发布体外诊断试剂说明书编写指导原则的通告》（国家食品药品监督管理总局通告 2014 第 17 号）

（四）Corinne E. Joshu, Anna E. Prizment, Paul J. Dluzniewski, et al. Glycated hemoglobin and cancer incidence and mortality in the Atherosclerosis in Communities（ARIC）Study, 1990—2006 [J]. Int. J. Cancer, 2012, 131（7）：1667-1677

（五）Selvin Elizabeth, Steffes Michael W, Zhu Hong, et al. Glycated hemoglobin, diabetes, and cardiovascular risk in nondiabetic adults [J]. The New England journal of medicine, 2010, 362（9）：800-811

（六）全国临床检验操作规程（第三版）. 叶应妩，王毓三主编，中华人民共和国卫生部医政司编. 东南大学出版社，2006：712

（七）GB/T 26124—2011《临床化学体外诊断试剂（盒）》

糖化血红蛋白测定试剂盒（酶法）注册技术审查指导原则编制说明

一、指导原则编写目的

为了指导和规范糖化血红蛋白测定试剂盒（酶法）技

术审评工作，帮助审评人员理解和掌握该类产品的性能、预期用途等内容，把握技术审评工作基本要求和尺度，对产品安全性、有效性作出系统评价；同时也为生产企业的产品注册工作提供指导。

二、指导原则编写依据

（一）《医疗器械监督管理条例》（国务院令第 650 号）

（二）《体外诊断试剂注册管理办法》（国家食品药品监督管理总局令第 5 号）

（三）《关于发布体外诊断试剂临床试验技术指导原则的通告》（国家食品药品监督管理总局通告 2014 年第 16 号）

（四）《关于发布体外诊断试剂说明书编写指导原则》（国家食品药品监督管理总局通告 2014 年第 17 号）

（五）《糖化血红蛋白实验室检测指南》

（六）GB/T 26124—2011《临床化学体外诊断试剂（盒）》

（七）国家食品药品监督管理部门发布的其他规范性文件。

三、指导原则重点内容说明

（一）关于指导原则适用范围

目前，临床实验室普遍采用的 HbA1c 测定方法有多种，按原理可分为离子交换层析法、电泳法、免疫法、亲和层析法及酶法等，不同方法采用的原理不同，所测组分不同。因糖化血红蛋白诊断试剂盒（酶法）是我国主要上市产品，故纳入本指导原则的范围。其他原理的产品不适用本指导原则，但可参考本指导原则适用部分进行技术审查。

（二）关于产品的主要技术指标的确定依据

目前本产品尚无已发布的国/行标，本指导原则中的性能指标依据课题组进行的验证试验的结果，也重点参考了糖化血红蛋白测定试剂盒（胶乳免疫比浊法）的工作组讨论稿、《中国糖化血红蛋白实验室检测指南》、YY/T 1246—2014 糖化血红蛋白分析仪。

（三）关于溯源性

本指导原则中提到的溯源性，均指可溯源至 IFCC 糖化血红蛋白参考方法或标准品，即溯源链的源头。如企业通过 NGSP 认证，可视为与 IFCC 溯源性具有同等效力。

四、指导原则编写单位和人员

本指导原则的编写成员由湖南省医疗器械技术审评人员、检验检测人员、行政审批人员等相关专家共同组成。

53　β₂-微球蛋白检测试剂盒（胶乳增强免疫比浊法）注册技术审评指导原则

[β₂-微球蛋白检测试剂盒（胶乳增强免疫比浊法）注册技术审查指导原则]

本指导原则旨在指导注册申请人对 β₂-微球蛋白（β₂-microglobulin，β₂-MG）检测试剂盒（胶乳增强免疫比浊法）注册申报资料的准备及撰写，同时也为技术审评部门审评注册申报资料提供参考。

本指导原则是对 β₂-微球蛋白检测试剂盒（胶乳增强免疫比浊法）的一般要求，申请人应依据产品的具体特性确定其中内容是否适用，若不适用，需具体阐述理由及相应的科学依据，并依据产品的具体特性对注册申报资料的内容进行充实和细化。

本指导原则是供申请人和审查人员使用的指导文件，不涉及注册审批等行政事项，亦不作为法规强制执行，如有能够满足法规要求的其他方法，也可以采用，但应提供详细的研究资料和验证资料。应在遵循相关法规的前提下使用本指导原则。

本指导原则是在现行法规、标准体系及当前认知水平下制定的，随着法规、标准体系的不断完善和科学技术的不断发展，本指导原则相关内容也将适时进行调整。

一、适用范围

β₂-微球蛋白检测试剂盒（胶乳增强免疫比浊法）是指基于免疫比浊反应的原理，利用全自动生化分析仪、半自动生化分析仪、特定蛋白分析仪，对人血清、血浆或其他体液中的 β₂-微球蛋白含量进行体外定量分析的试剂。

依据《体外诊断试剂注册管理办法》（国家食品药品监督管理总局令第 5 号）和《食品药品监管总局关于印发体外诊断试剂分类子目录的通知》（食药监械管〔2013〕242 号），β₂-微球蛋白检测试剂盒（胶乳增强免疫比浊法）管理类别为Ⅱ类，分类代号为 6840。

目前 β₂-微球蛋白含量的测定方法主要是基于抗原抗体反应的免疫方法，从检测范围、检测成本、便利性等方面考虑，目前临床采用最多的方法是胶乳增强免疫比浊法，其次是化学发光法，还有酶联免疫吸附法、磁微粒酶联免疫吸附法、时间分辨荧光免疫分析法和放射免疫法等。

从方法学上讲，本指导原则仅适用于胶乳增强免疫比浊法。

原理：样本中的 β_2-微球蛋白与胶乳颗粒上偶联的 β_2-微球蛋白抗体特异性结合，形成免疫复合物，引起吸光度的上升，吸光度的变化程度与样本中 β_2-微球蛋白的浓度成正比。通过与同样处理的校准品比较，可计算出样本中 β_2-微球蛋白的含量。

二、注册申报材料要求

（一）综述资料

综述资料主要包括产品预期用途、产品描述、方法学特征、生物安全性评价、研究结果总结以及同类产品上市情况介绍等内容，应符合《体外诊断试剂注册管理办法》（国家食品药品监督管理总局令第5号）和《关于公布体外诊断试剂注册申报资料要求和批准证明文件格式的公告》（国家食品药品监督管理总局公告2014年第44号）的相关要求。相关描述应至少包含如下内容：

1. 产品预期用途及辅助诊断的临床适应证背景情况

（1） β_2-微球蛋白的生物学特征、结构与功能、在体内正常和病理状态下的代谢途径和存在形式。

（2）与预期用途相关的临床适应证背景情况，如临床相关疾病的发生、实验室诊断方法等。

2. 产品描述

包括产品所采用的技术原理、主要原材料的来源、质量控制及制备方法、主要生产工艺过程及关键控制点，质控品、校准品的制备方法及溯源情况。

3. 有关生物安全性方面的说明

如果体外诊断试剂中的主要原材料采用各种动物、病原体、人源的组织和体液等生物材料经处理或添加某些物质制备而成，为保证产品在运输、使用过程中对使用者和环境的安全，研究者应提供对上述原材料所采用的灭活等试验方法的说明。人源性材料须对有关传染病（HIV、HBV、HCV等）病原体检测予以说明，并提供相关的证明文件。

4. 有关产品主要研究结果的总结和评价

5. 参考文献

6. 其他

包括同类产品在国内外批准上市的情况，相关产品所采用的技术方法及临床应用情况，申请注册产品与国内外同类产品的异同等。

（二）主要原材料的研究资料（如需提供）

主要原材料的选择、制备、质量标准及实验验证研究资料；质控品（如产品包含）、校准品（如产品包含）的原料选择、制备、定值过程及试验资料；校准品的溯源性文件，包括具体溯源链、实验方法、数据及统计分析等详细资料。

（三）主要生产工艺及反应体系的研究资料（如需提供）

应包含产品的工艺流程图和关键控制点、确定反应温度、时间、缓冲体系比较等条件的研究资料、确定样本和试剂盒组分加样量的研究资料。

（四）分析性能评估资料

应至少包括具体的研究方法、试验数据、统计方法、研究结论等。性能评估时应将试剂和所选用的校准品、质控品作为一个整体进行评价，评估整个系统的性能是否符合要求。

性能评估应至少包括准确度、精密度、线性范围、分析特异性（抗干扰能力）、其他影响检测的因素等。

1. 准确度

对测量准确度的评价依次包括：与国家参考物（和/或国际参考物）的偏差分析、方法学比对、回收试验等方法，申请人可根据实际情况选择合理方法进行研究。

（1）与国家（国际）参考物值的比对研究

如果研究项目有相应国家标准物质或国际参考物质，则使用国家标准物质或国际参考物质进行验证，计算检测结果与靶值的相对偏差。

（2）方法学比对

采用参考方法或国内/国际普遍认为质量较好的已上市同类试剂作为参比试剂，与拟申报试剂同时检测一批患者样品，至少40例样本，40例样本为在检测浓度范围内不同浓度的人源样品，且尽可能均匀分布。

在实施方法学比对前，确认两者都分别符合各自相关的质量标准后方可进行比对试验。方法学比对时应注意质量控制、样本类型、浓度分布范围并对结果进行合理的统计学分析。

（3）回收试验

在人源样品中加入一定体积标准溶液或纯品，按照产品技术要求的要求和实验方法进行测试和计算。

2. 精密度

测量精密度的评估应至少包括生理和病理两个浓度水平的样本进行。

测量精密度的评价方法并无统一的标准可依，可根据不同的试剂特征或申请人的研究习惯进行。

3. 线性范围

建立试剂线性范围所用的样本基质应尽可能与临床实际检测的样本相似，理想的样本为分析物浓度接近预期测定上限的混合人血清，且应充分考虑多倍稀释对样本基质的影响。

4. 分析特异性

应明确已知干扰因素对测定结果的影响：可采用回收试验对不同浓度的溶血、黄疸、脂血对检测结果的影响进行评价，干扰物浓度的分布应覆盖人体生理及病理状态下可能出现的物质浓度。待评价的 β_2-微球蛋白样本浓度至少应为生理、病理 2 个水平，选取线性范围内有临床代表性意义的浓度。

药物干扰的研究可根据需要由申请人选择是否进行或选择何种药物及其浓度进行。

5. 其他需注意问题

（1）不同适用机型的反应条件如果有差异应分别详述，不同样本类型应分别进行分析性能评估。原则上，不同的试剂比例应分别提交分析性能评估报告。

分析性能评估报告应明确所用仪器设备型号、校准品、质控品等的产品名称、生产企业名称、生产批号或注册证等信息。

（2）校准品溯源及质控品赋值

校准品、质控品应提供详细的量值溯源资料。应参照 GB/T 21415—2008《体外诊断医疗器械 生物样品中量的测量 校准品和控制物质赋值的计量学溯源性》的要求，提供企业（工作）校准品及试剂盒配套校准品定值及不确定度计算记录，提供质控品赋值及其靶值范围确定的记录。

（五）参考区间确定资料

参考区间确定所采用的样本来源、确定方法及详细的试验资料。建议参考 CLSI/NCCLS C28—A2。

（六）稳定性研究研究

稳定性研究资料主要涉及两部分内容，申报试剂的稳定性和适用样本的稳定性研究。这里主要指试剂的稳定性。通常包括保存期稳定性（有效期）、加速稳定性、开瓶稳定性、复溶稳定性等，申请人应提供保存期稳定性和开瓶稳定性、加速稳定性研究资料，干粉试剂同时应提供复溶稳定性研究资料（各 3 个生产批次）。稳定性研究资料应包括研究方法的确定依据、具体的实施方案、详细的研究数据以及结论，保存期稳定性研究，应提供至少 3 批样品在实际储存条件下保存至成品有效期后的性能检测报告资料。

对待检测试剂做常规贮存稳定性研究以及冻干品复溶后的稳定性试验。测定其在常规贮存条件下，按时间间隔（例如：有效期为 1 年的产品，稳定性考察时间设置为：0、1、3、5、7、9、10、11、12、13、14 个月的最后一天）进行检测。

（七）临床评价资料

临床研究资料应符合《关于发布体外诊断试剂临床试验技术指导原则的通告》（国家食品药品监督管理总局通告 2014 年第 16 号）要求，同时研究资料的形式应符合《体外诊断试剂注册申报资料形式要求》临床研究资料有关的规定。下面仅对临床实验中的基本问题进行阐述。

1. 研究方法

选择境内已批准上市的性能不低于试验用体外诊断试剂的同类产品作为参比试剂，采用试验用体外诊断试剂（以下称待评试剂）与之进行对比试验研究，证明本品与已上市产品等效。

2. 临床试验机构的选择

应当选定不少于 2 家（含 2 家）获得国家食品药品监督管理总局资质认可的临床试验机构，临床试验机构实验操作人员应有足够的时间熟悉检测系统的各环节（试剂、质控及操作程序等），熟悉评价方案。在整个实验中，待评试剂和参比试剂都应处于有效的质量控制下，最大限度保证试验数据的准确性及可重复性。

3. 临床试验方案

临床试验实施前，研究人员应从流行病学、统计学、临床医学、检验医学等多方面考虑，设计科学合理的临床研究方案。各临床研究机构的方案设置应保持一致，且保证在整个临床试验过程中遵循预定的方案实施，不可随意改动。整个试验过程应在临床研究机构的实验室内并由本实验室的技术人员操作完成，申报单位的技术人员除进行必要的技术指导外，不得随意干涉实验进程，尤其是数据收集过程。

试验方案中应确定严格的病例纳入/排除标准，任何已经入选的病例再被排除出临床研究都应记录在案并明确说明原因。在试验操作过程中和判定试验结果时应采用盲法以保证试验结果的客观性。各研究单位选用的参比试剂及所用机型应保持一致，以便进行合理的统计学分析。

4. 研究对象选择

临床试验应选择具有特定症状/体征人群作为研究对象。企业在建立病例纳入标准时，应考虑到不同人群的差异，尽量覆盖各类适用人群。在进行结果统计分析时，建议对各类人群分别进行数据统计分析。总体样本数不少于 200 例，建议异常值样本数不少于 80 例。

血清/血浆应明确抗凝剂的要求、存贮条件、可否冻融等要求及避免使用的样本。实验中，尽可能使用新鲜样本，避免贮存。

样本中待测物浓度应覆盖待评试剂线性范围，且尽可能均匀分布。

如果待评试剂同时适用于血清或血浆样本类型，可完成一个样本类型（血清或血浆）不少于 200 例的临床研究，同时可选至少 100 例血清或血浆同源样本进行比对研究。

5. 统计学分析

对临床试验结果的统计应选择合适的统计方法，如相关分析、线性回归、绝对偏倚/偏差及相对偏倚/偏差分析等。对于对比实验的等效性研究，最常用是对待评试剂和参比试剂两组检测结果的相关及线性回归分析，应重点观察相关系数（r 值）或判定系数（R^2）、回归拟合方程（斜率和 y 轴截距）等指标。结合临床试验数据的正/偏态分布情况，建议统计学负责人选择合理的统计学方法进行分析，统计分析可以证明两种方法的检测结果无明显统计学差异。在临床研究方案中应明确统计检验假设，即评价待评试剂与参比试剂是否等效的标准。

6. 临床试验总结报告撰写

根据《体外诊断试剂临床试验技术指导原则》的要求，临床试验报告应该对试验的整体设计及各个关键点给予清晰、完整的阐述，应该对整个临床试验实施过程、结果分析、结论等进行条理分明的描述，并应包括必要的基础数据和统计分析方法。建议在临床总结报告中对以下内容进行详述。

6.1 临床试验总体设计及方案描述

6.1.1 临床试验的整体管理情况、临床试验机构选择、临床主要研究人员简介等基本情况介绍。

6.1.2 纳入/排除标准、不同人群的预期选择例数及标准。

6.1.3 样本类型，样本的收集、处理及保存等。

6.1.4 统计学方法、统计软件、评价统计结果的标准。

6.2 具体的临床试验情况

6.2.1 待评试剂和参比试剂的名称、批号、有效期及所用机型等信息；

6.2.2 对各研究单位的病例数、人群分布情况进行总合，建议以列表或图示方式给出具体例数及百分比。

6.2.3 质量控制，试验人员培训、仪器日常维护、仪器校准、质控品运行情况，对检测精密度、质控品回收（或测量值）、抽查结果评估。

6.2.4 具体试验过程，样本检测、数据收集、样本长期保存等。

6.3 统计学分析

6.3.1 数据预处理、对异常值或离群值的处理、研究过程中是否涉及对方案的修改。

6.3.2 定量值相关性和一致性分析

用回归分析验证两种试剂结果的相关性，以 $y = a + bx$ 和 R^2 的形式给出回归分析的拟合方程，其中：y 是待评试剂结果，x 是参比试剂结果，b 是方程斜率，a 是 y 轴截距，R^2 是判定系数（通常要求 $R^2 \geq 0.95$），同时应给出 b 的 95%（或 99%）置信区间。

建议给出待评试剂与参比试剂之间的差值（绝对偏倚/偏差）及比值（相对偏倚/偏差）散点图并作出 95% 置信区间分析。医学决定水平附近相对偏倚/偏差应不大于 10%。

6.4 讨论和结论

对总体结果进行总结性描述并简要分析试验结果，对本次临床研究有无特别说明，最后得出临床试验结论。

（八）产品风险分析资料

根据 YY/T 0316—2008《医疗器械 风险管理对医疗器械的应用》附录 D 对该产品已知或可预见的风险进行判定，企业还应根据自身产品特点确定其他危害。针对产品的各项风险，企业应采取应对措施，确保风险降到可接受的程度。

（九）产品技术要求

产品技术要求应符合《体外诊断试剂注册管理办法》和《体外诊断试剂注册申报资料要求和批准证明文件格式》以及《关于发布医疗器械产品技术要求编写指导原则的通告》（国家食品药品监督管理总局通告 2014 年第 9 号）的相关规定。

下面就技术要求中涉及的产品适用的引用文件和主要性能指标等相关内容作简要叙述。

1. 产品适用的相关文件（表1）

表1　相关产品标准

GB/T 191—2008	《包装储运图示标志》
GB/T 2828.1—2012	《计数抽样检验程序 第1部分：按接收质量限（AQL）检索的逐批检验抽样计划》
GB/T 2829—2002	《周期检验计数抽样程序及表（适用于对过程稳定性的检验）》
GB/T 21415—2008	《体外诊断医疗器械 生物样品中量的测量校准品和控制物质赋值的计量学溯源性》
GB/T 26124—2011	《临床化学体外诊断试剂（盒）》
YY/T 0316—2008	《医疗器械 风险管理对医疗器械的应用》
YY/T 0466.1—2009	《医疗器械 用于医疗器械标签、标记和提供信息的符号 第1部分：通用要求》
YY/T 0638—2008	《体外诊断医疗器械 生物样品中量的测量校准品和控制物质中酶催化浓度赋值的计量学溯源性》

2. 主要性能指标

2.1 外观

应与技术要求中表明的试剂外观一致。这里可以包括试剂盒包装外观、试剂内包装外观、试剂的外观。

2.2 装量

试剂装量应不少于标示装量或规定限。

2.3 试剂空白吸光度

用蒸馏水、去离子水或其他指定溶液作为空白加入工作试剂作为样品测试时，试剂空白吸光度应符合企业规定的要求（如：37℃，600nm，1cm）≤1.200A。

2.4 分析灵敏度

用医学决定水平浓度或某一特定范围浓度的样品进行测试，记录在试剂（盒）规定参数下产生的吸光度改变。换算为 n 单位（mg/L）反应吸光度差值（ΔA），应符合生产企业给定范围。

2.5 线性范围

配置成至少 5 个稀释浓度（x_i）且接近线性范围上限和下限的样本，分别测试试剂盒，每个稀释浓度测试 1~3 次，分别求出测定结果的均值（y_i）。以稀释浓度（x_i）为自变量，以测定结果均值（y_i）为因变量求出线性回归方程。按公式（1）计算线性回归的相关系数（r）。

$$r = \frac{\sum [(x_i - \bar{x})(y_i - \bar{y})]}{\sqrt{\sum (x_i - \bar{x})^2 \sum (y_i - \bar{y})^2}} \tag{1}$$

稀释浓度（x_i）代入求出线性回归方程，计算 y_i 的估计值及 y_i 与估计值的相对偏差或绝对偏差。

线性范围应至少达到但不限于 0.4～18.0mg/L（下限不得高于 0.4mg/L，上限不得低于 18.0mg/L）。

2.5.1 相关系数（r）

线性相关系数 r 应不小于 0.990。

（线性范围下限应不低于产品的最低检测限，不高于参考范围下限）

2.5.2 0.4～18.0mg/L 范围内，线性绝对偏差或线性相对偏差应不超过企业规定值。

2.6 测量精密度

2.6.1 重复性

分别用试剂（盒）测试生理和病理两个浓度水平［例如：（2.5±0.5）mg/L 和（10.0±2.0）mg/L］的样本或质控样品，重复测试至少 10 次（$n \geq 10$），分别计算测量值的平均值（$\bar{x}$）和标准差（s）。计算变异系数（CV），应不大于 10%。

2.6.2 批内瓶间差（干粉或冻干试剂）

用线性范围内的样本或质控样品测试同一批号的 10 瓶待检试剂（盒），并计算 10 个测量值的平均值（$\bar{x}_1$）和标准差（S_1）。

用线性范围内的样本或质控样品对相同批号的 1 个待检试剂（盒）重复测试 10 次，计算结果的均值（$\bar{x}_2$）和标准差（S_2）。按公式（2）、（3）计算瓶间差的变异系数（CV）。

$$CV = S_{瓶间} / \bar{x}_1 \times 100\% \tag{2}$$

$$S_{瓶间} = \sqrt{S_1^2 - S_2^2} \tag{3}$$

当 $S_1 < S_2$ 时，令 $CV = 0$

每个浓度下试剂（盒）批内瓶间差均应不大于 5%。

2.6.3 批间差

用 3 个不同批号的试剂分别测试线性范围内的样本或质控样品，每个批号测试 3 次，分别计算每批 3 次测定的均值 $\bar{x}_i$（$i=1，2，3$），按公式（4）、（5）计算相对极差（R）。

$$\bar{x}_{\mathrm{T}} = \frac{\bar{x}_1 + \bar{x}_2 + \bar{x}_3}{3} \tag{4}$$

$$R = \frac{\bar{x}_{\max} - \bar{x}_{\min}}{\bar{x}_{\mathrm{T}}} \times 100\% \tag{5}$$

式中：

$\bar{x}_{\max}$ 为 $\bar{x}_i$ 中的最大值；

$\bar{x}_{\min}$ 为 $\bar{x}_i$ 中的最小值。

试剂（盒）批间差相对极差应不大于 10%。

2.7 准确度

2.7.1 相对偏差

用试剂盒测定用评价常规方法的参考物质或有证参考物质或由参考方法定值的高、中、低三个浓度的人源样品，测定值与标示值偏差应 ≤10%。

2.7.2 比对试验

用待测试剂盒与申请人选定的分析系统（已在国内上市）分别检测不少于 40 个在检测范围内的人源样品，用线性回归方法计算两组结果的相关系数 $r^2 \geq 0.95$，偏倚的百分比应符合企业规定的要求。

2.7.3 回收试验

在人源样品中加入一定体积标准溶液或纯品，按照产品技术要求的要求和实验方法进行测试和计算。

2.7.4 用质控品/校准品做相对偏差

所用质控品、校准品品牌应符合产品技术要求规定或企业声明。

2.7.5 用校准品做回收试验

所用校准品品牌应符合产品技术要求规定或企业声明。

2.8 稳定性

冻干品应进行复溶稳定性试验。

2.9 校准品和质控品的性能指标（如产品中包含）

应至少包含外观、装量、准确性、均一性。冻干型校准品和质控品还应检测批内瓶间差和复溶稳定性。

2.9.1 外观

应与技术要求中表明的试剂外观一致。这里可以包括试剂盒包装外观、试剂内包装外观、试剂的外观。

2.9.2 装量

试剂装量应不少于标示装量或规定限。

2.9.3 准确性

比对试验

用试剂盒与待测校准品建立的分析系统与申请人选定的分析系统（已在国内上市）分别检测不少于 40 个在检测范围内的人源样品，用线性回归方法计算两组结果的相关系数 $r^2 \geq 0.95$，相对偏差 ≤10%。

2.9.4 均一性

采用试剂（盒）测试待检测的校准品或质控品，重复测试至少 10 次（$n \geq 10$），分别计算测量值的平均值（$\bar{x}$）和标准差（s）。计算变异系数（CV）值应不大于 5%。

对于冻干型校准品或质控品，需要对其"批内瓶间差"及"批间差"进行测定：

2.9.4.1 批内瓶间差

用检测试剂（盒）测试同一批号的 10 瓶待检冻干型校准品或质控品，并计算 10 个测量值的平均值（$\bar{x}_1$）和标准差（s_1）。计算变异系数（CV）值应不大于 5%。

2.9.4.2 批间差

用检测试剂（盒）测试 3 个不同批号的待检冻干型校准品或质控品，每个批号测试 3 次，分别计算每批 3 次测定的均值 $\bar{x}_i$（$i=1，2，3$），并计算相对极差（R）应不大于 10%。

2.9.5 稳定性

冻干品应进行复溶稳定性试验。

（十）产品注册检验报告

首次申请注册的 β₂-微球蛋白检测试剂盒（胶乳增强免疫比浊法）应该在具有相应医疗器械检验资质和承检范围的医疗器械检测机构进行产品的注册检验。

（十一）产品说明书

说明书承载了产品预期用途、试验方法、检测结果解释以及注意事项等重要信息，是指导使用人员正确操作、临床医生准确理解和合理应用试验结果的重要技术性文件。产品说明书的格式应符合《关于发布体外诊断试剂说明书编写指导原则的通告》（国家食品药品监督管理总局通告 2014 第 17 号）的要求。结合《体外诊断试剂说明书编写指导原则》的要求，下面对 β_2-微球蛋白检测试剂盒（胶乳增强免疫比浊法）说明书的重点内容进行详细说明。

1.【产品名称】

（1）试剂（盒）名称

试剂名称由三部分组成：被测物名称、用途、方法或原理。例如：β_2-微球蛋白检测试剂盒（胶乳增强免疫比浊法）

2.【包装规格】

（1）包装规格应明确单、双试剂类型；

（2）包装规格应明确装量（如××ml；××人份）；

（3）带有校准品或质控品应明确标识；

（4）与产品技术要求中所列的包装规格一致；

（5）如不同包装规格有与之特定对应的机型，应同时明确适用机型。

3.【预期用途】

应至少包括以下几部分内容：

（1）说明试剂盒用于体外定量检测人血清、血浆或其他体液中 β_2-微球蛋白的含量，同时应明确与目的检测物相关的临床适应证背景情况。

（2）β_2-微球蛋白含量异常情况常见于哪些疾病，其升高或降低可能有哪些医学解释。

作为支持性资料，申请人应提供由教科书、临床专著、核心期刊文献或英文 SCI 文献等有关临床适应证背景的资料。

4.【检验原理】

应结合产品主要成分简要说明检验的原理、方法，必要时可采取图示方法表示。

例如：样本中的 β_2-微球蛋白与胶乳颗粒偶联的 β_2-微球蛋白抗体特异性结合，形成免疫复合物，引起吸光度的上升，吸光度的变化程度与样本中 β_2-微球蛋白的浓度成正比。通过与同样处理的校准品比较，可计算出样本中 β_2-微球蛋白的含量。

5.【主要组成成分】

5.1 对于产品中包含的试剂组分

5.1.1 说明名称、数量及在反应体系中的比例或浓度，如果对于正确的操作很重要，应提供其生物学来源、活性及其他特性。

5.1.2 对于多组分试剂盒，明确说明不同批号试剂盒中各组分是否可以互换。

5.1.3 如盒中包含耗材，应列明耗材名称、数量等信息。

5.2 对于产品中不包含，但对该试验必需的试剂组分，说明书中应列出此类试剂的名称、纯度，提供稀释或混合方法及其他相关信息。

5.3 对于校准品和质控品（若配有）

5.3.1 说明主要组成成分及其生物学来源。

5.3.2 注明校准品的定值及其溯源性，溯源性资料应写明溯源的最高级别（如有标准物质或参考物质，应包括标准物质或参考物质的发布单位及编号）。

5.3.3 注明质控品的靶值范围。如靶值范围为批特异，可注明批特异，并附单独的靶值单。质控品应明确靶值和可接受范围。

6.【储存条件及有效期】

（1）对试剂的效期稳定性、复溶稳定性（如有）、开瓶稳定性等信息作详细介绍。包括环境温湿度、避光条件等。

（2）不同组分保存条件及有效期不同时，应分别说明，产品总有效期以其中效期最短的为准。

注：保存条件不应有模糊表述，如"常温"、"室温"。

7.【适用仪器】

（1）说明可适用的仪器，并提供与仪器有关的必要信息以便用户能够作出最好的选择。

（2）应写明具体仪器型号。

8.【样本要求】

应在以下几方面进行说明：

（1）适用的样本类型。

（2）在样本收集过程中的特别注意事项。

（3）为保证样本各组分稳定所必需的抗凝剂或保护剂等。

（4）能够保证样本稳定的储存、处理和运输方法

重点明确以下内容：

样本类型、处理、保存期限及保存条件（短期、长期）和运输条件等。可否采用肝素抗凝血浆、柠檬酸钠抗凝血浆、EDTA 抗凝血浆。特殊体液标本还应详细描述对采集规范、容器、保存条件等可能影响检测结果的要求。比如尿液样本不能为晨尿，pH 低于 6 的尿液样本如需长期保存，则应该加 NaOH 溶液调整至近中性（pH7.5 ±0.5）等。

9.【检验方法】

详细说明试验操作的各个步骤，包括：

（1）试剂配制方法、注意事项。

（2）试验条件：温度、时间、测定主/副波长、比色杯光径、试剂用量、样本用量、测定方法、反应类型、反应方向、反应时间等以及试验过程中的注意事项。

（3）校准：校准品的使用方法、注意事项、校准曲线的绘制。

（4）质量控制：质控品的使用方法、对质控结果的必要解释以及推荐的质控周期等。

（5）检验结果的计算：应明确检验结果的计算方法，超出线性范围的样本应进行稀释。

10.【参考区间】

应注明常用样本类型及反应方式的正常参考区间，并说明参考值确定方法。建议注明"由于地理、人种、性别和年龄等差异，建议各实验室建立自己的参考区间"。

11.【检验结果的解释】

说明可能对检验结果产生影响的因素，在何种情况下需要进行确认试验。

12.【检验方法的局限性】

（1）说明检测结果仅供临床参考，不能单独作为确诊或排除病例的依据。

（2）说明该检验方法由于哪些原因会使测量结果产生偏离，或测量结果还不能完全满足临床需要。如：干扰（胆红素、血红蛋白、甘油三酯等）等。

13.【产品性能指标】

至少应详述以下性能指标，性能指标应不低于产品技术要求中有关技术指标的要求。

（1）试剂空白吸光度；

（2）分析灵敏度；

（3）准确度；

（4）精密度（重复性和批间差）；

（5）线性范围（线性相关系数和线性偏差）。

14.【注意事项】

应至少包括以下内容：

（1）本试剂盒的检测结果仅供临床参考，对患者的临床诊治应结合其症状/体征、病史、其他实验室检查及治疗反应等情况综合考虑。

（2）本试剂盒仅供体外检测使用，试剂中含有的化学成分应说明接触人体后产生不良的影响后果及应急处理措施。

（3）采用不同方法学的试剂检测所得结果不应直接相互比较，以免造成错误的医学解释，建议实验室在发给临床医生的检测报告中注明所用试剂特征（如参考值范围或方法学）。

（4）有关人源组分的警告，如：试剂盒内的质控品、校准品或其他人源组分，虽已经通过了 HBs-Ag、HIV1/2-Ab、HCV-Ab 等项目的检测。但截至目前，没有任何一项检测可以确保绝对安全，故仍应将这些组分作为潜在传染源对待。

（5）样本：对所有样本和反应废弃物都应视为传染源对待。

（6）其他有关 β₂-微球蛋白含量测定的注意事项。

15.【参考文献】

应当注明在编制说明书时所引用的参考文献。

16.【基本信息】

根据《体外诊断试剂说明书编写指导原则》的相关要求编写。

17.【医疗器械注册证书编号/产品技术要求编号】、【说明书批准日期及修改日期】。

三、审查关注点

（一）关注产品预期用途有关的描述是否与临床研究结论一致。临床研究用参比试剂和第三方确认试剂的预期用途应与申请产品预期用途一致。申报样本类型应在临床研究中进行验证。

（二）审查产品技术要求时应注意产品应符合 GB/T 26124—2011《临床化学体外诊断试剂（盒）》有关规定。

（三）说明书中预期用途、储存条件及有效期、检验方法、参考范围、产品性能指标、抗干扰能力等描述应分别与临床研究资料、稳定性研究资料、参考区间研究资料、分析性能评估资料的研究结论相一致。

（四）冻干试剂应提供复溶稳定性研究资料并在说明书【储存条件及有效期】中说明。

四、名词解释

（一）准确度（accuracy）

一个测量值与可接受的参考值间的一致程度。

（二）分析特异性（analytical specificity）

测量程序只测量被测量物的能力。用于描述检测程序在样本中有其他物质存在时只测量被测量物的能力。通常以一个被评估的潜在干扰物清单来描述，并给出在特定医学相关浓度值水平的分析干扰程度（潜在干扰物包括干扰物和交叉反应物）。

（三）线性（linearity）

在给定测量范围内，给出的测量结果与样品中实际存在的被测量物的值成比例的能力。线性是描述一个测量系统的测量示值或测量结果相关于样本的赋值符合直线的属性。

（四）精密度（precision）

在规定条件下，相互独立的测试结果之间的一致程度。精密度的程度是用统计学方法得到的测量不精密度的数字形式表示，如标准差（SD）和变异系数（CV）。

五、参考文献

（一）《关于含有牛、羊源性材料医疗器械注册有关事宜的公告》（国食药监械〔2006〕407 号）

（二）《全国临床检验操作规范》（第四版），中华人民共和国卫生部医政司

（三）《临床化学常用项目自动分析法》（第三版），辽宁科技出版社

β₂-微球蛋白检测试剂盒（胶乳增强免疫比浊法）注册技术审查指导原则编写说明

一、指导原则编写目的

（一）本指导原则编写的目的是用于指导和规范 β₂-微球蛋白检测试剂盒（胶乳增强免疫比浊法）产品注册申报过程中审查人员对注册材料的技术审评；同时也可指导注册申请人的产品注册申报。

（二）本指导原则旨在让初次接触该类产品的注册审查人员对产品诊断方法或原理、主要组分、主要性能指示、临床用途等各个方面进行基本了解，同时让技术审查人员在产品注册技术审评时把握基本的要求尺度，以确保产品的安全、有效。

（三）本指导原则中的 β_2-微球蛋白检测试剂盒是指基于分光光度法原理对人血清、血浆或其他体液中的 β_2-微球蛋白含量进行体外定量分析的试剂。

（四）本指导原则中的术语、定义采用 GB/T 26124—2011《临床化学体外诊断试剂（盒）》标准的术语和定义。

二、指导原则编写依据

（一）《医疗器械监督管理条例》（国务院令第 650 号）

（二）《医疗器械注册管理办法》（国家食品药品监督管理总局令第 4 号）

（三）《体外诊断试剂注册管理办法》（国家食品药品监督管理总局令第 5 号）

（四）《医疗器械说明书和标签管理规定》（国家食品药品监督管理总局令第 6 号）

（五）《关于发布医疗器械产品技术要求编写指导原则的通告》（国家食品药品监督管理总局通告 2014 年第 9 号）

（六）《关于发布体外诊断试剂临床试验技术指导原则的通告》（国家食品药品监督管理总局通告 2014 年第 16 号）

（七）《关于发布体外诊断试剂说明书编写指导原则的通告》（国家食品药品监督管理总局通告 2014 年第 17 号）

（八）《中国药典》2010 年版第三部

（九）国家食品药品监督管理部门发布的其他规范性文件

三、指导原则部分内容编写考虑

（一）指导原则主要根据体外诊断试剂产品注册申报资料的要求，借鉴国家食品药品监督管理部门已发布的相关产品注册技术审查指导原则的体例进行编写，以便于注册技术审评人员理解。

（二）在产品综述资料中，全面介绍了该类体外诊断试剂产品的预期用途、产品描述、方法学特征、生物安全性评价、研究结果总结以及同类产品上市情况介绍等内容。

（三）本指导原则不涉及产品作用机理的内容，主要描述相应的诊断方法和原理。

（四）产品应适用的相关标准中给出了现行有效的国家标准、行业标准（包括产品标准和基础标准）。

（五）产品风险管理的要求以 YY/T 0316—2008《医疗器械 风险管理对医疗器械的应用》为依据。

（六）产品的临床要求依据《体外诊断试剂临床试验技术指导原则》进行编写。

（七）依据新颁布的《医疗器械说明书和标签管理规定》和新发布实施的相关适用标准编写了产品说明书、标签和包装标识的要求。

（八）依据 β_2-微球蛋白检测试剂盒（胶乳增强免疫比浊法）相关信息调研表确定指导原则中"拟定产品技术要求"项下主要性能指标各项参数。

四、指导原则编写单位和人员

本指导原则由重庆市食品药品监督管理局和重庆医疗器械质量检验中心共同编写。

54 胱抑素 C 测定试剂（胶乳透射免疫比浊法）注册技术审评指导原则

［胱抑素 C 测定试剂（胶乳透射免疫比浊法）注册技术审查指导原则］

本指导原则旨在指导技术审评部门对胱抑素 C 测定试剂（胶乳透射免疫比浊法）的技术审评工作，同时也为注册申请人注册申报资料的准备及撰写提供参考。

本指导原则是对胱抑素 C 测定试剂（胶乳透射免疫比浊法）的一般要求，申请人应依据产品的具体特性确定其中内容是否适用，若不适用，需具体阐述理由及相应的科学依据，并依据产品的具体特性对注册申报资料的内容进行充实和细化。

本指导原则是供申请人和审查人员使用的指导文件，不涉及注册审批等行政事项，亦不作为法规强制执行，如有能够满足法规要求的其他方法，也可以采用，但应提供详细的研究资料和验证资料。应在遵循相关法规的前提下使用本指导原则。

本指导原则是在现行法规、标准体系及当前认知水平下制定的，随着法规、标准体系的不断完善和科学技术的不断发展，本指导原则相关内容也将适时进行调整。

一、适用范围

胱抑素 C 测定试剂（胶乳透射免疫比浊法）是指基于透射免疫比浊法原理，利用半自动生化分析仪、全自动生化分析仪对人血清、血浆中的胱抑素 C 进行体外定量分析的试剂。

目前胱抑素 C 含量的测定方法主要是基于抗原抗体反

应的免疫方法，如胶乳免疫比浊法、胶体金免疫比色法、单向免疫扩散法、酶联免疫吸附法、放射免疫测定法、荧光免疫测定法等，免疫比浊法可分为透射免疫比浊法和散射免疫比浊法。其中透射免疫比浊法可适用于半自动生化分析仪、全自动生化分析仪，散射免疫比浊法需特定蛋白分析仪。

从方法学上讲，本指导原则仅适用于胶乳透射免疫比浊法，不适用于散射免疫比浊法。

依据《体外诊断试剂注册管理办法》（国家食品药品监督管理总局令第 5 号）和《食品药品监管总局关于印发体外诊断试剂分类子目录的通知》（食药监械管〔2013〕242 号），胱抑素 C 测定试剂（免疫比浊法）管理类别为二类，分类代号为 6840。

二、注册申报资料要求

（一）综述资料

综述资料主要包括产品预期用途、产品描述、方法学特征、生物安全性评价、研究结果总结以及同类产品上市情况介绍等内容，应符合《体外诊断试剂注册管理办法》（国家食品药品监督管理总局令第 5 号）和《关于公布体外诊断试剂注册申报资料要求和批准证明文件格式的公告》（国家食品药品监督管理总局公告 2014 年第 44 号）的相关要求。相关描述应至少包含如下内容：

1. 产品预期用途及辅助诊断的临床适应证背景情况

（1）胱抑素 C 的生物学特征、结构与功能、在体内正常和病理状态下的代谢途径和存在形式。

胱抑素 C（cystatin C，CysC）是一种半胱氨酸蛋白酶抑制剂，也被称为 γ-微量蛋白及 γ-后球蛋白，广泛存在于各种组织的有核细胞和体液中，是一种低分子量、碱性非糖化蛋白质，分子量为 13.3kD，由 122 个氨基酸残基组成，可由机体所有有核细胞产生，产生率恒定。循环血液中的 Cys C 能自由透过肾小球，在近曲小管几乎全部被上皮细胞摄取并分解，尿中仅微量排出。Cys C 水平不受性别、年龄、饮食等因素的影响，是一种反映肾小球滤过率（GFR）变化的理想内源性标志物。

当肾功能受损时，Cys C 在血液中的浓度随肾小球滤过率变化而变化。肾衰时，肾小球滤过率下降，Cys C 在血液中浓度可增加数倍甚至十数倍。

（2）与预期用途相关的临床适应证背景情况，如临床相关疾病的发生、实验室诊断方法等。

肾小球滤过率（GFR）的评估在肾功能的监测方面具有重要意义。

注：若注册申报产品声称临床意义超出此内容范围，应提供相关文献或临床研究依据。

CysC 分子量较小，其测定方法主要基于免疫反应原理。随着 CysC 在临床上的应用，检测它的方法也越来越多，按照原理大体上可分为二类：一类是非均相法如单向免疫扩散法（RID）、放射免疫测定法（RIA）、荧光免疫测定法（FIA）、酶联免疫测定法（ELISA）；另一类是均相法如颗粒计数免疫测定法，颗粒增强透射免疫比浊法（PETIA），颗粒增强散射免疫比浊法（PENIT）。非均相法难于自动化，限制了 CysC 的临床推广应用，胶乳免疫测定是一种均相测定方法，在胶乳颗粒上包被抗体，与抗原结合时颗粒发生凝集，此方法易于自动化，已被广泛应用于临床。

2. 产品描述

包括产品所采用的技术原理、主要原材料的来源、质量控制及制备方法、主要生产工艺过程及关键控制点，质控品、校准品的制备方法及溯源情况。

3. 有关生物安全性方面的说明

如果体外诊断试剂中的主要原材料采用各种动物、病原体、人源的组织和体液等生物材料经处理或添加某些物质制备而成，为保证产品在运输、使用过程中对使用者和环境的安全，研究者应提供上述原材料有关生物安全性的说明。

4. 有关产品主要研究结果的总结和评价

5. 参考文献

6. 其他

包括同类产品在国内外批准上市的情况，相关产品所采用的技术方法及临床应用情况，申请注册产品与国内外同类产品的异同等。

（二）主要原材料的研究资料（如需提供）

主要原材料的选择、制备、质量标准及实验验证研究资料；质控品（如产品包含）、校准品（如产品包含）的原料选择、制备、定值过程及试验资料；校准品的溯源性文件，包括具体溯源链、实验方法、数据及统计分析等详细资料。

（三）主要生产工艺及反应体系的研究资料（如需提供）

产品的主要生产工艺可以用流程图表示，明确关键工序和特殊工序，并简单说明控制方法。确定反应温度、时间、缓冲体系等的研究资料、确定样本和试剂（盒）组分加样量的研究资料。不同适用机型的反应条件如有差异应分别详述。

（四）分析性能评估资料

申请人应提交产品研制阶段对三批试剂进行的所有性能验证的研究资料，对于每项分析性能的评价都应包括具体研究目的、实验设计、研究方法、实验数据、统计方法、可接受标准、研究结论等详细资料。性能评估时应将试剂和所选用的校准品、质控品作为一个整体进行评价，评估整个系统的性能是否符合要求。有关分析性能验证的背景信息也应在申报资料中有所体现，包括实验地点、适用仪器、试剂规格和批号、所选用的校准品和质控品、临床样本来源等。

性能评估应至少包括空白吸光度、分析灵敏度、精密度、准确度、线性、分析特异性（抗干扰能力）等。

1. 试剂空白吸光度

用生理盐水作为样本重复测定 2 次，记录试剂参数规定读数点主波长下的吸光度值（A），结果均值应符合产品技术要求性能指标的要求。

2. 分析灵敏度

测定已知浓度在（1.00 ± 0.10）mg/L 的样本，记录试剂规定参数的吸光度差值。换算为 1.00mg/L 的胱抑素 C 的吸光度差值，结果应符合产品技术要求性能指标的要求。

3. 准确度

建议按如下优先顺序，同时结合申请人实际情况，采用如下方法之一对试剂准确度进行评价。

（1）相对偏差

根据生产企业提供的试剂线性区间，将可用于评价常规方法的参考物质作为样本，按照待测试剂说明书的步骤进行检测，每个样品重复测定 3 次，测试结果记为 M_i，按公式（1）分别计算相对偏差（B_i），如果 3 次结果都符合产品技术要求性能指标的要求，即判为合格。如果大于等于 2 次的结果不符合，即判为不合格。如果有 2 次结果符合，1 次结果不符合要求，则应重新连续测试 20 次，并分别按照公式（1）计算相对偏差，如果大于等于 19 次测试的结果符合产品技术要求性能指标的要求，即判为合格，准确度符合产品技术要求性能指标的要求。

$$B_i = (M_i - T)/T \times 100\% \qquad (1)$$

式中：

B_i—相对偏差；

M_i—测量浓度；

T—参考物质标示值。

（2）回收试验

在人源样品中加入一定体积由具有溯源性的参考物质配制的标准溶液（标准溶液体积与人源性样品体积比不会产生基质的变化，加入标准溶液后样品总浓度必须在试剂检测线性区间内）或纯品，每个浓度重复检测 3 次，按公式（2）计算回收率，结果应符合产品技术要求性能指标的要求。

$$R = \left[C \times (V_0 + V) - C_0 \times V_0 \right]/(V \times C_S) \times 100\% \qquad (2)$$

式中：

R—回收率；

V—加入标准溶液的体积；

V_0—人源样品的体积；

C—人源样品加入标准溶液后的检测浓度；

C_0—人源样品的检测浓度；

C_S—标准溶液的浓度。

（3）方法学比对

参照 EP9—A2 的方法，用不少于 40 个在检测浓度范围内不同浓度的人源样品，以生产企业指定的已上市分析系统作为比对方法，每份样品按待测试剂操作方法及比对方法分别检测。用线性回归方法计算两组结果的相关系数（r）及医学参考水平的相对偏差，结果应符合产品技术要求性能指标的要求。

在实施方法学比对前，确认两者都分别符合各自相关的质量标准或技术要求后方可进行比对试验。方法学比对时应注意质量控制、样本类型、浓度分布范围并对结果进行合理的统计学分析。

4. 精密度

测量精密度的评估方法包括重复性和批间差试验，应至少包括两个浓度水平的样本，其中一个样本浓度应在（1.00 ± 0.10）mg/L 样本范围内，另一个样本应为异常高值样本。

（1）重复性

在重复性条件下，对不同浓度的样品分别重复测定 10 次，计算 10 次测定结果的平均值（$\bar{X}$）和标准差（SD），根据公式（3）得出变异系数（CV），结果均应符合产品技术要求性能指标的要求。

$$CV = SD/\bar{X} \times 100\% \qquad (3)$$

式中：

CV—变异系数；

SD—10 次测量结果的标准差；

$\bar{X}$—10 次测量结果的平均值。

（2）批间差

分别用三个不同批号试剂，对不同浓度的样品，分别重复测定 3 次，计算每个浓度样本每批号 3 次测量结果的平均值（$\bar{X_i}$，$i = 1$、2、3），根据公式（4）、公式（5）计算批间相对极差（R），结果均应符合产品技术要求相应性能指标的要求。

$$\bar{X}_T = \frac{\bar{X_1} + \bar{X_2} + \bar{X_3}}{3} \qquad (4)$$

$$R = \frac{\bar{X}_{max} - \bar{X}_{min}}{\bar{X}_T} \times 100\% \qquad (5)$$

式中：

R—批间相对极差；

$\bar{X}_{max}$—$\bar{X_i}$ 的最大值，$i = 1$、2、3；

$\bar{X}_{min}$—$\bar{X_i}$ 的最小值，$i = 1$、2、3；

$\bar{X}_T$—三批测量结果的总平均值。

5. 线性

取接近测定范围上限的高值（H）和接近下限的低值（L）样本各一份，混合成至少 6 个稀释浓度的样本（x_i），充分混匀，防止蒸发或其他改变。用试剂（盒）分别测试各稀释浓度 3 次，然后分别计算每个稀释浓度检测结果的均值（y_i），以 x_i 为自变量，以 y_i 为因变量求出线性回归方程，按公式（6）计算线性回归的相关系数（r）；同时将 x_i 代入线性回归方程，计算 y_i 的估计值（y_{ie}），根据公式（7）和（8）计算线性绝对偏差或相对偏差（R_i），结果均应符合产品技术要求性能指标的要求。

$$r = \frac{\sum \left[(x_i - \bar{x})(y_i - \bar{y}) \right]}{\sqrt{\sum (x_i - \bar{x})^2 \sum (y_i - \bar{y})^2}} \qquad (6)$$

绝对偏差 = 检测结果均值（y_i）- 估计值（y_{ie}） （7）

$$R_i = \frac{y_i - y_{ie}}{y_{ie}} \times 100\% \qquad (8)$$

建立试剂线性所用的样本基质应尽可能与临床实际检测的样本相似，且应充分考虑多倍稀释对样本基质的影响。

6. 分析特异性

（1）交叉反应：易产生交叉反应的其他抗原、抗体及嗜异性抗体等的验证情况。

（2）干扰物质：可采用回收试验对样本中常见干扰物质对检测结果的影响，如溶血、高脂、黄疸、类风湿因子、抗凝剂等干扰因子的研究，干扰物浓度的分布应覆盖人体生理及病理状态下可能出现的物质浓度，结果应量化表示，禁用轻度、严重的模糊表述。

（3）药物干扰的研究可根据需要由申请人选择是否进行或选择何种药物及其浓度进行。

7. 其他需注意问题

（1）申请人可建立自己的企业参考品，参考品来源应稳定，并明确建立过程。

（2）如注册申请中包括不同适用机型，需要提交在不同机型上进行上述项目评估的试验资料及总结。

如注册申请中包含不同的包装规格，需要对不同包装规格之间的差异进行分析或验证。如不同的包装规格产品间存在性能差异，需要提交采用每个包装规格产品进行的上述项目评估的试验资料及总结。如不同包装规格之间不存在性能差异，需要提交包装规格之间不存在性能差异的详细说明，具体说明不同包装规格之间的差别及可能产生的影响。

分析性能评估报告应明确所用仪器设备型号、校准品、质控品等的产品名称、生产企业名称、生产批号等信息。

（3）校准品溯源及质控品定值

校准品、质控品应提供详细的量值溯源资料。应参照GB/T 21415—2008《体外诊断医疗器械 生物样品中量的测量 校准品和控制物质赋值的计量学溯源性》的要求，提供企业（工作）校准品及试剂配套校准品定值及不确定度计算记录。提供质控品在所有适用机型上进行的定值资料。

（4）不同样本类型研究

如产品声称的样本类型包括血清和血浆样本，则应对二者进行相关性研究以确认二者检测结果是否完全一致或存在某种相关性（如系数关系）。对于血浆样本，申请人应对不同的抗凝剂进行研究以确认最适的抗凝条件以及是否会干扰检测结果。

（五）参考区间确定资料

应明确研究采用的样本来源、详细的试验资料、统计方法等，参考值范围可参考文献资料，但应当明确说明出处，并进行转移验证。验证样本数量应不低于 120 例。建议参考 CLSI/NCCLS C28-A2。

（六）稳定性研究资料

稳定性研究资料主要涉及两部分内容，申报试剂的稳定性和适用样本的稳定性研究。前者通常包括实时稳定性（有效期）、开瓶稳定性、复溶稳定性（如有）、运输稳定性等。稳定性研究资料应包括研究方法的确定依据、具体的实施方案、详细的研究数据以及结论，对于实时稳定性研究，应提供至少 3 批样品在实际储存条件下保存至成品有效期后的性能检测研究资料。

试剂稳定性和样本稳定性两部分内容的研究结果均应在说明书【储存条件及有效期】和【样本要求】两项中进行详细说明。

（七）临床评价资料

临床评价资料应符合《关于发布体外诊断试剂临床试验技术指导原则的通告》（国家食品药品监督管理总局通告2014 年第 16 号）要求，同时资料的形式应符合《关于公布体外诊断试剂注册申报资料要求和批准证明文件格式的公告》（国家食品药品监督管理总局公告 2014 年第 44 号）临床评价资料有关的规定。

根据《关于发布第三批免于进行临床试验医疗器械目录的通告》（国家食品药品监督管理总局通告 2017 年第 170号），胱抑素 C 测定试剂可免于进行临床试验，申请人可依照《总局关于发布免于进行临床试验的体外诊断试剂临床评价资料基本要求（试行）的通告》（国家食品药品监督管理总局通告 2017 年第 179 号）开展评价。申请人如无法按要求对"目录"中产品进行临床评价，应进行临床试验。

下面仅对临床试验中的基本问题进行阐述。

1. 研究方法

选择境内已批准上市的性能相近的同类产品作为对比试剂，采用拟申报产品与之进行对比试验研究，证明本品与已上市产品等效。

2. 临床试验机构的选择

至少应当选定不少于 2 家（含 2 家）临床试验机构，临床试验机构实验操作人员应有足够的时间熟悉检测系统的各环节（试剂、质控及操作程序等），熟悉评价方案。在整个实验中，评价试剂和对比试剂都应处于有效的质量控制下，最大限度保证试验数据的准确性及可重复性。

3. 临床试验方案

临床试验实施前，研究人员应从流行病学、统计学、临床医学、检验医学等多方面考虑，设计科学合理的临床研究方案。各临床研究机构的方案设置应保持一致，且保证在整个临床试验过程中遵循预定的方案实施，不可随意改动。整个试验过程应在临床研究机构的实验室内并由本实验室的技术人员操作完成，申报单位的技术人员除进行必要的技术指导外，不得随意干涉实验进程，尤其是数据收集过程。

试验方案中应确定严格的病例纳入/排除标准，任何已经入选的病例再被排除出临床研究都应记录在案并明确说明原因。在试验操作过程中和判定试验结果时，应采用盲法以保证试验结果的客观性。各研究单位选用的对比试剂及所用机型应保持一致，以便进行合理的统计学分析。

试验方案中还应明确两种试剂检测结果不一致的判定依据，以及结果不一致样本复核的方法。

4. 研究对象选择

申请人或临床研究者应根据产品临床预期用途以及与该产品相关疾病的临床发生率确定临床试验的样本量和样本分布，在符合指导原则有关最低样本量要求的前提下，还应符合统计学要求。各临床试验机构样本量和样本分布应相对均衡。总体样本数不少于 200 例，建议异常值样本数不少于总体样本数的 30%。

应明确样本类型、存贮条件、可否冻融等要求及避免使用的样本，血浆样本应明确抗凝剂的要求。

样本中待测物浓度应能覆盖评价试剂声称的线性范围，且尽可能均匀分布。

如果评价试剂同时适用于血清或血浆样本类型，可完成一个样本类型（血清或血浆）不少于 200 例的临床研究，同时可选至少 100 例血清或血浆同源样本进行比对研究。

5. 统计学分析

对临床试验结果的统计应选择合适的统计方法，如相关分析、线性回归、等效性检验、Bland-Altman 法、偏差分析等。对于对比实验的等效性研究，建议统计学负责人结合临床试验数据的正/偏态分布情况，选择合理的统计学方法进行分析，统计分析应可以证明两种方法检测结果的差异无统计学意义。在临床研究方案中应明确评价试剂与对比试剂是否等效的标准。相关及线性回归分析，应重点观察相关系数（r 值）或决定系数（R^2）、回归拟合方程（斜率和 y 轴截距）等指标。

6. 临床试验总结报告撰写

根据《体外诊断试剂临床试验技术指导原则》（国家食品药品监督管理总局通告 2014 年第 16 号）的要求，临床试验报告应该对试验的整体设计及各个关键点给予清晰、完整的阐述，应该对整个临床试验实施过程、结果分析、结论等进行条理分明的描述，并应包括必要的基础数据和统计分析方法。建议在临床总结报告中对以下内容进行详述。

6.1 临床试验总体设计及方案描述

6.1.1 临床试验的整体管理情况、临床试验机构选择、临床主要研究人员简介等基本情况介绍。

6.1.2 纳入/排除标准、不同人群的预期选择例数及标准。

6.1.3 样本类型，样本的收集、处理及保存等。

6.1.4 统计学方法、统计软件、评价统计结果的标准。

6.2 具体的临床试验情况

6.2.1 评价试剂和对比试剂的名称、批号、有效期及所用机型等信息。

6.2.2 质量控制，试验人员培训、仪器日常维护、仪器校准、质控品运行情况，对检测精密度、准确度抽查结果评估。

6.2.3 具体试验过程，样本检测、数据收集、样本长期保存等。

6.3 统计学分析

6.3.1 数据预处理、对异常值或离群值的处理、研究过程中是否涉及对方案的修改。

6.3.2 定量值相关性和一致性分析

用回归分析验证两种试剂结果的相关性，以 $\hat{y} = a + bx$ 和 R_2 的形式给出回归分析的拟合方程，其中：$\hat{y}$ 是评价试剂结果，x 是对比试剂结果，b 是方程斜率，a 是 y 轴截距，R^2 是决定系数（通常免疫项目要求 $R^2 \geq 0.95$），同时应给出 b 的 95% 置信区间。

建议给出评价试剂与对比试剂之间的差值（绝对偏倚/偏差）及比值（相对偏倚/偏差）散点图并作出 95% 置信区间分析。

6.4 讨论和结论

对总体结果进行总结性描述并简要分析试验结果，对本次临床研究有无特别说明，最后得出临床试验结论。

（八）生产及自检记录

提供连续三批产品生产及自检记录的复印件。

（九）产品风险分析资料

对体外诊断试剂产品寿命周期的各个环节，从预期用途、可能的使用错误、与安全性有关的特征、已知和可预见的危害等方面的判定以及对患者风险的估计进行风险分析、风险评价和相应的风险控制基础上，形成风险管理报告。应当符合相关行业标准 YY/T 0316—2016《医疗器械风险管理对医疗器械的应用》的要求。

（十）产品技术要求

产品技术要求应符合《体外诊断试剂注册管理办法》（国家食品药品监督管理总局令第 5 号）和《关于公布体外诊断试剂注册申报资料要求和批准证明文件格式的公告》（国家食品药品监督管理总局公告 2014 年第 44 号）以及《关于发布医疗器械产品技术要求编写指导原则的通告》（国家食品药品监督管理总局通告 2014 年第 9 号）的相关规定。该产品目前已有相应的行业标准发布，企业产品技术要求应至少不低于上述标准要求。如产品含有配套校准品或质控品，还应包含对校准品或质控品的相关要求。

产品技术要求应包含产品名称、产品型号/规格及其划分说明、性能指标、检验方法和产品技术要求编号。产品名称、产品型号/规格及其划分说明和性能指标的内容应与其他注册资料中的相应内容保持一致。检验方法应优先考虑采用公认的或已颁布的标准检验方法，对于尚无公认的或已颁布的标准检验方法，需与产品性能研究资料的内容一致，并保证该方法具有可重现性和可操作性。

性能研究及产品技术要求研究适用的国家标准和行业标准清单见表 1。

表1 相关产品标准

标准编号	标准名称
GB/T 21415	体外诊断医疗器械 生物样品中量的测量 校准品和控制物质赋值的计量学溯源性
GB/T 26124	临床化学体外诊断试剂（盒）
GB/T 29791.1	体外诊断医疗器械 制造商提供的信息 第1部分：术语、定义和通用要求
GB/T 29791.2	体外诊断医疗器械 制造商提供的信息 第2部分：专业用体外诊断试剂
YY/T 1230	胱抑素 C 测定试剂（盒）
YY/T 1227	临床化学体外诊断试剂（盒）命名
YY/T 1255	免疫比浊法检测试剂（盒）（透射法）

注：上述标准未标注年代号，申请人应参照最新版本；如有其他新的适用国家标准和行业标准，应参照。

（十一）产品注册检验报告

首次申请注册的胱抑素 C 测定试剂应该在具有相应医疗器械检验资质和承检范围的医疗器械检测机构进行产品的注册检验。

（十二）产品说明书

说明书承载了产品预期用途、试验方法、检测结果解释以及注意事项等重要信息，是指导使用人员正确操作、临床医生准确理解和合理应用试验结果的重要技术性文件。产品说明书的格式应符合《关于发布体外诊断试剂说明书编写指导原则的通告》（国家食品药品监督管理总局通告2014 第17 号）的要求。下面对胱抑素 C 测定试剂说明书的重点内容进行详细说明。

1.【产品名称】

（1）试剂名称

试剂名称由三部分组成：被测物名称、用途、方法或原理。例如：胱抑素 C 测定试剂（免疫比浊法）。

（2）英文名称（如有）应当正确、完整，不宜只写缩写。

2.【包装规格】

（1）包装规格应明确装量（如××ml；××人份）。

（2）与产品技术要求中所列的包装规格一致。

3.【预期用途】

应至少包括以下几部分内容：

（1）说明试剂用于检测人体血清或/和血浆样本中胱抑素 C 的含量。

（2）胱抑素 C 含量异常情况常见于哪些疾病，其升高或降低可能有哪些医学解释。

作为支持性资料，申请人应提供由临床循证研究、教科书、临床专著、核心期刊文献或英文 SCI 文献等有关临床适应证背景的资料。

4.【检验原理】

应结合产品主要成分简要说明检验的原理、方法，必要时可采取图示方法表示。

例如：利用抗原抗体反应，人血清或血浆中胱抑素 C 与其相应抗体致敏的胶乳颗粒在液相中相遇发生免疫反应，产生凝集，引起浊度上升。通过测定特定波长吸光度变化值，与同样处理的校准品比较，即可计算出样本中胱抑素 C 的浓度。

5.【主要组成成分】

（1）对于产品中不包含，但对该试验必需的试剂组分，说明书中应列出此类试剂的名称、医疗器械注册证号或备案证号、纯度，提供稀释或混合方法及其他相关信息。

（2）对于校准品（若配有）：注明校准品的定值及其溯源性，溯源性资料应写明溯源的最高级别（应包括标准物质或参考物质的发布单位及编号）。

6.【储存条件及有效期】

（1）对试剂的效期稳定性、复溶稳定性（如有）、开瓶稳定性等信息作详细介绍。包括环境温湿度、避光条件等。

（2）不同组分保存条件及有效期不同时，应分别说明，产品总有效期以其中效期最短的为准。

注：保存条件不应有模糊表述，如"常温"、"室温"。

7.【适用仪器】

（1）说明可适用的仪器，应写明具体适用仪器的型号，不能泛指某一系列仪器，并且与分析性能评估资料一致。

（2）如不同包装规格有与之特定对应的机型，应同时明确适用机型。

8.【样本要求】

重点明确以下内容：

样本类型、处理、保存期限及保存条件（短期、长期）和运输条件等。可否采用肝素抗凝血浆、柠檬酸钠抗凝血浆、EDTA 抗凝血浆。以上描述皆应与研究资料一致。

如样本浓度超出线性范围后，应明确最大可稀释倍数，并提供相应的支持性研究资料。

9.【检验方法】

详细说明试验操作的各个步骤，包括：

（1）试剂配制方法、注意事项。

（2）试验条件：温度、时间、测定主/副波长、比色杯光径、试剂用量、样本用量、测定方法、反应类型、反应方向、反应时间等以及试验过程中的注意事项。

（3）校准：校准品的使用方法、注意事项、校准曲线的绘制。

（4）质量控制：质控品的使用方法、对质控结果的必要解释以及推荐的质控频率等。

（5）检验结果的计算：应明确检验结果的计算方法。

10.【参考区间】

应注明常用样本类型及反应方式的正常参考区间，并说明参考区间确定方法。建议注明"由于地理、人种、性别和年龄等差异，建议各实验室建立自己的参考区间"。

11. 【检验结果的解释】

说明可能对检验结果产生影响的因素，明确有可能存在的数值升高因素及数值降低因素，明确说明对何种条件下需要进行确认试验，以及在确认试验时对待测样本可能采取的优化条件等进行详述。

12. 【检验方法的局限性】

说明试剂的检测结果仅供临床参考，不能单独作为确诊或排除病例的依据，为达到诊断目的，此检测结果要与临床检测、病史和其他检测结果结合使用。

13. 【产品性能指标】

至少应详述以下性能指标：

（1）试剂空白吸光度。

（2）分析灵敏度。

（3）准确度。

（4）精密度（重复性和批间差）。

（5）线性（线性相关系数和线性偏差）。

14. 【注意事项】

应至少包括以下内容：

（1）本试剂仅供体外检测使用，试剂中含有的化学成分应说明接触人体后产生的不良影响后果及应急处理措施。

（2）采用不同方法学的试剂检测所得结果不应直接相互比较，以免造成错误的医学解释，建议实验室在发给临床医生的检测报告中注明所用试剂特征（如参考区间或方法学）。

（3）有关人源组分（如有）的警告，如：试剂内校准品、质控品或其他可能含有人源物质的组分，虽已通过乙型肝炎表面抗原（HbsAg）、人类免疫缺陷病毒抗体（抗-HIV1/2）、丙型肝炎抗体（抗-HCV）等项目的检测为阴性，但截至目前，没有任何一项检测可以确保绝对安全，故仍应将这些组分作为潜在传染源对待。提示对于潜在传染源的处理方式。

（4）对于动物源性组分，应给出具有潜在感染性的警告。

（5）样本：对所有样本和反应废弃物都应视为传染源对待。

（6）其他有关胱抑素 C 检测的注意事项。

三、审查关注点

（一）关注产品预期用途有关的描述是否与临床研究结论一致。临床研究用对比试剂和第三方确认试剂的预期用途应与申请产品预期用途一致。申报样本类型应在临床研究中进行验证。

（二）审查产品技术要求时应注意产品应符合 YY/T 1255《免疫比浊法检测试剂（盒）（透射法）》和 YY/T 1230《胱抑素 C 测定试剂（盒）》有关规定。

（三）说明书中预期用途、储存条件及有效期、检验方法、参考范围、产品性能指标、抗干扰能力等描述应分别与临床研究资料、稳定性研究资料、参考区间研究资料、分析性能评估资料的研究结论相一致。

四、编写单位

四川省食品药品安全监测及评审认证中心。

55　降钙素原检测试剂注册技术审评指导原则

（降钙素原检测试剂注册技术审查指导原则）

本指导原则旨在指导注册申请人对降钙素原检测试剂注册申报资料的准备及撰写，同时也为技术审评部门对注册申报资料的技术审评提供参考。

本指导原则是对降钙素原检测试剂的一般要求，申请人应依据产品的具体特性确定其中内容是否适用，若不适用，需具体阐述理由及相应的科学依据，并依据产品的具体特性对注册申报资料的内容进行充实和细化。

本指导原则是供申请人和审查人员使用的指导文件，不涉及注册审批等行政事项，亦不作为法规强制执行，如有能够满足法规要求的其他方法，也可以采用，但应提供详细的研究资料和验证资料。应在遵循相关法规的前提下使用本指导原则。

本指导原则是在现行法规、标准体系及当前认知水平下制定的，随着法规、标准体系的不断完善和科学技术的不断发展，本指导原则相关内容也将适时进行调整。

一、适用范围

降钙素原检测试剂用于体外定量测定人血清或血浆样本中降钙素原（procalcitonin，PCT）的浓度。本指导原则适用于以抗原-抗体反应为基本原理对降钙素原进行定量检测的体外诊断试剂，如酶免疫法、化学发光法、免疫比浊法等，不适用于免疫层析法。

根据《体外诊断试剂注册管理办法》（国家食品药品监督管理总局令第 5 号）和《食品药品监管总局关于印发体外诊断试剂分类子目录的通知》（食药监械管〔2013〕242 号），降钙素原测定试剂管理类别为 Ⅱ 类，分类编码为 6840。

二、注册申报资料要求

（一）综述资料

综述资料主要包括产品预期用途、产品描述、有关生物安全性方面说明、研究结果的总结评价、同类产品上市情况介绍等内容，应符合《体外诊断试剂注册管理办法》（以下简称《办法》）和《关于公布体外诊断试剂注册申报资料要求和批准证明文件格式的公告》（国家食品药品监督管理总局公告 2014 年第 44 号）相关要求。下面着重介绍与降钙素原检测试剂预期用途有关的临床背景情况。

降钙素原（PCT）是降钙素的激素原，由 116 个氨基酸组成，分子量约为 12.8kD 是一种无激素活性的糖蛋白，也是一种内源性非类固醇类抗炎物质，非感染情况下由甲状腺产生。发生全身性感染时，很多器官的不同类型细胞在受到促炎症反应刺激后分泌降钙素原，特别是受到细菌感染时，其代谢很少或几乎不依赖肾脏功能，肾功能衰竭患者其清除率并不受影响，同时 PCT 代谢也不受类固醇激素影响。早在 1993 年，就有研究发现机体发生严重感染时其 PCT 水平越高，感染越重，预后越差，首次论证了 PCT 水平与脓毒症危重程度的关系。

在临床诊断中，脓毒症患者的降钙素原浓度升高较早，便于医生的早期诊断和监测。文献报道，机体在全身性感染情况下血清中的 PCT 在 2～4 小时内就开始升高，8～24 小时达到高峰，持续数天或数周，当大于一定数值时要考虑患者有可能发展成重度脓毒症和脓毒性休克的危险。另外降钙素原是一种能特异性区分细菌感染和其他原因导致的炎症反应的重要标志物，病毒感染、变态反应、自身免疫疾病和移植排斥不会引起降钙素原的显著升高，而局部的细菌感染能够导致降钙素原浓度中度升高。在某些情况下（新生儿、多发性损伤、烧伤、大型手术、延长或严重的心源性休克），降钙素原的升高可能与感染无关，通常很快回到正常值。目前降钙素原（PCT）急诊临床应用的专家共识，源于 BRAHMS PCT 的 cut-off 值：PCT 浓度 <0.5ng/ml 表示无或轻度全身炎症反应，可能为局部炎症或局部感染；PCT 浓度在 0.5～2.0ng/ml 时表示中度全身炎症反应，可能存在感染；PCT 浓度在 2～10ng/ml 很可能为脓毒症、严重脓毒症或脓毒性休克，具有高度器官功能障碍风险；PCT 浓度 ≥10ng/ml 时表示几乎均为严重细菌性脓毒症或脓毒性休克，常伴有器官功能衰竭，具有高度死亡风险。ROC 曲线研究发现，其曲线下面积 PCT＞白细胞计数＞C 反应蛋白＞中性粒细胞百分比，PCT 的灵敏度和特异性优于白细胞计数、C 反应蛋白、中性粒细胞百分比等指标，并与疾病严重程度相关。因此，PCT 是一种用于严重细菌感染及脓毒血症、败血症等疾病辅助诊断的理想指标，对于系统性细菌感染和脓毒血症、败血症等具有高度敏感性和特异性。

（二）主要原材料研究资料（如需提供）

主要原材料（例如抗原、抗体及其他主要原料）的生物学来源、选择筛选、制备、鉴定（如有，提供配对抗体所识别表位或区段的鉴定，一般可将 PCT 分为 N 端、CT 和 KATA 三个分片段；若配对抗体识别的是同一区段请进一步提供 PCT 降解产物的干扰研究资料）、质量标准及试验验证等详细研究资料。

（三）主要生产工艺及反应体系的研究资料（如需提供）

1. 主要生产工艺介绍，可以流程图方式表示，并简要说明主要生产工艺的确定依据，各组分制备的工艺、试剂的配方及工艺关键参数的确定等。企业应采用经过验证，能够保证产品质量的生产工艺。

2. 反应体系主要包括：样本采集及处理、样本要求，确定反应校准品、样本和试剂的用量、缓冲液、浓度、时间、温度、波长等条件的确认资料及试验数据，校准方法、质控方法等。

体系中样本及试剂的加样方式及添加量确定：应考虑样本加样方式、加样量以及试剂添加顺序、添加量对产品检测结果的影响，通过实验确定最佳的样本及试剂的添加方式和添加量。如样本需采取稀释或其他必要的方法进行处理后方可用于最终检测，还应对可用于样本稀释的基质或处理方法进行研究，通过实验确定样本稀释基质或处理方法。确定反应所需其他试剂用量（标准品、标记物、底物等）的研究资料。固相载体、信号放大系统、酶作用底物等的介绍及研究资料。

3. 不同适用机型的反应条件如果有差异应分别阐述。

（四）分析性能评估资料

申请人应当提交对试剂（盒）进行的所有性能验证的研究资料，对于每项分析性能的评价都应包括具体的研究项目、试验设计、研究方法、可接受标准、试验数据、统计方法（如有）、研究结论等详细资料。性能评估时应将试剂和所选用的校准品、质控品作为一个整体进行评价，评估整个系统的性能是否符合要求。有关分析性能验证的背景信息也应在申报资料中有所体现，包括试验地点、适用仪器、试剂规格和批号、所选用的校准品和质控品、临床样本来源等。

对于本试剂（盒），建议着重对以下分析性能进行研究：

1. 检出限

检出限是指检测方法可检测出的最低被测量浓度，也称检测低限或最小检出浓度。申请人可参考国际或国内有关体外诊断产品性能评估的文件确定检出限和空白限相关信息。空白限：测定 20 份空白样本，计算空白均值和标准差，以空白均值加 1.645 倍标准差报告方法的空白限。检出限：企业可预先设定一个浓度作为检出限，配制 5 份浓度近似检出限的低值样本进行检测，每份样本检测 5 次，对检测结果按照大小进行排序，当低于申请人提供的空白限数值的检测结果数量小于或等于 3 个时，即可认为申请人预先设定检出限符合要求，如不符合，申请人需调整预设的检出限浓度，直至符合该条件。

检出限注意事项：空白样本应不含被测物，但其基质应与待测定常规样本相同。如空白样本难以得到，可采用5%牛血清或人血清白蛋白溶液，或根据测定项目选用相应基质的样本，但应注意将基质效应减至最小。

2. 准确度

对测量准确度的评价依次包括：与国家标准品（和/或国际标准品）的相对偏差、回收试验、方法学比对等方法，申请人可根据实际情况选择以下方法的一项或几项进行研究。

2.1 与国家（国际）标准品的相对偏差

如果研究项目有相应国家（国际）标准品，则使用国家（国际）标准品进行验证，重点观察对相应标准品检测结果的偏差情况。

2.2 回收试验

用于评估定量检测方法准确测定加入已知浓度的标准溶液（具有溯源性的企业校准品配制的标准溶液）的能力，结果用回收率表示。通常对样本进行3~5次回收试验，取平均值即平均回收率。

回收试验注意事项：

2.2.1 标准溶液体积与人源样本体积比应不会产生基质的变化，并且保证在加样过程中的取样准确度；

2.2.2 保证总浓度在方法分析测量范围内，尽量使加入标准液后样本中的被测物浓度接近医学决定水平；

2.2.3 为保证得到不同浓度的回收样本，标准物的浓度应该足够高；

2.2.4 为减少基质效应，尽量采用与临床待测样本接近的基质，如血清（或其他体液成分）。

2.3 方法学比对

采用参考方法或国内/国际普遍认为质量较好的已上市同类试剂作为比对方法，与拟申报试剂同时检测一批临床样品（至少40例样本），从测定结果间的差异了解拟申报试剂与参比方法间的偏倚。如偏倚（医学决定水平处）在企业规定的允许误差范围内，说明两检测系统对病人标本测定结果基本相符，对同一份临床样本的医学解释，拟申报试剂与对比方法相比不会产生显著差异结果。

在实施方法学比对前，应分别对拟申报试剂和比对试剂进行初步评估，只有在确认两者都分别符合各自相关的质量标准后方可进行方法学比对。方法学比对时应注意质量控制、样本类型、浓度分布范围并对结果进行合理的统计学分析。

方法学比对注意事项：

2.3.1 样本贮存时间及条件由被测组分的稳定性而定，尽可能避免使用贮存的样品；

2.3.2 样品应来自于患者，并且此患者的疾病对于被测组成的影响应明确，尽量不使用含有干扰此方法的组分或条件；

2.3.3 分析浓度尽可能在报告的浓度范围内均匀分布；

2.3.4 商品质控物或者校准物可能存在基质效应，应避免使用。

3. 线性

建立试剂线性范围所用的样本基质应与临床试验样本相似，但不可采用含有对测定方法具有明确干扰作用物质的样本。理想的样本为分析物浓度接近预期测定上限的混合人血清（或其他人源样本），且应充分考虑多倍稀释对样本基质的影响。建立一种定量测定方法的线性范围时，需在预期测定范围内选择7~11个浓度水平。例如，将预期测定范围加宽至130%，在此范围内选择更多的浓度水平，然后依据实验结果逐渐减少数据点直至表现出线性关系，可发现最宽的线性范围。验证线性范围时可选择5~7个浓度水平。所选用的浓度水平应覆盖整个预期测定范围并包括与临床有关的重要评价浓度，如最小测定浓度或线性范围的最低限、不同的医学决定水平、最大测定浓度或线性范围的高限等。

4. 精密度

测量精密度的评估应包括2个浓度水平的样本，两个浓度都应在试剂（盒）的测量范围内，建议采用人源样本或与人源样本基质接近的样本进行试验。当2个浓度的精密度有显著差异时，建议增加为三个浓度。所选样本浓度应至少有一个浓度在医学决定水平左右。

测量精密度的评估一般包括重复性、批间差的评价。

4.1 重复性：选择浓度为 (0.5 ± 0.1) ng/ml 和 (10 ± 1) ng/ml 的样品，所得结果的变异系数（CV）应不大于10%。

4.2 批间差：用3个批号的试剂（盒）分别测试 (0.5 ± 0.1) ng/ml 和 (10 ± 1) ng/ml 的样品，重复测定10次，计算30次测定结果的变异系数（CV）应不大于15%。

5. 分析特异性

5.1 交叉反应：易产生交叉反应的其他抗原、抗体等的验证情况，应考虑验证与人钙抑肽（human katacalcin）、人降钙素（human calcitonin）、人 α-降钙素基因相关肽（human α-CGRP）和人 β-降钙素基因相关肽（human β-CGRP）的交叉反应情况。

5.2 干扰物质：样本中常见干扰物质对检测结果的影响，如甘油三酯、胆红素、血红蛋白、类风湿因子、嗜异性抗体等干扰因子的研究。干扰物浓度的分布应覆盖人体生理及病理状态下可能出现的物质浓度。方法为对模拟添加干扰物的样本分别进行验证，样本量选择应体现一定的统计学意义，说明样本的制备方法及干扰试验的评价标准，确定可接受的干扰物质极限浓度，结果应量化表示，待评价降钙素原样本浓度应至少包含临近医学决定水平。

药物干扰的研究可根据需要由申请人选择是否进行或选择何种药物及其浓度进行。

5.3 抗凝剂：如果试剂（盒）适用样本类型包括血浆样本，应采用各种适用抗凝剂抗凝的血浆样本分别与血清样本进行对比试验研究。方法为对比线性范围内的同一病人的血清和血浆样本，应包含医学决定水平以及低值浓度样本的检测以验证申报试剂对于血清和血浆样本检测结果的一致性。

6. 可报告范围（如有）：可报告范围包括可报告低限与可报告高限。低值样本即将待测样本进行稀释，产生接近于方法线性范围低限浓度水平的样本，一般为 5 个浓度水平，浓度水平间隔应小于线性范围低限的 10%，重复测定 10 次，选取 *CV* 值等于或小于可接受界值的最低浓度水平作为可报告范围低限。高值样本即选取含被测物的高值样本进行稀释，使其接近于线性范围的上 1/3 区域内，并记录稀释倍数。至少选用三个高浓度样本，稀释倍数应为方法性能标明的最大稀释倍数，并适当增加或减小稀释比例，重复测定 3 次，试验过程应明确稀释液类型，注意基质效应影响，必要时应提供基质效应研究有关的资料。选取还原浓度与理论浓度的偏差（%）等于或小于方法标示 *CV* 值时的最大稀释倍数为方法推荐的最大稀释倍数，方法线性范围的上限与最大稀释倍数的乘积为该方法可报告范围的高限。

7. Hook 效应

目前，降钙素原检测试剂大多采用一步夹心法的原理检测样本，考虑到方法学的缺陷，有必要对钩状（Hook）效应进行考虑。

建议采用高浓度的降钙素原抗原参考品进行梯度稀释后由低浓度至高浓度开始检测，每个梯度的抗原稀释液重复 3~5 次，将响应值随浓度升高反而变小时的浓度作为出现钩状效应时降钙素原抗原的最低浓度，建议产品说明书上明示出现钩状效应时降钙素原抗原的最低浓度，或浓度达到 1000ng/ml 时未发生钩状效应（临床极少数严重感染患者血浆 PCT 水平超过 1000ng/ml）。

8. 其他需注意问题

对于适用多个机型的产品，应提供产品说明书【适用机型】项中所列的所有型号仪器的性能评估资料。

如有多个包装规格，需要对不同包装规格之间的差异进行分析或验证，如不同包装规格产品间存在性能差异，需要提交采用每个包装规格产品进行分析性能评估的资料。如不同包装规格之间不存在性能差异，需要提交包装规格之间不存在性能差异的详细说明，具体说明不同包装规格之间的差别及可能产生的影响。

（五）参考区间和/或阳性判断值确定资料

应提交验证参考区间所采用样本来源、详细的试验资料、统计方法等。明确参考人群的纳入、排除标准，考虑不同年龄、性别、生活习惯、地域等因素，尽可能考虑样本来源的多样性、代表性，样本例数应符合统计学要求。

降钙素原水平与感染的严重程度相关，建议申请人根据临床需要，采用统计学方法如（ROC 曲线、约登指数、似然比等）确定降钙素原的阳性判断值。

若引用降钙素原（PCT）急诊临床应用的专家共识（见表 1），或其他针对中国人群参考区间研究的相关文献，应说明出处，并进行验证，明确采用不同区间验证的准确度（如灵敏度、特异度）、一致性（如 Kappa 值）等。研

究结果应在说明书【参考区间和/或阳性判断值】项中进行相应说明。

表 1 降钙素原（PCT）急诊临床应用的专家共识

PCT 质量浓度（ng/ml）	临床意义
<0.05	正常值
<0.5	无或轻度全身炎症反应。可能为局部炎症或局部感染
0.5~2	中度全身炎症反应。可能存在感染
2~10	很可能为脓毒症、严重脓毒症或脓毒性休克。具有高度器官功能障碍风险
≥10	几乎均为严重细菌性脓毒症或脓毒性休克。常伴有器官功能衰竭，具有高度死亡风险

（六）稳定性研究资料

稳定性研究资料主要涉及两部分内容，申报试剂的稳定性和适用样本的稳定性研究。前者主要包括长期稳定性、运输稳定性、开瓶稳定性、热稳定性及溶解后冻存稳定性等研究，申请人可根据实际需要选择合理的稳定性研究方案。稳定性研究资料应包括研究方法的确定依据、具体的实施方案、详细的研究数据以及结论。对于长期稳定性研究，应提供至少三批样品在实际储存条件下保存至成品有效期后的研究资料。如产品包含校准品和质控品，应提供相应稳定性试验研究资料。

试剂稳定性和样本稳定性两部分内容的研究结果均应在说明书【储存条件及有效期】和【样本要求】两项中进行详细说明。

（七）临床评价资料

此项目已经列入《关于新修订免于进行临床试验医疗器械目录的通告》（国家药品监督管理局通告 2018 年第 94 号）免于进行临床试验的体外诊断试剂目录中。根据体外诊断试剂临床评价的相关要求，申请人可按照《免于进行临床试验的体外诊断试剂临床评价资料基本要求（试行）》（国家食品药品监督管理总局通告 2017 年第 179 号）要求进行临床评价。如无法按要求进行临床评价，应进行临床试验。

1. 免于进行临床试验的临床评价途径

1.1 基本要求

1.1.1 产品临床评价由申请人自行或委托其他机构或实验室在中国境内完成，试验过程由申请人进行管理，试验数据的真实性由申请人负责。境外申请人可通过其在中国境内的代理人，开展相关临床评价工作。

1.1.2 申请人可根据产品特点自行选择试验地点完成样本检测，检测地点的设施、试验设备、环境等应能够满足产品检测要求。

1.1.3 申请人应在试验前建立合理的临床评估方案并遵照执行。

1.1.4 实验操作人员应为专业技术人员。

1.1.5 评价用样本应为来源于人体的样本，样本来源应可追溯。评价用样本（病例）原始资料中应至少包括以下信息：样本来源（包括接收采集记录）、唯一且可追溯的编号、年龄、性别、样本类型、样本临床背景信息。降钙素原水平与感染的严重程度相关，申请人应纳入与感染相关的病例，并明确临床诊断信息。

1.1.6 检测完成后对产品的临床性能评价结果进行总结，形成临床评价报告，并作为临床评价资料在注册时提交。其他临床评价相关资料如试验方案、原始记录等由申请人保管，保管期限 10 年。

1.2 临床评价途径

目前降钙素原暂无参考方法，申请人可以选择与境内已上市同类产品进行比较研究试验，证明两者具有等效性。应选择目前临床普遍认为质量较好的产品作为参比试剂，同时应充分了解参比试剂的技术信息，包括方法学、临床预期用途、主要性能指标、校准品的溯源情况、推荐的阳性判断值或参考区间等，应提供已上市产品的境内注册信息及说明书。

若有降钙素原参考方法发布，申请人也可选择参考方法进行比较研究试验，考察待评价试剂与参考方法的符合率/一致性。应选择参考实验室进行研究，参考实验室应具有中国合格评定国家认可委员会（CNAS）认可的相关检测资质。

1.3 试验方法

试验方法的建立可参考相关方法学比对的指导原则，并重点关注以下内容。

1.3.1 样本要求

选择涵盖预期用途和干扰因素的样本进行评价研究，充分考虑试验人群选择、疾病选择等内容，样本应能够充分评价产品临床使用的安全性、有效性。

样本数量应采用合理的统计学方法进行计算，应符合统计学要求。可选择总样本量不少于 40 例并分别采用待评价试剂和参比试剂/参考方法进行双份测定的方式，其中参考区间以外样本应不少于 50%，亦可选择总样本量不少于 100 例并分别采用待评价试剂和参比试剂/参考方法进行单次测定的方式。试验前应设定临床评价性能指标的可接受标准，如果比较研究试验结果无法达到预设标准，则应适当扩大样本量进行评价。

产品应注重医学决定水平量值附近样本的选择，并涵盖检测范围。如涉及需分层统计等复杂情况，应结合实际情况选择适当的样本量进行充分的临床评价。

评价用的样本类型应与注册申请保持一致。对于采用血清和血浆样本的，申请人可在分析性能评估中对样本适用性进行研究，或在临床评价中对血清和血浆分别进行符合统计学意义数量的评估。

1.3.2 试验要点

在试验操作的过程中应采用盲法。待评价试剂和参比试剂/参考方法应平行操作，整个试验应有内部质量控制。

产品试验检测周期至少 5 天，以客观反映实际情况。

扩大样本量和延长实验时间将提高试验的可靠性，申请人应选择适当的样本量进行充分的临床评价。

1.3.3 数据收集和处理

对于拟申报产品，应首先进行离群值观察，离群值的个数不得超过限值。若未超限，可删除离群值后进行分析；若超出限值，则需合理分析原因并考虑纠正措施，必要时重新收集样本进行分析。离群值分析和处理方法应有依据。

申请人应根据产品特点选择合适的统计学方法，统计结果应能证实待评价试剂相对于参比试剂/参考方法检测结果无明显偏倚或偏倚量在允许误差范围内。

1.4 临床评价报告

临床评价报告应对试验设计、试验实施情况和数据分析方法等进行清晰的描述。应至少包括如下内容：

1.4.1 基本信息，如产品名称、申请人名称及联系方式、试验时间及地点等。

1.4.2 试验设计，详细说明参比试剂/方法选择、样本入组和排除标准、样本量要求、设盲要求、统计分析方法的选择等内容。

1.4.3 试验实施情况，具体包括：

样本选择情况，包括例数、样本分布等。样本例数应详细说明计算方法及依据。

临床评价所用产品信息，如评价用试剂、参比试剂/方法、配合使用的其他试剂/仪器的产品名称、生产企业、规格/型号、批号等。

试验过程描述。

试验管理，包括参加人员、质量控制情况、数据管理、出现的问题及处理措施等。

数据分析及评价结果总结，根据确定的统计方法对检测数据进行统计分析，对产品的临床性能进行合理评价。

评价数据表，应以附件形式对入组的样本情况进行汇总描述，应至少包括以下内容：可溯源样本编号、样本基本信息、样本类型、评价用试剂和参比试剂/方法检测结果、样本临床背景信息或临床诊断信息等。

评价报告应由申请人/代理人签章。

1.5 其他评价资料

除以上临床评价报告外，对拟申报产品临床性能进行评价的相关文献，可作为补充临床评价资料提交。文献的检索、筛选和分析请参照《医疗器械临床评价技术指导原则》的文献检索要求。

2. 临床试验途径

对于通过临床试验方式进行临床评价时，临床试验资料应符合《关于发布体外诊断试剂临床试验技术指导原则的通告》（国家食品药品监督管理总局通告 2014 年第 16 号）的要求，同时研究资料的形式应符合《关于公布体外诊断试剂注册申报资料要求和批准证明文件格式的公告》（国家食品药品监督管理总局公告 2014 年第 44 号）临床研究资料有关的规定。下面仅对临床试验中的特殊问题进行阐述。

2.1 研究方法

选择境内已批准上市、临床普遍认为质量较好的同类产品作为参比试剂，采用拟申报产品（以下称考核试剂）与之进行同步盲法对比试验，证明本品与已上市产品等效或优于已上市产品。建议企业尽量选择方法学、参考区间相同的同类试剂作为参比试剂。

2.2 研究对象选择

临床试验应选择具有特定症状/体征人群作为研究对象。申请人在建立病例纳入标准时，应考虑到不同人群的差异，尽量覆盖各类适用人群。研究总体样本数不少于200例，并尽量覆盖线性范围，应充分考虑对病理值样本的验证，异常值样本数建议不少于30%。对于阳性判断值分段的产品，每一组段样本数量应符合统计学要求。

2.3 统计学分析

对临床试验结果的统计应选择合适的统计方法，结合临床试验数据的正/偏态分布情况，建议统计学负责人选择合理的统计学方法进行分析，统计分析应可以证明两种方法的检测结果无明显统计学差异。如相关分析、线性回归、绝对偏倚/偏差及相对偏倚/偏差分析等。考核试剂和参比试剂两组检测结果的相关及线性回归分析，应重点观察相关系数（r 值）或判定系数（R^2）、回归拟合方程（斜率和 y 轴截距）等指标。在临床研究方案中应明确统计的检验水准及检验的假设，即评价考核试剂与参比试剂是否等效的标准。

如试剂同时适用于血清和血浆样本，可采用如相关分析、线性回归、配对 t 检验等统计学方法来评价血浆和血清样本测试结果间的一致性。

用回归分析验证两种试剂结果的相关性，以 $y = a + bx$ 和 r、R^2 的形式给出回归分析的拟合方程，其中：y 是考核试剂结果，x 是参比试剂结果，b 是方程斜率，a 是 y 轴截距，r 是相关系数，R^2 是判定系数（通常要求 $R^2 \geqslant 0.95$），计算回归系数及截距的95%置信区间。

分别计算医学决定水平处相对偏倚/偏差及95%置信区间。医学决定水平处相对偏倚应不大于允许误差。

建议给出考核试剂与参比试剂之间的差值（绝对偏倚/偏差）或比值（相对偏倚/偏差）散点图，观察并分析各点的偏倚分布情况。

（八）产品风险分析资料

申请人应考虑产品寿命周期的各个环节，从预期用途、可能的使用错误、与安全性有关的特征、已知及可预见的危害等方面的判定以及对患者风险的估计进行风险分析，应符合 YY/T 0316—2016《医疗器械 风险管理对医疗器械的应用》的要求。

（九）产品技术要求

产品技术要求应符合《体外诊断试剂注册管理办法》（国家食品药品监督管理总局局令第5号）和《国家食品药品监督管理总局关于发布医疗器械产品技术要求编写指导原则的通告》（国家食品药品监督管理总局通告2014年第9号）的相关规定。

1. 适用的产品标准

该产品技术要求中涉及的产品适用的引用文件和主要性能指标等相关内容见表2。以下标准如有修订，以最新发布版本为准。

表2　产品适用的相关标准

GB/T 191—2008	《包装储运图示标志》
GB/T 21415	《体外诊断医疗器械 生物样品中量的测量校准品和控制物质赋值的计量学溯源性》
YY/T 0316—2016	《医疗器械 风险管理对医疗器械的应用》
YY/T 0466.1—2016	《医疗器械 用于医疗器械标签、标记和提供信息的符号 第1部分：通用要求》
YY/T 1588—2018	《降钙素原测定试剂盒》

2. 主要性能指标

作为定量检测试剂，应主要包括以下性能指标：外观、装量、溯源性、检出限、准确度、线性、重复性、批间差、稳定性等。如有相应的国家/行业标准发布或更新，则产品技术要求不得低于其相关要求。

2.1 外观

应根据产品的包装特点规定适当的外观要求。一般应有试剂（盒）组分、性状；内、外包装、标签清晰等的要求。

2.1.1 试剂（盒）应组分齐全，内外包装均应完整，标签清晰；

2.1.2 液体试剂无渗漏，净含量不少于标示值；冻干组分呈疏松体（如适用），复溶后无肉眼可见颗粒、无沉淀。

2.2 溯源性

应根据 GB/T 21415 及有关规定提供所用降钙素原校准品的来源、赋值过程以及测量不确定度等内容。

2.3 检出限

申请人应提供试剂（盒）的检出限，降钙素原测定试剂（盒）检出限不高于0.2ng/ml。

2.4 准确度

准确度至少应符合2.4.1或2.4.2要求：

2.4.1 相对偏差：可用于评价常规方法的有证参考物质或其他公认的参考物质作为样本进行检测，其测量结果的相对偏差应不超过 ±15%。

2.4.2 回收试验：将已知浓度的降钙素原加入到血清基质或其他体液成分中，其回收率应在85%～115%。

2.4.3 方法学比对（如有）：用待测试剂（盒）与申请人选定分析系统（参考方法或国内/国际普遍认为质量较好的已上市同类试剂）分别检测不少于40个在检测范围内的人源样品，回归分析验证两种试剂结果的相关性，计算相关系数 r、医学决定水平处相对偏倚应符合申请人规定要求。

2.5 线性

申请人应规定降钙素原测定试剂（盒）的线性区间，并符合以下要求：

2.5.1 试剂（盒）线性区间不窄于［0.3，20］ng/ml；

2.5.2 线性相关系数｜r｜应不小于 0.990。

2.6 重复性

测试浓度为（0.5±0.1）ng/ml 和（10±1）ng/ml 的样品，所得结果的变异系数（CV）应不大于 10%。

2.7 批间差

用不少于 3 个批号的试剂（盒）分别测试（0.5±0.1）ng/ml 和（10±1）ng/ml 的样品，所得结果的批间变异系数（CV）应不大于 15%。

2.8 稳定性

产品效期稳定性可选用 2.8.1 或 2.8.2 中的一种方法进行验证。

2.8.1 效期稳定性：取效期末的试剂（盒）检测其检出限、准确度、线性和重复性应符合相应指标的要求。

2.8.2 热稳定性：取有效期内的试剂（盒）在 37℃放置一定时间，检测其检出限、准确度、线性和重复性应符合相应指标的要求。

3. 检验方法

3.1 外观

目测检查，或用通用量具测量，应符合 2.1 的要求。

3.2 溯源性

申请人提供的溯源性资料应符合 2.2 的要求。

3.3 检出限

申请人应提供试剂（盒）的空白限、检出限等相关信息。根据申请人提供信息，对 5 份浓度近似检出限的低值样本进行检测，每份样本检测 5 次，对检测结果按照大小进行排序，当低于申请人提供的空白限数值的检测结果的数量应小于或等于 3 个时，即可认为申请人提供的空白限和检出限的设置基本合理，结果应符合 2.3 的要求。

3.4 准确度

3.4.1 相对偏差

根据申请人提供的试剂（盒）线性区间，将可用于评价常规方法的有证参考物质作为样本，合理设置 2~3 个浓度，按照待测试剂（盒）说明书的步骤进行检测，每个样品重复测定 3 次，测试结果记为 M_i，分别计算相对偏差（B_i），3 次结果（B_i）均应不超过 ±15%。如果大于或等于 2 次的结果不符合，即判为不合格。如果 3 次结果中有 2 次结果符合，1 次结果不符合要求，则应重新连续测试 20 次，并分别计算相对偏差，如果大于或等于 19 次测试的结果符合要求，即判为合格。

$$B_i = (M_i - T)/T \times 100\%$$

式中：

B_i—相对偏差；

M_i—测量浓度；

T—有证参考物质标示值。

3.4.2 回收试验

在低浓度的血清基质（或其他体液成分）中加入一定体积具有溯源性的标准溶液或高浓度样本（标准溶液体积与人源样本体积比例不会产生基质的变化，加入标准溶液后样本总浓度必须在试剂盒检测线性区间内），每个浓度重复检测 3 次，取平均值计算，其回收率应符合 2.4.2 的要求。

$$R = \frac{C \times (V_0 + V) - C_0 \times V_0}{V \times C_S} \times 100\%$$

式中：

R—回收率；

V—加入标准溶液的体积；

V_0—人源样本的体积；

C—人源样本加入标准溶液后的检测浓度；

C_0—人源样本的检测浓度；

C_S—标准溶液的浓度。

3.4.3 方法学比对

可参考国际或国内有关体外诊断产品性能评估的文件，用待测试剂（盒）与申请人选定分析系统（参考方法或国内/国际普遍认为质量较好的已上市同类试剂）分别检测不少于 40 个在检测范围内的人源样品，用线性回归的方法分析验证两种试剂结果的相关性，计算相关系数 r 和医学决定水平处偏差，应符合 2.4.3 的要求。

3.5 线性

将接近线性区间上限的高值样本按一定比例稀释为至少 5 个浓度，其中低值浓度的样本应接近线性区间的下限。用试剂（盒）分别测试以上样本，每个稀释浓度至少重复测定 2 次，分别求出每个稀释浓度检测结果的均值（y_i）。以稀释浓度（x_i）为自变量，以检测结果均值（y_i）为因变量求出线性回归方程。计算线性回归的相关系数（r），应符合 2.5 的要求。

$$r = \frac{\sum \left[(x_i - \bar{x})(y_i - \bar{y}) \right]}{\sqrt{\sum (x_i - \bar{x})^2 \sum (y_i - \bar{y})^2}}$$

3.6 重复性

重复测试浓度在（0.5±0.1）ng/ml 和（10±1）ng/ml 区间的样品 10 次，计算 10 次测定结果的平均值（$\bar{x}$）和标准差（SD）。所得结果应符合 2.6 的要求。

3.7 批间差

用 3 个不同批号的试剂（盒）分别测试（0.5±0.1）ng/ml 和（10±1）ng/ml 的样品，每个批号测试 10 次，计算 30 次测定结果的平均值（$\bar{x}$）和标准差（SD）。所得结果应符合 2.7 的要求。

3.8 稳定性

3.8.1 效期稳定性：取到效期末的试剂（盒）按照 3.3、3.4、3.5、3.6 方法进行检测，应符合 2.8.1 的要求。

3.8.2 热稳定性：取有效期内试剂（盒）根据申请人声称的热稳定条件按照 3.3、3.4、3.5、3.6 方法进行检测，应符合 2.8.2 的要求。

4. 校准品和质控品（如适用）

4.1 溯源及赋值说明：若试剂（盒）配套校准品和质控品，应参照 GB/T 21415《体外诊断医疗器械 生物样品中量的测量 校准品和控制物质赋值的计量学溯源性》的要求溯源至国家（或国际）标准物质、参考程序等，并提供校准品溯源性说明及质控品赋值说明。若有国家标准物质发布，应使用国家标准物质进行验证。

4.2 性能要求：外观、装量（冻干品除外）、准确度、均一性，冻干品还包括：复溶稳定性、批内瓶间差。

（十）产品注册检验报告

根据《体外诊断试剂注册申报资料要求和批准证明文件格式》的要求，应提供具有相应医疗器械检验资质和承检范围的医疗器械检验机构出具的产品注册检验报告和产品技术要求预评价意见。如有相应的国家法规发布或更新，按其要求执行。

（十一）产品说明书

说明书承载了产品预期用途、检验原理、检验方法、样本要求、检测结果解释以及注意事项等重要信息，是指导实验室工作人员正确操作、临床医生针对检验结果给出合理医学解释的重要依据。因此，产品说明书是体外诊断试剂注册申报最重要的文件之一。产品说明书的格式应符合《医疗器械说明书和标签管理规定》（国家食品药品监督管理总局令第 6 号）、《体外诊断试剂说明书编写指导原则》（国家食品药品监督管理总局通告 2014 年第 17 号）的要求。产品说明书的所有内容均应与申请人提交的注册申报资料中的相关研究结果保持一致，如某些内容引用自参考文献，则应以规范格式对此内容进行标注，并单独列明参考文献的相关信息。

以下内容仅对降钙素原检测试剂说明书的重点内容进行详细说明，说明书其他内容应根据《体外诊断试剂说明书编写指导原则》要求进行编写。

产品说明书内容原则上应全部用中文进行表述，如含有国际通用或行业内普遍认可的英文缩写，可用括号在中文后标明，对于确实无适当中文表述的词语，可使用相应英文或其缩写。

1.【产品名称】

1.1 试剂名称由三部分组成：被测物名称、用途、方法或原理。例如：降钙素原测定试剂盒（化学发光法）。

2.【预期用途】

2.1 说明试剂盒用于体外定量测定血清和/或血浆中的降钙素原浓度，适用的样本类型应结合实际的临床研究情况进行确认。

2.2 应阐述与预期用途相关的临床适应证及背景情况，说明相关的临床或实验室诊断方法等。

3.【检验原理】

本法适用于基于抗原－抗体反应原理的免疫学方法对降钙素原进行定量检测的体外诊断试剂。

详细说明检验原理、方法，必要时可采用图示方法描述。

4.【样本要求】

重点明确以下内容：

4.1 适用的样本类型，PCT 存在降解的风险，应根据样本稳定性试验明确样本的保存方法。

4.2 在样本收集过程中的特别注意事项。

4.3 为保证样本各组分稳定所必需的抗凝剂或保护剂等。

4.4 已知的干扰物。

4.5 能够保证样本稳定的储存、处理和运输方法。

5.【检验方法】详细说明实验操作的各个步骤，包括：

5.1 试验条件：试验环境的温度、湿度、样本满足检测需要的加样量、观察时间、检验试剂、样本复温、试剂孵育温度及试剂空白等要求。

5.2 试剂使用方法（手工/半自动/全自动）、注意事项。

5.3 详述待测样品的预处理方法、步骤及注意事项。

5.4 校准程序：校准品的准备和使用，对于适用于手工/半自动仪器的试剂，说明校准曲线的绘制方法。

5.5 质量控制程序：质控品的使用、质量控制方法。

5.6 对于适用于手工/半自动仪器的试剂（盒）产品，应详述实验结果的计算方法。

6.【参考区间和/或阳性判断值】

6.1 说明阳性判断值或者参考区间，并简要说明阳性判断值或者参考区间确定的方法。

6.2 如确定阳性判断值，应明确不同区间阳性判断值的临床诊断意义，简要说明确定的方法，如引用参考文献进行验证，应标注文献出处，并简要说明验证的结果。

6.3 简单介绍设定该参考区间所选健康人群的区域特征，建议注明以下字样"由于地理、人种、性别及年龄等差异，建议各实验室建立自己的参考值区间"。

7.【检验结果的解释】

7.1 对所有可能出现的结果进行合理的解释；说明在何种情况下需要进行确认试验。

7.2 本试剂的检测结果仅供临床参考，对患者的临床诊治应结合其症状/体征、病史、其他实验室检查及治疗反应等情况综合考虑。

7.3 除感染外，以下情况也会出现 PCT 水平的升高：

7.3.1 长时间或者重度心脏休克；

7.3.2 长期的器官重度不规则灌注；

7.3.3 大面积外伤早期、外科手术和严重烧伤；

7.3.4 炎症细胞因子刺激和释放治疗；

7.3.5 新生儿（出生后 48 小时内）。

7.4 分析异常值出现的可能因素，明确说明对何种情况下需要进行重复检测，以及在重复检测时对待测样本可能采取的优化条件等进行详述。

8.【检验方法的局限性】

说明检测结果仅供临床参考，不能单独作为确诊或排除病例的依据及可能对试验结果产生影响的因素，说明该检验方法的局限性。

8.1 提示嗜异性抗体或类风湿因子等干扰因子对检测结果的影响。

8.2 需要补充试验的情况。

三、审查关注点

技术要求中性能指标的设定及检验方法是否符合相关行业标准的要求，技术要求的格式是否符合《医疗器械产品技术要求编写指导原则》（国家食品药品监督管理总局通告 2014 年第 9 号）的相关规定。

产品说明书的编写内容及格式是否符合《体外诊断试剂说明书编写指导原则》（国家食品药品监督管理总局通告 2014 年第 17 号）的要求，相关内容是否符合《医疗器械说明书和标签管理规定》（国家食品药品监督管理总局令第 6 号）中对说明书的要求。

分析性能评估指标及结果是否满足产品技术要求的规定，是否满足本规范中各指标验证的要求。

参考区间或阳性判断值确定使用的方法是否合理，数据统计是否符合统计学的相关要求，结论是否和说明书声称一致。

稳定性研究方法是否合理，稳定性结论是否和说明书声称一致。

临床评价采用的样本类型及病例是否满足试剂声称的预期用途，样本量及临床研究单位的选择、参比试剂的选择、统计方法及研究结果、临床方案及报告撰写的格式等是否符合《体外诊断试剂临床研究技术指导原则》（国家食品药品监督管理总局通告 2014 年第 16 号）相关内容的规定。

产品风险分析资料的撰写是否符合 YY/T 0316—2016《医疗器械风险管理对医疗器械的应用》的要求。

四、名词解释

（一）检出限（limit of detection）。检测方法可检测出的最低被测量浓度。

（二）准确度（accuracy）。一个测量值与可接受的参考值间的一致程度。

（三）线性（linearity）。在给定测量范围内，给出的测量结果与样品中实际存在的被测量物的值成比例的能力。线性是描述一个测量系统的测量示值或测量结果相关于样本的赋值符合直线的属性。

（四）重复性（repeatability）。在规定条件下，相互独立的测试结果之间的一致程度。重复性的程度是用统计学方法得到的测量不精密度的数字形式表示，如标准差（SD）和变异系数（CV）。

五、指导原则编写单位和人员

福建省食品药品认证审评中心。

56 糖化白蛋白测定试剂注册技术审评指导原则

（糖化白蛋白测定试剂注册技术审查指导原则）

本指导原则旨在指导注册申请人对糖化白蛋白测定试剂注册申报资料的准备及撰写，同时也为技术审评部门审评注册申报资料提供参考。

本指导原则是对糖化白蛋白测定试剂的一般要求，申请人应依据产品的具体特性确定其中内容是否适用，若不适用，需具体阐述理由及相应的科学依据，并依据产品的具体特性对注册申报资料的内容进行充实和细化。

本指导原则是供申请人和审查人员使用的指导文件，不涉及注册审批等行政事项，亦不作为法规强制执行，如有能够满足法规要求的其他方法，也可以采用，但应提供详细的研究资料和验证资料。应在遵循相关法规的前提下使用本指导原则。

本指导原则是在现行法规、标准体系及当前认知水平下制定的，随着法规、标准体系的不断完善和科学技术的不断发展，本指导原则相关内容也将适时进行调整。

一、适用范围

依据《体外诊断试剂注册管理办法》和《食品药品监管总局关于印发体外诊断试剂分类子目录的通知》（食药监械管〔2013〕242 号），本指导原则适用于按第二类医疗器械管理的糖化白蛋白测定试剂，产品类别为：Ⅱ－1 用于蛋白质检测的试剂。

本指导原则适用于使用酶法对血清或血浆中的糖化白蛋白进行定量测定的试剂，包括手工试剂和在半自动、全自动生化分析仪上使用的试剂。糖化白蛋白测定试剂如包含白蛋白测试组分，白蛋白测定试剂的要求参考《白蛋白测定试剂（盒）注册技术审查指导原则》（国家食品药品监督管理总局通告 2016 年第 29 号）。

本指导原则不适用于干式化学测定试剂。

二、注册申报资料要求

（一）综述资料

糖化血清白蛋白（glycated albumin，GA），又名糖化白蛋白，是人体血液中葡萄糖与白蛋白发生非酶糖化反应的产物。糖化白蛋白水平可以反映患者2～3周前的血糖控制情况，白蛋白的半衰期约为15～19天，不受临时血糖浓度波动的影响，糖化白蛋白是判断糖尿病患者在一定时间内血糖控制水平的一个较好指标。对处于治疗方案调整期、初发糖尿病、应激状态血糖波动变化较大的患者，GA测定值能更准确地反映短期内的平均血糖变化。在糖尿病短期血糖监控及药物疗效等多方面，具有较高临床应用价值。

白蛋白（又称清蛋白，albumin，Alb）是由肝实质细胞合成，是血浆中含量最多的蛋白质，约占血浆总蛋白的40%—60%。其合成率虽然受食物中蛋白质含量的影响，但主要受血浆中白蛋白水平调节。白蛋白是血浆中含量最多、分子最小、溶解度大、功能较多的一种蛋白质。白蛋白增高主要见于血液浓缩而致相对性增高，如严重脱水和休克、严重烧伤、急性出血、慢性肾上腺皮质功能减低症。白蛋白降低常见于肝硬化合并腹水及其他肝功能严重损害（如急性肝坏死、中毒性肝炎等）营养不良、慢性消耗性疾病、糖尿病、严重出血肾病综合征等。

糖化白蛋白的浓度值跟血糖浓度呈正相关，即血糖越高，糖化白蛋白的值越高。为了排除个体间的白蛋白浓度差异影响，实现该指标的标准化，目前临床采用白蛋白的糖化率来表示糖化白蛋白，即糖化白蛋白浓度和白蛋白浓度的百分比。

综述资料主要包括产品预期用途、产品描述、有关生物安全性的说明、研究结果的总结评价以及同类产品上市情况介绍等内容，其中同类产品上市情况介绍部分应着重从方法学、临床应用情况、性能指标等方面写明拟申报产品与目前市场上已获批准的同类产品之间的异同。应符合《体外诊断试剂注册管理办法》和《关于公布体外诊断试剂注册申报资料要求和批准证明文件格式的公告》的相关要求。

（二）主要原材料研究资料（如需提供）

包括主要成分、质控品、校准品的选择、制备、质量标准及实验验证研究资料；校准品的溯源性文件，包括具体溯源链、试验方法、数据及统计分析等详细资料；质控品应提供详细的定值资料。

（三）主要生产工艺及反应体系的研究资料（如需提供）

1. 主要生产工艺介绍，可以图表方式表示；
2. 反应原理介绍；
3. 检测方法的介绍：含样本采集、校准品和质控品、测试步骤、结果计算等；

4. 反应体系研究：含样本采集及处理、样本要求（抗凝剂的选择、样本稳定性包括样本储存条件、储存时间等）、样本用量、试剂用量、反应条件（波长、温度、时间等）、校准方法（如有）、质控方法等的研究资料；
5. 不同适用机型的反应条件如果有差异应分别详述。

（四）分析性能评估资料

申请人应当提交产品研制或成品验证阶段对试剂盒进行的所有性能验证的研究资料，对于每项分析性能的评价都应包括具体的研究项目、实验设计、研究方法、可接受标准、试验数据、统计方法、研究结论等详细资料。性能评估时应将试剂和所选用的校准品、配套仪器作为一个整体进行评价，评估整个系统的性能是否符合要求。有关分析性能验证的背景信息也应在申报资料中有所体现，包括实验地点、适用仪器、试剂规格及批号、所选用的校准品和质控品、临床样本来源等。

性能评估应至少包括准确度、精密度、线性范围、空白吸光度、分析灵敏度、分析特异性及其他影响检测的因素等。评估方法建议如下，申请人也可以根据实际产品特性选择适合的方法或补充其他需要的验证，但需说明其合理性。

1. 准确度

按以下顺序选择准确度性能评估方法，申请人也可根据实际情况选择合理方法进行研究。

1.1 比对试验

采用参考方法或业内普遍认为质量较好的已上市同类试剂作为参比方法，与拟申报试剂同时检测一批覆盖线性范围的不同浓度的人源样本（至少40例样本），每例样本测定一次，用线性回归方法计算两组结果的线性相关系数（r）及每个样本的偏差，应在允许的范围内。

在实施方法学比对前，应分别对拟申报试剂和参比试剂进行初步评估，只有在确认两者都分别符合各自相关的性能要求后方可进行比对试验。方法学比对时应注意质量控制、样本类型、浓度分布范围并对结果进行合理的统计学分析。

1.2 相对偏差

采用用于评价常规方法的有证参考物质（CRM）、其他公认的参考物质由参考方法定值的高、低2个浓度的人源样本各测定3次，分别计算每次相对偏差，如果3次结果都符合要求，即判为合格。如果大于等于2次的结果不符合，即判为不合格。如果有1次结果不符合要求，则应重新连续测试20次，并分别计算每次测试的相对偏差，如果大于等于19次测试的结果符合要求，则准确度符合要求。

2. 精密度

2.1 重复性

在重复性条件下，用试剂盒测试糖化白蛋白7.0g/L±3.0g/L范围内的样本，重复测试10次，计算测量值的平均值（$\bar{x}$）和标准差（s）。按式（1）计算变异系数（CV）。

$$CV = s/\bar{x} \times 100\% \qquad (1)$$

式中：

CV—变异系数；

s—标准差；

$\bar{x}$—测量值的平均值。

2.2 批间差

分别用 3 个不同批号的试剂盒测试糖化白蛋白 7.0g/L ±3.0g/L 的人血清或控制物质，每个批号测试 3 次，分别计算每批 3 次检测的均值 $\bar{x}_i$（$i=1$，2，3），按公式（2）、（3）计算相对极差（R）。

$$\bar{x}_T = \frac{\bar{x}_1 + \bar{x}_2 + \bar{x}_3}{3} \qquad (2)$$

$$R = \frac{\bar{x}_{max} - \bar{x}_{min}}{\bar{x}_T} \times 100\% \qquad (3)$$

3. 线性范围

3.1 线性范围的建立

建立试剂线性范围所用的样本基质应尽可能与临床实际检测的样本相似。建立线性范围时，需在预期测定范围内选择 7~11 个浓度水平。例如，将预期测定范围加宽至 130%，在此范围内选择更多的浓度水平，然后依据试验结果逐渐减少数据点（最终不得少于 7 个水平）直至表现出线性关系，可发现最宽的线性范围。

3.2 线性范围的验证

3.2.1 用接近线性区间下限的低浓度样本稀释接近线性区间上限的高浓度样本，混合成至少 5 个稀释浓度（x_i）。用试剂盒分别测试以上样本，每个稀释浓度测试 3 次，分别求出每个稀释浓度检测结果的均值（y_i）。以稀释浓度（x_i）为自变量，以检测结果均值（y_i）为因变量求出线性回归方程。计算线性回归的相关系数（r），应不小于 0.990。

3.2.2 用 3.2.1 方法中稀释浓度（x_i）代入线性回归方程，计算 y_i 测试均值与相应估计值的相对偏差或绝对偏差，应符合企业规定的要求。

4. 试剂空白吸光度

用试剂盒测试空白样本，记录试剂盒参数规定读数点主波长下的吸光度值（A）应 ≤0.30。

5. 分析灵敏度

分析灵敏度的确定常使用同批号试剂对已知浓度在 15g/L±3g/L 的样品在试剂盒规定参数读数点下的吸光度变化（ΔA），换算成 15g/L 的吸光度变化，应在 0.02~0.20 之间。

6. 分析特异性

考察样本中常见干扰物质对检测结果的影响，如胆红素、血红蛋白、维生素 C、甘油三酯等；同时根据检验原理选择特异性干扰物质进行检测，应明确干扰物选择的依据。干扰物浓度的分布应覆盖人体生理及病理状态下可能出现的物质浓度。方法为对模拟添加干扰物的样本分别进行验证，样本量选择应体现一定的统计学意义，说明样本的制备方法及干扰试验的评价标准，确定可接受的干扰物质极限浓度。待评价样本浓度应至少包含临近医学决定水平

（或正常参考区间上限）。

7. 校准品溯源及质控品赋值（如产品中包含）

应提供校准品详细的量值溯源资料，包括定值试验资料和溯源性文件等；质控品应提供详细的定值资料。方法可参照 GB/T 21415—2008《体外诊断医疗器械 生物样品中量的测量 校准品和控制物质赋值的计量学溯源性》的要求。如无参考物质或参考方法，应提供企业（工作）校准品及试剂盒配套校准品定值及不确定度计算记录，提供质控品赋值及其靶值范围确定的资料。

如试剂盒中不包括校准品，应说明所适配校准品厂家来源和批号，同时提供相应的溯源资料。

8. 其他需注意问题

如产品适用不同适用机型，应分别提交分析性能评估报告，如采用典型机型来进行性能评估，应当提供不同机型具有可比性的支持性资料。

如注册申请中包含不同的包装规格，需对不同包装规格之间的差异进行分析或验证。如不同的包装规格产品间存在性能差异，需要提交采用每个包装规格产品进行的上述项目评估的试验资料及总结。如不同包装规格之间不存在性能差异，需要提交包装规格之间不存在性能差异的详细说明，具体说明不同包装规格之间的差别及可能产生的影响。

（五）参考区间确定资料

考虑临床应用性，参考区间应以糖化白蛋白和白蛋白的百分比来给定。

应提交确定参考区间所采用样本来源及详细的试验资料。应明确参考人群的筛选标准，例数不应低于 120 例。

若引用针对中国人群参考区间研究的相关文献，应明确说明出处，并进行验证。

（六）稳定性研究资料

试剂的稳定性包括实时稳定性、运输稳定性、开瓶（在机）稳定性等，如为干粉或冻干试剂还应进行复溶稳定性研究。稳定性资料包括研究目的、材料和方法、研究结论等。试剂的稳定性研究应注意选取具有代表性的包装规格进行研究（例如：校准品稳定性应选取最易受影响的最小装量）。

对于效期稳定性研究，应提供至少三批样品在实际储存条件下保存至成品有效期后的研究资料。

（七）临床评价资料

根据《关于公布新修订免于进行临床试验医疗器械目录的通告》（国家药品监督管理局通告 2018 年第 94 号），糖化白蛋白测定试剂盒可免于进行临床试验，申请人可依照《免于进行临床试验的体外诊断试剂临床评价资料基本要求（试行）》开展评价。申请人如无法或不适于按照上述要求对产品进行临床评价，则应按照《体外诊断试剂临床试验技术指导原则》的要求开展临床试验。

临床评价或临床试验应对糖化白蛋白和白蛋白的百分比结果进行评价，应选择合理的统计学方法进行分析，统计分析应可以证明待评价试剂和对比试剂的检测结果无明显统计学差异。

下面仅对临床试验中的基本问题进行阐述。

1. 研究方法

选择境内已批准上市的性能不低于拟申报产品的同类产品作为对照试剂，采用试验用体外诊断试剂（以下称待评试剂）与之进行对比试验研究，证明本品与已上市产品等效。

2. 临床研究单位的选择

应在至少两家经国家药品监督管理局备案的临床试验机构开展临床试验。临床试验机构实验操作人员应有足够的时间熟悉检测系统的各环节（试剂、质控及操作程序等），熟悉评价方案。在整个实验中，待评试剂和对照试剂都应处于有效的质量控制下，最大限度保证试验数据的准确性及可重复性。

3. 临床试验方案

临床试验实施前，研究人员应从流行病学、统计学、临床医学、检验医学等多方面考虑，设计科学合理的临床研究方案。建议临床前开展预试验工作，最大限度地控制试验误差。各临床试验机构的方案设置应保持一致，且保证在整个临床试验过程中遵循预定的方案实施，不可随意改动。整个试验过程应在临床试验机构的实验室内并由本实验室承担实验的技术人员操作完成，临床试验申办方人员除进行必要的技术指导外，不得随意干涉实验进程，尤其是数据收集过程。

试验方案中应确定严格的病例纳入/排除标准，任何已经入选的病例再被排除出临床研究都应记录在案并明确说明原因。在试验操作过程中和判定试验结果时应采用盲法以保证试验结果的客观性。各临床试验机构选用的参比试剂应保持一致，以便进行合理的统计学分析。

临床试验方案必须获得临床试验机构伦理委员会的同意。

4. 研究对象选择

临床试验应选择具有特定症状/体征人群作为研究对象。注册申请人在建立病例纳入标准时，应考虑到不同人群的差异，尽量覆盖各类适用人群。在进行结果统计分析时，建议对各类人群分别进行数据统计分析。总体样本数不少于200例，异常值样本比例应不低于试验总量的30%。样本中待测物浓度应覆盖待评试剂线性范围，且尽可能均匀分布。

应明确样本存贮条件、可否冻融等要求及避免使用的样本，血浆应明确抗凝剂的要求。实验中，尽可能使用新鲜样本，避免贮存。如无法避免使用贮存样品时，注明贮存条件及时间，在数据分析时应考虑其影响。

如果待评试剂同时适用于血清和血浆样本类型，可完成一个样本类型不少于200例的临床研究，同时验证其中至少100例受试者的自身血清、血浆样本测试结果间的一致性（采用待评试剂检测），其中不同浓度样本分布情况与总例数中分布情况应一致。也可以分别对同时适用的多个样本类型按照《关于发布体外诊断试剂临床试验技术指导原则的通告》中试验样本量一般要求规定的200例进行试验，异常值参照上述规定。

涉及产品检测条件优化、增加与原样本类型具有可比性的其他样本类型等变更事项，临床试验采用变更后产品与变更前产品或者已上市同类产品进行比对试验，在至少2家（含2家）临床试验机构开展临床试验，总样本数不少于100例，异常值样本数不少于30%。变更主要原材料的供应商（新增加）、参考区间及增加临床适应证等变更事项，应根据产品具体变更情况，酌情增加临床试验总样本数。

5. 统计学分析

对临床试验结果的统计应选择合适的统计方法，如相关分析、线性回归、一致性分析、绝对偏倚/偏差及相对偏倚/偏差分析等。若涉及脱落样本应明确原因。对于对比实验的等效性研究，最常用是对待评试剂和参比试剂两组检测结果的相关及线性回归分析，应重点观察相关系数（r值）或判定系数（R^2）、回归拟合方程（斜率和y轴截距）等指标。结合临床试验数据的正/偏态分布情况，建议统计学负责人选择合理的统计学方法进行分析，统计分析应可以证明两种方法的检测结果无明显统计学差异。在临床研究方案中应明确统计检验假设，即评价待评试剂与参比试剂是否等效的标准。

6. 临床试验总结报告撰写

根据《关于发布体外诊断试剂临床试验技术指导原则的通告》的要求，临床试验报告应该对试验的整体设计及各个关键点给予清晰、完整的阐述，应该对整个临床试验实施过程、结果分析、结论等进行条理分明的描述，并应包括必要的基础数据和统计分析方法。建议在临床总结报告中对以下内容进行详述。

6.1 临床试验总体设计及方案描述

6.1.1 临床试验的整体管理情况、临床试验机构选择、临床主要研究人员简介等基本情况介绍。

6.1.2 纳入/排除标准、不同人群的预期选择例数及标准。

6.1.3 样本类型，样本的收集、处理及保存等。

6.1.4 统计学方法、统计软件、评价统计结果的标准。

6.2 具体的临床试验情况

6.2.1 待评价试剂和参比试剂的名称、批号、有效期及所用机型等信息。

6.2.2 对各研究单位的病例数、人群分布情况进行总合，建议以列表或图示方式给出具体例数及百分比。

6.2.3 质量控制，试验人员培训、仪器日常维护、仪器校准、质控品运行情况，对检测精密度、质控品回收（或测量值）、抽查结果评估。

6.2.4 具体试验过程，样本检测、数据收集、样本长期保存等。

6.3 统计学分析

6.3.1 数据预处理、对异常值或离群值的处理、研究过程中是否涉及对方案的修改。

6.3.2 统计分析

对临床试验结果的统计应选择合适的统计方法，应可以证明两种方法的检测结果具有较好的一致性。

6.4 讨论和结论

对总体结果进行总结性描述并简要分析试验结果，对本次临床研究有无特别说明，最后得出临床试验结论。

（八）产品风险分析资料

申请人应考虑产品寿命周期的各个环节，从预期用途、可能的使用错误、与安全性有关的特征、已知及可预见的危害等方面的判定以及对患者风险的估计进行风险分析，应符合 YY/T 0316—2016《医疗器械风险管理对医疗器械的应用》的要求。

风险分析应包含但不仅限于以下方面的内容：预期用途错误包括：设计开始时未设定预期分析物、未作适用机型验证、未针对特定的样本类型验证。性能特征失效包括：精密度失效、准确度失效、非特异性、稳定性失效、测量范围失效、定性/定量失效、量值溯源失效、校准失效。不正确的结果包括：配方错误、采购的原料未能达到设计要求的性能、原材料储存条件不正确、使用了过期的原材料、反应体系不正确、试剂与包装材料不相容。可能的使用错误包括：生产者未按照生产流程操作，检验者未按照原料、半成品、成品检验标准操作，装配过程组分、标签、说明书等漏装或误装，成品储存或运输不当，客户未参照产品说明书设置参数或使用。与安全性有关的特征包括：有毒化学试剂的化学污染、样本的潜在生物污染、不可回收包装或塑料的环境污染。

（九）产品技术要求

申请人应当在原材料质量和生产工艺稳定的前提下，根据申请人产品研制、前期临床评价等结果，依据国家标准、行业标准及有关文献，按照《关于发布医疗器械产品技术要求编写指导原则的通告》的有关要求，编写产品技术要求，内容主要包含产品性能指标和检验方法。

产品适用的相关标准：

GB/T 21415—2008 体外诊断医疗器械 生物样品中量的测量 校准品和控制物质赋值的计量学溯源性

GB/T 26124—2011 临床化学体外诊断试剂（盒）

YY/T 1578—2018 糖化白蛋白测定试剂盒（酶法）

YY/T 1228—2014 白蛋白测定试剂盒

作为定量检测试剂，应主要包括以下性能指标：外观、装量、试剂空白、分析灵敏度、线性、精密度、准确性。各性能指标应不低于 YY/T 1578—2018《糖化白蛋白测定试剂盒（酶法）》的要求，如有相应的国家/行业标准发布或更新，则产品技术要求不得低于其相关要求。

此外，可根据实际情况增加下列检验项目：

1. 复溶稳定性（干粉或冻干试剂适用）。

2. 校准品和质控品（如适用）

溯源及赋值说明：若试剂盒配套校准品和质控品，应参照 GB/T 21415—2008《体外诊断医疗器械 生物样品中量的测量 校准品和控制物质赋值的计量学溯源性》的要求，提供校准品溯源性说明及质控品赋值说明。若有国家标准物质发布，应使用国家标准物质进行验证。

（十）产品注册检验报告

应提供符合《医疗器械监督管理条例》规定要求的检验报告。

（十一）产品说明书

产品说明书承载了产品预期用途、试验方法、检测结果解释以及注意事项等重要信息，是指导实验室工作人员正确操作、临床医生针对检验结果给出合理医学解释的重要依据。因此，产品说明书是体外诊断试剂注册申报最重要的文件之一。

结合《关于发布体外诊断试剂说明书编写指导原则的通告》的要求，下面对糖化白蛋白测定试剂说明书的重点内容进行详细说明，以指导注册申报人员更合理地完成说明书编制。

1.【产品名称】

1.1 试剂（盒）名称由三部分组成：被测物名称、用途、方法或原理。例如：糖化白蛋白测定试剂盒（酶法）。

1.2 英文名称应当正确、完整、直译，不宜只写缩写。

2.【包装规格】

2.1 应与产品技术要求包装规格一致。

2.2 应能清晰地描述出试剂盒的构成，不得出现试剂盒的组成成分与包装规格中描述不一致的情况。

2.3 应注明可测试的样本数或装量，如××测试/盒、××ml。

2.4 如不同包装规格有与之特定对应的机型，则应同时明确适用机型。

3.【预期用途】

应至少包括以下几部分内容：

3.1 说明试剂盒用于体外定量检测人体样本中糖化白蛋白的含量，应明确具体的样本类型如血清、血浆等。

3.2 说明临床意义是反映被检者过去 2~3 周体内血糖的平均水平，而非样本采集时的瞬间血糖水平；是血糖控制水平监控的重要参数之一，但不是确诊糖尿病的标准。

4.【检验原理】

应结合产品主要成分简要说明检验的原理、方法，必要时可采取图示方法表示，检验原理的描述应结合产品主要组成成分、被测物和产物的关系进行描述：

如：糖化白蛋白检测原理：用蛋白酶使血清中的糖化白蛋白（GA）水解成糖化氨基酸，生成的糖化氨基酸在酮胺氧化酶（KAOD）的作用下生成葡萄糖酮醛、氨基酸和双氧水，产生的双氧水经过氧化物酶（POD）作用，与 4-氨基安替比林（4-AAP）和显色剂 TODB 定量转变成有色物质。在特定波长处监测吸光度值，可计算糖化白蛋白含量。

反应式如下：

糖化白蛋白（glycated albumin）$\xrightarrow{\text{蛋白酶}}$ 糖化氨基酸

糖化氨基酸 + O_2 + H_2O $\xrightarrow{\text{酮胺氧化酶（KAOD）}}$ 葡萄糖酮醛 + 氨基酸 + H_2O_2

H_2O_2 + 4-AAP + TOOS $\xrightarrow{\text{过氧化物酶（POD）}}$ 有色物质 + H_2O

5.【主要组成成分】

说明试剂盒包含组分的名称信息，如果对于正确的操作或使用者理解其用途很重要，应详细说明。

应说明工作液的主要组成成分。如注册单元含校准品或质控品也应进行相应说明，并注明其定值及溯源性。

6.【储存条件及有效期】

6.1 对试剂盒的效期稳定性、开瓶稳定性等信息做详细介绍，包括环境温湿度、避光条件等。如注册单元含校准品或质控品且其形态为干粉，则应对复溶后的储存条件、稳定性做详细介绍。如试剂需要配制，则应对配制后的试剂的储存条件、稳定性做详细介绍。

6.2 保存温度不应有模糊表述，如"常温"、"室温"，应直接以℃为单位。小于 3 个月的稳定期限应以日或小时为单位，大于或等于 3 个月的稳定期限应以月为单位。

7.【适用机型】

注明所适用的仪器类型，应细化到型号。如需要可提供与仪器有关的信息以指导用户操作。

8.【样本要求】

重点明确以下内容：样本类型、处理、保存期限及保存条件（短期、长期），运输条件等。如有血浆样本，应注明对抗凝剂的要求。冷藏/冷冻样本检测前是否须恢复室温，可冻融次数。特殊体液标本还应详细描述对采集条件、保存液、容器要求等可能影响检测结果的要求。应对已知的干扰物进行说明，如：存在的干扰因素，明确黄疸、溶血、药物等干扰物对测定的影响，同时列出干扰物的具体浓度。

9.【检验方法】

详细说明试验操作的各个步骤，包括：

9.1 试剂配制方法（如有）、注意事项。

9.2 详细描述样本的检测前处理方法。

9.3 试验条件：温度、时间、仪器波长等以及试验过程中的注意事项。

9.4 如有校准品，应说明校准品的使用方法、注意事项、推荐的校准周期，以及何种情况须重新校准。

9.5 如有质控品，应说明质控品的使用方法、注意事项、对质控结果的必要解释以及推荐的质控周期等。

10.【参考区间】

应注明常用样本类型的参考区间，并简要说明其确定方法。建议注明"由于地理、人种、性别和年龄等差异，建议各实验室建立自己的参考区间"。

11.【检验结果的解释】

应根据其临床意义对可能出现的结果进行合理的解释。

说明试剂盒的检测结果仅供临床参考，对患者的临床诊治应结合其症状/体征、病史、其他实验室检查等情况综合考虑。

说明在何种情况下应对样本进行重复测试，以及在重复测试时需要采取的样本处理方式。强调当检测结果超过线性范围时是否适用稀释检测的处理方式。如不适用，应说明。如适用，说明最大稀释倍数。

12.【检验方法的局限性】

明确常见干扰物质对检测结果的影响，企业可根据自身情况对特殊干扰物进行说明，并注明可接受的最高限值，不应使用模糊的描述方式。

13.【产品性能指标】

说明该产品主要性能指标，应至少包括：试剂空白吸光度、分析灵敏度、线性范围、精密度、准确度等，并对性能评估结果进行简要总结。

14.【注意事项】

应包括以下内容：

14.1 说明不同分析系统间的检测结果可能存在的差异。

14.2 说明对所有样本和反应废弃物都应视为传染源对待。

14.3 说明检测过程中应严格按照说明书提供的操作步骤及相关实验室规范要求进行操作，否则可能对结果造成的影响。

14.4 说明样本处理后放置时间对检测结果的影响。

14.5 说明质控检测结果对临床检测结果的重要性。

14.6 其他需要说明的注意事项。

15.【标识的解释】

如有图形或符号，请解释其代表的意义。

16.【参考文献】

注明引用参考文献，其书写应清楚、易查询且格式规范统一。

17.【基本信息】

17.1 境内体外诊断试剂

17.1.1 注册人与生产企业为同一企业的，按以下格式标注基本信息：注册人/生产企业名称、住所、联系方式、售后服务单位名称、联系方式、生产地址、生产许可证编号。

17.1.2 委托生产的按照以下格式标注基本信息：注册人名称、住所、联系方式、售后服务单位名称、联系方式、受托企业的名称、住所、生产地址、生产许可证编号。

17.2 进口体外诊断试剂

按照以下格式标注基本信息：注册人/生产企业名称、住所、生产地址、联系方式、售后服务单位名称、联系方式、代理人的名称、住所、联系方式。

18.【医疗器械注册证编号/产品技术要求编号】

应当写明医疗器械注册证编号/产品技术要求编号。

19.【说明书核准日期及修改日期】

应注明该产品说明书的核准日期。如曾进行过说明书的变更申请，还应该同时注明说明书的修改日期。

三、审查关注点

（一）技术要求中性能指标的设定及检验方法是否符合相关行业标准的要求；技术要求的格式是否符合《医疗器械产品技术要求编写指导原则》的相关规定；

（二）产品说明书的编写内容及格式是否符合《体外诊断试剂说明书编写指导原则》的要求，相关内容是否符合《医疗器械说明书和标签管理规定》中对说明书的要求。

（三）糖化白蛋白测定试剂盒如包含白蛋白测试组分，白蛋白测定试剂的要求参考《白蛋白测定试剂（盒）注册技术审查指导原则》（2016 年第 29 号），产品技术要求可参考 YY/T 1578—2018《糖化白蛋白测定试剂盒（酶法）》对糖化白蛋白性能指标进行考察，可不设置糖化白蛋白与白蛋白比值的考察指标；如不包含白蛋白测试组分，应在注册申报资料和说明书中明确用于计算百分比值的白蛋白测试实际的性能要求。

（四）是否依据《中国血糖监测临床应用指南（2015年版）》提出糖化白蛋白正常参考值为糖化白蛋白与白蛋白比值，临床评价或临床试验中，应对比值进行评价。异常样本为糖化白蛋白与白蛋白比值异常的样本，同时样本中糖化白蛋白浓度也要覆盖检测试剂的线性范围。

四、编写单位

湖南省药品审评认证与不良反应监测中心。

用于激素检测的试剂

57 人绒毛膜促性腺激素检测试剂（胶体金免疫层析法）注册技术审评指导原则

[人绒毛膜促性腺激素检测试剂（胶体金免疫层析法）
注册技术审查指导原则（2016 年修订版）]

本指导原则旨在指导注册申请人对人绒毛膜促性腺激素检测试剂（胶体金免疫层析法）注册申报资料的准备及撰写，同时也为技术审评部门审评注册申报资料提供参考。

本指导原则是对人绒毛膜促性腺激素检测试剂（胶体金免疫层析法）的一般要求，申请人应依据产品的具体特性确定其中内容是否适用，若不适用，需具体阐述理由及相应的科学依据，并依据产品的具体特性对注册申报资料的内容进行充实和细化。

本指导原则是供申请人和审查人员使用的指导文件，不涉及注册审批等行政事项，亦不作为法规强制执行，如有能够满足法规要求的其他方法，也可以采用，但应提供详细的研究资料和验证资料。应在遵循相关法规的前提下使用本指导原则。

本指导原则是在现行法规、标准体系及当前认知水平下制定的，随着法规、标准体系的不断完善和科学技术的不断发展，本指导原则相关内容也将适时进行调整。

一、适用范围

本指导原则用于人绒毛膜促性腺激素检测试剂（胶体金免疫层析法）产品注册和相关许可事项变更时注册申报资料的准备及技术审评的参考。适用于运用双抗体夹心免疫胶体金层析技术实现对人尿液中人绒毛膜促性腺激素进行体外定性检测，不可用于滋养细胞肿瘤的检测。根据《体外诊断试剂注册管理办法》（国家食品药品监督管理总局令第 5 号）、《食品药品监管总局关于印发体外诊断试剂分类子目录的通知》（食药监械管〔2013〕242 号）、编码代号为 6840，属于二类医疗器械。

本指导原则不适用于以^{125}I等放射性同位素标记、（电）化学发光标记、（时间分辨）荧光标记等标记方法为捕获抗体，以胶乳颗粒、微孔板、管、磁颗粒、微珠和塑料珠等为载体包被抗体，定量测定 HCG 的免疫分析试剂。

二、注册申报资料要求

（一）综述资料

人绒毛膜促性腺激素（HCG），是由胎盘的滋养层细胞分泌的一种糖蛋白，它是由 α 和 β-二聚体的糖蛋白组成。其中 α-亚单位为垂体前叶激素所共有；β-亚单位是 HCG 所特异的。HCG 的主要功能就是刺激黄体，有利于雌激素和黄体酮持续分泌以促进子宫蜕膜的形成，使胎盘生长成熟。现代认为 HCG 是由滋养层过渡型细胞和合体细胞产生的。在妊娠的前 8 周增殖很快，以维持妊娠。在大约妊娠 8 周以后，HCG 逐渐下降，直到大约 20 周达到相对稳定。利用 HCG 双抗体检测妊娠女性尿液中的 HCG 含量，在妊娠早期可快速得知结果，是辅助诊断的有效手段。

综述资料主要包括产品预期用途、产品描述、有关生物安全性的说明、有关产品主要研究结果的总结和评价以及同类产品上市情况介绍等内容。应符合《体外诊断试剂注册管理办法》和《关于公布体外诊断试剂注册申报资料要求和批准证明文件格式的公告》（国家食品药品监督管理总局公告 2014 年第 44 号）的相关要求。

（二）主要原材料的研究资料（如需提供）

1. 应明确产品主要所用材料

样品垫：可选用玻璃纤维膜、无纺布、试剂专用纸质垫片。

胶体金结合垫：可选用无纺布、玻璃纤维纸片，上铺标记抗体的胶体金溶液干燥制得。

层析膜：可选用硝酸纤维膜（NC 膜）/醋酸纤维膜，将质控线包被液（可选用羊抗鼠 IgG）和检测线包被液（与标记抗体配对的 HCG 抗体）同时固相于硝酸纤维素膜（NC 膜）/醋酸纤维膜上，干燥后制得。

吸收垫：可选用吸水纸。

底板：可选用 PVC 板。

干燥剂：可选用干燥硅胶。

笔型/卡型外壳、盖帽：可选用聚乙烯（PE）、丙烯腈－丁二烯－苯乙烯（ABS）共聚物、聚丙烯（PP）树脂或其他高分子材料制成。

注：

1.1 企业也可根据自身产品的需要，选择其他宿主类型的包被抗体、标记抗体及质控线用抗体。

1.2 上述各组分类型及材质不做强制规定，企业也可选用经过安全、有效性验证的其他材质。

2. 本研究资料应包含以下内容

2.1 试剂所用抗体的制备、筛选、纯化以及鉴定等详细试验资料。如抗体为注册申请人自制，其工艺必须相对稳定，应详述抗体的名称及生物学来源，注册申请人对该抗体技术指标的要求（如外观、纯度、蛋白浓度、效价等），确定该抗体作为主要原材料的依据；若购买，其供应商要求相对固定，不能随意变更供应商，如果供应商有变更，应依据国家相关法规的要求进行变更申请；应详述抗体的名称及生物学来源，外购方名称，提交外购方出具的抗体性能指标及检验证书，详述注册申请人对该抗体技术指标的要求以及注册申请人确定该抗体作为主要原材料的依据。

2.2 其他主要原辅料的选择及验证资料，如硝酸纤维素膜/醋酸纤维膜、胶体金、反应缓冲液、在生产过程中作为蛋白保护剂用途的一类生物原料（如：牛血清白蛋白等），注册申请人应详述每一原辅料技术指标的要求以及确定该原辅料作为主要原辅料的依据。若为外购，应详述每一原辅料的外购方名称并提交外购方出具的每一原辅料性能指标及检验证书。应参照《金标类检测试剂注册技术审查指导原则》原材料质量控制的内容进行相关研究。

2.3 企业内部参考品的原料选择、制备、定值过程及试验资料。

（三）主要生产工艺及反应体系的研究资料（如需提供）

应包括以下内容：

1. 主要生产工艺介绍，可用流程图方式表示，并简要说明主要生产工艺的确定依据（图1）。

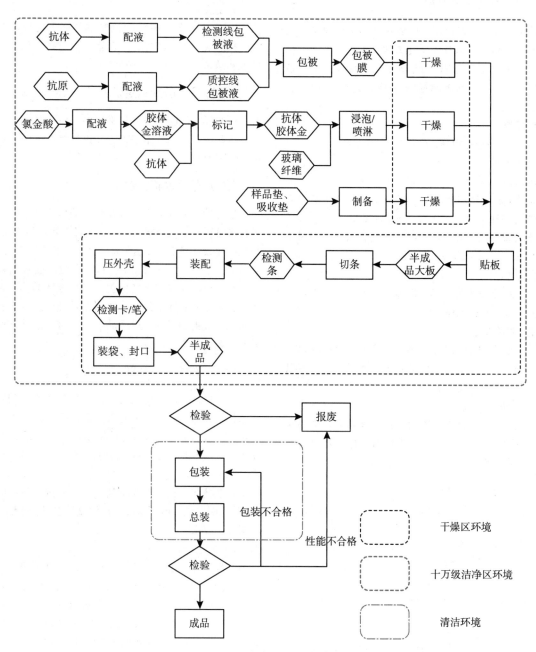

图1　生产工艺流程图

注：上述生产工艺只是目前比较普遍的生产制造过程，对其各组件的生产工艺不做强制要求，企业也可采用经过验证，能够保证产品质量的其他方法的生产工艺。

2. 产品基本反应原理介绍。

3. 抗体包被工艺研究，注册申请人应考虑如包被液量、浓度、时间等指标对产品性能的影响，通过试验确定上述指标的最佳组合。

4. 实验体系反应条件确定：注册申请人应考虑反应时间、反应温度、膜孔径大小（或移行速度）等条件对产品性能的影响，通过试验确定上述条件的最佳组合。

5. 体系中反应时间的确定：注册申请人应考虑产品加样端浸入样本液时间、样本加样后观察时间对产品检测结果的影响，通过实验确定最佳的加样时间、观察时间。

（四）分析性能评估资料

企业应提交原厂在产品研制阶段对试剂进行的所有性能验证的研究资料，包括具体研究方法、内控标准、试验数据、统计分析等详细资料。对于人绒毛膜促性腺激素检测试剂，建议着重对以下分析性能进行研究。

1. 最低检测限

最低检测限的确定

用 HCG 标准品进行检测，应不高于 25mIU/ml。

2. 分析特异性

2.1 交叉反应

用于人绒毛膜促性腺激素（HCG）定性检测试剂交叉反应验证的激素种类及浓度主要考虑为：500mIU/ml 人促黄体生成素（hLH）、1000mIU/ml 人卵泡刺激素（hFSH）和 1000μIU/ml 人促甲状腺素（hTSH）。

2.2 干扰物质

潜在的干扰物质主要包括：乳糜尿、血尿、胆红素阳性、浑浊的尿液以及相关药物。

3. 阳性/阴性参考品

企业内部阳性/阴性参考品应参考国家参考品的项目设置。在不低于国家参考品要求的前提下，注册申请人可以结合实际情况设置合理的内部阳性/阴性参考品。

4. 钩状（Hook）效应

目前，人绒毛膜促性腺激素检测试剂大多采用夹心法的原理检测样本，考虑到方法学的缺陷，有必要对钩状（Hook）效应进行考虑（图2）。

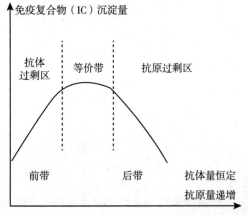

图2 免疫复合物（IC）沉淀量与抗原抗体量的关系

建议采用高浓度的人绒毛膜促性腺激素抗原参考品进行梯度稀释后由低浓度至高浓度开始检测，每个梯度的抗原稀释液重复 3~5 份，将显色深度随浓度升高反而变浅时的浓度作为出现钩状效应时人绒毛膜促性腺激素抗原的最低浓度，建议产品说明书上明示出现钩状效应时人绒毛膜促性腺激素抗原的最低浓度。

5. 重复性

检测重复性指标时建议采用临界值附近的样品进行多次检测，然后计算同一份样品多次检测的结果或其精确性。在分析试剂重复性时，不应使用强阳性样品或明显阴性的样品，否则无法客观地评价其检测效果。

6. 批间差

取三个批号的 HCG 检测试剂，每个批号抽取相同数量，按照说明书步骤操作，对重复性进行检测，三个批号的检测结果应一致，显色度均一。

（五）参考区间确定资料

应当详细说明参考区间确定的方法或依据，说明确定参考区间所采用的样本来源，并提供参考区间确定的详细试验资料及总结。

（六）稳定性研究资料

稳定性研究资料主要涉及两部分内容，申报试剂的稳定性和适用样本的稳定性研究。前者主要包括实时稳定性、高温加速破坏稳定性、运输稳定性及开瓶稳定性（如涉及）等研究，注册申请人可根据实际需要选择合理的稳定性研究方案。稳定性研究资料应包括研究方法的确定依据、具体的实施方案、详细的研究数据以及结论。对于实时稳定性研究，应提供至少三批成品在实际储存条件下保存至成品有效期后的研究资料。

（七）临床评价资料

注册申请人应按照《关于发布体外诊断试剂临床试验技术指导原则的通告》（国家食品药品监督管理总局通告 2014 年第 16 号）及《体外诊断试剂注册管理办法》的要求进行人绒毛膜促性腺激素检测试剂（胶体金免疫层析法）产品临床试验。

企业按照《体外诊断试剂临床试验技术指导原则》及《体外诊断试剂注册管理办法》的要求进行临床试验时，应注意以下要求：

1. 研究方法

一般选择与已上市的同类产品进行临床研究。对比产品应选择境内已批准上市、临床普遍认为质量较好的同类产品，证明本品与已上市产品等效或优于已上市产品。研究对象应包括两组，一组是用对比试剂确定为阳性的异常组，另一组是用对比试剂确定为阴性的对照组。

2. 临床研究单位的选择

2.1 第二类产品注册申请人应当选定不少于 2 家（含 2 家）取得资质的临床试验机构，按照有关规定开展临床试验。临床试验样品的生产应当符合医疗器械质量管理体系的相关要求。

2.2 临床试验机构应获得国家食品药品监督管理总局资质认可。

2.3 不同的临床单位原则上应使用同一批试剂进行临床试验，以便对数据进行科学客观的统计分析。

2.4 在整个实验中，考核试剂、对比试剂、确认试验方法都应处于有效的质量控制下，同时按照试剂说明书的要求，定期对试验所涉及的仪器进行校准，以最大限度保证试验数据的准确性及可重复性。

2.5 临床单位应有能力提供临床评价所需的各类样本。

3. 临床试验方案

临床试验实施前，研究人员应从流行病学、统计学、临床医学、检验医学等多方面考虑，设计科学合理的临床研究方案。临床研究方案应符合伦理学的相关要求。试验方案中应确定严格的病例纳入/排除标准，任何已经入选的病例再被排除出临床研究都应记录在案并明确说明原因。各研究单位选用的对比试剂应完全一致，以便进行合理的统计学分析。另外，考核试剂的样本类型不应超越对比试剂对样本类型的检测要求，如果选择了对比试剂适用样本类型以外的样本，则应采用其他方式进行验证。

各临床研究机构的方案设置应一致，且保证在整个临床试验过程中遵循预定的方案实施，不可随意改动。整个试验过程应在临床研究机构的实验室内并由本实验室的技术人员操作完成，申报单位的技术人员除进行必要的技术指导外，不得随意干涉实验进程，尤其是数据收集过程。

由消费者个人自行使用的体外诊断试剂，在临床试验时，应当包含无医学背景的消费者对产品说明书认知能力的评价。

4. 研究对象的选择

4.1 临床试验样本量的确定：注册申请人（简称申请人）/临床研究者应根据产品临床使用目的，与该产品相关疾病的临床发生率确定临床研究的样本量。在符合指导原则有关最低样本量要求的前提下，还应符合统计学要求。

4.1.1 临床试验的总样本数至少为 200 例。

4.1.2 应考虑样本量的分布。样本量的选择应符合统计学及相关指导原则的要求。

4.1.3 入选样本应包含阳性、阴性样本，样本数目应尽可能均匀分布，尽可能收集/获取临界值的样本，并考虑弱阳性样本，阳性样本不少于总样本的 30%。

4.2 应明确临床样本的采集要求。

4.2.1 尽可能采用新鲜样品，避免贮存。

4.2.2 对检测结果有明显干扰作用的样本，如乳糜尿、血尿、胆红素阳性或浑浊的尿液样本尽量避免使用。

4.3 试验方案中应确定严格的病例或样本纳入/排除标准，任何已经入选的病例或样本再被排除出临床研究都应

记录在案并明确说明原因。

4.4 如样本之间具有可比性，应完成一个样本类型不少于 200 例的临床研究，不少于 100 例同一受试者不同样本类型之间的比较，待测物浓度和量值范围要求同上。

5. 统计学分析

应分析考核试剂的建议删除阳性预期值、阴性预期值、阳性符合率、阴性符合率、总体符合率、考核试剂和对比试剂的一致性（如 kappa 值）。

6. 结果差异样本的验证

在数据收集过程中，对两种试剂检测结果不一致的样本，应采用临床上普遍认为质量较好的第三种同类试剂进行复核，同时结合患者的临床病情对差异原因及可能结果进行分析。

7. 临床试验总结报告撰写

根据《体外诊断试剂临床试验技术指导原则》的要求，临床试验报告应该对试验的整体设计及各个关键点给予清晰、完整的阐述，应该对整个临床试验实施过程、结果分析、结论等进行条理分明的描述，并应包括必要的基础数据和统计分析方法。建议在临床总结报告中对以下内容进行详述。

7.1 临床试验总体设计及方案描述

7.1.1 临床试验的整体管理情况、临床研究单位选择、临床主要研究人员简介等基本情况介绍。

7.1.2 病例纳入/排除标准、不同年龄段人群的预期选择例数及标准。

7.1.3 样本类型，样本的收集、处理及保存等。

7.1.4 统计学方法、统计软件、评价统计结果的标准。

7.2 具体的临床试验情况

7.2.1 申报试剂和对比试剂的名称、批号、有效期等信息。

7.2.2 对各研究单位的病例数、年龄分布情况进行总合，建议以列表或图示方式给出具体例数及百分比。

7.2.3 质量控制，试验人员培训、质控品检测情况，对检测质控品测量值的抽查结果评估。

7.2.4 具体试验过程，样本检测、数据收集、样本长期保存、结果不一致样本的校验等。

7.3 统计学分析

7.3.1 数据预处理、差异数据的重新检测或第三方验证以及是否纳入最终数据统计、对异常值或缺失值的处理、研究过程中是否涉及对方案的修改。

7.3.2 定性结果的一致性分析

阳性符合率、阴性符合率、总体符合率，以交叉表的形式总结两种试剂的定性检测结果，对定性结果进行四格表卡方或 kappa 检验以验证两种试剂定性结果的一致性。

7.4 讨论和结论

对总体结果进行总结性描述并简要分析试验结果，对本次临床研究有无特别说明，最后得出临床试验结论。

（八）产品风险分析资料

主要参考 YY/T0316—2008《医疗器械 风险管理对医疗器械的应用》。风险管理活动要贯穿产品设计、生产、上市后使用及产品处理的整个生命周期。要体现注册申请人风险管理活动计划的完整性，尤其上市管理的风险分析与评价过程。对于上市前风险管理中尚未认知的风险，应在上市后开展信息收集，一旦发现异常及时进行风险评价，采取控制措施，更新风险管理文件。

人绒毛膜促性腺激素检测试剂（胶体金免疫层析法）风险分析应参考 YY/T0316—2008 行业标准相关要求，逐一进行回答，也可以用列表的方式列示。剩余风险分析时，一定要逐一采取风险控制措施后，是否会引入或造成更大的风险，只有新引入风险能转化为可接受风险，方能认为风险受控。人绒毛膜促性腺激素检测试剂（胶体金免疫层析法）必须进行风险与收益分析，收益大于风险时方可接受。

提供人绒毛膜促性腺激素检测试剂（胶体金免疫层析法）产品上市前风险管理报告，此报告旨在说明并承诺：

—风险管理计划已被正确地实施。

—综合剩余风险是可接受的。

—已有恰当方法获得与注册申请人申报的人绒毛膜促性腺激素检测试剂（胶体金免疫层析法）产品相关和出厂后流通与临床应用的信息。

应随风险管理报告一并附上包括风险分析、风险评价、风险控制概述管理资料。至少应包括：

—产品安全特征清单；

—产品可预见危害及分析清单（说明危害、可预见事件序列、危害处境和可能发生的损害之间的关系）；

—风险评价、风险控制措施以及剩余风险评价汇报表。

对于风险分析和管理概述，应包括一份风险总结，以

及如何将风险控制在可接受程度的内容。从生物学危害、化学危害、操作危害、信息危害和功能失效危害等方面，对产品进行全面分析并阐述相应的防范措施。

1. 风险分析方法

1.1 在对风险的判定及分析中，要考虑合理的可预见的情况，包括：正常使用条件下和非正常使用条件下。

1.2 风险判定及分析应包括：对于患者的危害、对于操作者的危害和对于环境的危害。

1.3 风险形成的初始原因应包括：人为因素，产品结构的危害，原材料危害，综合危害，环境条件。

1.4 风险判定及分析考虑的问题包括：人绒毛膜促性腺激素检测试剂（胶体金免疫层析法）原材料生物学危害；产品质量是否会导致使用中出现不正常结果；操作信息，包括警示性语言、注意事项以及使用方法的准确性；使用过程可能存在的危害等。

2. 风险分析清单

人绒毛膜促性腺激素检测试剂（胶体金免疫层析法）产品的风险管理报告应符合 YY/T 0316—2008 的有关要求，审查要点包括：

2.1 产品定性定量分析是否准确（依据 YY/T 0316—2008 附录 C）；

2.2 危害分析是否全面（依据 YY/T 0316—2008 附录 H）；

2.3 风险可接收准则，降低风险的措施及采取措施后风险的可接收程度，是否有新的风险产生。

根据 YY/T 0316—2008 附录 H 对该产品已知或可预见的风险进行判定，人绒毛膜促性腺激素检测试剂（胶体金免疫层析法）产品在进行风险分析时至少应包括对以下主要危害的风险分析，企业还应根据自身产品特点确定其他危害。针对产品的各项风险，企业应采取应对措施，确保风险降到可接受的程度（表1）。

表1　产品的主要危害（举例）

危害类型	可预见的事件及事件序列	危害处境	产生的后果或损坏	采取的措施
生物学危害	生物污染	产品中污染有病原微生物	微生物污染可引起产品的严重检测错误	对生产过程中的过滤、分装等环节进行严格控制，严格按照各工序标准操作规程进行操作
	由于废物和（或）医疗器械处置的污染	不正确的废物处理	有可能造成污染环境	严格按照使用说明书中的规定进行操作
	不能保持卫生安全性	不正当的操作	有可能造成污染环境	严格按照各工序标准操作规程进行操作
化学危害	毒性	皮肤直接接触产品	导致操作人员中毒	严格按照各工序标准操作规程及使用说明书中的规定进行操作
	降解	不正当的操作	降解可导致产品检测灵敏度降低	严格按照各工序标准操作规程进行操作

续表

危害类型	可预见的事件及事件序列	危害处境	产生的后果或损坏	采取的措施
操作危害	不适当的标记	操作人员的错误操作	可引起检测错误	严格按照使用说明书中的规定进行操作
	不适当的操作说明	说明书的不精确描述	可引起检测错误	严格按照使用说明书中的规定进行操作
	由不熟练、未经培训的人员使用	操作人员的错误操作	可引起检测错误	严格按照使用说明书中的规定进行操作
	对一次性使用医疗器械很可能再次使用的危害警告不适当	说明书的不精确描述	可引起检测错误	完善说明书中使用说明
	错误或判断错误	操作人员的错误操作	可引起检测错误	严格按照使用说明书中的规定进行操作
信息危害	失误和认知检索错误	操作人员的错误操作	可引起检测错误	严格按照使用说明书中的规定进行操作
	疏忽和出错	操作人员的错误操作	可引起检测错误	严格按照使用说明书中的规定进行操作
	违反或缩减说明书、程序等	操作人员的错误操作	可引起检测错误	严格按照使用说明书中的规定进行操作
	对医疗器械寿命中止缺少适当的决定	说明书的不精确描述	可引起检测错误	完善说明书中使用说明
功能性失效的危害	不适当的包装	操作人员的错误操作	造成产品降解、污染，使产品性能降低	严格按照使用说明书中的规定进行操作
	再次使用和（或）不适当的再次使用	说明书的不精确的描述	可引起检测错误	严格按照使用说明书中的规定进行操作
	由重复使用造成的功能恶化	保存条件的不当或操作人员的错误操作	使产品性能降低	严格按照使用说明书中的规定进行操作

由于人绒毛膜促性腺激素检测试剂（胶体金免疫层析法）的功能和结构的差异，本章给出的风险要素及其示例是常见的而不是全部的。上述部分只是风险管理过程的组成部分，不是风险管理的全部。注册申请人应按照 YY/T 0316—2008 中规定的过程和方法，在产品整个生命周期内建立、形成文件和保持一个持续的过程，用以判定与医疗器械有关的危害、估计和评价相关的风险、控制这些风险并监视上述控制的有效性，以充分保证产品的安全和有效。

（九）产品技术要求

拟定产品技术要求应符合《体外诊断试剂注册管理办法》、《关于公布体外诊断试剂注册申报资料要求和批准证明文件格式的公告》（国家食品药品监督管理总局公告 2014 年第 44 号）的相关规定以及《医疗器械产品技术要求编写指导原则》（国家食品药品监督管理总局通告 2014 年第 9 号）的相关规定。

下面就目前与人绒毛膜促性腺激素检测试剂（胶体金免疫层析法）相关的常用文件和主要性能指标等相关内容做简要叙述：

1. 产品适用的相关文件（表2）：

表2 产品适用的相关标准

GB/T191—2008	《包装储运图示标志》
GB/T 2828.1—2012	《计数抽样检验程序 第 1 部分：按接收质量限（AQL）检索的逐批检验抽样计划》
YY/T0316—2008	《医疗器械 风险管理对医疗器械的应用》
YY/T 1164—2009	《人绒毛膜促性腺激素（HCG）检测试纸（胶体金免疫层析法）》

注：以上标准使用最新版本。

上述标准包括了注册产品技术要求和其他相关材料中经常涉及到的标准，制造商应关注上述国家标准和行业标准的有效性。有的企业还会根据产品的特点引用一些行业外的标准和一些较为特殊的标准。

2. 主要技术指标

本章列举的基本技术指标为典型人绒毛膜促性腺激素

检测试剂（胶体金免疫层析法）指标，企业可参考相应的标准，根据企业自身产品的技术特点和用途制定相应的性能指标。并将拟申报产品的主要原材料、生产工艺及半成品检定等内容作为附录附于技术要求正文后。技术要求应包括但不限于以下内容：

2.1 物理性状

2.1.1 外观

检测 HCG 试纸应整洁完整、无毛刺、无破损、无污染；材料附着牢固。

2.1.2 宽度

检测 HCG 试纸的宽度应≥2.5mm。

2.1.3 移行速度

液体移行速度应不低于 10mm/min。

2.2 最低检测限

用 HCG 标准品进行检测，应不高于 25mIU/ml。

2.3 特异性

2.3.1 阴性特异性：分别用含 500mIU/ml 人促黄体生成素（hLH）、1000mIU/ml 人卵泡刺激素（hFSH）和 1000μIU/ml 人促甲状腺素（hTSH）的 0mIU/ml 人绒毛膜促性腺激素（HCG）液进行检测，结果应均为阴性。

2.3.2 阳性特异性：分别用含 500mIU/ml hLH、1000mIU/ml hFSH 和 1000μIU/ml hTSH 的 25mIU/ml HCG 液中进行检测，结果应均为阳性。

2.4 重复性

取同一批号的 HCG 试纸 10 支，以浓度为 25mIU/ml 的 HCG 液测定，反应结果应一致，显色度均一。

2.5 稳定性

将 HCG 试纸在 37℃放置 21 天后，分别检测 2.1～2.4 项，结果应符合各项目的要求。

注：如能提供到效期产品，宜对到效期产品检测 2.1～2.4 项，结果应符合各项目的要求。

2.6 批间差

取三个批号的 HCG 试纸，对重复性进行检测，三个批号测试条的结果都应符合 2.4 的要求。

（十）注册检验报告

根据《体外诊断试剂注册申报资料要求和批准证明文件格式》要求，注册检验报告及产品技术要求预评价意见应由具有相应医疗器械检验资质和承检范围的医疗器械检验机构出具。在注册检测时应采用相应的国家参考品进行。

（十一）产品说明书

说明书承载了产品预期用途、标本采集及处理、实验方法、检测结果解释以及注意事项等重要信息，是指导实验室工作人员正确操作、临床医生针对检验结果给出合理医学解释的重要依据，因此，产品说明书是体外诊断试剂注册申报最重要的文件之一。产品说明书的格式应符合《关于发布体外诊断试剂说明书编写指导原则的通告》（国家食品药品监督管理总局通告 2014 年第 17 号）的要求，

境外试剂的中文说明书除格式要求外，其内容应尽量保持与原文说明书的一致性，翻译力求准确且符合中文表达习惯。产品说明书的所有内容均应与注册申请人提交的注册申报资料中的相关研究结果保持一致，如某些内容引用自参考文献，则应以规范格式对此内容进行标注，并单独注明文献的相关信息。

结合《体外诊断试剂说明书编写指导原则》的要求，下面对人绒毛膜促性腺激素检测试剂（胶体金免疫层析法）说明书的重点内容进行详细说明，以指导注册申报人员更合理地完成说明书编制。

1.【产品名称】

1.1 试剂（盒）名称由三部分组成。被测物质的名称、用途、方法或者原理。如：人绒毛膜促性腺激素检测试剂（胶体金免疫层析法）。

1.2 英文名称。

2.【预期用途】应至少包括以下几部分内容：

2.1 运用双抗体夹心免疫胶体金层析技术实现对人尿液中人绒毛膜促性腺激素体外定性检测，不可用于滋养细胞肿瘤的检测。

2.2 与预期用途相关的临床适应证背景情况，说明相关的临床或实验室诊断方法等。

3.【检验原理】

应结合产品主要成分详细说明检验原理、方法，必要时可采用图示方法描述。

举例如下：

人绒毛膜促性腺激素检测试剂（胶体金免疫层析法）采用免疫胶体金层析检测技术（胶体金是利用氯金酸还原法制备出来的微颗粒，在一定条件下将抗体偶联在金颗粒上。检测时通过粒子上的抗原－抗体反应进行特异性识别）检测人尿液中的人绒毛膜促性腺激素（HCG）含量。产品检测线包被 HCG 单抗/多抗，质控线包被羊抗鼠抗体（不限于此宿主类型），胶体金结合垫中含有配对的 HCG 抗体标记的胶体金颗粒。

检测时当样本中存在人绒毛膜促性腺激素时，先与金标抗体反应，形成抗原－金标抗体复合物，依靠层析作用在纤维膜上移动，运行至检测线时，遇到包被抗体形成抗体－抗原－金标抗体复合物，并在检测线上出现一条红色色带（图3）。

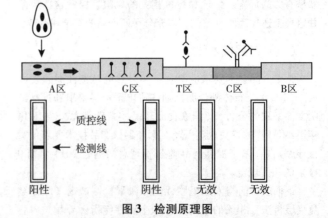

图 3　检测原理图

4. 【主要组成成分】

4.1 说明试剂包含组成、数量等信息。

4.2 建议对所包被抗体的相关信息进行简单介绍。

5. 【储存条件及有效期】

对试剂盒的效期稳定性、开封稳定性、运输稳定性等信息做详细介绍。并对开封后未使用产品允许暴露于空气中的温度、湿度及期限等条件予以明确。

6. 【样本要求】重点明确以下内容：

6.1 样本是否受临床症状、用药情况等因素的影响。

6.2 建议采用新鲜晨尿。

6.3 如不能采用新鲜样本应注明样本保存条件及期限。

7. 【检验方法】详细说明试验操作的各个步骤

7.1 实验环境：温、湿度条件要求。

7.2 试剂使用方法、注意事项，试剂条/卡/笔开封后注意事项等。

7.3 明确样本加样时间、观察时间及加样方法。

8. 【检验结果的解释】

可结合图示方法说明阴性、阳性及无效结果的判读示例。

9. 【检验方法局限性】至少应包括以下内容：

9.1 本试剂的检测结果仅供参考，不得作为临床诊治的唯一依据，对患者的临床管理应结合其症状/体征、病史、其他实验室检查及治疗反应等情况综合考虑。

9.2 受检测试剂方法学的限制，实验人员应对阴性结果给予更多的关注，需结合其他检测结果综合判断，建议对有疑问的阴性结果可采用其他方法进行复核。

9.3 有关假阴性结果的可能性分析。

9.4 对检测结果为弱阳性的情况进行提示，建议采用其他方法学对血液样本进行检测。

10. 【产品性能指标】详述以下性能指标：

10.1 对相应国家参考品检测的符合情况。

10.2 最低检测限：说明试剂的最低检出浓度并简单介绍最低检测限的确定方法。

10.3 重复性：对同一批次的检测试剂进行重复检测的检测结果。

10.4 批间差：对三个批次的检测试剂进行重复检测的检测结果。

10.5 分析特异性

10.5.1 交叉反应：易产生交叉反应物质的情况。

10.5.2 干扰物质：样本中常见干扰物质对检测结果的影响，如乳糜尿、血尿、胆红素阳性、浑浊的尿液。

10.5.3 药物影响：使用相关药物对人绒毛膜促性腺激素检测结果的影响，如未进行相关研究也应提供相关警示说明。

10.6 钩状（Hook）效应：出现钩状效应时的抗原最低浓度或经验证的未出现钩状效应的最高浓度值。

11. 【注意事项】应至少包括以下内容：

11.1 妊娠性滋养细胞疾病因尿中 HCG 含量较高，可能

会出现假阴性结果。

11.2 更年期病人尿液中存在 HCG 交叉反应物质，可引起假阳性结果。

11.3 如使用冰箱中冷藏保存的检测试剂建议检测前应从冰箱内取出，放置到室温再打开使用，否则会影响检测结果。

11.4 应明确试纸条/卡/笔插入尿液中的深度不可超过标志线，并明确浸入时间，说明取出试纸条后应平放，以避免吸入过量的尿液，造成 HCG 抗原过剩，引起假阴性结果。

11.5 有关实验操作、样本保存及处理等其他注意事项。

11.6 对所有样本和使用后产品都应视为传染源对待。

三、审查关注点

人绒毛膜促性腺激素检测试剂（胶体金免疫层析法）根据其产品特点和生产过程，应在审评时重点把握以下内容。

1. 原材料

对人绒毛膜促性腺激素检测试剂（胶体金免疫层析法）原材料的要求会在一定程度上影响该产品安全、有效，故审查时应重点关注其原材料性能的要求，应重点审查其主要原材料的研究资料。如金标抗体、包被检测线的抗体类型（单克隆抗体/多克隆抗体）、是否规定抗体纯度与分子量、蛋白浓度、效价等原料要求，是否对生物原辅料、化学原料、硝酸纤维素膜/醋酸纤维膜、玻璃纤维膜、吸水纸的相关性能进行研究等。

2. 生产过程

应审查人绒毛膜促性腺激素检测试剂（胶体金免疫层析法）工艺流程，应重点关注该产品膜包被过程与金标过程是否严格分开，铺金后的干燥工序、划膜后的干燥工序、铺样品垫、组装、切条、内包工序是否进行湿度控制。

3. 说明书

应重点审查说明书中以下内容：

3.1 注意事项中关于警示及提示性内容。

3.2 产品性能指标是否明确最低检测线。

3.3 是否对高值样本的 Hook 效应予以解释，并采取相应措施。

4. 根据此产品的特点，如为由消费者个人自行使用的体外诊断试剂，应注意在临床试验时，应包含无医学背景的消费者对产品说明书认知能力的评价，并应对由此引发的风险进行分析与评价，以验证产品说明书的编写适用于无医学背景的消费者。

5. 临床评价资料

建议结合产品预期用途，反应原理，检验方法以及《体外诊断试剂临床试验技术指导原则》相关要求等综合审评该项内容。

四、参考文献

（一）《体外诊断试剂注册管理办法》，（国家食品药品监督管理总局局令第 5 号）

（二）《关于发布体外诊断试剂临床试验技术指导原则的通告》（国家食品药品监督管理总局通告 2014 年第 16 号）

（三）《关于发布体外诊断试剂说明书编写指导原则的通告》（国家食品药品监督管理总局通告 2014 年第 17 号）

（四）YY/T 1164—2009，人绒毛膜促性腺激素（HCG）检测试纸（胶体金免疫层析法）［s］，北京：中国标准出版社，2011

（五）传染病学［M］，彭文伟，北京：人民卫生出版社．2001

（六）临床病毒学检验［M］，刘艳芳，张勇建，苏明，北京：军事医学科学出版社．2009

（七）诊断病毒学［M］，陈敬贤，北京：人民卫生出版社．2008

（八）临床检验质量管理技术基础［M］，冯仁丰，上海：上海科学技术文献出版社．2007

（九）中国生物制品规程［M］，北京：化学工业出版社．2000

（十）Establishing the Performance Characteristics of In Vitro Diagnostic Devices for the Detection or Detection and Differentiation of Influenza Viruses，CDRH，FDA，USA，February 15，2008

（十一）In Vitro Diagnostic Devices to Detect Influenza A Viruses：Labeling and Regulatory Path，CDRH FDA，USA May 1，2007

人绒毛膜促性腺激素检测试剂（胶体金免疫层析法）注册技术审查指导原则（2016 年修订版）编写说明

一、指导原则编写目的

（一）本指导原则的编写目的是指导和规范人绒毛膜促性腺激素检测试剂（胶体金免疫层析法）产品注册申报过程中审查人员对注册材料的技术审评；同时也可指导注册申请人的产品注册申报。

（二）随着《医疗器械监督管理条例》的颁布实施，《体外诊断试剂注册管理办法》及相关配套文件的下发，原来制定的人绒毛膜促性腺激素检测试剂（胶体金免疫层析法）产品注册技术指导原则已不再符合当前法规的要求，本次依照新法规对进行修订，以适应当前法规要求。

二、指导原则编写依据

（一）《医疗器械监督管理条例》（国务院令第 650 号）

（二）《体外诊断试剂注册管理办法》（国家食品药品监督管理总局令第 5 号）

（三）《关于发布医疗器械产品技术要求编写指导原则的通告》（国家食品药品监督管理总局通告 2014 年第 9 号）

（四）《关于发布体外诊断试剂临床试验技术指导原则的通告》（国家食品药品监督管理总局通告 2014 年第 16 号）

（五）《医疗器械说明书和标签管理规定》（国家食品药品监督管理总局令第 6 号）

（六）《关于发布体外诊断试剂说明书编写指导原则的通告》（国家食品药品监督管理总局通告 2014 年第 17 号）

（七）《关于公布体外诊断试剂注册申报资料要求和批准证明文件格式的公告》（国家食品药品监督管理总局公告 2014 年第 44 号）

（八）国家食品药品监督管理部门发布的其他规范性文件

三、指导原则重点内容说明

（一）在产品名称要求中参照《体外诊断试剂分类子目录》及相关要求，规范了产品命名原则。

（二）产品主要原材料的研究资料中，简要介绍了人绒毛膜促性腺激素检测试剂（胶体金免疫层析法）主要组件的材质。

（三）产品应适用的相关文件中给出了现行有效的国家标准、行业标准（包括产品标准、基础标准）。

（四）产品的分析性能评估资料中给出了产品需要考虑的一些内容，有些需参照相关的国家标准、行业标准，有些则需要依据企业的技术能力进行研究。

（五）针对人绒毛膜促性腺激素检测试剂（胶体金免疫层析法）产品特点，在使用说明书中对产品的审查重点进行了说明，如：样本要求、检验方法的局限性、注意事项等。

四、指导原则编写单位和人员

本指导原则的编写成员由天津市医疗器械技术审评人员、天津市市场与质量监督管理委员会行政审批人员、国家食品药品监督管理局天津医疗器械质量监督检验中心专家、临床专家及相关企业技术人员共同组成。

58 促甲状腺素检测试剂注册技术审评指导原则

（促甲状腺素检测试剂注册技术审查指导原则）

本指导原则旨在指导注册申请人对促甲状腺素检测试剂注册申报资料的准备及撰写，同时也为技术审评部门审评注册申报资料提供参考。

本指导原则是对促甲状腺素检测试剂的一般要求，申请人应依据产品的具体特性确定其中内容是否适用，若不适用，需具体阐述理由及相应的科学依据，并依据产品的具体特性对注册申报资料的内容进行充实和细化。

本指导原则是供申请人和审查人员使用的指导文件，不涉及注册审批等行政事项，亦不作为法规强制执行，如有能够满足法规要求的其他方法，也可以采用，但应提供详细的研究资料和验证资料。应在遵循相关法规的前提下使用本指导原则。

本指导原则是在现行法规、标准体系及当前认知水平下制定的，随着法规、标准体系的不断完善和科学技术的不断发展，本指导原则相关内容也将适时进行调整。

一、适用范围

促甲状腺素检测试剂是指利用抗原抗体反应的免疫学方法对人血清、血浆或其他体液中的促甲状腺素（thyrotropin，thyroid stimulating hormone，TSH）进行体外定量检测的试剂。本指导原则适用于以酶标记、（电）化学发光标记、（时间分辨）荧光标记等标记方法为捕获抗体，以微孔板、管、磁颗粒、微珠和塑料珠等为载体包被抗体，定量检测 TSH 的免疫分析试剂，不适用于以胶体金标记的 TSH 试纸条、用放射性同位素标记的各类放射免疫或免疫放射检测试剂、新生儿血斑 TSH 检测试剂。

根据《体外诊断试剂注册管理办法》（国家食品药品监督管理总局令第 5 号）和《食品药品监管总局关于印发体外诊断试剂分类子目录的通知》（食药监械管〔2013〕242 号），促甲状腺素检测试剂应按照第二类医疗器械管理。本指导原则适用于进行首次注册申报和相关许可事项变更的产品。

二、注册申报材料要求

（一）综述资料

TSH 是腺垂体分泌的调节甲状腺功能的激素。人类的 TSH 为一种糖蛋白，是由垂体前叶分泌的一种糖蛋白激素，含 211 个氨基酸，糖类约占整个分子的 15%。整个分子由两条肽链——α 链和 β 链组成。分子量为 28000D。TSH 受促甲状腺激素释放激素刺激，在 24 小时均呈脉冲式分泌。

正常人 TSH 的分泌有节律性，清晨 2~4 时最高，以后渐降，至下午 6~8 时最低。失眠可增加其峰值，而睡眠则降低其脉冲。不仅如此，TSH 的分泌尚有季节性变化。

TSH 使细胞呈高柱状增生，从而使腺体增大。TSH 的分泌一方面受下丘脑分泌的促甲状腺激素释放激素（TRH）的促进性影响，另一方面又受到甲状腺激素的负反馈性调节，二者互相拮抗，它们组成下丘脑 - 腺垂体 - 甲状腺轴。正常情况下，下丘脑分泌的 TRH 量，决定腺垂体甲状腺轴反馈调节的水平。TRH 分泌多，则血中甲状腺激素水平的调定点高，当血中甲状腺激素超过此调定水平时，则反馈性抑制腺垂体分泌 TSH，并降低腺垂体对 TRH 的敏感性，从而使血中甲状腺激素水平保持相对恒定。骤冷等外界刺激经中枢神经系统促进下丘脑释放 TRH，再经腺垂体甲状腺轴，提高血中甲状腺激素水平。

甲状腺功能改变时 TSH 的波动较甲状腺激素更迅速且显著，是反映下丘脑-腺垂体-甲状腺轴功能的敏感指标。临床测定 TSH 主要用于：① 诊断临床或亚临床的甲亢和甲减；② 监测原发性甲减 L-T4 替代治疗；③ 诊断甲状腺功能正常的病态综合征（euthyroid sick syndrome，ESS）；④ 诊断中枢性甲减（垂体性、下丘脑性）；⑤ 诊断不适当 TSH 分泌综合征（甲状腺激素抵抗综合征）。

综述资料主要包括产品预期用途、产品描述、有关生物安全性方面的说明、研究结果的总结评价以及同类产品在国内外上市情况介绍等内容，其中同类产品上市情况介绍部分应着重从方法学、临床应用情况、申报注册产品与目前市场上已获批准的同类产品之间的异同方面进行介绍。应符合《体外诊断试剂注册管理办法》和《关于公布体外诊断试剂注册申报资料要求和批准证明文件格式的公告》（国家食品药品监督管理总局公告 2014 年第 44 号）的相关要求。

（二）主要原材料研究资料（如需要提供）

1. 检测试剂所用抗体的制备、筛选、纯化以及鉴定等详细试验资料。如抗体为申请人自制，则应详述抗体的名称及生物学来源，申请人对该抗体技术指标的要求（如外观、纯度、蛋白浓度、效价等），且其生产工艺必须相对稳定，并对其工艺有相关的验证。同时确定该抗体作为主要原材料的依据和质量标准；如为申请人外购，则应详述其名称及生物学来源，外购方名称，提交外购方出具的抗体性能指标及检验证书，详述申请人对该抗体技术指标的要求以及申请人确定该抗体作为主要原材料的依据。供货商应相对固定，不得随意更换。

2. 其他主要原辅料的选择及验证资料，如包被板、反应缓冲液等，申请人应详述每一原辅料技术指标的要求以及确定该原辅料作为主要原辅料的依据，确定质量标准。若为外购，应提供外购方名称并提交外购方出具的检验报告。

3. 校准品、质控品（如有）的原料选择、制备、定值过程及试验资料。

4. 申请人应根据 GB/T 21415—2008/ISO 17511：2003《体外诊断医疗器械生物样品中量的测量 校准品和控制物质赋值的计量学溯源性》提供所用校准品的来源、赋值过程和相应指标，以及不确定度等内容。明确校准品的质量标准并提供校准品的溯源性文件，校准品应溯源至现行的国家参考品或国际标准品。

（三）主要生产工艺及反应体系的研究资料（如需要提供）

生产工艺主要包括：各组分制备工艺的研究，包括试剂的配方及工艺关键参数的确定依据等。反应体系主要包括：反应条件、样本用量、试剂用量等确定的依据。

1. 主要生产工艺介绍，可以流程图方式表示，并简要说明主要生产工艺的确定依据。

2. 产品反应原理介绍。

3. 抗体包被研究：申请人应考虑如包被缓冲液及添加量、浓度、时间、温度等指标对产品性能的影响，通过试验确定上述指标的最佳组合。

4. 体系反应条件确定：申请人应考虑反应模式、反应时间、反应温度、洗涤次数等条件对产品性能的影响，通过试验确定上述条件的最佳组合。

5. 体系中样本及试剂的加样方式及添加量确定：申请人应考虑样本加样方式、加样量以及试剂添加顺序、添加量对产品检测结果的影响，通过实验确定最佳的样本及试剂的添加方式和添加量。如样本需采取稀释或其他必要的方法进行处理后方可用于最终检测，申请人还应对可用于样本稀释的基质或处理方法进行研究，通过试验确定样本稀释基质或处理方法。确定反应所需其他试剂用量（标准品、标记物、底物等）的研究资料。固相载体、信号放大系统、酶作用底物等的介绍及研究资料。

6. 不同适用机型的反应条件如果有差异应分别详述。

（四）分析性能评估资料

企业应提交产品研制阶段进行的所有性能验证的研究资料，包括具体研究方法、质控标准、实验数据、统计分析等详细资料。建议选择多批产品对以下分析性能进行研究：空白限、准确性、特异性、线性、精密度（分析内、分析间、批间）等指标，具体研究方法建议参考相关的美国临床实验室标准化协会批准指南（CLSI – EP）或国内有关体外诊断产品性能评估的文件进行。

对于适用多个机型的产品，应提供产品说明书【适用仪器】项中所列的所有型号仪器的性能评估资料（主要性能）。如产品涉及不同包装规格，则需要提供每个包装规格在不同型号仪器上的评估资料；如已验证不同包装规格之间不存在性能上的差异，需要提交包装规格间不存在性能差异的说明。

1. 准确性

对准确性的评价通常采用与国家标准品（或国际标准品）的比对分析。用试剂盒缓冲体系将 TSH 国家标准品配制成与试剂盒内校准品相应的（一般不少于 5 个）浓度点，试剂盒内校准品与相应的国家标准品同时进行分析测定，每点平行测定不少于 2 次，用双对数或其他适当的数学模型拟合，计算两条剂量 – 反应曲线的斜率和效价比。要求两条剂量 – 反应曲线不显著偏离平行；以国家标准品为对照品，试剂盒内校准品的实测值与标示值的效价比应在 0.900 ~ 1.100 之间。

2. 空白限

空白限的确定常使用同批号试剂对零浓度校准品（或校准品稀释液）进行至少 20 次重复检测，以空白信号值均值加两倍标准差（$\bar{X} + 2SD$）计算浓度值报告空白限。空白限应不高于 0.10mIU/L。

注：空白限即行业标准 YY/T 1218—2013 中的最低检出限。

3. 线性范围及线性

建立试剂线性范围所用的样本基质应尽可能与临床实际检测的样本相似，理想的样本为分析物浓度接近预期测定上限的混合人血清，且应充分考虑多倍稀释对样本基质的影响。建立一种定量测定方法的线性范围时，需在预期测定范围内选择 7 ~ 11 个浓度水平。例如，将预期测定范围加宽至 130%，在此范围内选择更多的浓度水平，然后依据实验结果逐渐减少数据点直至表现出线性关系，确定线性范围。

剂量 – 反应曲线的线性可使用试剂盒校准品进行验证，用双对数或其他适当的数学模型拟合，剂量 – 反应曲线的线性相关系数 r 应不低于 0.9900。对于未配备校准品的试剂盒，取 TSH 国家标准品（或其他高浓度样品），按照试剂盒说明书声称的线性范围，配制适当的（一般不少于 5 个）浓度点，建立相应的剂量 – 反应曲线，其线性相关系数 r 应不低于 0.9900。

4. 精密度

精密度的评估应使用 2 ~ 3 个浓度水平的质控品进行测定，质控品浓度包括参考区间上下限附近的浓度值和中高浓度值。

一般包括分析内、分析间、批间精密度的评价。

（1）分析内精密度：同一批次的检测试剂对线性范围内的 2 ~ 3 个浓度的质控品进行重复检测 10 次，计算 10 次测量结果的平均值（$\bar{X}$）和标准差（SD），根据公式 $CV = SD / \bar{X} \times 100\%$ 得出变异系数，手工操作试剂盒质控品测定结果的变异系数（CV）应不大于 15.0%，全自动免疫分析系统试剂盒质控品测定结果的变异系数（CV）应不大于 8.0%。

（2）分析间精密度：同一批次的检测试剂，不少于3次的独立分析，每次重复检测线性范围内的2~3个浓度的质控品10次，计算30次测量结果的平均值（$\bar{X}$）和标准差（SD），根据公式 $CV = SD/\bar{X} \times 100\%$ 得出变异系数，变异系数（CV）应不大于20.0%。

（3）批间精密度：用不少于3个批次的检测试剂对线性范围内的2~3个浓度的质控品各重复检测10次，计算30次测量结果的平均值（$\bar{X}$）和标准差（SD），根据公式 $CV = SD/\bar{X} \times 100\%$ 得出变异系数，变异系数（CV）应不大于20.0%。

精密度的评价方法并无统一的标准可依，可根据不同的试剂特征进行，前提是必须保证研究的科学合理性。具体实验方法可以参考相关的 CLSI–EP 文件或国内有关体外诊断产品性能评估的文件进行。

5. 分析特异性

（1）交叉反应：易产生交叉反应的其他抗原、抗体等的验证情况，应至少验证与促卵泡生成素（FSH）、促黄体生成素（LH）、人绒毛膜促性腺激素（HCG）的交叉反应情况，其中 FSH 浓度不低于 200mIU/ml，LH 浓度不低于 200mIU/ml，HCG 浓度不低于 1000mIU/ml。

（2）干扰物质：样本中常见干扰物质对检测结果的影响，如高脂、黄疸、类风湿因子、嗜异性抗体等干扰因子的研究（结果应量化表示，禁用轻度、严重的模糊表述）；

6. 钩状（Hook）效应（如有）：说明不会产生 Hook 效应的浓度上限或相关研究，如需稀释，应注明对稀释液的要求、最佳或最大稀释比例。每个浓度重复3份，对钩状效应进行合理的验证。建议在产品说明书上明示对钩状效应的研究结果。

7. 抗凝剂的影响

如果试剂盒适用样本类型包括血浆样本，应采用各种适用抗凝剂抗凝的血浆样本分别与血清样本进行对比实验研究。方法为对比线性范围内的同一病人的血清和血浆样本（不同抗凝剂至少20例），应包含医学决定水平以及低值浓度样本进行检测以验证申报试剂对于血清和血浆样本检测结果的一致性。

8. 方法学比对（如有）

采用参考方法或国内外普遍认为质量较好的已上市同类试剂作为参比方法，与拟申报试剂同时检测一批病人样品，从测定结果间的差异了解拟申报试剂与参比方法间的偏倚。如偏倚很小或在允许的误差范围内，说明两检测系统对病人标本测定结果基本相符，对同一份临床样本的医学解释，拟申报试剂与参比方法相比不会产生差异结果。

在实施方法学比对前，应分别对拟申报试剂和对比试剂进行初步评估，只有在确认两者都分别符合各自相关的质量标准后方可进行比对试验。方法学比对时应注意质量控制、样本类型、浓度分布范围并对结果进行合理的统计学分析。

（五）参考区间确定资料

参考区间确定所采用的样本来源、确定方法及详细的试验资料。样本来源应考虑不同年龄、性别、生活习惯、地域等因素，尽可能考虑样本来源的多样性、代表性。建议参考 CLSI/NCCLS EP28-A3C。

（六）稳定性研究资料

稳定性研究资料主要涉及两部分内容，申报试剂的稳定性和适用样本的稳定性研究。前者主要包括实时稳定性（有效期）、运输稳定性、开瓶稳定性等研究，申请人可根据实际需要选择合理的稳定性研究方案。稳定性研究资料应包括研究方法的确定依据、具体的实施方案、详细的研究数据以及结论。对于实时稳定性研究，应提供至少三批样品在实际储存条件下保存至成品有效期后的研究资料。

后者主要包括室温保存、冷藏和冷冻条件下的有效性验证，可以在合理的温度范围内选择温度点（温度范围），每间隔一定的时间段即对储存样本进行稳定性验证，从而确认不同类型样本的保存稳定性。适于冷冻保存的样本还应对冻融次数进行评价。

试剂稳定性和样本稳定性两部分内容的研究结果应在说明书【储存条件及有效期】和【样本要求】两项中分别进行详细说明。

（七）临床评价资料

1. 临床试验研究方法

选择境内已批准上市、临床普遍认为质量较好的同类产品作为对比试剂，采用试验用体外诊断试剂（以下称考核试剂）与之进行比较研究试验，证明本产品与已上市产品等效或优于已上市产品。建议预实验选择两种对比试剂同时进行验证，考察其误差范围，选择其中一种作为正式试验的对比试剂，另一种可作为第三方试剂。尽量选择方法学相同、线性范围及精密度等性能接近的同类产品作为对比试剂。

2. 临床试验机构的选择

（1）第二类产品申请人应当选定不少于2家（含2家）有资质的临床试验机构开展临床试验。

（2）临床试验机构应有能力提供临床试验所需的各类样本，实验操作人员有足够的时间熟悉检测系统的各环节（仪器、试剂、质控及操作程序等），熟悉评价方案。在整个实验中，考核试剂和对比试剂都应处于有效的质量控制下，定期对仪器进行校准，最大限度保证试验数据的准确性及可重复性。

3. 临床试验方案

临床试验实施前，研究人员应从流行病学、统计学、临床医学、检验医学等多方面考虑，设计科学合理的临床研究方案。各临床试验机构的方案设置应基本一致，且保证在整个临床试验过程中遵循预定的方案实施，不可随意改动。整个试验过程应在临床试验机构的实验室内并由本实验室的技术人员操作完成，申报单位的技术人员除进行必要的技术指导外，不得随意干涉实验进程，尤其是数据收集过程。

试验方案中应确定严格的病例纳入/排除标准,任何已经入选的病例再被排除出临床研究都应记录在案并明确说明原因。在试验操作过程中和判定试验结果时应采用盲法及样本随机分配以保证试验结果的客观性。临床试验中所涉及的样本类型应与产品说明书一致,且每种样本类型例数的选择应符合基本的统计学要求。各临床试验机构选用的对比试剂应一致,对比试剂的适用机型应评估一致性后选用,以便进行合理的统计学分析。

4. 研究对象选择

4.1 临床试验样本量的确定:申请人或临床研究者应根据产品临床预期用途和该产品相关疾病的临床发生率确定临床试验的样本量。在符合指导原则有关最低样本要求的前提下,还应符合统计学要求。

4.1.1 对于非同源性的样本类型,每种样本类型临床试验的总样本数至少为 200 例。对于同源的不同样本类型,其中一种样本类型临床试验的样本数至少为 200 例,其他样本类型再做不少于 100 例的可比性验证,并在至少 2 家(含 2 家)临床试验机构完成。

4.1.2 应考虑样本量的分布,各临床试验机构样本量和样本分布应相对均衡。

4.2 样本浓度应覆盖考核试剂检测范围,尽可能均匀分布。尽可能使不少于 30% 样本的测定值处于参考区间以外,但在测量范围内。

4.3 建议在临床试验中选择部分含干扰物质的标本,包括高脂、溶血、黄疸的样本、类风湿因子阳性样本以及其他可能产生交叉反应的高浓度激素样本等,以从临床角度验证试剂的特异性。

5. 统计学分析

对临床试验结果的统计应选择合适的统计方法,如相关分析、线性回归、受试者工作特征(ROC)曲线分析等。对于对比实验的等效性研究,最常用是对考核试剂和对比试剂两组检测结果的相关及线性回归分析,应重点观察相关系数(r 值)或判定系数(R^2)、回归拟合方程(斜率和 y 轴截距)等指标。结合临床试验数据的正/偏态分布情况,建议统计学负责人选择合理的统计学方法进行分析,统计分析应可以证明两种方法的检测结果无明显统计学差异。

6. 结果差异样本的验证

在数据收集过程中,对于两种试剂的检测结果有明显差异的样本,应采用"金标准"或其他合理的方法进行复核,以便对临床试验结果进行分析。如无需复核,应详细说明理由。

7. 临床试验总结报告撰写

根据《关于发布体外诊断试剂临床试验技术指导原则的通告》(国家食品药品监督管理总局通告 2014 年第 16 号)的要求,临床试验报告应该对试验的整体设计及各个关键点给予清晰、完整的阐述,应该对整个临床试验实施过程、结果分析、结论等进行条理分明的描述,并应包括必要的基础数据和统计分析方法。建议在临床总结报告中对以下内容进行详述。

7.1 临床试验总体设计及方案描述

7.1.1 临床试验的整体管理情况、临床试验机构选择、主要研究人员简介等基本情况介绍;

7.1.2 病例纳入/排除标准、不同年龄段人群的预期选择例数及标准;

7.1.3 样本类型,样本的收集、处理及保存等;

7.1.4 统计学方法、统计软件、评价统计结果的标准。

7.2 具体的临床试验情况

7.2.1 考核试剂和对比试剂的名称、批号、有效期及所用机型等信息;

7.2.2 对各临床试验机构的病例数、病种分布情况进行汇总,建议以列表或图示方式给出具体例数及百分比;

7.2.3 质量控制,试验人员培训、仪器日常维护、仪器校准、质控品运行情况,对检测精密度、质控品回收(或测量值)、抽查结果评估;

7.2.4 具体试验过程,样本检测、数据收集、样本长期保存、结果不一致样本的复核等。

7.3 统计学分析

7.3.1 数据预处理、差异数据的重新检测或第三方验证以及是否纳入最终数据统计、对异常值或缺失值的处理、试验过程中是否涉及对方案的修改。

7.3.2 定量值相关性分析

用回归分析验证两种试剂结果的相关性,以 $y = a + bx$ 和 R^2 的形式给出回归分析的拟合方程,其中: y 是考核试剂结果, x 是对比试剂结果, b 是方程斜率, a 是 y 轴截距, R^2 是判定系数,同时应给出 b 的 95%(或 99%)置信区间,定量值结果应无明显统计学差异。

7.4 讨论和结论

对总体结果进行总结性描述并简要分析试验结果,对本次临床试验有无特别说明,最后得出临床试验结论。

(八)产品风险分析资料

申请人应考虑产品寿命周期的各个环节,从预期用途、可能的使用错误、与安全性有关的特征、已知及可预见的危害等方面的判定以及对患者风险的估计进行风险分析,应符合 YY/T 0316—2008/ISO 14971:2007《医疗器械 风险管理对医疗器械的应用》及附录 H 的要求。

风险分析资料应包含以下内容:

1. 概述:简要介绍风险分析资料的编制依据、适用范围、产品描述、风险管理计划及实施情况等;

2. 风险管理人员及其职责分工:明确风险管理小组成员及职责,制定风险管理流程图,明确风险管理活动的评审要求等;

3. 风险可接受准则:明确风险可接受的准则;

4. 预期用途和安全性有关特征的判定:以 YY/T 0316—2008 附录 H 为基础,判定产品预期用途和与安全性有关的特性,判定已知和可预见的危害、对患者风险的评估,并形成问题清单;

5. 风险评价、风险控制和风险控制措施:对每一判定为危害的不正确结果的风险进行评价，并制定相应的风险控制方案及措施；

6. 综合剩余风险的可接受性评价：对比采取风险控制措施前后的风险情况，对剩余风险的可接受性进行评价；

7. 风险控制措施验证：对风险控制措施的有效性进行验证分析；

8. 生产和生产后监测：对产品生产和生产后的性能进行内部和外部的监测。内部监测包括生产过程控制，外部监测包括用户投诉、不良事件、第三方性能评价等。本项内容由产品上市后补充，产品注册时提供监测信息表格的设计内容；

9. 风险管理评审结论：风险管理小组下达风险评审结论。

（九）产品技术要求

产品技术要求应符合《体外诊断试剂注册管理办法》和《关于发布医疗器械产品技术要求编写指导原则的通告》（国家食品药品监督管理总局通告 2014 年第 9 号）的相关规定。

作为定量检测试剂，TSH 产品的注册检测应主要包括以下性能指标：外观、物理检查、准确性、线性、空白限、精密度、特异性等。技术要求应不低于 YY/T 1218—2013《促甲状腺素定量标记免疫分析试剂盒》的要求。

（十）产品注册检验报告

根据《体外诊断试剂注册申报资料要求和批准证明文件格式》的要求，应提供具有相应医疗器械检验资质和承检范围的医疗器械检验机构出具的产品注册检验报告和产品技术要求预评价意见。

（十一）产品说明书

说明书承载了产品预期用途、样本要求、检验方法、检测结果的解释以及注意事项等重要信息，是指导使用者正确操作、临床医生针对检验结果给出合理医学解释的重要依据，因此，产品说明书是体外诊断试剂注册申报最重要的文件之一。产品说明书的编写应符合《关于发布体外诊断试剂说明书编写指导原则的通告》（国家食品药品监督管理总局通告 2014 年第 17 号）的要求，境外试剂的中文说明书除格式要求外，其内容应尽量保持与原文说明书的一致性，翻译力求准确且符合中文表达习惯。产品说明书的所有内容均应与申请人提交的注册申报资料中的相关研究结果保持一致，如某些内容引用自参考文献，则应以规范格式对此内容进行标注，并单独列明文献的相关信息。

根据《体外诊断试剂说明书编写指导原则》的要求并结合 TSH 本身的特点，对促甲状腺素检测试剂说明书的重点内容进行详细说明，以指导注册申报人员更合理地完成说明书编制。

1. 【预期用途】

产品的预期用途应描述为：本产品用于定量检测人血清或血浆或其他体液中的 TSH 浓度。适用的样本类型应结合实际的临床研究情况进行确认。若用于特殊受试人群的检测，如孕妇、新生儿等，应明确说明。

简要介绍促甲状腺素及其对甲状腺功能状况评价的临床意义。应当说明该试剂检测结果不得作为患者病情评价的唯一指标，必须结合患者临床表现和其他实验室检测对病情进行综合分析。

2. 【检验原理】

详细说明检验原理、方法，必要时可采用图示方法描述。

3. 【主要组成成分】

（1）说明产品包含试剂组分的名称、数量及在反应体系中的比例或浓度等信息，涉及到的英文缩写应全部以中文表述。

（2）对于多组分试剂应明确说明不同批号试剂盒中各组分是否可以互换。

（3）如试剂盒中包含耗材，应列明耗材名称、数量等信息。如塑料滴管、封板膜、自封袋等。

（4）对于产品中不包含，但对该试验必需的试剂组分，应列出此类试剂的名称、纯度，提供稀释或混合方法及其他相关信息。

（5）试剂盒中如包含校准品和/或质控品，应说明其主要组成成分及其生物学来源，应注明校准品的定值及其溯源性，质控品的靶值范围。

4. 【储存条件及有效期】

根据产品的实时稳定性、开瓶稳定性等稳定性研究结果，对产品的储存条件及有效期做以下说明：

（1）说明产品的储存条件及有效期，如：2 ~ 8℃、−18℃以下保存的有效期限，避免/禁止冷冻等。如有其他影响稳定性的条件如：光线、湿度等也必须说明。

（2）如果打开包装后产品或组分的稳定性不同于原包装产品，则打开包装后产品或组分的储存条件也必须注明。

5. 【适用仪器】

说明可适用的仪器及型号，并提供与仪器有关的信息以指导用户正确选择使用。

6. 【样本要求】重点明确以下内容：

（1）明确本产品适用的样本类型，血液样本应当说明对采血管及抗凝剂的要求，其他样本应说明样本采集、处理及保存方式。

（2）样本采集：采集时间点是否受临床症状、用药情况等因素的影响，尽量减少由于样本采集或处理不当对实验造成的影响。

（3）样本处理、运送及保存：明确样本处理方法、样本的保存条件及期限（短期、长期）等。冷藏/冷冻样本检测前是否须恢复室温，冻融次数的要求。如有需要应对高于检测范围样本的稀释方法进行规定。

7. 【检验方法】详细说明实验操作的各个步骤，包括：

（1）实验条件：实验环境的温度、湿度等注意事项，检验试剂及样本复温等要求。

（2）试剂准备及配制方法、注意事项。

（3）待测样本的预处理方法、步骤及注意事项。

（4）明确样本检测的操作步骤。

（5）校准：校准品的使用方法、注意事项、校准曲线的绘制方法。对需专用仪器的产品，应注明推荐的仪器校准周期。

（6）质量控制：质控品的使用方法、对质控结果的必要解释以及推荐的质控周期等；建议在本部分注明以下字样：如果质控结果与预期不符，提示检测结果不可靠，不应出具检测报告。如质控不合格应采取纠正措施。

（7）结果计算：说明校准曲线拟合方式及结果计算方法。

8.【参考区间】

应注明常用样本类型的正常参考区间，简单介绍设定该参考区间所选健康人群的区域特征，建议注明以下字样"由于地理、人种、性别及年龄等差异，建议各实验室建立自己的参考区间"。

9.【检验结果的解释】

对所有可能出现的结果进行合理的解释：

（1）本试剂的检测结果仅供临床参考，对患者的临床诊治应结合其症状/体征、病史、其他实验室检查及治疗反应等情况综合考虑。

（2）分析异常值出现的可能因素，明确说明对何种情况下需要进行重复检测，以及在重复检测时对待测样本可能采取的优化条件等进行详述。

（3）超出检测范围的样本怎样报告结果，如要得到准确的结果需怎样处理。

（4）由于方法学或抗体特异性等原因，使用不同生产商的试剂对同一份样本进行检测可能会得到不同的检测结果，因此，在监测过程中，用不同试剂检测所得结果不应直接相互比较，以免造成错误的医学解释；建议实验室在发给临床医生的检测报告注明所用试剂特征。系列监测中如果改变试剂类型，则应进行额外的连续性检测并与原有试剂结果进行平行比较以重新确定基线值。

10.【检验方法局限性】

（1）内源性干扰物质对检测结果的影响。

（2）嗜异性抗体或类风湿因子等对检测结果的影响。

（3）有关假性升高或降低结果的可能性分析。

（4）抗凝剂对检测结果的影响。

11.【产品性能指标】

根据产品技术要求对性能指标进行描述。

12.【注意事项】应至少包括以下内容：

（1）有关人源组分（如有）的警告，如：试剂内质控品或其他可能含有人源物质的组分，虽已经通过了 HBsAg、HIV1/2-Ab、HCV-Ab 等项目的检测，但截至目前，没有任何一项检测可以确保绝对安全，故仍应将这些组分作为潜在传染源对待。

（2）建议实验室的环境要求，如温度、湿度、电磁环境等。

（3）对所有样本和反应废弃物都视为传染源进行处理。

（4）有关实验操作、样本保存及处理等其他注意事项。

（5）仅用于体外诊断，一次性使用的提示语。

13.【标识的解释】

如有图形或符号，请解释其代表的意义。如没有，本项可以缺省。

14.【参考文献】

注明引用的参考文献，并在说明书相应内容处标注参考文献编号。参考文献的格式参考论文规范要求。

15.【基本信息】

根据《体外诊断试剂说明书编写指导原则》的要求编写。

16.【医疗器械注册证编号/产品技术要求编号】

注明该产品的注册证编号。

17.【说明书核准及修改日期】

注明该产品说明书的核准日期。如曾进行过说明书的变更申请，还应该同时注明说明书的修改日期。

三、审查关注点

技术要求中性能指标的设定及检验方法是否不低于相关行业标准的要求；技术要求的格式是否符合《医疗器械产品技术要求编写指导原则》的相关规定。

产品说明书的编写内容及格式是否符合《体外诊断试剂说明书编写指导原则》的要求，相关内容是否符合《医疗器械说明书和标签管理规定》（国家食品药品监督管理总局令第 6 号）中对说明书的要求。

分析性能评估指标及结果是否满足产品技术要求的规定；是否满足本指导原则中分析性能评估的要求。

参考区间确定使用的方法是否合理，数据统计是否符合统计学的相关要求，结论是否与说明书声称一致。

产品稳定性研究方法是否合理，稳定性结论是否与说明书声称一致。

临床试验采用的样本类型及病例是否满足产品声称的预期用途，样本量及临床试验机构的选择、对比试剂的选择、统计方法及研究结果、临床方案及报告撰写的格式等是否符合《体外诊断试剂临床试验技术指导原则》对相关内容的规定。

产品风险分析资料的撰写是否符合 YY/T 0316—2008/ISO 14971：2007《医疗器械 风险管理对医疗器械的应用》的要求。

四、名词解释

（一）准确性（accuracy）：一个测量值与可接受的参考值间的一致程度。

（二）空白限（limit of blank，LoB）：样品中以一定概率可被声明与零有差异的被测量的最低值。本指导原则中的空白限为区别于零的不低于 95% 可信区间的最低浓度。

（三）分析特异性（analytical specificity）：测量程序只测量被测量物的能力。分析特异性用于描述检测程序在样本中有其他物质存在时只测量被测量物的能力。通常以一个被评估的潜在干扰物清单来描述，并给出在特定医学相关浓度值水平的分析干扰程度。

注：潜在干扰物包括干扰物和交叉反应物。

（四）线性（linearity）：在给定测量范围内，给出的测量结果与样品中实际存在的被测量物的值成比例的能力。线性是描述一个测量系统的测量示值或测量结果相关于样本的赋值符合直线的属性。

（五）精密度（precision）：在规定条件下，相互独立的测试结果之间的一致程度。精密度的程度是用统计学方法得到的测量不精密度的数字形式表示，如标准差（SD）和变异系数（CV）。

五、参考文献

（一）《体外诊断试剂注册管理办法》（国家食品药品监督管理总局令第5号）

（二）《关于公布体外诊断试剂注册申报资料要求和批准证明文件格式的公告》（国家食品药品监督管理总局公告2014年第44号）

（三）《关于发布体外诊断试剂临床试验技术指导原则的通告》（国家食品药品监督管理总局通告2014年第16号）

（四）《关于发布体外诊断试剂说明书编写指导原则的通告》（国家食品药品监督管理总局通告2014年第17号）

（五）《临床检验质量管理技术基础》，冯仁丰，第二版，上海科学技术文献出版社，2007年4月

促甲状腺素检测试剂注册技术审查指导原则编制说明

一、指导原则编写目的

（一）本指导原则编写的目的是用于指导和规范促甲状腺素定量检测试剂产品注册申报过程中审查人员对注册材料的技术审评；同时也可指导注册申请人的产品注册申报。

（二）本指导原则旨在让初次接触该类产品的注册审查人员对产品机理、结构、主要性能、预期用途等各个方面有所了解，同时让技术审查人员在产品注册技术审评时把握基本的尺度，对产品安全性、有效性作出系统评价。

（三）本指导原则中的促甲状腺素检测试剂是指利用化学发光法、酶联免疫法、时间分辨法等基于抗原抗体反应原理的免疫学方法对人血清、血浆或其他体液中的促甲状腺素进行体外定量分析的试剂。

二、指导原则编写依据

（一）《医疗器械监督管理条例》（国务院令第650号）

（二）《体外诊断试剂注册管理办法》（国家食品药品监督管理总局令第5号）

（三）《医疗器械说明书和标签管理规定》（国家食品药品监督管理总局令第6号）

（四）《关于发布医疗器械产品技术要求编写指导原则的通告》（国家食品药品监督管理总局通告2014年第9号）

（五）《关于发布体外诊断试剂临床试验技术指导原则的通告》（国家食品药品监督管理总局通告2014年第16号）

（六）《关于体外诊断试剂说明书编写指导原则的通告》（国家食品药品监督管理总局通告2014年第17号）

（七）国家食品药品监督管理部门发布的其他规范性文件

三、指导原则中部分内容编写考虑

（一）指导原则主要根据体外诊断试剂产品注册申报资料的要求，借鉴国家食品药品监督管理部门已发布的相关产品注册技术指导原则的体例进行编写，以便于注册技术审评人员理解。

（二）本指导原则适用范围与行业标准YY/T 1218—2013《促甲状腺素定量标记免疫分析试剂盒》一致。由于新生儿血斑TSH检测试剂，与本指导原则所述检测试剂的适用人群及检测方法差异较大，因此未包含在本指导原则中。

（三）本指导原则明确了产品应适用的现行有效的国家标准、行业标准。

（四）产品风险管理的要求以《医疗器械 风险管理对医疗器械的应用》（YY/T 0316—2008）为依据。

（五）因本产品未在国家食品药品监督管理总局发布的免于进行临床试验的医疗器械目录中，产品的临床评价资料依据《体外诊断试剂临床试验技术指导原则》编写了对临床试验的要求，未编写对临床评价的要求。

（六）依据《体外诊断试剂说明书编写指导原则》编写了说明书的要求，标签样稿按照《体外诊断试剂注册申报资料要求和批准证明文件格式》的要求执行，本指导原则未再重述。

（七）根据《体外诊断试剂说明书编写指导原则》对产品名称的要求及调研过程中的修改意见，本指导原则的名称由"促甲状腺素定量检测试剂产品注册技术指导原则"修改为"促甲状腺素检测试剂产品注册技术指导原则"。

四、指导原则编写单位和人员

编写单位：河南省食品药品监督管理局。

编写小组成员：河南省食品药品监督管理局医疗器械产品行政审批人员、注册技术审评人员、器械检验人员、专业厂家代表、临床专家共同组成。

59 促黄体生成素检测试剂（胶体金免疫层析法）注册技术审评指导原则

[促黄体生成素检测试剂（胶体金免疫层析法）注册技术审查指导原则]

本指导原则的编写目的是指导和规范促黄体生成素检测试剂（胶体金免疫层析法）产品注册申报过程中审查人员对注册资料的技术审评，同时也可指导申请人的产品注册申报。

本指导原则是对促黄体生成素检测试剂（胶体金免疫层析法）的一般要求，申请人应依据产品的具体特性确定其中内容是否适用，若不适用，需具体阐述理由及相应的科学依据，并依据产品的具体特性对注册申报资料的内容进行充实和细化。

本指导原则是供申请人和审查人员使用的指导文件，不涉及注册审批等行政事项，亦不作为法规强制执行，如有能够满足法规要求的其他方法，也可以采用，但应提供详细的研究资料和验证资料。应在遵循相关法规的前提下使用本指导原则。

本指导原则是在现行法规、标准体系及当前认知水平下制定的，随着法规、标准体系的不断完善和科学技术的不断发展，本指导原则相关内容也将适时进行调整。

一、适用范围

本指导原则适用于采用双抗体夹心胶体金免疫层析技术原理对人体尿液中促黄体生成素进行定性或半定量体外检测的产品。

根据《体外诊断试剂注册管理办法》（国家食品药品监督管理总局令第 5 号）、《食品药品监管总局关于印发体外诊断试剂分类子目录的通知》（食药监械管〔2013〕242号），促黄体生成素检测试剂（胶体金免疫层析法）属于二类医疗器械，分类代码为6840。

二、注册申报资料要求

（一）综述资料

促黄体生成素（luteinizing hormone）是促性腺激素的一种糖蛋白激素，简称促黄体生成素，亦称间质细胞激素（ICSH）。是由脑垂体前叶嗜碱性细胞分泌的一种大分子糖蛋白，由 α 和 β 两个亚基非共轭结合形成，其中 β 亚基具有决定其分子特异性的构型特征，可以识别适当的靶组织，并与特定的受体结合，进而发挥其生理功能，主要作用是刺激卵巢内成熟卵子的释放。正常女性体内保持有微量的促黄体生成素，在月经中期促黄体生成素激素的分泌量快速增加，形成一个"促黄体生成素峰"，并在此后

24～60 小时内刺激卵巢内成熟卵的释放。因此，"促黄体生成素峰"前后 1～3 天内妇女最易受孕。

1. 预期用途：通过定性或半定量检测女性尿液中促黄体生成素的水平，以预测排卵时间，用于指导育龄女性选择最佳受孕时机或指导安全期避孕。

2. 产品描述

2.1 产品原理：本试剂运用双抗体夹心胶体金免疫层析技术定性或半定量检测人体尿液中的促黄体生成素。检测时，当待测样本中的促黄体生成素浓度等于或高于临界值时，将与胶体金标记的抗 β - 促黄体生成素单克隆抗体反应形成复合物，在层析作用下反应复合物沿着硝酸纤维素膜向前移动，被硝酸纤维素膜上检测区（T）预先包被的抗 α - 促黄体生成素单克隆抗体捕获，最终在检测区（T）有红色条带出现即为阳性，提示"促黄体生成素峰"出现。当待测样本中促黄体生成素浓度低于临界值时，在检测区（T）形成一条颜色浅于质控区（C）的红色反应线或无红色反应线出现，此时检测结果为阴性，表示非"促黄体生成素峰"。无论待测样本中是否含有促黄体生成素，质控区（C）都会形成一条肉眼可见的红色反应线，这是判断样本量是否足够、层析过程是否正常的标准，同时也作为本试剂的内控。

胶体金法半定量试剂的显示指示系统则是在此基础上，对结果判断的方法有所不同。半定量试剂主要是通过样本检测线的实际色度与试剂盒配套的标准检测线色度卡进行色度对比，记录相应的色度数值，绘制促黄体生成素曲线，从而得到使用者自己的"促黄体生成素峰"值。

2.2 主要原材料及来源：应明确产品主要原材料（如所用抗体，硝酸纤维素膜）的生产厂家和纯度级别。

2.3 工艺流程：生产企业应详细明确产品的生产工艺流程，明确工艺流程中的关键工艺、特殊过程，明确需在洁净环境中生产的工艺以及对应的环境级别。

3. 有关生物安全性的说明：人源性材料须对有关传染病（HIV、HBV、HCV、TP 等）病原体检测予以说明，并提供相关的证明文件。其他动物源及微生物来源的材料，应当提供相应的说明文件，证明其在产品运输、使用过程中对使用者和环境是安全的，并对上述原材料所采用的灭活等试验方法予以说明。

4. 有关产品主要研究结果的总结和评价：总结主要原材料研究、主要生产工艺及反应体系的研究、分析性能的评估及产品稳定性研究等验证的情况。

5. 同类产品上市情况介绍。

包括同类产品在国内外批准上市的情况。相关产品所

采用的技术方法及临床应用情况，申请注册产品与国内外同类产品的异同等。对于新研制的体外诊断试剂产品，需要提供被测物与预期适用的临床适应证之间关系的文献资料。

（二）主要原材料的研究资料（如需提供）

1. 试剂所用抗体的制备、筛选、纯化以及鉴定等详细试验资料。如抗体为申请人自制，其工艺必须相对稳定，应详述抗体的名称及生物学来源，申请人对该抗体技术指标的要求（如外观、纯度、蛋白浓度、效价等），确定该抗体作为主要原材料的依据；若购买，其供应商要求相对固定，不能随意变更供应商，如果供应商有变更，应依据国家相关法规的要求进行变更申请；应详述抗体的名称及生物学来源，外购方名称，提交外购方出具的抗体性能指标及检验证书，详述申请人对该抗体技术指标的要求以及申请人确定该抗体作为主要原材料的依据。

2. 其他主要原辅料的选择及验证资料，如硝酸纤维素膜/醋酸纤维膜、胶体金、反应缓冲液、在生产过程中作为蛋白保护剂用途的一类生物原料（如：牛血清白蛋白等），申请人应详述每一原辅料技术指标的要求以及确定该原辅料作为主要原辅料的依据。若为外购，应详述每一原辅料的外购方名称并提交外购方出具的每一原辅料性能指标及检验证书。应参照《金标类检测试剂注册技术审查指导原则》（食药监办械函〔2013〕3号）原材料质量控制的内容进行相关研究。

3. 企业内部参考品的原料选择、制备、定值过程及试验资料。

（三）主要生产工艺及反应体系的研究资料（如需提供）

1. 主要生产工艺介绍，可用流程图方式表示，并简要说明主要生产工艺的确定依据。企业应采用经过验证，能够保证产品质量的生产工艺。

2. 产品基本反应原理介绍。

3. 抗体包被工艺研究，申请人应考虑如包被液量、浓度、时间等指标对产品性能的影响，通过试验确定上述指标的最佳组合。

4. 实验体系反应条件确定：申请人应考虑反应时间、反应温度、膜孔径大小（或移行速度）等条件对产品性能的影响，通过试验确定上述条件的最佳组合。

5. 体系中反应时间的确定：申请人应考虑产品加样端浸入样本液时间、样本加样后观察时间对产品检测结果的影响，通过实验确定最佳的加样时间、观察时间。

6. 半定量产品可包括比色卡的相关生产内容。

（四）分析性能评估资料

企业应提交在产品研制阶段对试剂进行的所有性能验证的研究资料，包括具体研究方法、内控标准、试验数据、统计分析等详细资料。对于促黄体生成素检测试剂，建议着重对以下性能进行分析研究。

1. 定性产品

1.1 临界值的确定

用空白对照液和含有 10mIU/ml、25mIU/ml、50mIU/ml 促黄体生成素标准品的样品液分别测定同批号试纸，每个浓度测定 3 条，结果显示临界值应为 25mIU/ml。

1.2 分析特异性

1.2.1 交叉反应

用于促黄体生成素定性检测试剂交叉反应验证的激素种类及浓度主要考虑为：200mIU/ml 的促卵泡激素（FSH）标准品样品液和 250μIU/ml 的促甲状腺素（TSH）标准品样品液。

1.2.2 干扰物质

潜在的干扰物质主要包括：乳糜尿、血尿、胆红素阳性、浑浊的尿液以及相关药物。

1.3 阳性/阴性参考品

企业内部阳性/阴性参考品应可溯源到国家标准品。

1.4. 钩状（Hook）效应

目前，促黄体生成素检测试剂大多采用夹心法的原理检测样本，考虑到方法学的缺陷，有必要对钩状（Hook）效应进行考虑，如图1所示。

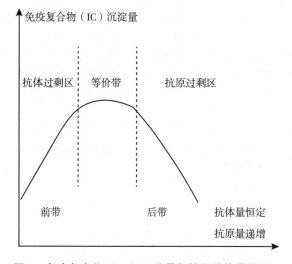

图1　免疫复合物（IC）沉淀量与抗原抗体量的关系

建议采用高浓度的促黄体生成素抗原参考品进行梯度稀释后由低浓度至高浓度开始检测，每个梯度的抗原稀释液重复 3~5 份，将显色深度随浓度升高反而变浅时的浓度作为出现钩状效应时促黄体生成素抗原的最低浓度，建议产品说明书上明示出现钩状效应时促黄体生成素抗原的最低浓度。

1.5 重复性

建议选取包括临界值在内的多个浓度样品进行多次检测，不同浓度样本的检测结果应一致，显色度应均一。在分析试剂重复性时，不应使用强阳性样品或明显阴性的样品，否则无法客观地评价其检测效果。

1.6 批间差

建议选取临界值附近的样品，用三个批号的促黄体生成成素检测试剂，每个批号抽取相同数量，按照说明书步骤操作，对重复性进行检测，三个批号的检测结果应一致，显色度均一。

1.7 人抗鼠抗体（HAMA）效应

如果用到的抗体来源为鼠抗，则应考虑人抗鼠抗体（HAMA）效应。鼠源性单抗对人体具有异种蛋白的免疫原性，在人体内半衰期较短，多次使用可引起人抗鼠抗体（HAMA）的产生，从而使其应用受到限制。

注：可参考文件 EP7－A2《临床生化干扰测试》。

1.8 校准品溯源及质控品赋值（如涉及）

校准品、质控品应提供详细的量值溯源资料，包括定值试验资料和溯源性文件等。应参照 GB/T 21415—2008《体外诊断医疗器械 生物样品中量的测量 校准品和控制物质赋值的计量学溯源性》的要求，提供企业（工作）校准品及试剂盒配套校准品定值及不确定度计算记录，提供质控品赋值及其靶值范围确定的记录。

1.9 其他需要注意的问题

如注册申请中包括不同适用机型，需要提交在不同机型上进行上述项目评估的试验资料及总结。

如注册申请中包含不同的包装规格，需要对不同包装规格之间的差异进行分析或验证。如不同的包装规格产品间存在性能差异，需要提交采用每个包装规格产品进行的上述项目评估的试验资料及总结。如不同包装规格之间不存在性能差异，需要提交包装规格之间不存在性能差异的详细说明，具体说明不同包装规格之间的差别及可能产生的影响。

2. 半定量产品

建议申报产品至少具备以下性能指标，具体指标要求及实验方法则由申报单位根据自己产品的特性制定及验证。

2.1 准确度。

2.2 最低检出量。

2.3 重复性。

2.4 批间差。

2.5 特异性（应包括尿液的本底影响）。

2.6 校准品溯源及质控品赋值（如涉及）。

校准品、质控品应提供详细的量值溯源资料，包括定值试验资料和溯源性文件等。半定量产品所用到的标准比色卡，应提供相应的溯源性资料。

2.7 其他需要注意的问题

（五）阳性判断值或参考区间确定资料

应当详细说明阳性判断值确定的方法或依据，说明确定阳性判断值所采用的样本来源，并提供阳性判断值确定的详细试验资料及总结。半定量产品则应根据医学上促黄体生成素的不同分泌期分别进行参考区间的研究。

应明确研究采用的样本来源、详细的试验资料、统计方法等。参考值范围可参考公认的权威资料/临床比对试剂，但应当进行验证。验证样本数量应不低于 120 例。不同样本类型（随机尿、晨尿等）应分别进行研究。

研究结论应与产品说明书【参考区间】的相应描述保持一致。

（六）稳定性研究资料

稳定性研究资料主要涉及两部分内容：考核试剂的稳定性和适用样本的稳定性研究。前者主要包括实时稳定性、高温加速破坏稳定性、运输稳定性及开封稳定性（如涉及）等研究，样本稳定性则应考虑尿液标本的受影响因素，如收集尿液的时间、方法、类型（随机尿、晨尿等）、不同促黄体生成素的分泌期、饮水等诸多影响因素。申请人可根据自身产品的实际情况需要选择合理的稳定性研究方案并进行验证。稳定性研究资料应包括研究方法的确定依据、具体的实施方案、详细的研究数据以及结论。对于实时稳定性研究，应提供至少三批成品在实际储存条件下保存至成品有效期后的研究资料。

（七）临床评价资料

临床评价资料应符合《关于发布体外诊断试剂临床试验技术指导原则的通告》（国家食品药品监督管理总局通告 2014 年第 16 号）要求，同时研究资料的形式应符合《体外诊断试剂注册管理办法》（国家食品药品监督管理总局令第 5 号）和《关于公布体外诊断试剂注册申报资料要求和批准证明文件格式的公告》（国家食品药品监督管理总局公告 2014 年第 44 号）临床研究资料有关的规定。下面仅对临床试验中的基本问题进行阐述。

1. 研究方法

选择境内已批准上市的性能不低于考核试剂、预期用途一致的同类产品作为对比试剂，与之进行对比试验研究，证明考核试剂与已上市产品等效。

2. 临床研究单位的选择

2.1 第二类产品申请人应当选定不少于 2 家（含 2 家）临床试验机构，按照有关规定开展临床试验。

2.2 临床试验样品的生产应当符合医疗器械质量管理体系的相关要求。

3. 临床试验方案

临床试验实施前，研究人员应从流行病学、统计学、临床医学、检验医学等多方面考虑，设计科学合理的临床研究方案。临床研究方案应符合伦理学的相关要求。各研究单位选用的对比试剂应一致，以便进行合理的统计学分析。另外，考核试剂的样本类型不应超越对比试剂对样本类型的检测要求，如果选择了对比试剂适用样本类型以外的样本，则应采用其他方式进行验证。

各临床研究机构的方案设置应一致，且保证在整个临床试验过程中遵循预定的方案实施，不可随意改动。

4. 研究对象的选择

4.1 临床试验样本量的确定：申请人/临床研究者应根据产品临床使用目的，与该产品相关病的临床发生率确定临床研究的样本量。在符合指导原则有关最低样本量要求的前提下，还应符合统计学要求。

4.1.1 临床试验的总样本数至少为 200 例。

4.1.2 应考虑样本量的分布。样本量的选择应符合统计学及相关指导原则的要求。半定量产品所选样本则应在促黄体生成素医学不同分泌期内均匀分布。

4.1.3 入选样本应包含阳性、阴性样本，样本应尽可能均匀分布，尽可能收集/获取临界值的样本，并考虑弱阳性样本。其中，不低于 25mIU/ml 的样本应不少于总样本的 30%。

4.2 应明确临床样本的采集要求。

4.2.1 尽可能采用新鲜样品，避免贮存。

4.2.2 明确具体的收集样本的方法、时间等要求。

4.2.3 对检测结果有明显干扰作用的样本，如乳糜尿、血尿、胆红素阳性或浑浊的尿液样本尽量避免使用。

4.3 试验方案中应确定病例或样本纳入/排除标准，已经入选的病例或样本再被排除出临床研究都应记录在案并明确说明原因。

4.4 变更事项相关的临床试验：涉及产品检测条件优化、增加与原样本类型具有可比性的其他样本类型等变更事项，产品临床试验总样本数至少为 100 例，并在至少 2 家（含 2 家）临床试验机构开展临床试验；变更抗原、抗体等主要原材料的供应商、阳性判断值或参考区间的变化及增加临床适应证等变更事项，应根据产品具体变更情况，酌情增加临床试验总样本数。

5. 统计学分析

建议统计学负责人选择合理的统计学方法进行分析，统计分析应可以证明两种试剂的检测结果无统计学差异，即考核试剂与对比试剂基本等效。

5.1 定性试剂

应分析考核试剂的阳性符合率、阴性符合率、总体符合率、考核试剂和对比试剂的一致性（如 kappa 值）以验证两种试剂定性结果的一致性。

5.2 半定量试剂

应分析考核试剂的阳性符合率、阴性符合率、总体符合率，并按照促黄体生成素不同的分泌期对样本的检测结果分别进行汇总，采用合理的统计方法对其进行分析，以验证考核试剂与对比试剂整体检测不同分泌期促黄体生成素样本时结果的等效性（如 R×C 卡方分析）。

6. 结果差异样本的验证

在数据收集过程中，对两种试剂检测结果不一致的样本，应采用"金标准"或其他合理的方法进行复核，以便对临床试验结果进行分析。如无需复核，应详细说明理由。同时结合患者的临床病情对差异原因及可能结果进行分析。

（八）产品风险分析资料

对体外诊断试剂产品生命周期的各个环节，从预期用途、可能的使用错误、与安全性有关的特征、已知和可预见的危害等方面的判定以及对患者风险的估计进行风险分析、风险评价和相应的风险控制基础上，形成风险管理报告。应当符合相关行业标准的要求。主要参考 YY/T 0316—2016《医疗器械 风险管理对医疗器械的应用》。风险管理活动要贯穿产品设计、生产、上市后使用及产品处理的整个生命周期。要体现申请人风险管理活动计划的完整性，尤其上市管理的风险分析与评价过程。对于上市前风险管理中尚未认知的风险，应在上市后开展信息收集，一旦发现异常及时进行风险评价，采取控制措施，更新风险管理文件。

（九）产品技术要求

申请人应当在原材料质量和生产工艺稳定的前提下，根据申请人产品研制、前期临床评价等结果，依据国家标准、行业标准及有关文献，按照《关于发布医疗器械产品技术要求编写指导原则的通告》（国家食品药品监督管理总局通告 2014 年第 9 号）的有关要求，编写产品技术要求，内容主要包含产品性能指标和检验方法。

下面就目前与促黄体生成素检测试剂（胶体金免疫层析法）相关的常用文件和主要性能指标等相关内容做简要叙述。

1. 产品适用的相关文件：

GB/T 18990—2008《促黄体生成素检测试纸（胶体金免疫层析法）》

注：以上标准使用最新版本。

注册申请人应关注相关国家标准和行业标准的有效性。申请人亦可根据自身产品的特点补充引用其他标准。

2. 主要技术指标

本章列举了促黄体生成素检测试剂（胶体金免疫层析法）的基本技术指标，企业可参考相应的标准，根据企业自身产品的技术特点和用途制定相应的性能指标。技术要求应包括但不限于以下内容：

2.1 定性产品

2.1.1 物理性状

a. 外观

应整洁完整、无毛刺、无破损、无污染；材料附着牢固。

b. 宽度

宽度应≥2.5mm。

c. 移行速度

液体移行速度应不低于 10mm/min。

2.1.2 临界值

用空白对照液和含有 10mIU/ml、25mIU/ml、50mIU/ml 促黄体生成素标准品的样品液分别测定同批号试纸，每个浓度测定 3 条，结果显示临界值应为 25mIU/ml。

注：该产品有国家标准品，应使用国家标准品。

2.1.3 特异性

a. 与促卵泡激素（hFSH）的交叉反应

检测浓度为 200mIU/ml 的 FSH 标准品样本液，结果应均为阴性。

b. 与促甲状腺激素（hTSH）的交叉反应

检测浓度为 250μIU/ml 的 TSH 标准品样本液，结果应均为阴性。

2.1.4 重复性

用浓度依次为 10mIU/ml、25mIU/ml 和 50mIU/ml 的促黄体生成素样品液，分别测定同批号试纸，每个浓度测定 10 次，每个浓度的反应结果应一致，显色应均一。

2.1.5 稳定性

在 37℃放置 20 天后，分别检测 2.1～2.4 项，结果应符合各项目的要求。

2.1.6 批间差

取三个批号的促黄体生成素试纸，检测浓度为 25mIU/ml 的促黄体生成素样品液，反应结果应一致，显色应均一。

2.2 半定量产品

建议申报产品的性能应不低于以下指标及实验方法，具体要求及方法由申报单位根据自身产品的特性制定及验证。

2.2.1 物理性状

a. 外观

应整洁完整、无毛刺、无破损、无污染；材料附着牢固。

b. 宽度

宽度应≥2.5mm。

c. 移行速度

液体移行速度应不低于 10mm/min。

2.2.2 准确性

可参照 YY/T 0478—2011《尿液分析试纸条》中"准确度"的描述：检测结果与国家标准品复溶后配置的各浓度相差同向应不超过一个量级，不得出现反向相差。阳性参考溶液不得出现阴性结果，阴性参考溶液不得出现阳性结果。

用最低检出量样本作为阳性参考液，促黄体生成素 0mIU/ml 作为阴性参考液。

具体要求及方法由申报单位根据自身产品的特性制定及验证，且标准比色卡应具有明确的溯源性。

注：该产品有国家标准品，应使用国家标准品。

2.2.3 最低检出量

应符合生产企业声称的要求，但不得高于 25mIU/ml。

2.2.4 重复性

随机抽取同批试剂 10 份，检测至少三个浓度水平的促黄体生成素重复性参考品，检测线显色应均与对应浓度色标颜色深度一致，显色度均一。

2.2.5 批间精密度

随机抽取三批试剂，选取医学决定水平处浓度的促黄体生成素重复性参考品进行检测，重复检测 10 次，检测线显色应均与对应浓度色标颜色深度一致，显色度均一。

（十）注册检验报告

根据《关于公布体外诊断试剂注册申报资料要求和批准证明文件格式的公告》（国家食品药品监督管理总局公告 2014 年第 44 号）要求，注册检验报告及产品技术要求预评价意见应由具有相应医疗器械检验资质和承检范围的医疗器械检验机构出具。该产品有国家标准品，应当使用国家标准品进行注册检验，并符合相关要求。

（十一）产品说明书

说明书承载了产品预期用途、标本采集及处理、实验方法、检测结果解释以及注意事项等重要信息，是指导实验室工作人员正确操作、临床医生针对检验结果给出合理医学解释的重要依据。因此，产品说明书是体外诊断试剂注册申报最重要的文件之一。

结合《关于发布体外诊断试剂说明书编写指导原则的通告》（国家食品药品监督管理总局通告 2014 年第 17 号）的要求，下面对促黄体生成素检测试剂（胶体金免疫层析法）说明书的重点内容进行详细说明。

1.【产品名称】

1.1 试剂名称由三部分组成。被测物质的名称、用途、方法或者原理。如：促黄体生成素检测试剂（胶体金免疫层析法）。

1.2 英文名称：英文名称应当正确、完整，不宜只写缩写。

2.【包装规格】

2.1 应注明可测试的样本数或装量：如 1 条/袋（为最典型的包装规格）；10 条/盒。

2.2 应与产品技术要求包装规格一致；

2.3 如不同型号产品的包装规格不同，应分别进行描述。

3.【预期用途】

应至少包括以下几部分内容：

3.1 第一段内容详细说明产品的预期用途，如定性或半定量检测等，样本类型和被测物等，具体表述形式根据产品特点做适当调整。如：用于体外定性或半定量检测女性尿液中的促黄体生成素水平。

3.2 第二段内容说明与预期用途相关的临床适应证及背景情况，说明相关的临床或实验室诊断方法等。

4.【检验原理】

应结合产品主要成分详细说明检验原理、方法，必要时可采用图示方法描述。

5.【主要组成成分】

5.1 说明试剂包含组成、数量等信息。

5.2 建议对所包被抗体的相关信息进行简单介绍。

5.3 如试剂中包含耗材，应列明耗材名称、数量等信息。如尿杯、自封袋等。

6.【储存条件及有效期】

对试剂盒的效期稳定性、开封稳定性、运输稳定性等信息做详细介绍。并对开封后未使用产品允许暴露于空气中的温度、湿度及期限等条件予以明确。

7.【样本要求】

重点明确以下内容：

7.1 重点明确以下内容：样本类型、处理、保存期限及保存条件（短期、长期），运输条件等。冷藏/冷冻样本检测前是否须恢复室温，可冻融次数。特殊体液标本还应详细描述对采集条件、保存液、容器等可能影响检测结果的要求。应对已知的干扰物进行说明，同时列出干扰物的具体浓度。

7.2 样本是否受留样时间、临床症状、用药情况等因素的影响，如：① 采集尿样前 2 小时应避免大量喝水及其他水分摄入以免影响"促黄体生成素峰"值的检测。② 建议收集尿液的时间是×××。

7.3 如不能采用新鲜样本应注明样本保存条件及期限。

7.4 当促黄体生成素浓度超过一定浓度时，可能发生钩状效应，若样本稀释后可再测，应明确具体稀释方法和比例。

申报单位应根据自身产品的特点研究制定样本要求，并对各项要求进行分析验证。

8.【检验方法】

详细说明试验操作的各个步骤

8.1 实验环境：温、湿度条件要求。

8.2 试剂使用方法、注意事项，试剂条/卡/笔开封后注意事项等。

8.3 明确样本加样时间、观察时间及加样方法。

8.4 为了更准确地找到使用者个人的"促黄体生成素"峰值，建议说明检测频率。如：开始检测时，每天应至少检测 1 次。

8.5 对于半定量产品，应明确说明上样量，以保证半定量结果的准确性。

9.【检验结果的解释】

9.1 可结合图示方法说明无效、阴性及阳性结果的判读示例。说明在何种情况下应对样本进行重复测试，以及在重复测试时需要采取的样本处理方式。

9.2 针对半定量产品，建议有促黄体生成素波动曲线图的绘制的说明。

如：使用者根据生产商提供的标准比色卡，将试纸每天测到的数据在实际检测图上相应的位置描点，其中横轴为测定次数，纵轴为促黄体生成素数值（测定结果），依顺序将位置点连起来，就得到一张促黄体生成素波动曲线图。从曲线图上可以清楚地了解促黄体生成素的峰形图。

10.【检验方法局限性】

至少应包括以下内容：

10.1 应明确标注，该检测方法只能用于尿液中促黄体生成素水平的监测，不能用于排卵的诊断和筛查，亦不能用于其他与激素分泌紊乱有关的促黄体生成素检测。

10.2 测试样本不新鲜、不洁净或有杂质等均会干扰测试，产生错误结果。尿液收集装置不洁净或操作不当也会产生错误结果。明确干扰物质及浓度范围对检测结果的影响，申请人可根据自身情况对特殊干扰物进行说明，并注明可接受的最高限值。

10.3 本试剂无论为定性或半定量，均不能确定样本的促黄体生成素准确含量，精确定量应使用其他方法。

11.【产品性能指标】

详述该产品重要的性能指标。

12.【注意事项】

应至少包括以下内容：

12.1 本试剂仅供体外检测人体尿液。

12.2 本试剂为一次性使用体外诊断试剂，请在有效期内使用，切勿重复使用。

12.3 服用避孕药会影响测试结果，应在停药三个月后再使用本品。

12.4 质控区（C）无红色反应线出现，测试结果无效，需用新的试剂重测。

12.5 铝箔复合包装袋里有干燥剂，不得内服。

12.6 本产品为体外诊断试剂，最终的确诊应由医生综合各检测指标及临床症状后作出。

12.7 在同一个检测周期中建议使用同一批号试纸进行检测。

12.8 对所有样本和使用后产品都应视为传染源对待。

12.9 其他需要说明的注意事项。

三、审查关注点

（一）关注产品预期用途有关的描述是否与临床研究结论一致。临床研究用对比试剂和第三方确认试剂的预期用途应与申请产品预期用途一致。申报样本类型应在临床研究中进行验证。

（二）审查产品技术要求时应注意产品应符合现行有效的国家标准、行业标准等的相关规定。

（三）说明书中预期用途、储存条件及有效期、检验方法、阳性判断值或参考区间、产品性能指标、检验方法的局限性等描述应分别与临床研究资料、稳定性研究资料、主要生产工艺和反应体系研究资料、参考区间研究资料、分析性能评估资料的研究结论相一致。

（四）技术要求的设定及注册检验是否使用国家标准品。

四、编写单位

广东省食品药品监督管理局审评认证中心。

60 C-肽测定试剂注册技术审评指导原则

（C-肽测定试剂注册技术审查指导原则）

本指导原则旨在指导注册申请人对 C-肽测定试剂注册申报资料的准备及撰写，同时也为技术审评部门审评注册申报资料提供参考。

本指导原则是对 C-肽测定试剂的一般要求，申请人应依据产品的具体特性确定其中内容是否适用，若不适用，需具体阐述理由及相应的科学依据，并依据产品的具体特性对注册申报资料的内容进行充实和细化。

本指导原则是供申请人和审查人员使用的指导文件，不涉及注册审批等行政事项，亦不作为法规强制执行，如有能够满足法规要求的其他方法，也可以采用，但应提供详细的研究资料和验证资料。应在遵循相关法规的前提下使用本指导原则。

本指导原则是在现行法规、标准体系及当前认知水平下制定的，随着法规、标准体系的不断完善和科学技术的不断发展，本指导原则相关内容也将适时进行调整。

一、适用范围

C-肽测定试剂是指利用抗原抗体反应的免疫学方法对人血清、血浆或其他体液中的 C-肽（C-peptide）进行体外定量检测的试剂。本指导原则适用于以酶标记、（电）化学发光标记、（时间分辨）荧光标记等标记方法标记抗体，以微孔板、管、磁颗粒、微珠和塑料珠等为载体包被抗体，定量检测 C-肽的免疫分析试剂，不适用于以胶体金或其他方法标记的定性或半定量测定的 C-肽试剂、用放射性同位素标记的各类放射免疫或免疫放射测定试剂。

根据《体外诊断试剂注册管理办法》（国家食品药品监督管理总局令第 5 号）和《食品药品监管总局关于印发体外诊断试剂分类子目录的通知》（食药监械管〔2013〕242号），C-肽测定试剂的管理类别为二类，分类代码为 6840。本指导原则适用于进行首次注册申报和相关许可事项变更的产品。

二、注册申报资料要求

（一）综述资料

C-肽（C-peptide）又称连接肽，是胰岛 β 细胞的分泌产物，它与胰岛素有一个共同的前体—胰岛素原。一个分子的胰岛素原经酶切后，裂解成一个分子的胰岛素和一个分子的 C-肽。正常情况下，人胰岛细胞主要分泌产生并释放到血液中的是胰岛素，在产生胰岛素的一系列的过程中，胰岛细胞首先合成胰岛素原。胰岛素原是一条很长的蛋白质链，胰岛素原在酶的作用下被分解为三段，前后两段又重新连接，成为有 A 链和 B 链组成的胰岛素，中间一段独立出来，称为 C-肽。C-肽是由 31 个氨基酸组成的连接肽，分子量约 3021 道尔顿。

C-肽本身无生物活性，由于胰岛素和 C-肽是以等摩尔浓度分泌的，进入血液后，大部分胰岛素经肝脏被灭活，而 C-肽被肝脏摄取很少，加上 C-肽降解速度比胰岛素慢，所以血液中 C-肽浓度比胰岛素高，一般在 5 倍以上，故 C-肽更能准确反映胰岛 β 细胞的功能。因此测定血液中 C-肽水平可作为胰岛 β 细胞分泌功能的重要指标，特别对用外源性胰岛素治疗的糖尿病人更需要测定其 C-肽，因胰岛素制剂中不含 C-肽，不影响患者血液中 C-肽的水平。

C-肽水平测定可应用于糖尿病分型及了解糖尿病患者胰岛 β 细胞的功能。无论 1 型或 2 型糖尿病患者，初病时都应通过检测 C-肽或胰岛素水平以判断胰岛 β 细胞功能。由于外周血中 C-肽被肝细胞摄取少，更能反映胰岛 β 细胞分泌时浓度，加之其基础清除率稳定，不受多种因素影响，故 C-肽释放试验曲线下面积优于胰岛素释放试验，更能代表胰岛 β 细胞功能。另外，对于应用外源性胰岛素的测定，由于 C-肽与胰岛素抗体无交叉反应，不受胰岛素抗体干扰，外源性胰岛素又不含 C-肽，故 C-肽测定显得更为重要，对了解胰岛 β 细胞功能情况、指导治疗有积极作用。

综述资料主要包括产品预期用途、产品描述、有关生物安全性方面的说明、研究结果的总结评价以及同类产品在国内外上市情况介绍等内容，其中同类产品上市情况介绍部分应着重从方法学、临床应用情况、申报注册产品与目前市场上已获批准的同类产品之间的异同方面进行介绍。应符合《体外诊断试剂注册管理办法》（国家食品药品监督管理总局令第 5 号）和《关于公布体外诊断试剂注册申报资料要求和批准证明文件格式的公告》（国家食品药品监督管理总局公告 2014 年第 44 号）的相关要求。

（二）主要原材料研究资料（如需提供）

1. 测定试剂所用抗体的制备、筛选、纯化以及鉴定等详细试验资料。如抗体为申请人自制，则应详述抗体的名称及生物学来源，申请人对该抗体技术指标的要求（如外观、纯度、蛋白浓度、效价等），且其生产工艺必须相对稳定，并对其工艺有相关的验证。同时确定该抗体作为主要原材料的依据和质量标准；如为申请人外购，则应详述其名称及生物学来源，外购方名称，提交外购方出具的抗体性能指标及检验证书，详述申请人对该抗体技术指标的要求以及申请人确定该抗体作为主要原材料的依据。

2. 校准品、质控品（如有）的原料选择、制备、定值过程及试验资料。

3. 申请人应根据 GB/T 21415—2008/ISO 17511：2003《体外诊断医疗器械生物样品中量的测量 校准品和控制物质赋值的计量学溯源性》提供所用校准品的来源、赋值过程和相应指标，以及不确定度等内容。明确校准品的质量标准并提供校准品的溯源性文件，校准品应溯源至现行的国家标准品或国际标准品。

（三）主要生产工艺及反应体系的研究资料（如需提供）

生产工艺主要包括：各组分制备工艺的研究，包括试剂的配方及工艺关键参数的确定依据等。反应体系主要包括：反应条件、样本用量、试剂用量等确定的依据。

1. 主要生产工艺介绍，可以流程图方式表示，并简要说明主要生产工艺的确定依据。

2. 产品反应原理介绍。

3. 抗体包被工艺研究：申请人应考虑如包被缓冲液及添加量、浓度、时间、温度等指标对产品性能的影响，通过试验确定上述指标的最佳组合。

4. 体系反应条件确定：申请人应考虑反应模式、反应时间、反应温度、洗涤次数等条件对产品性能的影响，通过试验确定上述条件的最佳组合。

5. 体系中样本及试剂的加样方式及添加量确定：申请人应考虑样本加样方式、加样量以及试剂添加顺序、添加量对产品检测结果的影响，通过实验确定最佳的样本及试剂的添加方式和添加量。如样本需采取稀释或其他必要的方法进行处理后方可用于最终检测，申请人还应对可用于样本稀释的基质或处理方法进行研究，通过试验确定样本稀释基质或处理方法。确定反应所需其他试剂用量（校准品、标记物、底物等）的研究资料。固相载体、信号放大系统、酶作用底物等的介绍及研究资料。

6. 样本类型的研究（如适用）

如果试剂盒适用样本类型包括血浆样本，应采用各种抗凝剂抗凝的血浆样本分别与血清样本进行对比实验研究。方法为对比线性范围内的同一病人的血清和血浆样本，应包含医学决定水平以及低值浓度样本进行检测以验证申报试剂对于血清和血浆样本检测结果的一致性。如同一病人的不同抗凝剂抗凝的低值血浆样本难以获得，可采用高值血清样本分别添加到健康人的不同抗凝剂抗凝的血浆样本中进行验证。

（四）分析性能评估资料

企业应提交产品研制阶段进行的所有性能验证的研究资料，包括具体研究方法、质控标准、实验数据、统计分析等详细资料。建议选择不少于 3 批产品对以下分析性能进行研究，包括空白限、线性、准确度、精密度、特异性等指标，具体研究方法建议参考相关的美国临床实验室标准化协会批准指南（CLSI-EP）或国内有关体外诊断产品性

能评估的文件进行。

对于适用多个机型的产品，应提供产品说明书【适用仪器】项中所列的所有型号仪器的性能评估资料（主要性能）。如产品涉及不同包装规格，则需要提供每个包装规格在不同型号仪器上的评估资料；如不同包装规格之间不存在性能上的差异，需要提交包装规格间不存在性能差异的说明。

1. 准确度

对准确度的评价通常采用与参考物质（国家标准品或国际标准品）的偏差分析。将参考物质配制成指定浓度的准确度样品进行检测，计算相对偏差。

2. 空白限

空白限的确定常使用同批号试剂对零浓度校准品（或校准品稀释液）进行至少 20 次重复检测，计算所得信号值均值和标准差（SD），将（$\overline{X} + 2SD$）带入剂量—反应曲线，计算出的浓度值即为空白限。

3. 线性

建立试剂线性范围所用的样本基质应尽可能与临床实际检测的样本相似，理想的样本为分析物浓度接近预期测定上限的混合人血清，且应充分考虑多倍稀释对样本基质的影响。建立一种定量测定方法的线性范围时，需在预期测定范围内选择 7～11 个浓度水平。例如，将预期测定范围加宽至 130%，在此范围内选择更多的浓度水平，然后依据实验结果逐渐减少数据点直至表现出线性关系，确定线性范围。

剂量-反应曲线的线性可使用试剂盒校准品进行验证，用双对数或其他适当的数学模型拟合，计算剂量-反应曲线的线性相关系数 r。对于未配备校准品的试剂盒，取 C-肽国家（或国际）标准品（或其他高浓度样本），按照试剂盒说明书声称的线性范围，配制适当的（一般应不少于 5 个）浓度点，建立相应的剂量-反应曲线，计算线性相关系数 r。

也可以采用高浓度样本稀释的方法验证线性，将接近线性区间上限的高值样本按一定比例稀释为至少 5 个浓度，其中低值浓度的样本须接近线性区间的下限。将测定浓度的平均值与理论浓度或稀释比例用最小二乘法进行直线拟合，并计算线性相关系数 r。

4. 精密度

精密度的评估应使用 3 个浓度水平的质控品或样本进行测定，浓度包括参考区间附近的浓度值、中浓度值、高浓度值。

一般包括批内、批间精密度的评价。

（1）批内精密度：同一批次的测定试剂对线性范围内的 3 个浓度的质控品或样本进行重复检测 10 次，计算 10 次测量结果的平均值（$\overline{X}$）和标准差（SD），根据公式 CV = SD/$\overline{X}$ ×100% 得出变异系数。

（2）批间精密度：用不少于 3 个批次的测定试剂对线性范围内的 3 个浓度的质控品或样本各重复检测 10 次，计算 3 批测量结果的平均值（$\overline{X}$）和标准差（SD），根据公式 CV = SD/$\overline{X}$ ×100% 得出变异系数。

5. 特异性

（1）交叉反应：易产生交叉反应的其他蛋白质激素等的验证情况，应至少验证与人胰岛素原和人胰岛素样本的交叉反应情况。如无法获得单纯高浓度的人胰岛素原或人胰岛素样本，可采用纯品物质分别添加到健康人样本、参考区间附近样本、中浓度值样本中的方式进行验证。

（2）干扰物质：样本中常见干扰物质对检测结果的影响，如高脂、黄疸、类风湿因子、嗜异性抗体等干扰因子对检测结果的影响。如无法获得含有高浓度干扰物质的样本，可采用纯品物质分别添加到健康人样本、参考区间附近样本、中浓度值样本中的方式进行验证。建议将研究结果在说明书中进行说明。

6. 钩状（Hook）效应（如有）：说明不会产生 Hook 效应的浓度上限或相关研究，如需稀释，应注明对稀释液的要求、最佳或最大稀释比例。每个浓度重复 3 份，对钩状效应进行合理的验证。建议在产品说明书上明示对钩状效应的研究结果。

7. 方法学比对（如有）

采用参考方法或国内外普遍认为质量较好的已上市同类试剂作为参比方法，与拟申报试剂同时检测一批病人样品，从测定结果间的差异了解拟申报试剂与参比方法间的偏倚。如偏倚很小或在允许的误差范围内，说明两检测系统对病人标本测定结果基本相符，对同一份临床样本的医学解释，拟申报试剂与参比方法相比不会产生差异结果。

在实施方法学比对前，应分别对拟申报试剂和对比试剂进行初步评估，只有在确认两者都分别符合各自相关的质量标准后方可进行比对试验。方法学比对时应注意质量控制、样本类型、浓度分布范围对结果进行合理的统计学分析。

性能指标的评价方法并无统一的标准可依，可根据不同的试剂特征进行，前提是必须保证研究的科学合理性。具体实验方法可以参考相关的 CLSI-EP 文件或国内有关体外诊断产品性能评估的文件进行。

（五）参考区间确定资料

参考区间确定所采用的样本来源、确定方法及详细的试验资料。样本来源覆盖年龄、性别等因素，尽可能考虑样本来源的多样性、代表性。建议参考 CLSI/NCCLS EP28—A3C 进行相应研究。

（六）稳定性研究资料

稳定性研究资料主要涉及两部分内容，申报试剂的稳定性和适用样本的稳定性研究。试剂稳定性主要包括实时稳定性（有效期）、运输稳定性、开瓶稳定性等研究，申请人可根据实际需要选择合理的稳定性研究方案。稳定性研究资料应包括研究方法的确定依据、具体的实施方案、详细的研究数据以及结论。对于实时稳定性研究，应提供至少三批样品在实际储存条件下保存至成品有效期后的研究资料。

C-肽在样本中不稳定，需对样本稳定性进行研究，主要包括样本在室温、冷藏或冷冻保存条件下 C－肽含量的稳定性验证，可以在合理的温度范围内选择温度点（温度范围），每间隔一定的时间段即对储存样本进行稳定性验证，从而确定不同类型样本的保存条件及使用期限。适于冷冻保存的样本还应对冻融次数进行研究。

试剂稳定性和样本稳定性两部分内容的研究结果应在说明书【储存条件及有效期】和【样本要求】两项中分别进行详细说明。

（七）临床评价资料

1. 临床试验研究方法

选择境内已批准上市、临床普遍认为质量较好的同类产品作为对比试剂，采用试验用体外诊断试剂（以下称考核试剂）与之进行比较研究试验，证明本产品与已上市产品等效或优于已上市产品。对比试剂尽量选择方法学相同、线性范围、参考区间及精密度等性能接近的同类产品作为对比试剂。

2. 临床试验机构的选择

（1）应在至少两家经国家食品药品监督管理总局备案的临床试验机构开展临床试验。

（2）临床试验机构应有能力提供临床试验所需的各类样本，实验操作人员有足够的时间熟悉检测系统的各环节（仪器、试剂、质控及操作程序等），熟悉评价方案。在整个实验中，考核试剂和对比试剂都应处于有效的质量控制下，定期对仪器进行校准，最大限度保证试验数据的准确性及可重复性。

3. 临床试验方案

临床试验实施前，研究人员应从临床医学、检验医学、统计学等多方面考虑，设计科学合理的临床研究方案。各临床试验机构的方案设置应基本一致，且保证在整个临床试验过程中遵循预定的方案实施，不可随意改动。整个试验过程应在临床试验机构的实验室内并由本实验室的技术人员操作完成，申报单位的技术人员除进行必要的技术指导外，不得随意干涉实验进程，尤其是数据收集过程。

试验方案中应确定严格的样本纳入/排除标准，任何已经入选的样本再被排除出临床研究都应记录在案并明确说明原因。在试验操作过程中和判定试验结果时应采用盲法及样本随机分配以保证试验结果的客观性。临床试验中所涉及的样本类型应与产品说明书一致，且每种样本类型例数的选择应符合基本的统计学要求。各临床试验机构选用的对比试剂应一致，对比试剂的适用机型尽量相同，如不相同需评估不同机型间检测结果的一致性后选用，以便进行合理的统计学分析。

4. 研究对象选择

4.1 临床试验样本量的确定：在符合指导原则有关最低样本要求的前提下，还应符合统计学要求。

4.1.1 对于非同源性的样本类型，每种样本类型临床试验的总样本数至少为 200 例。对于同源的不同样本类型，其中一种样本类型临床试验的样本数至少为 200 例，其他样本类型再做不少于 100 例的可比性验证，并在至少 2 家（含 2 家）临床试验机构完成。

4.1.2 应考虑样本量的分布，各临床试验机构样本量和样本分布应相对均衡。

4.2 样本浓度应覆盖考核试剂线性范围，尽可能均匀分布。尽可能使不少于 30% 样本的测定值处于参考区间以外，但在线性范围内。

5. 统计学分析

对临床试验结果的统计应选择合适的统计方法，如相关分析、线性回归等。对于对比实验的等效性研究，最常用是对考核试剂和对比试剂两组检测结果的相关及线性回归分析，以 $y = a + bx$ 和 R^2 的形式给出回归分析的拟合方程，其中：y 是考核试剂结果，x 是对比试剂结果，b 是方程斜率，a 是 y 轴截距，R^2 是判定系数，r 是相关系数，同时应给出 b 的 95%（或 99%）置信区间。结合临床试验数据的对比情况，统计学负责人进行统计分析，应可以证明两种方法的检测结果具有较好的相关性。

6. 临床试验总结报告撰写

临床试验总结报告应对试验的整体设计及各个关键点给予清晰、完整的阐述，对整个临床试验实施过程、结果分析、结论等进行条理分明的描述，并包括必要的基础数据和统计分析方法。具体撰写内容应符合《关于发布体外诊断试剂临床试验技术指导原则的通告》（国家食品药品监督管理总局通告 2014 年第 16 号）的要求。

（八）产品风险分析资料

申请人应考虑产品寿命周期的各个环节，从预期用途、可能的使用错误、与安全性有关的特征、已知及可预见的危害等方面的判定以及对患者风险的估计进行风险分析，应符合 YY/T 0316—2016/ISO 14971：2007《医疗器械 风险管理对医疗器械的应用》及附录 H 的要求。

风险分析资料应包含以下内容：

1. 概述：简要介绍风险分析资料的编制依据、适用范围、产品描述、风险管理计划及实施情况等。

2. 风险管理人员及其职责分工：明确风险管理小组成员及职责，制定风险管理流程图，明确风险管理活动的评审要求等。

3. 风险可接受准则：明确风险可接受的准则。

4. 预期用途和安全性有关特征的判定：以 YY/T 0316—2016 附录 H 为基础，判定产品预期用途和与安全性有关的特性，判定已知和可预见的危害、对患者风险的评估，并形成问题清单。

5. 风险评价、风险控制和风险控制措施：对每一判定为危害的不正确结果的风险进行评价，并制定相应的风险控制方案及措施。

6. 综合剩余风险的可接受性评价：对比采取风险控制措施前后的风险情况，对剩余风险的可接受性进行评价。

7. 风险控制措施验证：对风险控制措施的有效性进行验证分析。

8. 生产和生产后监测：对产品生产和生产后的性能进行内部和外部的监测。内部监测包括生产过程控制，外部监测包括用户投诉、不良事件、第三方性能评价等。本项内容由产品上市后补充，产品注册时提供监测信息表格的设计内容。

9. 风险管理评审结论：风险管理小组下达风险评审结论。

（九）产品技术要求

产品技术要求应符合《体外诊断试剂注册管理办法》（国家食品药品监督管理总局令第 5 号）和《关于发布医疗器械产品技术要求编写指导原则的通告》（国家食品药品监督管理总局通告 2014 年第 9 号）的相关规定。

如果拟申报试剂已有相应的国家/行业标准发布，则产品技术要求不得低于上述标准要求。

作为定量检测试剂，产品技术要求应主要包括以下性能指标：外观、空白限、线性、准确度、精密度、特异性等。

（十）产品注册检验报告

根据《关于公布体外诊断试剂注册申报资料要求和批准证明文件格式的公告》（国家食品药品监督管理总局公告 2014 年第 44 号）的要求，应提供具有相应医疗器械检验资质和承检范围的医疗器械检验机构出具的产品注册检验报告和产品技术要求预评价意见。

（十一）产品说明书

说明书承载了产品预期用途、样本要求、检验方法、检测结果的解释以及注意事项等重要信息，是指导使用者正确操作、临床医生针对检验结果给出合理医学解释的重要依据，因此，产品说明书是体外诊断试剂注册申报最重要的文件之一。产品说明书的编写应符合《关于发布体外诊断试剂说明书编写指导原则的通告》（国家食品药品监督管理总局通告 2014 年第 17 号）的要求，境外试剂的中文说明书除格式要求外，其内容应尽量保持与原文说明书的一致性，翻译力求准确且符合中文表达习惯。产品说明书的所有内容均应与申请人提交的注册申报资料中的相关研究结果保持一致，如某些内容引用自参考文献，则应以规范格式对此内容进行标注，并单独列明文献的相关信息。

根据《关于发布体外诊断试剂说明书编写指导原则的通告》（国家食品药品监督管理总局通告 2014 年第 17 号）的要求并结合 C-肽本身的特点，对 C-肽测定试剂说明书的重点内容进行详细说明，以指导注册申报人员更合理地完成说明书编制。

1. 【预期用途】

产品的预期用途建议描述为：本产品用于定量检测人血清或血浆或其他体液中 C－肽的含量。适用的样本类型应结合实际的临床研究情况进行确认。若用于特殊受试人群的检测，应明确说明。

简要介绍 C-肽及其评价胰岛 β 细胞分泌功能的临床意义。

2.【检验原理】

详细说明检验原理、方法，必要时可采用图示方法描述。

3.【主要组成成分】

（1）说明产品包含试剂组分的名称、数量等信息，涉及的英文缩写应全部以中文表述。

（2）对于多组分试剂应明确说明不同批号试剂盒中各组分是否可以互换。

（3）如试剂盒中包含耗材，应列明耗材名称、数量等信息。如塑料滴管、封板膜、自封袋等。

（4）对于产品中不包含，但对该试验必需的试剂组分，应列出此类试剂的名称，提供稀释或混合方法及其他相关信息。

（5）试剂盒中如包含校准品和/或质控品，应说明其主要组成成分及其生物学来源，应注明校准品的定值及其溯源性，质控品的靶值范围。

4.【储存条件及有效期】

根据产品的实时稳定性、开瓶稳定性等稳定性研究结果，对产品的储存条件及有效期做以下说明：

（1）说明产品的储存条件及有效期，如：2～8℃、-18℃以下或其他温度条件保存的有效期限。

（2）如果打开包装后产品或组分的稳定性不同于原包装产品，则打开包装后产品或组分的储存条件也必须注明。

5.【适用仪器】

说明可适用的仪器及型号。如适用仪器为酶标仪则只需写明对仪器配置的要求，其他仪器则需写明厂家及型号（对于同一个注册单元的适用仪器可不写明具体型号，用系列表示）。如不同包装规格适用于不同的机型，可写明适用关系。

6.【样本要求】

重点明确以下内容：

（1）明确本产品适用的样本类型，血液样本应当说明对采血管及抗凝剂的要求，其他样本应说明样本采集、处理及保存方式。

（2）样本采集：采集时间点是否受临床症状、用药情况等因素的影响，尽量减少由于样本采集或处理不当对实验造成的影响。

（3）样本处理、运送及保存：明确样本处理方法、样本的保存条件及期限（短期、长期）等。冷藏/冷冻样本检测前是否须恢复室温，冻融次数的要求。如有需要应对高于检测范围样本的稀释方法进行规定。

7.【检验方法】

详细说明实验操作的各个步骤，包括：

（1）实验条件：实验环境的温度、湿度等注意事项，检验试剂及样本复温等要求。

（2）试剂准备及配制方法、注意事项。

（3）待测样本的预处理方法、步骤及注意事项。

（4）明确样本检测的操作步骤。

（5）校准：校准品的使用方法、注意事项、校准曲线的绘制方法。对适用于具有校准曲线保存功能检测仪器的产品，应注明校准周期。

（6）质量控制：质控品的使用方法、对质控结果的必要解释以及推荐的质控周期等；建议在本部分注明以下字样：如果质控结果与预期不符，应分析原因并采取纠正措施。

（7）结果计算：说明校准曲线拟合方式及结果计算方法。

8.【参考区间】

应注明常用样本类型的正常参考区间，简单介绍设定该参考区间所选人群的特征，建议注明以下字样"建议各实验室根据实际条件及接触人群建立自己的参考区间"。

9.【检验结果的解释】

对所有可能出现的结果进行合理的解释：

（1）本试剂的检测结果仅供临床参考，不得作为患者病情评价的唯一指标，对患者的临床诊治应结合其症状/体征、病史、其他实验室检查及治疗反应等情况综合考虑。

（2）分析异常值出现的可能因素，明确说明何种情况下需要进行重复检测，以及在重复检测时对待测样本可能采取的优化条件等进行详述。

（3）超出检测范围的样本怎样报告结果，如要得到准确的结果需怎样处理，如需稀释，应注明稀释方法、最佳或最大稀释比例等。

（4）由于方法学或抗体特异性等原因，使用不同生产商的试剂对同一份样本进行检测可能会得到不同的检测结果，因此，在监测过程中，用不同试剂检测所得结果不应直接相互比较，以免造成错误的医学解释；建议实验室在发给临床医生的检测报告注明所用试剂特征。系列监测中如果改变试剂类型，则应进行额外的连续性检测并与原有试剂结果进行平行比较以重新确定基线值。

10.【检验方法的局限性】

（1）内源性干扰物质对检测结果的影响。

（2）嗜异性抗体或类风湿因子等对检测结果的影响。

（3）有关假性升高或降低结果的可能性分析。

（4）抗凝剂对检测结果的影响（如适用）。

11.【产品性能指标】

根据产品技术要求及分析性能评估资料对性能指标进行描述。

12.【注意事项】

应至少包括以下内容：

（1）有关人源组分（如有）的警告，如：试剂内质控品或其他可能含有人源物质的组分，虽已经通过了 HBsAg、HIV1/2-Ab、HCV-Ab 等项目的检测，但截至目前，没有任何一项检测可以确保绝对安全，故仍应将这些组分作为潜在传染源对待。

（2）建议实验室的环境要求，如温度、湿度、电磁环境等。

（3）对所有样本和反应废弃物都视为传染源进行处理。

（4）有关实验操作、样本保存及处理等其他注意事项。

13.【标识的解释】

如有图形或符号，请解释其代表的意义。如没有，本项可以缺省。

14.【参考文献】

注明引用的参考文献，并在说明书相应内容处标注参考文献编号。参考文献的格式参考论文规范要求。

15.【基本信息】

根据《关于发布体外诊断试剂说明书编写指导原则的通告》（国家食品药品监督管理总局通告 2014 年第 17 号）的要求编写。

16.【医疗器械注册证编号/产品技术要求编号】

注明该产品的注册证编号/产品技术要求编号。

17.【说明书核准日期及修改日期】

注明该产品说明书的核准日期。如曾进行过说明书的变更申请，还应该同时注明说明书的修改日期。

三、审查关注点

（一）技术要求中性能指标的设定及检验方法是否符合相关行业标准的要求；技术要求的格式是否符合《关于发布医疗器械产品技术要求编写指导原则的通告》

（国家食品药品监督管理总局通告 2014 年第 9 号）的相关规定。

（二）产品说明书的编写内容及格式是否符合《关于发布体外诊断试剂说明书编写指导原则的通告》（国家食品药品监督管理总局通告 2014 年第 17 号）的要求。

（三）分析性能评估指标及结果是否满足产品技术要求的规定；是否满足本指导原则中分析性能评估的要求。

（四）参考区间确定使用的方法是否合理，数据统计是否符合统计学的相关要求，结论是否与说明书声称一致。

（五）产品稳定性研究方法是否合理，稳定性结论是否与说明书声称一致。

（六）临床试验采用的样本类型是否满足产品声称的预期用途，样本量及临床试验机构的选择、对比试剂的选择、统计方法及研究结果、临床方案及报告撰写的格式等是否符合《关于发布体外诊断试剂临床试验技术指导原则的通告》（国家食品药品监督管理总局通告 2014 年第 16 号）对相关内容的规定。

（七）产品风险分析资料的撰写是否符合 YY/T 0316—2016《医疗器械 风险管理对医疗器械的应用》的要求。

四、编写单位

河南省食品药品监督管理局。

61　胰岛素测定试剂注册技术审评指导原则

（胰岛素测定试剂注册技术审查指导原则）

本指导原则旨在指导注册申请人对胰岛素测定试剂注册申报资料的准备和撰写，同时为技术审评部门审评注册申报资料提供参考。

本指导原则是对胰岛素测定试剂的一般要求，申请人应依据产品的具体特性确定其中内容是否适用，若不适用，需详细阐述理由及相应的科学依据，并根据产品的具体特性对注册申报资料的内容进行充实和细化。

本指导原则是供申请人和审评人员使用的指导性文件，不涉及注册审批等行政事项，亦不作为法规强制执行，如有能够满足法规要求的其他方法，也可以采用，但应提供详细的研究资料和验证资料。应在遵循相关法规的前提下使用本指导原则。

本指导原则是在现行法规、标准体系以及当前认知水平下制订的，随着法规、标准体系的不断完善和科学技术的不断发展，本指导原则相关内容也将适时进行调整。

一、适用范围

胰岛素测定试剂是指利用抗原抗体反应的免疫学方法对人血清、血浆或其他体液中的胰岛素（insulin，以下简称

INS）进行体外定量检测的试剂。本指导原则适用于以酶标记、（电）化学发光标记、（时间分辨）荧光标记等标记方法标记抗体，以微孔板、管、磁颗粒、微珠和塑料珠等为载体包被抗体，定量检测人 INS 的免疫分析试剂，不适用于以胶体金或其他方法标记的定性或半定量测定的 INS 试剂、以放射性同位素标记的各类 INS 放射免疫或免疫放射测定试剂。

依据《体外诊断试剂注册管理办法》（国家食品药品监督管理总局令第 5 号）和《食品药品监管总局关于印发体外诊断试剂分类子目录的通知》（食药监械管〔2013〕242 号），INS 测定试剂是用于激素检测的试剂，管理类别为二类。本指导原则适用于进行首次注册申报和相关许可事项变更的产品。

二、注册申报资料要求

（一）综述资料

综述资料主要包括产品预期用途、产品描述、有关生物安全性方面的说明、研究结果的总结评价以及同类产品

在国内外上市情况介绍等内容,其中同类产品上市情况介绍部分应着重从方法学、临床应用情况、申报注册产品与目前市场上已获批准的同类产品之间的异同方面进行介绍。综述资料应符合《体外诊断试剂注册管理办法》(国家食品药品监督管理总局令第5号)和《关于公布体外诊断试剂注册申报资料要求和批准证明文件格式的公告》(国家食品药品监督管理总局公告2014年第44号)的相关要求。相关描述应至少包含如下内容:

1. 产品预期用途及辅助诊断的临床适应证背景情况

(1)胰岛素的生物学特征、结构、功能,在体内正常和病理状态下的代谢途径和具体存在形式等。胰岛素在正常和病理状态下的水平特点,不同类型疾病、不同人群(如有,例如年龄、性别等)的胰岛素水平差异。详细说明测定胰岛素水平对相关疾病的临床指导意义。

(2)说明哪些因素(例如饮食、药物、干扰物质等)影响胰岛素水平,对检测造成的影响。

(3)与预期用途相关的临床适应证背景情况,如临床相关疾病的发生、实验室诊断方法等。

2. 产品描述

包括产品所采用的技术原理、主要原材料的来源、质量控制及制备方法、主要生产工艺过程及关键控制点,质控品定值、校准品的制备方法及溯源情况。

3. 有关生物安全性方面的说明

4. 有关产品主要研究结果的总结和评价

5. 同类产品在国内外批准上市的情况,相关产品所采用的技术方法及临床应用情况,申请注册产品与国内外同类产品的异同等。

6. 参考文献。

(二)主要原材料的研究资料(如需提供)

1. 测定试剂所用抗体的制备、筛选、纯化以及鉴定等详细试验资料。若抗体为申请人自制,则应详述抗体的名称及生物学来源,申请人对该抗体技术指标的要求(如外观、纯度、蛋白浓度、效价等),且其生产工艺必须相对稳定,并对其工艺有相关的验证,同时确定该抗体作为主要原材料的依据和质量标准;若为申请人外购,则应详述其名称及生物学来源、克隆号(如有)、货号(如有)、外购方名称,提交外购方出具的抗体性能指标及检验证书,详述申请人对该抗体技术指标的要求以及申请人确定该抗体作为主要原材料的依据。供货商应相对固定,不得随意更换。

2. 其他主要原辅料的选择及验证资料,如包被板、反应缓冲液等。申请人应详述每一原辅料技术指标的要求并确定该原辅料作为主要原辅料的依据,确定质量标准。若为外购,应提供外购方名称并提交外购方出具的检验报告。

3. 校准品、质控品(如有)的原料选择、制备、定值过程及试验资料。申请人应根据GB/T 21415—2008/ISO 17511:2003《体外诊断医疗器械 生物样品中量的测量 校准品和控制物质赋值的计量学溯源性》提供校准品的溯源性文件,校准品应溯源至现行的国家标准品或国际标准品(如适用)。

(三)主要生产工艺及反应体系的研究资料(如需提供)

生产工艺主要指各组分制备工艺的研究,包括试剂的配方和工艺关键参数的确定依据等。反应体系主要包括样本采集及处理、样本要求、样本用量、试剂用量、反应条件等确定的依据,以及校准方法、质控方法。

1. 主要生产工艺介绍,可以流程图方式表示,并简要说明主要生产工艺的确定依据。

2. 产品反应原理介绍。

3. 样本采集及处理,样本要求:应充分考虑样本的稳定性等因素,提供样本采集处理和样本要求的最佳条件。

4. 抗体包被/标记工艺研究:申请人应考虑如包被缓冲液(类型、pH)及其添加量、抗体浓度、时间、稳定性等指标对产品性能的影响,通过试验确定上述指标的最佳组合。

5. 体系反应条件确定:申请人应考虑反应模式、反应时间、反应温度、洗涤次数等条件对产品性能的影响,通过试验确定上述条件的最佳组合。

6. 体系中样本与试剂的加样方式及其添加量确定:申请人应考虑样本加样方式、加样量以及试剂添加顺序、添加量对产品检测结果的影响,通过试验确定最佳的样本与试剂的添加方式及其添加量。若样本需采取稀释或其他必要的方法进行处理后方可用于最终检测,申请人还应对可用于样本稀释的基质或处理方法进行研究,通过试验确定样本稀释基质或处理方法。确定反应所需其他试剂用量(校准品、标记物、底物等)的研究资料。

7. 不同适用机型的反应条件如果有差异应分别详述。

(四)分析性能评估资料

企业应提交产品研制阶段进行的所有性能验证的研究资料,包括具体研究方法、质控标准、实验数据、统计分析等详细资料。建议选择不少于3批产品对分析性能指标进行研究:外观、装量(冻干组分可不包含该指标)、空白限、准确度、特异性、线性、精密度等,具体研究方法建议参考美国临床实验室标准化协会相关的批准指南(CLSI-EP)或国内有关体外诊断产品性能评估的文件。

对于适用多个机型的产品,应提供产品说明书"适用仪器"项中所列的所有型号仪器的性能评估资料(主要性能)。若产品涉及不同包装规格且不同包装规格间存在性能差异,则需要提供每个包装规格在不同型号仪器上的评估资料;如已验证不同包装规格之间不存在性能上的差异,需要提交包装规格间不存在性能差异的说明。

1. 准确度

(1)与国家标准品(或国际标准品)的比对分析

准确度的评价可采用与国家标准品(或国际标准品)的比对分析。用试剂盒缓冲体系将胰岛素国家(或国际)

标准品配制成与试剂盒校准品相应的（一般应不少于 5 个）浓度点，试剂盒校准品与相应的国家（或国际）标准品同时进行分析测定，每点平行测定不少于 2 次，用双对数或其他适当的数学模型拟合，计算两条剂量-反应曲线的斜率和效价比，两条剂量-反应曲线应不显著偏离平行（t 检验）；以国家（或国际）标准品为对照品，试剂盒内校准品的实测值与标示值的效价比应在 0.900 ~ 1.100 之间。

（2）与国家标准品（或国际标准品）的偏差分析

在试剂盒的线性范围内，配制 2 ~ 3 个不同浓度的国家标准品（或国际标准品）进行复孔检测，计算每个浓度测定值的平均值 M，根据公式：测量偏差 =（M − 理论值）/理论值 ×100%，分别计算各浓度的相对偏差，应在 ±15.0% 范围内。

（3）与企业准确度质控品的偏差分析

分析方法同（2）。

2. 空白限

空白限的确定常使用同批号试剂对零浓度校准品（或校准品稀释液）进行至少 10 次重复检测，计算所得信号值均值（$\bar{X}$）和标准差（SD），将（$\bar{X} + 2SD$）带入剂量—反应曲线，计算出的浓度值即为空白限。空白限应不高于 2.0mIU/L。

3. 线性范围与线性

建立试剂线性范围所用的样本基质应尽可能与临床实际检测的样本相似，理想的样本为分析物浓度接近预期测定上限的混合人血清，且应充分考虑多倍稀释对样本基质的影响。建立一种定量测定方法的线性范围时，需在预期测定范围内选择 7 ~ 11 个浓度水平。例如，将预期测定范围加宽至 130%，在此范围内选择更多的浓度水平，然后依据实验结果逐渐减少数据点直至表现出线性关系，确定线性范围。线性范围的下限不高于 5.0mIU/L，线性范围的上限不低于 160mIU/L。

线性可使用试剂盒校准品进行验证，用双对数或其他适当的数学模型拟合，线性相关系数 r 应不低于 0.9900。也可以取 INS 国家（或国际）标准品（或其他高浓度样品），按照试剂盒说明书声称的线性范围，配制适当的（一般应不少于 5 个）浓度点，建立相应的拟合曲线，其线性相关系数 r 应不低于 0.9900。

4. 精密度

精密度的评估应使用 2 ~ 3 个浓度水平的质控品或样本进行测定，浓度宜包括医学决定水平附近的浓度值。

一般包括分析（批）内精密度、批间精密度的评价。

（1）分析内精密度：同一批次的测定试剂对线性范围内的 2 ~ 3 个浓度的质控品或样本进行重复测定不少于 8 次，计算测量结果的平均值（$\bar{X}$）和标准差（SD），根据公式 $CV = SD/\bar{X} \times 100\%$ 得出变异系数（CV），手工操作试剂盒质控品或样本测定结果的 CV 值应不大于 15.0%，全自动免疫分析系统试剂盒质控品或样本测定结果的 CV 值应不大于 8.0%。

（2）批间精密度：用不少于 3 个批次的测定试剂对线性

性范围内 2 ~ 3 个浓度的质控品或样本进行独立分析，计算 3 批测量结果的平均值（$\bar{X}$）和标准差（SD），根据公式 $CV = SD/\bar{X} \times 100\%$ 得出变异系数（CV），CV 值应不大于 20.0%。

5. 分析特异性

（1）交叉反应：易产生交叉反应的其他蛋白质激素等的验证情况，应至少验证与胰岛素原（pro-insulin）和 C-肽（C-peptide）的交叉反应情况，其中胰岛素原浓度不低于 10ng/ml，C-肽浓度不低于 20ng/ml，在胰岛素测定试剂盒上的测定结果应不高于 3.0mIU/L。

（2）干扰物质：样本中常见干扰物质对检测结果的影响，如对高脂、黄疸、溶血、类风湿因子、嗜异性抗体等干扰因子的研究（结果应量化表示，禁用轻度、严重等模糊表述）。

6. 钩状（Hook）效应（如适用）

说明不会产生 Hook 效应的浓度上限或相关研究。每个浓度重复 3 份，对 Hook 效应进行合理的验证。建议在产品说明书上明示对 Hook 效应的研究结果。

7. 抗凝剂的影响（如适用）

如果试剂盒适用样本类型包括血浆样本，应采用各种适用抗凝剂抗凝的血浆样本分别与血清样本进行对比实验研究。方法为对比线性范围内的同一病人的血清和血浆样本（不同抗凝剂至少 20 例），应包含医学决定水平以及低值浓度样本进行检测以验证申报试剂对于血清和血浆样本检测结果的一致性。

8. 方法学比对（如适用）

采用参考方法或国内外普遍认为质量较好的已上市同类试剂作为参比，与拟申报试剂同时检测同一批样本（至少 40 例），从测定结果间的差异了解拟申报试剂与参比方法间的偏倚。如果偏倚很小或在允许的误差范围内，说明两检测系统对病人样本测定结果基本相符，拟申报试剂与参比方法相比，对同一份临床样本的医学解释不会产生差异结果。

在实施方法学比对前，应分别对拟申报试剂和对比试剂进行初步评估，只有在确认两者都分别符合各自相关的质量标准后方可进行比对试验。方法学比对时应注意质量控制、样本类型、浓度分布范围并对结果进行合理的统计学分析。

性能指标的评价方法并无统一的标准可依，可根据不同的试剂特征进行，前提是必须保证研究的科学合理性。具体实验方法可以参考相关的 CLSI-EP 文件或国内有关体外诊断产品性能评估的文件。

（五）参考区间确定资料

指参考区间确定所采用的样本来源、确定方法以及详细的试验资料。样本来源应考虑不同年龄、性别等因素。建议参考 CLSI EP28-A3C。

（六）稳定性研究资料

稳定性研究资料主要涉及两部分内容，即申报试剂的稳定性研究和适用样本的稳定性研究。前者主要包括实时稳定性（有效期）、运输稳定性、开瓶稳定性等研究，如组分为冻干粉，应有复溶稳定性研究，申请人可根据实际需要选择合理的稳定性研究方案。稳定性研究资料应包括研究方法的确定依据、具体的实施方案、详细的研究数据以及结论。对于实时稳定性研究，应提供至少 3 批样品在实际储存条件下保存至成品有效期后的研究资料。

后者主要包括室温保存、冷藏和冷冻条件下的有效性验证，可以在合理的温度范围内选择温度点（温度范围），每间隔一定的时间段即对储存样本进行稳定性验证，从而确认不同类型样本的保存稳定性。适于冷冻保存的样本还应对冻融次数进行评价。

试剂稳定性和样本稳定性两部分内容的研究结果应在说明书"储存条件及有效期"和"样本要求"两项中分别进行详细说明。

（七）临床评价资料

1. 临床试验研究方法

选择境内已批准上市、临床普遍认为质量较好的同类产品作为对比试剂，采用试验用体外诊断试剂（以下称考核试剂）与之进行比较研究试验，证明本产品与已上市产品等效。尽量选择方法学相同、线性范围和参考区间等性能接近的同类产品作为对比试剂。

2. 临床试验机构的选择

（1）应在至少两家经国家食品药品监督管理总局备案的临床试验机构开展临床试验。

（2）临床试验机构应有能力提供临床试验所需的各类样本，实验操作人员有足够的时间熟悉检测系统的各环节（仪器、试剂、质控及操作程序等），熟悉评价方案。在整个实验中，考核试剂和对比试剂都应处于有效的质量控制下，定期对仪器进行校准，最大限度保证试验数据的准确性和可重复性。

3. 临床试验方案

临床试验实施前，研究人员应从临床医学、检验医学、统计学等多方面考虑，设计科学合理的临床研究方案。各临床试验机构的方案设置应基本一致，且保证在整个临床试验过程中遵循预定的方案实施，不可随意改动。整个试验过程应在临床试验机构的实验室内并由本实验室的技术人员操作完成，申报单位的技术人员除进行必要的技术指导外，不得随意干涉实验进程，尤其是数据收集过程。

试验方案中应确定严格的病例纳入/排除标准，任何已经入选的病例再被排除出临床研究都应记录在案并明确说明原因。在试验操作过程中和判定试验结果时应采用盲法及样本随机分配以保证试验结果的客观性。临床试验中所涉及的样本类型应与产品说明书一致，且每种样本类型例数的选择应符合基本的统计学要求。各临床试验机构选用的对比试剂应一致，对比试剂适用机型的检测结果经评估如无明显差异后选用，以便进行合理的统计学分析。

4. 研究对象选择

4.1 临床试验样本量的确定：申请人或临床研究者应根据产品的临床预期用途和该产品相关疾病的临床发生率确定临床试验的样本量。在符合指导原则有关最低样本要求的前提下，还应符合统计学要求。

4.1.1 临床试验应选择具有特定症状/体征人群作为研究对象。在建立病例纳入标准时，应考虑到不同人群的差异，尽量覆盖各类适用人群。建议在临床试验中选择部分含干扰物质的标本，包括高脂、溶血、黄疸的样本、类风湿因子阳性样本以及其他可能产生交叉的样本等，以从临床角度验证试剂的特异性。在进行结果统计分析时，建议对各类人群分别进行数据统计分析。总体样本数应不少于 200 例。适用于多种样本类型的产品，若样本之间具有可比性，应完成一个样本类型不少于 200 例的临床研究，同一受试者不同样本类型之间的比较不少于 100 例，并在至少 2 家（含 2 家）临床试验机构完成。

4.1.2 应考虑样本量的分布，各临床试验机构样本量和样本分布应相对均衡。

4.2 样本浓度应覆盖考核试剂检测范围，尽可能均匀分布。尽可能使不少于 30% 样本的测定值处于参考区间以外，如果超出线性范围上限的，建议稀释后再做。

5. 统计学分析

对临床试验结果的统计应选择合适的统计方法，如相关分析、线性回归等。对于对比实验的等效性研究，最常用是对考核试剂和对比试剂两组检测结果的相关及线性回归分析，应重点观察相关系数（r 值）或判定系数（R^2）、回归拟合方程（斜率和 y 轴截距）等指标。结合临床试验数据的正/偏态分布情况，推荐统计学负责人选择线性回归分析，统计分析应可以证明两种方法的检测结果无明显统计学差异。

6. 临床试验总结报告撰写

根据《关于发布体外诊断试剂临床试验技术指导原则的通告》（国家食品药品监督管理总局通告 2014 年第 16 号）的要求，临床试验报告应该对试验的整体设计及各个关键点给予清晰、完整的阐述，应该对整个临床试验实施过程、结果分析、结论等进行条理分明的描述，并应包括必要的基础数据和统计分析方法。建议在临床总结报告中对以下内容进行详述。

6.1 临床试验总体设计及方案描述

6.1.1 临床试验的整体管理情况、临床试验机构选择、主要研究人员简介等基本情况介绍。

6.1.2 样本纳入/排除标准、不同年龄段人群的预期选择例数及标准。

6.1.3 样本类型，样本的收集、处理及保存等。

6.1.4 统计学方法、统计软件、评价统计结果的标准。

6.2 具体的临床试验情况

6.2.1 考核试剂和对比试剂的名称、批号、有效期及所用机型等信息。

6.2.2 对各临床试验机构的病例数、病种分布情况进行汇总，建议以列表或图示方式给出具体例数及百分比。

6.2.3 质量控制，试验人员培训、仪器日常维护、仪器校准、质控品运行情况，对检测精密度、质控品回收（或测量值）、抽查结果评估。

6.2.4 具体试验过程，样本检测、数据收集、样本长期保存、结果不一致样本的复核等。

6.3 统计学分析

6.3.1 数据预处理、差异数据的重新检测或第三方验证以及是否纳入最终数据统计、对异常值或缺失值的处理、试验过程中是否涉及对方案的修改。

6.3.2 定量值相关性分析

用回归分析验证两种试剂结果的相关性，以 $y = a + bx$ 和 R^2 的形式给出回归分析的拟合方程，其中 y 是考核试剂结果，x 是对比试剂结果，b 是方程斜率，a 是 y 轴截距，R^2 是判定系数，同时应给出 b 的 95%（或 99%）置信区间，定量值结果应无明显统计学差异。

6.3.3 讨论和结论

对总体结果进行总结性描述并简要分析试验结果，对本次临床试验有无特别说明，最后得出临床试验结论。

（八）产品风险分析资料

根据 YY/T 0316—2016《医疗器械 风险管理对医疗器械的应用》附录 D 对该产品已知或可预见的风险进行判定，企业还应根据自身产品特点确定其他危害。针对产品的各项风险，企业应采取应对措施，确保风险降到可接受的程度。

（九）产品技术要求

产品技术要求应符合《体外诊断试剂注册管理办法》（国家食品药品监督管理总局令第 5 号）和《关于发布医疗器械产品技术要求编写指导原则的通告》（国家食品药品监督管理总局通告 2014 年第 9 号）的相关规定。下面就技术要求中涉及的产品适用的引用文件和主要性能指标等相关内容作简要叙述。

1. 产品适用的相关标准（表 1）

表 1　产品适用的相关标准

GB/T 191—2008	《包装储运图示标志》
GB/T 21415—2008	《体外诊断医疗器械 生物样品中量的测量 校准品和控制物质赋值的计量学溯源性》
YY/T 0316—2016	《医疗器械 风险管理对医疗器械的应用》
YY/T 0466.1—2009	《医疗器械 用于医疗器械标签、标记和提供信息的符号 第 1 部分：通用要求》
YY/T 1250—2014	《胰岛素定量标记免疫分析试剂盒》

注：如标准有更新，以最新标准为准。

2. 主要性能指标

作为定量检测试剂，应主要包括以下性能指标：外观、装量、准确度、线性、空白限、精密度、特异性、稳定性

等。各性能指标应不低于 YY/T 1250—2014《胰岛素定量标记免疫分析试剂盒》的要求。

（十）注册检验报告

根据《关于发布体外诊断试剂注册申报资料要求和批准证明文件格式的公告》（国家食品药品监督管理总局公告 2014 年第 44 号）的要求，应提供具有相应医疗器械检验资质和承检范围的医疗器械检验机构出具的产品注册检验报告和产品技术要求预评价意见。

（十一）产品说明书

说明书承载了产品预期用途、样本要求、检验方法、检验结果的解释以及注意事项等重要信息，是指导使用者正确操作、临床医生针对检验结果给出合理医学解释的重要依据，因此，产品说明书是体外诊断试剂注册申报最重要的文件之一。产品说明书的编写应符合《关于发布体外诊断试剂说明书编写指导原则的通告》（国家食品药品监督管理总局通告 2014 年第 17 号）的要求。境外试剂的中文说明书除格式要求外，其内容应尽量保持与原文说明书的一致性，翻译力求准确且符合中文表达习惯。产品说明书的所有内容均应与申请人提交的注册申报资料中的相关研究结果保持一致，如某些内容引用自参考文献，则应以规范格式对此内容进行标注，并单独列明文献的相关信息。

根据《关于发布体外诊断试剂说明书编写指导原则的通告》（国家食品药品监督管理总局通告 2014 年第 17 号）的要求并结合胰岛素本身的特点，对胰岛素测定试剂说明书的重点内容进行详细说明，以指导注册申报人员更合理地完成说明书编制。

1. 预期用途

产品的预期用途应描述为：本产品用于体外定量检测人血清或血浆或其他体液中胰岛素的浓度。适用的样本类型应结合实际的临床研究情况进行确认。若用于特殊受试人群的检测，应明确说明。

简要介绍胰岛素和本产品评价胰岛 β 细胞分泌功能的临床意义。

2. 检验原理

详细说明检验原理、方法，必要时可采用图示方法描述。

3. 主要组成成分

3.1 说明产品包含试剂组分的名称、数量等信息，涉及的英文缩写应全部以中文表述。

3.2 对于多组分试剂，应明确说明不同批号试剂盒中各组分是否可以互换。

3.3 如试剂盒中包含耗材，应列明耗材名称、数量等信息，如塑料滴管、封板膜、自封袋等。

3.4 对于产品中未包含但对该试验必需的试剂组分，应列出此类试剂的名称、纯度，提供稀释或混合方法以及其他相关信息。

3.5 盒中如果包含校准品和/或质控品，应说明其主要组成成分及其生物学来源，并应注明校准品的定值及其溯源性；注明质控品的靶值范围，如靶值范围为批特异，可注明批特异性，并附单独的靶值单。

4. 储存条件及有效期

根据产品的实时稳定性、开瓶稳定性等稳定性研究结果，对产品的储存条件及有效期做以下说明：

4.1 说明产品的储存条件及有效期，如：2～8℃、−18℃以下保存的有效期限，避免/禁止冷冻等。如有其他影响稳定性的条件如光线、湿度等也必须说明。

4.2 如果打开包装后产品或组分的稳定性不同于原包装产品，则打开包装后产品或组分的储存条件及有效期也必须注明。

5. 适用仪器

如适用仪器为酶标仪则需给出对酶标仪配置的要求，除酶标仪以外的其他仪器则需写明其具体型号。

6. 样本要求

重点明确以下内容：

6.1 明确本产品适用的样本类型，血液样本应当说明对采血管和抗凝剂的要求，其他样本应说明样本采集、处理及保存方式。

6.2 说明在样本采集过程中，采集时间点是否受临床症状、用药情况等因素的影响，尽量减少由于样本采集或处理不当对实验造成的影响。

6.3 明确样本处理方法、样本的运送和保存条件及保存期限（短期、长期）等，冷藏/冷冻样本检测前是否须恢复室温，冻融次数的要求。如有需要，应对高于检测范围样本的稀释方法进行规定。

7. 检验方法

详细说明实验操作的各个步骤。

7.1 实验条件：实验环境的温度、湿度等注意事项，检验试剂及样本复温等要求。

7.2 试剂准备及其配制方法、注意事项。

7.3 待测样本的预处理方法、步骤以及注意事项。

7.4 明确样本检测的操作步骤。

7.5 校准：校准品的使用方法、注意事项、校准曲线的绘制方法。对需专用仪器的产品，应注明推荐仪器的校准周期。

7.6 质量控制：质控品的使用方法、对质控结果的必要解释以及推荐的质控周期等。建议在本部分注明"如果质控结果与预期不符，提示检测结果不可靠，不应出具检测报告。"如质控不合格应采取纠正措施。

7.7 结果计算：说明校准曲线拟合方式和结果计算方法。

8. 参考区间

应注明常用样本类型的正常参考区间，简单介绍设定该参考区间所选人群的区域特征，建议注明"由于地理、人种、性别及年龄等差异，建议各实验室建立自己的参考区间。"

9. 检验结果的解释

对可能出现的结果进行合理的解释。

9.1 分析异常值出现的可能因素，明确说明何种情况下需要进行重复检测，详述在重复检测时对待测样本可能采取的优化条件等。

9.2 超出检测范围的样本怎样报告结果，如要得到准确的结果需怎样处理，如需稀释，应注明稀释方法、最佳或最大稀释比例等。

9.3 由于方法学或抗体特异性等原因，使用不同生产商的试剂对同一份样本进行检测可能会得到不同的检测结果，因而在监测过程中，用不同试剂检测所得结果不应直接相互比较，以免造成错误的医学解释。系列监测中如果改变试剂类型，则应进行额外的连续性检测并与原有试剂结果进行平行比较，以重新确定基线值。

10. 检验方法局限性

对胰岛素测定可能存在的限制性因素进行说明或警示。

10.1 不得作为患者病情评价的唯一指标，对患者的临床诊治应结合其症状/体征、病史、其他实验室检查及治疗反应等情况综合考虑。

10.2 接受胰岛素治疗的患者，可能会产生抗胰岛素抗体，以及胰岛素自身抗体阳性的患者，其抗体会干扰胰岛素的测定。

10.3 嗜异性抗体或类风湿因子等对检测结果的影响。

10.4 内源性干扰物质对检测结果的影响。

10.5 抗凝剂对检测结果的影响。

11. 产品性能指标

对产品的主要性能指标进行描述。

12. 注意事项

应至少包括以下内容：

12.1 有关人源组分（如有）的警告，如试剂内质控品或其他可能含有人源物质的组分，虽已经通过了 HBsAg、HIV1/2-Ab、HCV-Ab 等项目的检测，但截至目前，没有任何一项检测可以确保绝对安全，故仍应将这些组分作为潜在传染源对待。

12.2 建议实验室的环境要求，如温度、湿度、电磁环境等。

12.3 对所有样本和反应废弃物都视为传染源进行处理。

12.4 有关实验操作、样本保存及处理等其他注意事项。

12.5 仅用于体外诊断，一次性使用的提示语。

13. 标识的解释

如有图形或符号，请解释其代表的意义。如没有，本项可以缺省。

14. 参考文献

注明引用的参考文献，并在说明书相应内容处标注参考文献编号。参考文献的格式参考论文规范要求。

15. 基本信息

根据《关于发布体外诊断试剂说明书编写指导原则的通告》（国家食品药品监督管理总局通告 2014 年第 17 号）的要求编写。

16. 医疗器械注册证编号/产品技术要求编号

应当写明医疗器械注册证编号/产品技术要求编号。

17. 说明书核准日期及修改日期

注明该产品说明书的核准日期。如曾进行过说明书的变更申请，还应该同时注明说明书的修改日期。产品说明书可根据《体外诊断试剂说明书文字性变更有关问题的通知》（食药监办械管〔2016〕117 号）进行相应内容的修改。

三、审查关注点

（一）技术要求中性能指标的设定及其检验方法是否不低于相关行业标准的要求；技术要求的格式是否符合《关于发布医疗器械产品技术要求编写指导原则的通告》（国家食品药品监督管理总局通告 2014 年第 9 号）的相关规定。

（二）产品说明书的编写内容及其格式是否符合《关于发布体外诊断试剂说明书编写指导原则的通告》（国家食品药品监督管理总局通告 2014 年第 17 号）的要求，相关内容是否符合《医疗器械说明书和标签管理规定》（国家食品

药品监督管理总局令第 6 号）中对说明书的要求。

（三）分析性能评估指标及其结果是否满足产品技术要求的规定，是否满足本指导原则中分析性能评估的要求。

（四）参考区间确定使用的方法是否合理，数据统计是否符合统计学的相关要求，结论是否与说明书声称一致。

（五）产品稳定性研究方法是否合理，稳定性结论是否与说明书声称一致。

（六）临床试验采用的样本类型及病例是否满足产品声称的预期用途，样本量及临床试验机构的选择、对比试剂的选择、统计方法及研究结果、临床方案及报告撰写的格式等是否符合《关于发布体外诊断试剂临床研究技术指导原则的通告》（国家食品药品监督管理总局通告 2014 年第 16 号）相关规定。

（七）产品风险分析资料的撰写是否符合 YY/T 0316—2016《医疗器械 风险管理对医疗器械的应用》的要求。

四、编写单位

重庆医疗器械质量检验中心。

62　总甲状腺素检测试剂注册技术审评指导原则

（总甲状腺素检测试剂注册技术审查指导原则）

本指导原则旨在指导注册申请人对总甲状腺素检测试剂注册申报资料的准备及撰写，同时也为技术审评部门审评注册申报资料提供参考。

本指导原则是对总甲状腺素检测试剂的一般要求，申请人应依据产品的具体特性确定其中内容是否适用，若不适用，需具体阐述理由及相应的科学依据，并依据产品的具体特性对注册申报资料的内容进行充实和细化。

本指导原则是供申请人和审查人员使用的指导文件，不涉及注册审批等行政事项，亦不作为法规强制执行，如有能够满足法规要求的其他方法，也可以采用，但应提供详细的研究资料和验证资料。应在遵循相关法规的前提下使用本指导原则。

本指导原则是在现行法规、标准体系及当前认知水平下制定的，随着法规、标准体系的不断完善和科学技术的不断发展，本指导原则相关内容也将适时进行调整。

一、适用范围

总甲状腺素检测试剂是指利用抗原抗体反应的免疫学方法对人血清、血浆中的总甲状腺素（total thyroxine, TT4）进行体外定量检测的试剂。

本指导原则适用于以竞争法为原理定量检测 TT4 的试剂，包括以酶标记、（电）化学发光标记、（时间分辨）荧

光标记等标记方法，以微孔板、管、磁颗粒、微珠和塑料珠等为载体的定量检测 TT4 的免疫分析试剂，不适用于以胶体金标记 TT4 试纸条、用 ^{125}I 等放射性同位素标记的各类 TT4 放射免疫或免疫放射试剂。

根据《体外诊断试剂注册管理办法》（国家食品药品监督管理总局令第 5 号）、《体外诊断试剂注册管理办法修正案》（国家食品药品监督管理总局令第 30 号）和《食品药品监管总局关于印发体外诊断试剂分类子目录的通知》（食药监械管〔2013〕242 号），总甲状腺素检测试剂应按照第二类医疗器械管理，分类编码为 6840。本指导原则适用于进行首次注册申报和相关许可事项变更的产品。

二、注册申报资料要求

（一）综述资料

综述资料主要包括产品预期用途、产品描述、有关生物安全性方面的说明、有关产品主要研究结果的总结评价以及同类产品在国内外上市情况介绍等内容，其中同类产品上市情况介绍部分应着重从方法学、检出限、线性范围、准确度、参考区间及临床适用范围等方面写明拟申报产品与目前市场上已获批准的同类产品之间的主要区别。综述资料是注册申报资料的重要组分之一，其内容应符合《体

外诊断试剂注册管理办法》和《关于公布体外诊断试剂注册申报资料要求和批准证明文件格式的公告》（国家食品药品监督管理总局公告 2014 年第 44 号）的相关要求。相关描述应至少包含如下内容：

1. 产品预期用途及与预期用途相关的临床适应证背景情况

1.1 甲状腺素（T4）的介绍

甲状腺素（T4），即 3，5，3′，5′-四碘甲腺原氨酸，分子量约为 776.93Da，是甲状腺腺体分泌的主要激素，以游离形式释放进入血循环中，绝大多数（99% 以上）与血浆中的蛋白质结合，称为结合态，还有极微量的 T4 未与血浆中的蛋白质结合，称为游离态。

虽然结合型的甲状腺激素在血液中占了绝大多数，但真正发挥生理作用的仍然是游离的甲状腺激素。它的主要功能有维持生长发育、促进代谢、产生神经系统及心血管效应、影响长骨的生长和脑的发育，是下丘脑-垂体-甲状腺激素调节系统的组成部分，具有调节机体代谢的作用。

1.2 临床意义

总甲状腺素（TT4）指血清中游离态与结合态甲状腺素总和，TT4 的检测在临床上作为甲状腺功能异常的辅助诊断，不作为甲状腺癌的辅助诊断。

1.2.1 TT4 增高的临床意义

TT4 升高见于：①甲状腺功能亢进（包括原发性、继发性甲亢以及自主功能结节、T4 型甲亢）时，甲状腺合成和分泌 TT4 增高；②新生儿一时性甲状腺功能亢进；③亚急性甲状腺炎和无痛性甲状腺炎（如慢性淋巴细胞性甲状腺炎）；④大量服用甲状腺素和动物甲状腺；⑤口服避孕药、雌激素、肝炎、遗传性 TBG 增高、吸毒等均能使 TT4 增高；⑥TSH 不适当分泌综合征时增高。

1.2.2 TT4 降低的临床意义

TT4 降低见于：①甲状腺功能减低时，TT4 减低；②甲状腺缺乏，或先天性发育不良，甲状腺全切除后，血 TT4 缺乏；③各种非甲状腺疾病，如各种肝病、肝硬化、肝昏迷、肾病、肾衰、心肌梗死、呼吸及消化系统的严重疾病、传染病、创伤、烧伤、饥饿、蛋白营养不良、糖尿病等，均可导致低 T3 综合征，病情严重者 TT4 亦降低。若 TT4 显著降低，提示病情危重预后不良。病情缓解后 TT4 恢复正常。

申请人应描述产品的预期用途、与预期用途相关的临床适应证背景情况，如临床适应证的发生率、易感人群等，相关的临床或实验室诊断方法等。

若注册申报产品声称的临床意义超出已上市同类产品的范围，应提供相关文献或临床研究依据。

2. 产品描述

包括产品所采用的技术原理，主要原材料的来源及制备方法，主要生产工艺过程及关键控制点，质控品、校准品的制备方法、赋值过程及量值溯源情况。

3. 有关生物安全性方面的说明

体外诊断试剂中的主要原材料，如果采用动物、病原体、人源的组织或体液等生物材料经处理或添加某些物质制备而成，人源性材料需对有关传染病（HIV、HBV、HCV等）病原体检测予以说明，并提供相关的证明文件。其他动物源及微生物来源的材料，应当提供相应的说明文件，证明其在产品运输、使用过程中对使用者和环境是安全的，并对上述原材料所采用的灭活等试验方法进行说明。

4. 有关产品主要研究结果的总结和评价。

5. 其他

包括同类产品在国内外批准上市的情况。相关产品所采用的技术方法及临床应用情况，申请注册产品与国内外同类产品的异同等。

（二）主要原材料研究资料（如需提供）

1. 检测试剂所用抗体的制备、筛选、纯化以及鉴定等详细试验资料。如抗体为申请人自制，则应详述抗体的名称及生物学来源，申请人对该抗体技术指标（如外观、纯度和分子量、蛋白浓度、效价及功能性实验等）的要求，且其生产工艺必须相对稳定，并对其工艺有相关的验证。同时确定该抗体作为主要原材料的依据和质量标准；如抗体为外购，则应详述其名称及生物学来源，供应商名称，详述申请人对该抗体技术指标的要求以及确定该抗体作为主要原材料的依据。

2. 其他原材料，如标记用发光物或酶、固相载体（如：酶标板、微孔板、磁珠）等，申请人应明确来源及相应的技术指标要求（如发光物的稳定性、酶的纯度值及功能性实验、固相载体的外观、材质、吸附能力等）。

3. 校准品、质控品（如有）的原料选择、制备、定值过程及试验资料。

4. 申请人应根据 GB/T 21415—2008/ISO 17511：2003《体外诊断医疗器械生物样品中量的测量 校准品和控制物质赋值的计量学溯源性》提供所用校准品的来源、赋值过程和相应指标，以及不确定度等内容。明确校准品的质量标准并提供校准品的溯源性文件，校准品应溯源至现行的国家标准品或国际标准品。

（三）主要生产工艺及反应体系的研究资料（如需提供）

主要生产工艺包括：工作液的配制、分装和冻干，固相载体的包被和组装，显色/发光系统等的描述及确定依据等，反应体系包括样本采集及处理、样本要求、样本用量、试剂用量、反应条件、校准方法（如有）、质控方法等。

1. 主要生产工艺介绍，可采用流程图方式表示，并简要说明主要生产工艺的确定依据。

2. 产品反应原理介绍。

3. 抗体包被研究：申请人应考虑如包被缓冲液及添加量、浓度、时间、温度等指标对产品性能的影响，通过试验确定上述指标的最佳组合。

4. 体系反应条件确定：申请人应考虑反应模式、反应时间、反应温度、洗涤次数等条件对产品性能的影响，通过试验确定上述条件的最佳组合。

5. 体系中样本及试剂的加样方式及添加量确定：申请人应考虑样本加样方式、添加量以及试剂添加顺序、添加量对产品检测结果的影响，通过实验确定最佳的样本及试剂的加样方式及添加量。如样本需采取稀释或其他必要的方法进行处理后方可用于最终检测，申请人还应对可用于样本稀释的基质或处理方法进行研究，通过试验确定样本稀释基质或处理方法。确定反应所需其他试剂用量（标准品、标记物、底物等）的研究资料。固相载体、信号放大系统、酶作用底物等的介绍及研究资料。

6. 不同适用机型的反应条件如果有差异应分别详述。

（四）分析性能评估资料

申请人应提交产品研制阶段进行的所有性能验证的研究资料，包括具体研究方法、质控标准、实验数据、统计分析等详细资料。建议选择多批（至少 3 批）产品对以下分析性能进行研究：准确性、空白限、精密度（分析内、批间）、线性、特异性等指标，性能评估时应将试剂（盒）和所选用的校准品、质控品作为一个整体进行评价，评估整个系统的性能是否符合要求。具体研究方法建议参考相关的国内或国外有关体外诊断产品性能评估的文件进行。

1. 准确性

对测量准确性的评价依次包括：

与国家（国际）标准品的比对研究、与国家（国际）标准品的偏差分析、回收实验、方法学比对等方法。（申请人可根据实际情况选择合理方法进行研究，优先采用与国家（国际）标准品的比对研究）。

1.1 与国家（国际）标准品的比对研究

用试剂盒缓冲体系将国家（国际）标准品配制成与试剂盒内校准品相应的（一般不少于 5 个）浓度点，试剂盒内校准品与相应的国家标准品同时进行分析测定，每点平行测定不少于 2 次，用双对数（lg-logit）或其他适当的数学模型拟合，计算两条剂量-反应曲线的斜率和效价比。要求两条剂量-反应曲线不显著偏离平行；以国家标准品为对照，试剂盒内校准品的实测值与标示值的效价比应在 0.900～1.100 之间。对于没有配备系列校准品的试剂盒，在试剂盒规定的测量范围内，选择适当的缓冲体系，将国家（国际）标准品配制 2～3 个浓度点，每点平行测定不少于 2 次，其实测值的均值与理论值之比应在 0.850～1.150 之间。

注：国家（国际）标准品，也可用国家（国际）标准品标化的企业参考品。

1.2 与国家（国际）标准品的偏差分析

该研究项目已有相应国家（国际）标准品，优先使用国家（国际）标准品进行验证，重点观察对相应标准品检测结果的偏差情况。相对偏差应不超过 ±10%。

用国家（国际）标准品对试剂（盒）进行测试，重复检测 3 次，取测试结果均值（$\overline{X}$）按式（1）计算相对

偏差（B）。

$$B = \frac{\overline{X} - T}{T} \times 100\% \qquad (1)$$

式中：

B—相对偏差；

$\overline{X}$—测试结果均值；

T—有证参考物质标示值，或各浓度人源样本定值。

1.3 回收实验

参考《体外诊断试剂分析性能评估（准确度－回收实验）技术审查指导原则》要求完成准确度评估。

在样本中加入一定量的标准品或校准品溶液或纯品，分别测定回收样本及基础样本浓度，计算回收率。

选择合适浓度的样本，分为体积相同的 3～4 份，在其中 2～3 份样本中加入不同浓度相同体积的标准品或校准品溶液或纯品制备待回收分析样本，加入体积小于原体积的 10%，制成 2～3 个不同浓度的待回收分析样本，计算加入的待测物的浓度。在另一份样本中加入同样体积无待测物的溶剂，制成基础样本。用待评价系统对待回收分析样本和基础样本进行测定，对样本分别重复测定 3 次，计算回收率。回收率结果至少应满足在 85%～115% 范围内，同时满足临床需求。

1.4 方法学比对

采用参考方法或国内/国际普遍认为质量较好的已上市同类试剂，与拟申报试剂同时检测一批临床样本（至少 100 例样本），从测定结果间的差异了解拟申报试剂与参考方法（同类试剂）间的偏倚。

在实施方法学比对前，应分别对拟申报试剂和对比试剂进行初步评估，只有在确认两者都分别符合各自相关的产品技术要求后方可进行比对试验。方法学比对时应注意质量控制、样本类型、浓度分布范围并对结果进行合理的统计学分析。其中，浓度分布应覆盖产品的可报告范围。

比对试验：参照体外诊断产品性能评估相关指导原则的方法，用不少于 100 个在检测范围内不同浓度的人源样品，用申请人指定的分析系统作为比对方法，每份样品按待测试剂（盒）操作方法及比对方法分别测试。用线性回归方法计算两组结果的相关系数及斜率。

2. 空白限

空白限的确定常使用同批号试剂对零浓度校准品（或样本稀释液）进行至少 10 次重复检测，以空白信号值均值减两倍标准差（$\overline{X} - 2SD$）代入剂量-反应曲线计算浓度值报告空白限。空白限应不高于 10.0ng/ml。

3. 精密度

精密度的评估应使用 2～3 个浓度水平的质控品进行测定，质控品浓度应分布在剂量-反应曲线的不同区域。

一般包括分析内精密度、批间精密度的评价。

3.1 分析内精密度

手工操作试剂盒质控品测定结果的变异系数（CV）应不大于 15.0%，全自动免疫分析系统试剂盒质控品测定结

果的变异系数（CV）应不大于 8.0%。

3.2 批间精密度

变异系数（CV）应不大于 20.0%。

4. 线性

建立试剂线性范围所用的样本基质应尽可能与临床实际检测的样本相似，理想的样本为分析物浓度接近预期测定上限的混合人血清，且应充分考虑多倍稀释对样本基质的影响。建立一种定量测定方法的线性范围时，需在预期测定范围内选择 7～11 个浓度水平。例如，将预期测定范围加宽至 130%，在此范围内选择更多的浓度水平，然后依据实验结果逐渐减少数据点直至表现出线性关系，确定线性范围。

超出线性范围的样本如需稀释后测定，应进行相关研究，明确稀释液类型及最大可稀释倍数，研究过程应注意基质效应影响，必要时应提供基质效应研究有关的资料。

剂量-反应曲线的线性可使用试剂盒校准品进行验证，用双对数或其他适当的数学模型拟合，剂量-反应曲线的线性相关系数 r 应不低于 0.9900。对于未配备校准品的试剂盒，取国家标准品（或其他高浓度样品），按照试剂盒说明书声称的线性范围，配制适当的（一般不少于 5 个）浓度点，建立相应的剂量-反应曲线，其线性相关系数 r 应不低于 0.9900。

5. 分析特异性

5.1 交叉反应

易产生交叉反应的其他类似物的验证情况，应至少验证与三碘甲状腺原氨酸（TT3）、反三碘甲状腺原氨酸（rT3）的交叉反应情况。其中 TT3 浓度不低于 500ng/ml，rT3 浓度不低于 50ng/ml，测试结果均应不高于 15.0ng/ml。

5.2 干扰物质

应明确样本中常见干扰物质对检测结果的影响，可采用回收实验对不同浓度的溶血、黄疸、脂血、类风湿因子等干扰因子对检测结果的影响进行评价，干扰物浓度的分布应覆盖人体生理及病理状态下可能出现的物质浓度，明确干扰物质无影响的最大浓度，结果应量化表示，禁用轻度、严重的模糊表述。

6. 抗凝剂的影响

如果试剂盒适用样本类型包括血浆样本，应采用各种适用抗凝剂抗凝的血浆样本分别与血清样本进行对比实验研究。方法为对比线性范围内的同一病人的血清和血浆样本（每种抗凝剂样本至少 20 例），应包含医学决定水平以及低值浓度样本进行检测以验证申报试剂对于血清和血浆样本检测结果的一致性。

7. 其他需注意问题

7.1 不同适用机型的反应条件如果有差异应分别评估。

对于适用多个机型的产品，应提供产品说明书【适用仪器】项中所列的所有型号仪器的性能评估资料。

7.2 包装规格

如注册申请包含不同的包装规格，需要对不同包装规格进行分析或验证。如不同的包装规格产品间存在性能差异，提交每个包装规格产品项目评估的试验资料及总结；如不同包装规格之间不存在性能差异，需要提交包装规格之间不存在性能差异的详细说明。

7.3 校准品溯源及质控品赋值（如适用）

应参照 GB/T 21415—2008/ISO 17511：2003《体外诊断医疗器械 生物样品中量的测量 校准品和控制物质赋值的计量学溯源性》的要求，提供企业（工作）校准品及试剂盒配套校准品定值及不确定度的研究资料，提供质控品赋值及其靶值范围确定的研究资料。

（五）参考区间确定资料

提供参考区间确定所采用的样本来源、确定方法及详细的试验资料。参考区间可参考文献资料，但应当对至少120 例的健康个体进行验证。样本来源应考虑不同年龄、性别、生活习惯、地域等因素，尽可能考虑样本来源的多样性、代表性。建议参考体外诊断产品性能评估相关指导文件。

（六）稳定性研究资料

稳定性研究资料主要涉及两部分内容，申报试剂的稳定性和适用样本的稳定性研究。

试剂的稳定性通常包括实时稳定性（有效期）、开瓶稳定性、冻干试剂复溶后稳定性、运输稳定性等。申请人应至少提供实时稳定性和开瓶稳定性，冻干粉试剂同时应提供复溶后稳定性研究资料。稳定性研究资料应包括研究方法的确定依据、具体的实施方案、详细的研究数据以及结论，应涵盖产品中受稳定性影响的性能指标（如准确度、线性、重复性、空白值等）。对于实时稳定性研究，应提供至少 3 批试剂在实际储存条件下保存至成品有效期后的研究资料。

适用样本的稳定性主要包括室温保存、冷藏和冷冻条件下的有效期验证，可以在合理温度范围内选择温度点（温度范围），每间隔一定的时间段即对储存样本进行稳定性验证，从而确认不同类型样本的保存稳定性。适于冷冻保存的样本还应对冻融次数进行评价。

试剂稳定性和样本稳定性两部分内容的研究结果均应在说明书【储存条件及有效期】和【样本要求】两项中进行详细说明。

（七）生产及自检记录

提供连续三批产品生产及自检记录的复印件。

（八）临床评价资料

此项目已经列入《关于新修订免于进行临床试验医疗器械目录的通告》（国家药品监督管理局通告 2018 年第 94号）中免于进行临床试验的体外诊断试剂目录。根据体外诊断试剂临床评价的相关要求，申请人可按照《免于进行临床试验的体外诊断试剂临床评价资料基本要求（试行）》（国家食品药品监督管理总局通告 2017 年第 179 号）要求进行临床评价。如无法按要求进行临床评价，应进行临床试验。

对于通过临床试验方式进行临床评价时，临床试验资料应符合《关于发布体外诊断试剂临床试验技术指导原则的通告》（国家食品药品监督管理总局通告2014年第16号）的要求，同时研究资料的形式应符合《体外诊断试剂注册申报资料要求和批准证明文件格式》中临床研究资料有关的规定。临床试验中的基本要求如下：

1. 研究方法

选择境内已批准上市的同类产品作为对比试剂，采用试验用体外诊断试剂（以下称考核试剂）与之进行对比试验研究，证明本产品与已上市产品等效。尽量选择方法学相同、线性范围、参考区间及精密度等性能接近的同类产品作为对比试剂。

2. 临床试验机构的选择

应选定不少于2家（含2家）临床试验机构开展临床试验。

临床试验机构应有能力提供临床试验所需的各类样本，试验操作人员有足够的时间熟悉检测系统的各环节（仪器、试剂、质控及操作程序等），熟悉评价方案。在整个试验中，考核试剂和对比试剂都应处于有效的质量控制下，定期对仪器进行校准，最大限度保证试验数据的准确性及可重复性。

3. 临床试验方案

临床试验实施前，研究人员应从流行病学、统计学、临床医学、检验医学等多方面考虑，设计科学合理的临床研究方案。各临床研究机构的方案设置应保持一致，且保证在整个临床试验过程中遵循预定的方案实施，不可随意改动。整个试验过程应在临床研究机构的实验室内并由本实验室的技术人员操作完成，申报单位的技术人员除进行必要的技术指导外，不得随意干涉试验进程，尤其是数据收集过程。

试验方案中应确定严格的病例纳入/排除标准，任何已经入选的病例再被排除出临床研究都应记录在案并明确说明原因。在试验操作过程中和判定试验结果时应采用盲法及样本随机分配以保证试验结果的客观性。各研究单位选用的对比试剂应一致，对比试剂的适用机型应评估一致性后选用，以便进行合理的统计学分析。

开展体外诊断试剂临床试验，申请人应当按照试验用体外诊断试剂的类别、风险、预期用途等特性，组织制定科学、合理的临床试验方案。

4. 研究对象选择

临床试验应选择具有特定症状/体征人群作为研究对象。申请人在建立病例纳入标准时，应考虑到不同人群的差异，尽量覆盖各类适用人群。在进行结果统计分析时，建议对各类人群分别进行数据统计分析。总体样本数不少于200例，参考区间以外的样本数不少于60例，样本中待测物浓度应覆盖考核试剂线性范围，且尽可能均匀分布。

试验中，尽可能使用新鲜样本，如需保存，应明确保存条件及能否冻融；血浆应明确抗凝剂的要求。

申报的样本类型均应在临床试验中进行验证。如果声称同时适用于血清和血浆样本，可完成一个样本类型（血清或血浆）不少于200例的临床研究，同时可选至少100例另一样本类型（血浆或血清）同源样本进行比对研究（采用考核试剂评价），其中不同浓度样本分布情况与总例数中分布情况应一致。

涉及产品检测条件优化、增加与原样本类型具有可比性的其他样本类型等变更事项，临床试验总样本数至少为100例，并在至少2家（含2家）临床试验机构开展临床试验；变更抗原、抗体等主要原材料的供应商、参考区间的变化及增加临床适应证等变更事项，应根据产品具体变更情况，酌情增加临床试验总样本数。

5. 统计学分析

对临床试验结果的统计应选择合适的统计方法，如相关分析、线性回归、一致性分析、绝对偏倚/偏差及相对偏倚/偏差分析等。对于对比试验的等效性研究，最常用是对考核试剂和对比试剂两组检测结果的相关及线性回归分析，应重点观察相关系数（r值）或判定系数（R^2）、回归拟合方程（斜率和y轴截距）等指标。结合临床试验数据的正/偏态分布情况，建议统计学负责人选择合理的统计学方法进行分析，统计分析应可以证明两种方法的检测结果无明显统计学差异。在临床研究方案中应明确统计检验假设，即评价考核试剂与对比试剂是否等效的标准。

6. 结果差异样本的验证

在数据收集过程中，对于两种试剂的检测结果有明显差异的样本，应采用"金标准"或其他合理的方法进行复核，以便对临床试验结果进行分析。如无需复核的，应详细说明理由。

7. 临床试验总结报告撰写

根据《体外诊断试剂临床试验技术指导原则》的要求，临床试验报告应该对试验的整体设计及各个关键点给予清晰、完整的阐述，应该对整个临床试验实施过程、结果分析、结论等进行条理分明的描述，并应包括必要的基础数据和统计分析方法。申请人或临床试验牵头单位应对各临床试验机构的报告进行汇总，并完成临床试验总结报告。建议在临床总结报告中对以下内容进行详述。

7.1 临床试验总体设计及方案描述

7.1.1 临床试验的整体管理情况、临床试验机构选择、主要研究人员简介等基本情况介绍；

7.1.2 病例纳入/排除标准、不同年龄段人群的预期选择例数及标准；

7.1.3 样本类型，样本的收集、处理及保存等；

7.1.4 统计学方法、统计软件、评价统计结果的标准。

7.2 具体的临床试验情况

7.2.1 考核试剂和对比试剂的名称、批号、有效期及所用机型等信息；

7.2.2 对各临床试验机构的病例数、病种分布情况进行汇总，建议以列表或图示方式给出具体例数和百分比；

7.2.3 质量控制、试验人员培训、仪器日常维护、仪器校准、质控品运行情况，对检测精密度、抽查结果评估；

7.2.4 具体试验过程，样本检测、数据收集、样本保存条件、结果不一致样本的复核等。

7.3 统计学分析

7.3.1 数据预处理、差异数据的重新检测或第三方验证以及是否纳入最终数据统计、对异常值或缺失值的处理、试验过程中是否涉及对方案的修改。

7.3.2 定量值相关性分析

用回归分析验证两种试剂结果的相关性，以 $y = a + bx$ 和 R^2 的形式给出回归分析的拟合方程，其中：y 是考核试剂结果，x 是对比试剂结果，b 是方程斜率，a 是 y 轴截距，R^2 是判定系数，同时应给出 b 的 95%（或 99%）置信区间，定量值结果应无明显统计学差异。

7.4 讨论和结论

对总体结果进行总结性描述并简要分析试验结果，对本次临床试验有无特别说明，最后得出临床试验结论。

（九）产品风险分析资料

申请人应考虑产品寿命周期的各个环节，从预期用途、可能的使用错误、与安全性有关的特征、已知及可预见的危害等方面的判定以及对患者风险的估计进行风险分析，应符合 YY/T 0316—2016《医疗器械 风险管理对医疗器械的应用》的要求。

风险分析资料应包含以下内容：

1. 概述：简要介绍风险分析资料的编制依据、适用范围、产品描述、风险管理计划及实施情况等；

2. 风险管理人员及其职责分工：明确风险管理小组成员及职责，制定风险管理流程图，明确风险管理活动的评审要求等；

3. 风险可接受准则：明确风险可接受的准则；

4. 预期用途和安全性有关特征的判定：以 YY/T 0316—2016 附录 H 为基础，判定产品预期用途和与安全性有关的特性，判定已知和可预见的危害，对患者风险的评估，并形成问题清单；

5. 风险评价、风险控制和风险控制措施：对每一判定为危害的不正确结果的风险进行评价，并制定相应的风险控制方案及措施；

6. 综合剩余风险的可接受性评价：对比采取风险控制措施前后的风险情况，对剩余风险的可接受性进行评价；

7. 风险控制措施验证：对风险控制措施的有效性进行验证分析；

8. 风险管理评审结论：风险管理小组下达风险评审结论。

（十）产品技术要求

产品技术要求应符合《体外诊断试剂注册管理办法》《体外诊断试剂注册申报资料要求和批准证明文件格式》和《关于发布医疗器械产品技术要求编写指导原则的通告》（国家食品药品监督管理总局通告 2014 年第 9 号）的相关规定。产品技术要求的性能指标应不低于国家/行业标准有关技术指标的要求。

该产品技术要求中涉及的产品适用的引用文件和主要性能指标等相关内容如下：

1. 产品适用的相关标准：

1.1 GB/T 191—2008 包装储运图示标志

1.2 GB/T 21415—2008 体外诊断医疗器械 生物样品中量的测量 校准品和控制物质赋值的计量学溯源性

1.3 GB/T 26124—2011 临床化学体外诊断试剂（盒）

1.4 YY/T 1227—2014 临床化学体外诊断试剂（盒）命名

1.5 YY/T 0466.1—2016 医疗器械 用于医疗器械标签、标记和提供信息的符号 第 1 部分：通用要求

1.6 YY/T 1223—2014《总甲状腺素定量标记免疫分析试剂盒》

1.7 YY/T 0316—2016 医疗器械 风险管理对医疗器械的应用

2. 主要性能指标：

2.1 外观和物理检查

试剂盒应组分齐全，内外包装均应完整，标签清晰，液体试剂无渗漏，冻干组分呈疏松体，加入纯化水等复溶剂后应在 10 分钟内溶解，无沉淀或絮状物。

2.2 装量

试剂装量应不少于标示装量或规定限。

2.3 空白限

重复测定零校准品（或样本稀释液）不少于 10 次，计算出反应量的均值（$\bar{X}$）和标准方差（SD），将（$\bar{X} - 2SD$）的反应量代入剂量-反应曲线，计算出相应浓度值即为空白限。空白限应不高于 10.0ng/ml。

2.4 线性

在 20.0～240.0ng/ml 范围内，用双对数（lg-logit）数学模型拟合或其他适当的数学模型拟合，剂量-反应曲线相关系数的绝对值（$|r|$）应不低于 0.9900。

配备有校准品的试剂盒，校准品剂量-反应曲线线性满足上述要求；未配备有校准品的试剂盒，取国家标准品（或其他高浓度样品），按照试剂盒说明书宣称的线性范围，配制适当的（一般不少于 5 个）浓度点，建立相应的剂量－反应曲线，线性满足上述要求。

注：线性范围的下限不高于 20.0ng/ml，线性范围的上限不低于 240.0ng/ml。

2.5 精密度

2.5.1 分析内精密度

同一批次的检测试剂对剂量-反应曲线不同区域内的 2～3 个浓度的质控品进行重复检测 n 次（$n \geq 8$）次，计算 n 次测量结果的平均值（$\bar{X}$）和标准差（SD），根据公式 $CV = SD / \bar{X} \times 100\%$ 得出变异系数，手工操作试剂盒质控品测定结果的变异系数（CV）应不大于 15.0%，全自动免疫分析系统试剂盒质控品测定结果的变异系数（CV）应不

大于 8.0% 。

2.5.2 批间精密度

用不少于 3 个批次的检测试剂对剂量-反应曲线不同区域内的 2~3 个浓度的质控品各重复检测 n 次（$n \geqslant 8$），计算 $3 \times n$ 次测量结果的平均值（$\overline{X}$）和标准差（SD），根据公式 $CV = SD/\overline{X} \times 100\%$ 得出变异系数，变异系数（CV）应不大于 20.0% 。

2.6 准确性

用试剂盒缓冲体系将国家（国际）标准品配制成与试剂盒内校准品相应的（一般不少于 5 个）浓度点，试剂盒内校准品与相应的国家标准品同时进行分析测定，每点平行测定不少于 2 次，用双对数（lg-logit）或其他适当的数学模型拟合，计算两条剂量–反应曲线的斜率和效价比。要求两条剂量-反应曲线不显著偏离平行；以国家标准品为对照品，试剂盒内校准品的实测值与标示值的效价比应在 0.900~1.100 之间。对于没有配备系列校准品的试剂盒，在试剂盒规定的测量范围内，选择适当的缓冲体系，将国家（国际）标准品配制 2~3 个浓度点，每点平行测定不少于 2 次，其实测值的均值与理论值之比应在 0.850~1.150 之间。

2.7 特异性

用试剂盒适当的缓冲体系，配制浓度不低于 500ng/ml 的三碘甲状腺原氨酸（TT3）样本和浓度不低于 50ng/ml 的反三碘甲状腺原氨酸（rT3）样本，在本试剂盒上的测试结果均不高于 15.0ng/ml 。

2.8 稳定性

2.8.1 效期末稳定性：试剂盒在规定的条件下保存至有效期末，检测试剂外观、最低检出限、线性、准确性、特异性和分析内精密度应符合产品技术要求。

2.8.2 热稳定性试验：将试剂盒在 37℃ 条件下放置一定时间（通常是 3~7 天），检测试剂外观、空白限、线性、准确性、特异性和分析内精密度应符合产品技术要求。

注 1：热稳定性不能用于推导产品有效期，除非是采用基于大量的稳定性研究数据建立的推导公式。

注 2：根据产品特性可选择 2.8.1、2.8.2 方法的任意组合，但所选用的方法应能验证产品的稳定性，以保证在有效期内产品的性能符合产品技术要求。

2.8.3 冻干试剂复溶后稳定性（如有）：试剂盒中冻干组分按规定的条件复溶后，在 4℃ 条件下放置 7 天，检验试剂外观、最低检出限、线性、准确性、特异性和分析内精密度应符合产品技术要求。

注：试剂盒说明书中另有规定者除外。

2.9 校准品和质控品的性能指标（如产品中包含）

应至少包含外观、装量、准确性、均一性、稳定性。冻干型校准品和质控品还应检测批内瓶间差和复溶稳定性。

（十一）产品注册检验报告

提供具有相应检验资质和承检范围的医疗器械检验机构出具的产品注册检验报告和产品技术要求预评价意见。总甲状腺素目前有国家标准品，应当使用国家标准品进行注册检验，并符合相关要求。

（十二）产品说明书

说明书承载了产品预期用途、样本要求、试验方法、检测结果解释以及注意事项等重要信息，是指导使用人员正确操作、临床医生准确理解和合理应用检验结果的重要技术性文件。产品说明书的编写应符合《关于发布体外诊断试剂说明书编写指导原则的通告》（国家食品药品监督管理总局通告 2014 第 17 号）的要求。境外试剂的中文说明书除格式要求外，其内容应尽量保持与原文说明书的一致性，翻译力求准确且符合中文表达习惯。产品说明书的所有内容均应与申请人提交的注册申报资料中的相关研究结果保持一致，如某些内容引用自参考文献，则应以规范格式对此内容进行标注，并单独列明文献的相关信息。

根据《体外诊断试剂说明书编写指导原则》的要求并结合总甲状腺素本身的特点，对总甲状腺素检测试剂说明书的重点内容进行详细说明，以指导注册申报人员更合理地完成说明书编制。

1. 【产品名称】

通用名称应当按照《体外诊断试剂注册管理办法》规定的命名原则进行命名，可适当参考相关的分类目录和/或国家标准及行业标准。

例如：总甲状腺素（TT4）测定试剂盒（磁微粒化学发光法）、总甲状腺素检测试剂盒（磁微粒免疫分析法）。

注：产品名称中不体现定性/定量、样本类型等内容。

2. 【包装规格】

注明可测试的样本数或装量，如 ×× 测试/盒、×× 人份/盒、×× ml，除国际通用计量单位外，其余内容均应采用中文进行表述。如产品有不同组分，可以写明组分名称。如有货号，可增加货号信息。如不同包装规格对应不同的机型，应分别明确适用机型。

3. 【预期用途】

第一段内容说明试剂盒用于体外定量检测人血清和/或血浆中总甲状腺素的含量。适用的样本类型应结合实际的临床研究情况进行确认。若用于特殊受试人群的检测，如孕妇、新生儿等，应明确说明。

第二段内容说明与预期用途相关的临床适应证及背景情况，说明相关的临床或实验室诊断方法等。

4. 【检验原理】

详细说明检验原理、方法，必要时可采用图示方法描述。

5. 【主要组成成分】

5.1 试剂盒包含的试剂组分的名称、数量、每个组成成分在反应体系中的比例或浓度。明确说明不同批号试剂盒中各组分是否可以互换。

5.2 对于非试剂组分，如试验用耗材（塑料滴管、封板膜、自封袋）、质量控制证书、赋值表（靶值单）、校准卡等，应注明相关信息。

5.3 对于试剂盒中不包含，但对检验必需的试剂组分，应列出此类试剂的名称、纯度，提供稀释或混合方法及其他相关信息。

5.4 试剂盒中如包含校准品和/或质控品，除明确其组成成分及生物学来源外，校准品应明确其定值及溯源性，溯源性应写明溯源的最高级别，包括标准物质或参考物的发布单位及编号。质控品应明确靶值范围，如靶值范围为批特异，可注明批特异，并附单独的靶值单。

6.【储存条件及有效期】

6.1 说明产品的储存条件，如：2 ~ 8℃、- 18℃以下、避免/禁止冷冻等。其他影响稳定性的条件，如：光线、湿度等也必须说明。

6.2 说明在储存条件下的有效期。如果打开包装后产品或组分的稳定性不同于原包装产品，则打开包装后产品或组分的有效期也必须注明。

6.3 如试剂盒各组分的稳定性不一致，则应对各组分的储存条件和有效期分别进行描述，产品总有效期以其中效期最短的为准。

6.4 生产日期、使用期限或失效日期（可见标签）。

7.【适用仪器】

7.1 说明可适用的仪器及型号，并提供与仪器有关的信息以便用户能够正确选择使用。

7.2 应写明具体适用仪器的型号，不能泛指某一系列仪器，并且与分析性能评估资料一致。

8.【样本要求】

重点明确以下内容：

8.1 明确本产品适用的样本类型，血液样本应当说明对采血管及抗凝剂的要求，其他样本应说明样本采集、处理及保存方式。

8.2 样本采集：采集时间点是否受临床症状、用药情况等因素的影响，尽量减少由于样本采集或处理不当对实验造成的影响。

8.3 样本处理、运送及保存：明确样本处理方法、样本的保存条件及期限（短期、长期）等。冷藏/冷冻样本检测前是否须恢复室温，冻融次数的要求。如有需要应对高于检测范围样本的稀释方法进行规定。

9.【检验方法】详细说明试验操作的各个步骤，包括：

9.1 试剂配制：各试剂组分的稀释、混合及其他必要的程序。

9.2 试验条件：pH 值、温度、每一步试验所需的时间、测定主/副波长、试剂用量、样本用量、测定方法、最终反应产物的稳定性等。试验过程中的注意事项。

9.3 校准程序（如果需要）：校准品的使用方法、注意事项、校准曲线的绘制。对需专用仪器的产品，应注明推荐的仪器校准周期。

9.4 质量控制：质控品的使用方法，对质控结果的必要解释以及推荐的质控周期等；建议在本部分注明以下字样：如果质控结果与预期不符，提示检测结果不可靠，不应出具检测报告。如质控不合格应采取纠正措施。

9.5 检验结果的计算：说明校准曲线拟合方式及结果计算方法。

10.【参考区间】

应注明常用样本类型的正常参考区间，并说明参考区间确定方法。建议注明以下字样"由于地理、人种、性别和年龄等差异，建议各实验室建立自己的参考区间"。

11.【检验结果的解释】

对所有可能出现的结果进行合理的解释：

11.1 本试剂的检测结果仅供临床参考，对患者的临床诊治应结合其症状/体征、病史、其他实验室检查及治疗反应等情况综合考虑。

11.2 分析异常值出现的可能因素，明确说明对何种情况下需要进行重复检测，以及在重复检测时对待测样本可能采取的优化条件等进行详述。

11.3 超出检测范围的样本怎样报告结果，如要得到准确的结果需怎样处理。

12.【检验方法的局限性】

说明该检验方法的局限性，如：存在的干扰因素，明确黄疸、溶血、脂浊及药物等内外源性干扰物对测定的影响。

13.【产品性能指标】

至少应详述准确性、空白限、精密度（分析内精密度和批间精密度）、线性、特异性性能指标，性能指标应与产品技术要求一致。

14.【注意事项】

应至少包括以下内容：

14.1 本试剂盒仅供体外检测使用，试剂中含有的化学成分接触人体后是否会产生不良的影响后果。

14.2 有关人源、动物源组分的警告，如：试剂盒内的质控品、校准品或其他人源组分，虽已经通过了 HBs-Ag、HIV1/2-Ab、HCV-Ab 等项目的检测，但截至目前，没有任何一项检测可以确保绝对安全，故仍应将这些组分作为潜在传染源对待。

14.3 对所有样本和反应废弃物都应视为传染源进行处理。

14.4 其他有关总甲状腺素测定的注意事项。

15.【标识的解释】

如有图形或符号，请解释其代表的意义。如没有，本项可以缺省。

16.【参考文献】

注明在编制说明书时所引用的参考文献，格式应规范。

17.【基本信息】

符合《体外诊断试剂说明书编写指导原则》对基本信息的要求。

18.【医疗器械注册证编号/产品技术要求编号】

注明产品的注册证编号/产品技术要求编号。

19.【说明书核准日期及修改日期】

注明该产品说明书的核准日期。如曾进行过说明书的变更申请，还应该同时注明说明书的修改日期。

三、审查关注点

（一）开展临床试验的，应关注临床试验采用的样本类型及病例是否满足产品声称的预期用途，样本量及临床试验机构的选择、对比试剂的选择、统计方法及研究结果、临床方案及报告撰写的格式等是否符合《体外诊断试剂临床试验技术指导原则》对相关内容的规定。

（二）产品技术要求中性能指标的设定及检验方法是否不低于相关行业标准的要求；技术要求的格式是否符合《医疗器械产品技术要求编写指导原则》的相关规定。

（三）产品说明书中的预期用途、样本类型、储存条件及有效期、检验方法、参考区间、产品性能指标等描述应分别与临床研究资料、稳定性研究资料、主要生产工艺和反应体系研究资料、参考区间研究资料、分析性能评估资料的研究结论相一致。

（四）产品稳定性研究方法是否合理，稳定性结论是否与产品说明书声称一致。冻干试剂应提供复溶稳定性研究资料并在说明书储存条件及有效期中说明。

（五）产品风险分析资料的撰写是否符合 YY/T 0316—2016《医疗器械 风险管理对医疗器械的应用》的要求。

四、名词解释

（一）准确性（accuracy）。一个测量值与可接受的参考值间的一致程度。

（二）空白限（limit of blank，LoB）。样品中以一定概率可被声明与零有差异的被测量的最低值。本指导原则中的空白限为区别于零的不低于 95% 可信区间的最低浓度。

（三）分析特异性（analytical specificity）。测量程序只测量被测量物的能力。分析特异性用于描述检测程序在样本中有其他物质存在时只测量被测量物的能力。通常以一个被评估的潜在干扰物清单来描述，并给出在特定医学相关浓度值水平的分析干扰程度。

注：潜在干扰物包括干扰物和交叉反应物。

（四）线性（linearity）。在给定测量范围内，给出的测量结果与样品中实际存在的被测量物的值成比例的能力。线性是描述一个测量系统的测量示值或测量结果相关于样本的赋值符合直线的属性。

（五）精密度（precision）。在规定条件下，相互独立的测试结果之间的一致程度。精密度的程度是用统计学方法得到的测量不精密度的数字形式表示，如标准差（SD）和变异系数（CV）。

五、编写单位

湖南省药品审评认证与不良反应监测中心。

63　孕酮检测试剂注册技术审评指导原则

（孕酮检测试剂注册技术审查指导原则）

本指导原则旨在指导注册申请人对孕酮检测试剂注册申报资料的准备及撰写，同时也为技术审评部门审评注册申报资料提供参考。

本指导原则是对孕酮检测试剂的一般要求，申请人应依据产品的具体特性确定其中内容是否适用，若不适用，需具体阐述理由及相应的科学依据，并依据产品的具体特性对注册申报资料的内容进行充实和细化。

本指导原则是供申请人和审查人员使用的指导文件，不涉及注册审批等行政事项，亦不作为法规强制执行，如有能够满足法规要求的其他方法，也可以采用，但应提供详细的研究资料和验证资料。应在遵循相关法规的前提下使用本指导原则。

本指导原则是在现行法规、标准体系及当前认知水平下制定的，随着法规、标准体系的不断完善和科学技术的不断发展，本指导原则相关内容也将适时进行调整。

一、适用范围

从方法学考虑，在本文中孕酮检测试剂是指采用化学发光免疫分析技术，以竞争法为基本原理，利用全自动、半自动化学发光免疫分析仪，在医学实验室对人体样本中孕酮的含量进行体外定量分析的试剂。依据《体外诊断试剂注册管理办法》（国家食品药品监督管理总局令第 5 号）、《体外诊断试剂注册管理办法修正案》（国家食品药品监督管理总局令第 30 号）和《食品药品监管总局关于印发体外诊断试剂分类子目录的通知》（食药监械管〔2013〕242 号），孕酮检测试剂管理类别为 II 类医疗器械，分类编码为 6840。

本指导原则不适用于：

（一）单独申请注册的孕酮校准品和质控品。

（二）化学发光免疫分析法原理之外的其他孕酮检测试剂。

二、注册申报材料要求

（一）综述资料

孕酮是一种重要的孕激素，属于类固醇激素，相对分子量 314.5，主要由卵巢黄体和妊娠期胎盘生成，是睾酮、雌激素及肾上腺皮质激素的前体。正常男性和女性卵泡期产生的孕酮水平很低，分泌入血后主要结合于白蛋白和性激素结合蛋白在体内进行循环。孕酮水平与黄体的发育和萎缩有关。

孕酮的主要功能是使子宫为受精卵的着床做好准备，并维持妊娠。在月经周期的卵泡期，孕酮水平很低。排卵之后，由黄体产生的孕酮迅速升高，并在排卵后 5~7 天达到浓度最大值 10~20ng/ml，使子宫内膜从增生状态转为分泌状态。若未受孕，在月经周期的最后 4 天黄体萎缩，孕酮浓度降低。若受孕，黄体不会凋落，继续分泌孕酮，使孕酮保持在相当于黄体中期的水平，并一直持续到妊娠的第六周。在怀孕期间，胎盘逐渐成为孕酮的主要来源，浓度从怀孕前 3 个月的 10~50ng/ml 升高到 7~9 个月的 50~280ng/ml。临床研究证明孕酮在非孕期女性体内发挥着促进排卵和维持黄体的正常功能。如果黄体产生的孕酮不足，可能说明黄体功能不足，而黄体功能不足与不孕及早期流产有关。

血中孕酮升高可见于以下情况：①观察妇女排卵的时间及黄体酮的生成情况：在排卵的 -1、0、+1 天，孕酮含量成倍增加，提示为有排卵。②正常妊娠、双胎和多胎妊娠时孕酮合成量明显增加，血液中孕酮水平相对升高。③妊娠毒血症、先兆子痫、葡萄胎及原发性高血压时，孕酮含量也会升高。

血中孕酮含量降低见于以下情况：①先兆流产、宫外孕、早产、闭经、不孕症。②黄体功能不全、卵巢黄体发育不全时，孕酮含量相应降低。③肾上腺、甲状腺功能严重失调也可影响卵巢功能，使排卵发生障碍，孕酮含量也会相应降低。

孕酮的检测方法主要为酶联免疫法、化学发光免疫分析法，化学发光免疫分析法是目前临床检测孕酮应用较多的检测方法。

综述资料主要包括产品预期用途、产品描述、生物安全性方面的说明、产品主要研究结果的总结和评价以及同类产品上市情况介绍等内容，其中同类产品上市情况介绍部分应着重从方法学、临床应用情况、申报注册产品与目前市场上已获批准的同类产品之间的异同方面进行介绍，应符合《体外诊断试剂注册管理办法》和《关于公布体外诊断试剂注册申报资料要求和批准证明文件格式的公告》（国家食品药品监督管理总局公告 2014 年第 44 号）的相关要求。

（二）主要原材料研究资料（如需提供）

1. 主要原材料的选择、制备、质量标准及实验验证研究资料

检测试剂所用抗体的制备、筛选、纯化以及鉴定等详细试验资料。如抗体为申请人自制，则应详述抗体的名称及生物学来源，申请人对该抗体技术指标的要求（如外观、纯度、蛋白浓度、效价等），且其生产工艺必须相对稳定，并对其工艺有相关的验证。同时确定该抗体作为主要原材料的依据和质量标准；如为申请人外购，则应详述其名称及生物学来源，外购方名称，提交外购方出具的抗体性能指标及检验报告，详述申请人对该抗体技术指标的要求以及申请人确定该抗体作为主要原材料的依据。供货商应相对固定。

其他主要原材料的选择及验证资料，申请人应详述每一原材料技术指标的要求以及确定该原材料作为主要原材料的依据，确定质量标准。若为外购，应提供外购方名称并提交外购方出具的检验报告。

2. 质控品、校准品的原料选择、制备、定值过程及实验资料

3. 校准品的溯源性文件，包括具体溯源链、实验方法、数据及统计分析等详细资料。申请人应根据 GB/T21415—2008/ISO17511：2003《体外诊断医疗器械生物样品中量的测量 校准品和控制物质赋值的计量学溯源性》提供所用校准品的来源、赋值过程和相应指标，以及不确定度等内容。

（三）主要生产工艺及反应体系的研究资料（如需提供）

1. 主要生产工艺介绍，可以图表方式表示；

2. 反应原理介绍；

3. 检测方法的介绍：含样本采集、标准品和质控品、测试步骤、结果计算等；

4. 反应体系研究：含样本采集及处理、样本要求、样本用量、试剂用量、反应条件、校准方法（如有）、质控方法等的研究资料；

5. 不同适用机型的反应条件如果有差异应分别详述。

（四）分析性能评估资料

申请人应提交在产品研制阶段对试剂盒进行的所有性能验证的研究资料，包括具体研究方法、试验数据、统计方法等详细资料。应当对多批（至少 3 批）产品进行性能评估。对于孕酮检测试剂，建议着重对以下分析性能进行研究。

1. 通过重复性和批间差考察精密度

1.1 重复性

在重复性条件下，对浓度 2~14nmol/L 和 46~85nmol/L 的样品分别重复测定 10 次，计算 10 次测定结果的平均值（$\bar{X}$）和标准差（SD），根据公式（1）得出变异系数（CV），其测量结果的变异系数（CV）应不大于 10%（仪器自动操作法）或不大于 15%（手工操作法）。

$$CV = SD/\bar{X} \times 100\% \qquad (1)$$

1.2 批间差

使用 3 个批次试剂盒对浓度在 2~14nmol/L 和 46~85nmol/L 范围内的样本各重复测定 10 次，计算 30 个测量值的平均值（$\bar{X}$）和标准差（SD）。按公式（1）计算变异系数

（CV）。其测量结果的变异系数（CV）应不大于 15%。

2. 准确度性能评估

按以下优先顺序选择准确度性能评估方法：

2.1 相对偏差

2.1.1 用可用于评价常规方法的参考物质/有证参考物质（CRM）对试剂（盒）进行测试，重复检测 3 次，取测试结果记为（X_i），按公式（2）计算相对偏差（B_i）。如果 3 次结果都符合要求，即判为合格。如果大于等于 2 次的结果不合格，即判为不合格。如果有 1 次结果不符合要求，则应重新连续测试 20 次，并分别按照公式（2）计算相对偏差，如果大于等于 19 次试验的结果符合要求，则准确度符合企业规定要求。

$$B_i = (X_i - T)/T \qquad (2)$$

式中：X_i—单次测试结果；

T—有证参考物质标示值或各浓度人源样本定值；

B_i—单次相对偏差。

注：首选国家参考物质，如无国家参考物质可选用国际参考物质。

2.1.2 对企业参考品进行检测

用参考方法定值的企业参考品对试剂（盒）进行测试，重复检测 3 次，取测试结果记为（X_i），按公式（2）计算相对偏差（B_i）。如果大于等于 2 次的结果不合格，即判为不合格。如果有 1 次结果不符合要求，则应重新连续测试 20 次，并分别按照公式（2）计算相对偏差，如果大于等于 19 次测试的结果符合要求，则准确度符合企业规定要求。

2.2 回收实验

选择接近参考区间的常规检测样本，分为体积相同的 3 ~ 4 份，在其中 2 ~ 3 份样本中加入不同浓度相同体积的待测物标液制备待回收分析样本，加入体积不大于原体积的 10%，制成 2 ~ 3 个不同浓度的待回收分析样本，计算加入的待测物的浓度。在另一份样本中加入同样体积的无待测物的溶剂，制成基础样本。用待评价系统对待回收分析样本和基础样本进行测定，通常对样本进行 3 次重复测定，计算均值，取其均值进行下述计算。

回收率应在 85% ~ 115% 范围内。用公式（3）计算回收率：

$$R = \frac{C \times (V_0 + V) - C_0 \times V_0}{V \times C_s} \times 100\% \qquad (3)$$

式中：R—回收率；

V—加入待测物标准液的体积；

V_0—基础样本的体积；

C—样本加入待测标准物质后的检测浓度；

C_0—基础样本的检测浓度；

C_s—待测物标准液的浓度。

2.3 比对实验

参考相关国际或国内有关体外诊断产品性能评估的文件进行准确度评估。

用不少于 40 个覆盖检测浓度范围内不同浓度的人源样品，以申请人指定的试剂（盒）作为比对方法，每份样品按待测试剂（盒）及比对试剂（盒）的操作方法分别检测。线性回归计算两组结果的相关系数（r）、斜率及偏差，结果应符合企业规定要求。

3. 检出限性能评估

申请人需提供试剂盒的空白限、检出限及参考区间等相关信息。根据提供信息，对 5 份浓度近似检出限的低值样本进行测定，每份样本测定 5 次。对测量结果按照大小进行排序，符合如下条件，即可认为所提供的空白限和检出限的设置基本合理。

3.1 低于申请人提供的空白限数值的检测结果数量应小于等于 3 个；

3.2 无高于 3.18nmol/L 的测量结果。

4. 线性范围性能评估

将接近线性范围上限的高值样本按一定比例稀释为至少 5 个浓度。其中，低值浓度的样本须接近线性范围的下限。将每一浓度的样本重复测定最少 2 次，计算平均值，将结果平均值和稀释比例用最小二乘法进行直线拟合，并计算线性相关系数（r）。

5. 特异性性能评估

推荐参考《WS/T416 – 2013 干扰实验指南》或相关国际、国内有关体外诊断产品性能评估的文件进行特异性评估。孕酮的干扰物质选取可参见表 1，企业可在不低于行业标准的前提下根据实际情况选择适用的干扰物质进行评估干扰程度。

5.1 溶血（血红蛋白）、脂血（甘油三酯）、黄疸（胆红素）等干扰因素对检测结果的影响；

5.2 样本中其他可能干扰试剂反应的物质对检测结果的影响；

5.3 资料中所提到的干扰物质，其干扰程度均不应使用模糊的描述方式，而应细化到干扰量，并提供相应的实验数据予以支持。

表 1　孕酮干扰物参考表

序号	干扰物质	序号	干扰物质	序号	干扰物质
1	11-去氧皮质酮	6	17β-雌二醇	11	克罗米酚
2	孕烯醇酮	7	雌酮	12	11-脱氧皮质醇
3	皮质醇	8	雌三醇	13	保泰松
4	皮质酮	9	醛甾酮	14	睾酮
5	17α-羟基孕酮	10	丹那唑	15	泼尼松龙

评估方法：设置对照样本组，使孕酮目标浓度为 64nmol/L（允许相对偏差为 ±15%），重复测定（$n \geq 7$）并计算平均值（M）与标准差（SD）。设置待测样本组，分别添加潜在干扰物于含有孕酮的样本中，获得待测样本中孕酮的目标浓度为 64nmol/L（允许相对偏差为 ±15%），待

测样本测量结果的平均值（$n \geq 2$）应在对照样本组孕酮目标浓度 $M \pm 2SD$ 范围内。其中，所添加潜在干扰物与含有孕酮的样本之间体积比例为不大于 1：9，对照样本组的基质尽可能与待测样本组样本的基质一致。

6. 校准品及质控品

参照 GB/T 21415—2008《体外诊断医疗器械生物样品中量的测量校准品和控制物质赋值的计量学溯源性》的要求，提供企业（工作）校准品及试剂盒配套校准品溯源相关资料，提供质控品赋值及其质控范围确定的相关资料。同时，应对校准品、质控品的瓶间均匀性进行评价。

7. 其他需注意问题

7.1 对于适用多个机型的产品，应提供如产品说明书【适用机型】项中所列的所有适用机型的性能评估资料。

7.2 如注册申请中包含不同的包装规格，需要对不同包装规格之间的差异进行分析或验证。如不同的包装规格产品间存在性能差异，需要提交采用每个包装规格产品进行的上述项目评估的试验资料及总结。如不同包装规格之间不存在性能差异，需要提交包装规格之间不存在性能差异的详细说明，具体说明不同包装规格之间的差别及可能产生的影响。

（五）参考区间确定资料

应提交验证参考值（区间）所采用样本来源及详细的试验资料。参考区间可参考文献资料，应明确参考人群的筛选标准，样本来源应考虑不同性别、生理周期等因素，尽可能考虑样本来源的多样性、代表性。建议参考相关国际、国内有关体外诊断产品性能评估文件开展评估。

孕酮参考区间的确定可以按性别（男性、女性）及女性的不同生理周期。如：非孕正常女性卵泡期、黄体期、绝经后；孕早期、中期、晚期等，以下列举具有代表性的国内外厂家参考区间仅供参考（见表2）。参考值研究结果应在说明书【参考区间】项中进行相应说明。

表2 各厂家参考区间筛选分组示例

筛选分组 \ 厂家	A ng/ml	B ng/ml	C ng/ml	D ng/ml
男性	0.27 ~ 1.22	0.2 ~ 1.4	0.026 ~ 2.75	0.1 ~ 2.0
卵泡期	0.15 ~ 1.39	0.2 ~ 1.5	0.4 ~ 2.3	0.2 ~ 2.40
排卵期	/	0.8 ~ 3.0	1.2 ~ 18.8	0.5 ~ 3.60
黄体期	3.33 ~ 25.55	1.7 ~ 27	/	6.0 ~ 20.5
绝经期	ND ~ 0.73	0.1 ~ 0.8	0.4 ~ 1.4	0.1 ~ 1.8
早期妊娠 0 ~ 12 周	/	/	15.8 ~ 46	/
中期妊娠 13 ~ 28 周	/	/	15.6 ~ 74	/
晚期妊娠 29 ~ 40 周	/	/	45 ~ 143	/

（六）稳定性研究资料

稳定性研究资料主要涉及两部分内容，申报试剂的稳定性和适用样本的稳定性研究。

试剂稳定性研究主要包括注册单元中所有组成部分的效期稳定性及开瓶（复溶）稳定性等，如有需要可增加运输稳定性、机载稳定性研究等。如试剂需要配制，还应对配制后试剂的稳定性进行研究。企业可根据实际需要选择合理的稳定性研究方案。常用的稳定性研究方案为证实试剂在经过被作用于指定条件后仍能证明主要性能指标要求与未被作用于指定条件的试剂性能一致。稳定性研究资料应包括研究方法的确定依据、具体方法及过程。对于效期稳定性和开瓶（复溶）稳定性研究，应提供至少 3 批样品在实际储存条件下保存至成品有效期/开封效期后的研究资料。

适用样本的稳定性主要包括室温保存、冷藏和冷冻条件下的有效期验证，可以在合理温度范围内选择温度点（温度范围），每间隔一定的时间段即对储存样本进行稳定性验证，从而确认不同类型样本的保存稳定性。适于冷冻保存的样本还应对冻融次数进行评价。试剂稳定性和样本稳定性两部分内容的研究结果分别在说明书《储存条件及有效期》和《样本要求》两项中进行详细说明。样本在不同储存条件下的稳定性期限若有相关文献中已明确说明，亦可作为依据。

（七）临床评价资料

此项目已经列入《关于新修订免于进行临床试验医疗器械目录的通告》（国家药品监督管理局通告 2018 年第 94 号）中免于进行临床试验的体外诊断试剂目录。根据体外诊断试剂临床评价的相关要求，申请人可按照《免于进行临床试验的体外诊断试剂临床评价资料基本要求（试行）》（国家食品药品监督管理总局通告 2017 年第 179 号）要求进行临床评价。如无法按要求进行临床评价，应进行临床试验。

对于通过临床试验方式进行临床评价时，临床试验资料应符合《关于发布体外诊断试剂临床试验技术指导原则的通告》（国家食品药品监督管理总局通告 2014 年第 16 号）的要求，同时研究资料的形式应符合《体外诊断试剂注册申报资料要求和批准证明文件格式》中临床研究资料有关的规定。临床试验中的基本要求如下：

1. 研究方法

选择境内已批准上市的性能相近的同类产品作为对比试剂，采用试验用体外诊断试剂与之进行对比试验研究，证明本品与已上市产品等效或优于已上市产品。建议企业尽量选择方法学相同、线性范围及精密度等性能接近的同类试剂作为对比试剂。

2. 临床试验机构的选择

应选择不少于两家（含两家）已经在备案系统备案的医疗器械临床试验机构，临床试验机构实验操作人员应充分熟悉检测系统的各环节（试剂、质控及操作程序等），熟悉评价方案。在整个实验中，考核试剂和参比试剂都应处于有效的质量控制下，定期对仪器进行校准、保养，最大限度保证试验数据的准确性及可重复性。

3. 临床试验方案

临床试验实施前，研究人员应从流行病学、统计学、临床医学、检验医学等多方面考虑，设计科学合理的临床研究方案。各临床研究机构的方案设置应基本一致，且保证在整个临床试验过程中遵循预定的方案实施，不可随意改动。整个试验过程应在临床研究机构的实验室内并由本实验室的技术人员操作完成，申报单位的技术人员除进行必要的技术指导外，不得随意干涉实验进程，尤其是数据收集过程。

试验方案中应确定严格的病例纳入/排除标准，任何已经入选的病例再被排除出临床研究都应记录在案并明确说明原因。在试验操作过程中和判定试验结果时应采用盲法以保证试验结果的客观性。临床试验中所涉及的样本类型应与产品说明书一致，且不应超越参比试剂对样本类型的检测要求，如果选择了参比试剂适用样本类型以外的样本，则应采用其他合理方法对额外的样本类型进行验证。

开展体外诊断试剂临床试验，申请人应当按照试验用体外诊断试剂的类别、风险、预期用途等特性，组织制定科学、合理的临床试验方案。一般应当包括以下内容：

3.1 一般信息（包括产品信息、临床试验开展的时间和人员等相关信息、申请人相关信息等）；

3.2 临床试验的背景资料；

3.3 试验目的；

3.4 试验设计；

3.5 评价方法；

3.6 统计方法；

3.7 对临床试验方案修正的规定；

3.8 临床试验涉及的伦理问题和说明、《知情同意书》文本（如有）；

3.9 数据处理与记录保存；

3.10 其他需要说明的内容。

4. 研究对象的选择

4.1 总体要求

选择具有特定症状/体征人群作为研究对象。企业在建立病例纳入标准时，应考虑到不同人群的差异，尽量覆盖各类适用人群/在进行结果统计分析时，建议对各类人群分别进行数据统计分析，孕酮检测样本通常为血清，总体样本数不少于200例，参考区间范围外的样本数不少于30%。样本中待测物浓度应覆盖待评试剂线性范围。如果样本类型包含血浆样本，在上述样本例数基础上再增加100例与血清样本的同源样本比对，参考区间范围外的样本数不少于30%。建议在临床试验中选择部分含干扰物质的样本，包括高脂、溶血、黄疸的样本、类风湿因子阳性样本及其他可能产生交叉反应的样本等。

4.2 非孕女性不同生理周期的考虑

非怀孕正常女性在不同的生理期，其孕酮的含量也不同，样本选择时，应含有一定数量的各生理周期的样本。如：卵泡期、排卵期、黄体期、绝经期。

4.3 怀孕女性不同孕期的考虑

选取一定数量的各孕期样本，如：孕0～12周、孕13～28周、孕29～40周。

4.4 样本数量的考虑

申报的样本类型均应在临床试验中进行验证。如产品发生涉及检测条件优化、增加与原样本类型具有可比性的其他样本类型等变更事项，临床样本总数至少为100例，并在至少2家（含2家）临床试验机构开展临床试验；变更抗体等主要原材料的供应商、参考区间的变化及增加临床适应证等变更事项，应根据产品具体变更情况，酌情增加临床试验总样本数。

4.5 样本类型的考虑

血清应明确存贮条件、可否冻融等。

血浆应明确抗凝剂的要求、离心速度及时间要求、存贮条件、可否冻融等要求及避免使用的样本。试验中，尽可能使用新鲜样本，避免贮存。

5. 统计学分析

对临床试验结果的统计应选择合适的统计方法，如相关分析、Bland-Altman 分析、线性回归、配对 t 检验等。建议统计学负责人选择合理的统计学方法进行分析，统计分析应可以证明两种方法的检测结果无统计学差异。在临床研究方案中应明确统计检验假设，即评价考核试剂与参比试剂是否等效的标准。

6. 结果差异样本的验证

对于比较研究试验中测定结果不符的样本，应采用"金标准"或其他合理的方法进行复核，以便对临床试验结果进行分析。如无需复核，应详细说明理由。

7. 临床试验总结报告撰写

根据《体外诊断试剂临床试验技术指导原则》的要求，临床试验报告应该对试验的整体设计及各个关键点给予清晰、完整的阐述，应该对整个临床试验实施过程、结果分析、结论等进行条理分明的描述，并应包括必要的基础数据和统计分析方法。建议在临床总结报告中对以下内容进行详述。

申请人或临床试验牵头单位应对各临床试验机构的报告进行汇总，并完成临床试验总结报告。临床试验报告的格式及内容如下：

7.1 首篇

首篇是每份临床试验报告的第一部分，所有临床试验报告均应包含该部分内容。

7.1.1 封面标题

包括试验用体外诊断试剂的通用名称、试验开始日期、试验完成日期、主要研究者（签名）、临床试验机构（盖章）、统计学负责人签名及单位盖章、申请人（盖章）、申请人的联系人及联系方式、报告日期、原始资料保存地点。

7.1.2 目录

列出整个临床试验报告的内容目录和对应页码。

7.1.3 研究摘要

对临床试验情况进行简单的介绍。

7.1.4 试验研究人员

列出临床试验主要研究人员的姓名、单位、在研究中的职责及其简历（列于附件中），主要研究人员包括主要研究者及各单位的主要参加人员、统计学负责人、临床试验报告的撰写人。

7.1.5 缩略语

临床试验报告中所用的缩略语的全称。

7.2 正文内容和报告格式

7.2.1 基本内容

介绍与临床试验产品有关的背景情况，包括：

7.2.1.1 被测物的来源、生物及理化性质；

7.2.1.2 临床预期使用目的，所针对的目标适应证人群，目前针对该适应证所采用的临床或实验室诊断方法等；

7.2.1.3 所采用的方法、原理、技术要求等；

7.2.1.4 国内外已批准上市产品的应用现状等。说明申请人和临床试验机构间的合作关系。

7.2.2 研究目的

说明本临床试验所要达到的目的。

7.2.3 试验管理

对试验管理结构的描述。

管理结构包括主要研究者、主要参加人员、实验室质量控制情况、统计/数据管理情况以及试验中发生的问题及其处理措施等。

7.2.4 试验设计

7.2.4.1 试验总体设计及方案的描述

试验的总体设计和方案的描述应清晰、简洁，必要时采用图表等直观的方式。试验进行时方案修改的情况和任何方案以外的信息来源也应详细叙述。应包括：

7.2.4.1.1 临床试验的整体管理情况、临床研究单位选择、临床主要研究人员简介等基本情况介绍；

7.2.4.1.2 病例纳入/排除标准、不同年龄段人群的预期选择例数及标准；

7.2.4.1.3 样本类型，样本的收集、处理及保存等；

7.2.4.1.4 统计学方法、统计软件、评价统计结果的标准。

7.2.4.2 试验设计及试验方法选择

试验设计中应包括以下内容：

7.2.4.2.1 样本量及样本量确定的依据。

7.2.4.2.2 样本选择依据、入选标准、排除标准和剔除标准。

7.2.4.2.3 样本采集、保存、运输方法等。

7.2.4.2.4 对比试剂的确立。

7.2.4.2.5 临床试验用所有产品的名称、规格、来源、批号、效期及保存条件，对比试剂的注册情况。考核试剂和参比试剂的名称、批号、有效期及所用机型等信息。

7.2.4.2.6 质量控制方法。对质量控制方法进行简要的阐述。试验人员培训、仪器日常维护、仪器校准、质控品

运行情况，对检测精密度、质控品回收（或测量值）、抽查结果评估。

7.2.4.2.7 临床试验数据的统计分析方法。对各研究单位的病例数、病种分布情况进行总合，建议以列表或图示方式给出具体例数及百分比。

数据预处理、差异数据的重新检测或第三方验证以及是否纳入最终数据统计、对异常值或缺失值的处理、研究过程中是否涉及对方案的修改。

定量值相关性和一致性分析：用相关分析、Bland-Altman 分析、线性分析、配对 t 检验等进行定量值相关性和一致性分析，应给出相关系数、95% 一致性界限、回归分析的拟合方程 $y = ax + b$ 和 R^2、t 值、p 值、95%（99%）置信区间等统计结果，定量值结果应无明显统计学差异。

7.2.4.2.8 具体试验过程，样本检测、数据收集、样本长期保存、结果不一致样本的校验等。

7.2.4.2.9 试验过程中方案的修改

一般情况下，临床试验方案不宜更改。试验过程中对方案的任何修改均应说明，对更改的时间、理由、更改过程及有无备案进行详细阐述并论证其对整个研究结果评价的影响。

7.2.5 临床试验结果及分析

7.2.6 讨论和结论。对总体结果进行总结性描述并简要分析试验结果，对本次临床研究有无特别说明，最后得出临床试验结论。

7.3 有关临床试验中特别情况的说明

7.4 附件

7.4.1 临床试验中所采用的其他试验方法或其他诊断试剂产品的基本信息，如试验方法、诊断试剂产品来源、产品说明书及注册批准情况。

7.4.2 临床试验中的所有试验数据，需由临床试验操作者、复核者签字，临床试验机构盖章（封面盖章和骑缝章）。

7.4.3 主要参考文献

7.4.4 主要研究者简历

7.4.5 申请人需要说明的其他情况等。

（八）产品风险分析资料

申请人应考虑产品寿命周期的各个环节，从预期用途、可能的使用错误、与安全性有关的特征、已知及可预见的危害等方面的判定以及对患者风险的估计进行风险分析，应符合 YY/T 0316—2016《医疗器械风险管理对医疗器械的应用》的要求。

（九）产品技术要求

产品技术要求应符合《体外诊断试剂注册管理办法》和《体外诊断试剂注册申报资料要求和批准证明文件格式》及《医疗器械产品技术要求编写指导原则》的相关规定。产品注册单元划分应符合《医疗器械注册单元划分指导原则》的要求。如已有相应的国家/行业标准发布，则技术要求中不得低于其相关要求。

作为定量检测试剂，孕酮检测试剂的注册检测应主要包括以下性能指标：外观、装量、溯源性、准确度、检出限、线性范围、重复性、批间差、特异性、稳定性。各性能指标的检验方法应清晰明了且具可操作性。

下面就技术要求中涉及的相关内容作简要叙述。

1. 产品型号/规格及其划分说明

明确试剂的组成、组成成分及规格。

注1：如不同包装规格适用不同的仪器型号，则应在划分说明中标明。

注2：如试剂盒注册单元中包含校准品、质控品，校准品质控品可选购，但不能单独销售。包装规格中可分别设计含校准品/质控品和不含校准品/质控品的两种包装规格。

2. 性能指标

2.1 外观

外观应做如下要求：

2.1.1 试剂盒各组分组成、性状；

2.1.2 试剂盒内外包装完整，文字符号标识清晰。

2.2 溯源性

应根据 GB/T21415 及有关规定提供试剂盒校准品的来源、赋值过程以及不确定度等内容。

2.3 检出限

应符合企业规定要求。

2.4 线性范围

应规定线性范围，在所规定的线性范围内，试剂盒相关系数（r）应≥0.9900。

2.5 重复性

使用同一批试剂盒测试同一份样本，其测试结果的变异系数（CV）应不大于10%。

2.6 批间差

用三批试剂盒测试同一份样本，其测试结果的变异系数（CV）应不大于15%。

2.7 准确度

应规定准确度要求。

注：按相对偏差、比对实验、回收实验优先顺序。

2.8 特异性

分别添加潜在干扰物于含有孕酮的样本中，获得待测样本中孕酮目标浓度为 64nmol/L（允许相对偏差为±15%，潜在干扰物浓度符合企业规定要求），各个样本测量结果的均值应在目标浓度平均值（M）±2 标准差（SD）范围内。

2.9 稳定性

根据产品特性，选择以下方法进行验证。

2.9.1 应规定产品有效期，取到效期后一定时间内的样品检测试剂检出限、线性、重复性、准确性、特异性应符合规定要求。

2.9.2 根据所声称的热稳定性条件取有效期内的试剂盒进行热加速后，测定其检出限、线性、重复性、准确性、特异性，结果应符合要求。

3. 检验方法

3.1 外观

目测检查，应符合 2.1 的要求。

3.2 溯源性

应根据 GB/T21415—2008《体外诊断医疗器械 生物样品中量的测量及有校准品和控制物质赋值的计量学溯源性》要求提供试剂盒校准品的来源及溯源的赋值过程和不确定度的内容 2.2 的要求。

3.3 检出限

需提供试剂盒的空白限、检出限及参考区间等相关信息。根据所提供信息，对 5 份浓度近似检出限的低值样本进行测定，每份样本测定 5 次。对测量结果按照大小进行排序，符合如下条件，即可认为提供的空白限和检出限的设置基本合理。

3.3.1 低于提供的空白限数值的检测结果数量应小于等于 3 个；

3.3.2 无高于 3.18nmol/L 的测量结果。

3.4 线性范围

将接近线性范围上限的高值样本按一定比例稀释为至少 5 个浓度，其中低值浓度的样本须接近线性范围的下限。将每一浓度的样本重复测定最少 2 次，计算平均值，将结果平均值和稀释比例用最小二乘法进行直线拟合，并计算线性相关系数（r），所得结果应符合 2.4 的要求。

3.5 重复性

使用同一批号试剂盒对浓度在 2～14nmol/L 和 46～85nmol/L 范围内的样本各重复测定 10 次，计算 10 次测量浓度结果的平均值（$\bar{X}$）和标准差（SD）。按公式（1）计算变异系数（CV）。所得结果应符合 2.5 的要求。

3.6 批间差

使用 3 个批次试剂盒对浓度在 2～14nmol/L 和 46～85nmol/L 范围内的样本各重复测定 10 次，计算 30 个测量值的平均值（$\bar{X}$）和标准差（SD）。按公式（1）计算变异系数（CV）。所得结果应符合 2.6 的要求。

3.7 准确度

方法见（四）分析性能评估资料部分，结果符合 2.7 的要求。

3.8 特异性

方法见（四）分析性能评估资料部分，结果符合 2.8 的要求。

3.9 稳定性

3.9.1 取到效期后一定时间内的产品，按照检出限、线性、重复性、准确性、特异性检测方法进行检测，应符合 2.9.1 的要求。

3.9.2 热稳定性

根据所声称的热稳定性条件取有效期内的试剂盒进行热加速后，测定其检出限、线性、重复性、准确性、特异性，应符合 2.9.2 的要求。

如注册单元中包含校准品或质控品，其性能指标的检验方法应在技术要求中予以描述。应当包括准确度、均匀性检验方法的详细描述。

（十）产品注册检验报告

根据《体外诊断试剂注册管理办法》要求，首次申请注册的第二类产品应该在具有相应医疗器械检验资质和承检范围的医疗器械检测机构进行注册检测。承接注册检测的机构在出具检测报告的同时，应出具相应的预评价意见，预评价意见在提交注册资料时应随注册检测资料时一并提交。

（十一）产品说明书

产品说明书承载了产品预期用途、试验方法、检测结果解释以及注意事项等重要信息，是指导实验室工作人员正确操作、临床医生针对检验结果给出合理医学解释的重要依据。因此，产品说明书是体外诊断试剂注册申报最重要的文件之一。

应符合《医疗器械说明书和标签管理规定》（国家食品药品监督管理总局令第 6 号）和《关于发布体外诊断试剂说明书编写指导原则的通告》（国家食品药品监督管理总局通告 2014 年第 17 号）的要求，以申报产品为基础，以研究结果为依据，对孕酮测定试剂说明书的重点内容进行详细说明，以指导注册申报人员更合理地完成说明书编制。

1. 【产品名称】

1.1 通用名称：试剂（盒）名称由三部分组成：被测物名称、用途、方法或原理。例如：孕酮测定试剂盒（化学发光免疫分析法）。名称中不应当出现定性/定量等内容。

1.2 英文名称（适用进口产品）。如不适用，可删除。

2. 【包装规格】

2.1 应与产品技术要求包装规格一致。

2.2 应能清晰地描述出试剂盒的构成，不得出现试剂盒的组成成分与包装规格中描述不一致的情况。

2.3 应注明可测试的样本数或装量，如××测试/盒、××ml。

2.4 如不同包装规格有与之特定对应的机型，则应同时明确适用机型。

2.5 单一包装规格，可以不加标点符号；多个包装规格，按照分隔层次分别适用顿号、逗号、分号进行区分，以句号结束。不得采用列表形式进行描述。

3. 【预期用途】

3.1 第一段说明试剂盒用于体外定量测定血清或血浆中的孕酮的含量。

3.2 第二段应强调临床适应证（可使用不同的描述方式），参考（一）综述资料部分。

4. 【检验原理】

应详细阐明试剂的工作原理，例如采用基于磁微粒化学发光免疫分析技术的竞争法反应原理为：样本中的孕酮和磁微粒包被的孕酮抗原竞争与吖啶酯标记的抗体结合，样本中的孕酮越多，吖啶酯标记的抗体与固相磁珠包被的孕酮抗原结合的越少，样本中的孕酮含量与光量子数成

反比。

5. 【主要组成成分】

5.1 说明试剂盒包含组分的名称信息，如果对于正确的操作或使用者理解其用途很重要，应详细说明。对于多组分试剂盒，明确说明不同批号试剂盒中各组分是否可以互换。

5.2 如注册单元含校准品或质控品也应对主要组成成分及生物学来源进行相应说明，校准品需注明其定值及溯源性。溯源性应写明溯源的最高级别，包括标准物质或参考物的发布单位及编号。

如：校准品：校准品具有批特异性，每批定值，定值见瓶签标示，量值可溯源至国家标准物质 GBW09199。

质控品需注明靶值范围，如靶值范围为批特异，可注明批特异，并附单独的靶值单。

6. 【储存条件及有效期】

6.1 对试剂盒的效期稳定性、开瓶稳定性等信息做详细介绍，包括环境温湿度、避光条件等。如注册单元含校准品或质控品且其形态为干粉（包含试剂为冻干粉状态），则应对复溶后的储存条件、稳定性做详细介绍。如试剂需要配制，则应对配制后的试剂的储存条件、稳定性做详细介绍。

6.2 保存温度不应有模糊表述，如"常温""室温"，应直接以℃为单位。小于 3 个月的稳定期限应以日或小时为单位，大于或等于 3 个月的稳定期限应以月为单位。

6.3 如试剂盒各组分的稳定性不一致，则应对各组分的储存条件和有效期分别进行描述。

6.4 对于可以冷冻的试剂应注明冻融次数限制。

6.5 生产日期、使用期限或失效日期（可见标签）。

7. 【适用机型】

注明所适用的仪器类型，应细化到型号。如需要可提供与仪器有关的信息以指导用户操作。

如适用仪器为酶标仪则需给出对酶标仪配置的要求，如适用仪器为非通用的仪器则需写明其具体型号，避免"系列"。

8. 【样本要求】

应在以下几方面进行说明：

8.1 适用的样本类型。

8.2 在样本收集过程中的特别注意事项。

8.3 为保证样本各组分稳定所必需的抗凝剂或保护剂等。

8.4 已知的干扰物。

8.5 能够保证样本稳定的储存、处理和运输方法。

9. 【检验方法】

详细说明试验操作的各个步骤，包括：

9.1 试剂配制：各试剂组分的稀释、混合及其他必要的程序。

9.2 校准程序（如有）：应说明校准品的使用方法、注意事项、推荐的校准周期，以及何种情况须重新校准。

9.3 质量控制程序：应说明质控品的使用方法、注意事

项、对质控结果的必要解释以及推荐的质控周期等。

9.4 试验结果的计算或读取，包括对每个系数及对每个计算步骤的解释。如果可能，应举例说明。

10.【参考区间】

简要参考区间的确定方法。

建议注明以下字样"由于地理、人种、性别及孕期等差异，建议各实验室建立自己的参考区间"。

应与资料（五）参考区间确定性资料数据一致。

11.【检验结果的解释】

应根据其临床意义对可能出现的结果进行合理的解释。

说明试剂盒的检测结果仅供临床参考，对患者的临床诊治应结合其症状/体征、病史、其他实验室检查等情况综合考虑。

说明在何种情况下应对样本进行重复测试，以及在重复测试时需要采取的样本处理方式。

12.【检验方法的局限性】

明确常见干扰物质对检测结果的影响，企业可根据自身情况对特殊干扰物进行说明，并注明可接受的最高限值，不应使用模糊的描述方式。不建议使用存在明显干扰物如乳糜、黄疸等样本。

试剂盒的检测结果仅供临床参考，不能单独作为确诊或排除病例的依据，为达到诊断目的，此检测结果要与临床检查、病史和其他的检查结果结合适用。

13.【产品性能指标】

与技术要求中主要性能指标保持一致，孕酮产品主要性能指标可包含：

13.1 检出限；

13.2 线性范围；

13.3 重复性；

13.4 准确度；

13.5 特异性。

14.【注意事项】

14.1 必要内容，如："本品仅用于体外诊断"。

14.2 如该产品含有人源或动物源性物质，应给出具有潜在感染性的警告。说明不同分析系统间的检测结果可能存在的差异。

说明对所有样本和反应废弃物都应视为传染源对待。

14.3 说明检测过程中应严格按照说明书提供的操作步骤及相关实验室规范要求进行操作，否则可能对结果造成的影响。

14.4 其他需要说明的注意事项。

15.【标识的解释】如有图形或符号，请解释其代表的意义。可参考相关标准：YY/T 0466.1—2016。

16.【参考文献】

注明引用参考文献，其书写应清楚、易查询且格式规范统一，符合相关标准要求。

17.【基本信息】

17.1 境内体外诊断试剂

17.1.1 注册人与生产企业为同一企业的，按以下格式

标注基本信息：注册人/生产企业名称，住所，联系方式，售后服务单位名称，联系方式，生产地址，生产许可证编号。

17.1.2 委托生产的按照以下格式标注基本信息：注册人名称，住所，联系方式，售后服务单位名称，联系方式，受托企业的名称，住所，生产地址，生产许可证编号。

17.2 进口体外诊断试剂

按照以下格式标注基本信息：注册人/生产企业名称，住所，生产地址，联系方式，售后服务单位名称，联系方式，代理人的名称，住所，联系方式。

18.【医疗器械注册证编号/产品技术要求编号】

应当写明医疗器械注册证编号/产品技术要求编号。

19.【说明书核准日期及修改日期】

应注明该产品说明书的核准日期。如曾进行过说明书的变更申请，还应该同时注明说明书的修改日期。

三、审查关注点

（一）关注检验报告中检测结果的报告单位，孕酮的结果报告单位分为两种：ng/ml 和 nmol/L 两个单位的转换公式为。ng/ml × 3.18 = nmol/L。

（二）关注产品技术要求及说明书中性能指标的一致性。

（三）关注临床试验所采用的样本类型、样本量及临床研究单位的选择、对比试剂的选择、统计方法及研究结果、临床方案及报告撰写的格式等是否符合《体外诊断试剂临床试验技术指导原则》对相关内容的规定。

（四）由于孕酮在不同时期的参考范围不同，因此需关注临床评价资料中是否涵盖了不同时期的临床数据，并重点关注参考范围研究资料。

（五）说明书中预期用途、储存条件及有效期、检验方法、参考区间、产品性能指标、抗干扰能力等描述应分别与临床评价资料、稳定性研究资料、主要生产工艺和反应体系研究资料、参考范围研究资料、分析性能评估资料的研究结论相一致。

四、名词解释

（一）化学发光免疫分析法。化学发光分析是根据化学反应产生的辐射光的强度来确定物质含量的分析方法。化学发光免疫分析是将化学发光系统与免疫反应相结合，用化学发光相关的物质标记抗体或抗原，与待测的抗原或抗体反应后，经过分离游离态的化学发光标记物，加入化学发光系统的其他相关物产生化学发光，进行抗原或抗体的定量或定性检测。

（二）准确度（accuracy）。一个测量值与可接受的参考值间的一致程度。

（三）分析特异性（analytical specificity）。测量程序只测量被测量物的能力。分析特异性用于描述检测程序在样本中有其他物质存在时只测量被测量物的能力。通常以一

个被评估的潜在干扰物清单来描述，并给出在特定医学相关浓度值水平的分析干扰程度。

（四）线性（linearity）。在给定测量范围内，给出的测量结果与样品中实际存在的被测量物的值成比例的能力。线性是描述一个测量系统的测量示值或测量结果相关于样本的赋值符合直线的属性。

（五）精密度（precision）。在规定条件下，相互独立的测试结果之间的一致程度。精密度的程度是用统计学方法得到的测量精密度的数字形式表示，如标准差（SD）和变异系数（CV）。

（六）参考物质（reference material）。具有一种或多种足够均匀和很好地确定了特性，用于校准测量装置、评价测量方法或给材料赋值的一种材料或物质。对于该项目，指国家标准物质、可溯源至 IFCC 糖化血红蛋白参考方法或标准品的标准物质、可溯源至 NGSP 参考方法或标准品的标准物质。

五、指导原则编写单位和人员

吉林省食品药品监督管理局。

64 促卵泡生成素检测试剂注册技术审评指导原则

（促卵泡生成素检测试剂注册技术审查指导原则）

本指导原则旨在指导注册申请人对促卵泡生成素检测试剂注册申报资料的准备及撰写，同时也为技术审评部门对注册申报资料的技术审评提供参考。

本指导原则是对促卵泡生成素检测试剂的一般要求，申请人应依据产品的具体特性确定其中内容是否适用，若不适用，需具体阐述理由及相应的科学依据，并依据产品的具体特性对注册申报资料的内容进行充实和细化。

本指导原则是供申请人和审查人员使用的指导文件，不涉及注册审批等行政事项，亦不作为法规强制执行，如有能够满足法规要求的其他方法，也可以采用，但应提供详细的研究资料和验证资料。应在遵循相关法规的前提下使用本指导原则。

本指导原则是在现行法规、标准体系及当前认知水平下制定的，随着法规、标准体系的不断完善和科学技术的不断发展，本指导原则相关内容也将适时进行调整。

一、适用范围

促卵泡生成素检测试剂用于体外定量检测人血清、血浆、全血或其他体液样本中促卵泡生成素（follicle-stimula-ting hormone，FSH）的含量。本指导原则适用于以酶标记、（电）化学发光标记、（时间分辨）荧光标记等标记方法为捕获抗体，以微孔板、管、磁颗粒、微珠和塑料珠等为载体包被抗体，定量检测 FSH 的免疫分析试剂，不适用于以胶体金标记的 FSH 定量检测试纸条、用放射性同位素标记的各类放射免疫或免疫放射检测试剂。根据《体外诊断试剂注册管理办法》（国家食品药品监督管理总局令第 5号）和《食品药品监管总局关于印发体外诊断试剂分类子目录的通知》（食药监械管〔2013〕242 号），促卵泡生成素检测试剂应按照第二类医疗器械管理，分类代号为 6840。

二、注册申报资料要求

（一）综述资料

促卵泡生成素是由垂体前叶嗜碱性细胞合成和分泌的一种糖蛋白类促性腺激素，可通过血液循环进入血液和尿液。像其他糖蛋白如促黄体生成素（LH）、促甲状腺激素（TSH）和人绒毛膜促性腺激素（HCG）一样，FSH 由两个以非共价键结合的亚单位 α 和 β-亚基组成，分子量为24 000 ~ 35 000，α-亚单位与 LH、TSH 和 HCG 结构相似，为垂体前叶激素所共有，β-亚单位是 FSH 所特异的，因此，这些激素的生物学和免疫学特性的区别取决于其独特的 β-亚基。对于男性，其功能是促进睾丸曲细精管的成熟和精子的生成。对于女性，则可促进卵泡发育和成熟，促进颗粒细胞增殖，引起卵泡液分泌，并与 LH 协同调节和促使发育成熟的卵泡分泌雌激素和排卵，参与正常月经的形成。

FSH 的增高多见于原发性睾丸衰竭、睾丸精原细胞瘤、先天性睾丸发育不全、先天性卵巢发育不全、原发性闭经、原发性性腺功能低下、更年期综合征；其降低常见于席汉综合征及长期服用性激素等。

综述资料主要包括产品预期用途、产品描述、有关生物安全性的说明、产品主要研究结果的总结和评价以及同类产品上市情况介绍等内容，其中同类产品上市情况介绍部分应着重从方法学、检出限、线性范围、准确度、参考区间及临床适用范围等方面写明拟申报产品与目前市场上已获批准的同类产品之间的主要区别。综述资料作为注册申报资料的重要组分之一，其内容应符合《体外诊断试剂注册管理办法》（国家食品药品监督管理总局令第 5 号）和《关于公布体外诊断试剂注册申报资料要求和批准证明文件格式的公告》（国家食品药品监督管理总局公告 2014 年第

44 号）的相关要求。

（二）主要原材料研究资料（如需提供）

应提供主要原材料如抗体、标记物、固相载体、校准品、质控品（如适用）等的选择、制备及其质量标准等的研究资料。主要原材料的研究资料具体要求如下：

1. 抗体的选择及质量标准

明确抗体的来源，如为单克隆抗体应明确细胞株、克隆号等内容。提供抗体灵敏度、特异性、纯度、效价等基本性能的验证资料。

抗体如为自行生产，提供抗体的详细生产及鉴定过程。

2. 校准品（如适用）和质控品（如适用）的原料选择、制备、定值过程及试验资料。

3. 申请人应根据 GB/T 21415—2008/ISO 17511：2003《体外诊断医疗器械生物样品中量的测量 校准品和控制物质赋值的计量学溯源性》提供所用校准品的来源、明确校准品的质量标准、赋值过程和相应指标以及不确定度等内容，并提供校准品的溯源性文件（如适用）。

（三）主要生产工艺及反应体系的研究资料（如需要提供）

应包括以下内容（以下内容可根据具体的方法学特点进行编写）：

1. 主要生产工艺介绍，可以流程图方式表示，并标明关键工艺质控步骤，简要说明主要生产工艺的确定依据。

2. 产品反应原理介绍。

3. 抗体包被工艺研究：申请人应考虑如包被抗体浓度、包被缓冲液、表面活性剂等种类及添加量（如适用）、包被时间、干燥温度及时间（如适用）等工艺参数对产品性能的影响，通过试验确定上述指标的最佳组合。

4. 抗体标记工艺研究：申请人应考虑标记抗体的浓度、标记比例等内容。

5. 反应条件确定：申请人应考虑反应模式、反应时间、反应温度、洗涤次数（如适用）等条件对产品性能的影响，通过试验确定上述条件的最佳组合。

6. 不同适用机型的反应条件如果有差异应分别详述。

7. 体系中样本及试剂的加样方式及添加量确定：申请人应考虑样本加样方式、加样量以及试剂添加顺序、添加量对产品检测结果的影响，通过实验确定最佳的样本及试剂的添加方式和添加量。如样本需采取稀释或其他必要的方法进行处理后方可用于最终检测，申请人还应对可用于样本稀释的基质或处理方法进行研究，通过试验确定样本稀释基质或处理方法。确定反应所需其他试剂用量（标准品、标记物、底物等）的研究资料。

8. 固相载体、信号放大系统、显色（发光）系统、酶作用底物等的介绍及研究资料。

（四）分析性能评估资料

申请人应提交在产品研制或成品验证阶段对试剂进行的所有性能验证的研究资料，对于每项分析性能的评价都应包括具体研究方法、可接受标准、试验数据、统计分析等详细资料。有关分析性能验证的背景信息也应在申报资料中有所体现，包括实验地点、适用仪器、试剂规格、批号、临床样本来源等。建议选择不少于 3 批产品对以下分析性能进行研究，性能评估时最好将试剂和所选用的校准品、质控品作为一个整体进行评价，评估整个系统的性能是否符合要求。具体研究方法建议参照国内外有关体外诊断产品性能评估的文件进行。

性能评估应至少包括检出限、准确度、特异性、线性、精密度等。

对于本试剂，建议着重对以下分析性能进行研究：

1. 检出限

生产企业应提供促卵泡生成素试剂的空白限、检出限及参考区间等相关信息，根据生产企业提供信息，对 5 份浓度近似 LOD 的低值样本进行检测，每份样本检测 5 次，对检测结果按照大小进行排序，符合如下条件，即可认为生产企业提供的空白限和检出限的设置基本合理：

1.1 低于生产企业提供的空白限数值的检测结果的数量应小于或等于 3 个；

1.2 无高于生产企业提供的参考区间下限的检测结果的数值。

2. 准确度

对测量准确度的评价依次包括：与国家标准品（和/或国际标准品）的相对偏差、方法学比对、回收试验等方法，申请人可根据实际情况选择以下方法的一项或几项进行研究。

准确度可选择如下试验方法之一：

2.1 将促卵泡生成素国家（或国际）标准品配制成试剂盒线性范围内高、低浓度的准确度样品（至少 2 个）进行检测，每个样品测试 3 次，根据公式（1）计算相对偏差。如果 3 次结果都符合规定，即判为合格；如果大于等于 2 次的结果不符合，即判为不合格；如果有 1 次结果不符合规定，则应重新连续测试 20 次，分别计算相对偏差，如果大于等于 19 次测试的结果符合规定，即判为合格；

$$B = \frac{(X_i - T)}{T} \times 100\% \qquad (1)$$

式中：

B—相对偏差；

X_i—样本的实测浓度均值；

T—样本的靶值。

2.2 方法学比对

采用参考方法或国内/国际普遍认为质量较好的已上市同类试剂作为比对方法，与拟申报试剂同时检测一批临床样品（至少 40 例样本），从测定结果间的差异了解拟申报试剂与参比方法间的偏倚。

用线性回归方法对两组结果进行线性拟合，得到线性回归方程的相关系数（r）和斜率。计算各个样本的待测试剂（盒）测定值与对照系统测定值的绝对偏差或相对偏差。

在实施方法学比对前，应分别对拟申报试剂和比对试剂进行初步评估，只有在确认两者都分别符合各自相关的质量标准后方可进行方法学比对。方法学比对时应注意质量控制、样本类型、浓度分布范围并对结果进行合理的统计学分析。

2.3 将已知浓度的促卵泡生成素样本（A）加入到正常人血清或其他等效基质（B）中，所加入促卵泡生成素样本与正常人血清 B 之间的体积比例为 1∶9，根据公式（2）计算结果应符合要求。

$$R = \frac{C \times (V_0 + V) - (C_0 \times V_0)}{(V \times C_s)} \times 100\% \qquad (2)$$

式中：

R—回收率；

V—加入 A 样本的体积；

V_0—血清样品 B 的体积；

C—血清样品加入 A 样本后的检测浓度；

C_0—血清样品 B 的检测浓度；

C_s—A 样本的浓度。

回收试验应注意在保证总浓度在方法分析测量范围内，尽量使加入已知浓度的促卵泡生成素样本（A）后样本中的被测物浓度接近医学决定水平。

3. 线性范围

建立试剂线性范围所用的样本基质应与临床实验样本相似，但不可采用含有对测定方法具有明确干扰作用物质的样本。理想的样本为分析物浓度接近预期测定上限的人血清（或其他等效基质），且应充分考虑多倍稀释对样本基质的影响。建立一种定量测定方法的线性范围时，需在预期测定范围内选择 7～11 个浓度水平。例如，将预期测定范围加宽至 130%，在此范围内选择更多的浓度水平，然后依据实验结果逐渐减少数据点直至表现出线性关系，可发现最宽的线性范围。验证线性范围时可选择 5～7 个浓度水平。所选用的浓度水平应可覆盖整个预期测定范围并包括与临床有关的重要评价浓度，如最小测定浓度或线性范围的最低限、不同的医学决定水平、最大测定浓度或线性范围的高限等。

4. 精密度

对测量精密度的评估至少应包括 2 个浓度水平的质控品，建议质控品采用人源样本或与人源样本基质接近的样本进行试验，质控品浓度都应在试剂的测量范围内，包括具有临床代表意义的低浓度值和高浓度值。

一般包括批内精密度、批间精密度的评价。

4.1 批内精密度：在试剂的剂量-反应曲线范围内，设置 2～3 个不同浓度的质控品，用同一批号试剂，对不同浓度的质控品分别重复测定 10 次，计算测定结果的平均值（$\bar{x}$）和标准差（s），根据公式（3）得出变异系数（CV）。

$$CV = s / \bar{x} \times 100\% \qquad (3)$$

4.2 批间精密度：在 3 个不同批次试剂之间，在试剂的剂量－反应曲线范围内，设置 2～3 个不同浓度的质控品，对不同浓度的质控品分别重复测定 10 次，计算 30 次测定

结果的平均值（$\bar{x}$）和标准差（s），根据公式（3）得出变异系数（CV）。

5. 分析特异性

5.1 交叉反应：易产生交叉反应的其他抗原、抗体等的验证情况，应至少包括促黄体生成素样本（LH）、促甲状腺素样本（TSH）、人绒毛膜促性腺激素样本（HCG），交叉反应验证物质的浓度应涵盖人体生理及病理状态下及临床治疗过程中可能出现的最高浓度值。

5.2 干扰物质

5.2.1 内源性干扰物样本中常见干扰物质对检测结果的影响，如甘油三酯、胆红素、血红蛋白、类风湿因子（RF）及其干扰物质的研究。干扰物浓度的分布应覆盖人体生理及病理状态下可能出现的物质浓度。

5.2.2 样本添加剂的干扰 如果试剂（盒）适用样本类型包括血浆（或全血）样本，应采用各种适用抗凝剂抗凝的血浆（或全血）样本分别与血清样本进行对比实验研究。方法为对比线性范围内的同一病人的血清和血浆（或全血）样本，以验证申报试剂对于血清和血浆（或全血）样本检测结果的一致性。

5.2.3 试剂组成成分的干扰（如适用）应考虑防腐剂对检测结果的干扰，如氟化钠、碘乙酸、盐酸等。

6. Hook 效应（如适用）

目前，促卵泡生成素检测试剂大多采用夹心法的原理检测样本，考虑到方法学的缺陷，有必要对钩状（Hook）效应进行考虑。建议采用高浓度的促卵泡生成素样本进行梯度稀释后由低浓度至高浓度开始检测，每个梯度的抗原样本重复 3～5 份，将响应值随浓度升高反而变小时的浓度作为出现钩状效应时促卵泡生成素抗原的最低浓度，建议产品说明书上明示出现钩状效应时促卵泡生成素的最低浓度，或浓度达到一定数值时未发生钩状效应。

7. 校准品和质控品的性能指标（如适用）

参照 GB/T 21415—2008《体外诊断医疗器械生物样品中量的测量校准品和控制物质赋值的计量学溯源性》的要求，提供企业工作校准品及试剂盒配套校准品的来源、赋值过程以及测量不确定度相关资料，提供质控品赋值及其质控范围确定的相关资料。同时，应对校准品、质控品的瓶内均匀性、瓶间均匀性（冻干品适用），以及其赋值结果的准确度进行评价。如校准品或质控品的基质不同于临床常用样本类型，还应提交基质效应的相关研究资料。冻干型校准品和质控品还应检测批内瓶间差。

性能指标的评价方法并无统一的标准可依，可根据不同的试剂特征进行，前提是必须保证研究的科学合理性。

8. 其他需注意问题

8.1 对于适用多个机型的产品，应提供在所有适用型号仪器上进行的性能验证资料。

8.2 若产品涉及不同包装规格且不同包装规格间存在性能差异，则需要提供每个包装规格在不同型号仪器上的评估资料；如已验证不同包装规格之间不存在性能上的差异，需要提交包装规格间不存在性能差异的说明。

8.3 不具有可比性的样本类型（血液、尿液）应分别进行分析性能评估。对于血浆样本和全血样本，确认最适的抗凝剂种类或明显干扰检测结果的抗凝剂，并在说明书样本要求中明确。

（五）参考区间确定资料

应提交参考区间建立或验证时所采用样本来源及详细的试验资料。应明确参考人群的筛选标准，应对性别及女性卵泡期、排卵期、黄体期、绝经期进行分组研究，例数应符合统计学要求，女性样本入组时生理周期的确定依据应科学合理。建议参考国际或国内有关体外诊断产品参考区间确定的文件。

（六）稳定性研究资料

稳定性研究资料主要涉及两部分内容，申报试剂的稳定性和适用样本的稳定性研究。

前者主要包括长期稳定性、运输稳定性、开瓶稳定性等研究，如组分为冻干粉，应有复溶稳定性研究，申请人可根据实际需要选择合理的稳定性研究方案。稳定性研究资料应包括研究方法的确定依据、具体的实施方案、详细的研究数据以及结论。对于实时稳定性研究，应提供至少 3 批样品在实际储存条件下保存至成品有效期后的研究资料。如产品包含校准品和质控品，应提供相应稳定性试验研究资料。

后者主要包括冷藏和冷冻条件下的有效性验证，可以在合理的温度范围内选择温度点（温度范围），每间隔一定的时间段即对储存样本进行稳定性验证，从而确认不同类型样本的保存稳定性。适于冷冻保存的样本还应对冻融次数进行评价。

试剂稳定性和样本稳定性两部分内容的研究结果均应在说明书【储存条件及有效期】和【样本要求】两项中进行详细说明。

（七）临床评价资料

根据《关于公布新修订免于进行临床试验医疗器械目录的通告》（国家药品监督管理局通告 2018 年第 94 号），促卵泡生成素检测试剂可免于进行临床试验，申请人可依照《免于进行临床试验的体外诊断试剂临床评价资料基本要求（试行）》开展评价。申请人如无法或不适于按照上述要求对产品进行临床评价，则应按照《体外诊断试剂临床试验技术指导原则》的要求开展临床试验。下面仅对临床试验中的基本问题进行阐述。

对于进行临床试验的产品，临床试验总体要求及临床试验资料的内容应符合《体外诊断试剂注册管理办法》、《关于公布体外诊断试剂注册申报资料要求和批准证明文件格式的公告》（国家食品药品监督管理总局公告 2014 年第 44 号）和《体外诊断试剂临床试验技术指导原则》（国家食品药品监督管理总局通告 2014 年第 16 号）临床研究资料有关的规定。

以下仅根据促卵泡生成素检测试剂的特点对其临床试验中应重点关注的内容进行阐述。

1. 临床试验研究方法

选择境内已批准上市、临床普遍认为质量较好的同类产品作为参比试剂，采用拟申报产品（以下称考核试剂）与之进行同步盲法对比试验，证明本品与已上市产品等效或优于已上市产品。建议企业尽量选择方法学、溯源性、参考区间、线性范围等相同的同类试剂作为对比试剂。如方法学不同，则应首选方法学性能较高的对比试剂进行临床试验。

2. 临床试验机构的选择

2.1 第二类产品申请人应当选定不少于 2 家（含 2 家）有资质的临床试验机构开展临床试验。

2.2 临床试验机构应有能力提供临床试验所需的各类样本，实验操作人员有足够的时间熟悉检测系统的各环节（仪器、试剂、质控及操作程序等），熟悉评价方案。在整个实验中，考核试剂和对比试剂都应处于有效的质量控制下，定期对仪器进行校准，最大限度保证试验数据的准确性及可重复性。

3. 临床试验方案

临床试验实施前，研究人员应从流行病学、统计学、临床医学、检验医学等多方面考虑，设计科学合理的临床研究方案。各临床试验机构的方案设置应一致，且保证在整个临床试验过程中遵循预定的方案实施，不可随意改动。整个试验过程应在临床试验机构的实验室内并由本实验室的技术人员操作完成，申报单位的技术人员除进行必要的技术指导外，不得随意干涉实验进程，尤其是数据收集过程。

试验方案中应确定严格的病例纳入/排除标准，任何已经入选的病例再被排除出临床研究都应记录在案并明确说明原因。在试验操作过程中和判定试验结果时应采用盲法及样本随机分配以保证试验结果的客观性。试验方案中还应明确两种试剂检测结果不一致的判定依据，以及结果不一致样本复核的方法。各临床试验机构选用的对比试剂应一致，对比试剂的适用机型应评估一致性后选用，以便进行合理的统计学分析。另外，考核试剂的样本类型不应超越对比试剂对样本类型的检测要求，如果选择了对比试剂适用样本类型以外的样本，则应进行不同样本类型之间的临床对比验证试验。

4. 研究对象选择

4.1 对于不具有可比性的样本类型，每种样本类型临床试验的总样本数至少为 200 例。对于声称同时适用于血清、血浆、全血样本，且样本类型不超出对比试剂对样本类型的检测要求，除完成一个样本类型不少于 200 例的临床研究外，还应进行两两样本类型相关性研究以确认其检测结果是否完全一致或存在某种相关性（如系数关系），其例数应符合统计学要求。建议参考《体外诊断试剂临床试验技术指导原则》中增加样本类型的变更要求。

4.2 应考虑样本量的分布，各临床试验机构样本量和样本分布应相对均衡。

4.3 样本浓度应覆盖考核试剂检测范围，尽可能均匀分布。尽可能使不少于30%样本的测定值处于参考区间以外，但在检测范围内。

4.4 应明确临床样本的采集要求。

4.4.1 应明确抗凝剂的要求（如适用），对检测结果有明显干扰作用的样本，如高脂、溶血、黄疸的样本尽量避免使用。建议在临床试验中选择部分易产生交叉反应的样本，如早孕、甲减等相关疾病的样本，以从临床角度验证试剂的特异性。

4.4.2 试验中，尽可能使用新鲜样本，避免贮存。如无法避免使用贮存样品时，注明贮存条件及时间，在数据分析时应考虑其影响。另外需要关注对比试剂说明书中对样本的相关要求，临床试验用的样本需同时满足考核试剂和对比试剂的相关要求。

5. 伦理学要求

临床试验必须符合赫尔辛基宣言的伦理学准则，必须获得临床试验机构伦理委员会的同意。研究者应考虑临床试验用样本的获得和试验结果对受试者的风险性，应提交伦理委员会的审查意见及受试者的知情同意书。对于例外情况，如客观上不可能获得受试者的知情同意或该临床试验对受试者几乎没有风险，可经伦理委员会审查和批准后免于受试者的知情同意。

6. 统计学分析

对临床试验结果的统计应选择合适的统计方法，对于比对试验的等效性研究，最常用是对考核试剂和对比试剂两组检测结果的相关及回归分析，用回归分析验证两种试剂结果的相关性，以 $y = a + bx$ 和 R^2 的形式给出回归分析的拟合方程，其中：y 是考核试剂结果，x 是对比试剂结果，b 是方程斜率，a 是 y 轴截距，R^2 是判定系数，同时应给出 b 的95%（或99%）置信区间，定量值结果应无明显统计学差异。

结合临床试验数据的正/偏态分布情况，建议统计学负责人选择合理的统计学方法进行分析，统计分析应可以证明两种方法的检测结果是否存在明显统计学差异。

7. 结果差异样本的验证

在数据收集过程中，对于两种试剂的检测结果有明显差异的样本，应采用"金标准"或其他合理的方法进行复核，以便对临床试验结果进行分析。如无需复核，应详细说明理由。

8. 临床试验总结报告撰写

根据《关于发布体外诊断试剂临床试验技术指导原则的通告》（国家食品药品监督管理总局通告2014年第16号）的要求，临床试验报告应该对试验的整体设计及各个关键点给予清晰、完整的阐述，应该对整个临床试验实施过程、结果分析、结论等进行条理分明的描述，并应包括必要的基础数据和统计分析方法。

9. 讨论和结论

对总体结果进行总结性描述并简要分析试验结果，对

本次临床试验有无特别说明，最后得出临床试验结论。

（八）产品风险分析资料

申请人应考虑产品生命周期的各个环节，从预期用途、可能的使用错误、与安全性有关的特征、已知及可预见的危害等方面的判定以及对患者风险的估计进行风险分析，应符合 YY/T 0316—2016《医疗器械风险管理对医疗器械的应用》的要求。

（九）产品技术要求

产品技术要求应符合《体外诊断试剂注册管理办法》（国家食品药品监督管理总局局令第5号）和《国家食品药品监督管理总局关于发布医疗器械产品技术要求编写指导原则的通告》（国家食品药品监督管理总局通告2014年第9号）的相关规定。

1. 适用的产品标准

表1　产品适用的相关标准

GB/T 191—2008	《包装储运图示标志》
GB/T 21415—2008	《体外诊断医疗器械 生物样品中量的测量校准品和控制物质赋值的计量学溯源性》
YY/T 0316—2016	《医疗器械 风险管理对医疗器械的应用》
YY/T 0466.1—2016	《医疗器械 用于医疗器械标签、标记和提供信息的符号 第1部分：通用要求》
YY/T 1193—2011	《促卵泡生成激素（FSH）定量测定试剂盒（化学发光免疫分析法）》
YY/T 1213—2013	《促卵泡生成素定量标记免疫分析试剂盒》
YY/T 1304.2—2015	《时间分辨荧光免疫检测系统 第2部分：时间分辨荧光免疫分析定量测定试剂（盒）》
GB/T 33411—2016	《酶联免疫分析试剂盒通则》
YY/T 1183—2010	《酶联免疫吸附法检测试剂（盒）》

注：以上标准如有修订，以最新发布版本为准。

2. 主要性能指标

作为定量检测试剂，应主要包括以下性能指标：外观、检出限、准确度、线性、精密度（批内精密度、批间精密度）、特异性、稳定性等。技术要求应不低于现行的国家/行业标准的相关要求。

（十）产品注册检验报告

根据《体外诊断试剂注册申报资料要求和批准证明文件格式》的要求，应提供具有相应医疗器械检验资质和承检范围的医疗器械检验机构出具的产品注册检验报告和产品技术要求预评价意见。应采用国家标准品进行注册检验。如有相应的国家法规发布或更新，按其要求执行。

（十一）产品说明书

说明书承载了产品预期用途、检验原理、检验方法、

检验结果解释以及注意事项等重要信息，是指导实验室工作人员正确操作、临床医生针对检验结果给出合理医学解释的重要依据。因此，产品说明书是体外诊断试剂注册申报最重要的文件之一。产品说明书的格式应符合《医疗器械说明书和标签管理规定》（国家食品药品监督管理总局通告 2014 年第 6 号）、《体外诊断试剂说明书编写指导原则》（国家食品药品监督管理总局通告 2014 年第 17 号）的要求。产品说明书的所有内容均应与申请人提交的注册申报资料中的相关研究结果保持一致，如某些内容引用自参考文献，则应以规范格式对此内容进行标注，并单独列明参考文献的相关信息。

以下内容仅对促卵泡生成素检测试剂说明书的重点内容进行详细说明，说明书其他内容应根据《体外诊断试剂说明书编写指导原则》要求进行编写。

产品说明书内容原则上应全部采用中文进行表述；如含有国际通用或行业内普遍认可的英文缩写，可用括号在中文后标明；对于确实无适当中文表述的词语，可使用相应英文或其缩写。

1.【产品名称】

试剂（盒）名称由三部分组成：被测物名称、用途、方法或原理。检验的方法或者原理应明确到细分的具体方法学，如：促卵泡生成素测定试剂（磁微粒化学发光法）。

2.【包装规格】

如不同包装规格有与之特定对应的机型，应同时明确适用机型

3.【预期用途】

3.1 试剂盒用于定量检测人×××样本中的促卵泡生成素。其中，×××应写明适用的样本类型为血清、血浆全血还是尿液，上述内容均应有相应的分析性能评估资料和（或）临床评价资料支持。

3.2 与预期用途相关的临床适应证背景情况，说明相关的临床或实验室诊断方法等。

4.【检验原理】

应结合产品主要成分详细说明检验原理、方法，必要时可采用图示方法描述

5.【主要组成成分】

5.1 说明试剂盒包含组成、数量、浓度或含量等信息。

5.2 建议对所包被抗体的相关信息进行简单介绍。

5.3 对于校准品和质控品（如适用）：

5.3.1 注明校准品的定值及其溯源性，溯源性资料应写明溯源的最高级别（应包括标准物质或参考方法的发布单位及编号）。

5.3.2 应明确说明质控品的生物学来源、活性及其他特性，应明确靶值范围（如靶值范围为批特异，可注明批特异，并附单独的靶值单）。

5.4 对于多组分试剂应明确说明不同批号试剂盒中各组分是否可以互换，如可互换，则需提供相应的性能验证资料。

5.5 对于产品中不包含，但对该试验必需的试剂组分，说明书中应列出此类试剂的名称、纯度，提供稀释或混合方法及其他相关信息。

6.【储存条件及有效期】

6.1 对试剂的实时稳定性、开瓶稳定性（如适用）、复溶稳定性（如适用）、冻融次数限制（如适用）等信息作详细介绍。包括环境温湿度、避光条件等。

6.2 不同组分保存条件及有效期不同时，应分别说明，产品总有效期以其中效期最短的为准。

注：保存条件不应有模糊表述，如"常温"、"室温"。

6.3 生产日期、使用期限或失效日期

7.【适用仪器】

7.1 如适用仪器为通用型的酶标仪则需给出配置波长的要求。

7.2 如适用仪器为非通用的仪器则需写明具体适用仪器的型号，不能泛指某一系列仪器，并且与分析性能评估资料一致。

8.【样本要求】重点明确以下内容：

8.1 明确本产品适用的样本类型，血液样本应当说明对采血管及抗凝剂的要求，其他样本应说明样本采集、处理及保存方式。

8.2 样本采集：采集时间点是否受临床症状、用药情况等因素的影响，尽量减少由于样本采集或处理不当对实验造成的影响。

8.3 样本处理、运送及保存：明确样本处理方法、样本的保存条件及期限（短期、长期）等。冷藏/冷冻样本检测前是否须恢复室温，冻融次数的要求。

9.【检验方法】详细说明试验操作的各个步骤

9.1 试验环境：温、湿度条件及样本复温等要求。

9.2 试剂使用方法、注意事项，试剂开封后注意事项等。

9.3 待测样本的预处理方法、步骤及注意事项。

9.4 明确样本检测的操作步骤。

9.5 校准：校准品的使用方法、注意事项、校准曲线的绘制方法。对需专用仪器的产品，应注明推荐的仪器校准周期。

9.6 质量控制：质控品的使用方法、对质控结果的必要解释以及推荐的质控周期等。

9.7 结果计算：对于手工/半自动仪器，说明校准曲线拟合方式及结果计算方法。

10.【参考区间】

应按照不同性别及女性生理周期，分别说明常用样本类型的参考区间，并简要说明参考区间的确定方法。建议注明"由于地理、人种、性别和年龄等差异，建议各实验室建立自己的参考区间"。

11.【检验结果的解释】

11.1 应对所有可能出现的结果进行合理的解释。

11.2 明确有可能存在引起样本浓度升高及降低因素，并说明在何种条件下需要进行确认试验，以及在确认试验

时，对待测样本可能采取的优化条件等进行详述。

11.3 如样本浓度超出线性范围后，若申请人声称样本可可稀释后检测，应明确样本最大可稀释倍数及稀释液种类。

12. 【检验方法局限性】至少应包括以下内容：

12.1 本试剂的检测结果仅供参考，不能单独作为确诊或排除病例的依据，对患者的临床管理应结合其症状/体征、病史、其他实验室检查及治疗反应等情况综合考虑。

12.2 干扰物质及钩状效应（如适用）对检测结果的影响。明确干扰物对测定的影响，同时列出干扰物的具体浓度，不应使用模糊的描述方式。明示出现钩状效应时促卵泡生成素的最低浓度，或浓度达到一定数值时未发生钩状效应。

13. 【产品性能指标】详述以下性能指标：

至少应包括：检出限、线性、准确度、精密度（批内精密度、批间精密度）、特异性。

14. 【注意事项】应至少包括以下内容：

14.1 如使用冰箱中冷藏保存的检测试剂建议检测前应从冰箱内取出，恢复至室温再打开使用，否则会影响检测结果。

14.2 有关试验操作、样本保存及处理等其他注意事项。

14.3 采用不同厂家及不同方法学的试剂检测所得结果不应直接相互比较，以免造成错误的医学解释，建议实验室在发给临床医生的检测报告中注明所用试剂特征（如参考区间或方法学）。

14.4 有关人源组分（如有）的警告，如：试剂内质控品或其他可能含有人源物质的组分，虽已经通过了 HBsAg、HIV1/2-Ab、HCV-Ab 等项目的检测，但截至目前，没有任何一项检测可以确保绝对安全，故仍应将这些组分作为潜在传染源对待。提示对于潜在传染源的处理方式。

14.5 对所有样本和反应废弃物都视为传染源进行处理。

14.6 对于动物源性组分，应给出具有潜在感染性的警告。

三、审查关注点

（1）技术要求中性能指标的设定及检验方法是否符合相关行业标准的要求；技术要求的格式是否符合《医疗器械产品技术要求编写指导原则》（国家食品药品监督管理总局通告 2014 年第 9 号）的相关规定。

（2）FSH 预期值呈现性别、女性不同生理周期差异，在参考区间的确立/验证过程中是否予以体现，样本生理周期确定的依据是否科学合理。

（3）试剂（盒）的稳定性研究方法是否合理，稳定性结论是否和说明书声称一致。

（4）FSH 被测物质在体内有同功异构结构，临床试验对比试剂尽可能选择与考核试剂具有相同溯源性的。临床试验采用的样本类型及病例是否满足试剂（盒）声称的预期用途，样本量及临床研究单位的选择、统计方法及研究结果、临床方案及报告撰写的格式等是否符合《体外诊断试剂临床试验技术指导原则》（国家食品药品监督管理总局通告 2014 年第 16 号）对相关内容的规定。

（5）由于促卵泡生成素与促黄体生成素（LH）、促甲状腺激素（TSH）、人绒毛膜促性腺激素（HCG）结构类似，建议临床试验过程中可适当入组一些早孕及甲减等疾病的样本。

（6）说明书中预期用途、储存条件及有效期、检验方法、参考区间、产品性能指标等描述应分别与临床研究资料、稳定性研究资料、参考区间研究资料、分析性能评估资料的研究结论相一致。

（7）定量荧光免疫层析的产品可根据产品方法学特点选取适宜的试验方法进行试验。

四、参考文献

（一）冯仁丰，《临床检验质量管理技术基础》，第二版，上海科学技术文献出版社，2007 年 4 月

（二）尚红，王毓三，申子瑜.《全国临床检验操作规程》，第四版，人民卫生出版社，2015 年 3 月第 1 版

（三）How to Define and Determine Reference Intervals in the Clinical Laboratory；Approved Guideline，Second Edition 2000，CLSI/NCCLS C28 – A2

（四）Method Comparison And Bias Estimation Using Patient Samples；Approved Guideline，Second Edition 2002，CLSI/NCCLS EP9 – A2

五、编制单位

天津市医疗器械技术审评中心。

用于酶类检测的试剂

65 碱性磷酸酶测定试剂盒注册技术审评指导原则

[碱性磷酸酶测定试剂盒注册技术审查指导原则(2016年修订版)]

本指导原则的主要目的是规范碱性磷酸酶检测试剂(盒)的技术审评工作,帮助审评人员理解和掌握该类产品的原理、组成、性能、预期用途等内容,明确技术审评过程中应该关注和重点把握的内容,对产品安全性、有效性作出系统评价。

本指导原则是对碱性磷酸酶检测试剂(盒)的一般要求,审评人员应依据产品的具体特性确定其中的具体内容是否适用并对注册申报资料的内容进行补充要求。

本指导原则是对技术审查人员的指导性文件,但不包括注册审批所涉及的行政事项,亦不作为法规强制执行,如果有能够满足相关法规要求的其他方法,也可以采用,但是需要提供详细的研究资料和验证资料。应在遵循相关法规、国家标准、行业标准的前提下使用本指导原则。

本指导原则是在现行法规和标准体系以及当前认知水平下制定的,随着法规和标准的不断完善,以及科学技术的不断发展,本指导原则相关内容也将进行适时的调整。

一、适用范围

碱性磷酸酶检测试剂(盒)是指基于分光光度法原理对人血清、血浆或其他体液中的碱性磷酸酶活性进行体外定量分析的试剂。本指导原则适用于进行首次注册申报和相关许可事项变更的产品。

碱性磷酸酶活性的测定方法目前主要有连续监测法和比色法两类:

1. 连续监测法(磷酸对硝基苯酚底物法)

碱性磷酸酶催化水解磷酸对硝基苯酚(4-NPP),生成对硝基苯酚(4-NP),在特定波长处监测吸光度变化速率,可计算碱性磷酸酶活性。

2. 比色法(磷酸苯二钠底物法)

碱性磷酸酶催化水解磷酸苯二钠,生成游离酚,酚与4-氨基安替比林结合,经铁氰化钾氧化生成红色的醌衍生物,在特定波长处监测吸光度值,可计算碱性磷酸酶活性。

从方法学考虑,本文主要指以碱性磷酸酶水解底物引起特定产物的吸光度的改变对碱性磷酸酶活性进行定量检测的体外诊断试剂,不包括干化学、酶联免疫及金标类检测试剂。前列腺碱性磷酸酶试剂不属于本指导原则涵盖的范畴。

依据《体外诊断试剂注册管理办法》(试行)、《食品药品监管总局关于印发体外诊断试剂分类子目录的通知》(食药监械管〔2013〕242号),肌酸激酶检测试剂属于酶类检测试剂,管理类别为Ⅱ类,分类代号为6840。

二、基本要求

(一)综述资料

综述资料主要包括产品预期用途、产品描述、方法学特征、生物安全性评价、研究结果总结以及同类产品上市情况介绍等内容,应符合《体外诊断试剂注册管理办法(试行)》(以下简称《办法》)和《体外诊断试剂注册申报资料形式与基本要求》的相关要求。相关描述应至少包含如下内容:

1. 产品预期用途及辅助诊断的临床适应证背景情况:

(1)碱性磷酸酶的生物学特征、结构与功能,在体内正常和病理状态下的代谢途径和存在形式。

(2)与预期用途相关的临床适应证背景情况,如临床适应证的发生率、易感人群等,相关的临床或实验室诊断方法等。

2. 产品描述:包括产品所采用的技术原理,主要原材料的来源及制备方法,主要生产工艺过程及关键控制点,质控品、校准品的制备方法及溯源情况。

3. 有关生物安全性方面的说明:由于体外诊断试剂中的主要原材料可能是由各种动物、病原体、人源的组织和体液等生物材料经处理或添加某些物质制备而成,为保证产品在运输、使用过程中对使用者和环境的安全,研究者应提供对上述原材料所采用的灭活等试验方法的说明。

4. 有关产品主要研究结果的总结和评价。

5. 其他:包括同类产品在国内外批准上市的情况。相关产品所采用的技术方法及临床应用情况,申请注册产品与国内外同类产品的异同等。对于新诊断试剂产品,需提供被测物与预期适用的临床适应证之间关系的文献资料。

(二)产品说明书

说明书承载了产品预期用途、试验方法、检测结果解释以及注意事项等重要信息,是指导实验室工作人员正确操作、临床医生针对检验结果给出合理医学解释的重要依据,因此,产品说明书是体外诊断试剂注册申报最重要的文件之一。

结合《体外诊断试剂说明书编写指导原则》的要求,下面对碱性磷酸酶检测试剂说明书的重点内容进行详细说明。

1.【产品名称】

(1)试剂(盒)名称由三部分组成:被测物名称、用途、方法或原理。例如:碱性磷酸酶检测试剂盒(磷酸对硝基苯酚底物法）。

（2）英文名称应当正确、完整、直译，不宜只写缩写。

2.【包装规格】

包装规格应明确单、双或其他多试剂类型；如不同包装规格有与之特定对应的机型，则应同时明确适用机型。

如：R1：1×60ml，R2：1×15ml　日立7170生化分析仪

3.【预期用途】应至少包括以下几部分内容：

3.1 说明试剂盒用于体外定量检测血清、血浆和/或其他体液中碱性磷酸酶的活性；同时应明确与目的检测物相关的临床适应证背景情况。

3.2 碱性磷酸酶异常情况常见于哪些疾病，其升高或降低可能有哪些医学解释。

如：碱性磷酸酶主要用于阻塞性黄疸、肝胆疾病、骨组织疾病等的检查。生理性增高：儿童在生理性的骨骼发育期，碱性磷酸酶活力可比正常人高1~2倍；病理性升高：①骨骼疾病如佝偻病、软骨病等；②肝胆疾病如肝外胆道阻塞、肝硬化、毛细胆管性肝炎等；③其他疾病如甲状旁腺机能亢进。病理性降低：见于重症慢性肾炎、儿童甲状腺机能不全、贫血等。

作为支持性资料，申请人应提供由教科书、临床专著、核心期刊文献或英文SCI文献等有关临床适应证背景的资料。

4.【检验原理】应结合产品主要成分简要说明检验的原理、方法，必要时可采取图示方法表示，检测原理的描述应结合产品主要组成成分、被测物和产物的关系进行描述：

如：本产品以磷酸对硝基苯酚（4-NPP）为底物，2-氨基-2-甲基-1-丙醇（AMP）为磷酸酰基受体物质，增进酶反应速率，在碱性磷酸酶（ALP）催化下，4-NPP分裂出磷酸基团，生成游离的对硝基苯酚（4-NP），后者在碱性溶液中转变成醌式结构，呈现较深的黄色。反应式如下：

$$磷酸对硝基苯酚 + H_2O \xrightarrow{ALP} 4\text{-}对硝基苯酚 + 磷酸盐$$

$$磷酸对硝基苯酚 + AMP \xrightarrow{ALP} 4\text{-}对硝基苯酚 + AMP\text{-}磷酸盐$$

由于反应中4-NP的生成速率与ALP活性呈正比，因此在37℃、405nm波长下监测吸光度上升速率，可得出ALP的活性。

5.【主要组成成分】应明确以下内容：

试剂盒提供的试剂组分的名称、比例或浓度，各组分是否可以互换；如含有校准品或质控品，除明确组成成分及生物学来源外，还应明确其定值及溯源性，溯源性应写明溯源的最高级别，包括标准物质或参考物的发布单位及编号，质控品应明确靶值范围。

例如：

本试剂盒由R1、R2和校准品（选购）组成：

R1：AMP 1.0mmol/L，硫酸锌 1.5mmol/L，醋酸镁 2.5mmol/L，N-羟乙基乙二胺三乙酸（HEDTA）2.5mmol/L。

R2：磷酸-4-硝基苯酚 100mmol/L，氯化镁 10.5mmol/L。

校准品：含有碱性磷酸酶的人源血清基质，校准品具有批特异性，每批定值，定值见瓶签标示，量值可溯源至国际参考物质JCCLS CRM001b。

6.【储存条件及有效期】应明确未开封的试剂实际储存条件及有效期，开封后的待机稳定期或开瓶稳定期。干粉试剂应明确复溶稳定期。

注：保存条件不应有模糊表述，如"常温"、"室温"。

7.【适用仪器】应明确可适用的具体品牌、型号的生化分析仪器。

8.【样本要求】重点明确以下内容：样本类型、处理、保存期限及保存条件（短期、长期），运输条件等。如有血浆样本，应注明对抗凝剂的要求（如草酸盐、柠檬酸盐、EDTA钠盐对碱性磷酸酶活性造成干扰，应明确避免使用的提示）。冷藏/冷冻样本检测前是否须恢复室温，可冻融次数。特殊体液标本还应详细描述对采集条件、保存液、容器要求等可能影响检测结果的要求。

9.【检验方法】详细说明试验操作的各个步骤，包括：

9.1 试剂配制方法、注意事项。

9.2 试验条件：温度、时间、测定主/副波长、试剂用量、样本用量、测定方法、反应类型、反应方向、反应时间等以及试验过程中的注意事项。

9.3 校准：校准品的使用方法、注意事项、校准曲线的绘制。

9.4 质量控制：质控品的使用方法、对质控结果的必要解释以及推荐的质控周期；建议在本部分注明以下字样：如果质控结果与预期不符，提示检测结果不可靠，不应出具检测报告。

9.5 检验结果的计算：应明确检验结果的计算方法。超出线性范围的样本如进行稀释，应结合可报告范围研究结果明确稀释液类型和最大可稀释比例。

10.【参考值（范围）】应注明常用样本类型的正常参考值（范围），成人、儿童应按性别和年龄段，分别明确参考范围，并说明参考值确定方法。建议注明"由于地理、人种、性别和年龄等差异，建议各实验室建立自己的参考范围"。

11.【检验结果的解释】说明可能对检验结果产生影响的因素，在何种情况下需要进行确认试验。

12.【检验方法的局限性】说明该检验方法的局限性，如：存在的干扰因素，明确黄疸、溶血、脂浊及药物等内、外源性干扰物对测定的影响，同时列出干扰物的具体浓度。

13.【产品性能指标】至少应详述以下性能指标，性能指标应不低于标准有关技术指标的要求。

13.1 空白吸光度及空白吸光度变化率；

13.2 分析灵敏度；

13.3 准确度；

13.4 精密度（重复性和批间差）；

13.5 线性范围（线性相关系数和线性偏差）。

14.【注意事项】应至少包括以下内容：

14.1 本试剂盒的检测结果仅供临床参考，对患者的临床管理应结合其症状/体征、病史、其他实验室检查及治疗反应等情况综合考虑。

14.2 本试剂盒仅供体外诊断用，试剂中含有的化学成分接触人体后是否会产生不良的影响后果。

14.3 采用不同方法学的试剂检测所得结果不应直接相互比较，以免造成错误的医学解释；建议实验室在发给临床医生的检测报告注明所用试剂特征。

14.4 有关人源组分的警告，如：试剂盒内的质控品、校准品或其他人源组分，虽已经通过了 HBs-Ag、HIV1/2-Ab、HCV-Ab 等项目的检测，但截至目前，没有任何一项检测可以确保绝对安全，故仍应将这些组分作为潜在传染源对待。

14.5 样本：①采集时间要求、与用药的先后顺序或用药后时间间隔等；②对所有样本和反应废弃物都应视为传染源对待。

14.6 其他有关碱性磷酸酶测定的注意事项。

15.【参考文献】应当注明在编制说明书时所引用的参考文献

16.【生产企业】应当注明企业名称、地址（如注册地址与生产地址不一致，应当分别列出）、邮政编码、电话和传真号码、网址（如有）。

17.【医疗器械生产企业许可证编号】、【医疗器械注册证书编号】、【产品标准编号】、【说明书批准及修改时间】，未核准的内容可空缺。

（三）拟定产品标准及编制说明

拟定产品标准应符合《体外诊断试剂注册管理办法》和《体外诊断试剂注册申报资料基本要求》的相关规定。如已有相应的国家/行业标准发布，则企业标准的要求不得低于其相关要求。

下面就标准中涉及的产品适用的相关标准和主要性能指标等相关内容作简要叙述。

1. 产品适用的相关标准

（1）GB/T 2829—2002 周期检验计数抽样程序及表（适用于对过程稳定性的检验）

（2）GB/T 21415—2008 体外诊断医疗器械 生物样品中量的测量 校准品和控制物质赋值的计量学溯源性

（3）GB/T 191—2008 包装储运图示标志

（4）YY/T 0316—2008 医疗器械 风险管理对医疗器械的应用

（5）YY/T 0638—2008 体外诊断医疗器械 生物样品中量的测量 校准品和控制物质物中酶催化浓度赋值的计量学溯源性

（6）YY/T 0466.1—2009 医疗器械 用于医疗器械标签、标记和提供信息的符号 第 1 部分：通用要求

（7）GB/T 26124—2011 临床化学体外诊断试剂（盒）

（8）WS/T 351—2011 碱性磷酸酶（ALP）催化活性浓度测定参考方法

（9）GB/T 2828.1—2012 技术抽样检程序 第 1 部分：按接收质量限（ALQ）检索的逐批检验抽样计划

（10）WS/T 404.1—2012 临床常用生化检验项目参考区间血清丙氨酸氨基转移酶、天门冬氨酸氨基转移酶、碱性磷酸酶和 γ-谷氨酰基转移酶

2. 主要性能指标

（1）外观

应与申请人声称试剂外观一致。这里可以包括试剂盒包装外观、试剂内包装外观、试剂的外观。

（2）装量（冻干品不适用）

试剂装量应不少于标示装量。

（3）空白吸光度

用蒸馏水、去离子水或其他指定溶液作为空白加入工作试剂作为样品测试时，试剂空白吸光度应不大于企业规定的要求。

（4）空白吸光度变化率

用蒸馏水、去离子水或其他指定溶液作为空白加入工作试剂作为样品测试时，试剂空白吸光度变化率 $\Delta A/\min$（37℃，405nm，1cm）≤0.005。

（5）分析灵敏度

用已知浓度或活性的样品进行测试，记录在试剂（盒）规定参数下产生的吸光度改变。换算为 n 单位吸光度差值（ΔA）或吸光度变化（$\Delta A/\min$）。应符合生产企业给定范围。

（6）线性范围

用达到线性范围上限活性的样品和达到线性范围下限活性的样品，混合成至少 5 个稀释浓度（x_i）。分别测试试剂盒，每个稀释浓度测试 3 次，分别求出测定结果的均值（y_i）。以稀释浓度（x_i）为自变量，以测定结果均值（y_i）为因变量求出线性回归方程。按公式（1）计算线性回归的相关系数（r）。

$$r = \frac{\sum\left[(x_i - \bar{x})(y_i - \bar{y})\right]}{\sqrt{\sum(x_i - \bar{x})^2 \sum(y_i - \bar{y})^2}} \tag{1}$$

稀释浓度（x_i）代入求出线性回归方程，计算 y_i 的估计值及 y_i 与估计值的相对偏差或绝对偏差。

线性范围应至少达到但不限于 25~750U/L（下限不得高于 25U/L，上限不得低于 750U/L）。

① 相关系数（r）

线性相关系数 r 应不小于 0.990。

（线性范围下限应不低于产品的最低检测限，不高于参考范围下限）

② 25~100U/L 范围内，线性绝对偏差应不超过 ±10U/L；101~750U/L 范围内，线性相对偏差不超过 ±10%。

（7）测量精密度

① 批内重复性

在重复性条件下，分别用试剂（盒）测试（50±10）

U/L 和（500±50）U/L 的样本或质控样品，重复测试至少 10 次（$n \geq 10$），分别计算测量值的平均值（$\bar{x}$）和标准差（s）。计算变异系数（CV），应不大于 5%。

② 批内瓶间差（干粉或冻干试剂）

用（120±12）U/L 的样本或质控样品测试同一批号的 10 个待检试剂（盒），并计算 10 个测量值的平均值（$\bar{x}_1$）和标准差（s_1）。

用（120±12）U/L 的样本或质控样品对该批号的 1 个待检试剂（盒）重复测试 10 次，计算结果的均值（$\bar{x}_2$）和标准差（s_2）。按公式（2）、（3）计算瓶间差的变异系数（CV）。

$$s_{瓶间} = \sqrt{s_1^2 - s_2^2} \qquad (2)$$

$$CV = s_{瓶间} / \bar{x}_1 \times 100\% \qquad (3)$$

当 $s_1 < s_2$ 时，令 $CV = 0$

每个浓度下试剂（盒）批内瓶间差均应不大于 5%。

③ 批间差

用（120±12）U/L 的样本或质控样品分别测试 3 个不同批号的试剂（盒），每个批号测试 3 次，分别计算每批 3 次测定的均值 $\bar{x}_i$（$i = 1$, 2, 3），按公式（4）、（5）计算相对极差（R）。

$$\bar{x}_T = \frac{\bar{x}_1 + \bar{x}_2 + \bar{x}_3}{3} \qquad (4)$$

$$R = \frac{\bar{x}_{max} - \bar{x}_{min}}{\bar{x}_T} \times 100\% \qquad (5)$$

式中：

$\bar{x}_{max}$——$\bar{x}_i$ 中的最大值；

$\bar{x}_{min}$——$\bar{x}_i$ 中的最小值。

试剂（盒）批间差相对极差应不大于 10%。

（8）准确度

① 型式检验

相对偏差：

用试剂盒测定用评价常规方法的参考物质或有证参考物质或由参考方法定值的高、中、低三个浓度的人源样品，测定值与标示值偏差应 ≤10%。

比对试验：

用待测试剂盒与申请人选定分析系统（已在国内上市）分别检测不少于 40 个在检测范围内的人源样品，用线性回归方法计算两组结果的相关系数 $r^2 \geq 0.95$，相对偏差 ≤10%。

② 出厂检验

推荐使用型式试验的方法进行检测，申请人也可使用经内部定值的质控品进行检测，测得值与标示值偏差不得大于 10%。

测定样本应至少包含两个浓度点，一般应按医学决定水平取碱性磷酸酶（ALP）正常值和异常值浓度点。

备注：选用经定值的质控品进行出厂检验，申请人应能提供型式试验方法与出厂检验方法等同的研究资料。

（9）稳定性

检测申请人声称已到期试剂，产品性能应符合空白吸光度、吸光度变化率、分析灵敏度、线性、测量精密度、准确度要求。

冻干品应同时进行复溶稳定性试验，复溶后放置到有效期末，产品性能应符合空白吸光度、吸光度变化率、分析灵敏度、线性、测量精密度、准确度要求。

（10）校准品和质控品的性能指标（如产品中包含）

应至少包含外观、装量（干粉试剂可不做）、准确性、均一性、稳定性。冻干型校准品和质控品还应检测批内瓶间差和复溶稳定性。

（11）型式检验和出厂检验要求

型式检验应包含标准中规定的所有性能指标；出厂检验应包含标准中除稳定性、批间差以外的所有性能指标。

（四）注册检测

首次申请注册的二类产品应该在国家食品药品监督管理部门认可的、具有相应承检范围的医疗器械检测机构进行至少三个生产批次样品的注册检测。

（五）主要原材料研究资料（如需提供）

应提供主要原材料、校准品（如产品包含）、质控品（如产品包含）的选择、制备、质量标准及验证有关的研究资料。

（六）主要生产工艺和反应体系的研究资料（如需提供）

应包含产品的工艺流程图和关键控制点、确定反应温度、时间、缓冲体系比较等条件的研究资料、确定样本和试剂盒组分加样量的研究资料。

ALP 缓冲液通常分为三类：①惰性型：如碳酸盐缓冲液和巴比妥缓冲液；②抑制型：如甘氨酸缓冲液；③激活型：如 AMP、Tris 和 DEA 缓冲液。激活型缓冲液，缓冲物质作为酶的一种底物（磷酸酰基的受体），参与磷酸酰基的移换反应，因此能促进酶促反应速率。使用最适浓度和激活型缓冲液时，所测的 ALP 活性要比使用惰性型缓冲液（如碳酸盐缓冲液）时高 2~6 倍。DEA 的激活作用比 AMP 的激活作用更强，因此，用不同缓冲液测定 ALP 活性时，其参考值不同。

ALP 活性与血清在反应液中所占的体积百分数有关。当血清体积分数从 1/26 降低到 1/51 时，测出的酶活性随之增高；但低于 1/51 时，酶活性没有进一步增加。

（七）分析性能评估资料

应至少包括具体的研究方法、试验数据、统计方法、研究结论等。性能评估时应将试剂和所选用的校准品、质控品作为一个整体进行评价，评估整个系统的性能是否符合要求。

性能评估应至少包括准确度、精密度、线性范围、最低检测限、分析特异性（抗干扰能力）、其他影响检测的因素等。

1. 准确度

对测量准确度的评价依次包括：与国家标准品（和/或国际标准品）的偏差分析、方法学比对等方法，申请人可根据实际情况选择合理方法进行研究。

1.1 与国家（国际）标准品的比对研究

如果研究项目有相应国家标准物质或国际参考物质，则使用国家标准物质或国际参考物质进行验证，计算检测结果与靶值的相对偏差。（注：碱性磷酸酶项目目前有国家标准物质和国际参考物质）

1.2 方法学比对

采用参考方法或国内/国际普遍认为质量较好的已上市同类试剂作为参比方法，与拟申报试剂同时检测一批病人样品（至少40例样本），从测定结果间的差异了解拟申报试剂与参比方法间的偏倚。如偏倚很小或在允许的误差范围内，说明两检测系统对病人标本测定结果基本相符，对同一份临床样本的医学解释，拟申报试剂与参比方法相比不会产生差异结果。

在实施方法学比对前，应分别对拟申报试剂和参比试剂进行初步评估，只有在确认两者都分别符合各自相关的质量标准后方可进行比对试验。方法学比对时应注意质量控制、样本类型、浓度分布范围并对结果进行合理的统计学分析。其中，浓度分布应覆盖产品的可报告范围。

2. 精密度

测量精密度的评估应至少包括两个浓度水平的样本进行，两个浓度都应在试剂盒的测量范围内且有一定的临床意义，通常选用该检测指标的正常参考值附近和异常高值样本。

测量精密度的评价方法并无统一的标准可依，可根据不同的试剂特征或申请人的研究习惯进行，前提是必须保证研究的科学合理性。

3. 线性范围

建立试剂线性范围所用的样本基质应尽可能与临床实际检测的样本相似，理想的样本为分析物浓度接近预期测定上限的混合人血清，且应充分考虑多倍稀释对样本基质的影响。

超出线性范围的样本如需稀释后测定，应作相关研究，明确稀释液类型及最大可稀释倍数，研究过程应注意基质效应影响，必要时应提供基质效应研究有关的资料。

4. 最低检测限

最低检测限的确定常使用同批号试剂对零浓度校准品（或样品稀释液）进行至少20次重复检测，平均值加2倍SD（≥95%置信区间）即试剂的最低检测限。

5. 分析特异性

应明确已知干扰因素对测定结果的影响：可采用回收实验对不同浓度的溶血、黄疸、脂血对检测结果的影响进行评价，干扰物浓度的分布应覆盖人体生理及病理状态下可能出现的物质浓度。待评价的碱性磷酸酶样本浓度至少

应为高、中、低三个水平，选取线性范围内有临床代表性意义的浓度。

药物干扰的研究可根据需要由申请人选择是否进行或选择何种药物及其浓度进行。

7. 校准品溯源及质控品赋值

校准品、质控品应提供详细的量值溯源资料，包括定值试验资料和溯源SOP文件等。应参照GB/T 21415—2008《体外诊断医疗器械 生物样品中量的测量 校准品和控制物质赋值的计量学溯源性》的要求，提供企业（工作）校准品及试剂盒配套校准品定值及不确定度计算记录，提供质控品赋值及其靶值范围确定的记录。

8. 其他需注意问题

原则上，不同适用机型、不同包装规格，应分别提交分析性能评估报告；适用机型必须明确具体型号，不能写系列，且应分别进行分析性能评估；不同包装规格如选择典型包装规格进行分析性能评估，申请人应提交典型包装规格可代表其他包装规格的依据或情况说明。不同样本类型应分别进行分析性能评估。

分析性能评估报告应明确研究所用临床样本来源，明确所用仪器、校准品、质控品等的产品名称、生产企业名称、注册证号或注册证等信息。如分析性能评估研究在医疗或临床检验机构进行，应提供合作协议，明确仪器设备型号、校准品质控品来源、样本来源及类型、待评价产品名称等。

（八）参考值（范围）确定资料

应明确研究采用的样本来源、详细的试验资料、统计方法等，参考值范围可参考教科书或文献资料，但应当进行验证。不同性别、不同年龄段、不同样本类型验证样本例数应分别达到120例以上。研究结论应与产品说明书【参考范围】的相应描述保持一致。

（九）稳定性研究资料

试剂的稳定性通常包括实时稳定性、加速稳定性、运输稳定性、开瓶（待机）稳定性、复溶稳定性等，申请人应至少提供实时稳定性和开瓶稳定性研究资料，干粉试剂同时应提供复溶稳定性研究资料（各3个生产批次），加速稳定性和运输稳定性资料可在技术审评过程需要时提供。申请人提供的稳定性研究资料应包括研究目的、材料和方法、研究结论等，研究应涵盖产品的所有主要性能指标，申请人应至少能提供稳定性末期的全性能检测报告。试剂的稳定性研究应注意选取代表性包装规格进行研究（例如：校准品稳定性应选取最易受影响的最小装量），实时稳定性研究的时间间隔应不大于3个月。

（十）临床试验研究

临床研究资料应符合《体外诊断试剂临床研究技术指导原则》要求，同时研究资料的形式应符合《体外诊断试

剂注册申报资料形式要求》临床研究资料有关的规定。下面仅对临床实验中的基本问题进行阐述。

1. 研究方法

选择境内已批准上市的性能不低于拟申报产品的同类产品作为参比试剂，采用拟申报产品（以下称待评试剂）与之进行对比试验研究，证明本品与已上市产品等效。

2. 临床研究单位的选择

应选择至少两家省级卫生医疗机构，临床研究单位实验操作人员应有足够的时间熟悉检测系统的各环节（试剂、质控及操作程序等），熟悉评价方案。在整个实验中，待评试剂和参比试剂都应处于有效的质量控制下，最大限度保证试验数据的准确性及可重复性。

3. 临床试验方案

临床试验实施前，研究人员应从流行病学、统计学、临床医学、检验医学等多方面考虑，设计科学合理的临床研究方案。各临床研究机构的方案设置应保持一致，且保证在整个临床试验过程中遵循预定的方案实施，不可随意改动。整个试验过程应在临床研究机构的实验室内并由本实验室的技术人员操作完成，申报单位的技术人员除进行必要的技术指导外，不得随意干涉实验进程，尤其是数据收集过程。

试验方案中应确定严格的病例纳入/排除标准，任何已经入选的病例再被排除出临床研究都应记录在案并明确说明原因。在试验操作过程中和判定试验结果时应采用盲法以保证试验结果的客观性。各研究单位选用的参比试剂及所用机型应保持一致，以便进行合理的统计学分析。另外，待评试剂的样本类型应与产品说明书一致，且不应超越参比试剂对样本类型的检测要求，如果选择了参比试剂适用样本类型以外的样本，则应采用临床金标准对额外的样本类型进行验证。

4. 研究对象选择

临床试验应选择具有特定症状/体征人群作为研究对象。企业在建立病例纳入标准时，应考虑到不同人群的差异，尽量覆盖各类适用人群。在进行结果统计分析时，建议对各类人群分别进行数据统计分析。总体样本数不少于200例，异常值样本数不少于80例。

血清/血浆应明确抗凝剂的要求、存贮条件、可否冻融等要求及避免使用的样本。实验中，尽可能使用新鲜样本，避免贮存。如无法避免使用贮存样品时，注明贮存条件及时间，在数据分析时应考虑其影响。

样本中待测物浓度应覆盖待评试剂线性范围，且尽可能均匀分布。

5. 统计学分析

对临床试验结果的统计应选择合适的统计方法，如相关分析、线性回归、绝对偏倚/偏差及相对偏倚/偏差分析等。对于对比实验的等效性研究，最常用是对待评试剂和参比试剂两组检测结果的相关及线性回归分析，应重点观察相关系数（r 值）或判定系数（R^2）、回归拟合方程（斜率和 y 轴截距）等指标。结合临床试验数据的正/偏态分布情况，建议统计学负责人选择合理的统计学方法进行分析，统计分析应可以证明两种方法的检测结果无明显统计学差异。在临床研究方案中应明确统计检验假设，即评价待评试剂与参比试剂是否等效的标准。

6. 临床试验总结报告撰写

根据《体外诊断试剂临床研究技术指导原则》的要求，临床试验报告应该对试验的整体设计及各个关键点给予清晰、完整的阐述，应该对整个临床试验实施过程、结果分析、结论等进行条理分明的描述，并应包括必要的基础数据和统计分析方法。建议在临床总结报告中对以下内容进行详述。

（1）临床试验总体设计及方案描述

① 临床试验的整体管理情况、临床研究单位选择、临床主要研究人员简介等基本情况介绍。

② 纳入/排除标准、不同人群的预期选择例数及标准。

③ 样本类型，样本的收集、处理及保存等。

④ 统计学方法、统计软件、评价统计结果的标准。

（2）具体的临床试验情况

① 待评试剂和参比试剂的名称、批号、有效期及所用机型等信息。

② 对各研究单位的病例数、人群分布情况进行总合，建议以列表或图示方式给出具体例数及百分比。

③ 质量控制，试验人员培训、仪器日常维护、仪器校准、质控品运行情况，对检测精密度、质控品回收（或测量值）、抽查结果评估。

④ 具体试验过程，样本检测、数据收集、样本长期保存等。

（3）统计学分析

① 数据预处理、对异常值或离群值的处理、研究过程中是否涉及对方案的修改。

② 定量值相关性和一致性分析

用回归分析验证两种试剂结果的相关性，以 $y = a + bx$ 和 R^2 的形式给出回归分析的拟合方程，其中：y 是待评试剂结果，x 是参比试剂结果，b 是方程斜率，a 是 y 轴截距，R^2 是判定系数（通常要求 $R^2 \geq 0.95$），同时应给出 b 的 95%（或 99%）置信区间。

建议给出待评试剂与参比试剂之间的差值（绝对偏倚/偏差）及比值（相对偏倚/偏差）散点图并作出 95% 置信区间分析。医学决定水平附近相对偏倚/偏差应不大于 10%。

（4）讨论和结论

对总体结果进行总结性描述并简要分析试验结果，对本次临床研究有无特别说明，最后得出临床试验结论。

三、审查关注点

（一）关注产品预期用途有关的描述是否与临床研究结论一致。临床研究用参比试剂和第三方确认试剂的预期用途应与申请产品预期用途一致。申报样本类型应在临床研究中进行验证。

（二）审查产品标准时应注意产品应符合 GB/T 26124—2011《临床化学体外诊断试剂（盒）》有关规定，准确度的出厂检验如使用质控品，应经过申请人内部定值并证明与型式试验所采用的方法等效。

（三）说明书中预期用途、储存条件及有效期、检验方法、参考范围、产品性能指标、抗干扰能力等描述应分别与临床研究资料、稳定性研究资料、主要生产工艺和反应体系研究资料、参考范围研究资料、分析性能评估资料的研究结论相一致。

（四）不同性别和年龄段，碱性磷酸酶参考范围差异较大，申请人应分别进行研究。

（五）干粉试剂应提供复溶稳定性研究资料并在说明书【储存条件及有效期】中说明。

四、名词解释

1. 准确度（accuracy）：一个测量值与可接受的参考值间的一致程度。

2. 最低检测限（lower detection limit）：样品中以一定概率可被声明与零有差异的被测量的最低值。本指导原则中的最低检测限为区别于零的不低于 95% 可信区间的最低浓度。

3. 分析特异性（analytical specificity）：测量程序只测量被测量物的能力。用于描述检测程序在样本中有其他物质存在时只测量被测量物的能力。通常以一个被评估的潜在干扰物清单来描述，并给出在特定医学相关浓度值水平的分析干扰程度。（潜在干扰物包括干扰物和交叉反应物）

4. 线性（linearity）：在给定测量范围内，给出的测量结果与样品中实际存在的被测量物的值成比例的能力。线性是描述一个测量系统的测量示值或测量结果相关于样本的赋值符合直线的属性。

5. 精密度（precision）：在规定条件下，相互独立的测试结果之间的一致程度。精密度的程度是用统计学方法得到的测量不精密度的数字形式表示，如标准差（*SD*）和变异系数（*CV*）。

五、参考文献

1.《体外诊断试剂注册管理办法（试行）》（国食药监械〔2007〕229 号）

2.《体外诊断试剂临床研究技术指导原则》（国食药监械〔2007〕240 号）

3.《体外诊断试剂说明书编写指导原则》（国食药监械〔2007〕240 号）

4.《关于含有牛、羊源性材料医疗器械注册有关事宜的公告》（国食药监械〔2006〕407 号）

5.《全国临床检验操作规范》（第三版），中华人民共和国卫生部医政司

6.《临床化学常用项目自动分析法》（第三版），辽宁科技出版社

碱性磷酸酶测定试剂盒注册技术审查指导原则编写说明

一、编写原则

（一）本指导原则编写的目的是用于指导和规范碱性磷酸酶检测试剂盒产品注册申报过程中审查人员对注册材料的技术审评。

（二）本指导原则旨在让初次接触该类产品的注册审查人员对产品诊断方法或原理、主要组分、主要性能指示、临床用途等各个方面进行基本了解，同时让技术审查人员在产品注册技术审评时把握基本的要求尺度，以确保产品的安全、有效。

（三）本指导原则中的碱性磷酸酶检测试剂（盒）是指基于分光光度法原理对人血清、血浆或其他体液中的碱性磷酸酶活性进行体外定量分析的试剂。

（四）本指导原则中的术语、定义采用 GB/T 26124—2011《临床化学体外诊断试剂（盒）》标准的术语和定义。

二、编写依据

（一）《医疗器械监督管理条例》

（二）《医疗器械注册管理办法》（国家食品药品监督管理局令第 16 号）

（三）《医疗器械临床试验规定》（国家食品药品监督管理局令第 5 号）

（四）《医疗器械说明书、标签和包装标识管理规定》（国家食品药品监督管理局令第 10 号）

（五）《医疗器械标准管理办法》（国家药品监督管理局令第 31 号）

（六）《体外诊断试剂注册管理办法（试行）》（国食药监械〔2007〕229 号）

（七）《体外诊断试剂临床研究技术指导原则》（国食药监械〔2007〕240 号）

（八）《体外诊断试剂说明书编写指导原则》（国食药监械〔2007〕240 号）

（九）国家食品药品监督管理部门发布的其他规范性文件

三、重点内容说明

（一）指导原则主要根据体外诊断试剂产品注册申报资料的要求，借鉴国家食品药品监督管理部门已发布的相关产品注册技术审查指导原则的体例进行编写，以便于注册

技术审评人员理解。

（二）在产品综述资料中，全面介绍了该类体外诊断试剂产品的预期用途、产品描述、方法学特征、生物安全性评价、研究结果总结以及同类产品上市情况介绍等内容。

（三）本指导原则不涉及产品作用机理的内容，主要描述相应的诊断方法和原理。

（四）产品应适用的相关标准中给出了现行有效的国家标准、行业标准（包括产品标准、基础标准），以及相应的国际标准。

（五）产品的主要性能指标中给出了产品需要考虑的各个方面，主要提出共性要求，具体量化指标需要参照相关的国家标准、行业标准和生产商技术能力予以确定。

四、编写单位

本指导原则主要由浙江省食品药品监督管理局医疗器械注册行政审批人员、浙江省药品认证中心注册技术审评人员、国家食品药品监督管理局杭州医疗器械检测中心检验人员、浙江省药品不良反应监测中心等有关人员组织编写。起草过程中广泛征求了国家食品药品监督管理总局医疗器械技术审评中心、相关省（市）局、有关医疗器械生产企业和临床使用单位的意见，以充分利用各方面的信息和资源，综合考虑指导原则中各个方面的内容，尽量保证指导原则可操作性和指导性。

66　肌酸激酶测定试剂（盒）注册技术审评指导原则

［肌酸激酶测定试剂（盒）注册技术审查指导原则（2016 年修订版）］

本指导原则旨在指导注册申请人对肌酸激酶测定试剂（盒）注册申报资料的准备及撰写，同时也为技术审评部门审评注册申报资料提供参考。

本指导原则是对肌酸激酶测定试剂（盒）的一般要求，申请人应依据产品的具体特性确定其中内容是否适用，若不适用，需具体阐述理由及相应的科学依据，并依据产品的具体特性对注册申报资料的内容进行充实和细化。

本指导原则是供申请人和审查人员使用的指导文件，不涉及注册审批等行政事项，亦不作为法规强制执行，如有能够满足法规要求的其他方法，也可以采用，但应提供详细的研究资料和验证资料。应在遵循相关法规的前提下使用本指导原则。

本指导原则是在现行法规、标准体系及当前认知水平下制定的，随着法规、标准体系的不断完善和科学技术的不断发展，本指导原则相关内容也将适时进行调整。

一、适用范围

肌酸激酶测定试剂（盒）用于体外定量测定人血清或血浆中肌酸激酶的活性。

从方法学考虑，本指导原则主要指采用分光光度法原理，利用全自动、半自动生化分析仪或分光光度计，在医学实验室进行肌酸激酶定量检验所使用的临床化学体外诊断试剂。本文不适用于干式肌酸激酶测定试剂。

依据《体外诊断试剂注册管理办法》（国家食品药品监督管理总局令第 5 号）、《食品药品监管总局关于印发体外诊断试剂分类子目录的通知》（食药监械管〔2013〕242 号），肌酸激酶测定试剂盒管理类别为Ⅱ类，分类代码为 6840。

二、注册申报资料要求

（一）综述资料

综述资料主要包括产品预期用途、产品描述、有关生物安全性的说明、研究结果的总结评价以及同类产品上市情况介绍等内容，应符合《体外诊断试剂注册管理办法》和《关于公布体外诊断试剂注册申报资料要求和批准证明文件格式的公告》（国家食品药品监督管理总局公告 2014 年第 44 号）的相关要求，下面着重介绍与肌酸激酶测定试剂（盒）预期用途有关的临床背景情况。

肌酸激酶（creatine kinase，CK）主要存在于骨骼肌和心肌，在脑组织中也存在。急性心肌梗死后的 2～4 小时，CK 活性开始增高，可高达正常上限的 10～20 倍。但 CK 对心肌梗死诊断的特异性不高。各种类型的进行性肌萎缩时，血清 CK 活性增高。神经因素引起的肌萎缩如脊髓灰白质炎时，CK 活性正常。皮肌炎时 CK 活性可轻度或中度增高。病毒性心肌炎时，CK 活性也明显升高，对诊断及判断预后有参考价值。

CK 增高还见于脑血管意外、脑膜炎、甲状腺功能低下患者。一些非疾病因素如剧烈运动、各种插管及手术、肌内注射氯丙嗪（冬眠灵）和抗生素也可能引起 CK 活性增高。

注：若注册申报产品声称临床意义超出此内容范围，应提供相关文献或临床研究依据。

（二）主要原材料研究资料（如需提供）

主要原材料的选择、制备、质量标准及实验验证研究资料；质控品、校准品的原料选择、制备、定值过程及试验资料；校准品的溯源性文件，包括具体溯源链、实验方法、数据及统计分析等详细资料。

（三）主要生产工艺及反应体系的研究资料（如需提供）

1. 主要生产工艺介绍，可以图表方式表示；
2. 反应原理介绍；
3. 确定反应所需物质用量（校准品、样本等）的研究资料；
4. 确定反应最适条件研究；
5. 其他：如基质效应等。

（四）分析性能评估资料

企业应提交在产品研制阶段对试剂盒进行的所有性能验证的研究资料，包括具体研究方法、试验数据、统计方法等详细资料。申请人应按以下要求提供体外诊断试剂性能评估资料：

1. 申请人名称；
2. 性能评估方法、要求；
3. 性能评估所使用试剂（包括校准品、质控品）的名称、批号、有效期；
4. 应提供使用的仪器型号、序列号（SN）；
5. 性能评估的时间、地点、检验人员；
6. 性能评估的具体数据及分析判定；
7. 性能评估审批人签字、审批时间。

对于本试剂盒，建议着重对以下分析性能进行研究：

1. 准确度

对测量准确度的评价依次包括：与国家标准品（和/或国际标准品）的偏差分析、方法学比对等方法，企业可根据实际情况选择合理方法进行研究。

（1）与国家（国际）标准品的比对研究

该研究项目已有相应国家（国际）标准品，优先使用国家（国际）标准品进行验证，重点观察对相应标准品检测结果的偏差情况。

（2）方法学比对

在国家（国际）标准品无法获得的前提下，可采用普遍认为质量较好的已上市同类试剂作为参比方法，与拟申报试剂同时检测一批临床样本，从测定结果间的差异了解拟申报试剂与参比方法间的偏倚。如偏倚很小或在允许的误差范围内，说明两检测系统对病人标本测定结果基本相符，对同一份临床样本的医学解释，拟申报试剂与参比方法相比不会产生差异结果。

在实施方法学比对前，应分别对拟申报试剂和参比试剂进行初步评估，只有在确认两者都分别符合各自相关的质量标准后方可进行比对试验。方法学比对时应注意质量控制、样本类型、浓度分布范围并对结果进行合理的统计学分析。

2. 空白吸光度

用生理盐水测试试剂（盒），在37℃、340nm波长、1cm光径条件下，记录测试启动时的吸光度（A_1）和约5分钟（t）后的吸光度（A_2），A_2测试结果即为试剂空白吸光度测定值。

3. 试剂空白吸光度变化率

记录测试启动时的吸光度（A_1）和n分钟（T）后的吸光度（A_2），计算出吸光度变化值（$|A_2 - A_1|/T$），即为试剂空白吸光度变化率（$\Delta A/\min$），应不大于0.002。

4. 批内重复性

测量精密度的评估应包括两个浓度水平的样本进行，建议浓度为（35±10）U/L和（200±20）U/L两个浓度都应在试剂盒的测量范围内，重复性测试通常选用一个浓度在正常参考值范围内，一个为医学决定水平值附近，另一个异常高值样本。

5. 线性范围

建立试剂线性范围所用的样本基质应尽可能与临床实际检测的样本相似，理想的样本为分析物浓度达到预期测定上限的混合人血清，制备低浓度样本时应充分考虑稀释对样本基质的影响。建立线性范围时，需在预期测定范围内选择7~11个浓度水平。例如，将预期测定范围加宽至130%，在此范围内选择更多的浓度水平，然后依据实验结果逐渐减少数据点（最终不得少于7个水平）直至表现出线性关系，可发现最宽的线性范围。验证线性范围时可选择5~7个浓度水平。

6. 分析灵敏度

用已知活性的样品测试试剂（盒），记录试剂（盒）在37℃、340nm波长、1cm光径条件下的吸光度变化率。按照生产企业规定的分析灵敏度计算公式计算分析灵敏度。

7. 批间差

用（200±20）U/L的血清样品或质控样品分别测试3个不同批号的试剂（盒），每个批号测试3次，分别计算每批3次测定的均值，计算相对极差。

8. 干扰试验

对样本中常见的干扰物质进行检测，如胆红素、血红蛋白、甘油三酯等。方法为对模拟添加样本分别进行验证，样本量选择应体现一定的统计学意义，说明样本的制备方法及干扰实验的评价标准，确定可接受的干扰物质极限浓度。

9. 校准品溯源及质控品赋值（如适用）

应参照GB/T 21415—2008《体外诊断医疗器械生物样品中量的测量校准品和控制物质赋值的计量学溯源性》的要求，提供企业（工作）校准品及试剂盒配套校准品定值及不确定度计算记录，提供质控品赋值及其靶值范围确定的记录。

10. 其他需注意问题

对于适用多个机型的产品，应提供产品说明书【适用仪器】项中所列的所有型号仪器的性能评估资料。

如有多个包装规格，需要对不同包装规格之间的差异进行分析或验证，如不同包装规格产品间存在性能差异，需要提交采用每个包装规格产品的分析性能评估。如不同包装规格之间不存在性能差异，需要提交包装规格之间不存在性能差异的详细说明，具体说明不同包装规格之间的差别及可能产生的影响。

试剂盒的样本类型如包括血清和血浆样本，则应对二者进行相关性研究以确认二者检测结果是否完全一致或存在某种相关性（如系数关系）。对于血浆样本，企业应对不同的抗凝剂进行研究以确认最适的抗凝条件以及是否会干扰检测结果。

（五）参考区间确定资料

应提交建立参考区间所采用样本来源及详细的试验资料。应明确参考人群的筛选标准，研究各组（如性别、年龄等）例数不应低于 120 例。

若引用针对中国人群参考值范围研究的相关文献，应明确说明出处，并进行验证。参考值研究结果应在说明书【参考区间】项中进行相应说明。

（六）稳定性研究资料

稳定性研究主要包括效期稳定性、高温加速破坏稳定性、运输稳定性、机载稳定性及开瓶（复溶）稳定性等，企业可根据实际需要选择合理的稳定性研究方案。稳定性研究资料应包括研究方法的确定依据、具体方法及过程。对于实时稳定性研究，应提供至少 3 批样品在实际储存条件下保存至成品有效期后的研究资料。

应对样本在不同储存条件下的稳定性期限进行研究，并在说明书中样本要求处明示。（注：若有相关文献中已明确说明，亦可作为依据。）

（七）临床评价资料

试剂（盒）按照《关于发布体外诊断试剂临床试验技术指导原则的通告》（国家食品药品监督管理总局通告2014 年第 16 号）执行。

1. 研究方法

选择境内已批准上市的性能不低于拟申报产品的同类产品作为参比试剂，采用拟申报产品（以下称考核试剂）与之进行对比试验研究，证明本品与已上市产品等效。

2. 临床研究单位的选择

应选择至少两家获得国家食品药品监督管理总局资质认可的医疗机构，临床研究单位实验操作人员应有足够的时间熟悉检测系统的各环节（试剂、质控及操作程序等），熟悉评价方案。在整个实验中，考核试剂和参比试剂都应处于有效的质量控制下，最大限度保证试验数据的准确性及可重复性。

3. 伦理要求

临床试验必须符合赫尔辛基宣言的伦理学准则，必须获得临床试验机构伦理委员会的同意，如该临床试验对受试者几乎没有风险，可经伦理委员会审查和批准后免于受试者的知情同意。

4. 临床试验方案

临床试验实施前，研究人员应从流行病学、统计学、

临床医学、检验医学等多方面考虑，设计科学合理的临床研究方案。各临床研究机构的方案设置应保持一致，且保证在整个临床试验过程中遵循预定的方案实施，不可随意改动。整个试验过程应在临床研究机构的实验室内并由本实验室的技术人员操作完成，申报单位的技术人员除进行必要的技术指导外，不得随意干涉实验进程，尤其是数据收集过程。

试验方案中应确定严格的病例纳入/排除标准，任何已经入选的病例再被排除出临床研究都应记录在案并明确说明原因。在试验操作过程中和判定试验结果时应采用盲法以保证试验结果的客观性。各研究单位选用的参比试剂及所用机型应保持一致，以便进行合理的统计学分析。另外，考核试剂的样本类型应与产品说明书一致，且不应超越参比试剂对样本类型的检测要求，如果选择了参比试剂适用样本类型以外的样本，则应采用临床金标准对额外的样本类型进行验证。

5. 研究对象选择

临床试验应选择具有特定症状/体征人群作为研究对象。企业在建立病例纳入标准时，应考虑到不同人群的差异，尽量覆盖各类适用人群。在进行结果统计分析时，建议对各类人群分别进行数据统计分析。

研究总体样本数不少于 200 例，应充分考虑对病理值样本的验证，异常值样本数建议不少于 80 例。样本中待测物浓度应覆盖考核试剂线性范围，且尽可能均匀分布。

血清/血浆应明确抗凝剂的要求、存贮条件、可否冻融等要求及避免使用的样本。实验中，尽可能使用新鲜样本，避免贮存。如无法避免使用贮存样品时，注明贮存条件及时间，在数据分析时应考虑其影响。

如果声称同时适用于血清/血浆/全血样本，那么血清（或血浆或全血）的试验例数参照上述要求，并应同时验证其中至少 100 例受试者的自身血清、血浆和/或全血样本测试结果间的一致性（采用考核试剂评价），其中不同浓度样本分布情况与总例数中分布情况应一致。

如产品发生涉及检测条件优化、增加与原样本类型具有可比性的其他样本类型等变更事项，临床样本总数至少为 100 例，并在至少两家临床试验机构开展临床试验；变更主要原材料的供应商、参考区间的变化及增加临床适应证等变更事项，应根据产品具体变更情况，酌情增加临床试验总样本数。

6. 统计学分析

对临床试验结果的统计应选择合适的统计方法，如相关分析、线性回归、绝对偏倚/偏差及相对偏倚/偏差分析等。对于对比实验的等效性研究，最常用是对考核试剂和参比试剂两组检测结果的相关及线性回归分析，应重点观察相关系数（r 值）或判定系数（R^2）、回归拟合方程（斜率和 y 轴截距）等指标。结合临床试验数据的正/偏态分布情况，建议统计学负责人选择合理的统计学方法进行分析，统计分析应可以证明两种方法的检测结果无明显统计学差异。在临床研究方案中应明确统计检验假设，即评价考核

试剂与参比试剂是否等效的标准。

7. 临床试验总结报告撰写

根据《体外诊断试剂临床试验技术指导原则》的要求，临床试验报告应该对试验的整体设计及各个关键点给予清晰、完整的阐述，应该对整个临床试验实施过程、结果分析、结论等进行条理分明的描述，并应包括必要的基础数据和统计分析方法。建议在临床总结报告中对以下内容进行详述。

（1）临床试验总体设计及方案描述

① 临床试验的整体管理情况、临床研究单位选择、临床主要研究人员简介等基本情况介绍。

② 病例纳入/排除标准、不同人群的预期选择例数及标准。

③ 样本类型，样本的收集、处理及保存等。

④ 统计学方法、统计软件、评价统计结果的标准。

（2）具体的临床试验情况

① 考核试剂和参比试剂的名称、批号、有效期及所用机型等信息。

② 对各研究单位的病例数、人群分布情况进行总合，建议以列表或图示方式给出具体例数及百分比。

③ 质量控制，试验人员培训、仪器日常维护、仪器校准、质控品运行情况，对检测精密度、质控品回收（或测量值）、抽查结果评估。

④ 具体试验过程，样本检测、数据收集、样本长期保存等。

（3）统计学分析

① 数据预处理、对异常值或离群值的处理、研究过程中是否涉及对方案的修改。

② 定量值相关性和一致性分析

用回归分析验证两种试剂结果的相关性，以 $y = a + bx$ 和 R^2 的形式给出回归分析的拟合方程，其中：y 是考核试剂结果，x 是参比试剂结果，b 是方程斜率，a 是 y 轴截距，R^2 是判定系数（通常要求 $R^2 \geq 0.95$），计算回归系数及截距的 95% 可信区间（对于理想的可信区间，回归系数应涵盖"1"，截距应涵盖"0"）。

给出考核试剂与参比试剂之间的差值（绝对偏倚/偏差）及比值（相对偏倚/偏差）散点图，观察并分析各点的偏倚分布情况。分别计算男性、女性医学决定水平处相对偏倚/偏差及 95% 置信区间。其医学决定水平处允许相对偏倚/偏差限值应不大于 10%。

（4）讨论和结论

对总体结果进行总结性描述并简要分析试验结果，对本次临床研究有无特别说明，最后得出临床试验结论。

（八）产品风险分析资料

申请人应考虑产品寿命周期的各个环节，从预期用途、可能的使用错误、与安全性有关的特征、已知及可预见的危害等方面的判定以及对患者风险的估计进行风险分析，应符合 YY/T 0316—2008《医疗器械风险管理对医疗器械的应用》的要求。

（九）产品技术要求

产品技术要求应符合《体外诊断试剂注册管理办法》和《关于发布医疗器械产品技术要求编写指导原则的通告》（国家食品药品监督管理总局通告 2014 年第 9 号）的相关规定。如已有相应的国家/行业标准发布，则产品技术要求不得低于其相关要求。

下面就产品技术要求中涉及的相关内容进行简要叙述。

1. 产品型号/规格及其划分说明

（1）试剂组成及规格

明确试剂的组成及规格。

（2）试剂盒组成成分

明确试剂盒中每个组分的主要组成成分。

2. 性能指标

（1）外观

符合生产企业规定的正常外观要求。

（2）装量

液体试剂的装量应不少于标示值。

（3）试剂空白吸光度

在 37℃、340nm 波长、1cm 光径条件下，试剂空白吸光度应不大于 0.50。

（4）试剂空白吸光度变化率

在 37℃、340nm 波长、1cm 光径条件下，用生理盐水作为样品加入试剂测试时，试剂空白吸光度变化率（ΔA/min）应不大于 0.002。

（5）分析灵敏度

分析灵敏度应符合生产企业声称的要求。

（6）线性区间

测试血清样本，试剂线性在 [25，1000] U/L（37℃）区间内：

线性相关系数 r 应 ≥ 0.990；

[25，100] U/L 范围内，线性绝对偏差应不大于 ±10 U/L；[100，1000] U/L 范围内，线性相对偏差应不大于 ±10%。

（7）重复性

① 批内重复性

用血清样品或质控样品重复测试所得结果的重复性（变异系数，CV）应不大于 5%。

② 批内瓶间差（干粉或冻干试剂适用）

试剂（盒）批内瓶间差变异系数应不大于 5%。

（8）批间差

试剂（盒）批间相对极差应不大于 10%。

（9）准确度

可选用以下方法之一进行验证：

① 相对偏差

相对偏差应不超过 ±10%；

② 比对试验

相关系数 $r \geq 0.975$，相对偏差应不超过 ±10%。

（10）稳定性

① 效期稳定性：试剂（盒）在规定的贮存条件下保存至有效期末，产品的性能应至少符合线性、准确度和重复性的要求。

② 复溶稳定性（干粉或冻干试剂适用）：干粉试剂开瓶后（复溶后）在规定的贮存条件下保存至预期时间内，产品的性能应至少符合线性、准确度和重复性。

（11）校准品和质控品（如适用）

① 溯源及赋值说明：肌酸激酶已有国家及国际标准物质，若试剂盒配套校准品和质控品，应参照 GB/T 21415—2008《体外诊断医疗器械生物样品中量的测量校准品和控制物质赋值的计量学溯源性》的要求溯源至国家或国际标准物质，并提供校准品溯源性说明及质控品赋值说明。

② 性能要求：外观、装量、质控品赋值有效性、干粉或冻干品应包含批内瓶间差、复溶稳定性。

3. 检验方法

（1）外观

正常视力目测检查，应符合生产企业规定的正常外观要求。

（2）装量

使用通用量具测量，应不少于标示值。

（3）试剂空白吸光度

用指定空白样品测试试剂（盒），在说明书规定的测试条件下，记录反应结束（T）后的吸光度（A），测试结果即为试剂空白吸光度测定值，应不大于 0.50。

（4）试剂空白吸光度变化率

在 37℃、340nm 波长、1cm 光径条件下，用生理盐水作为样品加入试剂测试时，试剂空白吸光度变化率（ΔA/min）应不大于 0.002。

（5）分析灵敏度

用已知活性的样品测试试剂（盒），记录试剂（盒）在 37℃、340nm 波长、1cm 光径条件下的吸光度变化率。按照生产企业规定的分析灵敏度计算公式计算分析灵敏度。

（6）线性范围

用达到线性范围上限活性的样品和达到线性范围下限活性的样品，混合成至少 5 个稀释浓度（x_i）。分别测试试剂盒，每个稀释浓度测试 3 次，分别求出测定结果的均值（y_i）。以稀释浓度（x_i）为自变量，以测定结果均值（y_i）为因变量求出线性回归方程。按公式（1）计算线性回归的相关系数（r）。

$$r = \frac{\sum \left[(x_i - \bar{x})(y_i - \bar{y}) \right]}{\sqrt{\sum (x_i - \bar{x})^2 \sum (y_i - \bar{y})^2}} \qquad (1)$$

稀释浓度（x_i）代入求出线性回归方程，计算 y_i 的估计值及 y_i 与估计值的相对偏差或绝对偏差。

（7）重复性

① 批内重复性

在重复性条件下，分别用试剂（盒）测试（35±10）

U/L 和（200±20）U/L 的血清样品或质控样品，重复测试至少 10 次（$n \geq 10$），分别计算测量值的平均值（$\bar{x}$）和标准差（s）。计算变异系数（CV），应不大于 5%。

② 批内瓶间差（干粉或冻干试剂适用）

用（200±20）U/L 的血清样品或质控样品测试同一批号的 10 个待检试剂（盒），并计算 10 个测量值的平均值（$\bar{x}_1$）和标准差（s_1）。

用（200±20）U/L 的血清样品或质控样品对该批号的 1 个待检试剂（盒）重复测试 10 次，计算结果的均值（$\bar{x}_2$）和标准差（s_2）。按公式（2）、（3）计算瓶间差的变异系数（CV）。

$$s_{瓶间} = \sqrt{s_1^2 - s_2^2} \qquad (2)$$
$$CV = s_{瓶间} / \bar{x}_1 \times 100\% \qquad (3)$$

当 $s_1 < s_2$ 时，令 $CV = 0$

每个浓度下试剂（盒）批内瓶间差均应不大于 5%。

（8）批间差

用（200±20）U/L 的血清样品或质控样品分别测试 3 个不同批号的试剂（盒），每个批号测试 3 次，分别计算每批 3 次测定的均值 $\bar{x}_i$（$i = 1, 2, 3$），按公式（4）、（5）计算相对极差（R）。

$$\bar{x}_T = \frac{\bar{x}_1 + \bar{x}_2 + \bar{x}_3}{3} \qquad (4)$$

$$R = \frac{\bar{x}_{max} + \bar{x}_{min}}{\bar{x}_T} \times 100\% \qquad (5)$$

式中：

$\bar{x}_{max}$——$\bar{x}_i$ 中的最大值；

$\bar{x}_{min}$——$\bar{x}_i$ 中的最小值。

（9）准确度

① 相对偏差

试剂（盒）测试可用于评价常规方法的有证参考物质（CRM）或其他公认的参考物质 3 次，测试结果记为（X_i），按公式（6）分别计算相对偏差 B，如果 3 次结果都不超过 ±10%，即判为合格。如果大于等于 2 次的结果不符合，即判为不合格。如果有 1 次结果不符合，则应重新连续测试 20 次，并分别按照公式（6）计算相对偏差，如果大于等于 19 次测试的结果都不超过 ±10%，即判为合格。

$$B\% = (X_i - T)/T \times 100\% \qquad (6)$$

式中：X_i——测试值；

T——有证参考物质标示值。

② 比对试验

用不少于 40 个在检测浓度范围内不同浓度的临床样品，以生产企业指定的分析系统作为比对方法，每份样品按待测试剂（盒）操作方法及比对方法分别检测。用线性回归方法计算两组结果的相关系数（r）及每个浓度点的相对偏差。相关系数 $r \geq 0.975$，[25，100] U/L 范围内，线性绝对偏差应不大于 ±10 U/L；[100，1000] U/L 范围内，线性相对偏差应不大于 ±10%。

注：检验时，按以上优先顺序，采用上述方法之一测试试剂（盒）的准确度。

（10）稳定性

① 效期稳定性：试剂（盒）在规定的贮存条件下保存至有效期末，产品的性能应至少符合线性、准确度和重复性的要求。

② 复溶稳定性（干粉或冻干试剂适用）：干粉试剂开瓶后（复溶后）在规定的贮存条件下保存至预期时间内，产品的性能应至少符合线性、准确度和重复性。

（11）校准品和质控品（如适用）

① 溯源及赋值说明：肌酸激酶已有国家及国际标准物质，若试剂盒配套校准品和质控品，应参照 GB/T 21415—2008《体外诊断医疗器械生物样品中量的测量校准品和控制物质赋值的计量学溯源性》的要求溯源至国家或国际标准物质，并提供校准品溯源性说明及质控品赋值说明。

② 性能要求：外观、装量、质控品赋值有效性、干粉或冻干品应包含批内瓶间差、复溶稳定性。

（十）产品注册检验报告

根据《体外诊断试剂注册管理办法》要求，首次申请注册的第二类产品应该在具有相应医疗器械检验资质和承检范围的医疗器械检测机构进行样品的注册检验。对于已经有国家标准品的检测项目，在注册检验时应采用相应的国家标准品进行。注册申报资料中应包括相应的注册检验报告和产品技术要求预评价意见。

（十一）产品说明书

说明书承载了产品预期用途、检验方法、检验结果的解释以及注意事项等重要信息，是指导实验室工作人员正确操作、临床医生针对检验结果给出合理医学解释的重要依据。因此，产品说明书是体外诊断试剂注册申报最重要的文件之一。产品说明书的格式应符合《关于发布体外诊断试剂说明书编写指导原则的通告》（国家食品药品监督管理总局通告 2014 年第 17 号）的要求。结合《体外诊断试剂说明书编写指导原则》的要求，下面对肌酸激酶测定试剂（盒）说明书的重点内容进行详细说明，以指导注册申报人员更合理地完成说明书编制。

产品说明书内容原则上应全部用中文进行表述；如含有国际通用或行业内普遍认可的英文缩写，可用括号在中文后标明；对于确实无适当中文表述的词语，可使用相应英文或其缩写。

1. 【产品名称】

（1）通用名称：试剂（盒）名称由三部分组成：被测物名称、用途、方法或原理。例如：肌酸激酶测定试剂盒（磷酸肌酸底物法）。名称不能出现样本类型及定量等内容。

（2）英文名称（如有）应当正确、完整、直译，不宜只写缩写。

2. 【包装规格】

（1）应与产品技术要求中所列的包装规格一致。

（2）注明装量或可测试的样本数，如××测试/盒、××ml。

3. 【预期用途】应包括以下几部分内容：

（1）说明试剂盒用于体外定量测定人血清和/或血浆中肌酸激酶的活性。

（2）与预期用途相关的临床适应证背景情况，如临床适应证的发生率、易感人群等，相关的临床或实验室诊断方法等。

4. 【检验原理】

应描述参与反应的底物、酶、产物及反应条件，可用反应式表达。以磷酸肌酸底物法为例，磷酸肌酸在 CK 的催化下转变成肌酸，同时 ADP 磷酸化成 ATP，然后通过（己糖激酶/葡萄糖-6-磷酸脱氢酶）偶联反应，最终使 NADP 转变成 NADPH，可在特定波长（如：340nm）进行测定。

5. 【主要组成成分】

（1）说明试剂盒包含组分的名称、数量、比例或浓度等信息，如果对于正确的操作很重要，应提供其生物学来源、活性及其他特性；明确说明不同批号试剂盒中各组分是否可以互换。

（2）试剂盒内如包含校准品和/或质控品，应说明其主要组成成分及其生物学来源，校准品应注明其定值及溯源性，溯源性至少应写明溯源到的最高级别，包括：标准物质的发布单位及编号，质控品应有合适的靶值范围。

6. 【储存条件及有效期】

（1）对试剂盒的效期稳定性、复溶稳定性、开瓶稳定性等信息作详细介绍。包括环境温湿度、避光条件等。

（2）不同组分保存条件及有效期不同时，应分别说明，产品总有效期以其中效期最短的为准。

注：保存条件不应有模糊表述，如"室温"，应明确贮存温度，如 2~8℃，有效期 12 个月。稳定期限应以月或日或小时为单位。

7. 【适用仪器】

（1）说明可适用的仪器，并提供与仪器有关的必要信息以便用户能够作出最好的选择。

（2）应写明具体适用仪器的型号，不能泛指某一系列仪器。

8. 【样本要求】

重点明确以下内容：

（1）样本采集前对患者的要求：如采集时间、采集顺序等，是否受临床症状、用药情况等因素的影响。

（2）样本采集：说明采集方法及样本类型，如有血浆样本，应注明对抗凝剂的要求。

中度及重度溶血时，因红细胞释放出 AK、ATP 及 G-6-PD，可能影响延滞时间并产生副反应，应说明是否应避免使用此类样本。

（3）样本处理及保存：样本处理方法、保存条件及期限、运输条件等。冷藏/冷冻样本检测前是否须恢复室温，冻融次数。对储存样本的添加剂要求等。

肌酸激酶活性不稳定，血清保存期间易丧失活性，应说明标本采集后的样本处理及保存要求。

（4）因血清中含有肌酸激酶抑制剂，使用水基质进行稀释可能会产生稀释偏差。所以当测定值超出线性上限时，应说明使用厂家提供的专用稀释液或明确稀释方法，并给出稀释最大倍数说明。

9.【检验方法】详细说明试验操作的各个步骤，包括：

（1）试验具体操作步骤。

（2）试剂配制方法、注意事项。

（3）试验条件：温度、时间、仪器波长等以及试验过程中的注意事项。

（4）校准：校准品的使用方法、注意事项、校准曲线的绘制。应注明推荐的仪器校准周期。

（5）质量控制：质控品的使用方法、对质控结果的必要解释以及推荐的质控周期等，如质控不合格应提供相关的解决方案。

10.【参考区间】

（1）应注明常用样本类型的正常参考区间，如健康成年男性：38～174U/L，健康成年女性：26～140U/L；并简要说明参考区间确定的方法。

（2）简单介绍设定该参考区间所选健康人群的区域特征，建议注明以下字样"由于地理、人种、性别及年龄等差异，建议各实验室建立自己的参考区间"。

11.【检验结果的解释】

说明可能对试验结果产生影响的因素；说明在何种情况下需要进行确认试验。

12.【检验方法的局限性】

（1）说明检测结果仅供临床参考，不能单独作为确诊或排除病例的依据。

（2）说明该检验方法由于哪些原因会使测量结果产生偏离，或测量结果还不能完全满足临床需要。如：干扰（胆红素、血红蛋白、甘油三酯等）等。

13.【产品性能指标】

产品性能指标应符合产品技术要求。说明该产品主要性能指标，应至少包括：外观、装量、试剂空白吸光度、试剂空白吸光度变化率、分析灵敏度、线性范围、重复性、批间差、准确度等。

14.【注意事项】应至少包括以下内容：

（1）本试剂盒的检测结果仅供临床参考，对患者的临床诊治应结合其症状/体征、病史、其他实验室检查及治疗反应等情况综合考虑。

（2）使用不同生产商的试剂对同一份样本进行检测可能会存在差异。

（3）对所有样本和反应废弃物都应视为传染源对待，提示操作者采取必要的防护措施。

15.【标识的解释】

如有图形或符号，请解释其代表的意义。

16.【参考文献】

注明引用参考文献，其书写应清楚、易查询且格式规范统一。

17.【基本信息】

（1）注册人与生产企业为同一企业的，按以下格式标

注基本信息：

注册人/生产企业名称

住所

联系方式

售后服务单位名称

联系方式

生产地址

生产许可证编号

（2）委托生产的按照以下格式标注基本信息：

注册人/生产企业名称

住所

联系方式

售后服务单位名称

联系方式

受托企业的名称

住所

生产地址

生产许可证编号

18.【医疗器械注册证编号/产品技术要求编号】

注明该产品的注册证书编号/产品技术要求编号。

19.【说明书核准日期及修改日期】

注明该产品说明书的核准日期。如曾进行过说明书的变更申请，还应该同时注明说明书的修改日期。

三、审查关注点

（一）技术要求中性能指标的设定及检验方法是否符合相关行业标准的要求；技术要求的格式是否符合《医疗器械产品技术要求编写指导原则》的相关规定。

（二）产品说明书的编写内容及格式是否符合《体外诊断试剂说明书编写指导原则》的要求，相关内容是否符合《医疗器械说明书和标签管理规定》（国家食品药品监督管理总局令第6号）中对说明书的要求。

（三）分析性能评估指标及结果是否满足产品技术要求的规定；是否满足本指导原则中各指标验证的要求。

（四）参考区间确定使用的方法是否合理，数据统计是否符合统计学的相关要求，结论是否和说明书声称一致。

（五）试剂盒的稳定性研究方法是否合理，稳定性结论是否和说明书声称一致。

（六）临床试验采用的样本类型及病例是否满足试剂盒声称的预期用途，样本量及临床研究单位的选择、对比试剂的选择、统计方法及研究结果、临床方案及报告撰写的格式等是否符合《体外诊断试剂临床试验技术指导原则》对相关内容的规定。

（七）产品风险分析资料的撰写是否符合 YY/T 0316—2008《医疗器械风险管理对医疗器械的应用》的要求。

四、名词解释

（一）准确度（accuracy）：一个测量值与可接受的参

考值间的一致程度。

（二）线性（linearity）：在给定测量范围内，给出的测量结果与样品中实际存在的被测量物的值成比例的能力。线性是描述一个测量系统的测量示值或测量结果相关于样本的赋值符合直线的属性。

五、参考文献

（一）《体外诊断试剂注册管理办法》（国家食品药品监督管理总局令第5号）

（二）《关于发布体外诊断试剂临床试验技术指导原则的通告》（国家食品药品监督管理总局通告2014年第16号）

（三）《关于发布体外诊断试剂说明书编写指导原则的通告》（国家食品药品监督管理总局通告2014年第17号）

（四）《关于公布体外诊断试剂注册申报资料要求和批准证明文件格式的公告》（国家食品药品监督管理总局公告2014年第44号）

（五）全国临床检验操作规程（第3版）（原中华人民共和国卫生部医政司）

（六）How to Define and Determine Reference Intervals in the ClinicalLaboratory; Approved Guideline—Second Edition, C28－A2 Vol. 20 No. 13

肌酸激酶测定试剂（盒）注册技术审查指导原则（2016年修订版）编制说明

一、指导原则编写目的

2014年新的《体外诊断试剂注册管理办法》、《体外诊断试剂临床试验技术指导原则》、《体外诊断试剂说明书编写指导原则》均已发布并代替2007版法规，修订本指导原则旨在适应新的法规要求并指导和规范肌酸激酶测定试剂（盒）产品的技术审评工作，帮助审查人员理解和掌握该类产品原理、组成、性能、预期用途等内容，把握技术审评工作基本要求和尺度，对产品安全性、有效性作出系统评价。同时也可指导注册申请人的产品注册申报。

由于肌酸激酶测定试剂（盒）产品仍在不断发展，审查人员仍需从风险分析的角度认真确认申报产品的预期用途与风险管理是否相当；由于我国医疗器械法规框架仍在构建中，审查人员仍需密切关注相关法规、标准及最新进展，关注审评产品实际组成、原理、预期用途等方面的个

性特征，以保证产品审评符合现行法规安全、有效的要求。

二、指导原则编写依据

（一）《医疗器械监督管理条例》（中华人民共和国国务院令第650号）

（二）《体外诊断试剂注册管理办法》（国家食品药品监督管理总局令第5号）

（三）《关于发布体外诊断试剂临床试验技术指导原则的通告》（国家食品药品监督管理总局通告2014年第16号）

（四）《关于发布体外诊断试剂说明书编写指导原则的通告》（国家食品药品监督管理总局通告2014年第17号）

（五）GB/T 26124—2011《临床化学体外诊断试剂（盒）》

（六）YY/T 1243—2014《肌酸激酶测定试剂（盒）》

（七）国家食品药品监督管理部门发布的其他规范性文件

三、指导原则重点内容说明

（一）产品说明书根据《体外诊断试剂说明书编写指导原则》做了适当的调整，补充了【标识的解释】和【基本信息】等内容。

（二）将产品标准要求修订为产品技术要求。

（三）产品的具体性能指标主要参考了YY/T 1243—2014《肌酸激酶测定试剂（盒）》行业标准。

（四）临床试验资料要求根据《体外诊断试剂临床试验技术指导原则》做了部分调整，主要有：

1. 临床研究单位的选择由原来省级以上变更为获得国家食品药品监督管理总局资质认可的医疗机构；

2. 补充了临床伦理的要求，强调了需经伦理委员会审查和批准后免于受试者的知情同意的要求；

3. 如该产品适用于血清/血浆/全血样本，那么血清（或血浆或全血）应同时验证的例数由原来的50调整为100；

4. 补充了涉及到临床的产品变更的样本例数要求。

（五）根据新的《体外诊断试剂注册管理办法》增加了对风险分析研究资料的要求。

四、指导原则编写单位和人员

本指导原则的编写成员由北京市医疗器械注册技术审评人员、行政审批人员、临床专家共同组成。

67 唾液酸检测试剂盒（酶法）注册技术审评指导原则

［唾液酸检测试剂盒（酶法）注册技术审查指导原则］

本指导原则旨在指导注册申请人对唾液酸检测试剂盒（酶法）注册申报资料的准备及撰写，同时也为技术审评部门审评注册申报资料提供参考。

本指导原则是对唾液酸检测试剂盒（酶法）的一般要求，申请人应依据产品的具体特性确定其中内容是否适用，若不适用，需具体阐述理由及相应的科学依据，并依据产品的具体特性对注册申报资料的内容进行充实和细化。

本指导原则是供申请人和审查人员使用的指导文件，不涉及注册审批等行政事项，亦不作为法规强制执行，如有能够满足法规要求的其他方法，也可以采用，但应提供详细的研究资料和验证资料。应在遵循相关法规的前提下使用本指导原则。

本指导原则是在现行法规、标准体系及当前认知水平下制定的，随着法规、标准体系的不断完善和科学技术的不断发展，本指导原则相关内容也将适时进行调整。

一、适用范围

唾液酸检测试剂盒（酶法）是指基于分光光度法原理，利用全自动生化分析仪、半自动生化分析仪或分光光度计，对人血清、血浆或其他体液中的唾液酸含量进行体外定量分析的试剂。

依据《体外诊断试剂注册管理办法》（国家食品药品监督管理总局令第 5 号）和《食品药品监管总局关于印发体外诊断试剂分类子目录的通知》（食药监械管〔2013〕242 号），唾液酸检测试剂盒（酶法）管理类别为 Ⅱ 类，分类代号为 6840。

目前唾液酸（SA）含量的测定方法主要有比色法和酶法两种方法。比色法是一种直接测定方法，如间苯二酚法、Ehrlich 法、色氨酸、过氧化氢法、氢氯酸和硫乙醇法等；酶法是一种间接测定方法，国内常规检测为酶偶联速率法，一种是利用丙酮酸氧化酶的比色法，另一种是利用乳酸脱氢酶的紫外分光光度法。

详情如下：

1. 丙酮酸氧化酶法

原理：血清中的 SA 受神经氨酸苷酶的作用，形成 N-乙酰神经氨酸，进而在 N-乙酰神经氨酸醛缩酶（NANA-醛缩酶）的作用下生成丙酮酸和 N-乙酰甘露糖胺；其中丙酮酸在丙酮酸氧化酶作用下生成 H_2O_2，借助于 Trinder 反应，在 POD 作用下生成有色醌，引起 540nm 波长下吸光度的上升。通过测定其 540nm 波长下的吸光度变化，与经过同样处理的校准品比较，即可计算出样品中 SA 的含量。

2. 乳酸脱氢酶比色法

原理：血清中的 SA 受神经氨酸苷酶的作用，形成 N-乙酰神经氨酸，进而在 N-乙酰神经氨酸醛缩酶（NANA-醛缩酶）的作用下生成丙酮酸和 N-乙酰甘露糖胺；其中丙酮酸与 NADH 在乳酸脱氢酶（LDH）作用下生成乳酸和 NAD^+，引起 340nm 波长下吸光度的下降。通过测定 340nm 波长下的吸光度变化，与经过同样处理的校准品比较，即可计算出样品中 SA 的含量。该方法具有快速准确、操作简便、微量、灵敏、线性范围宽和结果稳定等优点，适用于全自动、半自动生化分析仪，更适用于中小型医院，具有较大的推广使用价值。

从方法学上讲，本指导原则是通过测定中间产物丙酮酸在酶作用下的氧化、还原反应，基于紫外分光光度法测定底物消耗或产物生成速率来反应样品中 SA 的含量。

二、注册申报材料要求

（一）综述资料

综述资料主要包括产品预期用途、产品描述、方法学特征、生物安全性评价、研究结果总结以及同类产品上市情况介绍等内容，应符合《体外诊断试剂注册管理办法》和《关于公布体外诊断试剂注册申报资料要求和批准证明文件格式的公告》（国家食品药品监督管理总局公告 2014 年第 44 号）的相关要求。相关描述应至少包含如下内容：

1. 产品预期用途及辅助诊断的临床适应证背景情况

（1）唾液酸的生物学特征、结构与功能、在体内正常和病理状态下的代谢途径和存在形式。

（2）与预期用途相关的临床适应证背景情况，如临床相关疾病的发生、实验室诊断方法等。

2. 产品描述

包括产品所采用的技术原理、主要原材料的来源、质量控制及制备方法、主要生产工艺过程及关键控制点，质控品、校准品的制备方法及溯源情况。

3. 有关生物安全性方面的说明

如果体外诊断试剂中的主要原材料采用各种动物、病原体、人源的组织和体液等生物材料经处理或添加某些物质制备而成，为保证产品在运输、使用过程中对使用者和环境的安全，研究者应提供对上述原材料所采用的灭活等试验方法的说明。人源性材料须对有关传染病（HIV、HBV、HCV 等）病原体检测予以说明，并提供相关的证明文件。

4. 有关产品主要研究结果的总结和评价

5. 参考文献

6. 其他

包括同类产品在国内外批准上市的情况，相关产品所采用的技术方法及临床应用情况，申请注册产品与国内外同类产品的异同等。

（二）主要原材料的研究资料（如需提供）

主要原材料的选择、制备、质量标准及实验验证研究资料；质控品（如产品包含）、校准品（如产品包含）的原料选择、制备、定值过程及试验资料；校准品的溯源性文件，包括具体溯源链、实验方法、数据及统计分析等详细资料。

（三）主要生产工艺及反应体系的研究资料（如需提供）

应包含产品的工艺流程图和关键控制点、确定反应温度、时间、缓冲体系比较等条件的研究资料、确定样本和试剂盒组分加样量的研究资料。

（四）分析性能评估资料

应至少包括具体的研究方法、试验数据、统计方法、研究结论等。性能评估时应将试剂和所选用的校准品、质控品作为一个整体进行评价，评估整个系统的性能是否符合要求。

性能评估应至少包括准确度、精密度、线性范围、分析特异性（抗干扰能力）、其他影响检测的因素等。

1. 准确度

对测量准确度的评价依次包括：与国家参考物（和/或国际参考物）的偏差分析、方法学比对、回收试验等方法，申请人可根据实际情况选择合理方法进行研究。

（1）与国家（国际）参考物值的比对研究

如果研究项目有相应国家标准物质或国际参考物质，则使用国家标准物质或国际参考物质进行验证，计算检测结果与靶值的相对偏差。

（2）方法学比对

采用参考方法或国内/国际普遍认为质量较好的已上市同类试剂作为参比试剂，与拟申报试剂同时检测一批患者样品，至少40例样本，40例样本为在检测浓度范围内不同浓度的人源样品，且尽可能均匀分布。

在实施方法学比对前，确认两者都分别符合各自相关的质量标准后方可进行比对试验。方法学比对时应注意质量控制、样本类型、浓度分布范围并对结果进行合理的统计学分析。

（3）回收试验

在人源样品中加入一定体积标准溶液或纯品，按照产品技术要求的要求和实验方法进行测试和计算。

2. 精密度

测量精密度的评估应至少包括生理和病理两个浓度水平的样本进行。

测量精密度的评价方法并无统一的标准可依，可根据不同的试剂特征或申请人的研究习惯进行。

3. 线性范围

建立试剂线性范围所用的样本基质应尽可能与临床实际检测的样本相似，理想的样本为分析物浓度接近预期测定上限的混合人血清，且应充分考虑多倍稀释对样本基质的影响。

4. 分析特异性

应明确已知干扰因素对测定结果的影响；可采用回收试验对不同浓度的溶血、黄疸、脂血对检测结果的影响进行评价，干扰物浓度的分布应覆盖人体生理及病理状态下可能出现的物质浓度。待评价的唾液酸样本浓度至少应为生理、病理2个水平，选取线性范围内有临床代表性意义的浓度。

药物干扰的研究可根据需要由申请人选择是否进行或选择何种药物及其浓度进行。

5. 其他需注意问题

（1）不同适用机型的反应条件如果有差异应分别详述，不同样本类型应分别进行分析性能评估。原则上，不同的试剂比例应分别提交分析性能评估报告。

分析性能评估报告应明确所用仪器设备型号、校准品、质控品等的产品名称、生产企业名称、生产批号或注册证等信息。

（2）校准品溯源及质控品赋值

校准品、质控品应提供详细的量值溯源资料。应参照GB/T 21415—2008《体外诊断医疗器械 生物样品中量的测量 校准品和控制物质赋值的计量学溯源性》的要求，提供企业（工作）校准品及试剂盒配套校准品定值及不确定度计算记录，提供质控品赋值及其靶值范围确定的记录。

（五）参考区间确定资料

参考区间确定所采用的样本来源、确定方法及详细的试验资料。建议参考 CLSI/NCCLS C28 – A2。

（六）稳定性研究资料

稳定性研究资料主要涉及两部分内容，申报试剂的稳定性和适用样本的稳定性研究。这里主要指试剂的稳定性。通常包括保存期稳定性（有效期）、加速稳定性、开瓶稳定性、复溶稳定性等，申请人应提供保存期稳定性和开瓶稳定性、加速稳定性研究资料，干粉试剂同时应提供复溶稳定性研究资料（各3个生产批次）。稳定性研究资料应包括研究方法的确定依据、具体的实施方案、详细的研究数据以及结论，应涵盖产品的所有主要性能指标，保存期稳定性研究，应提供至少3批样品在实际储存条件下保存至成品有效期后的性能检测报告资料。

对待检测试剂做常规贮存稳定性研究以及冻干品复溶后的稳定性试验。测定其在常规贮存条件下，按时间间隔进行检测。

（七）临床评价资料

临床评价资料应符合《关于发布体外诊断试剂临床试验技术指导原则的通告》（国家食品药品监督管理总局通告 2014 年第 16 号）要求，同时资料的形式应符合《体外诊断试剂注册申报资料要求和批准证明文件格式》临床评价资料有关的规定。下面仅对临床实验中的基本问题进行阐述。

1. 研究方法

选择境内已批准上市的性能相近的同类产品作为对比试剂，采用试验用体外诊断试剂与之进行对比试验研究，证明本品与已上市产品等效或优于已上市产品。建议企业尽量选择方法学相同、线性范围及精度等性能接近的同类试剂作为对比试剂。

2. 临床研究单位的选择

应选择至少两家经国家食品药品监督管理总局资质认可的临床试验机构，临床试验机构实验操作人员应充分熟悉检测系统的各环节（试剂、质控及操作程序等），熟悉评价方案。在整个实验中，考核试剂和参比试剂都应处于有效的质量控制下，定期对仪器进行校准、保养，最大限度保证试验数据的准确性及可重复性。

3. 临床试验方案

临床试验实施前，研究人员应从流行病学、统计学、临床医学、检验医学等多方面考虑，设计科学合理的临床研究方案。各临床研究机构的方案设置应保持一致，且保证在整个临床试验过程中遵循预定的方案实施，不可随意改动。整个试验过程应在临床研究机构的实验室内并由本实验室的技术人员操作完成，申报单位的技术人员除进行必要的技术指导外，不得随意干涉实验进程，尤其是数据收集过程。

试验方案中应确定严格的病例纳入/排除标准，任何已经入选的病例再被排除出临床研究都应记录在案并明确说明原因。在试验操作过程中和判定试验结果时应采用盲法以保证试验结果的客观性。各研究单位选用的参比试剂及所用机型应保持一致，以便进行合理的统计学分析。

4. 研究对象选择

临床试验应选择具有特定症状/体征人群作为研究对象。企业在建立病例纳入标准时，应考虑到不同人群的差异，尽量覆盖各类适用人群。在进行结果统计分析时，建议对各类人群分别进行数据统计分析。总体样本数不少于200 例，建议异常值样本数不少于 80 例。

如样本之间具有可比性，应完成一个样本类型不少于200 例的临床研究，不少于 100 例同一受试者不同样本类型之间的比较，待测物浓度和量值范围要求同上。

血清/血浆应明确抗凝剂的要求、存贮条件、可否冻融等要求及避免使用的样本。实验中，尽可能使用新鲜样本，避免贮存。

样本中待测物浓度应覆盖考核试剂线性范围，且尽可能均匀分布。

5. 统计学分析

对临床试验结果的统计应选择合适的统计方法，如相关分析、线性回归、绝对偏倚/偏差及相对偏倚/偏差分析等。对于对比实验的等效性研究，最常用是对考核试剂和参比试剂两组检测结果的相关及线性回归分析，应重点观察相关系数（r 值）或判定系数（R^2）、回归拟合方程（斜率和 y 轴截距）等指标。结合临床试验数据的正/偏态分布情况，建议统计学负责人选择合理的统计学方法进行分析，统计分析应可以证明两种方法的检测结果无明显统计学差异。在临床研究方案中应明确统计检验假设，即评价考核试剂与参比试剂是否等效的标准。

6. 临床试验总结报告撰写

根据《体外诊断试剂临床试验技术指导原则》的要求，临床试验报告应该对试验的整体设计及各个关键点给予清晰、完整的阐述，应该对整个临床试验实施过程、结果分析、结论等进行条理分明的描述，并应包括必要的基础数据和统计分析方法。建议在临床总结报告中对以下内容进行详述。

6.1 临床试验总体设计及方案描述

6.1.1 临床试验的整体管理情况、临床研究单位选择、临床主要研究人员简介等基本情况介绍。

6.1.2 纳入/排除标准、不同人群的预期选择例数及标准。

6.1.3 样本类型，样本的收集、处理及保存等。

6.1.4 统计学方法、统计软件、评价统计结果的标准。

6.2 具体的临床试验情况

6.2.1 考核试剂和参比试剂的名称、批号、有效期及所用机型等信息；

6.2.2 对各研究单位的病例数、人群分布情况进行总合，建议以列表或图示方式给出具体例数及百分比。

6.2.3 质量控制，试验人员培训、仪器日常维护、仪器校准、质控品运行情况，对检测精度、质控品回收（或测量值）、抽查结果评估。

6.2.4 具体试验过程，样本检测、数据收集、样本长期保存等。

6.3 统计学分析

6.3.1 数据预处理、对异常值或离群值的处理、研究过程中是否涉及对方案的修改。

6.3.2 定量值相关性和一致性分析

用回归分析验证两种试剂结果的相关性，以 $y = a + bx$ 和 R^2 的形式给出回归分析的拟合方程，其中：y 是考核试剂结果，x 是参比试剂结果，b 是方程斜率，a 是 y 轴截距，R^2 是判定系数（通常要求 $R^2 \geq 0.95$），同时应给出 b 的95%（或 99%）置信区间。

建议给出考核试剂与参比试剂之间的差值（绝对偏倚/偏差）及比值（相对偏倚/偏差）散点图并作出 95% 置信区间分析。医学决定水平附近相对偏倚/偏差应不大于10%。

6.4 讨论和结论

对总体结果进行总结性描述并简要分析试验结果，对本次临床研究有无特别说明，最后得出临床试验结论。

（八）产品风险分析资料

根据 YY/T 0316—2008《医疗器械 风险管理对医疗器械的应用》附录 D 对该产品已知或可预见的风险进行判定，企业还应根据自身产品特点确定其他危害。针对产品的各项风险，企业应采取应对措施，确保风险降到可接受的程度。

（九）产品技术要求

拟定产品技术要求应符合《体外诊断试剂注册管理办法》和《体外诊断试剂注册申报资料要求和批准证明文件格式》以及《关于发布医疗器械产品技术要求编写指导原则的通告》（国家食品药品监督管理总局通告 2015 年第 9 号）的相关规定。

下面就技术要求中涉及的产品适用的引用文件和主要性能指标等相关内容作简要叙述。

1. 产品适用的相关文件

表 1　相关产品标准

GB/T 191—2008	《包装储运图示标志》
GB/T 2828.1—2012	《计数抽样检验程序 第 1 部分：按接收质量限（ALQ）检索的逐批检验抽样计划》
GB/T 2829—2002	《周期检验计数抽样程序及表（适用于对过程稳定性的检验）》
GB/T 21415—2008	《体外诊断医疗器械 生物样品中量的测量 校准品和控制物质赋值的计量学溯源性》
GB/T 26124—2011	《临床化学体外诊断试剂（盒）》
YY/T 0316—2008	《医疗器械 风险管理对医疗器械的应用》
YY/T 0466.1—2009	《医疗器械 用于医疗器械标签、标记和提供信息的符号 第 1 部分：通用要求》
YY/T 0638—2008	《体外诊断医疗器械 生物样品中量的测量 校准品和控制物质中酶催化浓度赋值的计量学溯源性》

2. 主要性能指标

2.1 外观

应与技术要求中表明的试剂外观一致。这里可以包括试剂盒包装外观、试剂内包装外观、试剂的外观。

2.2 装量

试剂装量应不少于标示装量或规定限。

2.3 试剂空白吸光度

用蒸馏水、去离子水或其他指定溶液作为空白加入工作试剂作为样品测试时，试剂空白吸光度应符合企业规定的要求（例如：37℃，340nm，1cm 试剂空白吸光度≥0.800A）。

2.4 试剂空白吸光度变化率

用蒸馏水、去离子水或其他指定溶液作为空白加入工作试剂作为样品测试时，试剂空白吸光度变化率应符合企业规定的要求（例如：37℃，340nm，1cm，试剂空白吸光度变化率≤0.010A/min）。

2.5 分析灵敏度

用医学决定水平浓度或活性的样品进行测试，记录在试剂（盒）规定参数下产生的吸光度改变。换算为 n 单位反应吸光度差值（ΔA）或吸光度变化率，应符合生产企业给定范围。

2.6 线性范围

配置成至少 5 个稀释浓度（x_i）且接近线性范围上限和下限的样本，分别测试试剂盒，每个稀释浓度测试 1~3 次，分别求出测定结果的均值（y_i）。以稀释浓度（x_i）为自变量，以测定结果均值（y_i）为因变量求出线性回归方程。按公式（1）计算线性回归的相关系数（r）。

$$r = \frac{\sum \left[(x_i - \bar{x})(y_i - \bar{y}) \right]}{\sqrt{\sum (x_i - \bar{x})^2 \sum (y_i - \bar{y})^2}} \quad (1)$$

稀释浓度（x_i）代入求出线性回归方程，计算 y_i 的估计值及 y_i 与估计值的相对偏差或绝对偏差。

线性范围应至少达到但不限于 10~180mg/dl（下限不得高于 10mg/dl，上限不得低于 180mg/dl）。

2.6.1 相关系数（r）

线性相关系数 r 应不小于 0.990。

（线性范围下限应不低于产品的最低检测限，不高于参考范围下限）

2.6.2 在 10~180mg/dl 范围内，线性绝对偏差或线性相对偏差应不超过企业规定值。

2.7 测量精密度

2.7.1 重复性

分别用试剂（盒）测试生理和病理两个浓度水平 [例如：（50±5）mg/dl 和（100±10）mg/dl] 的样本或质控样品，重复测试至少 10 次（$n \geq 10$），分别计算测量值的平均值（$\bar{x}$）和标准差（s）。计算变异系数（CV）应不大于 10%。

2.7.2 批内瓶间差（干粉或冻干试剂）

用线性范围内的样本或质控样品测试同一批号的 10 瓶待检试剂（盒），并计算 10 个测量值的平均值（$\bar{x}_1$）和标准差（s_1）。

用线性范围内的样本或质控样品对相同批号的 1 个待检试剂（盒）重复测试 10 次，计算结果的均值（$\bar{x}_2$）和标准差（s_2）。按公式（2）、（3）计算瓶间差的变异系数（CV）。

$$s_{\text{瓶间}} = \sqrt{s_1^2 - s_2^2} \quad (2)$$

$$CV = s_{\text{瓶间}} / \bar{x}_1 \times 100\% \quad (3)$$

当 $s_1 < s_2$ 时，令 $CV = 0$

每个浓度下试剂（盒）批内瓶间差均应不大于 5%。

2.7.3 批间差

用 3 个不同批号的试剂分别测试线性范围内的样本或质控样品，每个批号测试 3 次，分别计算每批 3 次测定的均值 $\bar{x}_i(i=1，2，3)$，按公式（4）、（5）计算相对极差（R）。

$$\overline{x}_T = \frac{\overline{x}_1 + \overline{x}_2 + \overline{x}_3}{3} \qquad (4)$$

$$R = \frac{\overline{x}_{max} - \overline{x}_{min}}{\overline{x}_T} \times 100\% \qquad (5)$$

式中：

$\overline{x}_{max}$——$\overline{x}_i$ 中的最大值；

$\overline{x}_{min}$——$\overline{x}_i$ 中的最小值。

试剂（盒）批间差相对极差应不大于10%。

2.8 准确度

2.8.1 相对偏差

用试剂盒测定用评价常规方法的参考物质或有证参考物质或由参考方法定值的高、中、低三个浓度的人源样品，测定值与标示值偏差应≤10%。

2.8.2 比对试验

用待测试剂盒与申请人选定的分析系统（已在国内上市）分别检测不少于40个在检测范围内的人源样品，用线性回归方法计算两组结果的相关系数 $r^2 \geq 0.95$，偏倚的百分比应符合企业规定的要求。

2.8.3 回收试验

在人源样品中加入一定体积标准溶液或纯品，按照产品技术要求的要求和实验方法进行测试和计算。

2.8.4 用质控品/校准品做相对偏差

所用质控品、校准品品牌应符合产品技术要求规定或企业声明。

2.8.5 用校准品做回收试验

所用校准品品牌应符合产品技术要求规定或企业声明。

2.9 稳定性

检测已到期试剂盒时，产品性能应符合试剂空白吸光度、吸光度变化率、分析灵敏度、线性、精密度、准确度要求。

冻干品应同时进行复溶稳定性试验，复溶后放置到有效期时，产品性能应符合试剂空白吸光度、吸光度变化率、分析灵敏度、线性、精密度、准确度要求。

2.10 校准品和质控品的性能指标（如产品中包含）

应至少包含外观、装量、准确性、均一性、稳定性。冻干型校准品和质控品还应检测批内瓶间差和复溶稳定性。

2.10.1 外观

应与技术要求中表明的试剂外观一致。这里可以包括试剂盒包装外观、试剂内包装外观、试剂的外观。

2.10.2 装量

试剂装量应不少于标示装量或规定限。

2.10.3 准确性

比对试验：

用试剂盒与待测校准品建立的分析系统与申请人选定的分析系统（已在国内上市）分别检测不少于40个在检测范围内的人源样品，用线性回归方法计算两组结果的相关系数 $r^2 \geq 0.95$，相对偏差≤10%。

2.10.4 均一性

采用试剂（盒）测试待检测的校准品或质控品，重复测试至少10次（$n \geq 10$），分别计算测量值的平均值（$\overline{x}$）和标准差（s）。计算变异系数（CV）值应不大于5%。

对于冻干型校准品或质控品，需要对其"批内瓶间差"及"批间差"进行测定：

2.10.4.1 批内瓶间差

用检测试剂（盒）测试同一批号的10瓶待检冻干型校准品或质控品，并计算10个测量值的平均值（$\overline{x}_1$）和标准差（s_1）。计算变异系数（CV）值应不大于5%。

2.10.4.2 批间差

用检测试剂（盒）测试3个不同批号的待检冻干型校准品或质控品，每个批号测试3次，分别计算每批3次测定的均值 $\overline{x}_i$（$i = 1，2，3$），并计算相对极差（R）应不大于10%。

2.10.5 稳定性

检测已到期的校准品或质控品时，产品性能应符合准确性、均一性要求。

冻干品应同时进行复溶稳定性试验，复溶后放置到有效期时，产品性能应符合准确性、均一性要求。

（十）产品注册检验报告

根据《体外诊断试剂注册管理办法》要求，首次申请注册的缺血修饰白蛋白测定试剂应该在具有相应医疗器械检验资质和承检范围的医疗器械检测机构进行注册检验。出具注册检验报告和产品技术要求预评价意见。

（十一）产品说明书

说明书承载了产品预期用途、试验方法、检测结果解释以及注意事项等重要信息，是指导使用人员正确操作、临床医生准确理解和合理应用试验结果的重要技术性文件。产品说明书的格式应符合《关于发布体外诊断试剂说明书编写指导原则的通告》（国家食品药品监督管理总局通告2015年第17号）的要求。结合《体外诊断试剂说明书编写指导原则》的要求，下面对唾液酸检测试剂盒（酶法）说明书的重点内容进行详细说明。

1. 【产品名称】

（1）试剂（盒）名称

试剂名称由三部分组成：被测物名称、用途、方法或原理。例如：唾液酸检测试剂盒（酶法）。

（2）英文名称

应当正确、完整、直译，不宜只写缩写。

2. 【包装规格】

（1）包装规格应明确单、双试剂类型；

（2）包装规格应明确装量（如：××ml；××人份）；

（3）带有校准品或质控品应明确标识；

（4）不得多于产品技术要求中所列的包装规格；

（5）如不同包装规格有与之特定对应的机型，应同时明确适用机型。

3. 【预期用途】

应至少包括以下几部分内容：

（1）说明试剂盒用于体外定量检测人血清、血浆或其他体液中唾液酸的含量，同时应明确与目的检测物相关的临床适应证背景情况。

（2）唾液酸含量异常情况常见于哪些疾病，其升高或降低可能有哪些医学解释。

作为支持性资料，申请人应提供由教科书、临床专著、核心期刊文献或英文 SCI 文献等有关临床适应证背景的资料。

4.【检验原理】

应结合产品主要成分简要说明检验的原理、方法，必要时可采取图示方法表示。

例如：血清中的 SA 受神经氨酸苷酶的作用，形成N-乙酰神经氨酸，进而在 NANA-醛缩酶的作用下生成丙酮酸和N-乙酰甘露糖胺；其中丙酮酸与 NADH 在乳酸脱氢酶（LDH）作用下生成乳酸和 NAD$^+$，引起340nm 波长下吸光度的下降。通过测定 340nm 波长下的吸光度变化，与经过同样处理的校准品比较，即可计算出样品中 SA 的含量。

5.【主要组成成分】

5.1 对于产品中包含的试剂组分：

5.1.1 说明名称、数量及在反应体系中的比例或浓度，如果对于正确的操作很重要，应提供其生物学来源、活性及其他特性。

5.1.2 对于多组分试剂盒，明确说明不同批号试剂盒中各组分是否可以互换。

5.1.3 如盒中包含耗材，应列明耗材名称、数量等信息。

5.2 对于产品中不包含，但对该试验必需的试剂组分，说明书中应列出此类试剂的名称、纯度，提供稀释或混合方法及其他相关信息。

5.3 对于校准品和质控品（若配有）：

5.3.1 说明主要组成成分及其生物学来源。

5.3.2 注明校准品的定值及其溯源性，溯源性资料应写明溯源的最高级别（如有标准物质或参考物质，应包括标准物质或参考物质的发布单位及编号）。

5.3.3 注明质控品的靶值范围。如靶值范围为批特异，可注明批特异，并附单独的靶值单。质控品应明确靶值和可接受范围。

6.【储存条件及有效期】

（1）对试剂的效期稳定性、复溶稳定性（如有）、开瓶稳定性等信息作详细介绍。包括环境温湿度、避光条件等。

（2）不同组分保存条件及有效期不同时，应分别说明，产品总有效期以其中效期最短的为准。

注：保存条件不应有模糊表述，如"常温"、"室温"。稳定期限应以月或日或小时为单位。

7.【适用仪器】

（1）说明可适用的仪器，并提供与仪器有关的必要信息以便用户能够作出最好的选择。

（2）应写明具体仪器型号。

8.【样本要求】

应在以下几方面进行说明：

（1）适用的样本类型。

（2）在样本收集过程中的特别注意事项。

（3）为保证样本各组分稳定所必需的抗凝剂或保护剂等。

（4）能够保证样本稳定的储存、处理和运输方法。

重点明确以下内容：

样本类型、处理、保存期限及保存条件（短期、长期）和运输条件等。如有血浆样本，应注明对抗凝剂的要求（如草酸盐既可与丙酮酸或乳酸发生竞争性抑制，又能与 LDH 及 NADH 或 NAD$^+$ 形成复合物。从而抑制催化的还原或氧化反应。应明确避免使用的提示）。特殊体液标本还应详细描述对采集条件、保存液、容器等可能影响检测结果的要求。

中度及重度溶血时，因红细胞内的 LDH 浓度为血浆中的数百倍，避免使用此类样本。

9.【检验方法】

详细说明试验操作的各个步骤，包括：

（1）试剂配制方法、注意事项；

（2）试验条件：温度、时间、测定主/副波长、比色杯光径、试剂用量、样本用量、测定方法、反应类型、反应方向、反应时间等以及试验过程中的注意事项；

（3）校准：校准品的使用方法、注意事项、校准曲线的绘制；

（4）质量控制：质控品的使用方法、对质控结果的必要解释以及推荐的质控周期等；

（5）检验结果的计算：应明确检验结果的计算方法，超出线性范围的样本应进行稀释。

10.【参考区间】

应注明常用样本类型及反应方式的正常参考区间，并说明参考值确定方法。建议注明"由于地理、人种、性别和年龄等差异，建议各实验室建立自己的参考区间"。

11.【检验结果的解释】

说明可能对检验结果产生影响的因素，在何种情况下需要进行确认试验。

12.【检验方法的局限性】

（1）说明检测结果仅供临床参考，不能单独作为确诊或排除病例的依据。

（2）说明该检验方法由于哪些原因会使测量结果产生偏离，或测量结果还不能完全满足临床需要。如：干扰（胆红素、血红蛋白、甘油三酯等）等。

13.【产品性能指标】

至少应详述以下性能指标，性能指标应不低于产品技术要求中有关技术指标的要求。

（1）试剂空白吸光度及试剂空白吸光度变化率；

（2）分析灵敏度；

（3）准确度；

（4）精密度（重复性和批间差）；

（5）线性范围（线性相关系数和线性偏差）。

14.【注意事项】

应至少包括以下内容：

（1）本试剂盒的检测结果仅供临床参考，对患者的临床诊治应结合其症状/体征、病史、其他实验室检查及治疗反应等情况综合考虑。

（2）本试剂盒仅供体外检测使用，试剂中含有的化学成分应说明接触人体后产生不良的影响后果及应急处理措施。

（3）采用不同方法学的试剂检测所得结果不应直接相互比较，以免造成错误的医学解释，建议实验室在发给临床医生的检测报告中注明所用试剂特征（如参考值范围或方法学）。

（4）有关人源组分（如有）的警告，如：试剂盒内的质控品、校准品或其他人源组分，虽已经通过了 HBs-Ag、HIV1/2-Ab、HCV-Ab 等项目的检测。但截至目前，没有任何一项检测可以确保绝对安全，故仍应将这些组分作为潜在传染源对待。

（5）样本：对所有样本和反应废弃物都应视为传染源对待。

（6）其他有关唾液酸含量测定的注意事项。

15.【参考文献】

应当注明在编制说明书时所引用的参考文献。

16.【基本信息】

16.1 境内体外诊断试剂

16.1.1 注册人与生产企业为同一企业的，按以下格式标注基本信息：注册人/生产企业名称，住所，联系方式，售后服务单位名称，联系方式，生产地址，生产许可证编号

16.1.2 委托生产的按照以下格式标注基本信息：注册人名称，住所，联系方式，售后服务单位名称，联系方式，受托企业的名称，住所，生产地址，生产许可证编号

16.2 进口体外诊断试剂

按照以下格式标注基本信息：

注册人/生产企业名称，住所，生产地址，联系方式，售后服务单位名称，联系方式，代理人的名称，住所，联系方式

17.【医疗器械注册证编号/产品技术要求编号】

应当写明医疗器械注册证编号/产品技术要求编号。

18.【说明书核准日期及修改日期】

应注明该产品说明书的核准日期。如曾进行过说明书的变更申请，还应该同时注明说明书的修改日期。

三、审查关注点

（一）关注产品预期用途有关的描述是否与临床研究结论一致。临床研究用参比试剂和第三方确认试剂的预期用途应与申请产品预期用途一致。申报样本类型应在临床研究中进行验证。

（二）审查产品技术要求时应注意产品应符合 GB/T 26124—2011《临床化学体外诊断试剂（盒）》有关规定。

（三）说明书中预期用途、储存条件及有效期、检验方法、参考范围、产品性能指标、抗干扰能力等描述应分别与临床研究资料、稳定性研究资料、参考范围研究资料、分析性能评估资料的研究结论相一致。

（四）冻干试剂应提供复溶稳定性研究资料并在说明书【储存条件及有效期】中说明。

四、名词解释

（一）准确度（accuracy）：一个测量值与可接受的参考值间的一致程度。

（二）分析特异性（analytical specificity）：测量程序只测量被测量物的能力。用于描述检测程序在样本中有其他物质存在时只测量被测量物的能力。通常以一个被评估的潜在干扰物清单来描述，并给出在特定医学相关浓度值水平的分析干扰程度（潜在干扰物包括干扰物和交叉反应物）。

（三）线性（linearity）：在给定测量范围内，给出的测量结果与样品中实际存在的被测量物的值成比例的能力。线性是描述一个测量系统的测量示值或测量结果相关于样本的赋值符合直线的属性。

（四）精密度（precision）：在规定条件下，相互独立的测试结果之间的一致程度。精密度的程度是用统计学方法得到的测量不精密度的数字形式表示，如标准差（SD）和变异系数（CV）。

五、参考文献

（一）《关于含有牛、羊源性材料医疗器械注册有关事宜的公告》（国食药监械〔2006〕407号）

（二）《全国临床检验操作规范》（第四版），中华人民共和国卫生部医政司

（三）《临床化学常用项目自动分析法》（第三版），辽宁科技出版社

唾液酸检测试剂盒（酶法）注册技术审查指导原则编写说明

一、指导原则编写目的

（一）本指导原则编写的目的是用于指导和规范唾液酸检测试剂盒（酶法）产品注册申报过程中审查人员对注册材料的技术审评；同时也可指导注册申请人的产品注册申报。

（二）本指导原则旨在让初次接触该类产品的注册审查人员对产品诊断方法或原理、主要组分、主要性能指示、临床用途等各个方面进行基本了解，同时让技术审查人员在产品注册技术审评时把握基本的要求尺度，以确保产品的安全、有效。

（三）本指导原则中的唾液酸检测试剂盒（酶法）是指基于分光光度法原理对人血清、血浆或其他体液中的唾液酸含量进行体外定量分析的试剂。

（四）本指导原则中的术语、定义采用《临床化学体外诊断试剂（盒）》（GB/T 26124—2011）标准的术语和定义。

二、指导原则编写依据

（一）《医疗器械监督管理条例》（国务院令第 650 号）

（二）《医疗器械注册管理办法》（国家食品药品监督管理总局令第 4 号）

（三）《体外诊断试剂注册管理办法》（国家食品药品监督管理总局令第 5 号）

（四）《医疗器械说明书和标签管理规定》（国家食品药品监督管理总局令第 6 号）

（五）《关于发布医疗器械产品技术要求编写指导原则的通告》（国家食品药品监督管理总局通告 2014 年第 9 号）

（六）《关于发布体外诊断试剂临床试验技术指导原则的通告》（国家食品药品监督管理总局通告 2014 年第 16 号）

（七）《关于发布体外诊断试剂说明书编写指导原则的通告》（国家食品药品监督管理总局通告 2014 年第 17 号）

（八）《中国药典》2010 年版第三部

（九）国家食品药品监督管理部门发布的其他规范性文件

三、指导原则部分内容编写考虑

（一）指导原则主要根据体外诊断试剂产品注册申报资料的要求，借鉴国家食品药品监督管理部门已发布的相关产品注册技术审查指导原则的体例进行编写，以便于注册技术审评人员理解。

（二）在产品综述资料中，全面介绍了该类体外诊断试剂产品的预期用途、产品描述、方法学特征、生物安全性评价、研究结果总结以及同类产品上市情况介绍等内容。

（三）本指导原则不涉及产品作用机理的内容，主要描述相应的诊断方法和原理。

（四）产品应适用的相关标准中给出了现行有效的国家标准、行业标准（包括产品标准和基础标准）。

（五）产品风险管理的要求以 YY/T 0316—2008《医疗器械 风险管理对医疗器械的应用》为依据。

（六）产品的临床要求依据《体外诊断试剂临床试验技术指导原则》进行编写。

（七）依据新颁布的《医疗器械说明书和标签管理规定》和新发布实施的相关适用标准编写了产品说明书、标签和包装标识的要求。

（八）依据唾液酸检测试剂盒（酶法）相关信息调研表确定指导原则中"拟定产品技术要求"项下主要性能指标各项参数。

四、指导原则编写单位和人员

本指导原则由重庆市食品药品监督管理局和重庆医疗器械质量检验中心共同编写。

68 乳酸脱氢酶测定试剂盒注册技术审评指导原则

（乳酸脱氢酶测定试剂盒注册技术审查指导原则）

本指导原则旨在指导注册申请人对乳酸脱氢酶测定试剂盒注册申报资料的准备及撰写，同时也为技术审评部门审评注册申报资料提供参考。

本指导原则是对乳酸脱氢酶测定试剂盒的一般要求，申请人应依据产品的具体特性确定其中内容是否适用，若不适用，需具体阐述理由及相应的科学依据，并依据产品的具体特性对注册申报资料的内容进行充实和细化。

本指导原则是供申请人和审查人员使用的指导文件，不涉及注册审批等行政事项，亦不作为法规强制执行，如有能够满足法规要求的其他方法，也可以采用，但应提供详细的研究资料和验证资料。应在遵循相关法规的前提下使用本指导原则。

本指导原则是在现行法规、标准体系及当前认知水平下制定的，随着法规、标准体系的不断完善和科学技术的不断发展，本指导原则相关内容也将适时进行调整。

一、适用范围

乳酸脱氢酶测定试剂盒是指基于分光光度法原理，利用全自动、半自动生化分析仪或分光光度计，对血清、血浆或其他体液中的乳酸脱氢酶活性进行体外定量分析的试剂。

依据《体外诊断试剂注册管理办法》（国家食品药品监督管理总局令第 5 号）、《食品药品监管总局关于印发体外诊断试剂分类子目录的通知》（食药监械管〔2013〕242 号），乳酸脱氢酶测定试剂盒管理类别为 II 类，分类代号为 6840。

乳酸脱氢酶活性的测定方法目前主要有乳酸→丙酮酸乳酸底物法（L→P）和丙酮酸→乳酸丙酮酸底物法（P→L）

1. 乳酸→丙酮酸乳酸底物法（L→P）

在碱性条件下，乳酸脱氢酶催化 L－乳酸生成丙酮酸，同时将 NAD⁺（氧化型烟酰胺腺嘌呤二核苷酸）还原成 NADH（还原型烟酰胺腺嘌呤二核苷酸）。NADH 生成的速率与血清中乳酸脱氢酶的活性成正比，340nm 波长处监测 NADH 吸光度上升时变化速率，计算乳酸脱氢酶的活性。（国际临床化学联合会 IFCC 参考方法）

2. 丙酮酸→乳酸丙酮酸底物法（P→L）

中性条件下，乳酸脱氢酶催化丙酮酸生成 L‑乳酸，同时将 NADH（还原型烟酰胺腺嘌呤二核苷酸）氧化成 NAD⁺（氧化型烟酰胺腺嘌呤二核苷酸）。NADH 消耗的速率与血清中乳酸脱氢酶的活性成正比，340nm 波长处监测 NADH 吸光度下降时变化速率，计算乳酸脱氢酶的活性。

从方法学考虑，本指导原则主要指乳酸脱氢酶催化丙酮酸和乳酸之间的氧化或还原反应的相互转化的同时，NADH 量的下降或上升速率，通过在 340nm 处吸光度的变化，计算乳酸脱氢酶活性。不包括干化学、酶联免疫类检测试剂及电泳等检测方法。

$$CH_3COCOOH + NADH \overset{\text{乳酸脱氢酶（中性）}}{\underset{\text{乳酸脱氢酶（碱性）}}{\rightleftharpoons}}$$
$$CH_3CHOHCOOH + NAD^+$$

二、注册申报材料要求

（一）综述资料

综述资料主要包括产品预期用途、产品描述、方法学特征、生物安全性评价、研究结果总结以及同类产品上市情况介绍等内容，应符合《体外诊断试剂注册管理办法》和《关于公布体外诊断试剂注册申报资料要求和批准证明文件格式的公告》（国家食品药品监督管理总局公告 2014 年第 44 号）的相关要求。相关描述应至少包含如下内容：

1. 产品预期用途及辅助诊断的临床适应证背景情况

（1）乳酸脱氢酶的生物学特征、结构与功能，在体内正常和病理状态下的代谢途径和存在形式。

（2）与预期用途相关的临床适应证背景情况，如临床相关疾病的发生、实验室诊断方法等。

2. 产品描述：包括产品所采用的技术原理，主要原材料的来源、质量控制及制备方法，主要生产工艺过程及关键控制点，质控品、校准品的制备方法及溯源情况。

3. 有关生物安全性方面的说明：如果体外诊断试剂中的主要原材料，采用各种动物、病原体、人源的组织和体液等生物材料经处理或添加某些物质制备而成，为保证产品在运输、使用过程中对使用者和环境的安全，研究者应提供对上述原材料所采用的灭活等试验方法的说明。

4. 有关产品主要研究结果的总结和评价。

5. 其他：包括同类产品在国内外批准上市的情况。相关产品所采用的技术方法及临床应用情况，申请注册产品与国内外同类产品的异同等。

（二）主要原材料研究资料（如需提供）

应提供主要原材料、校准品（如产品包含）、质控品（如产品包含）的选择、制备、质量标准及验证有关的研究资料，质控品、校准品的定值试验材料，校准品的溯源性文件等。

（三）主要生产工艺和反应体系的研究资料（如需提供）

主要工艺包括：配制、分装等描述及确定依据，应包含产品的工艺流程图和关键控制点；反应体系包括样本采集及处理、样本要求、试剂用量、反应条件（温度、时间等）等研究资料。

（四）分析性能评估资料

应至少提供多个批次样品的分析性能评估资料，包括具体的研究方法、试验数据、统计方法、研究结论等。性能评估时将试剂和所选用的校准品、质控品作为一个整体进行评价，评估整个系统的性能是否符合要求。

性能评估应至少包括准确度、精密度、线性范围、分析特异性（抗干扰能力）、分析灵敏度、其他影响检测的因素等。

1. 准确度

对测量准确度的评价依次包括：与国家标准品（和/或国际标准品）的偏差分析、方法学比对等方法，企业可根据实际情况选择合理方法进行研究。

1.1 与国家（国际）标准品的比对研究

该研究项目已有相应国家（国际）标准品，优先使用国家（国际）标准品进行验证，重点观察对相应标准品检测结果的偏差情况。

1.2 方法学比对

采用参考方法或国内/国际普遍认为质量较好的已上市同类试剂作为参比方法，与拟申报试剂同时检测一批病人样品（至少 40 例样本），从测定结果间的差异了解拟申报试剂与参比方法间的偏倚。如偏倚很小或在允许的误差范围内，说明两检测系统对病人标本测定结果基本相符，对同一份临床样本的医学解释，拟申报试剂与参比方法相比不会产生差异结果。

在实施方法学比对前，应分别对拟申报试剂和参比试剂进行初步评估，只有在确认两者都分别符合各自相关的质量标准后方可进行比对试验。方法学比对时应注意质量控制、样本类型、浓度分布范围并对结果进行合理的统计学分析。其中，浓度分布应覆盖产品的可报告范围。

2. 精密度

测量精密度的评估应至少包括生理和病理两个浓度水平的样本进行。

测量精密度的评价方法并无统一的标准可依，可根据不同的试剂特征或申请人的研究习惯进行，建议参考 CLSI EP15‑A。

3. 线性范围

建立试剂线性范围所用的样本基质应尽可能与临床实际检测的样本相似，理想的样本为分析物浓度接近预期测

427

定上限的混合人血清，且应充分考虑多倍稀释对样本基质的影响。

超出线性范围的样本如需稀释后测定，应作相关研究，明确稀释液类型及最大可稀释倍数，研究过程应注意基质效应影响，必要时应提供基质效应研究有关的资料。

4. 分析特异性

应明确已知干扰因素对测定结果的影响：可采用回收实验对不同浓度的溶血、黄疸、脂血对检测结果的影响进行评价，干扰物浓度的分布应覆盖人体生理及病理状态下可能出现的物质浓度，明确干扰物质影响的最大浓度。药物干扰的研究可根据需要由申请人选择是否进行或选择何种药物及其浓度进行。

5. 分析灵敏度

用已知活性的样品进行测试，记录在试剂（盒）规定参数下产生的吸光度改变。换算为 n 单位吸光度差值（ΔA）或吸光度变化（$\Delta A/min$）即为本产品的分析灵敏度。

6. 其他需注意问题

6.1 不同适用机型的反应条件如果有差异应分别评估，不同样本类型应分别进行分析性能评估。

分析性能评估报告应明确所用仪器设备型号、试剂、校准品、质控品等的产品名称、生产企业名称、产品批号、注册证等信息。

6.2 校准品溯源及质控品赋值

应参照 GB/T 21415—2008《体外诊断医疗器械 生物样品中量的测量 校准品和控制物质赋值的计量学溯源性》的要求，提供企业（工作）校准品及试剂盒配套校准品定值及不确定度的研究资料，提供质控品赋值及其靶值范围确定的研究资料。

（五）参考区间确定资料

提供参考区间确定所采用的样本来源、确定方法及详细的试验资料，建议参考 CLSI/NCCLS C28 - A2。研究结论应与产品说明书【参考区间】的相应描述保持一致。

（六）稳定性研究资料

稳定性研究资料主要涉及两部分内容，申报试剂的稳定性和适用样本的稳定性研究。这里主要指试剂的稳定性，通常包括保存期稳定性（有效期）、开瓶稳定性、复溶稳定性等（各3个批次）。申请人应至少提供保存期稳定性和开瓶稳定性、干粉试剂同时应提供复溶稳定性研究资料。稳定性研究资料应包括研究方法的确定依据、具体的实施方案、详细的研究数据以及结论，应涵盖产品中受稳定性影响的性能指标（如准确度、线性范围等）。

保存期稳定性研究，应提供至少3批样品在实际储存条件下保存至成品有效期后的研究资料。

试剂稳定性和样本稳定性两部分内容的研究结果均应在说明书【储存条件及有效期】和【样本要求】两项中进行详细说明。

（七）临床评价资料

临床研究资料应符合《关于发布体外诊断试剂临床试验技术指导原则的通告》（国家食品药品监督管理总局通告2014年第16号）的要求，同时研究资料的形式应符合《体外诊断试剂注册申报资料要求和批准证明文件格式》中临床研究资料有关的规定。临床实验中的基本要求：

1. 研究方法

选择境内已批准上市的性能不低于试验用体外诊断试剂的同类产品作为参比试剂，采用试验用体外诊断试剂（以下称待评试剂）与之进行对比试验研究，证明本品与已上市产品等效。

2. 临床试验机构的选择

应选择至少两家获得国家食品药品监督管理总局资质认可的临床试验机构，临床试验机构实验操作人员应有足够的时间熟悉检测系统的各环节（试剂、质控及操作程序等），熟悉评价方案。在整个实验中，待评试剂和参比试剂都应处于有效的质量控制下，最大限度保证试验数据的准确性及可重复性。

3. 临床试验方案

临床试验实施前，研究人员应从流行病学、统计学、临床医学、检验医学等多方面考虑，设计科学合理的临床研究方案。各临床研究机构的方案设置应保持一致，且保证在整个临床试验过程中遵循预定的方案实施，不可随意改动。整个试验过程应在临床研究机构的实验室内并由本实验室的技术人员操作完成，申报单位的技术人员除进行必要的技术指导外，不得随意干涉实验进程，尤其是数据收集过程。

试验方案中应确定严格的病例纳入/排除标准，任何已经入选的病例再被排除出临床研究都应记录在案并明确说明原因。在试验操作过程中和判定试验结果时应采用盲法以保证试验结果的客观性。各研究单位选用的参比试剂及所用机型应保持一致，以便进行合理的统计学分析。另外，待评试剂的样本类型应与产品说明书一致，且不应超越参比试剂对样本类型的检测要求，如果选择了参比试剂适用样本类型以外的样本，则应采用其他合理方法对额外的样本类型进行验证。

开展体外诊断试剂临床试验，申请人应当按照试验用体外诊断试剂的类别、风险、预期用途等特性，组织制定科学、合理的临床试验方案。一般应当包括以下内容：

（1）一般信息（包括产品信息、临床试验开展的时间和人员等相关信息、申请人相关信息等）；

（2）临床试验的背景资料；

（3）试验目的；

（4）试验设计；

（5）评价方法；

（6）统计方法；

（7）对临床试验方案修正的规定；

（8）临床试验涉及的伦理问题和说明、《知情同意书》

文本（如有）；

（9）数据处理与记录保存；

（10）其他需要说明的内容。

4. 研究对象选择

临床试验应选择具有特定症状/体征人群作为研究对象。企业在建立病例纳入标准时，应考虑到不同人群的差异，尽量覆盖各类适用人群。在进行结果统计分析时，建议对各类人群分别进行数据统计分析。总体样本数不少于200 例，异常值样本数不少于60 例。

血浆应明确抗凝剂的要求、存贮条件、可否冻融等要求及避免使用的样本。实验中，尽可能使用新鲜样本，避免贮存。

样本中待测物浓度应覆盖待评试剂线性范围，且尽可能均匀分布。

申报的样本类型均应在临床试验中进行验证。如果声称同时适用于血清和血浆样本，可完成一个样本类型（血清或血浆）不少于200 例的临床研究，同时可选至少100 例血清或血浆同源样本进行比对研究（采用考核试剂评价），其中不同浓度样本分布情况与总例数中分布情况应一致。

如产品发生涉及检测条件优化、增加与原样本类型具有可比性的其他样本类型等变更事项，临床样本总数至少为100 例，并在至少两家临床试验机构开展临床试验；变更参考区间及增加临床适应证等变更事项，应根据产品具体变更情况，酌情增加临床试验总样本数。

5. 统计学分析

对临床试验结果的统计应选择合适的统计方法，如相关分析、线性回归、绝对偏倚/偏差及相对偏倚/偏差分析等。对于对比实验的等效性研究，最常用是对待评试剂和参比试剂两组检测结果的相关及线性回归分析，应重点观察相关系数（r 值）或判定系数（R^2）、回归拟合方程（斜率和 y 轴截距）等指标。结合临床试验数据的正/偏态分布情况，建议统计学负责人选择合理的统计学方法进行分析，统计分析应可以证明两种方法的检测结果无明显统计学差异。在临床研究方案中应明确统计检验假设，即评价待评试剂与参比试剂是否等效的标准。

6. 结果差异样本的验证

对于比较研究试验中测定结果不符的样本，应采用"金标准"或其他合理的方法进行复核，以便对临床试验结果进行分析。如无需复核，应详细说明理由。

7. 临床试验总结报告撰写

根据《体外诊断试剂临床试验技术指导原则》的要求，临床试验报告应该对试验的整体设计及各个关键点给予清晰、完整的阐述，应该对整个临床试验实施过程、结果分析、结论等进行条理分明的描述，并应包括必要的基础数据和统计分析方法。申请人或临床试验牵头单位应对各临床试验机构的报告进行汇总，并完成临床试验总结报告。临床试验报告的格式及内容如下：

7.1 首篇

首篇是每份临床试验报告的第一部分，所有临床试验

报告均应包含该部分内容。

7.1.1 封面标题

包括试验用体外诊断试剂的通用名称、试验开始日期、试验完成日期、主要研究者（签名）、临床试验机构（盖章）、统计学负责人签名及单位盖章、申请人（盖章）、申请人的联系人及联系方式、报告日期、原始资料保存地点。

7.1.2 目录

列出整个临床试验报告的内容目录和对应页码。

7.1.3 研究摘要

对临床试验情况进行简单的介绍。

7.1.4 试验研究人员

列出临床试验主要研究人员的姓名、单位、在研究中的职责及其简历（列于附件中），主要研究人员包括主要研究者及各单位的主要参加人员、统计学负责人、临床试验报告的撰写人。

7.1.5 缩略语

临床试验报告中所用的缩略语的全称。

7.2 正文内容和报告格式

7.2.1 基本内容

引言：介绍与临床试验产品有关的背景情况，包括①被测物的来源、生物及理化性质；②临床预期使用目的，所针对的目标适应证人群，目前针对该适应证所采用的临床或实验室诊断方法等；③所采用的方法、原理、技术要求等；④国内外已批准上市产品的应用现状等。说明申请人和临床试验机构间的合作关系。

7.2.2 研究目的

说明本临床试验所要达到的目的。

7.2.3 试验管理

对试验管理结构的描述：管理结构包括主要研究者、主要参加人员、实验室质量控制情况、统计/数据管理情况以及试验中发生的问题及其处理措施等。

7.2.4 试验设计

7.2.4.1 试验总体设计及方案的描述。

试验的总体设计和方案的描述应清晰、简洁，必要时采用图表等直观的方式。试验进行时方案修改的情况和任何方案以外的信息来源也应详细叙述。应包括：

7.2.4.1.1 临床试验的整体管理情况、临床试验机构选择、临床主要研究人员简介等基本情况介绍；

7.2.4.1.2 病例纳入/排除标准、不同年龄段人群的预期选择例数及标准；

7.2.4.1.3 样本类型，样本的收集、处理及保存等；

7.2.4.1.4 统计学方法、统计软件、评价统计结果的标准。

7.2.4.2 试验设计及试验方法选择

试验设计中应包括以下内容：

7.2.4.2.1 样本量及样本量确定的依据；

7.2.4.2.2 样本选择依据、入选标准、排除标准和剔除标准；

7.2.4.2.3 样本采集、保存、运输方法等；

7.2.4.2.4 对比试剂的确立;

7.2.4.2.5 临床试验用所有产品的名称、规格、来源、批号、效期及保存条件,对比试剂的注册情况。考核试剂和参比试剂的名称、批号、有效期及所用机型等信息;

7.2.4.2.6 质量控制方法:对质量控制方法进行简要的阐述。试验人员培训、仪器日常维护、仪器校准、质控品运行情况,对检测精密度、质控品回收(或测量值)、抽查结果评估;

7.2.4.2.7 临床试验数据的统计分析方法:对各研究单位的病例数、病种分布情况进行总合,建议以列表或图示方式给出具体例数及百分比。

7.2.4.2.7.1 数据预处理、差异数据的重新检测或第三方验证以及是否纳入最终数据统计、对异常值或缺失值的处理、研究过程中是否涉及对方案的修改。

7.2.4.2.7.2 定量值相关性和一致性分析

用回归分析验证两种试剂结果的相关性,以 $y = a + bx$ 和 R^2 的形式给出回归分析的拟合方程,其中:y 是考核试剂结果,x 是参比试剂结果,b 是方程斜率,a 是 y 轴截距,R^2 是判定系数,同时应给出 b 的 95%(或 99%)置信区间,定量值结果应无明显统计学差异。

7.2.4.2.8 具体试验过程,样本检测、数据收集、样本长期保存、结果不一致样本的校验等。

7.2.4.2.9 试验过程中方案的修改。

一般情况下,临床试验方案不宜更改。试验过程中对方案的任何修改均应说明,对更改的时间、理由、更改过程及有无备案进行详细阐述并论证其对整个研究结果评价的影响。

7.2.5 临床试验结果及分析。

7.2.6 讨论和结论。对总体结果进行总结性描述并简要分析试验结果,对本次临床研究有无特别说明,最后得出临床试验结论。

7.3 有关临床试验中特别情况的说明

7.4 附件

7.4.1 临床试验中所采用的其他试验方法或其他诊断试剂产品的基本信息,如试验方法、诊断试剂产品来源、产品说明书及注册批准情况。

7.4.2 临床试验中的所有试验数据,需由临床试验操作者、复核者签字,临床试验机构盖章(封面盖章和骑缝章)。

7.4.3 主要参考文献。

7.4.4 主要研究者简历。

7.4.5 申请人需要说明的其他情况等。

(八)产品风险分析研究资料

申请人应考虑产品寿命周期的各个环节,从预期用途、可能的使用错误、与安全性有关的特征、已知及可预见的危害等方面的判定以及对患者风险的估计进行风险分析,应符合 YY/T 0316—2008/ISO 14971:2007《医疗器械风险管理对医疗器械的应用》的要求。

(九)产品技术要求

产品技术要求应符合《体外诊断试剂注册管理办法》、《体外诊断试剂注册申报资料要求和批准证明文件格式》和《关于发布医疗器械产品技术要求编写指导原则的通告》(国家食品药品监督管理总局通告 2014 年第 9 号)的相关规定。

该产品技术要求中涉及的产品适用的引用文件和主要性能指标等相关内容:

产品适用的相关文件:

(1)GB/T 21415—2008 体外诊断医疗器械 生物样品中量的测量 校准品和控制物质赋值的计量学溯源性

(2)GB/T 191—2008 包装储运图示标志

(3)GB/T 26124—2011 临床化学体外诊断试剂(盒)

(4)YY/T 0316—2008 医疗器械 风险管理对医疗器械的应用

(5)YY/T 0638—2008 体外诊断医疗器械 生物样品中量的测量 校准品和控制物质物中酶催化浓度赋值的计量学溯源性

(6)YY/T 0466.1—2009 医疗器械 用于医疗器械标签、标记和提供信息的符号 第 1 部分:通用要求

(7)YY/T 1241—2014 乳酸脱氢酶测定试剂(盒)

2. 主要性能指标

2.1 外观

应与技术要求中表明的试剂外观一致。这里应当包括试剂(盒)包装外观、试剂内包装外观、试剂的外观。

2.2 装量

试剂装量应不少于标示装量或规定限。

2.3 试剂空白

2.3.1 试剂空白吸光度

在 37℃、340nm、1cm 光径条件下试剂空白吸光度应不大于 0.50。

2.3.2 试剂空白吸光度变化率

在 37℃、340nm、1cm 光径条件下,用生理盐水作为样品加入试剂测试时,试剂空白吸光度变化率($\Delta A/\min$)应不大于 0.002。

用生理盐水测试试剂(盒),在 37℃、340nm、1cm 光径条件下,记录测试启动时的吸光度(A_1)和约 5min(t)后的吸光度(A_2),A_2 测试结果即为试剂空白吸光度测试值,计算出吸光度变化值($|A_2 - A_1|/t$)(t 为测量时间间隔)即为试剂空白吸光度变化率($\Delta A/\min$)。

2.4 分析灵敏度

用已知活性的样本测试试剂(盒),记录在试剂(盒)在 37℃、340nm、1cm 光径条件下的吸光度变化率。按照生产企业规定的分析灵敏度计算公式计算分析灵敏度,应符合生产企业声称的要求。

2.5 线性区间

测试血清样本,试剂线性在 25 ~ 750U/L(37℃)区间内;

2.5.1 线性相关系数（*r*）应不小于 0.990；

2.5.2 25～100U/L 区间内，线性绝对偏差应不超过 ±10U/L；101～750U/L 区间内，线性相对偏差应不超过 10%。

用接近线性区间下限的低活性样品稀释接近线性区间上限的高活性样品，混合成至少 5 个有效稀释浓度（x_i），分别测试试剂（盒），每个稀释浓度测试 3 次，分别求出测定结果的均值（y_i）。以稀释浓度（x_i）为自变量，以测定结果均值（y_i）为因变量求出线性回归方程。按公式（1）计算线性回归的相关系数（*r*）。

$$r = \frac{\sum\left[(x_i - \bar{x})(y_i - \bar{y})\right]}{\sqrt{\sum(x_i - \bar{x})^2 \sum(y_i - \bar{y})^2}} \quad (1)$$

稀释浓度（x_i）代入线性回归方程，计算 y_i 的估计值及 y_i 与估计值的相对偏差或绝对偏差。

2.6 精密度

2.6.1 重复性

在重复性条件下，用（200±20）U/L 的血清样本或质控样品，重复测试至少 20 次，分别计算测量值的平均值（$\bar{x}$）和标准差（*SD*）。计算变异系数（*CV*）应不大于 5%。

2.6.2 批内瓶间差（适用于干粉或冻干试剂）

用（200±20）U/L 的血清样本或质控样品分别测试同一批号的 10 个待检试剂（盒），并计算 10 个测量值的平均值（$\bar{x}_1$）和标准差（SD_1）。

用（200±20）U/L 的血清样本或质控样品对该批号的 1 个待检试剂（盒）重复测试 10 次，计算结果的均值（$\bar{x}_2$）和标准差（SD_2）。按式（2）、式（3）计算瓶间差的变异系数（*CV*），批内瓶间差均应不大于 5%。

$$s_{瓶间} = \sqrt{SD_1^2 - SD_2^2} \quad (2)$$

$$CV = s_{瓶间}/\bar{x} \times 100\% \quad (3)$$

当 $s_1 < s_2$ 时，令 $CV = 0$

2.6.3 批间差

用（200±20）U/L 的血清样本或质控样品分别测试 3 个不同批号的试剂（盒），每个批号测试 3 次，分别计算每批 3 次测定的均值 $\bar{x}_i$（$i = 1, 2, 3$），按公式（4）、（5）计算相对极差（*R*）。

$$\bar{x}_T = \frac{\bar{x}_1 + \bar{x}_2 + \bar{x}_3}{3} \quad (4)$$

$$R = \frac{\bar{x}_{max} - \bar{x}_{min}}{\bar{x}_T} \times 100\% \quad (5)$$

式中：

$\bar{x}_{max}$——$\bar{x}_i$ 中的最大值；

$\bar{x}_{min}$——$\bar{x}_i$ 中的最小值。

试剂（盒）批间相对极差应不大于 10%。

2.7 准确度

可选用以下方法进行验证；优先采用相对偏差的方法。

2.7.1 相对偏差：相对偏差应不超过 ±10%。

用可用于评价常规方法的有证参考物质（CRM）对试剂（盒）进行测试，重复检测 3 次，取测试结果均值（*M*）

按式（6）计算相对偏差（*B*）。

或用由 IFCC 乳酸脱氢酶参考测量程序定值的参考范围上限和上限 2～5 倍浓度水平各一个人源样品（可适当添加被测物，以获得高浓度的样品）对试剂（盒）进行测试，每个浓度样品重复检测 3 次，分别取测试结果均值按式（6）计算相对偏差（*B*）。

$$B = \frac{M - T}{T} \times 100\% \quad (6)$$

式中：

B——相对偏差；

M——测试结果均值；

T——有证参考物质标示值，或各浓度人源样本定值。

2.7.2 比对试验：相关系数 $r^2 \geq 0.95$，相对偏差应不超过 ±10%。

参照 CLSL EP9-A2 的方法，用不少于 40 个在检测范围内不同浓度的人源样品，用生产企业指定的分析系统作为比对方法，每份样品按待测试剂（盒）操作方法及比对方法分别测试。用线性回归方法计算两组结果的相关系数及每个浓度点的相对偏差。

2.8 稳定性

可选用以下方法之一进行验证：

2.8.1 效期稳定性：生产企业应规定产品的有效期。取到有效期后的样品检测，线性区间、准确度应符合技术要求。

2.8.2 热稳定性试验：检测线性区间、准确度应符合技术要求。

注 1：热稳定性试验不能用于推导产品有效期，除非是采用基于大量的稳定性研究数据建立的推导公式。

注 2：根据产品特性可选择 a）、b）方法的任意组合，但所选用的方法宜能验证产品的稳定性，以保证在有效期内产品的性能符合技术要求。

冻干品应同时进行复溶稳定性试验，复溶后放置到有效期末，产品性能应符合线性区间、准确度的技术要求。

2.9 校准品和质控品的性能指标（如产品中包含）

应至少包含外观、装量、准确度、均一性、稳定性。冻干型校准品和质控品还应检测批内瓶间差和复溶稳定性。

（十）产品注册检验报告

首次申请注册的乳酸脱氢酶测定试剂盒，应该在具有相应医疗器械检验资质和承检范围的医疗器械检测机构进行注册检验。出具注册检验报告和产品技术要求预评价意见。

（十一）产品说明书

说明书承载了产品预期用途、试验方法、检测结果解释以及注意事项等重要信息，是指导使用人员正确操作、临床医生准确理解和合理应用试验结果的重要技术性文件。产品说明书的格式应符合《关于发布体外诊断试剂说明书编写指导原则的通告》（国家食品药品监督管理总局通告

2014 第 17 号）的要求。下面对乳酸脱氢酶测定试剂说明书的重点内容进行详细说明。

1. 【产品名称】

通用名称应当按照《体外诊断试剂注册管理办法》规定的命名原则进行命名，可适当参考相关"分类目录"和/或国家标准及行业标准。

（1）试剂（盒）名称：乳酸脱氢酶测定试剂盒（乳酸底物法）或（丙酮酸底物法）

（2）英文名称：例如：L-Lactate dehydrogenase test reagent（kit）

2. 【包装规格】

注明可测试的样本数或装量，如××测试/盒、××人份/盒、××ml，除国际通用计量单位外，其余内容均应采用中文进行表述。如产品有不同组分，可以写明组分名称。如有货号，可增加货号信息。

（1）包装规格应明确单、双试剂类型；

（2）不得多于技术要求中所列的包装规格；

（3）如不同包装规格有与之特定对应的机型，应同时明确适用机型。

3. 【预期用途】

应至少包括以下几部分内容：

（1）乳酸脱氢酶测定试剂盒用于体外定量检测血清、血浆和/或其他体液中乳酸脱氢酶的活性；

（2）应明确与目的检测物相关的临床适应证背景情况。乳酸脱氢酶异常情况常见于哪些疾病，其升高或降低可能有哪些医学解释。

作为支持性资料，申请人应提供由教科书、临床专著、核心期刊文献或英文 SCI 文献等有关临床适应证背景的资料。

4. 【检验原理】

应结合产品主要成分简要说明检验的原理、方法，必要时可采取图示方法表示。

如：在碱性条件下，乳酸脱氢酶催化 L-乳酸生成丙酮酸，同时将 NAD^+ 还原为 NADH，因此在 37℃、340nm 波长下监测吸光度上升速率，可得出乳酸脱氢酶的活性。

反应式如下：

$$L\text{-乳酸} + NAD^+ \xrightarrow{LDH} 丙酮酸 + NADH + H^+$$

5. 【主要组成成分】

应明确以下内容：

试剂盒提供的试剂组分的名称、数量、每个组成成分在反应体系中的比例或浓度。

如检测中需使用校准品或质控品，应明确说明，并提供校准品溯源性，溯源性应写明溯源的最高级别，包括标准物质或参考物的发布单位及编号，质控品应明确靶值范围等。

例如：

本试剂盒由试剂1、试剂2和校准品（选配）组成：

试剂1：Tris 缓冲液，80mmol/L（pH9.0±0.1）；L-乳酸，70mmol/L。

试剂2：烟酰胺腺嘌呤二核苷酸（NAD^+），5.0mmol/L。

试剂盒如果配备校准品，需注明校准品定值信息及溯源性（量值最终溯源至国际参考物质 ERM – AD453/IFCC）。试剂盒如果配备质控品，需注明质控品靶值范围。

6. 【储存条件及有效期】

（1）应明确未开封的试剂实际储存条件及有效期，开瓶稳定期。干粉试剂应明确复溶稳定期。

（2）说明产品的储存条件，如：2～8℃、避免/禁止冷冻或 –18℃ 以下等。其他影响稳定性的条件，如：光线、湿度等也必须说明。

（3）如试剂盒各组分的稳定性不一致，则应对各组分的储存条件和有效期分别进行描述。

7. 【适用仪器】

说明可适用的仪器及型号，并提供与仪器有关的信息以便用户能够正确选择使用。

8. 【样本要求】

重点明确以下内容：

样本类型、为保证样本各组分稳定所必需的抗凝剂或保护剂等、保存期限及保存条件（短期、长期），能够保证样本稳定的储存、处理和运输方法、已知的干扰物等。如有血浆样本，应注明对抗凝剂的要求（如草酸盐既可与丙酮酸或乳酸发生竞争性抑制，又能与 LDH 及 NADH 或 NAD + 形成复合物。从而抑制催化的还原或氧化反应。应明确避免使用的提示）。特殊体液标本还应详细描述对采集条件、保存液、容器等可能影响检测结果的要求。

中度及重度溶血时，因红细胞内的乳酸脱氢酶浓度很高（约为血浆中 360 倍），避免使用此类样本。

9. 【检验方法】

详细说明试验操作的各个步骤，包括：

（1）试剂配制方法、注意事项。

（2）试验条件：温度、时间、测定主/副波长、试剂用量、样本用量、测定方法、反应类型、反应方向、反应时间等以及试验过程中的注意事项。

（3）校准程序（如果需要）：校准品的使用方法、注意事项、校准曲线的绘制。

（4）质量控制程序：质控品的使用方法、对质控结果的必要解释以及推荐的质控周期等。

（5）检验结果的计算：应明确检验结果的计算方法。包括对每个系数及对每个计算步骤的解释。如果可能，应举例说明。

如果超出线性范围，样本需要稀释测定时，应根据试剂特性说明稀释液的种类及最大稀释倍数。

10. 【参考区间】

应注明常用样本类型及反应方式的参考区间，并说明参考区间确定方法。注明"由于地理、人种、性别和年龄等差异，建议各实验室建立自己的参考值（范围）"。

11. 【检验结果的解释】

说明可能对检验结果产生影响的因素。说明在何种情况下需要进行确认试验。

12.【检验方法的局限性】

说明该检验方法的局限性，如：存在的干扰因素，明确黄疸、溶血、脂浊及药物等内、外源性干扰物对测定的影响，同时列出干扰物的具体浓度。

13.【产品性能指标】

至少应详述以下性能指标，性能指标应不低于标准有关技术指标的要求。

（1）试剂空白吸光度及试剂空白吸光度变化率；

（2）分析灵敏度；

（3）准确度；

（4）精密度（重复性和批间差）；

（5）线性区间（线性相关系数和线性偏差）；

（6）特异性。

14.【注意事项】

应至少包括以下内容：

（1）本试剂盒仅供体外检测使用，试剂中含有的化学成分应说明接触人体后产生不良的影响后果。

（2）采用不同方法学的试剂检测所得结果不应直接相互比较，以免造成错误的医学解释；建议实验室在发给临床医生的检测报告注明所用试剂特征。

（3）有关人源组分的警告，如：试剂盒内的质控品、校准品或其他人源组分，虽已经通过了 HBs-Ag、HIV1/2-Ab、HCV-Ab 等项目的检测，但截至目前，没有任何一项检测可以确保绝对安全，故仍应将这些组分作为潜在传染源对待。

（4）样本：对所有样本和反应废弃物都应视为传染源对待。

（5）其他有关乳酸脱氢酶测定的注意事项。

15.【标识的解释】

如有图形或符号，请解释其代表的意义。

16.【参考文献】

应当注明在编制说明书时所引用的参考文献。

17.【基本信息】

符合《体外诊断试剂说明书编写指导原则》对基本信息的要求。

18.【医疗器械注册证编号/产品技术要求编号】

产品的注册证编号/产品技术要求编号

19.【说明书核准日期及修改日期】

注明该产品说明书的核准日期。如曾进行过说明书的变更申请，还应该同时注明说明书的修改日期。

三、审查关注点

（一）关注产品预期用途有关的描述是否与临床研究结论一致。临床研究用参比试剂和第三方确认试剂的预期用途应与申请产品预期用途一致。申报样本类型应在临床研究中进行验证。

（二）审查产品技术要求时应注意产品应不低于 YY/T 1241—2014《乳酸脱氢酶测定试剂（盒）》的有关规定。

（三）说明书中预期用途（样本类型）、储存条件及有效期、检验方法、参考区间、产品性能指标等描述应分别与临床研究资料、稳定性研究资料、主要生产工艺和反应体系研究资料、参考区间研究资料、分析性能评估资料的研究结论相一致。

（四）干粉试剂应提供复溶稳定性研究资料并在说明书储存条件及有效期中说明。

四、名词解释

（一）准确度（accuracy）：一个测量值与可接受的参考值间的一致程度。

（二）分析特异性（analytical specificity）：测量程序只测量被测量物的能力。用于描述检测程序在样本中有其他物质存在时只测量被测量物的能力。通常以一个被评估的潜在干扰物清单来描述，并给出在特定医学相关浓度值水平的分析干扰程度。（潜在干扰物包括干扰物和交叉反应物）

（三）线性（linearity）：在给定测量范围内，给出的测量结果与样品中实际存在的被测量物的值成比例的能力。线性是描述一个测量系统的测量示值或测量结果相关于样本的赋值符合直线的属性。

（四）精密度（precision）：在规定条件下，相互独立的测试结果之间的一致程度。精密度的程度是用统计学方法得到的测量不精密度的数字形式表示，如标准差（SD）和变异系数（CV）。

五、参考文献

（一）《体外诊断试剂注册管理办法》（国家食品药品监督管理总局令第 5 号）

（二）《关于发布体外诊断试剂临床试验技术指导原则的通告》（国家食品药品监督管理总局通告 2014 年第 16 号）

（三）《关于发布体外诊断试剂说明书编写指导原则的通告》（国家食品药品监督管理总局通告 2014 年第 17 号）

（四）《全国临床检验操作规范》（第三版），中华人民共和国卫生部医政司

（五）《临床化学常用项目自动分析法》（第三版），辽宁科技出版社

（六）GB/T 21415—2008 体外诊断医疗器械 生物样品中量的测量 校准品和控制物质赋值的计量学溯源性

（七）GB/T 26124—2011 临床化学体外诊断试剂（盒）

（八）YY/T 0638—2008 体外诊断医疗器械 生物样品中量的测量 校准品和控制物质物中酶催化浓度赋值的计量学溯源性

（九）YY/T0466.1—2009 医疗器械 用于医疗器械标签、标记和提供信息的符号 第 1 部分：通用要求

（十）YY/T 1241—2014 乳酸脱氢酶测定试剂（盒）

（十一）YY/T 1227—2014 临床化学体外诊断试剂（盒）命名

乳酸脱氢酶测定试剂盒注册技术审查指导原则编写说明

一、编写目的和背景

（一）本指导原则编写的目的是用于指导和规范乳酸脱氢酶测定试剂盒产品注册申报过程中审查人员对注册材料的技术审评；同时也可指导注册申请人的产品注册申报。

（二）本指导原则旨在让初次接触该类产品的注册审查人员对产品诊断方法或原理、主要组分、主要性能指标、临床用途等各个方面进行基本了解，同时让技术审查人员在产品注册技术审评时把握基本的要求尺度，以确保产品的安全、有效。

（三）本指导原则中的乳酸脱氢酶测定试剂盒是指基于分光光度法原理对人血清、血浆或其他体液中的乳酸脱氢酶活性进行体外定量分析的试剂。

（四）本指导原则中的术语、定义采用 GB/T 26124—2011《临床化学体外诊断试剂（盒）》标准的术语和定义。

二、编写依据

（一）《医疗器械监督管理条例》（国务院令第 650 号）

（二）《体外诊断试剂注册管理办法》（国家食品药品监督管理总局令第 5 号）

（三）《关于公布体外诊断试剂注册申报资料要求和批准证明文件格式》（国家食品药品监督管理总局公告 2014 年第 44 号）

（四）《关于发布体外诊断试剂说明书编写指导原则的通告》（国家食品药品监督管理总局通告 2014 年第 17 号）

（五）《关于发布医疗器械产品技术要求编写指导原则的通告》（国家食品药品监督管理总局通告 2014 年第 9 号）

（六）《关于发布体外诊断试剂临床试验技术指导原则的通告》（国家食品药品监督管理总局通告 2014 年第 16 号）

（七）GB/T 26124—2011 临床化学体外诊断试剂（盒）

（八）YY/T 1241—2014 乳酸脱氢酶测定试剂（盒）

（九）YY/T 1227—2014 临床化学体外诊断试剂（盒）命名

（十）国家食品药品监督管理部门发布的其他规范性文件

三、重点内容说明

（一）指导原则主要根据体外诊断试剂产品注册申报资料的要求，借鉴国家食品药品监督管理部门已发布的相关产品注册技术审查指导原则的体例进行编写，以便于注册技术审评人员理解。

（二）在产品综述资料中，全面介绍了该类体外诊断试剂产品的预期用途、产品描述、方法学特征、生物安全性评价、研究结果总结以及同类产品上市情况介绍等内容。

（三）本指导原则不涉及产品作用机理的内容，主要描述相应的诊断方法和原理。

（四）产品应适用的相关标准中给出了现行有效的国家标准、行业标准（包括产品标准、基础标准），以及相应的国际标准。

（五）产品的主要性能指标中给出了产品需要考虑的各个方面，主要提出共性要求，具体量化指标需要参照相关的国家标准、行业标准和生产商技术能力予以确定。

四、指导原则编写单位和人员

本指导原则的编写成员由河北省食品药品监督管理局医疗器械监管处注册技术审评人员、行政审批人员、河北省医疗器械与药品包装材料检验研究院、临床专家及相关企业技术人员共同组成。

69 丙氨酸氨基转移酶测定试剂注册技术审评指导原则

（丙氨酸氨基转移酶测定试剂注册技术审查指导原则）

本指导原则旨在指导注册申请人对丙氨酸氨基转移酶（alanine aminotransferase，ALT）测定试剂注册申报资料的准备及撰写，同时也为技术审评部门审评注册申报资料提供参考。

本指导原则是对丙氨酸氨基转移酶测定试剂的一般要求，申请人应依据产品的具体特性确定其中的具体内容是否适用，若不适用，需具体阐述理由及相应的科学依据，并依据产品的具体特征对注册申报资料的内容进行充实和细化。

本指导原则是供申请人和审查人员适用的指导文件，不涉及注册审批等行政事项，亦不作为法规强制执行，如果有能够满足相关法规要求的其他方法，也可以采用，但应提供详细的研究资料和验证资料。应在遵循相关法规、国家标准、行业标准的前提下使用本指导原则。

本指导原则是在现行法规、标准体系及当前认知水平下制定的，随着法规、标准体系的不断完善和科学技术的不断发展，本指导原则相关内容也将适时进行调整。

一、适用范围

丙氨酸氨基转移酶测定试剂用于体外定量测定人血清或血浆中的丙氨酸氨基转移酶的活性。本指导原则适用于进行首次注册申报和相关许可事项变更的产品。

丙氨酸氨基转移酶活性的测定方法有丙氨酸底物法、丙氨酸底物－丙酮酸氧化酶法和2,4-二硝基苯肼法等。丙氨酸氨基转移酶活性的测定方法目前主要为丙氨酸底物法。本法采用的原理是在 ALT 的催化下，L-丙氨酸的氨基转移至 α-酮戊二酸，生成丙酮酸和 L-谷氨酸。丙酮酸与 NADH 在 LDH 的催化下反应生成乳酸和 NAD^+。NADH 在特定波长（如：340nm 处）有特异吸收峰，其氧化的速率与血清中 ALT 的活性成正比，在此波长处测定 NADH 吸光度下降的速率，即可计算出 ALT 活性。

从方法学考虑，本指导原则适用于采用丙氨酸氨基转移酶催化 L-丙酮酸和 α-酮戊二酸之间的氨基转移反应，通过在特定波长处吸光度的变化，计算丙氨酸氨基转移酶活性，利用全自动、半自动生化分析仪或分光光度计，在医学实验室进行丙氨酸氨基转移酶定量测定所使用的临床化学体外诊断试剂。本指导原则不适用于干式丙氨酸氨基转移酶测定试剂以及丙氨酸氨基转移酶同工酶试剂。

依据《体外诊断试剂注册管理办法》（国家食品药品监督管理总局令第 5 号，以下简称《办法》）、《食品药品监管总局关于印发体外诊断试剂分类子目录的通知》（食药监械管〔2013〕242 号），丙氨酸氨基转移酶检测试剂属于酶类检测试剂，管理类别为二类，分类代码为 6840。

二、注册申报资料要求

（一）综述资料

综述资料主要包括产品预期用途、产品描述、生物安全性评价、研究结果总结以及同类产品上市情况介绍等内容，应符合《办法》和《关于公布体外诊断试剂注册申报资料要求和批准证明文件格式的公告》（国家食品药品监督管理总局公告 2014 年第 44 号）的相关要求。相关描述应至少包含如下内容：

1. 产品预期用途及相关的临床适应证背景情况

（1）丙氨酸氨基转移酶的生物学特征、结构与功能，在体内正常和病理状态下的代谢途径和存在形式。

（2）与预期用途相关的临床适应证背景情况，如临床相关疾病的发生、实验室诊断方法等。

2. 产品描述：包括产品所采用的技术原理，主要原材料的来源及制备方法（应注明是否添加了磷酸吡哆醛），主要生产工艺过程，校准品（质控品）的制备方法及溯源（定值）情况。

3. 有关生物安全性方面的说明：由于体外诊断试剂中的主要原材料可能是由各种动物、病原体、人源的组织和体液等生物材料经处理或添加某些物质制备而成，人源性材料须对有关传染病（HIV、HBV、HCV 等）病原体检测予以说明，并提供相关的证明文件。其他动物源及微生物来源的材料，应当提供相应的说明文件，为保证产品在运输、使用过程中对使用者和环境的安全，应提供对上述原材料所采用的灭活等试验方法的说明。

4. 有关产品主要研究结果的总结和评价。

5. 其他：包括同类产品在国内外批准上市的情况。相关产品所采用的技术方法及临床应用情况，申请注册产品与国内外同类产品的异同等。

（二）主要原材料的研究资料（如需提供）

包括主要反应成分、质控品、校准品等的选择、制备、质量标准确定的方法及研究资料；校准品应提供详细的量值溯源资料，包括定值试验资料和溯源性文件等；质控品应提供详细的定值资料。

（三）主要生产工艺和反应体系的研究资料（如需提供）

主要工艺包括：配制、分装等描述及确定依据，应包含产品的工艺流程图和关键控制点；反应体系包括样本采集及处理、样本要求、试剂用量、反应条件（温度、时间等）等研究资料。不同适用机型的反应条件如果有差异应分别详述。

（四）分析性能评估资料

申请人应当提交产品研制或成品验证阶段对试剂盒进行的所有性能验证的研究资料，对于每项分析性能的评价都应包括具体的研究项目、实验设计、研究方法、可接受标准、试验数据、统计方法、研究结论等详细资料。性能评估时应将试剂和所选用的校准品、质控品作为一个整体进行评价，评估整个系统的性能是否符合要求。有关分析性能验证的背景信息也应在申报资料中有所体现，包括实验时间、地点、检验人员、适用仪器、试剂规格和批号、所选用的校准品和质控品、临床样本来源等。

性能评估应至少包括准确度、精密度、线性区间、分析灵敏度、分析特异性、其他影响检测的因素等。

1. 准确度

对测量准确度的评价包括：与国家标准物质（和/或国际标准物质）的偏差分析、方法学比对等方法，企业可根据实际情况选择合理方法进行研究。

1.1 与国家（国际）参考物质的比对研究

使用国家参考物质或国际参考物质作为样本进行测试，重复测定 3 次，计算平均值与标示值的相对偏差。

或用由参考方法定值的高、低 2 个浓度的人血清对试剂盒进行测试，每个浓度样本重复测定 3 次，分别取测试结果均值，计算相对偏差。

1.2 回收试验

在人血清样品中加入一定体积标准或校准品溶液，每个浓度重复测定 3 次，计算回收率。

回收试验注意事项：

1.2.1 加入的标准溶液体积与血清体积比应不大于 1:20 或其体积比不会产生基质的变化。

1.2.2 加入标准溶液或校准品溶液后样品总浓度应在试剂（盒）测定线性范围内。

1.2.3 标准溶液或校准品应有溯源性。

1.3 比对试验

采用参考方法或国内/国际普遍认为质量较好的已上市同类试剂作为参比方法，与拟申报试剂同时检测一批病人样品（至少 40 例样本），从测定结果间的差异了解拟申报试剂与参比方法间的偏倚。如偏倚很小或在允许的误差范围内，说明两检测系统对病人标本测定结果基本相符，对同一份临床样本的医学解释，拟申报试剂与参比方法相比不会产生差异结果。

在实施方法学比对前，应分别对拟申报试剂和参比试剂进行初步评估，只有在确认两者都分别符合各自相关的质量标准后方可进行比对试验。方法学比对时应注意质量控制、样本类型、浓度分布范围并对结果进行合理的统计学分析。

2. 精密度

2.1 批内精密度

测量精密度的评估应至少包括高、低两个浓度水平的样本进行，两个浓度都应在试剂盒的测量范围内且有一定的临床意义，通常选用该检测指标的正常参考值附近和异常高值样本。批内精密度应不大于 5.0%。

2.2 批间精密度

用一份样本分别测试 3 个不同批号的试剂，每个批号测定 3 次，测定均值。按相对极差 $(R) = (\bar{x}_{max} - \bar{x}_{min})/\bar{x}_t \times 100\%$ 公式计算。相对极差应不大于 10.0%。

3. 线性区间

建立试剂线性区间所用的样本基质应尽可能与临床实际检测的样本相似，理想的样本为分析物浓度接近预期测定上限的混合人血清，且应充分考虑多倍稀释对样本基质的影响。

以接近线性范围上限的高浓度（活性）样品和接近线性区间下限的低浓度（活性）样品，混合成至少 5 个稀释浓度 (x_i)。分别测试试剂盒，每个稀释浓度测试 3 次，分别求出测定结果的均值 (y_i)。以稀释浓度 (x_i) 为自变量，以测定结果均值 (y_i) 为因变量求出线性回归方程，并计算线性相关系数 (r)。线性范围上限至少达 500U/L，线性相关系数 r 应不小于 0.9900。

4. 分析灵敏度

4.1 速率法

用已知浓度或活性的样品进行测试，记录在试剂规定参数下产生的吸光度改变。换算为单位浓度吸光度变化率差值或吸光度变化，应符合企业给定区间。

4.2 终点法

稀释一定浓度样品（n 单位被测物），测定吸光度，计算吸光度值与空白吸光度值有差别的样品浓度应符合企业给定区间。

5. 分析特异性

对样本中常见的干扰物质进行检测，如胆红素、血红蛋白、甘油三酯等。方法为对模拟添加样本分别进行验证，样本量选择应体现一定的统计学意义，说明样本的制备方法及干扰实验的评价标准，确定可接受的干扰物质极限浓度。

药物干扰的研究可根据需要由申请人选择是否进行或选择何种药物及其浓度进行。

6. 校准品溯源及质控品赋值

校准品、质控品应提供详细的量值溯源资料，包括定值试验资料和溯源 SOP 文件等。应参照 GB/T 21415—2008《体外诊断医疗器械 生物样品中量的测量 校准品和控制物质赋值的计量学溯源性》的要求，提供企业（工作）校准品及试剂盒配套校准品定值及不确定度计算记录，提供质控品赋值及其靶值范围确定的记录。

7. 其他需注意问题

应当对多批产品进行性能评估，对结果进行统计分析。不同适用机型、不同包装规格，应分别提交分析性能评估报告。如注册申请中包含不同的包装规格，需要对不同包装规格之间的差异进行分析或验证。如不同的包装规格产品间存在性能差异，需要提交采用每个包装规格产品进行的上述项目评估的试验资料及总结。如不同包装规格之间不存在性能差异，需要提交包装规格之间不存在性能差异的详细说明，具体说明不同包装规格之间的差别及可能产生的影响。

（五）参考区间确定资料

应提交建立参考区间所采用样本来源及详细的试验资料。应明确参考人群的筛选标准，研究各组（如性别、年龄等）例数不应低于 120 例。

若引用针对中国人群参考值范围研究的相关文献，应明确说明出处，并进行验证。参考值研究结论应与说明书【参考区间】的相应描述保持一致。

（六）稳定性研究资料

稳定性研究资料主要涉及两部分内容，申报试剂的稳定性和适用样本的稳定性研究。

试剂的稳定性包括实时稳定性、运输稳定性、开瓶（待机）稳定性及冻融次数限制等，申请人应至少提供 3 个生产批次的实时稳定性、开瓶稳定性和运输稳定性研究资料，包括研究目的、材料和方法、研究结论等，研究应涵盖产品的主要性能指标，申请人应至少能提供在实际储存条件下超过声称有效期的除装量和批间差外的评价资料。试剂的稳定性研究应注意选取代表性包装规格进行研究（例如：校准品稳定性应选取最易受影响的最小装量，干粉剂型应提供复溶稳定性研究资料），实时稳定性研究的时间间隔应不大于 3 个月。

适用样本的稳定性主要包括室温保存、冷藏和冷冻条件下的有效期验证，可以在合理温度范围内选择温度点（温度范围），每间隔一定的时间段即对储存样本进行全性能的分析验证，从而确认不同类型样本的效期稳定性。适于冷冻保存的样本还应对冻融次数进行评价。样本在不同储存条件下的稳定性期限若有相关文献中已明确说明，亦可作为依据。

试剂稳定性和样本稳定性两部分内容的研究结果均应在说明书【储存条件及有效期】和【样本要求】两项中进行详细说明。

（七）临床评价资料

临床评价资料应符合《关于发布体外诊断试剂临床试验技术指导原则的通告》（国家食品药品监督管理总局通告 2014 年第 16 号）的要求，同时研究资料的形式应符合《关于公布体外诊断试剂注册申报资料要求和批准证明文件格式的公告》（国家食品药品监督管理总局公告 2014 年第 44 号）临床研究资料有关的规定。根据《关于发布第三批免于进行临床试验医疗器械目录的通告》（国家食品药品监督管理总局通告 2017 年第 170 号），丙氨酸氨基转移酶检测试剂可免于进行临床试验，申请人可依照《总局关于发布免于进行临床试验的体外诊断试剂临床评价资料基本要求（试行）的通告》（国家食品药品监督管理总局通告 2017 年第 179 号）开展评价。申请人如无法按要求对"目录"中产品进行临床评价，应进行临床试验。

下面仅对临床试验中的基本问题进行阐述。

1. 研究方法

选择境内已批准上市的性能不低于拟申报产品的同类产品作为对照试剂，采用试验用体外诊断试剂（以下称待评试剂）与之进行对比试验研究，证明本品与已上市产品等效。

2. 临床研究单位的选择

应在至少两家经国家食品药品监督管理总局备案的临床试验机构开展临床试验。临床试验机构实验操作人员应有足够的时间熟悉检测系统的各环节（试剂、质控及操作程序等），熟悉评价方案。在整个实验中，待评试剂和对照试剂都应处于有效的质量控制下，最大限度保证试验数据的准确性及可重复性。

3. 临床试验方案

临床试验实施前，研究人员应从流行病学、统计学、临床医学、检验医学等多方面考虑，设计科学合理的临床研究方案。建议临床前开展预试验工作，最大限度地控制试验误差。各临床试验机构的方案设置应保持一致，且保证在整个临床试验过程中遵循预定的方案实施，不可随意改动。整个试验过程应在临床试验机构的实验室内并由本实验室承担本实验的技术人员操作完成，申报单位的技术人员除进行必要的技术指导外，不得随意干涉实验进程，尤其是数据收集过程。

试验方案中应确定严格的病例纳入/排除标准，任何已经入选的病例再被排除出临床研究都应记录在案并明确说

明原因。在试验操作过程中和判定试验结果时应采用盲法以保证试验结果的客观性。各临床试验机构选用的参比试剂应保持一致，以便进行合理的统计学分析。另外，待评试剂的样本类型应不超越参比试剂的样本类型。

临床试验方案必须获得临床试验机构伦理委员会的同意。

4. 研究对象选择

临床试验应选择具有特定症状/体征人群作为研究对象。注册申请人在建立病例纳入标准时，应考虑到不同人群的差异，尽量覆盖各类适用人群。在进行结果统计分析时，建议对各类人群分别进行数据统计分析。总体样本数不少于 200 例，异常值样本比例应不低于试验总量的 30%。样本中待测物浓度应覆盖待评试剂线性范围，且尽可能均匀分布。

应明确样本存贮条件、可否冻融等要求及避免使用的样本，血浆应明确抗凝剂的要求。实验中，尽可能使用新鲜样本，避免贮存。如无法避免使用贮存样品时，注明贮存条件及时间，在数据分析时应考虑其影响。

如果待评试剂同时适用于血清和血浆样本类型，可完成一个样本类型不少于 200 例的临床研究，同时验证其中至少 100 例受试者的自身血清、血浆样本测试结果间的一致性（采用待评试剂检测），其中不同浓度样本分布情况与总例数中分布情况应一致。也可以分别对同时适用的多个样本类型按《关于发布体外诊断试剂临床试验技术指导原则的通告》（国家食品药品监督管理总局通告 2014 年第 16 号）中试验样本量一般要求规定的 200 例进行试验，异常值参照上述规定。

涉及产品检测条件优化、增加与原样本类型具有可比性的其他样本类型等变更事项，临床试验采用变更后产品与变更前产品或者已上市同类产品进行比对试验，在至少 2 家（含 2 家）临床试验机构开展临床试验，总样本数不少于 100 例，异常值样本数不少于 30%。变更主要原材料的供应商（新增加）、参考区间及增加临床适应证等变更事项，应根据产品具体变更情况，酌情增加临床试验总样本数。

5. 统计学分析

对临床试验结果的统计应选择合适的统计方法，如相关分析、线性回归、一致性分析、绝对偏倚/偏差及相对偏倚/偏差分析等。若涉及脱落样本应明确原因。对于对比实验的等效性研究，最常用是对待评试剂和参比试剂两组检测结果的相关及线性回归分析，应重点观察相关系数（r 值）或判定系数（R^2）、回归拟合方程（斜率和 y 轴截距）等指标。结合临床试验数据的正/偏态分布情况，建议统计学负责人选择合理的统计学方法进行分析，统计分析应可以证明两种方法的检测结果无明显统计学差异。在临床研究方案中应明确统计检验假设，即评价待评试剂与参比试剂是否等效的标准。

6. 临床试验总结报告撰写

根据《关于发布体外诊断试剂临床试验技术指导原则

的通告》（国家食品药品监督管理总局通告 2014 年第 16 号）的要求，临床试验报告应该对试验的整体设计及各个关键点给予清晰、完整的阐述，应该对整个临床试验实施过程、结果分析、结论等进行条理分明的描述，并应包括必要的基础数据和统计分析方法。建议在临床总结报告中对以下内容进行详述。

6.1 临床试验总体设计及方案描述

6.1.1 临床试验的整体管理情况、临床试验机构选择、临床主要研究人员简介等基本情况介绍。

6.1.2 纳入/排除标准、不同人群的预期选择例数及标准。

6.1.3 样本类型，样本的收集、处理及保存等。

6.1.4 统计学方法、统计软件、评价统计结果的标准。

6.2 具体的临床试验情况

6.2.1 待评价试剂和参比试剂的名称、批号、有效期及所用机型等信息。

6.2.2 对各研究单位的病例数、人群分布情况进行总合，建议以列表或图示方式给出具体例数及百分比。

6.2.3 质量控制，试验人员培训、仪器日常维护、仪器校准、质控品运行情况，对检测精密度、质控回收（或测量值）、抽查结果评估。

6.2.4 具体试验过程，样本检测、数据收集、样本长期保存等。

6.3 统计学分析

6.3.1 数据预处理、对异常值或离群值的处理、研究过程中是否涉及对方案的修改。

6.3.2 定量值相关性和一致性分析

用回归分析验证两种试剂结果的相关性，以 $y = a + bx$ 和 R^2 的形式给出回归分析的拟合方程，其中：y 是待评价试剂结果，x 是参比试剂结果，b 是方程斜率，a 是 y 轴截距，R^2 是判定系数（通常要求 $R^2 \geq 0.95$）。

建议给出待评价试剂与参比试剂之间的差值（绝对偏倚/偏差）及比值（相对偏倚/偏差），并符合相应的要求。

6.4 讨论和结论

对总体结果进行总结性描述并简要分析试验结果，对本次临床研究有无特别说明，最后得出临床试验结论。

（八）产品风险分析资料

对体外诊断试剂产品寿命周期的各个环节，从产品设计开发、原材料的采购控制、生产、预期用途、可能的使用错误、与安全性有关的特征、已知和可预见的危害等方面的判定以及对患者风险的估计进行风险分析、风险评价和相应的风险控制基础上，形成风险管理报告。应当符合相关行业标准的要求。

风险分析应包含但不仅限于以下方面的内容：

预期用途错误包括：设计开始时未设定预期分析物、未作适用机型验证、未针对特定的样本类型验证。性能特征失效包括：精密度失效、准确度失效、非特异性、稳定性失效、测量范围失效、定性/定量失效、量值溯源失效、

校准失效。不正确的结果包括：配方错误、采购的原料未能达到设计要求的性能、原材料储存条件不正确、使用了过期的原材料、反应体系不正确、试剂与包装材料不相容。可能的使用错误包括：生产者未按照生产流程操作，检验者未按照原料、半成品、成品检验标准操作，装配过程组分、标签、说明书等漏装或误装，成品储存或运输不当，客户未参照产品说明书设置参数或使用。与安全性有关的特征包括：有毒化学试剂的化学污染、样本的潜在生物污染、不可回收包装或塑料的环境污染。

（九）产品技术要求

申请人应当在原材料质量和生产工艺稳定的前提下，根据注册申请人产品研制、前期临床评价等结果，依据国家标准、行业标准及有关文献，按照《关于发布医疗器械产品技术要求编写指导原则的通告》（国家食品药品监督管理总局通告 2014 年第 9 号）的有关要求，编写产品技术要求，内容主要包含产品性能指标和检验方法。

下面就产品技术要求中涉及的产品适用的相关标准和主要性能指标等相关内容作简要叙述。

1. 产品适用的相关标准

（1）GB/T 21415—2008《体外诊断医疗器械 生物样品中量的测量 校准品和控制物质赋值的计量学溯源性》

（2）GB/T 29791.1—2013《体外诊断医疗器械 制造商提供的信息 标示 第 1 部分：术语定义和通用要求》

（3）GB/T 29791.2—2013《体外诊断医疗器械 制造商提供的信息 标示 第 2 部分：专业用体外诊断试剂》

（4）GB/T 26124—2011《临床化学体外诊断试剂（盒）》

（5）YY/T 0638—2008《体外诊断医疗器械 生物样品中量的测量 校准品和控制物质物中酶催化浓度赋值的计量学溯源性》

（6）YY/T 1197—2013《丙氨酸氨基转移酶测定试剂盒（IFCC 法）》

（7）WS/T 404.1—2012《临床常用生化检验项目参考区间血清丙氨酸氨基转移酶、天门冬氨酸氨基转移酶、丙氨酸氨基转移酶和 γ-谷氨酰基转移酶》

2. 主要性能指标

2.1 外观

符合制造商规定的正常外观要求。

2.2 装量

液体试剂的装量应不少于标示量。

2.3 试剂空白

2.3.1 空白吸光度

用蒸馏水、去离子水或其他指定溶液作为空白加入工作试剂作为样品测试时，试剂空白吸光度应不小于 1.0（340nm，1cm）。

2.3.2 空白吸光度变化率（终点法不适用）

用蒸馏水、去离子水或其他指定溶液作为空白加入工作试剂作为样品测试时，试剂空白吸光度变化率 $\Delta A/\min$

（37℃，340nm，1cm）应不大于 0.004。

2.4 分析灵敏度

2.4.1 速率法：用已知浓度或活性的样品进行测试，记录在试剂（盒）规定参数下产生的吸光度改变。换算为单位浓度吸光度变化率差值或吸光度变化应符合制造商给定区间。

2.4.2 终点法：稀释一定浓度（n 单位）的样品（检测限样品），测定吸光度，计算吸光度值能够与空白吸光度区分的样品浓度应符合制造商给定区间。

2.5 线性区间

线性区间上限至少达到 500 U/L。

2.5.1 相关系数（r）

线性相关系数 r 应不小于 0.9900。

2.5.2 线性偏差

线性偏差应不超过申请人给定值。线性偏差应分段描述，并注意分段点的选择。

2.6 精密度

2.6.1 批内精密度

测量精密度的评估应至少包括高、低两个浓度水平的样本进行，两个浓度都应在试剂盒的测量范围内且有一定的临床意义，通常选用该检测指标的正常参考值附近和异常高值样本。批内精密度应不大于 5.0%。

2.6.2 批间精密度

用一份质控品分别测试 3 个不同批号的试剂，每个批号测定 3 次，测定均值。相对极差应不大于 10.0%。

2.7 准确度

2.7.1 相对偏差 提供参考物质或用参考方法定值的血清测定，实测值与标示值偏差应在 ±15.0% 范围内。

2.7.2 回收试验 在临床样本中加入一定体积标准溶液（标准溶液体积与临床样本体积应不会产生本质的变化，加入标准溶液后样品总浓度必须在试剂测定线性范围内），回收率应在 90% ~110% 之间。

2.7.3 比对试验 用待测试剂盒与申请人选定分析系统（已在国内上市）分别检测不少于 40 个在检测范围内的人源样品，用线性回归方法计算两组结果的相关系数 $r \geq$ 0.990 以及每个浓度点的偏差，偏差应不超过申请人给定值。偏差应分段描述，并注意分段点的确定。

建议按上述优先顺序，采用上述方法之一测试试剂盒的准确度。

2.8 稳定性

检测申请人声称已到期试剂，产品性能应符合试剂空白、分析灵敏度、线性区间、精密度、准确度要求。冻干品应同时进行复溶稳定性试验，产品性能应符合试剂空白、分析灵敏度、线性区间、测量精密度、准确度要求。

2.9 校准品和质控品的性能指标（如产品中包含）

应至少包含外观、装量（干粉试剂可不做）、准确性、均一性、稳定性。冻干型校准品和质控品还应检测批内瓶间差和复溶稳定性。

（十）注册检验报告

具有相应医疗器械检验资质的医疗器械检验机构出具的注册检验报告和产品技术要求预评价意见。丙氨酸氨基转移酶项目若有相应的国家标准品、参考品发布或者更新的，应提供产品能够符合国家标准品、参考品要求的检验报告。

（十一）产品说明书

说明书承载了产品预期用途、检验原理、检测结果解释以及注意事项等重要信息，是指导实验室工作人员正确操作、临床医生针对检验结果给出合理医学解释的重要依据，因此，产品说明书是体外诊断试剂注册申报最重要的文件之一。

结合《关于发布体外诊断试剂说明书编写指导原则的通告》（国家食品药品监督管理总局通告 2014 年第 17 号）的要求，下面对丙氨酸氨基转移酶测定试剂盒说明书的重点内容进行详细说明。

1.【产品名称】

通用名称，试剂名称由三部分组成：被测物名称、用途、方法或原理。例如：丙氨酸氨基转移酶测定试剂盒（丙氨酸底物法）。通用名称应当按照《体外诊断试剂注册管理办法》规定的命名原则进行命名，可适当参考相关"分类目录"和/或国家标准及行业标准。

2.【包装规格】

注明可测试的样本数或装量，如××测试/盒、××人份/盒、××ml，除国际通用计量单位外，其余内容均应采用中文进行表述。包装规格应明确单、双或其他多试剂类型。

3.【预期用途】

应至少包括以下几部分内容：

3.1 说明试剂盒用于体外定量测定血清/血浆中丙氨酸氨基转移酶的活性；同时应明确与目的检测物相关的临床适应证背景情况，说明相关的临床或实验室诊断方法等。

3.2 丙氨酸氨基转移酶异常情况常见于哪些疾病，其升高或降低可能有哪些医学解释。

如：丙氨酸氨基转移酶主要用于辅助评价肝功能。ALT 是反映肝损伤的灵敏指标，各种急性肝损伤（如急性传染性肝炎及药物或酒精中毒）时，血清 ALT 可在临床症状（如黄疸）出现之前急剧升高等，并一般与病情轻重和恢复情况相平行；慢性肝炎、脂肪肝、肝硬化、肝淤血等血清 ALT 也可升高。另外，胆囊炎、胆石症、胰腺炎、心肌梗死及服用某些药物（如氯丙嗪、奎宁、水杨酸制剂等）时可见血清 ALT 升高。

作为支持性资料，申请人应提供由教科书、临床专著、核心期刊文献或英文 SCI 文献等有关临床适应证背景的资料。

4.【检验原理】

应结合产品主要成分简要说明检验的原理、方法，必要时可采取图示方法表示，检测原理的描述应结合产品主要组成成分、被测物和产物的关系进行描述：

如：在 ALT 的催化下，丙氨酸的氨基转移到 α-酮戊二酸，生成丙酮酸及谷氨酸。丙酮酸与 NADH 在 LDH 的催化下反应生成乳酸和 NAD$^+$。NADH 在波长 340nm 有特异吸收峰，其氧化的速率与血清中 ALT 的活性成正比，在 340nm 处测定 NADH 吸光度下降的速率，即可计算出 ALT 活性。

$$丙氨酸 + α\text{-}酮戊二酸 \xrightarrow{ALT} 谷氨酸 + 丙酮酸$$

$$丙氨酸 + NADH + H^+ \xrightarrow{LDH} 乳酸 + NAD^+$$

5.【主要组成成分】

应明确以下内容：

试剂盒提供的试剂组分的名称、比例或浓度，各组分是否可以互换；如含有校准品或质控品，除明确组成成分及生物学来源外，还应明确其定值及溯源性，溯源性应写明溯源的最高级别，包括标准物质或参考物的发布单位及编号，质控品应明确靶值范围。

例如：

本试剂盒由试剂1、试剂2和校准品（选购）组成：

试剂1：三羟甲基氨基甲烷缓冲液 100mmol/L，L-丙氨酸 500mmol/L，乳酸脱氢酶 1700U/L

试剂2：α-酮戊二酸 15mmol/L，NADH 0.18mmol/L

校准品：含有丙氨酸氨基转移酶的溶液，校准品具有批特异性，每批定值，定值见瓶签标示，量值可溯源至国家参考物质或国际参考物质。

6.【储存条件及有效期】

应明确未开封的试剂实际储存条件及有效期，开封后的待机稳定期或开瓶稳定期。干粉试剂应明确复溶稳定期。

注：保存条件不应有模糊表述，如"常温""室温"。

7.【适用仪器】

应明确可适用的具体品牌、型号的生化分析仪器。

8.【样本要求】

重点明确以下内容：样本类型、处理、保存期限及保存条件（短期、长期），运输条件，对已知干扰物的抗干扰性（如：存在的干扰因素，明确黄疸、溶血、脂浊及药物等内、外源性干扰物对测定的影响，同时列出干扰物的具体浓度）等。如有血浆样本，应注明对抗凝剂的要求（如：草酸盐、柠檬酸盐、EDTA 钠盐对丙氨酸氨基转移酶活性造成干扰，应明确避免使用的提示）。冷藏/冷冻样本检测前是否需恢复室温，可冻融次数。

9.【检验方法】

详细说明试验操作的各个步骤，包括：

9.1 试剂配制方法、注意事项。

9.2 试验条件：温度、时间、测定主/副波长、试剂用量、样本用量、测定方法、反应类型、反应方向、反应时间等以及试验过程中的注意事项。

9.3 校准程序：校准品的使用方法、注意事项、校准曲线的绘制。

9.4 质量控制程序：质控品的使用方法、质量控制方法。

9.5 试验结果的计算或读取：应明确检验结果的计算方法。包括对每个系数及对每个计算步骤的解释。

10.【参考区间】

应注明常用样本类型的正常参考区间，并说明参考值确定方法。

11.【检验结果的解释】

说明可能对检验结果产生影响的因素，在何种情况下需要进行确认试验。

12.【检验方法的局限性】

说明该检验方法的局限性。当测定值超出线性上限时，应说明使用厂家提供的专用稀释液或明确稀释方法，并给出稀释最大倍数说明。

13.【产品性能指标】

至少应详述以下性能指标：

13.1 试剂空白。

13.2 分析灵敏度。

13.3 准确度。

13.4 精密度（批内精密度和批间精密度）。

13.5 线性区间（线性相关系数和线性偏差）。

14.【注意事项】

应至少包括以下内容：

14.1 本试剂盒的检测结果仅供临床参考，对患者的临床管理应结合其症状/体征、病史、其他实验室检查及治疗反应等情况综合考虑。

14.2 本试剂盒仅供体外诊断用，试剂中含有的化学成分接触人体后是否会产生不良的影响后果。

14.3 采用不同方法学的试剂检测所得结果不应直接相互比较，以免造成错误的医学解释。

14.4 有关人源组分的警告，如：试剂盒内的质控品、校准品或其他人源组分，虽已经通过了 HBs-Ag、HIV1/2-Ab、HCV-Ab 等项目的检测，但截至目前，没有任何一项检测可以确保绝对安全，故仍应将这些组分作为潜在传染源对待。

14.5 对所有样本和反应废弃物都应视为传染源对待。

14.6 其他有关丙氨酸氨基转移酶测定的注意事项。

15.【标识的解释】

如有图形或符号，请解释其代表的意义。

16.【参考文献】

注明引用参考文献，其书写应清楚、易查询且格式规范统一。

17.【基本信息】

17.1 境内体外诊断试剂

17.1.1 注册人与生产企业为同一企业的，按以下格式标注基本信息：

注册人/生产企业名称，住所，联系方式，售后服务单位名称，联系方式，生产地址，生产许可证编号。

17.1.2 委托生产的按照以下格式标注基本信息：

注册人名称，住所，联系方式，售后服务单位名称，联系方式，受托企业的名称，住所，生产地址，生产许可证编号。

17.2 进口体外诊断试剂

按照以下格式标注基本信息：

注册人/生产企业名称，住所，生产地址，联系方式，售后服务单位名称，联系方式，代理人的名称，住所，联系方式。

18.【医疗器械注册证编号/产品技术要求编号】

应当写明医疗器械注册证编号/产品技术要求编号

19.【说明书核准日期及修改日期】

应注明该产品说明书的核准日期。如曾进行过说明书的变更申请，还应该同时注明说明书的修改日期。

三、审查关注点

（一）产品技术要求中性能指标的设定及检验方法是否符合相关行业标准的要求；技术要求的格式是否符合《关于发布医疗器械产品技术要求编写指导原则的通告》（国家食品药品监督管理总局通告 2014 年第 9 号）的相关规定。

（二）产品说明书的编写内容及格式是否符合《关于发布体外诊断试剂说明书编写指导原则的通告》（国家食品药品监督管理总局通告 2014 年第 17 号）的要求，相关内容是否符合《医疗器械说明书和标签管理规定》（国家食品药品监督管理总局令第 6 号）中对说明书的要求。应注明是否添加了磷酸吡哆醛。

（三）分析性能评估指标及结果是否支持产品技术要求的确定；是否满足本指导原则中各指标验证的要求。

（四）参考区间确定使用的方法是否合理，数据统计是否符合统计学的相关要求，结论是否和说明书声称一致。

（五）试剂的稳定性研究方法是否合理，稳定性结论是否和说明书声称一致。

（六）临床试验采用的样本类型及病例是否满足试剂盒声称的预期用途，样本量及临床研究单位的选择、对比试剂的选择、统计方法及研究结果、临床方案及报告撰写的格式等是否符合《关于发布体外诊断试剂临床研究技术指导原则的通告》（国家食品药品监督管理总局通告 2014 年第 16 号）对相关内容的规定。

（七）产品风险分析资料的撰写是否符合 YY/T 0316—2016《医疗器械风险管理对医疗器械的应用》的要求。

四、编写单位

浙江省食品药品监督管理局医疗器械审评中心。

70 天门冬氨酸氨基转移酶测定试剂注册技术审评指导原则

（天门冬氨酸氨基转移酶测定试剂注册技术审查指导原则）

本指导原则旨在指导注册申请人对天门冬氨酸氨基转移酶测定试剂注册申报资料的准备及撰写，同时也为技术审评部门审评注册申报资料提供参考。

本指导原则是对天门冬氨酸氨基转移酶测定试剂的一般要求，申请人应依据产品的具体特性确定其中内容是否适用，若不适用，需具体阐述理由及相应的科学依据，并依据产品的具体特性对注册申报资料的内容进行充实和细化。

本指导原则是供申请人和审查人员使用的指导文件，不涉及注册审批等行政事项，亦不作为法规强制执行，如有能够满足法规要求的其他方法也可以采用，但应提供详细的研究资料和验证资料。应在遵循相关法规的前提下使用本指导原则。

本指导原则是在现行法规、标准体系及当前认知水平下制定的，随着法规、标准体系的不断完善和科学技术的不断发展，本指导原则相关内容也将适时进行调整。

一、适用范围

本指导原则适用于采用天门冬氨酸底物法原理对人血清或血浆中天门冬氨酸氨基转移酶活性进行体外定量测定的体外诊断试剂。其他方法学产品根据实际情况可以参考本指导原则的有关内容。

依据《体外诊断试剂注册管理办法》（国家食品药品监督管理总局令第 5 号）、《食品药品监管总局关于印发体外诊断试剂分类子目录的通知》（食药监械管〔2013〕242 号），天门冬氨酸氨基转移酶测定试剂管理类别为Ⅱ类，分类编码为 6840。

二、注册申报资料要求

（一）综述资料

综述资料主要包括产品预期用途、产品描述、有关生物安全性的说明、研究结果的总结评价以及同类产品上市情况介绍等内容，应符合《体外诊断试剂注册管理办法》和《关于公布体外诊断试剂注册申报资料要求和批准证明文件格式的公告》（国家食品药品监督管理总局公告

2014 年第 44 号）的相关要求。相关描述应至少包含如下内容：

1. 产品预期用途：描述产品的预期用途、与预期用途相关的临床适应证背景情况，如临床适应证的发生率、易感人群，相关的临床或实验室诊断方法等。

天门冬氨酸氨基转移酶（AST），旧称谷草转氨酶（GOT），是氨基转移酶的一种，它催化天门冬氨酸和 α-酮戊二酸的氨基转移作用，形成 L-谷氨酸和草酰乙酸。AST 广泛分布于人体各组织，主要分布在心肌，其次是肝脏、骨骼肌和肾脏。AST 在细胞中分布于细胞质和线粒体基质中，其中大约 80% 的 AST 存在于线粒体内，属于细胞内功能酶，这些细胞受损后，由于细胞膜通透性增加，胞浆内的 AST 释放入血，致使血清或血浆中 AST 水平升高。AST 测定主要用于病毒性肝炎、阻塞性黄疸、心肌梗死的辅助诊断，如慢性肝炎、肝硬化和营养不良等均会引起血清或血浆中 AST 水平的升高。

2. 产品描述：包括产品所采用的技术原理，主要原材料的来源及制备方法，主要生产工艺过程及关键控制点，校准品、质控品的制备方法以及校准品溯源和质控品定值情况（如有）。

如产品组成中含有磷酸吡哆醛，需明确磷酸吡哆醛的作用及对检测结果的影响。

3. 有关生物安全性方面的说明：如试剂主要原材料中含有人源性材料须对有关传染病（HIV、HBV、HCV 等）病原体检测情况予以说明，并提供相关的证明文件。如含有其他动物源及微生物来源的材料，应当提供相应的说明文件，证明其在产品运输、使用过程中对使用者和环境是安全的，并对上述原材料所采用的灭活等试验方法予以说明。

4. 有关产品主要研究结果的总结和评价。

5. 其他：包括同类产品在国内外批准上市的情况、相关产品所采用的技术方法及临床应用情况、申请注册产品与国内外同类产品的异同等。

（二）主要原材料的研究资料（如需提供）

主要原材料的选择、制备、质量标准及试验验证研究资料；质控品、校准品的原料选择、制备、定值过程及试验资料；校准品的溯源性文件，包括具体溯源链、试验方法、数据及统计分析等详细资料。

（三）主要生产工艺及反应体系的研究资料（如需提供）

1. 主要生产工艺介绍，可以图表方式表示。简要说明主要生产工艺中每个生产步骤需满足的条件及关键质控环节。

2. 反应原理介绍。

3. 确定反应所需物用量（校准品、样本等）的研究资料。

4. 确定反应最适条件的研究资料。

5. 其他：如基质效应、样本稀释倍数等。

（四）分析性能评估资料

分析性能评估资料是对产品整个研发过程的总结，应提交对试剂进行的所有性能验证的研究资料，包括具体研究方法、试验数据、统计方法等详细资料。

性能评估应至少包括试剂空白吸光度、试剂空白吸光度变化率、线性区间、准确度、分析灵敏度、精密度、干扰试验、其他影响检测的因素等。

1. 试剂空白吸光度和试剂空白吸光度变化率

用空白样品在 37℃、测试主波长 340nm、1cm 光径条件下测试试剂，试剂空白吸光度应不小于 1.0。

试剂空白吸光度变化率应不大于 0.004/min。

2. 线性区间

建立试剂线性区间所用的样本基质应尽可能与临床实际检测的样本相似，理想的样本为分析物活性浓度达到预期测定上限的混合人源样本，制备低活性浓度样本时应充分考虑稀释对样本基质的影响。超出线性区间的样本如需稀释后测定，应做相关研究，明确稀释液类型及最大可稀释倍数，研究过程应注意基质效应影响，必要时应提供基质效应研究有关的资料。线性区间上限至少应达到 500U/L，在线性区间内，理论浓度与实测浓度的线性相关系数 r 应不小于 0.9900。

3. 准确度

企业可按照实际情况采用下列方法对测量准确度进行评价。

3.1 相对偏差

用参考物质或有证参考物质（CRM）和相应的参考测量程序对试剂进行测试，重复测定 3 次，取测试结果均值，计算相对偏差，实测值与标示值的偏差在 ±15% 内。

或用由参考方法定值的高、低 2 个活性浓度的人源样本（可适当添加被测物，以获得高活性浓度样本）对试剂进行测试，每个样品重复测 3 次，分别取测试结果均值，并计算相对偏差。

若有国家标准品、参考品更新或发布，应优先采用国家标准品、参考品进行相对偏差的测试。

3.2 方法学比对

可采用普遍认为质量较好的已上市同类试剂作为参比试剂，与拟申报试剂同时检测一批样本，从测定结果间的差异了解拟申报试剂与参比试剂间的差异。以比对方法测定，拟申报试剂与参比试剂相关系数 r 应不小于 0.9900。

参考国际或国内有关体外诊断产品性能评估的文件的方法，用不少于 40 例在测定范围内的不同活性的人源样本进行测试。

3.3 回收试验

在人源样品中加入一定体积标准品或校准品溶液（标准品或校准品溶液体积与人源样品体积比应不会产生基质的变化，加入标准品或校准品溶液后样品总活性浓度必须在试剂线性区间内）或纯品，进行检测并计算回收率，回收率应在 90% ~110% 内。

4. 分析灵敏度

用已知活性浓度的样本进行测试，记录在试剂规定参数下的吸光度变化，换算为单位浓度的吸光度变化率。

5. 批内精密度

在重复性条件下，用高、低值质控品测定同一批号试剂，重复测试至少 10 次，分别计算测量值的平均值和标准差，计算变异系数，批内精密度应不大于 5.0%。

如为冻干粉试剂，用同一批号的 20 个待检试剂分别测定高、低值质控品，并计算 20 个测量值的平均值和标准差；用该批号的 1 盒待检试剂重复测试同一质控品 20 次，计算结果均值和标准差，计算冻干粉试剂瓶间差的变异系数，瓶间差（冻干粉）应不大于 5.0%。

6. 批间精密度

用 3 个不同批号的试剂分别测试同一个质控品，每个批号测试 3 次，分别计算每批 3 次测定的均值，并计算相对偏差，应不大于 10.0%。

7. 干扰试验

对样本中常见的干扰物质进行检测，如胆红素、血红蛋白、甘油三酯等。方法为对模拟添加样本分别进行验证，样本量选择应体现一定的统计学意义，说明样本的制备方法及干扰试验的评价标准，确定可接受的干扰物质极限浓度，被测物浓度至少应包括其医学决定水平的浓度。

8. 校准品溯源及质控品赋值（如适用）

应参照 GB/T 21415—2008《体外诊断医疗器械 生物样品中量的测量 校准品和控制物质赋值的计量学溯源性》的要求溯源，并提供校准品溯源性说明及质控品赋值说明。提供企业（工作）校准品及试剂盒配套校准品定值及不确定度计算记录，提供质控品赋值及其靶值范围确定的记录。

9. 其他需注意问题

对于适用多个机型的产品，应提供产品说明书【适用仪器】项中所列的所有型号仪器的性能评估资料。

如有多个包装规格，需要对不同包装规格之间的差异进行分析或验证，如不同包装规格产品间存在性能差异，需要提交采用每个包装规格产品进行的分析性能评估资料。如不同包装规格之间不存在性能差异，需要提交包装规格之间不存在性能差异的详细说明，具体说明不同包装规格之间的差别及可能产生的影响。

测试样本类型如包括血清和血浆样本，则应对二者进行相关性研究以确认二者检测结果是否完全一致或存在某种相关性（如系数关系）。对于血浆样本，企业应对不同的抗凝剂进行研究以确认最适的抗凝条件以及是否会干扰检测结果。

性能评估时应将试剂和校准品、质控品作为一个整体进行评价，评估整个系统的性能是否符合要求。

（五）参考区间确定资料

应提交建立参考区间所采用样本来源及详细的试验资料。应明确参考人群的筛选标准，研究各组（如性别、年龄等）例数应符合统计学要求。

若引用针对中国人群参考区间研究的相关文献，应明确说明出处，并使用临床样本进行验证。研究结果应在说明书【参考区间】项中进行相应说明。

（六）稳定性研究资料

稳定性研究资料主要涉及两部分内容，申报试剂的稳定性和适用样本的稳定性研究。试剂稳定性研究主要包括效期稳定性、开封稳定性、复溶稳定性（冻干粉适用）、运输稳定性等，企业可根据实际需要选择合理的稳定性研究方案。稳定性研究资料应包括研究方法的确定依据、具体方法及过程。应提供至少 3 批样品在实际储存条件下保存至成品有效期后的稳定性研究资料。

企业可用加速试验进行稳定性等相关研究，但加速稳定性试验不能用于推导产品有效期，除非是采用给予大量的稳定性研究数据建立的推导公式。

适用样本的稳定性主要包括室温保存、冷藏或冷冻条件下的有效期验证，适用冷冻保存的样本应对冻融次数进行评价。

试剂稳定性和样本稳定性两部分内容的研究结果均应在说明书【储存条件及有效期】和【样本要求】两项中进行详细说明。

（七）临床评价资料

此项目已经列入《关于新修订免于进行临床试验医疗器械目录的通告》（国家药品监督管理局通告 2018 年第 94 号）中免于进行临床试验的体外诊断试剂目录。根据体外诊断试剂临床评价的相关要求，申请人可按照《免于进行临床试验的体外诊断试剂临床评价资料基本要求（试行）》（国家食品药品监督管理总局通告 2017 年第 179 号）要求进行临床评价。如无法按要求进行临床评价，应进行临床试验，临床试验的开展、方案的制定以及报告的撰写等均应符合相关法规及《体外诊断试剂临床试验技术指导原则》的要求。

1. 免于进行临床试验的临床评价

1.1 基本要求

1.1.1 产品临床评价由申请人自行或委托其他机构或实验室在中国境内完成，试验过程由申请人进行管理，试验数据的真实性由申请人负责。境外申请人可通过其在中国境内的代理人，开展相关临床评价工作。

1.1.2 申请人可根据产品特点自行选择试验地点完成样本检测，检测地点的设施、试验设备、环境等应能够满足产品检测要求。

1.1.3 申请人应在试验前建立合理的临床评估方案并遵照执行。

1.1.4 实验操作人员应为专业技术人员。

1.1.5 评价用样本应为来源于人体的样本，样本来源应可追溯。评价用样本（病例）原始资料中应至少包括以下信息：样本来源（包括接收集记录）、唯一且可追溯的编号、年龄、性别、样本类型、样本临床背景信息。

1.1.6 检测完成后对产品的临床性能评价结果进行总结，形成临床评价报告，并作为临床评价资料在注册时提交。其他临床评价相关资料如试验方案、原始记录等由申请人保管，保管期限 10 年。

1.2 申请人可以选择以下两种途径之一。

1.2.1 与境内已上市同类产品进行比较研究试验，证明两者具有等效性。应选择目前临床普遍认为质量较好的产品作为参比试剂，同时应充分了解参比试剂的技术信息，包括方法学、临床预期用途、主要性能指标、校准品的溯源情况、推荐的参考区间等，应提供已上市产品的境内注册信息及说明书。

1.2.2 与参考方法进行比较研究试验，考察待评价试剂与参考方法的符合率/一致性。应选择参考实验室进行研究，参考实验室应具有中国合格评定国家认可委员会（CNAS）认可的相关检测资质。

1.3 试验方法

试验方法的建立可参考相关方法学比对的指导原则，并重点关注以下内容：

1.3.1 样本要求

选择涵盖预期用途和干扰因素的样本进行评价研究，充分考虑试验人群选择、疾病选择等内容，样本应能够充分评价产品临床使用的安全性、有效性。

样本数量应采用合理的统计学方法进行计算，应符合统计学要求。可选择总样本量不少于 40 例并分别采用待评价试剂和参比试剂/参考方法进行双份测定的方式，其中参考区间以外样本应不少于 50%，亦可选择总样本量不少于 100 例并分别采用待评价试剂和参比试剂/参考方法进行单次测定的方式。实验前应设定临床评价性能指标的可接受标准，如果比较研究试验结果无法达到预设标准，则应适当扩大样本量进行评价。

产品应注重医学决定水平量值附近样本的选择，并涵盖检测范围。如涉及需分层统计等复杂情况，应结合实际情况选择适当的样本量进行充分的临床评价。

评价用的样本类型应与注册申请保持一致。对于具有可比性的不同样本类型，如血清和血浆样本，可在分析性能评估中对样本适用性进行研究，或在临床评价中对每种样本类型分别进行符合统计学意义数量的评估。

1.3.2 试验要点

在试验操作的过程中应采用盲法。待评价试剂和参比试剂/参考方法应平行操作，整个试验应有内部质量控制。

产品试验检测周期至少 5 天，以客观反映实际情况。

扩大样本量和延长实验时间将提高试验的可靠性，申请人应选择适当的样本量进行充分的临床评价。

1.3.3 数据收集和处理

对于拟申报产品，应首先进行离群值观察，离群值的个数不得超过限值。若未超限，可删除离群值后进行分析；若超出限值，则需合理分析原因并考虑纠正措施，必要时重新收集样本进行分析。离群值分析和处理方法应有依据。

申请人应根据产品特点选择合适的统计学方法，统计

结果应能证实待评价试剂相对于参比试剂/参考方法检测结果无明显偏倚或偏倚量在允许误差范围内。

1.4. 临床评价报告

临床评价报告应对试验设计、试验实施情况和数据分析方法等进行清晰的描述。应至少包括如下内容：

1.4.1 基本信息，如产品名称、申请人名称及联系方式、试验时间及地点等。

1.4.2 试验设计，详细说明参比试剂/方法选择、样本入组和排除标准、样本量要求、设盲要求、统计分析方法的选择等内容。

1.4.3 试验实施情况，具体包括：

样本选择情况，包括例数、样本分布等。样本例数应详细说明计算方法及依据。临床评价所用产品信息，如评价用试剂、参比试剂/方法、配合使用的其他试剂/仪器的产品名称、生产企业、规格/型号、批号等。试验过程描述。试验管理，包括参加人员、质量控制情况、数据管理、出现的问题及处理措施等。数据分析及评价结果总结，根据确定的统计方法对检测数据进行统计分析，对产品的临床性能进行合理评价。评价数据表，应以附件形式对入组的样本情况进行汇总描述，应至少包括以下内容：可溯源样本编号、样本基本信息、样本类型、评价用试剂和参比试剂/方法检测结果、样本临床背景信息或临床诊断信息（如适用）等。评价报告应由申请人/代理人签章。

1.5 其他评价资料

除以上临床评价报告外，对拟申报产品临床性能进行评价的相关文献，可作为补充临床评价资料提交。文献的检索、筛选和分析请参照《医疗器械临床评价技术指导原则》的文献检索要求。

2. 临床试验

2.1 研究方法

选择境内已批准上市的临床普遍认为质量较好的同类产品作为参比试剂，同时应充分了解所选择产品的技术信息，包括方法学、临床预期用途、主要性能指标、校准品的溯源情况、推荐的参考区间等。采用待评价试剂与之进行对比试验研究，证明本品与已上市产品等效。

2.2 临床研究单位的选择

应选择至少两家取得资质的临床试验机构内进行临床试验，临床试验机构应当具备开展临床试验的条件。临床研究单位试验操作人员应有足够的时间熟悉检测系统的各环节（试剂、质控及操作程序等），熟悉评价方案。在整个试验中，待评价试剂和对比试剂都应处于有效的质量控制下，最大限度保证试验数据的准确性及可重复性。

2.3 伦理要求

临床试验必须符合赫尔辛基宣言的伦理学准则，必须获得临床试验机构伦理委员会的同意，如该临床试验对受试者几乎没有风险，可经伦理委员会审查和批准后免于受试者的知情同意。

2.4 临床试验方案

临床试验实施前，研究人员应从流行病学、统计学、

临床医学、检验医学等多方面考虑，设计科学合理的临床研究方案。各临床研究机构的方案设置应保持一致，且保证在整个临床试验过程中遵循预定的方案实施，不可随意改动。整个试验过程应在临床试验机构的实验室内并由本实验室的技术人员操作完成。

试验方案中应确定严格的病例纳入/排除标准，任何已经入选的病例再被排除出临床研究都应记录在案并明确说明原因。在试验操作过程中和判定试验结果时应采用盲法以保证试验结果的客观性。各研究单位选用的试验机型应在试剂（盒）适用机型范围内，以便进行合理的统计学分析。另外，待评价试剂的样本类型应与产品说明书一致，如果选择了对比试剂适用样本类型以外的样本，则应采用其他方法对额外的样本类型另行验证。

2.5 研究对象选择

临床试验应选择具有特定症状/体征人群作为研究对象。企业在建立病例纳入标准时，应考虑到不同人群（包括年龄、性别、地域等）是否存在差异，尽量覆盖各类适用人群。在进行结果统计分析时，建议对各类人群分别进行数据统计分析。

研究总体样本数不少于 200 例，应充分考虑对病理值样本的验证。样本中待测物浓度应尽可能覆盖待评价试剂线性区间或临床意义范围，且样本分布应相对均衡。

样本应明确抗凝剂的要求、存贮条件、可否冻融、干扰物质的影响以及避免使用的样本等。试验中，尽可能使用新鲜样本，避免贮存。如无法避免使用贮存样品时，注明贮存条件及时间，在数据分析时应考虑其影响。

如果声称同时适用于血清和血浆样本，那么血清（或血浆）的试验例数参照上述要求，还应对二者进行相关性研究以确认二者检测结果是否完全一致或存在某种相关性（如系数关系），其例数应符合统计学要求。建议在至少 2 家（含 2 家）临床试验机构开展总样本数不少于 100 例的临床试验。

2.6 统计学分析

对临床试验结果的统计应选择合适的统计方法，如相关分析、线性回归、绝对偏倚/偏差及相对偏倚/偏差分析等。对于对比试验的等效性研究，最常用是对待评价试剂和参比试剂两组检测结果的相关及线性回归分析，应重点观察相关系数（r 值）或判定系数（R^2）、回归拟合方程（斜率和 y 轴截距）等指标，并对其进行假设检验。结合临床试验数据的正/偏态分布情况，建议统计学负责人选择合理的统计学方法进行分析，统计分析应可以证明两种方法的检测结果无明显统计学差异。在临床研究方案中应明确统计检验假设，即评价待评价试剂与参比试剂是否等效的标准。

2.7 临床试验总结报告撰写

临床试验报告应该对试验的整体设计及各个关键点给予清晰、完整的阐述，应该对整个临床试验实施过程、结果分析、结论等进行条理分明的描述，并应包括必要的基础数据和统计分析方法。建议在临床总结报告中对以下内容进行详述。

2.7.1 临床试验总体设计及方案描述

临床试验的整体管理情况、临床研究单位选择、临床主要研究人员简介等基本情况介绍。

病例纳入/排除标准、不同人群的预期选择例数及标准。样本类型，样本的收集、处理及保存等。统计学方法、统计软件、评价统计结果的标准。

2.7.2 具体的临床试验情况

待评价试剂和参比试剂的名称、批号、有效期及所用机型等信息。

对各研究单位的病例数、人群分布情况进行总合，建议以列表或图示方式给出具体例数及百分比。

质量控制，试验人员培训、仪器日常维护、仪器校准、质控品运行情况，对检测精密度、质控品回收（或测量值）、抽查结果评估。

具体试验过程，样本检测、数据收集、样本长期保存等。

2.7.3 统计学分析

数据预处理、对异常值或离群值的处理、研究过程中是否涉及对方案的修改。对数据进行初步的统计描述，将计算出的统计指标与统计表、统计图相结合，全面描述资料的数量特征及分布规律（反映分布特征，以便进行统计分析）。

定量值相关性，用回归分析验证两种试剂结果的相关性，以 $y = a + bx$ 和 R^2 的形式给出回归分析的拟合方程，其中：y 是待评价试剂结果，x 是参比试剂结果，b 是方程斜率，a 是 y 轴截距，R^2 是判定系数（通常要求 $R^2 \geqslant 0.95$），同时应给出 b 的 95%（或 99%）置信区间，定量值结果应无明显统计学差异。

2.7.4 讨论和结论

对总体结果进行总结性描述并简要分析试验结果，明确本次临床试验评价是否有需特别说明的事项，最后得出临床试验结论。

（八）产品风险分析资料

申请人应考虑产品寿命周期的各个环节，从预期用途、与安全性有关的特征、已知及可预见的危害等方面的判定以及对患者风险的估计进行风险分析，应符合 YY/T 0316—2016《医疗器械风险管理对医疗器械的应用》的要求。

（九）产品技术要求

产品技术要求应符合《体外诊断试剂注册管理办法》和《关于发布医疗器械产品技术要求编写指导原则的通告》（国家食品药品监督管理总局通告 2014 年第 9 号）的相关规定。该产品已有行业标准 YY/T 1198—2013《天门冬氨酸氨基转移酶测定试剂盒（IFCC 法）》发布，技术要求应不低于行业标准的要求。

1. 产品型号/规格及其划分说明

明确产品型号/规格及其划分说明。

对同一注册单元中存在多种型号和/或规格的产品，应明确各型号及各规格之间的所有区别。

2. 性能指标

产品性能指标应至少包括外观、装量（液体试剂适用）、空白吸光度、空白吸光度变化率、线性区间、准确度、分析灵敏度、精密度（批内精密度和批间精密度）、稳定性等，以上指标应至少符合 YY/T 1198—2013《天门冬氨酸氨基转移酶测定试剂盒（IFCC 法）》的要求。另外需特别关注以下内容：

2.1 产品如为冻干粉，还应包含批内瓶间差、复溶稳定性。

2.2 稳定性

对到期样品进行检测，方法同各项目要求。

效期稳定性：生产企业应规定产品的有效期。试剂在规定的贮存条件下保存至有效期末，产品的性能应符合外观、装量、空白吸光度、空白吸光度变化率、线性区间、准确度、分析灵敏度、批内精密度的要求（即除批间精密度外的所有要求）。

热稳定性不能用于推导产品有效期，除非是采用给予大量的稳定性研究数据建立的推导公式。

冻干粉（如有）应同时进行复溶稳定性试验，复溶后放置到企业声称的复溶有效期末，产品性能应符合除批间精密度外的所有要求。

2.3 校准品和质控品（如有）

至少应包括外观、装量（液体试剂适用）、准确度、均一性、稳定性。冻干粉应包含批内瓶间差、复溶稳定性。

（十）产品注册检验报告

首次申请注册的产品应提交符合要求的注册检验报告。如有国家标准品、参考品发布，应采用相应的国家标准品、参考品进行注册检验。

（十一）产品说明书

说明书承载了产品预期用途、检验方法、检验结果的解释以及注意事项等重要信息，是指导实验室工作人员正确操作、临床医生针对检验结果给出合理医学解释的重要依据。因此，产品说明书是体外诊断试剂注册申报最重要的文件之一。产品说明书的格式应符合《关于发布体外诊断试剂说明书编写指导原则的通告》（国家食品药品监督管理总局通告 2014 年第 17 号）的要求，下面对天门冬氨酸氨基转移酶测定试剂说明书的重点内容进行详细说明，以指导注册申报人员更合理地完成说明书编制。

产品说明书内容原则上应全部用中文进行表述；如含有国际通用或行业内普遍认可的英文缩写，可用括号在中文后标明；对于确实无适当中文表述的词语，可使用相应英文或其缩写。

1. 【产品名称】

通用名称：产品名称由三部分组成，即被测物名称、用途、方法或原理。参考 YY/T 1227—2014《临床化学体外诊断试剂（盒）命名》的要求命名。例如：天门冬氨酸氨基转移酶测定试剂盒（天门冬氨酸底物法），名称中不能出现样本类型及定量等内容。

2. 【包装规格】

2.1 应与产品技术要求中所列的包装规格一致。

2.2 注明装量或可测试的样本数，如××ml、××测试/盒。

2.3 注明各包装规格的数量，如 20ml×2。

3. 【预期用途】应包括以下几部分内容：

3.1 说明用于体外定量测定人血清和/或血浆中天门冬氨酸氨基转移酶的活性。

3.2 说明与预期用途相关的临床适应证及背景情况，说明相关的临床或实验室诊断方法等。

4. 【检验原理】

详细说明检验原理、方法，必要时可采用图示或反应方程式的方法描述。例如：L-天门冬氨酸 + α-酮戊二酸 $\xrightarrow{\text{AST}}$ 草酰乙酸 + L-谷氨酸，草酰乙酸 + NADH + H $\xrightarrow{\text{+ MDH}}$ L-苹果酸 + NAD$^+$ + H$_2$O。

应详细说明参与反应的底物、酶、产物及反应条件。

5. 【主要组成成分】

5.1 说明试剂（盒）包含组分的名称、数量、比例或浓度等信息，如果对于正确的操作很重要，应提供其生物学来源、活性及其他特性。添加了磷酸吡哆醛的体系，需在成分中明确磷酸吡哆醛。对于多组分试剂盒，明确说明不同批号试剂盒中各组分是否可以互换，如可互换，还需提供相应的性能验证资料。

5.2 试剂盒内如包含校准品和/或质控品，应说明其主要组成成分及其生物学来源，校准品应注明其定值及溯源性（具有批特异性的校准品还应注明浓度范围区间），溯源性至少应写明溯源到的最高级别，包括标准物质编号。质控品应注明靶值范围，如靶值范围为批特异，可注明批特异，并附单独的靶值单。

5.3 对于产品中不包含，但对该试验必需的试剂组分，说明书中应列出此类试剂的名称、纯度，提供稀释或混合方法及其他相关信息。

6. 【储存条件及有效期】

6.1 对试剂的效期稳定性、开封稳定性、复溶稳定性（如适用）等信息作详细介绍，包括环境温湿度、避光条件等。

6.2 不同组分保存条件及有效期不同时，应分别说明。产品有效期以其中效期最短的为准。

注：保存条件不应有模糊表述，如"室温"，应明确贮存温度，如 2～8℃，有效期 12 个月。稳定期限应以月或日或小时为单位。

7. 【适用仪器】

说明可适用的仪器，并写明具体适用仪器的型号。

8. 【样本要求】

重点明确以下内容：

8.1 样本采集：说明采集方法及样本类型，如有血浆样本，应注明对抗凝剂的要求。

8.2 样本处理及保存：样本处理方法、保存条件及期限、运输条件，冷藏/冷冻样本检测前是否需恢复室温及可冻融次数，对储存样本的添加剂要求等，以上内容应与样本稳定性的研究结果一致。

9. 【检验方法】详细说明试验操作的各个步骤，包括：

9.1 试验具体操作步骤及结果计算方式。

9.2 试剂配制方法、注意事项。

9.3 试验条件：温度、时间、仪器波长等以及试验过程中的注意事项。

9.4 校准：校准品的使用方法、注意事项、校准曲线的绘制。应注明推荐的仪器校准周期。

9.5 质量控制：质控品的使用方法、对质控结果的必要解释以及推荐的质控周期等。

10. 【参考区间】

10.1 应注明常用样本类型的正常参考区间。产品是否添加磷酸吡哆醛在此处应予以注明。

10.2 简要说明参考区间确定的方法。

10.3 建议注明以下字样"由于地理、人种、性别及年龄等差异，建议各实验室建立自己的参考区间"。

11. 【检验结果的解释】

说明可能对试验结果产生影响的因素；说明在何种情况下需要进行确认试验。

若超过线性区间上限的高浓度样本可稀释后测定，则应说明样本的最大可稀释倍数、稀释溶液等信息。

12. 【检验方法的局限性】

12.1 说明检测结果仅供临床参考，不能单独作为确诊或排除病例的依据。

12.2 说明该检验方法由于哪些原因会使测量结果产生偏离，或测量结果还不能完全满足临床需要。如：干扰（胆红素、血红蛋白、甘油三酯等）等。

13. 【产品性能指标】

产品性能指标应符合产品技术要求。说明该产品主要性能指标，应至少包括：试剂空白吸光度、试剂空白吸光度变化率、线性区间、准确度、分析灵敏度、精密度（批内精密度和批间精密度）、校准品/质控品性能（如适用）等。

14. 【注意事项】应至少包括以下内容：

14.1 本试剂的检测结果仅供临床参考，对患者的临床诊治应结合其症状/体征、病史、其他实验室检查及治疗反应等情况综合考虑。

14.2 使用不同生产商的试剂对同一份样本进行检测，检测结果可能会存在差异。

14.3 如无确切的证据证明其安全性，对所有样本和反应废弃物都应视为传染源对待，提示操作者采取必要的防

护措施。

14.4 试剂中含有的化学成分如接触人体后会产生不良的影响，应明确给予提示。

15. 【标识的解释】

如有图形或符号，请解释其代表的意义。

16. 【参考文献】

注明引用参考文献，其书写应清楚、易查询且格式规范统一。

17. 【基本信息】

参照《体外诊断试剂说明书编写指导原则》的相关内容编写。

18. 【医疗器械注册证编号/产品技术要求编号】

注明该产品的注册证书编号/产品技术要求编号。

19. 【说明书核准日期及修改日期】

注明该产品说明书的核准日期。如曾进行过说明书的变更申请，还应该同时注明说明书的修改日期。

三、审查关注点

（一）产品技术要求中性能指标的设定及检验方法是否符合相关国家标准、行业标准的要求。产品技术要求的格式是否符合《医疗器械产品技术要求编写指导原则》（国家食品药品监督管理总局通告2014年第9号）的相关规定。

（二）产品说明书的编写内容及格式是否符合《医疗器械说明书和标签管理规定》（国家食品药品监督管理总局令第6号）、《体外诊断试剂说明书编写指导原则》（国家食品药品监督管理总局通告2014年第17号）的要求。

（三）分析性能评估指标及结果是否满足本指导原则中各指标验证的要求。

（四）参考区间确定使用的方法是否合理，数据统计是否符合统计学的相关要求，结论是否和说明书声称一致。

（五）试剂的稳定性研究方法是否合理，稳定性结论是否和说明书声称一致。

（六）临床试验采用的样本类型及病例是否满足试剂声称的预期用途，样本量及临床研究单位的选择、对比试剂的选择、统计方法及研究结果、临床方案及报告撰写的格式等是否符合《体外诊断试剂临床试验技术指导原则》（国家食品药品监督管理总局通告2014年第16号）对相关内容的规定。

（七）产品风险分析资料的撰写是否符合 YY/T 0316—2016《医疗器械风险管理对医疗器械的应用》的要求。

四、编写单位

山东省食品药品审评认证中心。

用于酯类检测的试剂

71 甘油三酯测定试剂盒注册技术审评指导原则

（甘油三酯测定试剂盒注册技术审查指导原则）

本指导原则旨在指导注册申请人对甘油三酯（triglyceride，TG）测定试剂盒注册申报资料的准备及撰写，同时也为技术审评部门审评注册申报资料提供参考。

本指导原则是对甘油三酯测定试剂盒的一般要求，申请人应依据产品的具体特性确定其中内容是否适用，若不适用，需具体阐述理由及相应的科学依据，并依据产品的具体特性对注册申报资料的内容进行充实和细化。

本指导原则是供申请人和审查人员使用的指导文件，不涉及注册审批等行政事项，亦不作为法规强制执行，如有能够满足法规要求的其他方法，也可以采用，但应提供详细的研究资料和验证资料。应在遵循相关法规的前提下使用本指导原则。

本指导原则是在现行法规、标准体系及当前认知水平下制定的，随着法规、标准体系的不断完善和科学技术的不断发展，本指导原则相关内容也将适时进行调整。

一、适用范围

甘油三酯测定试剂盒是指利用酶法对人血清、血浆或其他体液中的甘油三酯含量进行体外定量测定的试剂。本指导原则适用于进行产品注册和相关许可事项变更的产品。

脂肪酶分解血清中甘油三酯为甘油和脂肪酸。在 ATP 存在下，甘油激酶将甘油磷酸化成 3-磷酸甘油。后者被磷酸甘油氧化酶氧化生成磷酸二羟丙酮和过氧化氢。过氧化氢与过氧化物酶、4-氨基比林进行显色反应，生成有色苯醌亚胺，在 500nm（480～550nm）处吸光度值与甘油三酯含量成正比。本文不适用于干化学类测定试剂。

依据《体外诊断试剂注册管理办法》（国家食品药品监督管理总局令第 5 号）、《食品药品监管总局关于印发体外诊断试剂分类子目录的通知》（食药监械管〔2013〕242号），甘油三酯检测试剂属于酯类检测试剂，管理类别为 Ⅱ 类，分类代号为 6840。

二、注册申报资料要求

（一）综述资料

甘油三酯（triglyceride，TG）是 3 分子长链脂肪酸和甘油形成的脂肪分子。甘油三酯是人体内含量最多的脂类，大部分组织均可以利用甘油三酯分解产物供给能量，同时肝脏、脂肪等组织还可以进行甘油三酯的合成，在脂肪组织中贮存。人血清中甘油三酯水平呈明显正偏态分布。病理性升高：原发性见于家族性高甘油三酯血症与家族性混合型高脂（蛋白）血症等。继发性见于糖尿病、糖尿累积病、甲状腺功能衰退、肾病综合征、妊娠、口服避孕药、酗酒等。病理性降低：原发性见于无 β-脂蛋白血症和低 β-脂蛋白血症。继发性见于继发性脂质代谢异常，如消化道疾病（肝疾患、吸收不良综合征）、内分泌疾患（甲状腺功能亢进症、慢性肾上腺皮质不全）及肝素等药物的应用。综述资料主要包括产品预期用途、产品描述、方法学特征、生物安全性评价、研究结果总结以及同类产品上市情况介绍等内容，应符合《体外诊断试剂注册管理办法》和《关于公布体外诊断试剂注册申报资料要求和批准证明文件格式的公告》（国家食品药品监督管理总局公告 2014 年第 44 号）的相关要求。

（二）主要原材料的研究资料（如需提供）

包括主要反应成分、质控品、校准品等的选择、制备、质量标准确定的方法及研究资料；校准品应提供详细的量值溯源资料，包括定值试验资料和溯源性文件等；质控品应提供详细的定值资料。

（三）主要生产工艺和反应体系的研究资料（如需提供）

1. 主要生产工艺介绍，可用流程图方式表示，并说明主要生产工艺过程的研究资料、每一步生产工艺的确认资料及试验数据。包括：工作液的配制和分装，显色系统的描述和确定依据等。

2. 主要反应体系的研究资料，包括：样本采集及处理、样本要求，确定反应温度、时间、缓冲体系比较等条件的确认资料及试验数据，确定样本和试剂盒组分加样量的确认资料及试验数据，校准方法、质控方法等。

（四）分析性能评估资料

申请人应当提交产品研制或成品验证阶段对试剂盒进行的所有性能验证的研究资料，对于每项分析性能的评价都应包括具体的研究项目、实验设计、研究方法、可接受标准、试验数据、统计方法、研究结论等详细资料。性能评估时应将试剂和所选用的校准品、质控品作为一个整体进行评价，评估整个系统的性能是否符合要求。有关分析性能验证的背景信息也应在申报资料中有所体现，包括实验地点、适用仪器、试剂规格和批号、所选用的校准品和质控品、临床样本来源等。

性能评估应至少包括准确度、精密度、线性范围、最低检测限、分析灵敏度、分析特异性、其他影响检测的因素等。

1. 准确度

对测量准确度的评价方法依次包括：相对偏差、回收试验、比对试验等方法，甘油三酯项目目前有国家标准品和国际参考物质，建议申请人优先采用相对偏差的方法，申请人也可根据实际情况选择其他合理方法进行研究。

1.1 相对偏差

使用国家标准品或国际参考物质作为样本进行测试，重复测定 3 次，计算平均值与标示值的相对偏差。

或用由参考方法定值的高、低 2 个浓度的人血清对试剂盒进行测试，每个浓度样品重复测定 3 次，分别取测试结果均值，计算相对偏差。

1.2 回收试验

在人血清样品中加入一定体积标准或校准品溶液或纯品，每个浓度重复测定 3 次，计算回收率。

回收试验注意事项：

1.2.1 加入的标准液体积与血清体积比应不大于 1：20 或其体积比不会产生基质的变化；

1.2.2 加入标准或校准品溶液后样品总浓度应在试剂盒测定线性范围内；

1.2.3 标准品或校准品应有溯源性。

1.3 比对试验

采用参考方法或国内/国际普遍认为质量较好的已上市同类试剂作为参比方法，与拟申报试剂同时检测一批病人样品（至少 40 例样本），从测定结果间的差异了解拟申报试剂与参比方法间的偏倚。如偏倚很小或在允许的误差范围内，说明两检测系统对病人标本测定结果基本相符，对同一份临床样本的医学解释，拟申报试剂与参比方法相比不会产生差异结果。

在实施方法学比对前，应分别对拟申报试剂和参比试剂进行初步评估，只有在确认两者都分别符合各自相关的质量标准后方可进行比对试验。方法学比对时应注意质量控制、样本类型、浓度分布范围并对结果进行合理的统计学分析。

2. 精密度

测量精密度的评估应至少包括两个浓度水平的样本进行，两个浓度都应在试剂盒的测量范围内且有一定的临床意义，通常选用该检测指标的临界值附近样本和异常高值样本。

3. 线性范围

建立试剂线性范围所用的样本基质应尽可能与临床实际检测的样本相似，理想的样本为分析物浓度接近预期测定上限的混合人血清，且应充分考虑多倍稀释对样本基质的影响。

超出线性范围的样本如需稀释后测定，应做相关研究，明确稀释液类型及最大可稀释倍数，研究过程应注意基质效应影响，必要时应提供基质效应研究有关的资料。

4. 最低检测限

最低检测限的确定常使用同批号试剂对零浓度校准品（或样品稀释液）进行至少 20 次重复检测，平均值加 2 倍 SD（≥95% 置信区间）即试剂的最低检测限。

5. 分析灵敏度

试剂盒测试给定浓度的被测物时，吸光度差值（ΔA）应符合生产企业给定范围。

6. 分析特异性

应明确已知干扰因素对测定结果的影响：可采用回收实验对不同浓度的溶血、黄疸对检测结果的影响进行评价，干扰物浓度的分布应覆盖人体生理及病理状态下可能出现的物质浓度。待评价的甘油三酯样本浓度至少应为高、中、低三个水平，选取线性范围内有临床代表性意义的浓度。

药物干扰的研究可根据需要由申请人选择是否进行或选择何种药物及其浓度进行。

7. 校准品溯源及质控品赋值（如产品中包含）

校准品应提供详细的量值溯源资料，包括定值试验资料和溯源性文件等；质控品应提供详细的定值资料。应参照 GB/T 21415—2008《体外诊断医疗器械 生物样品中量的测量 校准品和控制物质赋值的计量学溯源性》的要求，提供企业（工作）校准品及试剂盒配套校准品定值及不确定度计算记录，提供质控品赋值及其靶值范围确定的记录。

8. 其他需注意问题

不同适用机型、不同包装规格，应分别提交分析性能评估报告。如注册申请中包含不同的包装规格，需要对不同包装规格之间的差异进行分析或验证。如不同的包装规格产品间存在性能差异，需要提交采用每个包装规格产品进行的上述项目评估的试验资料及总结。如不同包装规格之间不存在性能差异，需要提交包装规格之间不存在性能差异的详细说明，具体说明不同包装规格之间的差别及可能产生的影响。

（五）参考区间确定资料

应明确研究采用的样本来源、详细的试验资料、统计方法等，参考区间可参考文献资料，但应当对至少 120 例的健康个体进行验证。研究结论应与产品说明书【参考区间】的相应描述保持一致。

（六）稳定性研究资料

稳定性研究资料主要涉及两部分内容，申报试剂的稳定性和适用样本的稳定性研究。

试剂的稳定性包括实时稳定性、运输稳定性、开瓶（待机）稳定性等，申请人应至少提供 3 个生产批次的实时稳定性、开瓶稳定性和运输稳定性研究资料，包括研究目的、材料和方法、研究结论等。试剂的稳定性研究应注意选取代表性包装规格进行研究（例如：校准品稳定性应选取最易受影响的最小装量）。

适用样本的稳定性主要包括室温保存、冷藏和冷冻条件下的有效期验证，可以在合理温度范围内选择温度点（温度范围），每间隔一定的时间段即对储存样本进行性能的分析验证，从而确认不同类型样本的效期稳定性。适于冷冻保存的样本还应对冻融次数进行评价。

试剂稳定性和样本稳定性两部分内容的研究结果均应在说明书【储存条件及有效期】和【样本要求】两项中进行详细说明。

（七）临床评价资料

临床试验资料应符合《关于发布体外诊断试剂临床试验技术指导原则的通告》（国家食品药品监督管理总局通告2014年第16号）的要求，同时研究资料的形式应符合《关于公布体外诊断试剂注册申报资料要求和批准证明文件格式的公告》（国家食品药品监督管理总局公告2014年第44号）临床研究资料有关的规定。下面仅对临床实验中的基本问题进行阐述。

1. 研究方法

选择境内已批准上市的性能不低于试验用体外诊断试剂的同类产品作为参比试剂，采用试验用体外诊断试剂（以下称待评试剂）与之进行对比试验研究，证明本品与已上市产品等效。

2. 临床试验机构的选择

应选择至少两家经国家食品药品监督管理总局资质认可的临床试验机构，临床试验机构实验操作人员应有足够的时间熟悉检测系统的各环节（试剂、质控及操作程序等），熟悉评价方案。在整个实验中，待评试剂和参比试剂都应处于有效的质量控制下，最大限度保证试验数据的准确性及可重复性。

3. 临床试验方案

临床试验实施前，研究人员应从流行病学、统计学、临床医学、检验医学等多方面考虑，设计科学合理的临床研究方案。建议临床前开展预试验工作，最大限度地控制试验误差。各临床试验机构的方案设置应保持一致，且保证在整个临床试验过程中遵循预定的方案实施，不可随意改动。整个试验过程应在临床试验机构的实验室内并由本实验室的技术人员操作完成，申报单位的技术人员除进行必要的技术指导外，不得随意干涉实验进程，尤其是数据收集过程。

试验方案中应确定严格的病例纳入/排除标准，任何已经入选的病例再被排除出临床研究都应记录在案并明确说明原因。在试验操作过程中和判定试验结果时应采用盲法以保证试验结果的客观性。各临床试验机构选用的参比试剂应保持一致，以便进行合理的统计学分析。另外，待评试剂的样本类型应不超越参比试剂的样本类型。

临床试验方案必须获得临床试验机构伦理委员会的同意。

4. 研究对象选择

临床试验应选择具有特定症状/体征人群作为研究对象。企业在建立病例纳入标准时，应考虑到不同人群的差异，尽量覆盖各类适用人群。在进行结果统计分析时，建议对各类人群分别进行数据统计分析。总体样本数不少于200例，异常值样本数不少于80例。样本中待测物浓度应覆盖待评试剂线性范围，且尽可能均匀分布。

应明确样本存贮条件、可否冻融等要求及避免使用的样本，血浆应明确抗凝剂的要求。实验中，尽可能使用新鲜样本，避免贮存。如无法避免使用贮存样品时，注明贮存条件及时间，在数据分析时应考虑其影响。

如果声称待评试剂同时适用于血清或血浆样本类型，可完成一个样本类型（血清或血浆）不少于200例的临床研究，同时可选至少100例血清或血浆同源样本进行比对研究，异常值样本不少于40例进行临床研究，其中不同浓度样本分布情况与总例数中分布情况应一致。也可以分别对同时适用的多个样本类型按照《体外诊断试剂临床试验技术指导原则》（国家食品药品监督管理总局通告2014年第16号）中试验样本量一般要求规定的200例进行试验，异常值样本数不少于80例。

涉及产品检测条件优化、增加与原样本类型具有可比性的其他样本类型等变更事项，临床试验采用变更后产品与变更前产品或者已上市同类产品进行比对试验，在至少2家（含2家）临床试验机构开展临床试验，总样本数不少于100例，异常值样本数不少于40例。

5. 统计学分析

对临床试验结果的统计应选择合适的统计方法，如相关分析、线性回归、绝对偏倚/偏差及相对偏倚/偏差分析等。对于对比实验的等效性研究，最常用是对待评试剂和参比试剂两组检测结果的相关及线性回归分析，应重点观察相关系数（r值）或判定系数（R^2）、回归拟合方程（斜率和y轴截距）等指标。结合临床试验数据的正/偏态分布情况，建议统计学负责人选择合理的统计学方法进行分析，统计分析应可以证明两种方法的检测结果无明显统计学差异。在临床研究方案中应明确统计检验假设，即评价待评试剂与参比试剂是否等效的标准。

6. 临床试验总结报告撰写

根据《体外诊断试剂临床试验技术指导原则》的要求，临床试验报告应该对试验的整体设计及各个关键点给予清晰、完整的阐述，应该对整个临床试验实施过程、结果分析、结论等进行条理分明的描述，并应包括必要的基础数据和统计分析方法。建议在临床总结报告中对以下内容进行详述。

6.1 临床试验总体设计及方案描述

6.1.1 临床试验的整体管理情况、临床试验机构选择、临床主要研究人员简介等基本情况介绍。

6.1.2 纳入/排除标准、不同人群的预期选择例数及标准。

6.1.3 样本类型，样本的收集、处理及保存等。

6.1.4 统计学方法、统计软件、评价统计结果的标准。

6.2 具体的临床试验情况

6.2.1 待评试剂和参比试剂的名称、批号、有效期及所用机型等信息。

6.2.2 对各研究单位的病例数、人群分布情况进行总合，建议以列表或图示方式给出具体例数及百分比。

6.2.3 质量控制，试验人员培训、仪器日常维护、仪器校准、质控品运行情况，对检测精密度、质控品回收（或测量值）、抽查结果评估。

6.2.4 具体试验过程，样本检测、数据收集、样本长期保存等。

6.3 统计学分析

6.3.1 数据预处理、对异常值或离群值的处理、研究过程中是否涉及对方案的修改。

6.3.2 定量值相关性和一致性分析

用回归分析验证两种试剂结果的相关性，以 $y = a + bx$ 和 R^2 的形式给出回归分析的拟合方程，其中：y 是待评试剂结果，x 是参比试剂结果，b 是方程斜率，a 是 y 轴截距，R^2 是判定系数（通常要求 $R^2 \geqslant 0.95$）。

6.4 讨论和结论

对总体结果进行总结性描述并简要分析试验结果，对本次临床研究有无特别说明，最后得出临床试验结论。

（八）产品风险分析资料

对体外诊断试剂产品寿命周期的各个环节，从预期用途、可能的使用错误、与安全性有关的特征、已知和可预见的危害等方面的判定以及对患者风险的估计进行风险分析、风险评价和相应的风险控制基础上，形成风险管理报告。应当符合相关行业标准的要求。

风险分析应包含但不仅限于以下方面的内容：预期用途错误包括：设计开始时未设定预期分析物、未作适用机型验证、未针对特定的样本类型验证。性能特征失效包括：精密度失效、准确度失效、非特异性、稳定性失效、测量范围失效、定性/定量失效、量值溯源失效、校准失效。不正确的结果包括：配方错误、采购的原料未能达到设计要求的性能、原材料储存条件不正确、使用了过期的原材料、反应体系不正确、试剂与包装材料不相容。可能的使用错误包括：生产者未按照生产流程操作，检验者未按照原料、半成品、成品检验标准操作，装配过程组分、标签、说明书等漏装或误装，成品储存或运输不当，客户未参照产品说明书设置参数或使用。与安全性有关的特征包括：有毒化学试剂的化学污染、样本的潜在生物污染、不可回收包装或塑料的环境污染。

（九）产品技术要求

申请人应当在原材料质量和生产工艺稳定的前提下，根据申请人产品研制、前期临床评价等结果，依据国家标准、行业标准及有关文献，按照《关于发布医疗器械产品技术要求编写指导原则的通告》（国家食品药品监督管理总局通告 2014 年第 9 号）的有关要求，编写产品技术要求，内容主要包含产品性能指标和检验方法。

进口产品的产品技术要求应当包括英文版和中文版，英文版应当由申请人签章，中文版由申请人或其代理人签章。

下面就产品技术要求中涉及的产品适用的相关标准和主要性能指标等相关内容作简要叙述。

1. 产品适用的相关标准：

（1）GB/T 21415—2008 体外诊断医疗器械 生物样品中量的测量 校准品和控制物质赋值的计量学溯源性

（2）GB/T 26124—2011 临床化学体外诊断试剂（盒）

（3）YY/T 1199—2013 甘油三酯测定试剂盒（酶法）

2. 主要性能指标

2.1 外观

应与申请人声称试剂外观一致。这里可以包括试剂盒包装外观、试剂内包装外观、试剂的外观。

2.2 装量

试剂装量应不少于标示装量。

2.3 试剂空白吸光度

用蒸馏水、去离子水或其他指定溶液作为空白加入工作试剂作为样品测试时，试剂空白吸光度 A（申请人指定的波长，37℃，1.0 cm）≤0.2。

2.4 分析灵敏度

试剂盒测试给定浓度的被测物时，吸光度差值（ΔA）应符合生产企业给定范围。

2.5 线性范围

线性范围应至少达到 1.13～9.04mmol/L。

2.5.1 相关系数（r）

线性相关系数 r 应不小于 0.990（线性范围下限应不低于产品的最低检测线，不高于参考区间下限）。

2.5.2 线性偏差

线性偏差应不超过申请人给定值。线性偏差可分段描述或连续描述，若分段描述，应注意分段点的确定。

2.6 精密度

2.6.1 重复性

用同一样本或质控品重复测试至少 10 次，所得结果的精密度（变异系数 CV）应 ≤5.0%。

测定样本应至少包含两个浓度点，一般应按医学决定水平取甘油三酯临界值和异常高值浓度点。

2.6.2 批间差

试剂（盒）批间相对极差应 ≤10.0%。样本选取同前。

2.7 准确度

2.7.1 相对偏差 提供参考物质或用参考方法定值的血清测定，实测值与标示值偏差应在 ±15.0% 范围内。

2.7.2 回收试验 在临床样本中加入一定体积标准溶液（标准溶液体积与临床样本体积应不会产生基质的变化，加入标准溶液后样品总浓度必须在试剂（盒）测定线性范围内）或纯品，回收试验一般选取两个或两个以上浓度进行，回收率应在 90%～110% 之间。

2.7.3 比对试验 用待测试剂盒与申请人选定分析系统（已在国内上市）分别检测不少于 40 个在检测范围内的人源样品，用线性回归方法计算两组结果的相关系数 $r \geqslant 0.990$ 以及每个浓度点的偏差，偏差应不超过申请人给定值。偏差可分段描述或连续描述，若分段描述，应注意分段点的确定。

建议按上述优先顺序，采用上述方法之一测试试剂盒

2.8 稳定性

检测申请人声称已到期试剂，产品性能应符合试剂空白吸光度、分析灵敏度、线性范围、精密度、准确度要求。冻干品应同时进行复溶稳定性试验，复溶后放置到有效期末，产品性能应符合试剂空白吸光度、分析灵敏度、线性、测量精密度、准确度要求。

2.9 校准品和质控品的性能指标（如产品中包含）

应至少包含外观、装量（干粉试剂可不做）、准确性、均一性、稳定性。冻干型校准品和质控品还应检测批内瓶间差和复溶稳定性。

（十）产品注册检验报告

具有相应医疗器械检验资质和承检范围的医疗器械检验机构出具的注册检验报告和产品技术要求预评价意见。甘油三酯项目目前有国家标准品，应当使用国家标准品进行注册检验，并符合相关要求。

（十一）产品说明书

说明书承载了产品预期用途、检验方法、对检验结果的解释以及注意事项等重要信息，是指导实验室工作人员正确操作、临床医生针对检验结果给出合理医学解释的重要依据，因此，产品说明书是体外诊断试剂注册申报最重要的文件之一。

结合《关于发布体外诊断试剂说明书编写指导原则的通告》（国家食品药品监督管理总局通告2014年第17号）的要求，下面对甘油三酯测定试剂盒说明书的重点内容进行详细说明。

1. 【产品名称】

根据《体外诊断试剂注册管理办法》中的命名原则，产品名称通常由被测物质的名称、用途、方法或原理三部分组成，方法或原理部分应能体现具体反应原理，建议参考分类目录或行业标准。

2. 【包装规格】

包装规格应明确单、双或其他多试剂类型；如不同包装规格有与之特定对应的机型，则应同时明确适用机型。如有货号，可增加货号信息。

如：试剂1：1×40ml，试剂2：1×20ml 日立7170生化分析仪

3. 【预期用途】应至少包括以下几部分内容：

3.1 说明试剂盒用于体外定量检测人血清、血浆或其他体液中甘油三酯的含量。

3.2 明确与甘油三酯检测相关的临床适应证背景情况。

如：病理性升高：原发性见于家族性高甘油三酯血症与家族性混合型高脂（蛋白）血症等。继发性见于糖尿病、糖尿累积病、甲状腺功能衰退、肾病综合征、妊娠、口服避孕药、酗酒等。病理性降低：原发性见于无β-脂蛋白血症和低β-脂蛋白血症。继发性见于继发性脂质代谢异常，如消化道疾病（肝疾患、吸收不良综合征）、内分泌疾患（甲状腺功能亢进症、慢性肾上腺皮质不全）及肝素等药物的应用。

4. 【检验原理】应结合产品主要成分简要说明检验的原理、方法，必要时可采取图示方法表示，检验原理的描述应结合产品主要组成成分、被测物和产物的关系进行描述：

如：用脂蛋白酯酶（LPL）使血清中的甘油三酯（TG）水解成甘油与脂肪酸，将生成的甘油用甘油激酶（GK）及三磷酸腺苷（ATP）磷酸化。以磷酸甘油氧化酶（GPO）氧化3-磷酸甘油（G-3-P），然后以过氧化物酶（POD），4-氨基安替比林（4-AAP）与4-氯酚（三者合称PAP）反应显色，在特定波长处监测吸光度值，可计算甘油三酯含量。

反应式如下：

$$甘油三酯 + 3H_2O \xrightarrow{\text{脂蛋白酯酶}} 甘油 + 3\ 脂肪酸$$

$$甘油 + ATP \xrightarrow{\text{甘油激酶}} 3\text{-磷酸甘油} + ADP$$

$$3\text{-磷酸甘油} + O_2 + 2H_2O \xrightarrow{\text{磷酸甘油氧化酶}} 磷酸二羟丙酮 + 2H_2O_2$$

$$H_2O_2 + 4\text{-}AAP + 4\text{-氯酚} \xrightarrow{\text{过氧化物酶}} 苯醌亚胺 + 2H_2O + HCl$$

5. 【主要组成成分】应明确以下内容：

试剂盒提供的试剂组分的名称、比例或浓度，各组分是否可以互换；如含有校准品或质控品，除明确组成成分及生物学来源外，还应明确其定值及溯源性，溯源性应写明溯源的最高级别，包括标准物质或参考物的发布单位及编号，质控品应明确靶值范围。

例如：

本试剂盒由试剂1、2和校准品组成：

试剂1：三羟甲基氨基甲烷缓冲液100mmol/L、三磷酸腺苷（ATP）0.20mmol/L、甘油激酶（GK）1200U/L、甘油磷酸氧化酶4000U/L、氯化镁23mmol/L、过氧化物酶5kU/L；

试剂2：三羟甲基氨基甲烷缓冲液100mmol/L、4-氨基安替比林1.0mmol/L、脂蛋白脂酶2500U/L、三磷酸腺苷0.20mmol/L、3,5-二氯-2-羟基苯磺酸钠2.0mmol/L；

校准品：为甘油三酯溶液，校准品具有批特异性，每批定值，定值见瓶签标示，量值可溯源至GBW09148或国际参考物质SRM1595。

6. 【储存条件及有效期】应明确未开封的试剂实际储存条件及有效期，开封后在生化分析仪上待机稳定期。干粉校准品（如适用）应明确复溶稳定性。

注：保存条件不应有模糊表述，如"室温"、"常温"。

7. 【适用仪器】应明确可适用的具体品牌、型号的仪器。

8. 【样本要求】重点明确以下内容：样本类型、处理、保存期限及保存条件（短期、长期），运输条件等。如有血浆样本，应注明对抗凝剂的要求（如果草酸盐、柠檬酸盐、EDTA钠盐等对甘油三酯浓度造成干扰，应明确避免使用的

提示）。冷藏/冷冻样本检测前是否须恢复室温，可冻融次数。特殊体液标本还应详细描述对采集条件、保存液、容器要求等可能影响检测结果的要求。应对已知的干扰物进行说明，如：存在的干扰因素，明确黄疸、溶血、药物等干扰物对测定的影响，同时列出干扰物的具体浓度。

9.【检验方法】详细说明试验操作的各个步骤，包括：

9.1 试剂配制方法、注意事项。

9.2 试验条件：温度、时间、测定主/副波长、试剂用量、样本用量、测定方法、反应类型、反应方向、反应时间等以及试验过程中的注意事项。

9.3 校准：校准品的使用方法、注意事项、校准曲线的绘制。

9.4 质量控制：质控品的使用方法、对质控结果的必要解释以及推荐的质控周期等；建议在本部分注明以下字样：如果质控结果与预期不符，提示检测结果不可靠，不应出具检测报告。

9.5 检验结果的计算：应明确检验结果的计算方法。超出线性范围的样本如进行稀释，应结合可检测范围研究结果明确稀释液类型和最大可稀释比例。

10.【参考区间】应注明常用样本类型的参考区间，并简要说明其确定方法。建议注明"由于地理、人种、性别和年龄等差异，建议各实验室建立自己的参考区间"。

11.【检验结果的解释】说明可能对检验结果产生影响的因素，在何种情况下需要进行确认试验。

12.【检验方法的局限性】说明该检验方法的局限性。

13.【产品性能指标】至少应详述以下性能指标，性能指标应与产品技术要求中相关技术指标保持一致。

13.1 试剂空白吸光度；

13.2 分析灵敏度；

13.3 准确度；

13.4 精密度（重复性和批间差）；

13.5 线性范围；

13.6 特异性。

14.【注意事项】应至少包括以下内容：

14.1 本试剂盒的检测结果仅供临床参考，对患者的临床管理应结合其症状/体征、病史、其他实验室检查及治疗反应等情况综合考虑。

14.2 本试剂盒仅供体外诊断用，试剂中含有的化学成分接触人体后是否会产生不良的影响后果。

14.3 采用不同方法学的试剂检测所得结果不应直接相互比较，以免造成错误的医学解释；建议实验室在发给临床医生的检测报告注明所用试剂特征。

14.4 有关人源组分的警告，如：试剂盒内的质控品、校准品或其他人源组分，虽已经通过了 HBs-Ag、HIV1/2-Ab、HCV-Ab 等项目的检测，但截至目前，没有任何一项检测可以确保绝对安全，故仍应将这些组分作为潜在传染源对待。

14.5 样本：①采集时间要求、与用药的先后顺序或用药后时间间隔等；②对所有样本和反应废弃物都应视为传染源对待。

14.6 其他有关甘油三酯测定的注意事项。

15.【标识的解释】如有图形或符号，请解释其代表的意义。

16.【参考文献】应当注明在编制说明书时所引用的参考文献。

17.【基本信息】

17.1 境内体外诊断试剂

17.1.1 注册人与生产企业为同一企业的，按以下格式标注基本信息：

注册人/生产企业名称，住所，联系方式，售后服务单位名称，联系方式，生产地址，生产许可证编号

17.1.2 委托生产的按照以下格式标注基本信息：

注册人名称，住所，联系方式，售后服务单位名称，联系方式，受托企业的名称，住所，生产地址，生产许可证编号

17.2 进口体外诊断试剂

按照以下格式标注基本信息：

注册人/生产企业名称，住所，生产地址，联系方式，售后服务单位名称，联系方式，代理人的名称，住所，联系方式

18.【医疗器械注册证编号/产品技术要求编号】应当写明医疗器械注册证编号/产品技术要求编号。

19.【说明书核准日期及修改日期】应注明该产品说明书的核准日期。如曾进行过说明书的变更申请，还应该同时注明说明书的修改日期。

三、参考文献

（一）《体外诊断试剂注册管理办法》（国家食品药品监督管理总局令第 5 号）

（二）《医疗器械说明书和标签管理规定》（国家食品药品监督管理总局令第 6 号）

（三）《关于发布医疗器械产品技术要求编写指导原则的通告》（国家食品药品监督管理总局通告 2014 年第 9 号）

（四）《关于发布体外诊断试剂临床试验技术指导原则的那广告》（国家食品药品监督管理总局通告 2014 年第 16 号）

（五）《关于发布体外诊断试剂说明书编写指导原则的通告》（国家食品药品监督管理总局通告 2014 年第 17 号）

（六）《关于公布体外诊断试剂注册申报资料要求和批准证明文件格式的公告》（国家食品药品监督管理总局公告 2014 年第 44 号）

（七）《关于含有牛、羊源性材料医疗器械注册有关事宜的公告》（国食药监械〔2006〕407 号）

（八）国家食品药品监督管理部门发布的其他规范性文件

（九）GB/T 21415—2008 体外诊断医疗器械 生物样品中量的测量 校准品和控制物质赋值的计量学溯源性

（十）GB/T 26124—2011 临床化学体外诊断试剂（盒）

（十一）YY/T 0316—2008 医疗器械 风险管理对医疗器

械的应用

（十二）YY/T 1199—2013 甘油三酯测定试剂盒（酶法）

甘油三酯测定试剂盒注册技术
审查指导原则编写说明

一、指导原则编写目的

编制本指导原则旨在指导和规范注册申请人对甘油三酯（triglyceride, TG）测定试剂盒注册申报资料的准备及撰写工作，同时帮助审查人员理解和掌握该类产品原理、组成、性能、预期用途等内容，把握技术审评工作基本要求和尺度，对产品安全性、有效性作出系统评价。

由于甘油三酯测定试剂盒产品仍在不断发展，审查人员仍需从风险分析的角度认真确定申报产品的预期用途与风险管理是否相当；由于我国医疗器械法规框架仍在构建中，审查人员仍需密切关注相关法规、标准及最新进展，关注审评产品实际组成、原理、预期用途等方面的个性特征，以保证产品审评符合现行法规安全、有效的要求。

二、指导原则部分内容说明

（一）指导原则主要根据体外诊断试剂产品注册申报资料的要求，借鉴国家食品药品监督管理部门已发布的相关产品注册技术审查指导原则的体例进行编写，以便于注册技术审评人员理解。

（二）产品应适用相关标准中给出了现行有效的国家标准、行业标准（包括产品标准、基础标准）。

（三）产品的主要性能指标中给出了产品需要考虑的各个方面，主要提出共性要求，具体量化指标需要参照相关的国家标准、行业标准和生产商技术能力予以确定。

（四）关于线性偏差以及准确度偏差说明：考虑到，如技术要求中线性偏差以及准确度（比对试验）偏差均采用相对偏差进行表述，当对线性范围中某一极低值样本进行线性范围以及准确度（比对试验）试验时，其试验结果采用绝对偏差符合申请人的规定更为合理。因此，本指导原则建议企业可对产品线性偏差以及准确度（比对试验）偏差进行分段要求，分别采用绝对偏差和相对偏差进行表述。

（五）关于产品技术要求中分析灵敏度描述的说明：行业标准 YY/T 1199—2013 中分析灵敏度指的是产品功能灵敏度，而国家标准 GB/T 26124—2011 中分析灵敏度，指的是产品校准曲线斜率。鉴于甘油三酯测定试剂盒功能灵敏度指标目前并没有实际临床意义，本指导原则中分析灵敏度要求采用国家标准 GB/T 26124—2011 中校准曲线斜率的描述。

（六）关于参考区间的验证资料中对健康个体至少 120 例的说明：此例数的规定，结合已发布产品技术审查指导原则，并参考《WS/T 402—2012 临床实验室检验项目参考区间的制定》以及《C28 - A2 如何确定临床检验的参考区间：批准指南（2000）》。

（七）关于临床试验"总体样本数不少于 200 例，异常值样本数不少于 80 例"的说明：参照国家局已发布实施的缺血修饰白蛋白、肌酸激酶、碱性磷酸酶产品注册技术指导原则。

（八）关于综述资料、产品说明书中有关与甘油三酯检测相关的临床适应证背景的说明：临床意义的描述参考自《全国临床检验操作规程（第 4 版）》。

三、指导原则编写单位和人员

本指导原则编写人员由浙江省医疗器械技术审评人员、行政审批人员、检验和临床专家、产品专业厂家代表等共同组成。

72　高密度脂蛋白胆固醇测定试剂注册技术审评指导原则

（高密度脂蛋白胆固醇测定试剂注册技术审查指导原则）

本指导原则旨在指导注册申请人对高密度脂蛋白胆固醇测定试剂注册申报资料的准备及撰写，同时也为技术审评部门审评注册申报资料提供参考。

本指导原则是对高密度脂蛋白胆固醇测定试剂的一般要求，申请人应依据产品的具体特性确定其中内容是否适用，若不适用，需具体阐述理由及相应的科学依据，并依据产品的具体特性对注册申报资料的内容进行充实和细化。

本指导原则是供申请人和审查人员使用的指导文件，不涉及注册审批等行政事项，亦不作为法规强制执行，如有能够满足法规要求的其他方法，也可以采用，但应提供详细的研究资料和验证资料。应在遵循相关法规的前提下使用本指导原则。

本指导原则是在现行法规、标准体系及当前认知水平下制定的，随着法规、标准体系的不断完善和科学技术的不断发展，本指导原则相关内容也将适时进行调整。

一、适用范围

高密度脂蛋白胆固醇测定试剂用于体外定量测定人血清或血浆中高密度脂蛋白胆固醇的含量。

本指导原则适用于采用分光光度法原理，利用全自动、半自动生化分析仪或分光光度计，进行高密度脂蛋白胆固醇定量检验所使用的临床化学体外诊断试剂。

依据《体外诊断试剂注册管理办法》（国家食品药品监督管理总局令第5号）、《食品药品监管总局关于印发体外诊断试剂分类子目录的通知》（食药监械管〔2013〕242号），高密度脂蛋白胆固醇测定试剂（盒）管理类别为二类，分类代码为6840。

二、注册申报资料要求

（一）综述资料

综述资料主要包括产品预期用途、产品描述、有关生物安全性的说明、研究结果的总结评价以及同类产品上市情况介绍等内容，应符合《体外诊断试剂注册管理办法》（国家食品药品监督管理总局令第5号）和《关于公布体外诊断试剂注册申报资料要求和批准证明文件格式的公告》（国家食品药品监督管理总局公告2014年第44号）的相关要求。相关描述应至少包含如下内容：

1. 产品预期用途：描述产品的预期用途，与预期用途相关的临床适应证背景情况，如临床适应证的发生率、易感人群等，相关的临床或实验室诊断方法等。

与高密度脂蛋白胆固醇测定试剂预期用途有关的临床背景情况介绍如下：

高密度脂蛋白胆固醇是高密度脂蛋白分子所携的胆固醇，高密度脂蛋白从细胞膜上摄取胆固醇，经卵磷脂胆固醇酰基转移酶催化而成胆固醇酯，然后再将携带的胆固醇酯转移到极低密度脂蛋白和低密度脂蛋白上。高密度脂蛋白胆固醇占人胆固醇总量的20%~30%，它主要是由肝脏合成，由载脂蛋白、磷脂、胆固醇和少量脂肪酸组成。

高密度脂蛋白胆固醇传统意义上被认为是抗动脉硬化的脂蛋白，冠状动脉的保护因子。其水平与动脉管腔狭窄程度，冠心病发生率呈负相关。其升高能降低冠心病发生的危险，在总胆固醇中高密度脂蛋白胆固醇占的比例越大，患冠心病危险性越小；而降低则是冠心病的先兆。在估计心血管病的危险因素中，高密度脂蛋白胆固醇降低比总胆固醇和甘油三酯升高更有意义。高密度脂蛋白胆固醇增高可见于原发性高脂蛋白血症。高密度脂蛋白胆固醇降低常见于冠心病、高甘油三酯血症、急慢性肝炎、肝硬化等。其降低可作为冠心病的危险指标之一。

2. 产品描述：包括产品所采用的技术原理，主要原材料的来源及制备方法，主要生产工艺过程及关键控制点，校准品、质控品的制备方法以及校准品溯源和质控品定值情况。

3. 有关生物安全性方面的说明：由于体外诊断试剂中的主要原材料可能是由各种动物、病原体、人源的组织和体液等生物材料经处理或添加某些物质制备而成，为保证产品在运输、使用过程中对使用者和环境的安全，研究者应对上述原材料所采用的灭活等试验方法予以说明，并提供相关的证明文件。

4. 有关产品主要研究结果的总结和评价。

5. 其他：包括同类产品在国内外批准上市的情况。相关产品所采用的技术方法及临床应用情况，申请注册产品与国内外同类产品的异同等。

（二）主要原材料研究资料（如需提供）

主要原材料的选择、制备、质量标准及试验验证研究资料；质控品、校准品的原料选择、制备、定值过程及试验资料；校准品的溯源性文件，包括具体溯源链、试验方法、数据及统计分析等详细资料。

（三）主要生产工艺及反应体系的研究资料（如需提供）

1. 主要生产工艺介绍，可以图表方式表示；简要说明主要生产工艺中每个生产步骤需满足的条件及关键质控环节。

2. 反应原理介绍。

3. 确定反应所需物质用量（校准品、样本等）的研究资料。

4. 确定反应最适条件研究。

5. 其他：如基质效应、样本稀释倍数等。

（四）分析性能评估资料

分析性能评估资料是对产品整个研发过程的总结，应提交对试剂进行的所有性能验证的研究资料，包括具体研究方法、试验数据、统计方法等详细资料。

性能评估应至少包括准确度、精密度、线性范围、分析特异性（抗干扰能力）、其他影响检测的因素等。

1. 准确度

企业可按照实际情况采用下列方法对测量准确度进行评价。

（1）相对偏差

可用评价常规方法的参考物质或有证参考物质对试剂进行测试，计算相对偏差。

若有国家标准品、参考品发布，优先采用国家标准品、参考品。

（2）方法学比对

可采用普遍认为质量较好的已上市同类试剂作为参比试剂，与拟申报试剂同时检测一批样本，从测定结果间的差异了解拟申报试剂与参比试剂间的偏倚。如偏倚很小或在允许的误差范围内，说明两检测系统对该标本测定结果基本相符，拟申报试剂与参比试剂对同一份样本的医学解释不会产生差异结果。

在实施方法学比对前，应分别对拟申报试剂和参比试剂进行初步评估，只有在确认两者都分别符合各自相关的质量标准后方可进行比对试验。方法学比对时应注意质量控制、样本类型、浓度分布范围并对结果进行合理的统计学分析。

（3）回收试验

在人源样本中加入一定体积标准溶液（标准溶液体积和人源样品体积比应不会产生基质的变化，加入标准溶液后样品总浓度必须在试剂检测线性范围内）或纯品，进行检测并计算回收率。

2. 空白吸光度

用空白样品（纯水、生理盐水或零校准液）在37℃、测试主波长、1cm光径条件下，测试试剂，测试所得吸光度即为试剂空白吸光度测定值。

3. 批内重复性

测量精密度的评估应包括至少两个浓度水平的样本进行，建议采用浓度为（0.80 ± 0.20）mmol/L 和（1.50 ± 0.50）mmol/L 的样本，两个浓度都应在试剂的测量范围内，且有一定的临床意义，通常选用该检测指标的正常参考值附近样本和病理高值样本。

4. 线性范围

建立试剂线性范围所用的样本基质应尽可能与临床实际检测的样本相似，理想的样本为分析物浓度达到预期测定上限的混合人血清，制备低浓度样本时应充分考虑稀释对样本基质的影响。超出线性范围的样本如需稀释后测定，应作相关研究，明确稀释液类型及最大可稀释倍数，研究过程应注意基质效应影响，必要时应提供基质效应研究有关的资料。

5. 分析灵敏度

用已知浓度在 1.00 ~ 2.00mmol/L 的样本测试试剂，记录在试剂规定参数下的吸光度差值，换算为 1.00mmol/L 的吸光度差值。

6. 批间差

用（1.50 ± 0.50）mmol/L 的样本测试 3 个不同批号的试剂，每个批号测试 3 次，分别计算每批 3 次测定的均值，计算相对极差。

7. 干扰试验

对样本中常见的干扰物质进行检测，如胆红素、血红蛋白、甘油三酯等。方法为对模拟添加样本分别进行验证，样本量选择应体现一定的统计学意义，说明样本的制备方法及干扰试验的评价标准，确定可接受的干扰物质极限浓度，被测物浓度至少应包括其医学决定水平的浓度。

8. 校准品溯源及质控品赋值（如适用）

应参照 GB/T 21415—2008《体外诊断医疗器械 生物样品中量的测量 校准品和控制物质赋值的计量学溯源性》的要求溯源至国家或国际标准物质，并提供校准品溯源性说明及质控品赋值说明。提供企业（工作）校准品及试剂盒配套校准品定值及不确定度计算记录，提供质控品赋值及其靶值范围确定的记录。

9. 其他需注意问题

对于适用多个机型的产品，应提供产品说明书【适用仪器】项中所列的所有型号仪器的性能评估资料。

如有多个包装规格，需要对不同包装规格之间的差异进行分析或验证，如不同包装规格产品间存在性能差异，需要提交采用每个包装规格产品的分析性能评估。如不同包装规格之间不存在性能差异，需要提交包装规格之间不存在性能差异的详细说明，具体说明不同包装规格之间的差别及可能产生的影响。

试剂的测试样本类型如包括血清和血浆样本，则应对二者进行相关性研究以确认二者检测结果是否完全一致或存在某种相关性（如系数关系）。对于血浆样本，企业应对不同的抗凝剂进行研究以确认最适的抗凝条件以及是否会干扰检测结果。

性能评估时应将试剂和校准品、质控品作为一个整体进行评价，评估整个系统的性能是否符合要求。

（五）参考区间确定资料

应提交建立参考区间所采用样本来源及详细的试验资料。应明确参考人群的筛选标准，研究各组（如性别、年龄等）例数应符合统计学要求。

若引用针对中国人群参考值范围研究的相关文献，应明确说明出处，并进行验证。参考值研究结果应在说明书【参考区间】项中进行相应说明。

（六）稳定性研究资料

稳定性研究资料主要涉及两部分内容，申报试剂的稳定性和适用样本的稳定性研究。试剂稳定性研究主要包括效期稳定性、开封稳定性、复溶稳定性（冻干粉）、运输稳定性等，企业可根据实际需要选择合理的稳定性研究方案。稳定性研究资料应包括研究方法的确定依据、具体方法及过程。稳定性研究，应提供至少 3 批样品在实际储存条件下保存至成品有效期后的研究资料。

试剂稳定性和样本稳定性两部分内容的研究结果均应在说明书【储存条件及有效期】和【样本要求】两项中进行详细说明。

（七）临床评价资料

按照《关于发布体外诊断试剂临床试验技术指导原则的通告》（国家食品药品监督管理总局通告 2014 年第 16 号）执行。同时研究资料的形式应符合《体外诊断试剂注册管理办法》（国家食品药品监督管理总局令第 5 号）和《关于公布体外诊断试剂注册申报资料要求和批准证明文件格式的公告》（国家食品药品监督管理总局公告 2014 年第 44 号）临床研究资料有关的规定。

根据《关于发布第三批免于进行临床试验医疗器械目录的通告》（国家食品药品监督管理总局通告 2017 年第 170 号），高密度脂蛋白胆固醇测定试剂可免于进行临床试验，申请人可依照《总局关于发布免于进行临床试验的体外诊断试剂临床评价资料基本要求（试行）的通告》（国家食品药品监督管理总局通告 2017 年第 179 号）开展评价。申请人如无法按要求对"目录"中产品进行临床评价，应进行临床试验。

下面仅对临床试验中的基本问题进行阐述。

1. 研究方法

选择境内已批准上市的性能普遍认为较好的同类产品作为参比试剂，采用待考核的体外诊断试剂（以下称为考核试剂）与之进行对比试验研究，证明本品与已上市产品等效。

2. 临床研究单位的选择

至少应当选定不少于 2 家（含 2 家）临床试验机构，临床研究单位试验操作人员应有足够的时间熟悉检测系统的各环节（试剂、质控及操作程序等），熟悉评价方案。在整个试验中，考核试剂和参比试剂都应处于有效的质量控制下，最大限度保证试验数据的准确性及可重复性。

3. 伦理要求

临床试验必须符合赫尔辛基宣言的伦理学准则，必须获得临床试验机构伦理委员会的同意，如该临床试验对受试者几乎没有风险，可经伦理委员会审查和批准后免于受试者的知情同意。

4. 临床试验方案

临床试验实施前，研究人员应从流行病学、统计学、临床医学、检验医学等多方面考虑，设计科学合理的临床研究方案。各临床研究机构的方案设置应保持一致，且保证在整个临床试验过程中遵循预定的方案实施，不可随意改动。整个试验过程应在临床研究机构的实验室内并由本实验室的技术人员操作完成。

试验方案中应确定严格的病例纳入/排除标准，任何已经入选的病例再被排除出临床研究都应记录在案并明确说明原因。在试验操作过程中和判定试验结果时应采用盲法以保证试验结果的客观性。各研究单位选用的试验机型应在试剂适用机型范围内，以便进行合理的统计学分析。另外，考核试剂的样本类型应与产品说明书一致，如果选择了参比试剂适用样本类型以外的样本，则应采用其他方法对额外的样本类型另行验证。

5. 研究对象选择

临床试验应选择具有特定症状/体征人群作为研究对象。申请人在建立病例纳入标准时，应考虑到不同人群（包括年龄、性别、地域等）是否存在差异，尽量覆盖各类适用人群。在进行结果统计分析时，建议对各类人群分别进行数据统计分析。

研究总体样本数不少于 200 例，应充分考虑对病理值样本的验证。样本中待测物浓度应尽可能覆盖考核试剂线性范围或临床意义范围，且样本分布应相对均衡。

样本应明确抗凝剂的要求、存贮条件、可否冻融、干扰物质的影响等要求及避免使用的样本。试验中，尽可能使用新鲜样本，避免贮存。如无法避免使用贮存样品时，注明贮存条件及时间，在数据分析时应考虑其影响。

如果声称同时适用于血清和血浆样本，那么血清（或血浆）的试验例数参照上述要求，还应对二者进行相关性研究以确认二者检测结果是否完全一致或存在某种相关性（如系数关系），其例数应符合统计学要求。建议参考《关于发布体外诊断试剂临床试验技术指导原则的通告》（国家食品药品监督管理总局通告 2014 年第 16 号）中所述增加样本类型的变更要求。

涉及产品检测条件优化、增加与原样本类型具有可比性的其他样本类型等变更事项，第三类产品临床试验总样本数至少为 200 例，第二类产品临床试验总样本数至少为 100 例，并在至少 2 家（含 2 家）临床试验机构开展临床试验；变更抗原、抗体等主要原材料的供应商、阳性判断值或参考区间的变化及增加临床适应证等变更事项，应根据产品具体变更情况，酌情增加临床试验总样本数。"

6. 统计学分析

对临床试验结果的统计应选择合适的统计方法，如相关分析、线性回归、绝对偏倚/偏差及相对偏倚/偏差分析等。对于对比试验的等效性研究，最常用是对考核试剂和参比试剂两组检测结果的相关及线性回归分析，应重点观察相关系数（r 值）或判定系数（R^2）、回归拟合方程（斜率和 y 轴截距）等指标，并对其进行假设检验。结合临床试验数据的正/偏态分布情况，建议统计学负责人选择合理的统计学方法进行分析，统计分析应可以证明两种方法的检测结果无明显统计学差异。在临床研究方案中应明确统计检验假设，即评价考核试剂与参比试剂是否等效的标准。

7. 临床试验总结报告撰写

根据《关于发布体外诊断试剂临床试验技术指导原则的通告》（国家食品药品监督管理总局通告 2014 年第 16 号）的要求，临床试验报告应该对试验的整体设计及各个关键点给予清晰、完整的阐述，应该对整个临床试验实施过程、结果分析、结论等进行条理分明的描述，并应包括必要的基础数据和统计分析方法。建议在临床总结报告中对以下内容进行详述。

（1）临床试验总体设计及方案描述

①临床试验的整体管理情况、临床研究单位选择、临床主要研究人员简介等基本情况介绍。

②病例纳入/排除标准、不同人群的预期选择例数及标准。

③样本类型，样本的收集、处理及保存等。

④统计学方法、统计软件、评价统计结果的标准。

（2）具体的临床试验情况

①考核试剂和参比试剂的名称、批号、有效期及所用机型等信息。

②对各研究单位的病例数、人群分布情况进行总合，建议以列表或图示方式给出具体例数及百分比。

③质量控制，试验人员培训、仪器日常维护、仪器校准、质控品运行情况，对检测精密度、质控品回收（或测量值）、抽查结果评估。

④具体试验过程，样本检测、数据收集、样本长期保

存等。

（3）统计学分析

① 数据预处理、对异常值或离群值的处理、研究过程中是否涉及对方案的修改。对数据进行初步的统计描述，将计算出的统计指标与统计表、统计图相结合，全面描述资料的数量特征及分布规律（反映分布特征，以便进行统计分析）。

② 定量值相关性

用回归分析验证两种试剂结果的相关性，以 $y = a + bx$ 和 R^2 的形式给出回归分析的拟合方程，其中：y 是考核试剂结果，x 是参比试剂结果，b 是方程斜率，a 是 y 轴截距，R^2 是判定系数（通常要求 $R^2 \geqslant 0.95$），同时应给出 b 的 95%（或 99%）置信区间，定量值结果应无明显统计学差异。

（4）讨论和结论

对总体结果进行总结性描述并简要分析试验结果，明确本次临床试验评价是否有需特别说明的事项，最后得出临床试验结论。

（八）产品风险分析资料

申请人应考虑产品寿命周期的各个环节，从预期用途、可能的使用错误、与安全性有关的特征、已知及可预见的危害等方面的判定以及对患者风险的估计进行风险分析，应符合 YY/T 0316—2016《医疗器械风险管理对医疗器械的应用》的要求。

（九）产品技术要求

产品技术要求应符合《体外诊断试剂注册管理办法》（国家食品药品监督管理总局令第 5 号）和《关于发布医疗器械产品技术要求编写指导原则的通告》（国家食品药品监督管理总局通告 2014 年第 9 号）的相关规定。该产品已有行业标准发布，产品技术要求不得低于其相关要求。

1. 产品型号/规格及其划分说明

明确产品型号/规格及其划分说明。

对同一注册单元中存在多种型号和/或规格的产品，应明确各型号及各规格之间的所有区别。

2. 性能指标

产品性能指标应至少包括外观、装量、空白吸光度、分析灵敏度、线性、重复性、批间差、准确度、稳定性等，以上指标应至少符合 YY/T 1254—2015《高密度脂蛋白胆固醇测定试剂（盒）》的要求。另外需特别关注以下内容：

（1）稳定性

到期样品进行检测，方法同各项目要求。

效期稳定性：申请人应规定产品的有效期。试剂在规定的贮存条件下保存至有效期末，产品的性能应符合试剂空白吸光度、分析灵敏度、线性、重复性和准确度的要求（即除外观、装量、批间差外的所有要求）。

热稳定性不能用于推导产品有效期。

冻干品应同时进行复溶稳定性试验，复溶后放置到企业声称的复溶有效期末，产品性能应符合除外观、装量、批间差外的所有要求。

（2）校准品和质控品（如适用）

至少应包括外观、装量（干粉试剂可不做）、准确性、均一性、稳定性。干粉或冻干品应包含批内瓶间差、复溶稳定性。

（十）产品注册检验报告

根据《体外诊断试剂注册管理办法》（国家食品药品监督管理总局令第 5 号）要求，首次申请注册的第二类产品应该在具有相应医疗器械检验资质和承检范围的医疗器械检测机构进行产品的注册检测。对于已经有国家标准品、参考品的检测项目，在注册检测时应采用相应的国家标准品、参考品进行注册检验。注册申报资料中应包括相应的注册检验报告和产品技术要求预评价意见。注册审查时提出补充检验要求的，应在原检验机构进行检验。

（十一）产品说明书

说明书承载了产品预期用途、检验方法、检验结果的解释以及注意事项等重要信息，是指导实验室工作人员正确操作、临床医生针对检验结果给出合理医学解释的重要依据。因此，产品说明书是体外诊断试剂注册申报最重要的文件之一。产品说明书的格式应符合《关于发布体外诊断试剂说明书编写指导原则的通告》（国家食品药品监督管理总局通告 2014 年第 17 号）的要求，下面对高密度脂蛋白胆固醇测定试剂说明书的重点内容进行详细说明，以指导注册申报人员更合理地完成说明书编制。

产品说明书内容原则上应全部用中文进行表述；如含有国际通用或行业内普遍认可的英文缩写，可用括号在中文后标明；对于确实无适当中文表述的词语，可使用相应英文或其缩写。

1.【产品名称】

（1）通用名称：试剂名称由三部分组成：被测物名称、用途、方法或原理。参考 YY/T 1227—2014《临床化学体外诊断试剂（盒）命名》的要求命名。例如：高密度脂蛋白胆固醇测定试剂盒（直接法-选择抑制法）。名称不能出现样本类型及定量等内容。

（2）英文名称（如有）应当正确、完整，不宜只写缩写。

2.【包装规格】

（1）应与产品技术要求中所列的包装规格一致。

（2）注明装量或可测试的样本数，如 ×× 测试/盒、×× ml。

（3）注明各包装规格的数量，如 20ml×2。

3.【预期用途】

应包括以下几部分内容：

（1）说明试剂用于体外定量测定人血清和/或血浆中高密度脂蛋白胆固醇的含量。

（2）与预期用途相关的临床适应证背景情况，如临床适应证的发生率、易感人群等，相关的临床或实验室诊断方法等。

4.【检验原理】

详细说明检验原理、方法，必要时可采用图示或反应方程式的方法描述。应详细说明参与反应的底物、酶、产物及反应条件，明确该方法直接测量物质，若该物质不是高密度脂蛋白胆固醇则还需说明其与高密度脂蛋白胆固醇之间的反应关系。

5.【主要组成成分】

（1）说明试剂包含组分的名称、数量、比例或浓度等信息，如果对于正确的操作很重要，应提供其生物学来源、活性及其他特性；明确说明不同批号试剂盒中各组分是否可以互换。

（2）试剂盒内如包含校准品和/或质控品，应说明其主要组成成分及其生物学来源，校准品应注明其定值及溯源性（具有批特异性的校准品还应注明浓度范围区间），溯源性至少应写明溯源到的最高级别，包括：标准物质的发布单位及编号，注明质控品的靶值范围。如靶值范围为批特异，可注明批特异，并附单独的靶值单。

（3）对于产品中不包含，但对该试验必需的试剂组分，说明书中应列出此类试剂的名称、纯度，提供稀释或混合方法及其他相关信息。

6.【储存条件及有效期】

（1）对试剂的效期稳定性、复溶稳定性、开封稳定性等信息作详细介绍。包括环境温湿度、避光条件等。

（2）不同组分保存条件及有效期不同时，应分别说明，产品总有效期以其中效期最短的为准。

注：保存条件不应有模糊表述，如"室温"，应明确贮存温度，如2~8℃，有效期12个月。稳定期限应以月或日或小时为单位。

7.【适用仪器】

（1）说明可适用的仪器，并提供与仪器有关的必要信息以便用户能够作出最好的选择。

（2）应写明具体适用仪器的型号，不能泛指某一系列仪器。

8.【样本要求】

重点明确以下内容：

（1）样本采集：说明采集方法及样本类型，如有血浆样本，应注明对抗凝剂的要求。

（2）样本处理及保存：样本处理方法、保存条件及期限、运输条件等。冷藏/冷冻样本检测前是否须恢复室温，冻融次数。对储存样本的添加剂要求等。

（3）应与样本稳定性的研究一致。

9.【检验方法】

详细说明试验操作的各个步骤，包括：

（1）试验具体操作步骤及结果计算方式。

（2）试剂配制方法、注意事项。

（3）试验条件：温度、时间、仪器波长等以及试验过程中的注意事项。

（4）校准：校准品的使用方法、注意事项、校准曲线的绘制。应注明推荐的仪器校准周期。

（5）质量控制：质控品的使用方法、对质控结果的必要解释以及推荐的质控周期等，如质控不合格应提供相关的解决方案。

10.【参考区间】

（1）应注明常用样本类型的正常参考区间，并简要说明参考区间确定的方法。

（2）建议注明以下字样"由于地理、人种、性别及年龄等差异，建议各实验室建立自己的参考区间"。

11.【检验结果的解释】

说明可能对试验结果产生影响的因素；说明在何种情况下需要进行确认试验。

若超过线性范围上限的高浓度样本可稀释后测定，则应说明样本的最大可稀释倍数、稀释溶液等信息。

12.【检验方法的局限性】

（1）说明检测结果仅供临床参考，不能单独作为确诊或排除病例的依据。

（2）说明该检验方法由于哪些原因会使测量结果产生偏离，或测量结果还不能完全满足临床需要。如：干扰（胆红素、血红蛋白、甘油三酯等）等。

13.【产品性能指标】

说明该产品主要性能指标，应至少包括：试剂空白吸光度、分析灵敏度、线性范围、重复性、批间差、准确度等。

14.【注意事项】

应至少包括以下内容：

（1）本试剂的检测结果仅供临床参考，对患者的临床诊治应结合其症状/体征、病史、其他实验室检查及治疗反应等情况综合考虑。

（2）使用不同生产商的试剂对同一份样本进行检测可能会存在差异。

（3）如无确切的证据证明其安全性，对所有样本和反应废弃物都应视为传染源对待，提示操作者采取必要的防护措施。

（4）试剂中含有的化学成分如接触人体后会产生不良的影响，应明确给予提示。

15.【标识的解释】

如有图形或符号，请解释其代表的意义。

16.【参考文献】

注明引用参考文献，其书写应清楚、易查询且格式规范统一。

17.【基本信息】

（1）注册人与生产企业为同一企业的，按以下格式标注基本信息：

注册人/生产企业名称

住所
联系方式
售后服务单位名称
联系方式
生产地址
生产许可证编号
（2）委托生产的按照以下格式标注基本信息：
注册人/生产企业名称
住所
联系方式
售后服务单位名称
联系方式
受托企业的名称
住所
生产地址
生产许可证编号
18.【医疗器械注册证编号/产品技术要求编号】
注明该产品的注册证书编号/产品技术要求编号。
19.【说明书核准日期及修改日期】
注明该产品说明书的核准日期。如曾进行过说明书的变更申请，还应该同时注明说明书的修改日期。

三、审查关注点

（一）产品技术要求中性能指标的设定及检验方法是否符合相关国家标准、行业标准的要求；产品技术要求的格式是否符合《医疗器械产品技术要求编写指导原则》（国家食品药品监督管理总局通告 2014 年第 9 号）的相关规定。

（二）产品说明书的编写内容及格式是否符合《体外诊断试剂说明书编写指导原则》（国家食品药品监督管理总局通告 2014 年第 17 号）的要求，相关内容是否符合《医疗器械说明书和标签管理规定》（国家食品药品监督管理总局令第 6 号）中对说明书的要求。

（三）分析性能评估指标及结果是否满足本指导原则中各指标验证的要求。

（四）参考区间确定使用的方法是否合理，数据统计是否符合统计学的相关要求，结论是否和说明书声称一致。

（五）试剂的稳定性研究方法是否合理，稳定性结论是否和说明书声称一致。

（六）临床试验采用的样本类型及病例是否满足试剂声称的预期用途，样本量及临床研究单位的选择、对比试剂的选择、统计方法及研究结果、临床方案及报告撰写的格式等是否符合《体外诊断试剂临床试验技术指导原则》（国家食品药品监督管理总局通告 2014 年第 16 号）对相关内容的规定。

（七）产品风险分析资料的撰写是否符合 YY/T 0316—2016《医疗器械风险管理对医疗器械的应用》的要求。

四、编写单位

山东省食品药品监督管理局审评认证中心。

73 载脂蛋白 A1 测定试剂注册技术审评指导原则

（载脂蛋白 A1 测定试剂注册技术审查指导原则）

本指导原则旨在指导注册申请人对载脂蛋白 A1 测定试剂注册申报资料的准备及撰写，同时也为技术审评部门审评注册申报资料提供参考。

本指导原则是对载脂蛋白 A1 测定试剂的一般要求，申请人应依据产品的具体特性确定其中内容是否适用，若不适用，需具体阐述理由及相应的科学依据，并依据产品的具体特性对注册申报资料的内容进行充实和细化。

本指导原则是供申请人和审查人员使用的指导文件，不涉及注册审批等行政事项，亦不作为法规强制执行，如有能够满足法规要求的其他方法，也可以采用，但应提供详细的研究资料和验证资料。应在遵循相关法规的前提下使用本指导原则。

本指导原则是在现行法规、标准体系及当前认知水平下制定的，随着法规、标准体系的不断完善和科学技术的不断发展，本指导原则相关内容也将适时进行调整。

一、适用范围

载脂蛋白 A1 测定试剂为透射比浊法（ITA），基于分光光度法原理，利用全自动、半自动生化分析仪或分光光度计，用于体外定量测定人血清和/或血浆中的载脂蛋白 A1 的含量。不适用免疫散射比浊法。

依据《体外诊断试剂注册管理办法》（国家食品药品监督管理总局令第 5 号）、《食品药品监管总局关于印发体外诊断试剂分类子目录的通知》（食药监械管〔2013〕242 号），载脂蛋白 A1 测定试剂盒管理类别为二类，分类代号为 6840。

目前载脂蛋白 A1 的测试方法主要为免疫比浊法，血清或血浆中载脂蛋白 A1 与试剂中的特异性抗人载脂蛋白 A1 抗体相结合，形成不溶性免疫复合物而产生浊度。在特定波长（如 340nm 处）测定吸光度，吸光度变化与标本中载脂蛋白 A1 的浓度成正相关。

二、注册申报资料要求

（一）综述资料

综述资料主要包括产品预期用途、临床意义、产品描述、方法学特征、生物安全性评价、研究结果总结以及同类产品上市情况介绍等内容，应符合《体外诊断试剂注册管理办法》（国家食品药品监督管理总局令第 5 号）和《关于公布体外诊断试剂注册申报资料要求和批准证明文件格式的公告》（国家食品药品监督管理总局公告 2014 年第 44 号）的相关要求。相关描述应至少包含如下内容：

1. 产品预期用途及与预期用途相关的临床适应证背景情况

1.1 载脂蛋白 A（ApoA）可分为 ApoA1、ApoA2、ApoA4。载脂蛋白 A1 是 ApoA 族中所占比例最多的一种组分，是高密度脂蛋白（HDL）中的主要载脂蛋白。乳糜微粒（CM）、极低密度脂蛋白（VLDL）和低密度脂蛋白（LDL）中也有少量存在。载脂蛋白 A1 作用主要有运载脂类物质以及稳定脂蛋白结构，在脂蛋白的代谢中还起到促进脂类的运输、调节酶活性以及引导血浆脂蛋白与细胞表面受体结合等重要作用。同时测定载脂蛋白 A1 与高密度脂蛋白胆固醇（HDL-C）对病理生理状态的分析更有帮助。

1.2 载脂蛋白 A1 的主要功能

组成 HDL 并维持其结构的稳定性和完整性；激活卵磷脂胆固醇酰基转移酶（LCAT），再催化胆固醇酯化；作为 HDL 受体的配体。ApoA1 由肝和小肠合成，是组织液中浓度最高的载脂蛋白，在血浆中半衰期为 45 天。

1.3 临床意义

血清 ApoA1 可以代表 HDL 水平，与 HDL-C 呈明显正相关。HDL-C 反映 HDL 运载脂质的代谢状态，而 ApoA1 则反映 HDL 颗粒的合成与分解代谢。

冠心病患者、脑血管患者 ApoA1 偏低。家族性高甘油三酯（TG）血症患者 HDL-C 往往偏低，但 ApoA1 不一定低，不增加冠心病危险；但家族性混合型高脂血症患者 ApoA1 与 HDL-C 却会轻度下降，冠心病危险性高。ApoA1 缺乏症（如：Tangier 病是罕见的遗传性疾病）、家族性低 α 脂蛋白血症、鱼眼病等血清中 ApoA1 与 HDL-C 极低。此外未控制的糖尿病、慢性肝病、肾病综合征、慢性肾功能衰竭等都可以引起 ApoA1 降低。

注：若注册申报产品声称临床意义超出此内容范围，应提供相关文献或临床研究依据。

2. 产品描述

包括产品所采用的技术原理，主要原材料的来源及制备方法，主要生产工艺过程及关键控制点，质控品、校准品的制备方法、赋值过程及量值溯源情况。

3. 有关生物安全性方面的说明

体外诊断试剂中的主要原材料，如果采用动物、病原体、人源的组织或体液等生物材料经处理或添加某些物质制备而成，应当提供相应的说明文件，证明其在运输、使用过程中对使用者和环境是安全的，并对上述原材料所采用的灭活等试验方法进行说明。人源性材料需对有关传染病（HIV、HBV、HCV 等）病原体检测予以说明，并提供相关的证明文件。

4. 有关产品主要研究结果的总结和评价

5. 其他

包括同类产品在国内外批准上市的情况。相关产品所采用的技术方法及临床应用情况，申请注册产品与国内外同类产品的异同等。

（二）主要原材料研究资料（如需提供）

主要原材料（例如抗原、抗体及其他主要原料等）的选择、制备、质量标准及实验验证有关研究资料；质控品（如产品包含）、校准品（如产品包含）原料选择、制备、定值过程及试验资料；校准品的溯源性文件，包括具体溯源链、实验方法、数据及统计分析等详细资料。

（三）主要生产工艺及反应体系的研究资料（如需提供）

主要工艺包括：配制、分装等描述及确定依据，应包含产品的工艺流程图、关键工序及特殊工序的控制要求；反应体系包括样本采集及处理、样本要求、反应所需物质用量（校准品、样本、抗体等）、反应条件（温度、时间等）等研究资料。

（四）分析性能评估资料

1. 基本要求

（1）概述：简单描述试剂的反应方法、试剂研制或优化的起始时间，性能评估的目的。

（2）列举性能评估所引用的相关标准和资料。

（3）性能评估使用试剂的组成、包装规格、批号、有效期、注册证（如有）。

（4）校准品、质控品的生产企业名称、批号、有效期、注册证信息。

（5）使用的仪器名称、型号、测定原理及该仪器的反应参数。

2. 性能评估

具体内容应至少提供 3 个批次试剂的分析性能评估资料，包括具体的研究方法、试验数据、统计方法、研究结论等。性能评估时最好将试剂和所选用的校准品、质控品作为一个整体进行评价，评估整个系统的性能是否符合要求。

性能评估应至少包括准确度、试剂空白吸光度、精密度、线性范围、分析特异性（抗干扰能力）、分析灵敏度、其他影响检测的因素等。

（1）准确度

对测量准确度的评价依次包括：与国家标准品（和/或国际标准品）的偏差分析、企业参考品测试、比对试验等方法。（企业可根据实际情况选择合理方法进行研究）

a. 与国家（国际）标准品的偏差分析

该研究项目已有相应国家（国际）标准品，优先使用国家（国际）标准品进行验证，重点观察对相应标准品检测结果的偏差情况。

b. 企业参考品测试

对企业参考品进行检测，其测量结果的相对偏差应不超过 ±10%。

c. 比对试验

采用参考方法或国内/国际普遍认为质量较好的具有溯源性的已上市同类试剂，与拟申报试剂同时检测一批临床样本（至少 40 例样本），从测定结果间的差异了解拟申报试剂与参考方法（同类试剂）间的偏倚。如偏倚在允许的误差范围内，说明拟申报试剂与参考方法（同类试剂）对临床样本测定结果基本一致，对同一份临床样本的医学解释不会产生差异。

在实施方法学比对前，应分别对拟申报试剂和对比试剂进行初步评估，只有在确认两者都分别符合各自相关的产品技术要求后方可进行比对试验。方法学比对时应注意质量控制、样本类型、浓度分布范围并对结果进行合理的统计学分析。其中，浓度分布应覆盖产品的可报告范围。

（2）试剂空白吸光度

用指定空白样品测试 ApoA1 试剂。在测定分析仪设定参数下，记录主波长下测试反应完成后的吸光度（A），测试结果即为试剂空白吸光度测定值，试剂空白吸光度应符合行业标准。

注：空白样本可以是纯水样本、生理盐水、零校准液等。

（3）精密度

测量精密度的评估应至少包括生理和病理两个浓度水平的样本进行，分别评估重复性、批间差。

测量精密度的评价方法并无统一的标准可依，可根据不同的试剂特征或申请人的研究习惯进行，建议参考 CLSI EP15-A3。

（4）分析灵敏度

用已知浓度的样本进行测试，记录在试剂盒规定参数下产生的吸光度改变。换算为 n 单位吸光度差值（ΔA），即为本产品的分析灵敏度。

（5）线性范围

建立试剂线性范围所用的样本基质应尽可能与临床实际检测的样本相似，理想的样本为分析物浓度接近预期测定上限的混合人血清，且应充分考虑多倍稀释对样本基质的影响。

超出线性范围的样本如需稀释后测定，应作相关研究，明确稀释液类型及最大可稀释倍数，研究过程应注意基质效应影响，必要时应提供基质效应研究有关的资料。

（6）分析特异性

应明确已知干扰因素对测定结果的影响：可采用回收实验对不同浓度的溶血、黄疸、脂血对检测结果的影响进行评价，干扰物浓度的分布应覆盖人体生理及病理状态下

可能出现的物质浓度，明确干扰物质影响的最大浓度。药物干扰的研究可根据需要由申请人选择是否进行或选择何种药物及其浓度进行。

（7）其他需注意问题

a. 不同适用机型的反应条件应分别评估。

不同样本类型（血清和血浆）应分别进行分析性能评估。对于血浆样本，确认最适的抗凝剂或明显干扰检测结果的抗凝剂。

b. 校准品溯源及质控品赋值

应参照 GB/T 21415—2008《体外诊断医疗器械 生物样品中量的测量 校准品和控制物质赋值的计量学溯源性》的要求，提供企业（工作）校准品及试剂盒配套校准品定值及不确定度的研究资料，提供质控品赋值及其靶值范围确定的研究资料。

c. 包装规格

注册申请包含不同的包装规格，需要对不同包装规格进行分析或验证。如不同的包装规格产品间存在性能差异，提交每个包装规格产品项目评估的试验资料及总结；如不同包装规格之间不存在性能差异，需要提交包装规格之间不存在性能差异的详细说明。

（五）参考区间确定资料

提供参考区间确定所采用的样本来源、确定方法及详细的试验资料，建议参考 CLSI/NCCLS C28-A3C。研究结论应与产品说明书【参考区间】的相应描述保持一致。

（六）稳定性研究资料

稳定性研究资料主要涉及两部分内容，申报试剂的稳定性和适用样本的稳定性研究。这里主要指试剂的稳定性，通常包括保存期稳定性（有效期）、开瓶稳定性、复溶稳定性（如有）等（各 3 个批次）。申请人应至少提供保存期稳定性和开瓶稳定性，干粉试剂同时应提供复溶稳定性研究资料。稳定性研究资料应包括研究方法的确定依据、具体的实施方案、详细的研究数据以及结论，应涵盖产品中受稳定性影响的性能指标（如准确度、线性范围、重复性、试剂空白吸光度等）。

保存期稳定性研究，应提供至少 3 批试剂在实际储存条件下保存至成品有效期后的研究资料。

试剂稳定性和样本稳定性两部分内容的研究结果均应在说明书【储存条件及有效期】和【样本要求】两项中进行详细说明。样本在不同储存条件下的稳定性期限若有相关文献中已明确说明，亦可作为依据。

（七）生产及自检记录

提供连续三批产品生产及自检记录的复印件。

（八）临床评价资料

临床评价资料应符合《关于发布体外诊断试剂临床试验技术指导原则的通告》（国家食品药品监督管理总局通告

2014 年第 16 号）的要求，同时评价资料的形式应符合《关于公布体外诊断试剂注册申报资料要求和批准证明文件格式的公告》（国家食品药品监督管理总局公告 2014 年第 44 号）中临床评价资料有关的规定。根据《关于发布第三批免于进行临床试验医疗器械目录的通告》（国家食品药品监督管理总局通告 2017 年第 170 号），载脂蛋白 A1 测定试剂可免于进行临床试验，申请人可依照《总局关于发布免于进行临床试验的体外诊断试剂临床评价资料基本要求（试行）的通告》（国家食品药品监督管理总局通告 2017 年第 179 号）开展评价。申请人如无法按要求对"目录"中产品进行临床评价，应进行临床试验。

临床试验中的基本要求：

1. 研究方法

选择境内已批准上市的性能不低于试验用体外诊断试剂的同类产品作为对比试剂，采用试验用体外诊断试剂与之进行对比试验研究，证明本品与已上市产品等效。

2. 临床试验机构的选择

应选择至少两家经国家食品药品监督管理总局备案的临床试验机构，临床试验机构实验操作人员应有足够的时间熟悉检测系统的各环节（试剂、质控及操作程序等），熟悉评价方案。在整个实验中，试验用体外诊断试剂和对比试剂都应处于有效的质量控制下，最大限度保证试验数据的准确性及可重复性。

3. 临床试验方案

临床试验实施前，研究人员应从流行病学、统计学、临床医学、检验医学等多方面考虑，设计科学合理的临床研究方案。各临床研究机构的方案设置应保持一致，且保证在整个临床试验过程中遵循预定的方案实施，不可随意改动。整个试验过程应在临床研究机构的实验室内并由本实验室的技术人员操作完成，申报单位的技术人员除进行必要的技术指导外，不得随意干涉实验进程，尤其是数据收集过程。

试验方案中应确定严格的病例纳入/排除标准，任何已经入选的病例再被排除出临床研究都应记录在案并明确说明原因。在试验操作过程中和判定试验结果时应采用盲法以保证试验结果的客观性。各临床试验机构选用的对比试剂及所用机型应保持一致，以便进行合理的统计学分析。另外，试验用体外诊断试剂的样本类型应与产品说明书一致，且不应超越对比试剂对样本类型的检测要求，如果选择了对比试剂适用样本类型以外的样本，则应采用其他合理方法对额外的样本类型进行验证。

开展体外诊断试剂临床试验，申请人应当按照试验用体外诊断试剂的类别、风险、预期用途等特性，组织制定科学、合理的临床试验方案。一般应当包括以下内容：

（1）一般信息（包括产品信息、临床试验开展的时间和人员等相关信息、申请人相关信息等）。

（2）临床试验的背景资料。

（3）试验目的。

（4）试验设计。

（5）评价方法。

（6）统计方法。

（7）对临床试验方案修正的规定。

（8）临床试验涉及的伦理问题和说明、《知情同意书》文本（如有）。

（9）数据处理与记录保存。

（10）其他需要说明的内容。

4. 研究对象选择

临床试验应选择具有特定症状/体征人群作为研究对象。申请人在建立病例纳入标准时，应考虑到不同人群的差异，尽量覆盖各类适用人群。在进行结果统计分析时，建议对各类人群分别进行数据统计分析。总体样本数不少于 200 例，异常值样本数不少于 60 例，样本中待测物浓度应覆盖试验用体外诊断试剂线性范围，且尽可能均匀分布。

实验中，尽可能使用新鲜样本，如需贮存，应明确贮存条件及能否冻融；血浆应明确抗凝剂的要求。

申报的样本类型均应在临床试验中进行验证。如果声称同时适用于血清和血浆样本，可完成一个样本类型（血清或血浆）不少于 200 例的临床研究，同时可选至少 100 例同源样本进行血浆和血清比对研究，其中不同浓度样本分布情况与总例数中分布情况应一致。

如产品发生涉及检测条件优化、增加与原样本类型具有可比性的其他样本类型等变更事项，临床样本总数至少为 100 例，并在至少两家临床试验机构开展临床试验；变更主要原材料的供应商、参考区间及增加临床适应证等变更事项，应根据产品具体变更情况，酌情增加临床试验总样本数。

5. 统计学分析

对临床试验结果的统计应选择合适的统计方法，如相关分析、线性回归、一致性分析、绝对偏倚/偏差及相对偏倚/偏差分析等。对于对比实验的等效性研究，最常用是对试验用体外诊断试剂和对比试剂两组检测结果的相关及线性回归分析，应重点观察相关系数（r 值）或判定系数（R^2）、回归拟合方程（斜率和 y 轴截距）等指标。结合临床试验数据的正/偏态分布情况，建议统计学负责人选择合理的统计学方法进行分析，统计分析应可以证明两种方法的检测结果无明显统计学差异。在临床研究方案中应明确统计检验假设，即评价试验用体外诊断试剂与对比试剂是否等效的标准。

6. 结果差异样本的验证

对于比较研究试验中测定结果不符的样本，应采用"金标准"或其他合理的方法进行复核，以便对临床试验结果进行分析。如无需复核，应详细说明理由。

7. 临床试验总结报告撰写

根据《关于发布体外诊断试剂临床试验技术指导原则的通告》（国家食品药品监督管理总局通告 2014 年第 16 号）的要求，临床试验报告应该对试验的整体设计及各个关键点给予清晰、完整的阐述，应该对整个临床试验实施过程、结果分析、结论等进行条理分明的描述，并应包括必要的基础数据和统计分析方法。申请人或临床试验牵头单位应对各临床试验机构的报告进行汇总，并完成临床试验总结报告。

（九）产品风险分析资料

申请人应考虑产品寿命周期的各个环节，从预期用途、可能的使用错误、与安全性有关的特征、已知及可预见的危害等方面的判定以及对患者风险的估计进行风险分析，应符合 YY/T 0316—2016《医疗器械风险管理对医疗器械的应用》的要求。

（十）产品技术要求

产品技术要求应符合《体外诊断试剂注册管理办法》（国家食品药品监督管理总局令第 5 号）、《关于公布体外诊断试剂注册申报资料要求和批准证明文件格式的公告》（国家食品药品监督管理总局公告 2014 年第 44 号）和《关于发布医疗器械产品技术要求编写指导原则的通告》（国家食品药品监督管理总局通告 2014 年第 9 号）的相关规定。产品技术要求的性能指标应不低于行业标准 YY/T 1450—2016《载脂蛋白 A-I 测定试剂（盒）》有关技术指标的要求。

1. 主要性能指标

1.1 外观

应当包括试剂的外观。

1.2 装量

试剂装量应不少于标示装量或规定限。

1.3 试剂空白吸光度

在 37℃、340nm、1cm 光径条件下，用试剂设定的反应参数测试空白样本，记录试剂吸光度值（A），建议试剂空白吸光度应不大于 0.50。

1.4 分析灵敏度

用已知浓度（1.00 ± 0.50）g/L 的样本测试试剂，记录试剂在规定的参数下的吸光度差值。换算为 1.00g/L 载脂蛋白 A1 的吸光度差值（ΔA），应不小于 0.10。

1.5 线性区间

试剂线性区间应覆盖 [0.40, 2.20] g/L。

1.5.1 线性相关系数（r）应不小于 0.990。

1.5.2 [0.40, 2.20] g/L 区间内，线性偏差应不超过 ±10%。用接近线性区间下限的低浓度样品稀释接近线性区间上限的高浓度样品，混合成至少 5 个有效稀释浓度（x_i），分别测试试剂，每个稀释浓度测试 3 次，分别求出测定结果的均值（y_i）。以稀释浓度（x_i）为自变量，以测定结果均值（y_i）为因变量求出线性回归方程。按公式（1）计算线性回归的相关系数（r）。

$$r = \frac{\sum [(x_i - \bar{x})(y_i - \bar{y})]}{\sqrt{\sum (x_i - \bar{x})^2 \sum (y_i - \bar{y})^2}} \qquad (1)$$

稀释浓度（x_i）代入线性回归方程，计算 y_i 的估计值及 y_i 与估计值的相对偏差。

1.6 精密度

1.6.1 批内重复性

在重复性条件下，用已知浓度的质控品或血清/血浆样本，重复测试至少 10 次，分别计算测量值的平均值（$\bar{x}$）和标准差（SD）。计算变异系数（CV）应不大于 3%。

1.6.2 批内瓶间差（适用于干粉或冻干试剂）

用线性范围内的样本或质控品测试同一批号的 10 瓶待检试剂，并计算 10 个测量值的平均值（$\bar{x}_1$）和标准差（s_1）。

用线性范围内的样本或质控品对相同批号的 1 个待检试剂重复测试 10 次，计算结果的均值（$\bar{x}_2$）和标准差（s_2）。按公式（2）、（3）计算瓶间差的变异系数（CV），批内瓶间差均应不大于 5%。

$$CV = s_{瓶间}/\bar{x}_1 \times 100\% \qquad (2)$$

$$s_{瓶间} = \sqrt{s_1^2 - s_2^2} \qquad (3)$$

当 $s_1 < s_2$ 时，令 $CV = 0$

1.6.3 批间差

用（1.00 ± 0.50）的血清/血浆样本或质控品分别测试 3 个不同批号的试剂，每个批号测试 3 次，分别计算每批 3 次测定的均值 $\bar{x}_i$（$i = 1, 2, 3$），按公式（4）、（5）计算相对极差（R）。

$$\bar{x}_T = \frac{\bar{x}_1 + \bar{x}_2 + \bar{x}_3}{3} \qquad (4)$$

$$R = \frac{\bar{x}_{max} - \bar{x}_{min}}{\bar{x}_T} \times 100\% \qquad (5)$$

式中：

$\bar{x}_{max}$——$\bar{x}_i$ 中的最大值；

$\bar{x}_{min}$——$\bar{x}_i$ 中的最小值。

试剂批间相对极差应不大于 10%。

1.7 准确度

1.7.1 相对偏差：相对偏差应不超过 ±15%。

用评价常规方法的有证参考物质（CRM）或其他公认的参考物质对试剂进行测试，重复检测 3 次，取测试结果均值（M）按式（6）计算相对偏差（B）。

$$B = \frac{M - T}{T} \times 100\% \qquad (6)$$

式中：

B——相对偏差；

M——测试结果均值；

T——有证参考物质标示值，或各浓度人源样本定值。

1.7.2 比对试验

相关系数 $r \geq 0.975$，斜率应在 [0.9, 1.1] 内；样本浓度 ≤ 0.50g/L 时，偏差应不大于 0.10g/L；样本浓度 > 0.50g/L 时，相对偏差应不大于 15%；95% 检测样本应符合上述要求。

参照 CLSL EP9-A2 的方法，用不少于 40 个在检测范围内不同浓度的人源样品，用生产企业指定的分析系统（具有溯源性）作为比对方法，每份样品按待测试剂操作方法及比对方法分别测试。用线性回归方法计算两组结果的相关系数及每个浓度点的相对偏差或绝对偏差。

1.7.3 企业参考品测试

用企业参考品对试剂进行测试，重复检测 3 次，取测试结果均值（M），计算相对偏差（B）应不超过 ± 10%。

1.8 稳定性

1.8.1 效期稳定性：生产企业应规定产品的有效期。取到有效期后的样品检测试剂空白吸光度、分析灵敏度、线性、准确度和批内重复性应符合产品技术要求。

1.8.2 热稳定性试验：检测线性区间、准确度应符合技术要求。

1.9 校准品和质控品的性能指标（如产品中包含）

应至少包含外观、装量、准确度、均一性、稳定性。冻干型校准品和质控品还应检测批内瓶间差和复溶稳定性。附录中应明确校准品、质控品的赋值程序。

载脂蛋白 A1 已有国家标准品和国际标准品，试剂盒配套校准品和质控品，应参照 GB/T 21415—2008《体外诊断医疗器械 生物样品中量的测量 校准品和控制物质赋值的计量学溯源性》的要求溯源至国家（国际）标准品，并提供校准品溯源性说明及质控品赋值说明。

（十一）产品注册检验报告

首次申请注册的 ApoA1 测定试剂盒，应该在具有相应医疗器械检验资质和承检范围的医疗器械检测机构进行注册检验，出具注册检验报告和产品技术要求预评价意见。

（十二）产品说明书

说明书承载了产品预期用途、试验方法、检测结果解释以及注意事项等重要信息，是指导使用人员正确操作、临床医生准确理解和合理应用试验结果的重要技术性文件。产品说明书的格式应符合《关于发布体外诊断试剂说明书编写指导原则的通告》（国家食品药品监督管理总局通告2014 第 17 号）的要求。下面对测定 ApoA1 试剂说明书的重点内容进行详细说明。

1. 【产品名称】

通用名称应当按照《体外诊断试剂注册管理办法》（国家食品药品监督管理总局令第 5 号）规定的命名原则进行命名，可适当参考相关"分类目录"和/或国家标准及行业标准。

（1）通用名称：载脂蛋白 A1 测定试剂盒（免疫比浊法）

（2）英文名称，例如：Apolipoprotein A-Ⅰ test reagent（kit）

2. 【包装规格】

注明可测试的样本数或装量，如××测试/盒、××人份/盒、××ml，应采用中文进行表述，其中计量单位应采用国家法定计量单位。如产品有不同组分，可以写明组分名称。

（1）包装规格应明确单、双试剂类型。

（2）不得多于产品技术要求中所列的包装规格。

（3）如不同包装规格对应不同的机型，应分别明确适用机型。

3. 【预期用途】

应至少包括以下几部分内容：

（1）说明试剂盒用于体外定量检测人血清和/或血浆中载脂蛋白 A1 的含量。

（2）与预期用途相关的临床适应证背景情况，异常情况常见于哪些疾病，其升高或降低可能有哪些医学解释。

作为支持性资料，申请人应提供由教科书、临床专著、核心期刊文献或英文 SCI 文献等有关临床适应证背景的资料。

4. 【检验原理】

应结合产品主要成分简要说明检验的原理、方法。

血清或血浆中载脂蛋白 A1 与试剂中的特异性抗人载脂蛋白 A1 抗体相结合，形成不溶性免疫复合物而产生浊度。在特定波长（如 340nm 处）测定吸光度，吸光度变化与标本中载脂蛋白 A1 的浓度成正相关。

5. 【主要组成成分】

应明确以下内容：

试剂盒提供的试剂组分的名称、数量、每个组成成分在反应体系中的比例或浓度。明确说明不同批号试剂盒中各组分是否可以互换。

如产品中包含校准品和质控品，应明确说明并提供校准品溯源途径、量值，注明标准物质或参考物的编号，明确质控品靶值范围。

6. 【储存条件及有效期】

（1）应明确未开封的试剂实际储存条件及有效期，开瓶稳定期。干粉试剂应明确复溶稳定期。

（2）说明产品的储存条件，如：2～8℃、避免/禁止冷冻或 –18℃ 以下等。其他影响稳定性的条件，如：光线、湿度等也必须说明。

（3）如试剂盒各组分的稳定性不一致，则应对各组分的储存条件和有效期分别进行描述。

注：保存条件不应有模糊表述，稳定期限应以月或日为单位。

7. 【适用仪器】

（1）说明可适用的仪器，并提供与仪器有关的必要信息以便用户能够作出最好的选择。

（2）应写明具体适用仪器的型号，不能泛指某一系列仪器。

8. 【样本要求】

重点明确以下内容：

样本类型、为保证样本各组分稳定所必需的抗凝剂或保护剂等、保存期限及保存条件（短期、长期），能够保证样本稳定的储存、处理和运输方法、已知的干扰物等。如有血浆样本，应注明对抗凝剂的要求。

9. 【检验方法】

详细说明试验操作的各个步骤，包括：

（1）试剂配制方法、注意事项。

（2）试验条件：反应温度、测定主/副波长、试剂用量、样本用量、测定方法、反应类型、反应方向、反应时间等以及试验过程中的注意事项。

（3）校准程序（如果需要）：校准品的使用方法、注意事项、校准曲线的绘制。

（4）质量控制程序：质控品的使用方法、对质控结果的必要解释以及推荐的质控周期等。

（5）检验结果的计算：应明确检验结果的计算方法。

（6）如果超出线性范围，样本需要稀释测定时，应根据试剂特性说明稀释液的种类及最大稀释倍数。

10.【参考区间】

应注明常用样本类型的参考区间，并说明参考区间确定方法。注明"由于地理、人种、性别和年龄等差异，建议各实验室建立自己的参考区间"。

11.【检验结果的解释】

说明可能对试验结果产生影响的因素；说明在何种情况下需要进行确认试验。

12.【检验方法的局限性】

说明该检验方法的局限性，如：存在的干扰因素，明确黄疸、溶血、脂浊及药物等内、外源性干扰物对测定的影响，同时列出干扰物的具体浓度。

13.【产品性能指标】

至少应详述以下性能指标：

（1）试剂空白吸光度。

（2）分析灵敏度。

（3）准确度。

（4）精密度（重复性和批间差）。

（5）线性区间（线性相关系数和线性偏差）。

14.【注意事项】

应至少包括以下内容：

（1）本试剂盒仅供体外检测使用，试剂中含有的化学成分应说明接触人体后产生不良的影响后果。

（2）有关人源、动物源组分的警告，如：试剂盒内的质控品、校准品或其他人源组分，虽已经通过了 HBs-Ag、HIV1/2-Ab、HCV-Ab 等项目的检测，但截至目前，没有任何一项检测可以确保绝对安全，故仍应将这些组分作为潜在传染源对待。

（3）样本：对所有样本和反应废弃物都应视为传染源对待。

（4）其他有关载脂蛋白 A1 测定的注意事项。

15.【标识的解释】

如有图形或符号，请解释其代表的意义。

16.【参考文献】

应当注明在编制说明书时所引用的参考文献，格式要规范。

17.【基本信息】

符合《关于发布体外诊断试剂说明书编写指导原则的通告》（国家食品药品监督管理总局通告 2014 第 17 号）对基本信息的要求。

18.【医疗器械注册证编号/产品技术要求编号】

产品的注册证编号/产品技术要求编号

19.【说明书核准日期及修改日期】

注明该产品说明书的核准日期。如曾进行过说明书的变更申请，还应该同时注明说明书的修改日期。

三、审查关注点

（一）关注产品预期用途有关的描述是否与临床研究结论一致。临床试验用体外诊断试剂和对比试剂的预期用途是否一致。申报样本类型是否在临床研究中进行验证。

（二）审查产品技术要求时应注意产品的性能指标应不低于行业标准的有关规定。

（三）说明书中的预期用途、样本类型、储存条件及有效期、检验方法、参考区间、产品性能指标等描述应分别与临床研究资料、稳定性研究资料、主要生产工艺和反应体系研究资料、参考区间研究资料、分析性能评估资料的研究结论相一致。

（四）干粉试剂应提供复溶稳定性研究资料并在说明书储存条件及有效期中说明。

（五）产品风险分析资料的撰写是否符合 YY/T 0316—2016《医疗器械风险管理对医疗器械的应用》的要求。

四、编写单位

河北省食品药品监督管理局。

74 载脂蛋白 B 测定试剂注册技术审评指导原则

（载脂蛋白 B 测定试剂注册技术审查指导原则）

本指导原则旨在指导注册申请人对载脂蛋白 B 测定试剂注册申报资料的准备及撰写，同时也为技术审评部门审评注册申报资料提供参考。

本指导原则是对载脂蛋白 B 测定试剂的一般要求，申请人应依据产品的具体特性确定其中内容是否适用，若不适用，需具体阐述理由及相应的科学依据，并依据产品的具体特性对注册申报资料的内容进行充实和细化。

本指导原则是供申请人和审查人员使用的指导文件，

不涉及注册审批等行政事项，亦不作为法规强制执行，如有能够满足法规要求的其他方法，也可以采用，但应提供详细的研究资料和验证资料。应在遵循相关法规的前提下使用本指导原则。

本指导原则是在现行法规、标准体系及当前认知水平下制定的，随着法规、标准体系的不断完善和科学技术的不断发展，本指导原则相关内容也将适时进行调整。

一、适用范围

载脂蛋白 B 测定试剂为透射比浊法（ITA），基于分光光度法原理，利用全自动、半自动生化分析仪或分光光度计，用于体外定量测定人血清和/或血浆中的载脂蛋白 B 的含量。不包括免疫散射比浊法。

依据《体外诊断试剂注册管理办法》（国家食品药品监督管理总局令第 5 号）、《食品药品监管总局关于印发体外诊断试剂分类子目录的通知》（食药监械管〔2013〕242 号），载脂蛋白 B 测定试剂盒管理类别为二类，分类代号为 6840。

目前载脂蛋白 B 的测试方法主要为免疫比浊法，血清或血浆中载脂蛋白 B 与试剂中的特异性抗人载脂蛋白 B 抗体相结合，形成不溶性免疫复合物而产生浊度。在 340nm 处测定吸光度，吸光度变化与标本中载脂蛋白 B 的浓度成正相关。

二、注册申报资料要求

（一）综述资料

综述资料主要包括产品预期用途、临床意义、产品描述、方法学特征、生物安全性评价、研究结果总结以及同类产品上市情况介绍等内容，应符合《体外诊断试剂注册管理办法》（国家食品药品监督管理总局令第 5 号）和《关于公布体外诊断试剂注册申报资料要求和批准证明文件格式的公告》（国家食品药品监督管理总局公告 2014 年第 44 号）的相关要求。相关描述应至少包含如下内容：

1. 产品预期用途与预期用途相关的临床适应证背景情况

载脂蛋白 B（ApoB）主要在肝脏合成，是低密度脂蛋白（LDL）的主要结构蛋白，并作为 LDL 受体的配体，可调节 LDL 从血浆中的清除速率。血液中 ApoB 的测定值直接反应 LDL 含量。

ApoB 水平高低的临床意义与低密度脂蛋白胆固醇（LDL-C）相似，是各项血脂指标中较好的动脉硬化标志物。在少数情况下，可出现高 ApoB 血症而 LDL-C 正常的情况，提示血液中存在较多小而密的 LDL，测定 ApoB 更有优势。在对高 ApoB 血症的冠心病患者实施药物干预实验中表明，降低 ApoB 水平可以减少冠心病发病及促进粥样斑块的消退。此外，ApoB 增高也常见于肾病综合征、未控制的糖尿病、活动性肝炎和肝功能低下患者。

注：若注册申报产品声称临床意义超出此内容范围，应提供相关文献或临床研究依据。

2. 产品描述

包括产品所采用的技术原理，主要原材料的来源及制备方法，主要生产工艺过程及关键控制点，质控品、校准品的制备方法、赋值过程及量值溯源情况。

3. 有关生物安全性方面的说明

体外诊断试剂中的主要原材料，如果采用动物、病原体、人源的组织或体液等生物材料经处理或添加某些物质制备而成，应当提供相应的说明文件，证明其在运输、使用过程中对使用者和环境是安全的，并对上述原材料所采用的灭活等试验方法进行说明。人源性材料需对有关传染病（HIV、HBV、HCV 等）病原体检测予以说明，并提供相关的证明文件。

4. 有关产品主要研究结果的总结和评价。

5. 其他

包括同类产品在国内外批准上市的情况。相关产品所采用的技术方法及临床应用情况，申请注册产品与国内外同类产品的异同等。

（二）主要原材料研究资料（如需提供）

主要原材料（例如抗原、抗体及其他主要原料等）的选择、制备、质量标准及实验验证有关研究资料；质控品（如产品包含）、校准品（如产品包含）原料选择、制备、定值过程及试验资料；校准品的溯源性文件，包括具体溯源链、实验方法、数据及统计分析等详细资料。

（三）主要生产工艺及反应体系的研究资料（如需提供）

主要工艺包括：配制、分装等描述及确定依据，应包含产品的工艺流程图、关键工序及特殊工序的控制要求；反应体系包括样本采集及处理、样本要求、反应所需物质用量（校准品、样本、抗体等）、反应条件（温度、时间等）等研究资料。

（四）分析性能评估资料

1. 基本要求

（1）概述：简单描述试剂的反应方法、试剂研制或优化的起始时间，性能评估的目的。

（2）列举性能评估所引用的相关标准和资料。

（3）性能评估使用试剂的组成、包装规格、批号、有效期、注册证信息（如有）。

（4）校准品、质控品的生产企业名称、批号、有效期、注册证信息。

（5）使用的仪器名称、型号；测定原理及该仪器的反应参数。

2. 性能评估

具体内容应至少提供 3 个批次试剂的分析性能评估资料，包括具体的研究方法、试验数据、统计方法、研究结论等。性能评估时最好将试剂和所选用的校准品、质控品作为一个整体进行评价，评估整个系统的性能是否符合要求。

性能评估应至少包括准确度、试剂空白吸光度、精密度、线性范围、分析特异性（抗干扰能力）、分析灵敏度、其他影响检测的因素等。

（1）准确度

对测量准确度的评价依次包括：与国家标准品（和/或国际标准品）的偏差分析、企业参考品测试、比对试验等方法。（企业可根据实际情况选择合理方法进行研究）

a. 与国家（国际）标准品的偏差分析

该研究项目已有相应国家（国际）标准品，优先使用国家（国际）标准品进行验证，重点观察对相应标准品检测结果的偏差情况。

b. 企业参考品测试

对企业参考品进行检测，其测量结果的相对偏差应不超过 ±10%。

c. 比对试验

采用参考方法或国内/国际普遍认为质量较好的具有溯源性的已上市同类试剂，与拟申报试剂同时检测一批临床样本（至少 40 例样本），从测定结果间的差异了解拟申报试剂与参考方法（同类试剂）对比试剂间的偏倚。如偏倚在允许的误差范围内，说明拟申报试剂与参考方法（同类试剂）对临床样本测定结果基本一致，对同一份临床样本的医学解释不会产生差异。

在实施方法学比对前，应分别对拟申报试剂和对比试剂进行初步评估，只有在确认两者都分别符合各自相关的产品技术要求后方可进行比对试验。方法学比对时应注意质量控制、样本类型、浓度分布范围并对结果进行合理的统计学分析。其中，浓度分布应覆盖产品的可报告范围。

（2）试剂空白吸光度

用指定空白样品测试 ApoB 试剂。在测定分析仪设定参数下，记录主波长下测试反应完成后的吸光度（A），测试结果即为试剂空白吸光度测定值，试剂空白吸光度不低于行业标准。

注：空白样本可以是纯水样本、生理盐水、零校准液等。

（3）精密度

测量精密度的评估应至少包括生理和病理两个浓度水平的样本进行，分别评估重复性、批间差。

测量精密度的评价方法并无统一的标准可依，可根据不同的试剂特征或申请人的研究习惯进行，建议参考 CLSI EP15-A3。

（4）分析灵敏度

用已知浓度的样品进行测试，记录在试剂盒规定参数下产生的吸光度改变。换算为 n 单位吸光度差值（ΔA），即为本产品的分析灵敏度。

（5）线性范围

建立试剂线性范围所用的样本基质应尽可能与临床实际检测的样本相似，理想的样本为分析物浓度接近预期测定上限的混合人血清，且应充分考虑多倍稀释对样本基质的影响。

超出线性范围的样本如需稀释后测定，应作相关研究，明确稀释液类型及最大可稀释倍数，研究过程应注意基质效应影响，必要时应提供基质效应研究有关的资料。

（6）分析特异性

应明确已知干扰因素对测定结果的影响；可采用回收实验对不同浓度的溶血、黄疸、脂血对检测结果的影响进行评价，干扰物浓度的分布应覆盖人体生理及病理状态下可能出现的物质浓度，明确干扰物质影响的最大浓度。药物干扰的研究可根据需要由申请人选择是否进行或选择何种药物及其浓度进行。

（7）其他需注意问题

a. 不同适用机型的反应条件应分别评估。

不同样本类型（血清和血浆）应分别进行分析性能评估。对于血浆样本，确认最适的抗凝剂或明显干扰检测结果的抗凝剂。

b. 校准品溯源及质控品赋值

应参照 GB/T 21415—2008《体外诊断医疗器械 生物样品中量的测量 校准品和控制物质赋值的计量学溯源性》的要求，提供企业（工作）校准品及试剂盒配套校准品定值及不确定度的研究资料，提供质控品赋值及其靶值范围确定的研究资料。

c. 包装规格

注册申请包含不同的包装规格，需要对不同包装规格进行分析或验证。如不同的包装规格产品间存在性能差异，提交每个包装规格产品项目评估的试验资料及总结；如不同包装规格之间不存在性能差异，需要提交包装规格之间不存在性能差异的详细说明。

（五）参考区间确定资料

提供参考区间确定所采用的样本来源、确定方法及详细的试验资料，建议参考 CLSI/NCCLS C28-A3C。研究结论应与产品说明书【参考区间】的相应描述保持一致。

（六）稳定性研究资料

稳定性研究资料主要涉及两部分内容，申报试剂的稳定性和适用样本的稳定性研究。这里主要指试剂的稳定性，通常包括保存期稳定性（有效期）、开瓶稳定性、复溶稳定性（如有）等（各 3 个批次）。申请人应至少提供保存期稳定性和开瓶稳定性、干粉试剂同时应提供复溶稳定性研究资料。稳定性研究资料应包括研究方法的确定依据、具体的实施方案、详细的研究数据以及结论，应涵盖产品中受稳定性影响的性能指标（如准确度、线性范围、重复性、试剂空白吸光度等）。

保存期稳定性研究，应提供至少 3 批样品在实际储存条件下保存至成品有效期后的研究资料。

试剂稳定性和样本稳定性两部分内容的研究结果均应

在说明书【储存条件及有效期】和【样本要求】两项中进行详细说明。样本在不同储存条件下的稳定性期限若有相关文献中已明确说明，亦可作为依据。

（七）生产及自检记录

提供连续三批产品生产及自检记录的复印件。

（八）临床评价资料

临床评价资料应符合《关于发布体外诊断试剂临床试验技术指导原则的通告》（国家食品药品监督管理总局通告 2014 年第 16 号）的要求，同时评价资料的形式应符合《关于公布体外诊断试剂注册申报资料要求和批准证明文件格式的公告》（国家食品药品监督管理总局公告 2014 年第 44 号）中临床评价资料有关的规定。根据《关于发布第三批免于进行临床试验医疗器械目录的通告》（国家食品药品监督管理总局通告 2017 年第 170 号），载脂蛋白 B 测定试剂可免于进行临床试验，申请人可依照《总局关于发布免于进行临床试验的体外诊断试剂临床评价资料基本要求（试行）的通告》（国家食品药品监督管理总局通告 2017 年第 179 号）开展评价。申请人如无法按要求对"目录"中产品进行临床评价，应进行临床试验。

临床试验中的基本要求：

1. 研究方法

选择境内已批准上市的性能不低于试验用体外诊断试剂的同类产品作为对比试剂，采用试验用体外诊断试剂与之进行对比试验研究，证明本品与已上市产品等效。

2. 临床试验机构的选择

应选择至少两家经国家食品药品监督管理总局备案的临床试验机构，临床试验机构实验操作人员应有足够的时间熟悉检测系统的各环节（试剂、质控及操作程序等），熟悉评价方案。在整个实验中，试验用体外诊断试剂和对比试剂都应处于有效的质量控制下，最大限度保证试验数据的准确性及可重复性。

3. 临床试验方案

临床试验实施前，研究人员应从流行病学、统计学、临床医学、检验医学等多方面考虑，设计科学合理的临床研究方案。各临床研究机构的方案设置应保持一致，且保证在整个临床试验过程中遵循预定的方案实施，不可随意改动。整个试验过程应在临床研究机构的实验室内并由本实验室的技术人员操作完成，申报单位的技术人员除进行必要的技术指导外，不得随意干涉实验进程，尤其是数据收集过程。

试验方案中应确定严格的病例纳入/排除标准，任何已经入选的病例再被排除出临床研究都应记录在案并明确说明原因。在试验操作过程中和判定试验结果时应采用盲法以保证试验结果的客观性。各临床试验机构选用的对比试剂及所用机型应保持一致，以便进行合理的统计学分析。另外，试验用体外诊断试剂的样本类型应与产品说明书一致，且不应超越对比试剂对样本类型的检测要求，如果选

择了对比试剂适用样本类型以外的样本，则应采用其他合理方法对额外的样本类型进行验证。

开展体外诊断试剂临床试验，申请人应当按照试验用体外诊断试剂的类别、风险、预期用途等特性，组织制定科学、合理的临床试验方案。一般应当包括以下内容：

（1）一般信息（包括产品信息、临床试验开展的时间和人员等相关信息、申请人相关信息等）。

（2）临床试验的背景资料。

（3）试验目的。

（4）试验设计。

（5）评价方法。

（6）统计方法。

（7）对临床试验方案修正的规定。

（8）临床试验涉及的伦理问题和说明、《知情同意书》文本（如有）。

（9）数据处理与记录保存。

（10）其他需要说明的内容。

4. 研究对象选择

临床试验应选择具有特定症状/体征人群作为研究对象。申请人在建立病例纳入标准时，应考虑到不同人群的差异，尽量覆盖各类适用人群。在进行结果统计分析时，建议对各类人群分别进行数据统计分析。总体样本数不少于 200 例，异常值样本数不少于 60 例，样本中待测物浓度应覆盖试验用体外诊断试剂线性范围，且尽可能均匀分布。

实验中，尽可能使用新鲜样本，如需贮存，应明确贮存条件及能否冻融；血浆应明确抗凝剂的要求。

申报的样本类型均应在临床试验中进行验证。如果声称同时适用于血清和血浆样本，可完成一个样本类型（血清或血浆）不少于 200 例的临床研究，同时可选至少 100 例同源样本进行血浆和血清比对研究，其中不同浓度样本分布情况与总例数中分布情况应一致。

如产品发生涉及检测条件优化、增加与原样本类型具有可比性的其他样本类型等变更事项，临床样本总数至少为 100 例，并在至少两家临床试验机构开展临床试验；变更主要原材料的供应商、参考区间及增加临床适应证等变更事项，应根据产品具体变更情况，酌情增加临床试验总样本数。

5. 统计学分析

对临床试验结果的统计应选择合适的统计方法，如相关分析、线性回归、一致性分析、绝对偏倚/偏差及相对偏倚/偏差分析等。对于对比实验的等效性研究，最常用是对试验用体外诊断试剂和对比试剂两组检测结果的相关及线性回归分析，应重点观察相关系数（r 值）或判定系数（R^2）、回归拟合方程（斜率和 y 轴截距）等指标。结合临床试验数据的正/偏态分布情况，建议统计学负责人选择合理的统计学方法进行分析，统计分析应可以证明两种方法的检测结果无明显统计学差异。在临床研究方案中应明确统计检验假设，即评价试验用体外诊断试剂与对比试剂是否等效的标准。

6. 结果差异样本的验证

对于比较研究试验中测定结果不符的样本，应采用"金标准"或其他合理的方法进行复核，以便对临床试验结果进行分析。如无需复核，应详细说明理由。

7. 临床试验总结报告撰写

根据《关于发布体外诊断试剂临床试验技术指导原则的通告》（国家食品药品监督管理总局通告 2014 年第 16 号）的要求，临床试验报告应该对试验的整体设计及各个关键点给予清晰、完整的阐述，应该对整个临床试验实施过程、结果分析、结论等进行条理分明的描述，并应包括必要的基础数据和统计分析方法。申请人或临床试验牵头单位应对各临床试验机构的报告进行汇总，并完成临床试验总结报告。

（九）产品风险分析资料

申请人应考虑产品寿命周期的各个环节，从预期用途、可能的使用错误、与安全性有关的特征、已知及可预见的危害等方面的判定以及对患者风险的估计进行风险分析，应符合 YY/T 0316—2016《医疗器械 风险管理对医疗器械的应用》的要求。

（十）产品技术要求

产品技术要求应符合《体外诊断试剂注册管理办法》（国家食品药品监督管理总局令第 5 号）、《关于公布体外诊断试剂注册申报资料要求和批准证明文件格式的公告》（国家食品药品监督管理总局公告 2014 年第 44 号）和《关于发布医疗器械产品技术要求编写指导原则的通告》（国家食品药品监督管理总局通告 2014 年第 9 号）的相关规定。产品技术要求的性能指标应不低于行业标准 YY/T 1421—2016《载脂蛋白 B 测定试剂（盒）》有关技术指标的要求。

1. 主要性能指标

1.1 外观

应当包括试剂的外观。

1.2 装量

试剂装量应不少于标示装量或规定限

1.3 试剂空白吸光度

在 37℃、340nm、1cm 光径条件下，用试剂设定的反应参数测试空白样本，记录试剂吸光度值（A），建议试剂空白吸光度应不大于 0.15。

1.4 分析灵敏度

用已知浓度（1.00±0.50）g/L 的样本测试试剂，记录试剂（盒）在规定的参数下的吸光度差值。换算为 1.00g/L 载脂蛋白 B 的吸光度差值（ΔA），应不小于 0.15。

1.5 线性区间

试剂线性区间应覆盖 [0.40，2.00] g/L

1.5.1 线性相关系数（r）应不小于 0.990。

1.5.2 [0.40，2.00] g/L 区间内，线性偏差应不超过 ±10%。

用接近线性区间下限的低浓度样品稀释接近线性区间

上限的高浓度样品，混合成至少 5 个有效稀释浓度（x_i），分别测试试剂，每个稀释浓度测试 3 次，分别求出测定结果的均值（y_i）。以稀释浓度（x_i）为自变量，以测定结果均值（y_i）为因变量求出线性回归方程。按公式（1）计算线性回归的相关系数（r）。

$$r = \frac{\sum [(x_i - \bar{x})(y_i - \bar{y})]}{\sqrt{\sum (x_i - \bar{x})^2 \sum (y_i - \bar{y})^2}} \quad (1)$$

稀释浓度（x_i）代入线性回归方程，计算 y_i 的估计值及 y_i 与估计值的相对偏差。

1.6 精密度

1.6.1 重复性

在重复性条件下，用已知浓度的质控品或血清样本，重复测试至少 10 次，分别计算测量值的平均值（$\bar{x}$）和标准差（SD）。计算变异系数（CV）应不大于 3%。

1.6.2 批内瓶间差（适用于干粉或冻干试剂）

用线性范围内的样本或质控品测试同一批号的 10 瓶待检试剂，并计算 10 个测量值的平均值（$\bar{x}_1$）和标准差（s_1）。

用线性范围内的样本或质控品对相同批号的 1 个待检试剂重复测试 10 次，计算结果的均值（$\bar{x}_2$）和标准差（s_2）。按公式（2）、（3）计算瓶间差的变异系数（CV），批内瓶间差均应不大于 5%。

$$CV = s_{瓶间}/\bar{x} \times 100\% \quad (2)$$

$$s_{瓶间} = \sqrt{s_1^2 - s_2^2} \quad (3)$$

当 $s_1 < s_2$ 时，令 $CV = 0$

1.6.3 批间差

用（1.00±0.50）g/L 的血清样本或质控品分别测试 3 个不同批号的试剂，每个批号测试 3 次，分别计算每批 3 次测定的均值 $\bar{x}_i$（$i = 1, 2, 3$），按公式（4）、（5）计算相对极差（R）。

$$\bar{x}_T = \frac{\bar{x}_1 + \bar{x}_2 + \bar{x}_3}{3} \quad (4)$$

$$R = \frac{\bar{x}_{max} - \bar{x}_{min}}{\bar{x}_T} \times 100\% \quad (5)$$

式中：

$\bar{x}_{max}$——$\bar{x}_i$ 中的最大值；

$\bar{x}_{min}$——$\bar{x}_i$ 中的最小值。

试剂批间相对极差不大于 10%。

1.7 准确度

1.7.1 相对偏差：相对偏差应不超过 ±10%。

用评价常规方法的有证参考物质（CRM）或其他公认的参考物质对试剂进行测试，重复检测 3 次，取测试结果均值（M）按式（6）计算相对偏差（B）。

$$B = \frac{M - T}{T} \times 100\% \quad (6)$$

式中：

B——相对偏差；

M——测试结果均值；

T—有证参考物质标示值，或各浓度人源样本定值。

1.7.2 比对试验：相关系数 *r*≥0.975，斜率应在［0.9，1.1］内；样本浓度≤0.50g/L 时，偏差应不大于 0.10g/L；样本浓度 > 0.50g/L 时，相对偏差应不大于 15%；95% 检测样本应符合上述要求。

参照 CLSL EP9-A2 的方法，用不少于 40 个在检测范围内不同浓度的人源样品，用生产企业指定的分析系统（具有溯源性）作为比对方法，每份样品按待测试剂操作方法及比对方法分别测试。用线性回归方法计算两组结果的相关系数及每个浓度点的相对偏差或绝对偏差。

1.7.3 企业参考品测试

用企业参考品对试剂进行测试，重复检测 3 次，取测试结果均值（*M*），计算相对偏差（*B*）应不超过 ± 10%。

1.8 稳定性

可选用以下方法之一进行验证：

1.8.1 效期稳定性：生产企业应规定产品的有效期。取到有效期后的样品检测试剂空白吸光度、分析灵敏度、线性、准确度和批内重复性应符合技术要求。

1.8.2 热稳定性试验：检测线性区间、准确度应符合技术要求。

1.9 校准品和质控品的性能指标（如产品中包含）

应至少包含外观、装量、准确度、均一性、稳定性。冻干型校准品和质控品还应检测批内瓶间差和复溶稳定性。附录中应明确校准品、质控品的赋值程序。

载脂蛋白 B 已有国际标准品，试剂盒配套校准品和质控品，应参照 GB/T 21415—2008《体外诊断医疗器械 生物样品中量的测量 校准品和控制物质赋值的计量学溯源性》的要求溯源至国际标准品，并提供校准品溯源性说明及质控品赋值说明。

（十一）产品注册检验报告

首次申请注册的载脂蛋白 B 测定试剂盒，应该在具有相应医疗器械检验资质和承检范围的医疗器械检测机构进行注册检验。出具注册检验报告和产品技术要求预评价意见。

（十二）产品说明书

说明书承载了产品预期用途、试验方法、检测结果解释以及注意事项等重要信息，是指导使用人员正确操作、临床医生准确理解和合理应用试验结果的重要技术性文件。产品说明书的格式应符合《关于发布体外诊断试剂说明书编写指导原则的通告》（国家食品药品监督管理总局通告 2014 第 17 号）的要求。下面对测定 ApoB 试剂说明书的重点内容进行详细说明。

1.【产品名称】

通用名称应当按照《体外诊断试剂注册管理办法》（国家食品药品监督管理总局令第 5 号）规定的命名原则进行命名，可适当参考相关"分类目录"和/或国家标准及行业标准。

（1）通用名称：载脂蛋白 B 测定试剂盒（免疫比浊法）

（2）英文名称，例如：Apolipoprotein B test reagent（kit）

2.【包装规格】

注明可测试的样本数或装量，如 × × 测试/盒、× × 人份/盒、× × ml，除国际通用计量单位外，其余内容均应采用中文进行表述。如产品有不同组分，可以写明组分名称。

（1）包装规格应明确单、双试剂类型。

（2）不得多于产品技术要求中所列的包装规格。

（3）如不同包装规格有对应不同的机型，应分别明确适用机型。

3.【预期用途】

应至少包括以下几部分内容：

（1）说明试剂盒用于体外定量检测人血清和/或血浆中载脂蛋白 B 的含量。

（2）与预期用途相关的临床适应证背景情况，异常情况常见于哪些疾病，其升高或降低可能有哪些医学解释。

作为支持性资料，申请人应提供由教科书、临床专著、核心期刊文献或英文 SCI 文献等有关临床适应证背景的资料。

4.【检验原理】

应结合产品主要成分简要说明检验的原理、方法。

血清或血浆中载脂蛋白 B 与试剂中的特异性免疫抗人载脂蛋白 B 抗体相结合，形成不溶性免疫复合物而产生浊度。在特定波长（如 340nm 处）测定吸光度，吸光度变化与标本中载脂蛋白 B 的浓度成正相关。

5.【主要组成成分】

应明确以下内容：

试剂盒提供的试剂组分的名称、数量、每个组成成分在反应体系中的比例或浓度。明确说明不同批号试剂盒中各组分是否可以互换。

如检测中需使用校准品或质控品，应明确说明，并提供校准品溯源性，溯源性应写明溯源的最高级别，包括标准物质或参考物的发布单位及编号，质控品应明确靶值范围等。

6.【储存条件及有效期】

（1）应明确未开封的试剂实际储存条件及有效期，开瓶稳定期。干粉试剂应明确复溶稳定期。

（2）说明产品的储存条件，如：2～8℃、避免/禁止冷冻或 − 18℃以下等。其他影响稳定性的条件，如：光线、湿度等也必须说明。

（3）如试剂盒各组分的稳定性不一致，则应对各组分的储存条件和有效期分别进行描述。

注：保存条件不应有模糊表述，稳定期限应以月或日为单位。

7.【适用仪器】

（1）说明可适用的仪器，并提供与仪器有关的必要信息以便用户能够做出最好的选择。

（2）应写明具体适用仪器的型号，不能泛指某一系列仪器。

8.【样本要求】

重点明确以下内容：

样本类型、为保证样本各组分稳定所必需的抗凝剂或保护剂等、保存期限及保存条件（短期、长期），能够保证样本稳定的储存、处理和运输方法、已知的干扰物等。如有血浆样本，应注明对抗凝剂的要求。

9.【检验方法】

详细说明试验操作的各个步骤，包括：

（1）试剂配制方法、注意事项。

（2）试验条件：反应温度、测定主/副波长、试剂用量、样本用量、测定方法、反应类型、反应方向、反应时间等以及试验过程中的注意事项。

（3）校准程序（如果需要）：校准品的使用方法、注意事项、校准曲线的绘制。

（4）质量控制程序：质控品的使用方法、对质控结果的必要解释以及推荐的质控周期等。

（5）如果超出线性范围，样本需要稀释测定时，应根据试剂特性说明稀释液的种类及最大稀释倍数。

10.【参考区间】

应注明常用样本类型及反应方式的参考区间，并说明参考区间确定方法。注明"由于地理、人种、性别和年龄等差异，建议各实验室建立自己的参考区间"。

11.【检验结果的解释】

说明可能对试验结果产生影响的因素；说明在何种情况下需要进行确认试验。

12.【检验方法的局限性】

说明该检验方法的局限性，如：存在的干扰因素，明确黄疸、溶血、脂浊及药物等内、外源性干扰物对测定的影响，同时列出干扰物的具体浓度。

13.【产品性能指标】

至少应详述以下性能指标，性能指标应不低于行业标准有关技术指标的要求。

（1）试剂空白吸光度。

（2）分析灵敏度。

（3）准确度。

（4）精密度（重复性和批间差）。

（5）线性区间（线性相关系数和线性偏差）。

14.【注意事项】

应至少包括以下内容：

（1）本试剂盒仅供体外检测使用，试剂中含有的化学成分应说明接触人体后产生不良的影响后果。

（2）有关人源组分的警告，如：试剂盒内的质控品、校准品或其他人源组分，虽已经通过了 HBs-Ag、HIV1/2-Ab、HCV-Ab 等项目的检测，但截至目前，没有任何一项检测可以确保绝对安全，故仍应将这些组分作为潜在传染源对待。

（3）样本：对所有样本和反应废弃物都应视为传染源对待。

（4）其他有关载脂蛋白 B 测定的注意事项。

15.【标识的解释】

如有图形或符号，请解释其代表的意义。

16.【参考文献】

应当注明在编制说明书时所引用的参考文献，格式要规范。

17.【基本信息】

符合《关于发布体外诊断试剂说明书编写指导原则的通告》（国家食品药品监督管理总局通告 2014 年第 17 号）对基本信息的要求。

18.【医疗器械注册证编号/产品技术要求编号】

产品的注册证编号/产品技术要求编号

19.【说明书核准日期及修改日期】

注明该产品说明书的核准日期。如曾进行过说明书的变更申请，还应该同时注明说明书的修改日期。

三、审查关注点

（一）关注产品预期用途有关的描述是否与临床研究结论一致。临床研究用对比试剂和第三方确认试剂的预期用途应与申请产品预期用途一致。申报样本类型应在临床研究中进行验证。

（二）审查产品技术要求时应注意产品应不低于行业标准的有关规定。

（三）说明书中预期用途、样本类型、储存条件及有效期、检验方法、参考区间、产品性能指标等描述应分别与临床研究资料、稳定性研究资料、主要生产工艺和反应体系研究资料、参考区间研究资料、分析性能评估资料的研究结论相一致。

（四）干粉试剂应提供复溶稳定性研究资料并在说明书储存条件及有效期中说明。

（五）产品风险分析资料的撰写是否符合 YY/T 0316—2016《医疗器械风险管理对医疗器械的应用》的要求。

四、编写单位

河北省食品药品监督管理局。

75 总胆固醇测定试剂注册技术审评指导原则

（总胆固醇测定试剂注册技术审查指导原则）

本指导原则旨在指导注册申请人对总胆固醇（total cholesterol，TC）测定试剂注册申报资料的准备及撰写，同时也为技术审评部门审评注册申报资料提供参考。

本指导原则是对总胆固醇测定试剂的一般要求，申请人应依据产品的具体特性确定其中内容是否适用，若不适用，需具体阐述理由及相应的科学依据，并依据产品的具体特性对注册申报资料的内容进行充实和细化。

本指导原则是供申请人和审查人员使用的指导文件，不涉及注册审批等行政事项，亦不作为法规强制执行，如有能够满足法规要求的其他方法，也可以采用，但应提供详细的研究资料和验证资料。应在遵循相关法规的前提下使用本指导原则。

本指导原则是在现行法规、标准体系及当前认知水平下制定的，随着法规、标准体系的不断完善和科学技术的不断发展，本指导原则相关内容也将适时进行调整。

一、适用范围

本指导原则所指的总胆固醇测定试剂是指利用 CHOD-PAP 法对人血清、血浆等样本中总胆固醇含量进行体外定量测定的试剂。

目前，总胆固醇测定已有完整的参考系统：其决定性方法为同位素稀释质谱法，参考方法为正己烷抽提 L-B 反应显色法（ALBK 法）或色谱法，常规测定方法为酶法。酶法主要包括胆固醇氧化酶法和胆固醇脱氢酶法，其中胆固醇氧化酶-PAP 法是目前应用最为广泛的常规测定方法。依据 YY/T 1227—2014《临床化学体外诊断试剂（盒）命名》的要求，将胆固醇氧化酶-PAP 法规范表述为 CHOD-PAP 法。本指导原则适用于采用 CHOD-PAP 法测定的试剂，不适用于脱氢酶法和干化学法测定的试剂，但适用处可参照执行。

依据《体外诊断试剂注册管理办法》（国家食品药品监督管理总局令第 5 号）、《食品药品监管总局关于印发体外诊断试剂分类子目录的通知》（食药监械管〔2013〕242 号），总胆固醇测定试剂属于酯类检测试剂，管理类别为 Ⅱ 类，分类编码为 6840。本指导原则适用于进行产品注册和相关许可事项变更的产品。

二、注册申报资料要求

（一）综述资料

综述资料主要包括产品预期用途、产品描述、有关生

物安全性说明、产品主要研究结果的总结和评价以及同类产品上市情况等内容，应符合《体外诊断试剂注册管理办法》和《关于公布体外诊断试剂注册申报资料要求和批准证明文件格式的公告》（国家食品药品监督管理总局公告 2014 年第 44 号）的相关要求。

1. 产品预期用途

总胆固醇是指血液中各脂蛋白所含胆固醇之总和，分为酯化型胆固醇（又称胆固醇酯，CE）和游离型胆固醇（FC），其中 CE 占 60%~70%，FC 占 30%~40%，健康个体之间两种类型的比例保持稳定。胆固醇是合成肾上腺皮质激素、性激素、胆汁酸以及维生素 D 等生理活性物质的重要原料，也是构成细胞膜的主要成分，其浓度可作为脂代谢的指标。

定量测定人体样本中总胆固醇含量，临床主要用于心血管疾病的危险分析，高 TC 血症是冠心病的主要危险因素之一。病理状态下，高 TC 有原发与继发两类，原发的如家族性高胆固醇血症（低密度脂蛋白受体缺陷）、家族性 apoB 缺陷症、多源性高 TC、混合性高脂蛋白血症。继发的多见于肾病综合征、甲状腺功能减退、糖尿病、妊娠等。低 TC 血症也有原发性的与继发的，前者如家族性的无或低 β 脂蛋白血症，后者如甲亢、营养不良、慢性消耗性疾病等。

2. 产品描述

应阐述产品所采用的技术原理、主要原材料的来源及制备方法、主要生产工艺过程，注册申请包含质控品、校准品时，应明确制备方法及定值（溯源）情况。

3. 有关生物安全性方面的说明

如试剂中主要原材料由各种动物、病原体、人源组织和体液等生物材料经处理或添加某些物质制备而成，为保证产品在运输、使用过程中对使用者和环境的安全，研究者应提供上述原材料有关生物安全性的说明或证明文件。

4. 有关产品主要研究结果的总结和评价。

5. 其他

包括同类产品在国内外批准上市的情况，相关产品所采用的技术方法及临床应用情况，申请注册产品与国内外同类产品的异同等。

（二）主要原材料的研究资料（如需提供）

包括主要反应成分、质控品、校准品等的选择、制备及其质量标准的研究资料；质控品应提供详细的定值试验资料，校准品应提供详细的溯源性文件，包括具体溯源链、实验方法、数据及统计分析等详细资料。

（三）主要生产工艺和反应体系的研究资料（如需提供）

1. 主要生产工艺介绍，可以图表方式表示；

2. 确定反应体系（样本、试剂等）最适条件的研究资料等。

（四）分析性能评估资料

申请人应当提交三批产品研制阶段对试剂进行的所有性能验证研究资料，对于每项分析性能的评价应包括具体研究目的、实验设计、研究方法、可接受标准、实验数据、统计方法等详细资料。有关分析性能验证的背景信息也应在申报资料中体现，包括实验地点、适用仪器、试剂规格、批号、临床样本来源等。

对于总胆固醇测定试剂，分析性能应包括试剂空白吸光度、线性范围、准确度、分析灵敏度、精密度、分析特异性、其他影响检测的因素等。

1. 试剂空白吸光度

用指定空白样品（如纯化水、生理盐水等）加入工作试剂作为样品，在试剂规定主波长下测试吸光度值，重复两次，均值即为空白吸光度。双试剂型试剂应不大于0.080，单试剂型试剂应不大于0.100。

2. 线性范围

2.1 线性范围的建立

申请人建立试剂线性范围所用的样本基质应尽可能与临床实际检测的样本相似，理想的样本为分析物浓度达到预期测定上限的混合人源样本，制备低浓度样本时应充分考虑稀释对样本基质的影响。建立线性范围时，需在预期测定范围内选择 7 ~ 11 个浓度水平。例如，将预期测定范围加宽至130%，在此范围内选择更多的浓度水平，然后依据实验结果逐渐减少数据点（最终不得少于 7 个水平）直至表现出线性关系，可发现最宽的线性范围。

2.2 线性范围的验证

2.2.1 用接近线性范围上限的高浓度样本和接近线性范围下限的低浓度样本，混合成至少 5 个稀释浓度（x_i）。分别测试样本，每个稀释浓度测试 3 次，求出每个稀释浓度测定结果的均值（y_i）。以稀释浓度（x_i）为自变量，以测定结果均值（y_i）为因变量求出线性回归方程。计算线性回归的相关系数（r），$r \geq 0.9900$。

2.2.2 用 2.2.1 方法中稀释浓度（x_i）代入求出线性回归方程，计算 y_i 的估计值及 y_i 与估计值的绝对偏差或相对偏差，应符合申请人给定值。

3. 准确度

测试可用于评价常规方法的国家/国际标准物质 3 次，测试结果记为（x_i），按公式（1）分别计算相对偏差（$B\%$），如果 3 次结果都在 ±10% 范围内，即判为合格。如果大于等于 2 次的结果不符合，即判为不合格。如果有 1 次结果不符合，则应重新连续测试20次，并分别按照公式（1）计算相对偏差（$B\%$），如果大于等于 19 次测试的结果都在 ±10% 范围内，即判为合格。

$$B\% = |x_i - T| / T \times 100\% \tag{1}$$

式中：

x_i—测试结果；

T—国家/国际标准物质标示值。

4. 分析灵敏度

测试给定浓度的被测物时，在规定参数下所得的吸光度差值（ΔA）应符合申请人给定的范围。

5. 精密度

5.1 批内精密度

重复测试不同浓度（如高、中、低）的质控品或样本10次，所得结果的变异系数（CV）应不大于4.0%。

5.2 批间差

选取 3 个不同批次的试剂，测试不同浓度（如高、中、低）的质控品或样本，每个批号测定 3 次，批间相对极差（R）应不大于6.0%。

6. 分析特异性

应明确已知干扰因素对测定结果的影响：对胆红素、甘油三酯、血红蛋白、抗坏血酸等干扰物质分别进行验证。说明样本的制备方法及实验的评价标准，确定干扰物质的接受标准。

7. 校准品溯源及质控品定值（如适用）

校准品应提供详细的量值溯源资料，包括赋值试验资料和溯源性文件等；质控品应提供详细的定值资料。应参照 GB/T 21415—2008《体外诊断医疗器械生物样品中量的测量校准品和控制物质赋值的计量学溯源性》的要求，提供企业（工作）校准品及试剂盒配套校准品赋值及不确定度计算记录，提供质控品在所有适用机型上的定值及其靶值范围确定的记录。

8. 其他需注意问题

对于适用多个机型的产品，注册申请时应提供如产品说明书【适用机型】项中所列的所有型号仪器的性能评估资料。

注册申请中包含不同的包装规格，需要对不同包装规格之间的差异进行分析或验证，如不同包装规格产品间存在性能差异，需要提交采用每个包装规格产品的分析性能评估。如不同包装规格之间不存在性能差异，需要提交包装规格之间不存在性能差异的详细说明，具体说明不同包装规格之间的差别及可能产生的影响。

（五）参考区间确定资料

应明确研究采用的样本来源、健康个体定义、详细的试验资料、统计方法等，参考区间可参考文献资料，但应当对至少120例的健康个体进行验证。

产品说明书【参考区间】的相应描述应与研究结论保持一致。

（六）稳定性研究资料

1. 稳定性研究资料主要涉及两部分内容，申报试剂的稳定性和适用样本的稳定性研究。

2. 试剂的稳定性包括实时稳定性、运输稳定性、开瓶/复溶稳定性（如适用）等，申请人应至少提供 3 个生产批次的实时稳定性、运输稳定性、开瓶/复溶稳定性（如适用）等研究资料，包括研究目的、评价标准、研究方法和研究结论等。

3. 适用样本的稳定性主要包括室温保存、冷藏和/或冷冻条件下的有效期验证，在合理温度范围内选择温度点，间隔一定时间段对储存样本进行性能的分析验证，从而确认样本的效期稳定性，也可以通过相关文献资料来证明适用样本的稳定性。适用冷冻保存的样本应对冻融次数进行评价。

试剂稳定性和样本稳定性两部分内容的研究结果应分别在说明书【储存条件及有效期】和【样本要求】两项中进行详细说明。

（七）临床评价资料

此项目已经列入《关于新修订免于进行临床试验医疗器械目录的通告》（国家药品监督管理局通告 2018 年第 94 号）中免于进行临床试验的体外诊断试剂目录。根据体外诊断试剂临床评价的相关要求，申请人可按照《免于进行临床试验的体外诊断试剂临床评价资料基本要求（试行）》（国家食品药品监督管理总局通告 2017 年第 179 号）要求进行临床评价。如无法按要求进行临床评价，应进行临床试验，临床试验的开展、方案的制定以及报告的撰写等均应符合相关法规及《体外诊断试剂临床试验技术指导原则》的要求。

1. 临床评价途径

临床评价是指申请人通过对涵盖预期用途及干扰因素的临床样本的评估、综合文献资料等非临床试验的方式对产品临床性能进行评价的过程。

申请人可自行或者委托境内机构或实验室完成该产品的临床评价，试验地点的设施、设备、环境等应能够满足该产品的检测要求。申请人对整个试验过程进行管理和试验数据的真实性进行负责。临床评价报告作为临床评价资料在注册时提交，其他临床评价相关资料如试验方案、原始记录等由申请人进行保管，保管期限至少为 10 年。境外申请人可通过其在中国境内的代理人，开展相关临床评价工作。以下简要说明临床评价的相关内容。

1.1 研究方法

总胆固醇测定试剂盒目前已有相应的参考方法（ALBK 法、色谱法等）和境内已上市同类产品，申请人可以选择其中一种方法开展比较研究试验。

与参考方法进行比较研究试验，考察待评价试剂与参考方法的一致性。一致性评价应选择在参考实验室开展研究，参考实验室应具有中国合格评定国家认可委员会认可关于该项目的检测资质。

与境内已上市同类产品进行比较研究试验，证明两者具有等效性。应选择目前临床普遍认为质量较好的产品作为对比试剂，同时应充分了解对比试剂的信息，包括方法学、预期用途、主要性能指标、校准品的溯源情况以及参考区间等，并提供已上市产品的境内注册信息及说明书。

1.2 试验设计

申请人应根据申请注册产品的特性建立具体的试验方案，并详细说明对比试剂/方法的选择、入排标准、样本量要求以及具体试验操作过程、试验周期、设盲要求、统计分析方法等内容。

1.2.1 样本要求

评价用样本应来源于人体样本，样本的来源可追溯。评价用样本应涵盖申请注册产品预期用途和含有胆红素、血红蛋白、甘油三酯、抗坏血酸等干扰物质的样本，并应考虑到不同人群之间的差异等。所用样本应能够充分的被用于评价产品临床使用的安全性、有效性。

样本数量应采用合理的统计学方法（如目标值法等）进行计算，并符合统计学要求。可选择总样本量不少于 40 例并分别采用待评价试剂和对比试剂/参考方法进行双份测定的方式，亦可选择总样本量不少于 100 例并分别采用待评价试剂和对比试剂/参考方法进行单次测定的方式。其中参考区间以外样本应不少于 50%，同时应注重医学决定水平（6.2mmol/L）附近样本的选择，并尽量涵盖检测范围。

试验前应设定临床评价性能指标的可接受标准，如果比较研究试验结果无法达到预设标准，则应适当扩大样本量进行评价。

评价用的样本类型应与注册申请保持一致。对于具有可比性的不同样本类型，如血清和血浆样本，可在分析性能评估中对样本适用性进行研究，或在临床评价中对每种样本类型分别进行符合统计学意义数量的评估。

1.2.2 试验操作及周期

申请人可以通过对总样本量不少于 40 例，用待评价试剂和对比试剂/参考方法进行平行试验，对每份临床样本作双份测定。在试验操作过程中应对样本进行编盲，试验检测周期至少为 5 天。

申请人也可以通过对总样本量不少于 100 例，用待评价试剂和对比试剂/参考方法进行平行试验，作单次测定。在试验操作过程中应对样本进行编盲，试验检测周期至少为 5 天。

1.2.3 数据收集和处理

应首先进行离群值观察，离群值的个数不得超过限值。若未超限，可删除离群值后进行分析；若超出限值，则需合理分析原因并考虑纠正措施，必要时重新收集样本进行分析。离群值分析和处理方法应有依据。

1.2.4 统计学分析

对试验结果的统计应选择合适的统计方法，如相关分析、线性回归、偏倚/偏差分析等。对于对比试验的等效性研究，最常用是对待评价试剂和对比试剂/参考方法两组检测结果的相关及线性回归分析，应重点观察相关系数（r 值）或判定系数（R^2）、回归拟合方程（斜率和 y 轴截距）等指标。

1.3 临床评价报告

临床评价报告应对试验设计、试验实施情况和数据分析方法等进行清晰的描述。应至少包括如下内容：

1.3.1 基本信息，如产品名称、申请人名称及联系方式、试验时间及地点等。

1.3.2 试验设计，详细说明对比试剂/方法选择、样本入组和排除标准、样本量要求、设盲要求、统计分析方法的选择等内容。

1.3.3 试验实施情况，具体包括：

样本选择情况，包括例数、样本分布等。样本例数应详细说明计算方法及依据。临床评价所用产品信息，如评价用试剂、对比试剂/方法、配合使用的其他试剂/仪器的产品名称、生产企业、规格/型号、批号等。实验过程描述。试验管理，包括参加人员、质量控制情况、数据管理、出现的问题及处理措施等。数据分析及评价结果总结，根据确定的统计方法对检测数据进行统计分析，对产品的临床性能进行合理评价。评价数据表应以附件形式对入组的样本情况进行汇总描述，应至少包括：可溯源样本编号、样本基本信息、样本类型、评价用试剂和对比试剂/方法检测结果、样本临床背景信息等。

评价报告应由申请人/代理人签章。

1.4 文献资料

除以上临床评价报告外，对拟申报产品临床性能进行评价的相关文献，可作为补充临床评价资料提交。文献的检索、筛选和分析参照《医疗器械临床评价技术指导原则》的文献检索要求。

2. 临床试验途径

临床试验的开展、方案的制定以及报告的撰写等均应符合相关法规及《体外诊断试剂临床试验技术指导原则》的要求。

（八）产品风险分析资料

对体外诊断试剂产品寿命周期的各个环节，从预期用途、可能的使用错误、与安全性有关的特征、已知和可预见的危害等方面的判定以及对患者风险的估计进行风险分析、风险评价和相应的风险控制基础上，形成风险管理报告，应当符合相关 YY/T 0316—2016 行业标准的要求。

风险分析应包含但不仅限于以下方面的内容：预期用途错误包括：设计开始时未设定预期分析物、未作适用机型验证、未针对特定的样本类型验证。性能特征失效包括：精密度失效、准确度失效、非特异性、稳定性失效、测量范围失效、定量失效、量值溯源失效、校准失效。不正确的结果包括：配方错误、采购的原料未能达到设计要求的性能、原材料储存条件不正确、使用了过期的原材料、反应体系不正确、试剂与包装材料不相容。可能的使用错误包括：生产者未按照生产流程操作，检验者未按照原料、半成品、成品检验标准操作，装配过程组分、标签、说明书等漏装或误装，成品储存或运输不当，客户未参照产品

说明书设置参数或使用。与安全性有关的特征包括：有毒化学试剂的化学污染、样本的潜在生物污染、不可回收包装或塑料的环境污染。

（九）产品技术要求

申请人应当在原材料质量和生产工艺稳定的前提下，根据产品前期研究的结果，依据国家标准、行业标准及有关文献，按照《关于发布医疗器械产品技术要求编写指导原则的通告》（国家食品药品监督管理总局通告 2014 年第 9 号）的有关要求，拟定产品技术要求，内容主要包含产品性能指标和检验方法。

下面就产品技术要求中涉及的产品适用的相关标准和主要性能指标等相关内容作简要叙述。

1. 产品适用的相关标准（表1）

表1　相关产品标准

GB/T 21415—2008	《体外诊断医疗器械 生物样品中量的测量校准品和控制物质赋值的计量学溯源性》
GB/T 26124—2011	《临床化学体外诊断试剂（盒）》
YY/T 1206—2013	《总胆固醇测定试剂盒（氧化酶法）》
WS/T362—2011	《血清胆固醇参考测量程序分光光度法》
WS/T 120—1999	《血清总胆固醇的酶法测定》

2. 主要性能指标

2.1 外观

符合申请人规定的外观要求。

2.2 装量

液体试剂的装量应不少于标示量。

2.3 试剂空白吸光度

用指定空白样品（如纯化水、生理盐水等）加入工作试剂作为样品，在试剂盒规定主波长下测试吸光度值，重复两次，均值即为空白吸光度。双试剂型试剂盒应不大于 0.080，单试剂型试剂盒应不大于 0.100。

2.4 线性范围

线性范围应至少包含 2~10mmol/L。

2.4.1 相关系数（r）

线性相关系数 r 应不小于 0.9900。

2.4.2 线性偏差

线性偏差应不超过申请人给定值。线性偏差可分段描述或连续描述，若分段描述，应注意分段点的确定。

2.5 准确度

试剂盒测试可用于评价常规方法的国家/国际标准物质 3 次，测试结果记为（x_i），按公式（2）分别计算相对偏差（$B\%$），如果 3 次结果都在 ±10% 范围内，即判为合格。如果大于等于 2 次的结果不符合，即判为不合格。如果有 1 次结果不符合，则应重新连续测试 20 次，并分别按照公式（2）计算相对偏差（$B\%$），如果大于等于 19 次测试的结果都在 ±10% 范围内，即判为合格。

$$B\% = |x_i - T| / T \times 100\% \quad\quad (2)$$

式中：

x_i—测试结果；

T—国家/国际标准物质标示值。

2.6 分析灵敏度

试剂盒测试给定浓度的被测物时，在试剂盒规定参数下所得的吸光度差值（ΔA）应符合申请人给定的范围。

2.7 精密度

2.7.1 批内精密度

重复测试不同浓度（如高、中、低）的质控品或样本10次，所得结果的变异系数（CV）应不大于4.0%。

2.7.2 批间差

选取3个不同批次的试剂盒，测试不同浓度（如高、中、低）的质控品或样本，每个批号测定3次，试剂盒批间相对极差（R）应不大于6.0%。

2.8 稳定性

2.8.1 效期末稳定性

试剂盒在规定的保存条件下保存至有效期末进行检验，产品性能应符合2.1、2.3、2.4、2.5、2.6、2.7.1的要求。

2.8.2 加速稳定性

根据试剂盒的有效期，将试剂盒放置于37℃条件下，一定时间（通常是3~7天）后进行检验，产品性能应符合2.1、2.3、2.4、2.5、2.6、2.7.1的要求。

注1：热稳定性不能用于推导产品有效期，除非是采用基于大量的稳定性研究数据建立的推导公式。

注2：根据产品特性可选择以上方法之一进行验证，但所选用方法宜验证产品的稳定性，以保证在效期内产品性能符合产品技术要求的规定。

2.9 校准品和质控品（如适用）

应包含外观、装量（如适用）、准确度、均一性、稳定性。

2.9.1 外观

符合申请人规定的外观要求。

2.9.2 装量

液体校准品和质控品的装量应不少于标示量。

2.9.3 准确度

2.9.3.1 校准品准确度

申请人可采用国家/国际标准物质/具有溯源性的工作校准品作校准曲线后测定校准品的方法，计算测试结果与标示值的相对偏差，其结果应在±10.0%范围内。

2.9.3.2 质控品准确度

测定定值质控品，测试结果应在申请人给定的范围内。

2.9.4 均一性

取相同批号的校准品或质控品10瓶，每瓶测试1次，按公式（3）和公式（4）计算测试结果的平均值（$\overline{X}_1$）和标准差S_1；另用上述校准品或质控品中的1瓶连续测10次，计算测试结果的平均值（$\overline{X}_2$）和标准差S_2；再按公式（5）和公式（6）计算$S_{瓶间}$和$CV_{瓶间}$，其结果应符合申请人的规定。

$$\overline{X} = \frac{\sum_{i=1}^{n} X_i}{n} \tag{3}$$

$$S = \sqrt{\frac{\sum X_i^2 - \frac{(\sum X_i)^2}{n}}{n-1}} \tag{4}$$

$$S_{瓶间} = \sqrt{S_1^2 - S_2^2} \tag{5}$$

$$CV_{瓶间}(\%) = S_{瓶间} / \overline{X}_1 \times 100 \tag{6}$$

当$S_1 < S_2$时，令$CV_{瓶间} = 0$

式中：

$\overline{X}$—平均值；

S—标准差；

n—测量次数；

x_i—指定参数第i次测量值。

2.10 稳定性

校准品、质控品在规定的保存条件下保存至有效期末进行检验，性能应符合准确度和均一性的要求。

（十）产品注册检验报告

具有相应医疗器械检验资质和承检范围的医疗器械检验机构出具的注册检验报告和产品技术要求预评价意见。总胆固醇项目目前有国家/国际标准物质，建议使用国家/国际标准物质进行注册检验。

（十一）产品说明书

说明书承载了产品预期用途、检验方法、检验结果的解释以及注意事项等重要信息，是指导实验室工作人员正确操作、临床医生针对检验结果给出合理医学解释的重要依据，因此，产品说明书是体外诊断试剂注册申报最重要的文件之一。

结合《关于发布体外诊断试剂说明书编写指导原则的通告》（国家食品药品监督管理总局通告2014年第17号）的要求，下面对总胆固醇测定试剂盒说明书的重点内容进行详细说明。

1. 【产品名称】

试剂盒名称由三部分组成：被测物质的名称、用途、方法或原理。如：总胆固醇测定试剂盒（CHOD-PAP法）。

2. 【包装规格】

2.1 包装规格应注明单、双或其他多试剂类型。

2.2 包装规格应注明可测试的样本数或装量，如××测试/盒、××ml。

2.3 如有货号，可增加货号信息。

3. 【预期用途】

应至少包括以下内容：

3.1 说明试剂盒用于体外定量测定人血清、血浆等样本中总胆固醇的含量。

3.2 明确与总胆固醇测定相关的临床适应证背景情况。

4. 【检验原理】

标本中的胆固醇酯被胆固醇酯酶（CHER）水解为游离

胆固醇，和标本中存在的游离胆固醇一起被胆固醇氧化酶（CHOD）氧化为胆甾烯酮和过氧化氢，后者再经过氧化物酶（POD）催化，使4-氨基安替比林和酚发生氧化缩合反应，生成红色醌亚胺（称 Trinder 反应，或称 PAP 反应）。标本中的胆固醇含量和生成的醌亚胺呈正比，500nm 左右波长检测醌亚胺的吸光度，对照校准物即可计算出标本中的总胆固醇含量，其反应式如下：

$$胆固醇酯 + H_2O \xrightarrow{CHER} 胆固醇 + 脂肪酸$$

$$胆固醇 + O_2 \xrightarrow{CHOD} \Delta4-胆甾烯酮 + H_2O_2$$

$$2H_2O_2 + 4-氨基安替比林 + 酚 \xrightarrow{POD} 醌亚胺 + 4H_2O$$

5.【主要组成成分】

应明确以下内容：

5.1 说明试剂盒包含组分的名称、比例或浓度；对于多组分试剂盒，应明确不同批次试剂中各组分是否可以互换。

5.2 对于试剂盒中不包含，但对该试验必需的试剂组分，说明书中应列出此类组分的名称、纯度，提供稀释或混合方法及其他相关信息。

5.3 试剂盒如含有校准品或质控品，除明确组成成分及生物学来源外，还应明确校准品溯源性，溯源性应写明溯源的最高级别，包括标准物质编号，质控品应明确靶值范围。

6.【储存条件及有效期】

6.1 说明试剂盒的效期稳定性、开瓶稳定性（如适用）、复溶稳定性（如适用）等，并标明储存条件。

6.2 应注明生产日期及使用期限，可见标签。

注：储存条件不应有模糊表述，如"室温"、"常温"。

7.【适用仪器】

应明确可适用仪器的具体品牌、型号。

8.【样本要求】

重点明确以下内容：样本类型、处理、保存期限及保存条件等，如有血浆样本，应明确抗凝剂的要求。冷藏样本检测前是否须恢复室温，冷冻样本应明确冻融次数。

对已知干扰物进行说明并明确不产生干扰的最高浓度，如：胆红素、血红蛋白、甘油三酯、抗坏血酸。

9.【检验方法】

详细说明试验操作的各个步骤，包括：

9.1 试剂配制方法、注意事项。

9.2 试验条件：测定方法（反应类型）、反应方向、温度、测定主/副波长、样本用量、试剂用量、空白/测定读数时间以及试验过程中的注意事项。

9.3 校准：说明使用的校准品，校准曲线的绘制方法。

9.4 质量控制：说明质控品的使用、质量控制方法、质控频率。

9.5 检验结果的计算：应明确检验结果的计算方法。

10.【参考区间】

应注明样本类型的参考区间，并简要说明其确定方法。建议注明"由于地理、人种、性别和年龄等差异，建议各实验室建立自己的参考区间"。

11.【检验结果的解释】

说明可能对检验结果产生影响的因素，在何种情况下需要进行确认试验，如检验结果出现与临床不符甚至相悖的情况，应分析查找原因并重新确认等。

12.【检验方法的局限性】

如试剂盒可稀释，应明确当测定值超出线性上限时的稀释方法以及最大稀释倍数。

说明该检验方法的局限性，如本试剂盒的检测结果仅供临床参考，不能作为临床确诊依据，对患者的临床诊治应结合其症状/体征、病史、其他实验室检查及治疗反应等情况综合考虑等。

13.【产品性能指标】

通常包括以下内容：

13.1 试剂外观；

13.2 空白吸光度；

13.3 线性范围；

13.4 准确度；

13.5 分析灵敏度；

13.6 精密度（批内精密度和批间差）；

13.7 校准品、质控品性能（如适用）。

14.【注意事项】

通常包括以下内容：

14.1 采用不同方法学的试剂检测所得结果不应直接相互比较，以免造成错误的医学解释。

14.2 有关人源组分（如有）的警告，如：试剂盒内的质控品、校准品或其他人源组分，虽已经通过了 HBs-Ag、HIV1/2-Ab、HCV-Ab 等项目的检测，但截至目前，没有任何一项检测可以确保绝对安全，故仍应将这些组分作为潜在传染源对待。

14.3 对所有样本和反应废弃物都应视为传染源对待。

15.【标识的解释】

如有图形或符号，解释其代表的意义。

16.【参考文献】

应当注明在编制说明书时所引用的参考文献。

17.【基本信息】

17.1 境内体外诊断试剂

17.1.1 注册人与生产企业为同一企业的，按以下格式标注基本信息：

注册人/生产企业名称，住所，联系方式，售后服务单位名称，联系方式，生产地址，生产许可证编号

17.1.2 委托生产的按照以下格式标注基本信息：

注册人名称，住所，联系方式，售后服务单位名称，联系方式，受托企业的名称，住所，生产地址，生产许可证编号

17.2 进口体外诊断试剂

按照以下格式标注基本信息：

注册人/生产企业名称，住所，生产地址，联系方式，售后服务单位名称，联系方式，代理人的名称，住所，联系方式

18.【医疗器械注册证编号/产品技术要求编号】

19.【说明书核准日期及修改日期】

应注明该产品说明书的核准日期。如曾进行过说明书的变更申请，还应该同时注明说明书的修改日期。

三、审查关注点

（一）技术要求中性能指标的设定及检验方法是否符合相关行业标准的要求；技术要求的格式是否符合《医疗器械产品技术要求编写指导原则》的相关规定。

（二）产品说明书的编写内容及格式是否符合《体外诊断试剂说明书编写指导原则》的要求，相关内容是否符合《医疗器械说明书和标签管理规定》（国家食品药品监督管理总局令第6号）中对说明书的要求。

（三）分析性能评估指标及结果是否满足产品技术要求的规定；是否满足本指导原则中各指标验证的要求。

（四）参考区间确定使用的方法是否合理，数据统计是否符合统计学的相关要求，结论是否和说明书声称一致。

（五）试剂盒的稳定性研究方法是否合理，稳定性结论是否和说明书声称的一致。

（六）临床试验采用的样本类型及病例是否满足试剂盒声称的预期用途，样本量及临床研究单位的选择、对比试剂的选择、统计方法及研究结果、临床方案及报告撰写的格式等是否符合《体外诊断试剂临床试验技术指导原则》对相关内容的规定。

四、编写单位

浙江省医疗器械审评中心。

用于无机离子检测的试剂

76 电解质钾、钠、氯、钙测定试剂注册技术审评指导原则

（电解质钾、钠、氯、钙测定试剂注册技术审查指导原则）

本指导原则旨在指导注册申请人对电解质钾、钠、氯、钙四种测定试剂注册申报资料的准备及撰写，同时也为技术审评部门审评注册申报资料提供参考。

本指导原则是对电解质钾、钠、氯、钙测定试剂的一般要求，申请人应依据产品的具体特性确定其中内容是否适用，若不适用，需具体阐述理由及相应的科学依据，并依据产品的具体特性对注册申报资料的内容进行充实和细化。

本指导原则是供申请人和审查人员使用的指导文件，不涉及注册审批等行政事项，亦不作为法规强制执行，如有能够满足法规要求的其他方法，也可以采用，但应提供详细的研究资料和验证资料。应在遵循相关法规的前提下使用本指导原则。

本指导原则是在现行法规、标准体系及当前认知水平下制定的，随着法规、标准体系的不断完善和科学技术的不断发展，本指导原则相关内容也将适时进行调整。

一、适用范围

电解质钾、钠、钙测定试剂用于体外定量测定人体样本中钾离子、钠离子、钙离子的含量，临床上主要用于钾、钠、钙代谢紊乱的辅助诊断。电解质氯测定试剂用于体外定量测定人体样本中氯的含量，临床上主要用于高氯血症或低氯血症的辅助诊断。

从方法学考虑，本指导原则中钾、钠、氯测定试剂主要指采用酶法原理，钙测定试剂主要指采用偶氮砷Ⅲ法、邻甲酚酞络合铜法、甲基麝香草酚蓝法原理。利用全自动、半自动生化分析仪或分光光度计，在医学实验室进行钾离子、钠离子、氯、钙离子定量检验所使用的临床化学体外诊断试剂。本文不适用于干式电解质钾、钠、氯、钙测定试剂。

依据《体外诊断试剂注册管理办法》（国家食品药品监督管理总局令第5号）、《食品药品监管总局关于印发体外诊断试剂分类子目录的通知》（食药监械管〔2013〕242号），电解质钾、钠、氯、钙测定试剂管理类别为二类，分类代码为6840。

钾浓度的测定方法目前主要为火焰光度法、离子选择电极法和酶法测定。从方法学考虑，本指导原则仅适用酶法测定，反应原理为利用钾离子依赖性丙酮酸激酶催化底物磷酸烯醇式丙酮酸（PEP）与二磷酸腺苷（ADP）反应生成丙酮酸，丙酮酸在乳酸脱氢酶的催化下与 NADH 偶联生成 NAD^+，通过在340nm处吸光度的变化，计算钾离子浓度。

钠浓度的测定方法目前主要为火焰光度法、离子选择

电极测定法和酶法测定。从方法学考虑，本指导原则仅适用酶法测定。反应原理为利用钠离子依赖的 β-半乳糖苷酶催化邻硝基苯 β-D-半乳吡喃糖苷（ONPG）底物生成产物邻硝基酚（ONP）和半乳糖。其中生成的 ONP 在405nm 的吸光度值上升与钠离子浓度成正比，从而根据吸光度值的变化计算钠离子的浓度。

氯浓度的测定方法目前主要为放射性核素稀释法、硝酸汞滴定法、离子选择电极法和酶法测定。从方法学考虑，本指导原则仅适用酶法测定，反应原理为 α-淀粉酶在氯离子的激活下，催化其底物如 2-氯-4-硝基苯-半乳糖-α-D 麦芽三糖苷（CNP-G3）（或其他 α-淀粉酶的底物生产其相应的产物），生成 2-氯-4-硝基酚（CNP），2-氯-4-硝基酚在405nm 附近有吸收峰，通过在405nm 处吸光度的变化，计算氯离子浓度。

总钙的测定方法有比色法（最常用的是邻甲酚酞络合酮法、甲基麝香草酚蓝法、偶氮砷Ⅲ法）、火焰光度法、原子吸收分光光度法、滴定法（氧化还原滴定法、络合滴定法）、放射性核素稀释质谱法等。本指导原则适用于使用偶氮砷Ⅲ法、邻甲酚酞络合酮法、甲基麝香草酚蓝法的比色法测定，反应原理如下：

1. 偶氮砷Ⅲ法

在含有 8-羟基喹啉-5-磺酸的反应体系中，镁离子被掩蔽，偶氮砷Ⅲ与钙离子反应形成紫色络合物。

2. 邻甲酚酞络合酮法

邻甲酚酞络合酮是金属络合指示剂，同时也是酸碱指示剂，在碱性溶液中与钙及镁螯合，生成紫红色螯合物。作钙测定时，在试剂中加入 8-羟基喹啉以消除标本中镁离子的干扰。

3. 甲基麝香草酚蓝法

血清中钙离子在碱性溶液中与甲基麝香草酚蓝结合，生成蓝色的络合物。加入适量的 8-羟基喹啉，可消除镁离子对测定的干扰，与同样处理的钙标准液进行比较，以求得血清总钙的含量。

本指导原则不适用于：

（一）酶法原理之外的其他钾、钠、氯测定试剂。

（二）偶氮砷Ⅲ法、邻甲酚酞络合铜法、甲基麝香草酚蓝法原理之外的其他钙测定试剂。

二、注册申报材料要求

（一）综述资料

综述资料主要包括产品预期用途、产品描述、方法学

特征、生物安全性评价、研究结果总结以及同类产品上市情况介绍等内容，应符合《体外诊断试剂注册管理办法》（国家食品药品监督管理总局令第5号）和《关于公布体外诊断试剂注册申报资料要求和批准证明文件格式的公告》（国家食品药品监督管理总局公告2014年第44号）的相关要求。相关描述应至少包含如下内容：

1. 产品预期用途及辅助诊断的临床适应证背景情况

（1）电解质钾、钠、氯、钙的生物学特征、结构与功能、在体内正常和病理状态下的代谢途径和存在形式。

（2）与预期用途相关的临床适应证背景情况，如临床相关疾病的发生、实验室诊断方法等。

2. 产品描述

包括产品所采用的技术原理、主要原材料的来源、质量控制及制备方法、主要生产工艺过程及关键控制点，质控品、校准品的制备方法及溯源情况。

3. 有关生物安全性方面的说明

如果体外诊断试剂中的主要原材料采用各种动物、病原体、人源的组织和体液等生物材料经处理或添加某些物质制备而成，为保证产品在运输、使用过程中对使用者和环境的安全，研究者应提供对上述原材料所采用的灭活等试验方法的说明。人源性材料须对有关传染病（HIV、HBV、HCV等）病原体检测予以说明，并提供相关的证明文件。

4. 有关产品主要研究结果的总结和评价

5. 参考文献

6. 其他

包括同类产品在国内外批准上市的情况，相关产品所采用的技术方法及临床应用情况，申请注册产品与国内外同类产品的异同等。

（二）主要原材料的研究资料（如需提供）

主要原材料的选择、制备、质量标准及实验验证研究资料；质控品（如产品包含）、校准品（如产品包含）的原料选择、制备、定值过程及试验资料；校准品的溯源性文件，包括具体溯源链、实验方法、数据及统计分析等详细资料。

（三）主要生产工艺及反应体系的研究资料（如需提供）

应包含产品的工艺流程图和关键控制点、反应原理介绍、确定反应温度、时间、缓冲体系比较等条件的研究资料、确定反应所需物质用量的研究资料等。

（四）分析性能评估资料

应至少包括具体的研究方法、试验数据、统计方法、研究结论等。性能评估时应将试剂和所选用的校准品、质控品作为一个整体进行评价，评估整个系统的性能是否符合要求。

性能评估应至少包括试剂空白、准确度、精密度、线性范围、分析特异性（抗干扰能力）、其他影响检测的因素等。

1. 试剂空白

试剂空白包括试剂空白吸光度与试剂空白吸光度变化率（如适用）。在特定温度、波长、光径条件下，记录测试启动时的吸光度（A_1）或约5min（t）后的吸光度（A_2），A_2测试结果即为试剂空白吸光度测定值；计算出吸光度变化值（$|A_2-A_1|/t$）（t为测量时间间隔）即为试剂空白吸光度变化率。

2. 准确度

对测量准确度的评价方法依次包括：相对偏差、回收试验、比对试验等方法。该研究项目已有相应国家（国际）参考物质，优先使用国家（国际）参考物质进行验证。

2.1 相对偏差

使用参考物质或有证参考物质（CRM）作为样本进行测试，重复测定3次，计算平均值与标示值的相对偏差。

或用由参考方法定值的高、低2个浓度的待测样本对试剂盒进行测试，每个浓度样本重复测定3次，分别取测试结果均值，计算相对偏差。

2.2 回收试验

在待测样本中加入一定量的标准品或纯品，每个浓度重复测定3次，计算回收率。

回收试验注意事项：

2.2.1 加入的溶液体积与待测样本体积比应不大于1∶9或其体积比不会产生基质的变化。

2.2.2 加入溶液后样本总浓度应在试剂盒测定线性范围内。

2.2.3 标准品或校准品应有溯源性［建议使用第三方提供的参考物质或有证参考物质（CRM）］。

2.3 方法学比对

采用参考方法或国内/国际普遍认可的已上市同类试剂作为参比方法，与拟申报试剂同时检测一批待测样本（至少40例样本），从测定结果间的差异了解拟申报试剂与参比方法间的偏倚。如偏倚很小或在允许的误差范围内，说明两检测系统对样本测定结果基本相符，对同一份临床样本的医学解释，拟申报试剂与参比方法相比不会产生差异结果。

在实施方法学比对前，应分别对拟申报试剂和参比试剂进行初步评估，只有在确认两者都分别符合各自相关的质量标准后方可进行比对试验。方法学比对时应注意质量控制、样本类型、浓度分布范围并对结果进行合理的统计学分析。其中，浓度分布应覆盖产品的可报告范围。

3. 精密度

测量精密度的评估应至少包括正常范围和病理范围两个浓度水平的样本进行。

测量精密度的评价方法并无统一的标准可依，可根据不同的试剂特征或申请人的研究习惯进行，建议参考相关的美国临床实验室标准化协会批准指南（CLSI-EP）或国内有关体外诊断产品性能评估的文件进行。

4. 线性范围

建立试剂线性范围所用的样本基质应尽可能与临床实际检测的样本相似，理想的样本为分析物浓度接近预期测定上限的混合人血清/血浆，且应充分考虑多倍稀释对样本基质的影响。

超出线性范围的样本如需稀释后测定，应作相关研究，明确稀释液类型及最大可稀释倍数，研究过程应注意基质效应影响，必要时应提供基质效应研究有关的资料。

5. 分析特异性

应明确已知干扰因素对测定结果的影响：可采用回收实验对不同浓度的溶血、黄疸、脂血、维生素 C 对检测结果的影响进行评价，干扰物浓度的分布应覆盖人体生理及病理状态下可能出现的物质浓度，明确干扰物质影响的最大浓度。药物干扰的研究可根据需要由申请人选择是否进行或选择何种药物及其浓度进行。

6. 分析灵敏度

用已知浓度的样本进行测试，记录在试剂（盒）规定参数下产生的吸光度改变。换算为 n 单位吸光度差值（ΔA）或吸光度变化（$\Delta A/min$）即为本产品的分析灵敏度。

7. 其他需注意问题

7.1 不同适用机型的反应条件如果有差异应分别评估，不同样本类型、不同包装规格应分别进行分析性能评估。如不同包装规格之间不存在性能差异，需要提交包装规格之间不存在性能差异的详细说明，具体说明不同包装规格之间的差别及可能产生的影响。

分析性能评估报告应明确所用仪器设备型号、试剂、校准品、质控品等的产品名称、生产企业名称、产品批号等信息。

7.2 校准品溯源及质控品赋值

应参照 GB/T 21415—2008《体外诊断医疗器械 生物样品中量的测量 校准品和控制物质赋值的计量学溯源性》的要求，提供企业（工作）校准品及试剂盒配套校准品定值及不确定度的研究资料，提供质控品赋值及其靶值范围确定的研究资料。

（五）参考区间确定资料

提供参考区间确定所采用的样本来源、确定方法及详细的试验资料，如可参考 WS/T 404.3—2012《临床常用生化检验项目参考区间 第 3 部分：血清钾、钠、氯》。研究结论应与产品说明书【参考区间】的相应描述保持一致。

（六）稳定性研究资料

稳定性研究资料主要涉及两部分内容，申报试剂的稳定性和适用样本的稳定性研究。这里主要指试剂的稳定性，通常包括实时稳定性（有效期）、开瓶稳定性、复溶稳定性等（各3个批次），如有需要可增加运输稳定性、机载稳定性研究等。申请人应至少提供实时稳定性和开瓶稳定性、干粉试剂同时应提供复溶稳定性研究资料。稳定性研究资料应包括研究方法的确定依据、具体的实施方案、详细的

研究数据以及结论，应涵盖产品中受稳定性影响的性能指标（如准确度、线性范围等）。

实时稳定性研究，应提供至少 3 批样品在实际储存条件下保存至成品有效期后的研究资料。

适用样本的稳定性主要包括室温保存、冷藏和冷冻条件下的有效期验证，可以在合理温度范围内选择温度点（温度范围），每间隔一定的时间段即对储存样本进行性能的分析验证，从而确认不同类型样本的效期稳定性。适于冷冻保存的样本还应对冻融次数进行评价。

试剂稳定性和样本稳定性两部分内容的研究结果均应在说明书【储存条件及有效期】和【样本要求】两项中进行详细说明。

（七）临床评价资料

根据《关于发布免于进行临床试验的第二类医疗器械目录（第二批）的通告》（国家食品药品监督管理总局通告 2016 年第 133 号）和《关于发布第三批免于进行临床试验医疗器械目录的通告》（国家食品药品监督管理总局通告 2017 年第 170 号），电解质钾、钠、氯、钙测定试剂可免于临床试验。

申请人可依照《总局关于发布免于进行临床试验的体外诊断试剂临床评价资料基本要求（试行）的通告》（国家食品药品监督管理总局通告 2017 年第 179 号）开展评价。申请人如无法按要求对"目录"中产品进行临床评价，应进行临床试验。

临床试验中的基本要求包括：

1. 研究方法

选择境内已批准上市的性能不低于试验用体外诊断试剂的同类产品作为参比试剂，采用试验用体外诊断试剂（以下称待评试剂）与之进行对比试验研究，证明本品与已上市产品等效。

2. 临床试验机构的选择

至少应当选定不少于 2 家（含 2 家）临床试验机构，临床试验机构实验操作人员应有足够的时间熟悉检测系统的各环节（试剂、质控及操作程序等），熟悉评价方案。在整个实验中，待评试剂和参比试剂都应处于有效的质量控制下，最大限度地保证试验数据的准确性及可重复性。

3. 临床试验方案

临床试验实施前，研究人员应从流行病学、统计学、临床医学、检验医学等多方面考虑，设计科学合理的临床研究方案。各临床研究机构的方案设置应保持一致，且保证在整个临床试验过程中遵循预定的方案实施，不可随意改动。整个试验过程应在临床研究机构的实验室内并由本实验室的技术人员操作完成，申报单位的技术人员除进行必要的技术指导外，不得随意干涉实验进程，尤其是数据收集过程。

试验方案中应确定严格的病例纳入/排除标准，任何已经入选的病例再被排除出临床研究都应记录在案并明确说明原因。在试验操作过程中和判定试验结果时应采用盲法

以保证试验结果的客观性。各研究单位选用的参比试剂及所用机型应保持一致，以便进行合理的统计学分析。另外，待评试剂的样本类型应与产品说明书一致，且不应超越参比试剂对样本类型的检测要求，如果选择了参比试剂适用样本类型以外的样本，则应采用其他合理方法对额外的样本类型进行验证。

开展体外诊断试剂临床试验，申请人应当按照试验用体外诊断试剂的类别、风险、预期用途等特性，组织制定科学、合理的临床试验方案。一般应当包括以下内容：

（1）一般信息（包括产品信息、临床试验开展的时间和人员等相关信息、申请人相关信息等）。

（2）临床试验的背景资料。

（3）试验目的。

（4）试验设计。

（5）评价方法。

（6）统计方法。

（7）对临床试验方案修正的规定。

（8）临床试验涉及的伦理问题和说明、《知情同意书》文本（如有）。

（9）数据处理与记录保存。

（10）其他需要说明的内容。

4. 研究对象选择

临床试验应选择具有特定症状/体征人群作为研究对象。企业在建立病例纳入标准时，应考虑到不同人群的差异，尽量覆盖各类适用人群。在进行结果统计分析时，建议对各类人群分别进行数据统计分析。总体样本数不少于200例，异常值样本数不少于60例。

血浆应明确抗凝剂的要求、存贮条件、可否冻融等要求及避免使用的样本。实验中，尽可能使用新鲜样本，避免贮存。

申报的样本类型均应在临床试验中进行验证。如果声称同时适用于血清和血浆样本，可完成一个样本类型（血清或血浆）不少于200例的临床研究，同时可选至少100例血清或血浆同源样本进行比对研究（采用考核试剂评价），其中不同浓度样本分布情况与总例数中分布情况应一致。

如产品发生涉及检测条件优化、增加与原样本类型具有可比性的其他样本类型等变更事项，临床样本总数至少为100例，并在至少两家临床试验机构开展临床试验；变更参考区间及增加临床适应证等变更事项，应根据产品具体变更情况，酌情增加临床试验总样本数。

5. 统计学分析

对临床试验结果的统计应选择合适的统计方法，如相关分析、线性回归、绝对偏倚/偏差及相对偏倚/偏差分析等。对于对比实验的等效性研究，最常用是对待评试剂和参比试剂两组检测结果的相关及线性回归分析，应重点观察相关系数（r 值）或判定系数（R^2）、回归拟合方程（斜率和 y 轴截距）等指标。结合临床试验数据的正/偏态分布情况，建议统计学负责人选择合理的统计学方法进行分析，

统计分析应可以证明两种方法的检测结果无明显统计学差异。在临床研究方案中应明确统计检验假设，即评价待评试剂与参比试剂是否等效的标准。

6. 结果差异样本的验证

对于比较研究试验中测定结果不符的样本，应采用"金标准"或其他合理的方法进行复核，以便对临床试验结果进行分析。如无需复核，应详细说明理由。

7. 临床试验报告撰写

根据《关于发布体外诊断试剂临床试验技术指导原则的通告》（国家食品药品监督管理总局通告 2014 年第 16 号）的要求，临床试验报告应该对试验的整体设计及各个关键点给予清晰、完整的阐述，应该对整个临床试验实施过程、结果分析、结论等进行条理分明的描述，并应包括必要的基础数据和统计分析方法。申请人或临床试验牵头单位应对各临床试验机构的报告进行汇总，并完成临床试验总结报告。临床试验报告的格式及内容如下：

7.1 首篇

首篇是每份临床试验报告的第一部分，所有临床试验报告均应包含该部分内容。

7.1.1 封面标题

包括试验用体外诊断试剂的通用名称、试验开始日期、试验完成日期、主要研究者（签名）、临床试验机构（盖章）、统计学负责人签名及单位盖章、申请人（盖章）、申请人的联系人及联系方式、报告日期、原始资料保存地点。

7.1.2 目录

列出整个临床试验报告的内容目录和对应页码。

7.1.3 研究摘要

对临床试验情况进行简单的介绍。

7.1.4 试验研究人员

列出临床试验主要研究人员的姓名、单位、在研究中的职责及其简历（列于附件中），主要研究人员包括主要研究者及各单位的主要参加人员、统计学负责人、临床试验报告的撰写人。

7.1.5 缩略语

临床试验报告中所用的缩略语的全称。

7.2 正文内容和报告格式

7.2.1 基本内容

引言：介绍与临床试验产品有关的背景情况，包括：①被测物的来源、生物及理化性质；②临床预期使用目的，所针对的目标适应证人群，目前针对该适应证所采用的临床或实验室诊断方法等；③所采用的方法、原理、技术要求等；④国内外已批准上市产品的应用现状等。说明申请人和临床试验机构间的合作关系。

7.2.2 研究目的

说明本临床试验所要达到的目的。

7.2.3 试验管理

对试验管理结构的描述：管理结构包括主要研究者、主要参加人员、实验室质量控制情况、统计/数据管理情况以及试验中发生的问题及其处理措施等。

7.2.4 试验设计

7.2.4.1 试验总体设计及方案的描述

试验的总体设计和方案的描述应清晰、简洁，必要时采用图表等直观的方式。试验进行时方案修改的情况和任何方案以外的信息来源也应详细叙述。应包括：

a. 临床试验的整体管理情况、临床试验机构选择、临床主要研究人员简介等基本情况介绍。

b. 病例纳入/排除标准、不同年龄段人群的预期选择例数及标准。

c. 样本类型，样本的收集、处理及保存等。

d. 统计学方法、统计软件、评价统计结果的标准。

7.2.4.2 试验设计及试验方法选择

试验设计中应包括以下内容：

a. 样本量及样本量确定的依据。

b. 样本选择依据、入选标准、排除标准和剔除标准。

c. 样本采集、保存、运输方法等。

d. 对比试剂的确立。

e. 临床试验用所有产品的名称、规格、来源、批号、效期及保存条件，对比试剂的注册情况。考核试剂和参比试剂的名称、批号、有效期及所用机型等信息。

f. 质量控制方法：对质量控制方法进行简要的阐述。试验人员培训、仪器日常维护、仪器校准、质控品运行情况，对检测精密度、质控品回收（或测量值）、抽查结果评估。

g. 临床试验数据的统计分析方法

对各研究单位的病例数、病种分布情况进行总合，建议以列表或图示方式给出具体例数及百分比。

数据预处理、差异数据的重新检测或第三方验证以及是否纳入最终数据统计、对异常值或缺失值的处理、研究过程中是否涉及对方案的修改。

定量值相关性和一致性分析：用回归分析验证两种试剂结果的相关性，以 $y = a + bx$ 和 R^2 的形式给出回归分析的拟合方程，其中：y 是考核试剂结果，x 是参比试剂结果，b 是方程斜率，a 是 y 轴截距，R^2 是判定系数，同时应给出 b 的95%（或99%）置信区间，定量值结果应无明显统计学差异。

h. 具体试验过程，样本检测、数据收集、样本长期保存、结果不一致样本的校验等。

i. 试验过程中方案的修改

一般情况下，临床试验方案不宜更改。试验过程中对方案的任何修改均应说明，对更改的时间、理由、更改过程及有无备案进行详细阐述并论证其对整个研究结果评价的影响。

7.2.5 临床试验结果及分析。

7.2.6 讨论和结论。对总体结果进行总结性描述并简要分析试验结果，对本次临床研究有无特别说明，最后得出临床试验结论。

7.3 有关临床试验中特别情况的说明

7.4 附件

7.4.1 临床试验中所采用的其他试验方法或其他诊断试剂产品的基本信息，如试验方法、诊断试剂产品来源、产品说明书及注册批准情况。

7.4.2 临床试验中的所有试验数据，需由临床试验操作者、复核者签字，临床试验机构盖章（封面盖章和骑缝章）。

7.4.3 主要参考文献。

7.4.4 主要研究者简历。

7.4.5 申请人需要说明的其他情况等。

（八）产品风险分析研究资料

申请人应考虑产品寿命周期的各个环节，从预期用途、可能的使用错误、与安全性有关的特征、已知及可预见的危害等方面的判定以及对患者风险的估计进行风险分析，应符合 YY/T 0316/ISO 14971《医疗器械风险管理对医疗器械的应用》的要求（最新版本适用）。

（九）产品技术要求

产品技术要求应符合《体外诊断试剂注册管理办法》（国家食品药品监督管理总局令第5号）、《关于公布体外诊断试剂注册申报资料要求和批准证明文件格式的公告》（国家食品药品监督管理总局公告2014年第44号）和《关于发布医疗器械产品技术要求编写指导原则的通告》（国家食品药品监督管理总局通告2014年第9号）的相关要求。

该产品技术要求中涉及的产品适用的引用文件和主要性能指标等相关内容如下：

1. 产品适用的标准（最新版本适用）

（1）GB/T 21415《体外诊断医疗器械 生物样品中量的测量 校准品和控制物质赋值的计量学溯源性》

（2）GB/T 191《包装储运图示标志》

（3）GB/T 26124《临床化学体外诊断试剂（盒）》

（4）YY/T 0316《医疗器械 风险管理对医疗器械的应用》

（5）YY/T 0466.1《医疗器械 用于医疗器械标签、标记和提供信息的符号 第1部分：通用要求》

（6）YY/T 1202《钾测定试剂盒（酶法）》

（7）YY/T 1203《钠测定试剂盒（酶法）》

（8）YY/T 1229《钙测定试剂（盒）》

（9）YY/T 1196《氯测定试剂盒（酶法）》

2. 主要性能指标

2.1 钾测定试剂盒（酶法）主要性能指标

2.1.1 外观

应与技术要求中表明的试剂外观一致。这里应当包括试剂包装外观、试剂内包装外观、试剂的外观。

2.1.2 装量

试剂装量应不少于标示装量或规定限。

2.1.3 试剂空白

2.1.3.1 试剂空白吸光度

在37℃、340nm、1cm 光径条件下，试剂空白吸光度应不小于1.0。

2.1.3.2 试剂空白吸光度变化率

在37℃、340nm、1cm光径条件下，试剂空白吸光度变化率（$\Delta A/\min$）应不大于0.200。

2.1.4 分析灵敏度

用已知浓度的样本测试试剂，记录试剂在37℃、340nm、1cm光径条件下的吸光度变化率。按照生产企业规定的分析灵敏度计算公式计算分析灵敏度，应符合生产企业声称的要求。

2.1.5 线性区间

试剂线性范围应覆盖浓度2.5~7mmol/L区间。

2.1.5.1 线性相关系数（r）应不小于0.9900。

2.1.5.2 线性相对偏差应不超过±15.0%。

用接近线性区间下限的低浓度（活性）样本稀释接近线性区间上限的高浓度（活性）样本，混合成至少5个有效稀释浓度（x_i），分别测试试剂，每个稀释浓度测试1~3次，分别求出测定结果的均值（y_i）。以稀释浓度（x_i）为自变量，以测定结果均值（y_i）为因变量求出线性回归方程。按公式（1）计算线性回归的相关系数（r）。

$$r = \frac{\sum\left[(x_i - \bar{x})(y_i - \bar{y})\right]}{\sqrt{\sum(x_i - \bar{x})^2 \sum(y_i - \bar{y})^2}} \qquad (1)$$

稀释浓度（x_i）代入线性回归方程，计算y_i的估计值及y_i与估计值的相对偏差。

2.1.6 精密度

2.1.6.1 重复性

用同批号的试剂盒对高低值样本（分为正常范围和病理范围），重复测试至少10次，分别计算测量值的平均值（$\bar{x}$）和标准差（SD）。计算变异系数（CV）应不大于5.0%。

2.1.6.2 批内瓶间差（适用于干粉或冻干试剂）

用高低值样本分别测试同一批号的20个待检试剂（盒），并计算20个测量值的平均值（$\bar{x}_1$）和标准差（SD_1）。

用高低值样本对该批号的1个待检试剂（盒）重复测试20次，计算结果的均值（$\bar{x}_2$）和标准差（SD_2）。按式（2）、式（3）计算瓶间差的变异系数（CV），批内瓶间差均应不大于5.0%。

$$s_{瓶间} = \sqrt{SD_1^2 - SD_2^2} \qquad (2)$$

$$CV = s_{瓶间}/\bar{x}_1 \times 100\% \qquad (3)$$

当$s_1 < s_2$时，令$CV = 0$

2.1.6.3 批间差

用同一份样本分别测试3个不同批号的试剂，每个批号测试3次，分别计算每批3次测定的均值$\bar{x}_i$（$i = 1, 2, 3$），按公式（4）、（5）计算相对极差（R）。

$$\bar{x}_T = \frac{\bar{x}_1 + \bar{x}_2 + \bar{x}_3}{3} \qquad (4)$$

$$R = \frac{\bar{x}_{\max} - \bar{x}_{\min}}{\bar{x}_T} \times 100\% \qquad (5)$$

式中：

$\bar{x}_{\max}$——$\bar{x}_i$中的最大值；

$\bar{x}_{\min}$——$\bar{x}_i$中的最小值。

试剂批间差应不大于10.0%。

2.1.7 准确度

可选用以下方法进行验证，优先采用相对偏差的方法。

2.1.7.1 相对偏差：相对偏差应不超过±15.0%。

用参考物质或有证参考物质（CRM）对试剂（盒）进行测试，重复检测3次，取测试结果均值（M）按式（6）计算相对偏差（B）。

或用由参考方法定值的高、低2个浓度的人血清/血浆样本（可参照EP6-A的要求适当添加被测物，以获得高浓度的样本）对试剂盒进行测试，每个浓度样本重复测定3次，分别取测试结果均值，按式（6）计算相对偏差（B）。

$$B = \frac{M - T}{T} \times 100\% \qquad (6)$$

式中：

B——相对偏差；

M——测试结果均值；

T——有证参考物质标示值，或各浓度人源样本定值。

2.1.7.2 回收试验：在临床样本中加入一定体积标准溶液（标准溶液体积与临床样本体积应不会产生基质的变化，加入标准溶液后样本总浓度必须在试剂测定线性范围内）或纯品，回收试验一般选取两个或两个以上浓度进行，回收率应在90%~110%之间。

2.1.7.3 比对试验：相关系数r不小于0.9900，相对偏差应不超过企业声称的要求。

参照CLSL EP9-A2的方法，用不少于40个在检测范围内不同浓度的人源样本，用生产企业指定的分析系统作为比对方法，每份样本按待测剂操作方法及比对方法分别测试。用线性回归方法计算两组结果的相关系数及相对偏差。

2.1.8 稳定性

可选用以下方法之一进行验证：

2.1.8.1 效期稳定性：生产企业应规定产品的有效期。取到有效期后的样品检测，试剂外观、空白吸光度、空白吸光度变化率、分析灵敏度、准确度、线性范围、重复性应符合技术要求。

2.1.8.2 热稳定性试验

按要求热处理后的样品检测，试剂外观、空白吸光度、空白吸光度变化率、分析灵敏度、准确度、线性范围、重复性应符合技术要求。

注1：热稳定性试验不能用于推导产品有效期，除非是采用基于大量的稳定性研究数据建立的推导公式。

注2：根据产品特性可选择2.1.8.1、2.1.8.2方法的任意组合，但所选用的方法宜能验证产品的稳定性，以保证在有效期内产品的性能符合技术要求。

冻干品应同时进行复溶稳定性试验，产品性能应符合试剂外观、空白吸光度、空白吸光度变化率、分析灵敏度、准确度、线性范围、重复性技术要求。

2.1.9 校准品和质控品的性能指标（如产品中包含）

应至少包含外观、装量、准确度、均一性、稳定性。冻干型校准品和质控品还应检测批内瓶间差和复溶稳定性。

2.2 钠测定试剂盒（酶法）主要性能指标

2.2.1 外观

应与技术要求中表明的试剂外观一致。这里应当包括试剂包装外观、试剂内包装外观、试剂的外观。

2.2.2 装量

试剂装量应不少于标示装量或规定限。

2.2.3 试剂空白

2.2.3.1 试剂空白吸光度

在37℃、405nm、1cm光径条件下，试剂空白吸光度应不大于1.0。

2.2.3.2 试剂空白吸光度变化率

在37℃、405nm、1cm光径条件下，试剂空白吸光度变化率（$\Delta A/min$）应不大于0.500。

2.2.4 分析灵敏度

用已知浓度的样本测试试剂，记录在试剂在37℃、405nm、1cm光径条件下的吸光度变化率。按照生产企业规定的分析灵敏度计算公式计算分析灵敏度，应符合生产企业声称的要求。

2.2.5 线性区间

试剂线性应覆盖样本浓度90~160mmol/L区间。

2.2.5.1 线性相关系数（r）应不小于0.9900；

2.2.5.2 线性相对偏差应不超过±15.0%。

用接近线性区间下限的低浓度（活性）样本稀释接近线性区间上限的高浓度（活性）样本，混合成至少5个有效稀释浓度（x_i），分别测试试剂，每个稀释浓度测试1~3次，分别求出测定结果的均值（y_i）。以稀释浓度（x_i）为自变量，以测定结果均值（y_i）为因变量求出线性回归方程。按公式（7）计算线性回归的相关系数（r）。

$$r = \frac{\sum[(x_i - \bar{x})(y_i - \bar{y})]}{\sqrt{\sum(x_i - \bar{x})^2 \sum(y_i - \bar{y})^2}} \quad (7)$$

稀释浓度（x_i）代入线性回归方程，计算y_i的估计值及y_i与估计值的相对偏差。

2.2.6 精密度

2.2.6.1 重复性

用同批号的试剂盒对高低值样本（分为正常范围和病理范围），重复测试至少10次，分别计算测量值的平均值（$\bar{x}$）和标准差（SD）。计算变异系数（CV）应不大于5.0%。

2.2.6.2 批内瓶间差（适用于干粉或冻干试剂）

用高低值样本分别测试同一批号的20个待检试剂，并计算20个测量值的平均值$\bar{x}_1$和标准差（SD_1）。

用高低值样本对该批号的1个待检试剂重复测试20次，计算结果的均值$\bar{x}_2$和标准差（SD_2）。按式（8）、式（9）计算瓶间差的变异系数（CV），批内瓶间差均应不大于5.0%。

$$s_{瓶间} = \sqrt{SD_1^2 - SD_2^2} \quad (8)$$

$$CV = s_{瓶间}/\bar{x}_1 \times 100\% \quad (9)$$

当$s_1 < s_2$时，令$CV = 0$

2.2.6.3 批间差

用同一份样本分别测试3个不同批号的试剂，每个批号测试3次，分别计算每批3次测定的均值$\bar{x}_i$（$i=1$，2，3），按公式（10）、（11）计算相对极差（R）。

$$\bar{x}_T = \frac{\bar{x}_1 + \bar{x}_2 + \bar{x}_3}{3} \quad (10)$$

$$R = \frac{\bar{x}_{max} - \bar{x}_{min}}{\bar{x}_T} \times 100\% \quad (11)$$

式中：

$\bar{x}_{max}$——$\bar{x}_i$中的最大值；

$\bar{x}_{min}$——$\bar{x}_i$中的最小值。

试剂批间差应不大于10.0%。

2.2.7 准确度

可选用以下方法进行验证；优先采用相对偏差的方法。

2.2.7.1 相对偏差：相对偏差应不超过±15.0%。

用可用于评价常规方法的有证参考物质（CRM）对试剂进行测试，重复检测3次，取测试结果均值（M）按式（12）计算相对偏差（B）。

或用由参考方法定值的高、低2个浓度的人血清/血浆样本（可参照EP6-A的要求适当添加被测物，以获得高浓度的样本）对试剂盒进行测试，每个浓度样本重复测定3次，分别取测试结果均值，按式（12）计算相对偏差（B）。

$$B = \frac{M - T}{T} \times 100\% \quad (12)$$

式中：

B——相对偏差；

M——测试结果均值；

T——有证参考物质标示值，或各浓度人源样本定值。

2.2.7.2 回收试验：在临床样本中加入一定体积标准溶液（标准溶液体积与临床样本体积应不会产生基质的变化，加入标准溶液后样本总浓度必须在试剂测定线性范围内）或纯品，回收试验一般选取两个或两个以上浓度进行，回收率应在90%~110%之间。

2.2.7.3 比对试验：相关系数r不小于0.9900，相对偏差应不超过企业声称的要求。

参照CLSL EP9-A2的方法，用不少于40个在检测范围内不同浓度的人源样本，用生产企业指定的分析系统作为比对方法，每份样本按待测试剂操作方法及比对方法分别测试。用线性回归方法计算两组结果的相关系数及相对偏差。

2.2.8 稳定性

可选用以下方法之一进行验证：

2.2.8.1 效期稳定性：生产企业应规定产品的有效期。取到有效期后的样品检测，试剂外观，空白吸光度、空白吸光度变化率、分析灵敏度、准确度、线性范围、重复性应符合技术要求。

2.2.8.2 热稳定性试验：按要求热处理后的样品检测，试剂外观、空白吸光度、空白吸光度变化率、分析灵敏度、准确度、线性范围、重复性应符合技术要求。

注1：热稳定性试验不能用于推导产品有效期，除非是采用基于大量的稳定性研究数据建立的推导公式。

注2：根据产品特性可选择2.2.8.1、2.2.8.2方法的

任意组合，但所选用的方法宜能验证产品的稳定性，以保证在有效期内产品的性能符合技术要求。

冻干品应同时进行复溶稳定性试验，产品性能应符合试剂外观、空白吸光度、空白吸光度变化率、分析灵敏度、准确度、线性范围、重复性技术要求。

2.2.9 校准品和质控品的性能指标（如产品中包含）

应至少包含外观、装量、准确度、均一性、稳定性。冻干型校准品和质控品还应检测批内瓶间差和复溶稳定性。

2.3 钙测定试剂主要性能指标

2.3.1 外观

应与技术要求中表明的试剂外观一致。这里应当包括试剂包装外观、试剂内包装外观、试剂的外观。

2.3.2 装量

试剂装量应不少于标示值。

2.3.3 试剂空白吸光度

用试剂测试生理盐水，记录试剂参数规定读数点主波长下的吸光度值，应符合生产企业规定的要求。

2.3.4 分析灵敏度

用试剂盒测试已知浓度在（2.50 ± 0.5）mmol/L 的样本，记录在试剂规定参数下的吸光度或吸光度差值，换算为 2.50mmol/L 样本的吸光度或吸光度差值，应符合生产企业规定的要求。

2.3.5 线性区间

测试血清样本，邻甲酚酞络合酮法、甲基麝香草酚蓝法试剂线性在 [1.00, 3.75] mmol/L 区间内，偶氮砷Ⅲ法试剂线性在 [1.00, 4.00] mmol/L 区间：

线性相关系数 r 应不小于 0.990。

在线性区间内，线性偏差应不超过 ±10.0%。

用接近线性区间下限的低浓度样本稀释接近线性区间上限的高浓度样本，混合成 6 个稀释浓度（x_i），分别测试试剂，每个稀释浓度测试 3 次，分别求出每个稀释浓度检测结果的均值（y_i）。以 x_i 为自变量，以 y_i 为因变量求出线性回归方程。计算线性回归的相关系数 r。

$$r = \frac{\sum \left[(x_i - \bar{x})(y_i - \bar{y}) \right]}{\sqrt{\sum (x_i - \bar{x})^2 \sum (y_i - \bar{y})^2}}$$

稀释浓度（x_i）代入线性回归方程，计算 y_i 测试均值与相应估计值的相对偏差。

2.3.6 精密度

2.3.6.1 重复性

在重复性条件下，测试浓度在（2.5 ± 0.5）mmol/L 的控制血清，重复测试 10 次，计算测量值的平均值（$\bar{x}$）和标准差（SD）。计算变异系数（CV）不大于 3%。

2.3.6.2 批间差

分别用 3 个不同批号的试剂测试浓度在（2.5 ± 0.5）mmol/L 的控制血清，每个批号测试 3 次，分别计算每批 3 次测定的均值 $\bar{x}_i$（$i = 1, 2, 3$），按以下公式计算相对极差（R）。

$$\bar{x}_\mathrm{T} = \frac{\bar{x}_1 + \bar{x}_2 + \bar{x}_3}{3}$$

$$R = \frac{\bar{x}_\mathrm{max} - \bar{x}_\mathrm{min}}{\bar{x}_\mathrm{T}} \times 100\%$$

式中：

$\bar{x}_\mathrm{max} - \bar{x}_i$ 中的最大值；

$\bar{x}_\mathrm{min} - \bar{x}_i$ 中的最小值。

试剂批间相对极差应不大于 5%。

2.3.7 准确度

相对偏差：相对偏差应不超过 ±5.0%。

试剂测试可用于评价常规方法的有证参考物质（CRM）3 次，测试结果记为（x_i），按式（6）分别计算相对偏差（B_i），3 次结果相对偏差均应不超过 ±5.0%；如果 3 次结果中有 1 次不符合要求，应重新连续测试 20 次，并分别按照式（6）计算相对偏差（B_i），当大于等于 19 次结果的相对偏差不超过 ±5.0%，准确度被验证符合要求。

$$B_i = \frac{X_i - T}{T} \times 100\%$$

式中：

x_i—测试结果。

T—有证参考物质标示值。

2.3.8 稳定性

可选用以下方法之一进行验证：

2.3.8.1 效期稳定性：生产企业应规定产品的有效期。取到有效期后的样品检测，试剂外观、空白吸光度、分析灵敏度、准确度、线性范围、重复性应符合技术要求。

2.3.8.2 热稳定性试验：按要求热处理后的样品检测，试剂外观、空白吸光度、空白吸光度变化率、分析灵敏度、准确度、线性范围、重复性应符合技术要求。

注1：热稳定性试验不能用于推导产品有效期，除非是采用基于大量的稳定性研究数据建立的推导公式。

注2：根据产品特性可选择 2.3.8.1、2.3.8.2 方法的任意组合，但所选用的方法宜能验证产品的稳定性，以保证在有效期内产品的性能符合技术要求。

冻干品应同时进行复溶稳定性试验，产品性能应符合试剂外观、空白吸光度、分析灵敏度、准确度、线性范围、重复性技术要求。

2.3.9 校准品和质控品的性能指标（如产品中包含）

应至少包含外观、装量、准确度、均一性、稳定性。冻干型校准品和质控品还应检测批内瓶间差和复溶稳定性。

2.4 氯测定试剂盒主要性能

2.4.1 外观

应与技术要求中表明的试剂外观一致。这里应当包括试剂包装外观、试剂内包装外观、试剂的外观。

2.4.2 装量

试剂装量应不少于标示装量或规定限。

2.4.3 试剂空白

2.4.3.1 试剂空白吸光度

在 37℃、405nm、1cm 光径条件下，试剂空白吸光度应不大于 1.0。

2.4.3.2 试剂空白吸光度变化率

在 37℃、405nm、1cm 光径条件下，试剂空白吸光度变化率（$\Delta A/\min$）应不大于 0.300。

2.4.4 分析灵敏度

用已知浓度的样本测试试剂，记录在试剂在 37℃、405nm、1cm 光径条件下的吸光度变化率。按照生产企业规定的分析灵敏度计算公式计算分析灵敏度，应符合生产企业声称的要求。

2.4.5 线性区间

试剂线性应覆盖样本浓度 $60\sim140$ mmol/L 区间；

2.4.5.1 线性相关系数（r）应不小于 0.9900；

2.4.5.2 线性相对偏差应不超过 $\pm15.0\%$。

用接近线性区间下限的低浓度（活性）样本稀释接近线性区间上限的高浓度（活性）样本，混合成至少 5 个有效稀释浓度（x_i），分别测试试剂，每个稀释浓度测试 $1\sim3$ 次，分别求出测定结果的均值（y_i）。以稀释浓度（x_i）为自变量，以测定结果均值（y_i）为因变量求出线性回归方程。按公式（13）计算线性回归的相关系数（r）。

$$r = \frac{\sum\left[(x_i - \bar{x})(y_i - \bar{y})\right]}{\sqrt{\sum(x_i - \bar{x})^2 \sum(y_i - \bar{y})^2}} \tag{13}$$

稀释浓度（x_i）代入线性回归方程，计算 y_i 的估计值及 y_i 与估计值的相对偏差。

2.4.6 精密度

2.4.6.1 重复性

用同批号的试剂盒对高低值样本（分为正常范围和病理范围），重复测试至少 10 次，分别计算测量值的平均值（$\bar{x}$）和标准差（SD）。计算变异系数（CV）应不大于 5.0%。

2.4.6.2 批内瓶间差（适用于干粉或冻干试剂）

用高低值样本分别测试同一批号的 20 个待检试剂，并计算 20 个测量值的平均值（$\bar{x}_1$）和标准差（SD_1）。

用高低值样本对该批号的 1 个待检试剂重复测试 20 次，计算结果的均值（$\bar{x}_2$）和标准差（SD_2）。按式（14）、式（15）计算瓶间差的变异系数（CV），批内瓶间差均应不大于 5.0%。

$$s_{瓶间} = \sqrt{SD_1^2 - SD_2^2} \tag{14}$$

$$CV = s_{瓶间}/\bar{x} \times 100\% \tag{15}$$

当 $s_1 < s_2$ 时，令 $CV = 0$

2.4.6.3 批间差

用同一份样本 分别测试 3 个不同批号的试剂，每个批号测试 3 次，分别计算每批 3 次测定的均值 $\bar{x}_i$（$i = 1, 2, 3$），按公式（16）、（17）计算相对极差（R）。

$$\bar{x}_T = \frac{\bar{x}_1 + \bar{x}_2 + \bar{x}_3}{3} \tag{16}$$

$$R = \frac{\bar{x}_{max} - \bar{x}_{min}}{\bar{x}_T} \times 100\% \tag{17}$$

式中：

$\bar{x}_{max}$——$\bar{x}_i$ 中的最大值；

$\bar{x}_{min}$——$\bar{x}_i$ 中的最小值。

试剂批间差应不大于 10.0%。

2.4.7 准确度

可选用以下方法进行验证；优先采用相对偏差的方法。

2.4.7.1 相对偏差：相对偏差应不超过 $\pm15.0\%$。

用可用于评价常规方法的有证参考物质（CRM）对试剂进行测试，重复检测 3 次，取测试结果均值（M）按式（18）计算相对偏差（B）。

或用由参考方法定值的高、低 2 个浓度的人血清/血浆样本（可参照 EP6 – A 的要求适当添加被测物，以获得高浓度的样本）对试剂盒进行测试，每个浓度样本重复测定 3 次，分别取测试结果均值，按式（18）计算相对偏差（B）。

$$B = \frac{X - T}{T} \times 100\% \tag{18}$$

式中：

B——相对偏差；

M——测试结果均值；

T——有证参考物质标示值，或各浓度人源样本定值。

2.4.7.2 回收试验 在临床样本中加入一定体积标准溶液（标准溶液体积与临床样本体积应不会产生基质的变化，加入标准溶液后样本总浓度必须在试剂测定线性范围内）或纯品，回收试验一般选取两个或两个以上浓度进行，回收率应在 90%~110% 之间。

2.4.7.3 比对试验：相关系数 r 不小于 0.9900，相对偏差应不超过企业声称的要求。

参照 CLSL EP9 – A2 的方法，用不少于 40 个在检测范围内不同浓度的人源样本，用生产企业指定的分析系统作为比对方法，每份样本按待测试剂操作方法及比对方法分别测试。用线性回归方法计算两组结果的相关系数及相对偏差。

2.4.8 稳定性

可选用以下方法之一进行验证：

2.4.8.1 效期稳定性：生产企业应规定产品的有效期。取到有效期后的样本检测，试剂外观、空白吸光度、空白吸光度变化率、分析灵敏度、准确度、线性范围、重复性应符合技术要求。

2.4.8.2 热稳定性试验：按要求热处理后的样品检测，试剂外观、空白吸光度、空白吸光度变化率、分析灵敏度、准确度、线性范围、重复性应符合技术要求。

注1：热稳定性试验不能用于推导产品有效期，除非是采用基于大量的稳定性研究数据建立的推导公式。

注2：根据产品特性可选择 a）、b）方法的任意组合，但所选用的方法宜能验证产品的稳定性，以保证在有效期内产品的性能符合技术要求。

冻干品应同时进行复溶稳定性试验，产品性能应符合试剂外观、空白吸光度、空白吸光度变化率、分析灵敏度、准确度、线性范围、重复性技术要求。

2.4.9 校准品和质控品的性能指标（如产品中包含）

应至少包含外观、装量、准确度、均一性、稳定性。冻干型校准品和质控品还应检测批内瓶间差和复溶稳定性。

（十）产品注册检验报告

首次申请注册的电解质钾、钠、氯、钙测定试剂，应该在具有相应医疗器械检验资质和承检范围的医疗器械检测机构进行注册检验，出具注册检验报告和产品技术要求预评价意见。

（十一）产品说明书

说明书承载了产品预期用途、试验方法、检测结果解释以及注意事项等重要信息，是指导使用人员正确操作、临床医生准确理解和合理应用试验结果的重要技术性文件。产品说明书的格式应符合《关于发布体外诊断试剂说明书编写指导原则的通告》（国家食品药品监督管理总局通告2014 第 17 号）的要求。下面对说明书的重点内容进行详细说明。

1. 【产品名称】

通用名称：钾/钠/钙/氯测定试剂盒（方法学）

2. 【包装规格】

注明可测试的样本数或装量，如××测试/盒、××人份/盒、××ml，除国际通用计量单位外，其余内容均应采用中文进行表述。如产品有不同组分，可以写明组分名称。如有货号，可增加货号信息。

（1）包装规格应明确单、双试剂类型。

（2）不得多于技术要求中所列的包装规格。

（3）如不同包装规格有与之特定对应的机型，应同时明确适用机型。

3. 【预期用途】

应至少包括以下几部分内容：

（1）钾/钠/钙/氯测定试剂用于体外定量测定人样本中钾/钠/钙/氯的浓度。

（2）应明确与目的检测物相关的临床适应证背景情况。钾/钠/钙/氯异常情况常见于哪些疾病，其升高或降低可能有哪些医学解释。

作为支持性资料，申请人应提供由教科书、临床专著、核心期刊文献或英文 SCI 文献等有关临床适应证背景的资料。

4. 【检验原理】

应结合产品主要成分简要说明检验的原理、方法，必要时可采取图示方法表示。

如：利用钾离子依赖性丙酮酸激酶催化底物磷酸烯醇式丙酮酸（PEP）与二磷酸腺苷（ADP）反应生成丙酮酸，丙酮酸在乳酸脱氢酶的催化下与 NADH 偶联生成 NAD$^+$，在 340nm 处观察到的吸光度变化值与钾离子浓度成正比，从而计算出钾离子浓度。

反应式如下：

$$磷酸烯醇式丙酮酸 + ADP \xrightarrow[\text{丙酮酸激酶}]{K^+} 丙酮酸 + ATP$$

$$丙酮酸 + NADH + H^+ \xrightarrow{乳酸脱氢酶} 乳酸 + NAD^+$$

如：利用钠离子依赖的 β-半乳糖苷酶催化底物邻硝基苯-β-D-半乳糖苷（ONPG）（又名邻硝基苯 β-D-半乳吡喃糖苷）水解，生成产物邻硝基酚（ONP）和半乳糖。其中生成的邻硝基酚在 405nm 附近的吸光度值上升与钠离子浓度成正比，从而根据吸光度值的变化计算钠离子的浓度。

反应式如下：

$$ONPG \xrightarrow[\text{β-半乳糖苷酶}]{Na^+} ONP + 半乳糖$$

如：甲基麝香草酚蓝法试剂

$$MTB + Ca^{2+} \xrightarrow{碱性} 有色络合物$$

MTB：甲基麝香草酚蓝络合剂

甲基麝香草酚蓝在碱性条件下与钙离子形成稳定的有色络合物，在波长 612nm 处，其吸光度与样本中钙含量成正比。

如：α-淀粉酶在氯离子的激活下，水解底物 2-氯-4-硝基苯-半乳糖-α-D 麦芽三糖苷（CNP-G3）生成 2-氯-4-硝基酚（CNP）和麦芽三糖（G3），CNP 在 405nm 附近有吸收峰。在一定的氯离子浓度范围内，2-氯-4-硝基酚的生成速率与氯离子的浓度成正比。所以可以通过监测 405nm 吸光度变化值计算样本中的氯离子浓度。

反应式如下：

$$CNP\text{-}G_3 \xrightarrow[\text{α-淀粉酶}]{Cl^-} G_3 + CNP$$

5. 【主要组成成分】

应明确以下内容：

试剂盒提供的试剂组分的名称、数量、每个组成成分在反应体系中的比例或浓度。

如检测中需使用校准品或质控品，应明确说明，并提供校准品溯源性，溯源性应写明溯源的最高级别，包括标准物质或参考物的发布单位及编号，质控品应明确靶值范围等。

试剂盒如果配备校准品，需注明校准品定值信息及溯源性（量值最终溯源至国际参考物质或国家参考物质 GBW 或其他有证参考物质，应注明参考物质编号）。试剂盒如果配备质控品，需注明质控品靶值范围。

6. 【储存条件及有效期】

（1）应明确未开封的试剂实际储存条件及有效期，开瓶稳定期。干粉试剂应明确复溶稳定期。

（2）说明产品的储存条件，如：2～8℃、避免/禁止冷冻或 −18℃ 以下等。其他影响稳定性的条件，如：光线、湿度等也必须说明。

（3）如试剂盒各组分的稳定性不一致，则应对各组分的储存条件和有效期分别进行描述。

7. 【适用仪器】

说明可适用的仪器及型号，并提供与仪器有关的信息以便用户能够正确选择使用。

8. 【样本要求】

重点明确以下内容：

样本类型、为保证样本各组分稳定所必需的抗凝剂或保护剂等、保存期限及保存条件（短期、长期），能够保证样本稳定的储存、处理和运输方法、已知的干扰物等。如有血浆样本，应注明对抗凝剂的要求。特殊体液标本还应详细描述对采集条件、保存液、容器等可能影响检测结果的要求。

9.【检验方法】

详细说明试验操作的各个步骤，包括：

（1）试剂配制方法、注意事项。

（2）试验条件：温度、时间、测定主/副波长、试剂用量、样本用量、测定方法、反应类型、反应方向、反应时间等以及试验过程中的注意事项。

（3）校准程序（如果需要）：校准品的使用方法、注意事项、校准曲线的绘制。

（4）质量控制程序：质控品的使用方法、对质控结果的必要解释以及推荐的质控周期等。

（5）检验结果的计算：应明确检验结果的计算方法。包括对每个系数及对每个计算步骤的解释。如果可能，应举例说明。

如果超出线性范围，样本需要稀释测定时，应根据试剂特性说明稀释液的种类及最大稀释倍数。

10.【参考区间】

应注明常用样本类型及反应方式的参考区间，并说明参考区间确定方法。注明"由于地理、人种、性别和年龄等差异，建议各实验室建立自己的参考值（范围）"。

血浆钾比血清钾结果低 0.1 ~ 0.7 mmol/L，由于血液体外凝固时血小板破裂会释放出一部分钾，如果产品可以检测两种不同的样本类型，应分别注明两个不同参考范围。

11.【检验结果的解释】

说明可能对检验结果产生影响的因素。说明在何种情况下需要进行确认试验。

12.【检验方法的局限性】

说明该检验方法的局限性，如：存在的干扰因素，明确黄疸、溶血、脂浊及药物等内、外源性干扰物对测定的影响，同时列出干扰物的具体浓度。

13.【产品性能指标】

至少应详述以下性能指标，性能指标应不低于标准有关技术指标的要求。

（1）试剂空白吸光度和/或试剂空白吸光度变化率。

（2）分析灵敏度。

（3）准确度。

（4）精密度（重复性和批间差）。

（5）线性区间（线性相关系数和线性偏差）。

14.【注意事项】

应至少包括以下内容：

（1）本试剂盒仅供体外检测使用，试剂中含有的化学成分应说明接触人体后产生不良的影响后果。

（2）有关人源组分的警告（如适用），如：试剂盒内的质控品、校准品或其他人源组分，虽已经通过了 HBs-Ag、HIV1/2-Ab、HCV-Ab、TP 等项目的检测，但截至目前，没有任何一项检测可以确保绝对安全，故仍应将这些组分作为潜在传染源对待。

（3）试剂盒的使用说明书中对试剂盒的操作环境、人员保护应有详细的说明。由于试剂盒的检测对象为人血清样本，可能带有致病病原体，所以应按传染病实验室要求操作。

（4）溶血或延迟分离血清均可使血清钾浓度增高，应及时分离血清，置于具塞试管内冰箱保存。若遇标本溶血，应在报告单上注明，以便于临床医生对结果的解释。

（5）许多生化试剂中含有钠离子，在做测定时，注意分析仪通道间的交叉污染。钠钾联合测定时，应将钾编排在钠以前。

（6）取血后应迅速将血浆或血清分离，以免因血中 HCO_3^- 与红细胞内氯离子发生转移而使氯化物测定结果偏高。

（7）其他有关钾/钠/钙/氯测定的注意事项。

15.【标识的解释】

如有图形或符号，请解释其代表的意义。

16.【参考文献】

应当注明在编制说明书时所引用的参考文献。

17.【基本信息】

符合《关于发布体外诊断试剂说明书编写指导原则的通告》（国家食品药品监督管理总局通告 2014 年第 17 号）对基本信息的要求。

18.【医疗器械注册证编号/产品技术要求编号】

产品的注册证编号/产品技术要求编号

19.【说明书核准日期及修改日期】

注明该产品说明书的核准日期。如曾进行过说明书的变更申请，还应该同时注明说明书的修改日期。

三、审查关注点

（一）临床研究用参比试剂和第三方确认试剂的预期用途应与申请产品预期用途一致。申报样本类型应在临床研究中进行验证。

（二）审查产品技术要求时应注意产品应不低于 YY/T 1202 钾测定试剂盒（酶法）、YY/T 1203 钠测定试剂盒（酶法）、YY/T 1229 钙测定试剂（盒）、YY/T 1196 氯测定试剂盒（酶法）的有关规定。

（三）说明书中预期用途（样本类型）、储存条件及有效期、检验方法、参考区间、产品性能指标等描述应分别与临床研究资料、稳定性研究资料、主要生产工艺和反应体系研究资料、参考区间研究资料、分析性能评估资料的研究结论相一致。

（四）干粉试剂应提供复溶稳定性研究资料并在说明书储存条件及有效期中说明。

四、编写单位

上海食品药品监督管理局认证审评中心。

用于其他生理、生化或免疫功能指标检测的试剂

77 心肌肌钙蛋白 I/肌红蛋白/肌酸激酶同工酶 MB 检测试剂（胶体金免疫层析法）注册技术审评指导原则

［心肌肌钙蛋白 I/肌红蛋白/肌酸激酶同工酶 MB 检测试剂（胶体金免疫层析法）注册技术审查指导原则］

本指导原则旨在指导注册申请人对心肌肌钙蛋白 I/肌红蛋白/肌酸激酶同工酶 MB（以下简称"心梗三项"）检测试剂（胶体金免疫层析法）注册申报资料的准备及撰写，同时也为技术审评部门对注册申报资料的技术审评提供参考。

本指导原则是对心梗三项检测试剂（胶体金免疫层析法）的一般要求，申请人应依据具体产品的特性对注册申报资料的内容进行充实和细化，并依据产品特性确定其中的具体内容是否适用。

本指导原则是对申请人和审查人员的指导性文件，但不包括注册审批所涉及的行政事项，亦不作为法规强制执行，如果有能够满足相关法规要求的其他方法，也可以采用，但需要提供详细的研究资料和验证资料，相关人员应在遵循相关法规的前提下使用本指导原则。

本指导原则是在现行法规和标准体系以及当前认知水平下制定的，随着法规和标准的不断完善，以及科学技术的不断发展，本指导原则相关内容也将适时进行调整。

一、适用范围

心梗三项检测试剂（胶体金免疫层析法）是指利用胶体金免疫层析法对人血清、血浆、全血样本的心梗三项指标（包括心肌肌钙蛋白 I、肌红蛋白、肌酸激酶同工酶 MB）进行体外定性分析的试剂盒，包括此三项指标的独立检测或任意组合产品。

从方法学考虑，本指导原则是指利用基于抗原抗体反应原理的胶体金免疫层析法对心梗三项进行检测的体外诊断试剂，不适用于定量或半定量产品。

依据《体外诊断试剂注册管理办法》（国家食品药品监督管理总局令第 5 号）（以下简称《办法》）、《食品药品监管总局关于印发体外诊断试剂分类子目录的通知》（食药监械管〔2013〕242 号），心梗三项检测试剂（胶体金免疫层析法）管理类别为二类，分类代号为 6840。

二、注册申报资料要求

（一）综述资料

综述资料主要包括产品预期用途、产品描述、有关生物安全性的说明、研究结果的总结评价以及同类产品上市情况介绍等内容，应符合《办法》和《关于公布体外诊断试剂注册申报资料要求和批准证明文件格式的公告》（国家食品药品监督管理总局公告 2014 年第 44 号）的相关要求。

相关描述应至少包含如下内容：

1. 产品预期用途及辅助诊断的临床适应证背景情况

肌钙蛋白（troponin）由肌钙蛋白 I、T、C 三亚基构成，它们和原肌球蛋白一起通过调节 Ca^{2+} 对横纹肌动蛋白 ATP 酶的活性来调节肌动蛋白和肌球蛋白相互作用。当心肌损伤后，心肌肌钙蛋白复合物释放到血液中，4～6 小时后，可在血液中检测到升高，且升高的肌钙蛋白 I 能在血液中保持 6～10 天，提供了较长的检测期。心肌肌钙蛋白 I（cTnI）具有高度的心肌特异性和灵敏度，所以已成为目前较理想的心肌梗死标志物。

肌红蛋白（myoglobin，Myo）是由一条肽链和一个血红素辅基组成的结合蛋白，是肌肉内储存氧的蛋白质。胸痛发作后最快 2 小时即可出现升高；严重的充血性心力衰竭和心脏外科手术病人，由于存在心肌损伤，所以也会升高。肌红蛋白是诊断急性心肌梗死的敏感指标，所以肌红蛋白成为目前心肌梗死标志物之一。

肌酸激酶（creatine kinase，CK）有四种同工酶形式：肌肉型（MM）、脑型（BB）、杂化型（MB）和线粒体型（MiMi），其中 MB 型主要存在于心肌细胞中。心肌梗死时，肌酸激酶在发病 6 小时内升高，24 小时达高峰，3～4 日内恢复正常，其中肌酸激酶同工酶 MB 诊断特异性较高，所以其成为目前心肌梗死标志物之一。

Myo 是诊断急性心肌梗死（acute myocardial infarction，AMI）的早期较佳指标，cTnI 是诊断 AMI 的高特异性指标，CK-MB 虽不如 Myo 早也不如 cTnI 敏感，但对 AMI 后早期再梗死的诊断有一定的价值。临床证明任何单项检测结果都有误诊和漏诊的可能，联合检测则更有助于早期准确地诊断 AMI。

2. 产品描述

包括产品所采用的技术原理、主要原材料的来源、质量控制及制备方法、主要生产工艺过程及关键控制点，质控品、校准品的制备方法及溯源情况。

注：应明确原材料中单抗的特异性要求，且内控品原料纯度要求不低于 90%。

3. 有关生物安全性方面的说明

如果体外诊断试剂中的主要原材料采用各种动物、病原体、人源的组织和体液等生物材料经处理或添加某些物质制备而成，为保证产品在运输、使用过程中对使用者和环境的安全，研究者应提供上述原材料有关生物安全性的说明。

4. 有关产品主要研究结果的总结和评价

应对分析性能评估、阳性判断值研究、稳定性研究、临床试验等资料进行简要汇总，并可在此明示出厂检验相关要求。

5. 参考文献

6. 其他

包括同类产品在国内外批准上市的情况，相关产品所采用的技术方法及临床应用情况，申请注册产品与国内外同类产品的异同等。

（二）主要原材料的研究资料（如需提供）

主要原材料（包括抗原、抗体及其他主要原料）的选择、制备、质量标准及实验验证研究资料；质控品的原料选择、制备、定值过程及试验资料等。

（三）主要生产工艺及反应体系的研究资料（如需提供）

1. 主要生产工艺介绍，可以图表方式表示。
2. 反应原理（如双抗体夹心法）介绍。
3. 确定反应条件（温度、时间等）研究资料。
4. 样品加样方式及加样量确定的研究资料。
5. 其他：如基质液的选择、样本稀释等。

（四）分析性能评估资料

申请人应提交在产品研制阶段对试剂盒进行的所有性能验证的研究资料，包括具体研究方法、试验数据、统计方法等详细资料。申请人应按以下要求提供体外诊断试剂性能评估资料：

1. 申请人名称。
2. 性能评估方法、要求。
3. 性能评估所使用试剂的名称、批号、有效期。
4. 如涉及，应提供使用的仪器型号、序列号（SN）。
5. 性能评估的时间、地点、检验人员。
6. 性能评估的具体数据及分析判定。
7. 性能评估审批人签字、审批时间。

对于本试剂盒，建议着重对以下分析性能进行研究：

1. 检出限及重复性

检出限是定性检测试剂盒的一项关键指标，其浓度点的选择应符合临床实际诊断意义。为了避免在临床应用时出现过多的"假阳性"结果，申请人在确定该产品的检出限时应结合其实际的临界值，建议不应把两者浓度差设定的过大。在评价该项指标时，不但要验证检出限浓度点的阳性符合率情况，还要验证阴性参考品的符合情况。

申请人应根据产品性能验证的实际情况自行设置合理的企业内部参考品，应对内部阳性/阴性参考品的来源、抗体浓度等信息进行验证。如申报产品有相应的国家标准品，

建议使用其配制相应浓度质控品进行验证。

2. 分析特异性

2.1 交叉反应

对抗原结构相近的物质进行交叉反应研究，如心肌肌钙蛋白 T、心肌肌钙蛋白 C、骨骼肌型肌钙蛋白 I、血红蛋白、肌酸激酶同工酶 CK－MM 及 CK－BB 等。申请人应提交所有用于交叉反应验证的抗原来源、浓度确认等信息。

2.2 干扰物质

对样本中常见的内源性干扰物质进行检测，如溶血、高脂、黄疸、类风湿因子（RF）、抗核抗体（ANA）等。应对检测项目阴性、弱阳性的临床或模拟添加样本分别进行验证，说明样本的制备方法及干扰实验的评价标准，确定可接受的干扰物质极限浓度（结果应量化表示，禁用轻度、严重等模糊表述）。

3. Hook 效应及样本稀释

Hook 效应通常指在双抗体夹心实验中，由于标本中受检抗原的含量过高，过量抗原分别与固相抗体和标记抗体结合，而不再形成"夹心复合物"，从而影响检测结果，将高浓度错误报告为低浓度，出现高浓度后带现象，又称"钩状效应"。

须采用高浓度样本进行梯度稀释后由低浓度至高浓度开始检测，每个梯度重复 3～5 份，对钩状效应进行合理的验证。建议在产品说明书上明示对钩状效应的研究结果。

过度稀释可能改变基质效应，申请人应对样本稀释液、合理的稀释比例进行相关研究以确认最佳稀释条件。

4. 其他需注意问题

试剂盒的样本类型如包括血清、血浆和/或全血样本，则应对三者之间进行相关性研究以确认不同类型样本检测结果是否完全一致或存在某种相关性（如系数关系）。对于血浆/全血样本，申请人应对不同的抗凝剂进行研究以确认最适的抗凝条件以及是否会干扰检测结果。

（五）阳性判断值确定资料

应提交验证阳性判断值所采用样本来源、确定方法及详细的试验资料。研究时，建议包括正常人群组以及与心梗疾病易混淆的干扰组。且应提交临界值及灰区上下限（C95、C5）确定的相关研究资料。

阳性判断值研究结果应在说明书【阳性判断值】项中进行相应说明。

（六）稳定性研究资料

稳定性研究资料主要涉及两部分内容，申报试剂的稳定性和适用样本的稳定性研究。前者主要包括实时稳定性、高温加速破坏稳定性、运输稳定性及开封稳定性等研究，申请人可根据实际需要选择合理的稳定性研究方案。稳定性研究资料应包括研究方法的确定依据、具体的实施方案、详细的研究数据以及结论。对于实时稳定性研究，应提供至少三批样品在实际储存条件下保存至成品有效期后的研究资料。

考虑到低温条件下长时间保存可能造成待测物的活性减弱，申请人应对不同储存条件下样本稳定性进行合理的验证，以确认不同类型样本的短期、长期保存条件及效期。

试剂稳定性和样本稳定性两部分内容的研究结果均应在说明书【储存条件及有效期】和【样本要求】两项中进行详细说明。

（七）临床评价资料

体外诊断试剂临床评价是指申请人通过临床文献资料、临床经验数据、临床试验等信息对产品是否满足使用要求或者预期用途进行确认的过程。

免于进行临床试验的体外诊断试剂目录由国家食品药品监督管理总局制定、调整并公布。根据《关于发布第三批免于进行临床试验医疗器械目录的通告》（国家食品药品监督管理总局通告 2017 年第 170 号），心梗三项检测试剂可免于进行临床试验，申请人可依照《总局关于发布免于进行临床试验的体外诊断试剂临床评价资料基本要求（试行）的通告》（国家食品药品监督管理总局通告 2017 年第 179 号）开展评价。申请人如无法按要求对"目录"中产品进行临床评价，应进行临床试验。

下面仅对临床试验中的基本问题进行阐述。

1. 研究方法

选择境内已批准上市、临床普遍认为质量较好的同类产品作为参比试剂，采用拟申报产品（以下称考核试剂）与之进行对比试验研究，证明本品与已上市产品等效。申请人尽量选择方法学相同、检出限等关键性能指标一致的同类试剂作为参比试剂。

申请人也可以选择临床普遍认为质量较好的已上市定量/半定量方法学产品作为参比试剂。

2. 临床研究单位的选择

至少应当选定不少于 2 家（含 2 家）临床试验机构，建议尽量使各单位的临床样本有一定地域代表性；临床研究单位应具有心梗疾病诊疗的优势，实验操作人员应有足够的时间熟悉检测系统的各环节（试剂、质控及操作程序等），熟悉评价方案。在整个实验中，考核试剂和参比试剂都应处于有效的质量控制下，最大限度保证试验数据的准确性及可重复性。

3. 伦理要求

临床试验必须符合赫尔辛基宣言的伦理学准则，必须获得临床试验机构伦理委员会的同意。研究者应考虑临床试验用样本的获得或试验结果对受试者的风险性，应提交伦理委员会的审查意见及受试者的知情同意书。对于例外情况，如客观上不可能获得受试者的知情同意或该临床试验对受试者几乎没有风险，可经伦理委员会审查和批准后免于受试者的知情同意。

4. 临床试验方案

临床试验实施前，研究人员应从流行病学、统计学、临床医学、检验医学等多方面考虑，设计科学合理的临床研究方案。各临床研究机构的方案设置应保持一致，且保证在整个临床试验过程中遵循预定的方案实施，不可随意改动。整个试验过程应在临床研究机构内并由其技术人员操作完成，申报单位的技术人员除进行必要的技术指导外，不得随意干涉实验进程，尤其是数据收集过程。

试验方案中应确定严格的病例纳入/排除标准，任何已经入选的病例再被排除出临床研究都应记录在案并明确说明原因。在试验操作过程中和判定试验结果时应采用盲法以保证试验结果的客观性。各研究单位选用的参比试剂应保持一致，以便进行合理的统计学分析。另外，考核试剂的样本类型应与产品说明书一致。

5. 研究对象选择

临床试验应选择具有特定症状/体征或有相关病史等人群作为研究对象。申请人在建立病例纳入标准时，应考虑到不同人群的差异，尽量覆盖各类适用人群。在进行结果统计分析时，除总体病例数的要求外，建议对各类人群分层进行数据统计分析。考虑到大样本统计学的要求，临床研究中阳性样本总例数以不少于 80 例为宜。对于阴性病例的选择，也应考虑到交叉反应的需要，以从临床角度考察其分析特异性。

样本应明确抗凝剂的要求、存贮条件、可否冻融等要求及避免使用的样本。实验中，尽可能使用新鲜样本，避免贮存。如无法避免使用贮存样品时，注明贮存条件及时间，在数据分析时应考虑其影响。

如果声称同时适用于血清/血浆/全血样本，那么血清（或血浆或全血）的试验例数按照《关于发布体外诊断试剂临床试验技术指导原则的通告》（国家食品药品监督管理总局通告 2014 年第 16 号）的要求，并同时在至少两家临床试验机构共验证不少于 100 例受试者的自身血清、血浆和/或全血样本测试结果间的一致性（采用考核试剂评价），其中不同浓度样本分布情况与总例数中分布情况应一致。

6. 统计学分析

对临床试验结果的统计应选择合适的统计方法，如检测结果一致性分析、阴性/阳性符合率等。

对于本类产品对比实验的等效性研究，常选择交叉四格表的形式总结两种试剂的定性检测结果，对定性结果进行四格表卡方或 kappa 检验以验证两种试剂定性结果的一致性，统计学分析应可以证明两种方法的检测结果无明显统计学差异。在临床研究方案中应明确统计检验假设，即评价考核试剂与参比试剂是否等效的标准。

如果参比试剂为定量或半定量产品，则应先将其测试结果按照该产品说明书中确定的参考区间/阳性判断值分别划归阴性、阳性结果后，再进行两个试剂测试结果间的一致性分析、阴性/阳性符合率的分析。

如直接与临床金标准比对，则除了进行上述统计分析外，还应进行临床特异性、敏感性的相关分析。

7. 结果差异样本的验证

在数据收集过程中，对两种试剂检测结果明显不一致的样本，应采用"金标准"方法或其他方法进行确认试验，同时结合患者的临床病情对差异原因及可能结果进行分析。如果申报试剂与参比试剂的检测结果显示不一致，则应对不一致原因作必要分析。必要时选择第三方试剂复核，建议先采用第三方试剂对一定数量的申报试剂和参比试剂检测结果一致的样本（包括阳性和阴性结果）进行检测，以对第三方试剂选择的合理性进行评估。

8. 临床试验总结报告撰写

根据《关于发布体外诊断试剂临床试验技术指导原则的通告》（国家食品药品监督管理总局通告 2014 年第 16 号）的要求，临床试验报告应该对试验的整体设计及各个关键点给予清晰、完整的阐述，应该对整个临床试验实施过程、结果分析、结论等进行条理分明的描述，并应包括必要的基础数据和统计分析方法。建议在临床总结报告中对以下内容进行详述。

8.1 临床试验总体设计及方案描述

8.1.1 临床试验的整体管理情况、临床研究单位选择、临床主要研究人员简介等基本情况介绍。

8.1.2 病例纳入/排除标准、不同人群的预期选择例数及标准。

8.1.3 样本类型，样本的收集、处理及保存等。

8.1.4 统计学方法、统计软件、评价统计结果的标准。

8.2 具体的临床试验情况

8.2.1 申报试剂和参比试剂的名称、批号、有效期等信息。

8.2.2 对各研究单位的病例数、人群分布情况进行总合，建议以列表或图示方式给出具体例数及百分比。

8.2.3 质量控制，试验人员培训、质控品检测情况，对检测精密度、质控品测量值的抽查结果评估。

8.2.4 具体试验过程，样本检测、数据收集、样本长期保存、结果不一致样本的校验等。

8.3 统计学分析

8.3.1 数据预处理、差异数据的重新检测或第三方验证以及是否纳入最终数据统计、对异常值或缺失值的处理、研究过程中是否涉及对方案的修改。

8.3.2 定性结果的一致性分析

分析阳性符合率、阴性符合率、总体符合率（包括 95% 置信区间）。以交叉表的形式总结两种试剂的定性检测结果，对定性结果进行四格表卡方或 Kappa 检验（≥0.75）以验证两种试剂定性结果的一致性。另外考虑到对不同样本类型以及不同人群的检测结果可能存在一定差异，故建议对不同样本类型及不同人群分别进行统计分析，以对考核试剂的临床性能进行综合分析。

8.4 讨论和结论

对总体结果进行总结性描述并简要分析试验结果，对本次临床研究有无特别说明，最后得出临床试验结论。

（八）风险分析研究资料

申请人应考虑产品寿命周期的各个环节，从预期用途、可能的使用错误、与安全性有关的特征、已知及可预见的危害等方面的判定以及对患者风险的估计进行风险分析，应符合 YY/T 0316—2016《医疗器械 风险管理对医疗器械的应用》的要求。

（九）产品技术要求

产品技术要求应符合《办法》和《关于发布医疗器械产品技术要求编写指导原则的通告》（国家食品药品监督管理总局通告 2014 年第 9 号）的相关规定。如已有相应的国家/行业标准发布，则产品技术要求不得低于其相关要求。

心梗三项胶体金检测试剂盒应包括以下主要性能指标：物理性状（外观、膜条宽度、液体移行速度）、检出限及重复性、分析特异性、批间差、Hook 效应、稳定性等。

下面就产品技术要求中涉及的相关内容进行简要叙述。

1. 产品型号/规格及其划分说明

应明确产品包装规格及型号（如条、卡、笔等）。

2. 性能指标

2.1 物理性状

2.1.1 外观：目测检查，符合申请人规定的正常外观要求（至少外包装完整无破损；标签清晰可辨）。

2.1.2 膜条宽度

使用游标卡尺测量试纸条宽度，应不低于 2.5mm。

2.1.3 液体移行速度

按说明书进行操作，液体移行速度应不低于 10mm/min。

2.2 检出限及重复性

2.2.1 分别检测含被测物相应检出限浓度（见表 1）的样本各 20 次，其结果应≥19 次为阳性且显色一致。

2.2.2 分别检测含被测物相应阴性检测浓度（见表 1）的样本各 20 次，其结果应≥19 次为阴性且显色一致。

表 1 阴性阳性检测浓度点

被测物名称	检出限	阴性检测浓度
cTnI	0.5ng/ml	0.1ng/ml
Myo	80.0ng/ml	20.0ng/ml
CK-MB	5.0ng/ml	2.0ng/ml

注 1：表 1 中所示的检出限浓度为允许上限值，阴性检测浓度为允许下限值。各申请人可依据其产品自身特点及临床实际需求在此范围内自定义其相应检测浓度。

注 2：如各浓度重复检测 10 次，则 10 次结果均应符合阴性/阳性且显色一致。

2.3 分析特异性

检测含有宣称不产生交叉反应的最高浓度/水平的干扰物质（详见表 2）阴性样本 3 次，结果应不出现阳性。

表 2 被测物常见的交叉反应源

被测物名称	交叉反应源	浓度要求
cTnI	心肌肌钙蛋白 T	1000ng/ml
	心肌肌钙蛋白 C	1000ng/ml
	骨骼肌型肌钙蛋白 I	1000ng/ml
Myo	血红蛋白	10mg/ml
CK-MB	肌酸激酶同工酶 MM	1000ng/ml
	肌酸激酶同工酶 BB	100ng/ml

2.4 批间差

抽取三个批次的试纸条各 10 人份，检测检出限浓度样本，其结果应均为阳性且显色一致。

2.5 Hook 效应

分别检测 100ng/ml cTnI、4000ng/ml Myo、300ng/ml CK-MB 样本 3 次，结果应均不出现阴性。

2.6 稳定性

可采用如下方法之一进行验证：

2.6.1 试剂在规定的贮存条件下保存至有效期末，超过有效期一定时期内进行检测，产品的性能应至少符合检出限及重复性、分析特异性、Hook 效应的要求。

2.6.2 试剂 37℃放置 20 天后进行检测，产品的性能应至少符合检出限及重复性、分析特异性、Hook 效应的要求。

2.7 其他

上述性能为产品的主要技术指标，适用时，申请人可根据产品特点增加其他技术要求。

3. 附录

如注册单元中包含质控品或检验方法中涉及申请人自配的质控品，应在附录中明确其原料的来源（包括生物学来源）、基质、配制方法及赋值过程。

（十）产品注册检验报告

根据《办法》要求，首次申请注册的第二类产品应该在国家食品药品监督管理部门认可的、具有相应承检范围的医疗器械检测机构进行样品的注册检验。对于已有国家标准品的检测项目，在注册检验时应采用相应的国家标准品进行。注册申报资料中应包括相应的注册检验报告和产品技术要求预评价意见。

（十一）产品说明书

说明书承载了产品预期用途、检验方法、检验结果解释以及注意事项等重要信息，是指导实验室工作人员正确操作、临床医生针对检验结果给出合理医学解释的重要依据。因此，产品说明书是体外诊断试剂注册申报最重要的文件之一。产品说明书的格式应符合《关于发布体外诊断试剂说明书编写指导原则的通告》（国家食品药品监督管理总局通告 2014 年第 17 号）的要求。下面对心梗三项检测试剂说明书的重点内容进行详细说明，以指导注册申报人员更合理地完成说明书编制。

产品说明书内容原则上应全部用中文进行表述；如含有国际通用或行业内普遍认可的英文缩写，可用括号在中文后标明；对于确实无适当中文表述的词语，可使用相应英文或其缩写。

1.【产品名称】

1.1 试剂（盒）名称由三部分组成：被测物名称、用途、方法或原理。例如：心肌肌钙蛋白 I/肌红蛋白/肌酸激酶同工酶 MB 检测试剂（胶体金免疫层析法）。

1.2 英文名称应当正确、完整、直译，不允许只写缩写。

2.【包装规格】

应与产品技术要求中所列的包装规格及型号一致。

如申报产品的包装规格较多，不同包装规格之间应按照分隔层次分别使用顿号、逗号、分号进行区分，统一以句号结束。如仅单一包装规格，其后可以不加标点符号。

3.【预期用途】应包括以下几部分内容：

第一段明确试剂盒用于体外定性检测人血清/血浆/全血样本的被测物（心肌肌钙蛋白 I/肌红蛋白/肌酸激酶同工酶 MB）水平。

第二段说明与预期用途相关的临床适应证、联检意义（心梗发生特异性及发作时间的辅助判断），并简单介绍被测物特征（如分子结构、产生、持续水平和代谢主要途径等）以及心梗易患人群等临床背景相关信息。注：临床适应证应与产品的管理类别相适应，相关信息应提供文献出处（标注并在【参考文献】列出）。

4.【检验原理】

详细说明试验原理、方法，必要时可采用图示方法描述。

5.【主要组成成分】

5.1 应说明试剂盒包含组分名称、数量、比例或浓度等信息。

5.2 如盒中包含耗材，应列明耗材名称、数量等信息。如滴管。

5.3 试剂盒中不包含但对该项检测必须的组分，申请人应明确其相关信息。

5.4 试剂盒中各组分不同批号间如果可以互换，应明确说明并提交相关验证材料。

6.【储存条件及有效期】

6.1 对试剂盒的效期稳定性、开封稳定性等信息做详细介绍。包括环境温湿度、避光条件等。

6.2 开封后未使用产品允许暴露于空气中的温湿度及期限等条件予以明确。

6.3 不同组分保存条件及有效期不同时，应分别说明，产品总有效期以其中最短的为准。

注：保存条件不应有模糊表述，稳定期限应以月或日为单位。

7.【样本要求】

重点明确以下内容：

7.1 样本采集前对患者的要求：如采集时间、采集顺序等，是否受临床症状、用药情况等因素的影响。

7.2 样本采集：说明采集方法及样本类型，如有血浆/全血样本，应注明对抗凝剂的要求。

7.3 样本处理及保存：样本处理方法、保存条件及期限、运输条件等。冷藏/冷冻样本检测前是否须恢复室温，冻融次数。对储存样本的添加剂要求等。

8.【检验方法】

应明确试验环境温湿度、测试时间（如观察时间、失效时间等），以及样本的复温要求等试验过程中的注意事项。不同型号产品，加样方法如有差异，建议分别以图示方式描述清楚。

9. 【检验结果的解释】

详细描述对检测结果的判定（无效、阴性、阳性等），建议结合不同情况加以图示说明。

10. 【检验方法局限性】

综合产品的预期用途、临床背景、检测方法及适用范围等信息，对可能出现的局限性进行相关说明，举例如下。

10.1 可能会受到一些特殊样本（如含有高浓度嗜异性抗体或类风湿性因子）的影响而导致假阳性结果。

10.2 高浓度样本可能会出现 Hook 效应而导致假阴性，应将其稀释后再检测。应注明对稀释液的要求、最佳或最大稀释比例。

10.3 本产品检测结果仅供临床参考，不应作为临床诊治的唯一依据，对患者的临床管理应结合其症状/体征、病史、其他实验室检查、治疗反应等信息综合考虑。

11. 【产品性能指标】

产品性能指标包括：检出限及重复性、分析特异性、批间差、Hook 效应等。

注：应采用标准质量浓度单位表示被测物浓度，如涉及不同单位，应注明不同单位间的换算关系。

12. 【阳性判断值】

作为定性产品，应明确试剂盒检出限。应简单介绍设定该阳性判断值所选人群的相关信息。

13. 【注意事项】

应至少包括以下内容：

13.1 由于方法学或抗体特异性等原因，使用不同生产商的试剂对同一份样本进行检测可能会得到不同的测试结果，因此，用不同试剂检测所得结果不应直接相互比较，以免造成错误的医学解释，建议实验室在发给临床医生的检测报告注明所用试剂特征。

13.2 样本：采集时间要求、与用药的先后顺序或用药后时间间隔等；对所有样本和反应废弃物都应视为传染源对待。

14. 【标识的解释】

产品说明书及包装标签如有图形或符号，请解释其代表的意义。（可参考 YY/T 0466.1—2009）

15. 【参考文献】

注明引用参考文献，其书写应清楚、易查询且格式规范统一。

16. 【基本信息】

16.1 注册人与生产企业为同一企业的，应注明以下基本信息：

注册人/生产企业名称、住所、联系方式、售后服务单位名称、联系方式、生产地址、生产许可证编号。

16.2 委托生产的应注明以下基本信息：

注册人/生产企业名称、住所、联系方式、售后服务单位名称、联系方式、受托企业的名称、住所、生产地址、生产许可证编号。

17. 【医疗器械注册证编号/产品技术要求编号】

注明该产品的注册证书编号/产品技术要求编号。

18. 【说明书核准日期及修改日期】

注明该产品说明书的核准日期。如曾进行过说明书的变更申请，还应该同时注明说明书的修改日期。

（十二）标签样稿

1. 外包装标签

1.1 申请人名称、住所、生产地址、联系方式及生产许可证编号、医疗器械注册证/技术要求编号。

1.2 试剂名称。

1.3 批号，如试剂包含不同批号的组件，外包装的批号应能保证每个组件的批号可从生产企业的生产记录中溯源。

1.4 生产日期和失效期/使用期限。

1.5 规格型号，应注明确条卡笔等不同载体形式。

1.6 体外诊断用途。

1.7 储存条件，应提供在未开封状态下可保证试剂的稳定状态的必要储存条件。

1.8 注意事项，应明示试剂预期为一次性使用。

1.9 "其他内容详见说明书"。

2. 初始包装标签

如初始包装同时也是外包装，则外包装标签的要求也适用。

2.1 生产企业名称或等同的商标或标志。

2.2 产品通用名称或其缩写。

2.3 批号。

2.4 生产日期。

2.5 规格型号。

2.6 体外诊断用途。

2.7 储存条件（参见外包装标签要求）。

2.8 失效期或使用期限。

2.9 注意事项。应明示试剂预期为一次性使用。

三、审查关注点

（一）技术要求中性能指标的设定及检验方法是否符合相关行业标准的要求；技术要求的格式是否符合《关于发布医疗器械产品技术要求编写指导原则的通告》（国家食品药品监督管理总局通告 2014 年第 9 号）的相关规定。

（二）产品说明书的编写内容及格式是否符合《关于发布体外诊断试剂说明书编写指导原则的通告》（国家食品药品监督管理总局通告 2014 年第 17 号）的要求，相关内容是否符合《医疗器械说明书和标签管理规定》（国家食品药品监督管理总局令第 6 号）中对说明书的要求。

（三）分析性能评估指标及结果是否满足产品技术要求的规定；是否满足本指导原则中各指标验证的要求。

（四）阳性判断值确定使用的方法是否合理，数据统计是否符合统计学的相关要求，结论是否和说明书声称一致。

（五）试剂盒的稳定性研究方法是否合理，稳定性结论是否和说明书声称一致。

（六）临床试验采用的样本类型及病例是否满足试剂盒声称的预期用途，样本量及临床研究单位的选择、对比试剂的选择、统计方法及研究结果、临床方案及报告撰写的格式等是否符合《关于发布体外诊断试剂临床试验技术指导原则的通告》（国家食品药品监督管理总局通告 2014 年第 16 号）对相关内容的规定。

（七）产品风险分析资料的撰写是否符合 YY/T 0316—2016《医疗器械 风险管理对医疗器械的应用》的要求。

四、编写单位

北京市食品药品监督管理局医疗器械技术审评中心。

78 同型半胱氨酸测定试剂注册技术审评指导原则

（同型半胱氨酸测定试剂注册技术审查指导原则）

本指导原则旨在指导注册申请人对同型半胱氨酸测定试剂注册申报资料的准备及撰写，同时也为技术审评部门对注册申报资料的技术审评提供参考。

本指导原则是对同型半胱氨酸测定试剂的一般要求，申请人应依据产品的具体特性确定其中内容是否适用，若不适用，需具体阐述理由及相应的科学依据，并依据产品的具体特性对注册申报资料的内容进行充实和细化。

本指导原则是供申请人和审查人员使用的指导文件，不涉及注册审批等行政事项，亦不作为法规强制执行，如有能够满足法规要求的其他方法，也可以采用，但应提供详细的研究资料和验证资料。应在遵循相关法规的前提下使用本指导原则。

本指导原则是在现行法规、标准体系及当前认知水平下制定的，随着法规、标准体系的不断完善和科学技术的不断发展，本指导原则相关内容也将适时进行调整。

一、适用范围

同型半胱氨酸测定试剂用于体外定量测定人血清或血浆中同型半胱氨酸的浓度。从方法学考虑，本指导原则主要指基于分光光度法原理，利用全自动、半自动生化分析仪或分光光度计，在医学实验室采用酶循环法进行同型半胱氨酸定量检验所使用的临床化学体外诊断试剂，根据测定方法可分为速率法和终点法两种。

本指导原则不适用于干式同型半胱氨酸测定试剂。依据《体外诊断试剂注册管理办法》（国家食品药品监督管理总局令第 5 号）、《食品药品监管总局关于印发体外诊断试剂分类子目录的通知》（食药监械管〔2013〕242 号），同型半胱氨酸测定试剂管理类别为二类，分类代码为 6840。

二、注册申报资料要求

（一）综述资料

综述资料主要包括产品预期用途、产品描述、有关生物安全性方面说明、研究结果的总结评价、同类产品上市情况介绍等内容，应符合《体外诊断试剂注册管理办法》

（国家食品药品监督管理总局令第 5 号）和《关于公布体外诊断试剂注册申报资料要求和批准证明文件格式的公告》（国家食品药品监督管理总局公告 2014 年第 44 号）相关要求。下面着重介绍与同型半胱氨酸测定试剂预期用途有关的临床背景情况。

体内的同型半胱氨酸（HCY）来源于蛋氨酸，蛋氨酸主要来源于食物。蛋氨酸分子含有甲基，在 ATP 作用下生成S-腺苷蛋氨酸后，可通过各种转甲基作用为体内已知的 50 多种具有重要生理活性的物质提供甲基。血浆中同型半胱氨酸分为结合型和游离型两种，以四种分子形式存在。我们通常测定的是血浆中总同型半胱氨酸。国外，1995 年 Bouskey 等汇集分析了 27 个研究单位、总人数为 4666 例的临床研究结果。发现 10% 的冠心病患者是由高同型半胱氨酸血症所致。血浆 HCY 每增加 $5\mu mol/L$，相当于血清胆固醇增加 0.5mol/L（20mg/dl）对血管造成的危害。一项对 587 例血管造影确诊的冠心病患者进行的 4.6 年随访研究，共有 64 例死亡。四年时间里，同型半胱氨酸水平 $<9\mu mol/L$ 者死亡率为 3.8%，而相比同型半胱氨酸水平 $\geq15\mu mol/L$ 者死亡率为 24.7%。在分析中，去除其他可能的影响因素（年龄、性别、吸烟史和高胆固醇血症等），同型半胱氨酸水平为 $9\sim14.9\mu mol/L$ 患者病死率是血清水平 $<9\mu mol/L$ 患者的 1.9 倍（$p<0.05$）；而同型半胱氨酸水平为 $15\sim19.9\mu mol/L$ 患者病死率则是血清水平 $<9\mu mol/L$ 患者的 2.8 倍（$p<0.05$）；同型半胱氨酸水平为 $>20\mu mol/L$ 患者病死率是血清水平 $<9\mu mol/L$ 患者的 4.5 倍（$p<0.02$）。上述研究表明，高同型半胱氨酸血症是冠心病有力的危险预测因子。

（二）主要原材料研究资料（如需提供）

主要原材料（例如酶及其他主要原料）的选择、制备、质量标准及试验验证研究资料；质控品、校准品的原料选择、制备、定值过程及试验资料；校准品的溯源性文件，包括具体溯源链、试验方法、数据及统计分析等详细资料。

（三）主要生产工艺及反应体系的研究资料（如需提供）

1. 主要生产工艺介绍，可用流程图方式表示，并简要说明主要生产工艺的确定依据。企业应采用经过验证，能够保证产品质量的生产工艺。

2. 主要反应体系的研究资料，包括：样本采集及处理、样本要求，确定反应校准品、样本和试剂的用量、缓冲液、时间、波长等条件的确认资料及试验数据，校准方法、质控方法等。

（四）分析性能评估资料

申请人应当提交对试剂进行的所有性能验证的研究资料，对于每项分析性能的评价都应包括具体的研究项目、试验设计、研究方法、可接受标准、试验数据、统计方法（如有）、研究结论等详细资料。性能评估时应将试剂和所选用的校准品、质控品作为一个整体进行评价，评估整个系统的性能是否符合要求。有关分析性能验证的背景信息也应在申报资料中有所体现，包括试验地点、适用仪器、试剂规格和批号、所选用的校准品和质控品、临床样本来源等。

对于本试剂，建议着重对以下分析性能进行研究：

1. 准确度

对测量准确度的评价依次包括：与国家标准品（和/或国际标准品）的相对偏差、回收试验、方法学比对等方法，申请人可根据实际情况选择以下方法的一项或几项进行研究。

（1）与国家（国际）标准品的相对偏差

如果研究项目有相应国家（国际）标准品，则使用国家（国际）标准品进行验证，重点观察对相应标准品检测结果的偏差情况。

（2）回收试验

用于评估定量检测方法准确测定加入纯品（或标准溶液）的能力，结果用回收率表示。通常对样本进行 3～5 次回收试验，取平均值即平均回收率。

回收试验注意事项：

① 加入的纯品（或标准溶液）体积与人源样本体积比应不会产生基质的变化；

② 尽量使加入标准液后样本中的被测物浓度接近医学决定水平（10～20μmol/L）；

③ 纯品（或标准溶液）的浓度应该足够高，以得到不同浓度的回收样本。

（3）方法学比对

采用参考方法或国内/国际普遍认为质量较好的已上市同类试剂作为比对方法，与拟申报试剂同时检测一批临床样品（至少 40 例样本），从测定结果间的差异了解拟申报试剂与参比方法间的偏倚。如偏倚很小或在允许的误差范围内，说明两检测系统对病人标本测定结果基本相符，对同一份临床样本的医学解释，拟申报试剂与对比方法相比不会产生差异结果。

在实施方法学比对前，应分别对拟申报试剂和比对试剂进行初步评估，只有在确认两者都分别符合各自相关的质量标准后方可进行方法学比对。方法学比对时应注意质

量控制、样本类型、浓度分布范围并对结果进行合理的统计学分析。

2. 空白吸光度

用试剂在说明书规定参数下测试指定空白样本，记录测试反应完成后的吸光度值（A），测试结果即为试剂空白吸光度测定值。

注：空白样本可以是纯水、生理盐水、零校准液等。

3. 空白吸光度变化率（如适用）

用试剂测试指定空白样本，记录在试剂规定参数下的吸光度差值，空白吸光度变化率（$\Delta A/\text{min}$）应不大于企业规定值。

4. 分析灵敏度

用试剂测试同型半胱氨酸已知浓度在 5～15μmol/L 的样本，记录在试剂规定参数下的吸光度差值。

（1）对于终点法测试的试剂，10.0μmol/L 样本的吸光度变化（ΔA）应不小于 0.02。

（2）对于速率法测试的试剂，10.0μmol/L 样本的吸光度变化率（$\Delta A/\text{min}$）应不小于 0.01。

5. 重复性

测量批内精密度的评估应包括两个浓度水平的样本进行，两个浓度都应在试剂盒的测量范围内，通常选用该检测指标的参考区间附近和异常样本，建议采用人源样本或与人源样本基质接近的样本进行试验。选择重复测试浓度为（10.0±2.0）μmol/L 的样本，所得结果的变异系数（CV）应不大于 5%，（20.0±4.0）μmol/L 的样本，所得结果的变异系数（CV）应不大于 3%。

6. 批间差

用 3 个不同批号的试剂分别测试（10.0±2.0）μmol/L 的样本，每个批号测试 3 次，分别计算每批 3 次测定的均值，计算相对极差。

7. 线性

建立试剂线性范围所用的样本基质应与临床实际检测的样本相似，理想的样本为分析物浓度达到预期测定上限的混合人血清（或其他人源样本），制备低浓度样本时应充分考虑稀释对样本基质的影响，建议稀释液尽量采用阴性血清。建立线性范围时，需在预期测定范围内选择 7～11 个浓度水平。例如，将预期测定范围加宽至 130%，在此范围内选择更多的浓度水平，然后依据试验结果逐渐减少数据点（最终不得少于 7 个水平）直至表现出线性关系，可发现最宽的线性范围。验证线性范围时可选择 5～7 个浓度水平。

超出线性范围的样本如需稀释后测定，应做相关研究，明确稀释液类型及最大可稀释倍数，研究过程应注意基质效应影响，必要时应提供基质效应研究有关的资料。

8. 干扰试验

考察样本中常见干扰物质对检测结果的影响，如胆红素、血红蛋白、甘油三酯；同时根据不同检验原理选择特异性干扰物质（如血氨、S-腺苷蛋氨酸、抗坏血酸、谷胱甘肽等）进行检测。干扰物浓度的分布应覆盖人体生理及

病理状态下可能出现的物质浓度。方法为对模拟添加干扰物的样本分别进行验证，样本量选择应体现一定的统计学意义，说明样本的制备方法及干扰试验的评价标准，确定可接受的干扰物质极限浓度。待评价同型半胱氨酸样本浓度应至少包含临近医学决定水平（或正常参考区间上限）。

药物干扰的研究可根据需要由申请人选择是否进行或选择何种药物及其浓度进行。

9. 校准品、质控品赋值（如适用）

（1）应参照 GB/T 21415—2008《体外诊断医疗器械 生物样品中量的测量 校准品和控制物质赋值的计量学溯源性》的要求，提供企业（工作）校准品及试剂盒配套校准品赋值及不确定度计算记录，提供质控品定值及其靶值范围确定的记录。

（2）均一性

取同批号的一定数量最小包装单元的校准品、质控品，每包装单元测试 1 次，按下面的公式计算测试结果的平均值（$\bar{X}_1$）和标准差 S_1；另用一个上述校准品最小包装单元连续测试相同次数，计算测试结果的平均值（$\bar{X}_2$）和标准差 S_2；按下列各公式计算瓶间重复性 $CV\%$，所有参数的瓶间重复性结果均应符合要求。

$$\bar{X} = \frac{\sum\limits_{i=1}^{n} X_i}{n} \tag{1}$$

$$S = \sqrt{\frac{\sum X_i^2 - \dfrac{(\sum X_i)^2}{n}}{n-1}} \tag{2}$$

$$S_{瓶间} = \sqrt{S_1^2 - S_2^2} \tag{3}$$

$$CV_{瓶间}（\%）= S_{瓶间}/\bar{X}_1 \times 100 \tag{4}$$

当 $S_1 < S_2$ 时，令 $CV_{瓶间} = 0$

式中：

$\bar{X}$—平均值；

S—标准差；

n—测量次数；

X_i—指定参数第 i 次测量值。

10. 其他需注意问题

对于适用多个机型的产品，应提供如产品说明书【适用机型】项中所列的所有型号仪器的性能评估资料。

如有多个包装规格，需要对不同包装规格之间的差异进行分析或验证，如不同包装规格产品间存在性能差异，需要提交采用每个包装规格产品的分析性能评估。如不同包装规格之间不存在性能差异，需要提交包装规格之间不存在性能差异的详细说明，具体说明不同包装规格之间的差别及可能产生的影响。

试剂盒的样本类型如包括血清和血浆样本，则应对二者进行相关性研究以确认二者检测结果是否完全一致或存在某种相关性（如系数关系）。对于血浆样本，申请人应对不同的抗凝剂进行研究以确认最适的抗凝条件以及是否会干扰检测结果。

（五）参考区间确定资料

应提交验证参考区间所采用样本来源、详细的试验资料、统计方法等。

应明确参考人群的纳入、排除标准，研究表明同型半胱氨酸与性别、年龄具有一定相关性，建议厂家根据临床需要，必要时对不同性别、不同年龄（或选择特定年龄段）进行考察，研究例数均应符合统计学要求。

若引用针对中国人群参考区间研究的相关文献，应明确说明出处，并进行验证。研究结果应在说明书【参考区间】项中进行相应说明。

（六）稳定性研究资料

稳定性研究主要包括效期稳定性、热稳定性、运输稳定性、开瓶（复溶）稳定性等，申请人可根据实际需要选择合理的稳定性研究方案。稳定性研究资料应包括研究方法的确定依据、具体方法及过程。对于效期稳定性研究，应提供至少 3 批样品在实际储存条件下保存至成品有效期后的研究资料。如产品包含校准品和质控品，应提供相应稳定性试验研究资料。

应对样本在不同储存条件下的稳定性期限进行研究，并在说明书中样本要求处明示。（注：若有相关文献中已明确说明，亦可作为依据。）

（七）临床评价资料

临床试验资料应符合《关于发布体外诊断试剂临床试验技术指导原则的通告》（国家食品药品监督管理总局通告 2014 年第 16 号）的要求，同时研究资料的形式应符合《关于公布体外诊断试剂注册申报资料要求和批准证明文件格式的公告》（国家食品药品监督管理总局公告 2014 年第 44 号）临床研究资料有关的规定。下面仅对临床试验中的基本问题进行阐述。

1. 研究方法

选择境内已批准上市的性能不低于拟申报产品的同类产品作为对比试剂，采用试验用体外诊断试剂（以下称考核试剂）与之进行比较研究试验，证明本品与已上市产品等效。

2. 临床研究单位的选择

应在至少两家经国家食品药品监督管理总局备案的临床试验机构开展临床试验，临床研究单位试验操作人员应有足够的时间熟悉检测系统的各环节（试剂、质控及操作程序等），熟悉评价方案。在整个试验中，考核试剂和对比试剂都应处于有效的质量控制下，最大限度保证试验数据的准确性及可重复性。

3. 伦理要求

临床试验必须符合赫尔辛基宣言的伦理学准则，必须获得临床试验机构伦理委员会的同意。研究者应考虑临床试验用样本，如血清、血浆等的获得或试验结果对受试者的风险性，应提交伦理委员会的审查意见及受试者的知情同意书。对于例外情况，如客观上不可能获得受试者的知情同意或该临床试验对受试者几乎没有风险，可经伦理委员会审查和批准后免于受试者的知情同意。

4. 临床试验方案

临床试验实施前，研究人员应从流行病学、统计学、临床医学、检验医学等多方面考虑，设计科学合理的临床试验研究方案。各临床研究机构的方案设置应保持一致，且保证在整个临床试验过程中遵循预定的方案实施，不可随意改动。整个试验过程应在临床研究机构的实验室内并由本实验室的技术人员操作完成，申报单位的技术人员除进行必要的技术指导外，不得随意干涉试验进程，尤其是数据收集过程。

试验方案中应确定严格的病例纳入/排除标准，任何已经入选的病例再被排除出临床研究都应记录在案并明确说明原因。在试验操作过程中和判定试验结果时应采用盲法以保证试验结果的客观性。各研究单位选用的对比试剂应保持一致，所用机型应进行适用性验证，以便进行合理的统计学分析。另外，考核试剂的样本类型应与产品说明书一致，且不应超越对比试剂对样本类型的检测要求，如果选择了对比试剂适用样本类型以外的样本，则应对额外的样本类型进行验证。

5. 研究对象选择

临床试验应选择具有特定症状/体征人群作为研究对象。申请人在建立病例纳入标准时，应考虑到不同人群的差异，尽量覆盖各类适用人群。对参考区间分组的产品，在进行结果统计分析时，应对各类人群分别进行数据统计分析。

研究总体样本数不少于 200 例，并覆盖线性范围，应充分考虑对病理值样本的验证，异常值样本数建议不少于 80 例。如参考区间按年龄或性别分段，建议每一组段样本数量应符合统计学要求。

样本应明确抗凝剂的要求、存贮条件、可否冻融等及避免使用的样本。试验中，尽可能使用新鲜样本，避免贮存。如无法避免使用贮存样品时，注明贮存条件及时间，在数据分析时应考虑其影响。

如果声称同时适用于血清和血浆样本，那么血清（或血浆）的试验例数参照上述要求，并采用考核试剂同时验证其中至少 100 例受试者的自身血清、血浆样本测试结果间的一致性，也可采取与对比试剂进行对比试验验证血浆（或血清）样本测试结果间的一致性。其中不同浓度样本分布情况与总例数中分布情况应一致。

如产品发生涉及检测条件优化、增加与原样本类型具有可比性的其他样本类型等变更事项，临床样本总数至少为 100 例，并在至少两家临床试验机构开展临床试验；变更主要原材料的供应商、参考区间的变化及增加临床适应证等变更事项，应根据产品具体变更情况，酌情增加临床试验总样本数。

6. 统计学分析

对临床试验结果的统计应选择合适的统计方法，结合

临床试验数据的正/偏态分布等情况，建议统计学负责人选择合理的统计学方法进行分析，统计分析应可以证明两种方法的检测结果无明显统计学差异。如相关分析、线性回归、绝对偏倚/偏差及相对偏倚/偏差分析、配对 t 检验等。考核试剂和对比试剂两组检测结果的相关及线性回归分析，应重点观察相关系数（r 值）或判定系数（R^2）、回归拟合方程（斜率和 y 轴截距）等指标。在临床研究方案中应明确统计的检验水准及检验的假设，即评价考核试剂与对比试剂是否等效的标准。

如试剂盒同时适用于血清和血浆样本，可采用如相关分析、线性回归、配对 t 检验等统计学方法来评价血浆和血清样本测试结果间的一致性。

7. 临床试验总结报告撰写

根据《关于发布体外诊断试剂临床试验技术指导原则的通告》（国家食品药品监督管理总局通告 2014 年第 16 号）的要求，临床试验报告应该对试验的整体设计及各个关键点给予清晰、完整的阐述，应该对整个临床试验实施过程、结果分析、结论等进行条理分明的描述，并应包括必要的基础数据和统计分析方法。建议在临床总结报告中对以下内容进行详述。

（1）临床试验总体设计及方案描述

① 临床试验的整体管理情况、临床研究单位选择、临床主要研究人员简介等基本情况介绍。

② 病例纳入/排除标准、不同人群的预期选择例数及标准。

③ 样本类型，样本的收集、处理及保存等。

④ 统计学方法、统计软件、评价统计结果的标准。

（2）具体的临床试验情况

① 考核试剂和对比试剂的名称、批号、有效期及所用机型等信息。

② 对各研究单位的病例数、人群分布情况进行总合，建议以列表或图示方式给出具体例数及百分比。

③ 质量控制，试验人员培训、仪器日常维护、仪器校准、质控品运行情况，对检测精密度、质控品回收（或测量值）、抽查结果评估。

④ 具体试验过程，样本检测、数据收集、样本长期保存等。

（3）统计学分析

① 数据预处理、对异常值或离群值的处理、研究过程中是否涉及对方案的修改。

② 定量值相关性和一致性分析

用回归分析验证两种试剂结果的相关性，以 $y = a + bx$ 和 r、R^2 的形式给出回归分析的拟合方程，其中：y 是考核试剂结果，x 是对比试剂结果，b 是方程斜率，a 是 y 轴截距，r 是相关系数（要求 $r > 0.975$），如 $r < 0.975$，应适当扩大样本量以扩大数据范围，R^2 是判定系数（通常要求 $R^2 \geqslant 0.95$），计算回归系数及截距的 95% 可信区间。

分别计算医学决定水平处（或正常参考区间上限）相对偏倚/偏差及 95% 置信区间。医学决定水平处（或正常参考

区间上限）相对偏倚应不大于允许误差（建议参照1/2CLIA'88、1/2室间质评可接受范围、1/2来源于生物变异的总允许误差、卫生行业标准等相关要求设定允许误差）。

应给出考核试剂与对比试剂之间的差值（绝对偏倚/偏差）或比值（相对偏倚/偏差）散点图，观察并分析各点的偏倚分布情况。

通过相关性分析、配对 t 检验等统计分析方法综合评价考核试剂与对比试剂等效性。

（4）讨论和结论

对总体结果进行总结性描述并简要分析试验结果，对本次临床研究有无特别说明，最后得出临床试验结论。

（八）产品风险分析资料

申请人应考虑产品寿命周期的各个环节，从预期用途、可能的使用错误、与安全性有关的特征、已知及可预见的危害等方面的判定以及对患者风险的估计进行风险分析，应符合 YY/T 0316—2016《医疗器械风险管理对医疗器械的应用》的要求。

（九）产品技术要求

产品技术要求应符合《体外诊断试剂注册管理办法》（国家食品药品监督管理总局令第5号）和《关于发布医疗器械产品技术要求编写指导原则的通告》（国家食品药品监督管理总局通告2014年第9号）的相关规定。

表1 产品适用的相关标准

GB/T 191—2008	《包装储运图示标志》
GB/T 21415—2008	《体外诊断医疗器械 生物样品中量的测量 校准品和控制物质赋值的计量学溯源性》
YY/T 0316—2016	《医疗器械 风险管理对医疗器械的应用》
YY/T 0466.1—2009	《医疗器械 用于医疗器械标签、标记和提供信息的符号 第1部分：通用要求》
YY/T 1258—2015	《同型半胱氨酸测定试剂（盒）（酶循环法）》

作为定量检测试剂，应主要包括以下性能指标：外观、装量、试剂空白、分析灵敏度、线性、精密度、准确性、稳定性等。各性能指标应不低于 YY/T 1258—2015《同型半胱氨酸检测试剂（盒）（酶循环法）》的要求，如有相应的国家/行业标准发布或更新，则产品技术要求不得低于其相关要求。此外，可根据实际情况增加下列检验项目：

（1）试剂空白吸光度变化率（如适用）

用试剂测试空白样本，记录在试剂参数规定读数点下的吸光度差值（ΔA），计算空白样本的吸光度变化率（ΔA/min）应不大于企业规定值。

（2）准确度（方法学比对）

用待测试剂盒与申请人选定分析系统（参考方法或国内/国际普遍认为质量较好的已上市同类试剂）分别检测不少于40个在检测范围内的人源样品，回归分析验证两种试

剂结果的相关性，计算相关系数 r 应大于等于0.975，医学决定水平处（或正常参考区间上限）相对偏倚应不大于企业规定值。

（3）复溶稳定性（干粉或冻干试剂适用）：干粉试剂开瓶后（复溶后）在规定的贮存条件下保存至有效期末，产品的性能应至少符合线性范围、准确度和重复性。

（4）校准品和质控品（如适用）

① 溯源及赋值说明：同型半胱氨酸尚无国家标准物质，已有国际标准物质，若试剂盒配套校准品和质控品，应参照 GB/T 21415—2008《体外诊断医疗器械 生物样品中量的测量 校准品和控制物质赋值的计量学溯源性》的要求溯源至国家或国际标准物质，并提供校准品溯源性说明及质控品赋值说明。若有国家标准物质发布，应使用国家标准物质进行验证。

② 性能要求：外观、装量、均一性（瓶间差），冻干品还包括：含水量、复溶稳定性，液体剂型还应包含开瓶稳定性。如校准品和定值质控品为单独注册单元应考察赋值的准确性。

（5）附录

如注册单元中包含校准品或质控品，应在附录中明确校准品、质控品的赋值程序。

（十）产品注册检验报告

根据《体外诊断试剂注册管理办法》（国家食品药品监督管理总局令第5号）要求，首次申请注册的第二类产品应该在国家食品药品监督管理部门认可的、具有相应承检范围的医疗器械检测机构进行样品的注册检验。对于已经有国家标准品的检测项目，在注册检验时应采用相应的国家标准品进行，对于目前尚无国家标准品的项目，申请人应建立自己的质控体系并提供相应的校准品、质控品。注册申报资料中应包括相应的注册检验报告和产品技术要求预评价意见。

（十一）产品说明书

说明书承载了产品预期用途、试验原理、试验方法、检测结果解释以及注意事项等重要信息，是指导实验室工作人员正确操作、临床医生针对检验结果给出合理医学解释的重要依据。因此，产品说明书是体外诊断试剂注册申报最重要的文件之一。产品说明书的格式应符合《关于发布体外诊断试剂说明书编写指导原则的通告》（国家食品药品监督管理总局通告2014年第17号）、《医疗器械说明书和标签管理规定》（国家食品药品监督管理总局令第6号）的要求。产品说明书的所有内容均应与申请人提交的注册申报资料中的相关研究结果保持一致，如果某些内容引用自参考文献，则应以规范格式对此内容进行标注，并单独列明参考文献的相关信息。

结合《关于发布体外诊断试剂说明书编写指导原则的通告》（国家食品药品监督管理总局通告2014年第17号）的要求，下面对同型半胱氨酸测定试剂说明书的重点内容

进行详细说明，以指导注册申报人员更合理地完成说明书编制。

产品说明书内容原则上应全部用中文进行表述；如含有国际通用或行业内普遍认可的英文缩写，可用括号在中文后标明；对于确实无适当中文表述的词语，可使用相应英文或其缩写。

1.【预期用途】应包括以下几部分内容：

（1）说明试剂用于体外定量测定人血清和/或血浆中同型半胱氨酸的浓度。

（2）与预期用途相关的临床适应证背景情况，说明相关的临床或实验室诊断方法等。

2.【检验原理】

本指导原则适用于使用酶循环法对人血清或血浆中的同型半胱氨酸进行定量测定的试剂，下面介绍该产品的2种反应原理：

（1）氧化型 HCY 被还原成游离 HCY，游离 HCY 在 HCY-甲基转移酶催化下与 S-腺苷甲硫氨酸（SAM）反应生成甲硫氨酸和 S-腺苷同型半胱氨酸（SAH），SAH 被 SAH-水解酶水解生成腺苷和 HCY；生成的 HCY 进入 HCY 甲基转移酶催化的转化反应，进行循环反应，生成的腺苷立即脱氨转化为次黄嘌呤和氨；氨进一步在谷氨酸脱氢酶催化下和 NADH 反应，将 NADH 转变为 NAD^+，样本中 HCY 浓度与 NADH 转化速率（或量）成正比。

（2）氧化型 HCY 被还原成游离 HCY，游离 HCY 在胱硫醚 β-合成酶（CBS）催化下和丝氨酸反应生成 L-胱硫醚，L-胱硫醚在胱硫醚 β-分解酶（CBL）催化下生成 HCY、丙酮酸和 NH_3，生成的 HCY 继续进行循环反应，丙酮酸在乳酸脱氢酶（LDH）的催化下将 NADH 转变为 NAD^+，样本中 HCY 浓度与 NADH 转化速率（或量）成正比。

3.【主要组成成分】

（1）说明试剂包含组分的名称、数量、比例或浓度等信息，如果对于正确的操作很重要，应提供其生物学来源、浓度及其他特性；明确说明不同批号试剂盒中各组分是否可以互换。

（2）试剂内如包含校准品和/或质控品，应说明其主要组成成分及其生物学来源，校准品应注明其定值及溯源性，溯源性至少应写明溯源到的最高级别，包括：标准物质的发布单位及编号，质控品应有合适的靶值范围，如靶值范围有批特异性，可注明批特异性，并附单独的靶值单。

4.【储存条件及有效期】

（1）对试剂的效期稳定性、复溶稳定性、开瓶稳定性等信息作详细介绍。包括环境温湿度、避光条件等。

（2）不同组分保存条件及有效期不同时，应分别说明，产品总有效期以其中效期最短的为准。

注：保存条件不应有模糊表述，如"室温"，应明确贮存温度，如 2~8℃，有效期 12 个月。稳定期限应以月或日或小时为单位。

5.【适用仪器】

（1）说明可适用的仪器，并提供与仪器有关的必要信息以便用户能够做出最好的选择。

（2）应写明具体适用仪器的型号，不能泛指某一系列仪器。

6.【样本要求】

重点明确以下内容：

（1）样本采集：说明采集方法及样本类型，如有血浆样本，应注明对抗凝剂的要求。

当血清存在脂浊、严重黄疸、溶血时，对本方法有干扰，应尽可能避免此类样本。

（2）样本处理及保存：样本处理方法、保存条件及期限、运输条件等。冷藏/冷冻样本检测前是否需恢复室温，冻融次数。对储存样本的添加剂要求等。

由于红细胞合成和释放同型半胱氨酸的作用，导致血浆和血清中同型半胱氨酸的浓度升高，建议采血后置于冰浴中（或冷藏运输），并应及时分离出血浆（或血清）样本。

（3）若样本浓度超出线性范围上限可稀释测定的，需明确最大可稀释倍数、稀释溶液等信息。

7.【检验方法】

详细说明试验操作的各个步骤，包括：

（1）试验具体操作步骤。

（2）试剂配制方法、注意事项。

（3）试验条件：温度、时间、仪器波长等以及试验过程中的注意事项。

（4）校准：校准品的使用方法、注意事项、校准曲线的绘制。应注明推荐的校准周期。

（5）质量控制：质控品的使用方法、对质控结果的必要解释以及推荐的质控周期等，如质控不合格应提供相关的解决方案。

8.【参考区间】

（1）应注明常用样本类型的参考区间，并简要说明参考区间确定的方法。

（2）简单介绍设定该参考区间所选健康人群的区域特征，建议注明以下字样"由于地理、人种、性别及年龄等差异，建议各实验室建立自己的参考区间"。

9.【检验结果的解释】

（1）说明可能对试验结果产生影响的因素。

（2）说明在何种情况下需要进行确认试验。

10.【检验方法的局限性】

（1）说明检测结果仅供临床参考，不能单独作为确诊或排除病例的依据。

（2）说明该检验方法由于哪些原因会使测量结果产生偏离，或测量结果还不能完全满足临床需要。如：干扰（胆红素、血红蛋白、甘油三酯）等。

11.【产品性能指标】

说明该产品主要性能指标，应至少包括：外观、装量、试剂空白吸光度、试剂空白吸光度变化率（如适用）、分析灵敏度、线性范围、重复性、批间差、准确度等，并对性能评估结果进行简要总结。

12. 【注意事项】

应至少包括以下内容：

（1）本试剂盒的检测结果仅供临床参考，对患者的临床诊治应结合其症状/体征、病史、其他实验室检查及治疗反应等情况综合考虑。

（2）对所有样本和反应废弃物都应视为传染源对待，提示操作者采取必要的防护措施。

（3）是否受临床症状、用药情况等因素的影响，如S-腺苷甲硫氨酸、甲氨蝶呤等。

三、审查关注点

（一）产品技术要求中性能指标的设定及检验方法是否符合相关行业标准的要求；技术要求的格式是否符合《关于发布医疗器械产品技术要求编写指导原则的通告》（国家食品药品监督管理总局通告 2014 年第 9 号）的相关规定。

（二）产品说明书的编写内容及格式是否符合《关于发布体外诊断试剂说明书编写指导原则的通告》（国家食品药品监督管理总局通告 2014 年第 17 号）的要求，相关内容是否符合《医疗器械说明书和标签管理规定》（国家食品药品监督管理总局令第 6 号）中对说明书的要求。

（三）分析性能评估指标及结果是否支持产品技术要求的确定；是否满足本指导原则中各指标验证的要求。

（四）参考区间确定使用的方法是否合理，数据统计是否符合统计学的相关要求，结论是否和说明书声称一致。

（五）试剂的稳定性研究方法是否合理，稳定性结论是否和说明书声称一致。

（六）临床试验采用的样本类型及病例是否满足试剂盒声称的预期用途，样本量及临床研究单位的选择、对比试剂的选择、统计方法及研究结果、临床方案及报告撰写的格式等是否符合《关于发布体外诊断试剂临床研究技术指导原则的通告》（国家食品药品监督管理总局通告 2014 年第 16 号）对相关内容的规定。

（七）产品风险分析资料的撰写是否符合 YY/T 0316—2016《医疗器械风险管理对医疗器械的应用》的要求。

四、编写单位

福建省食品药品认证审评中心。

79 尿液分析试纸条注册技术审评指导原则

（尿液分析试纸条注册技术审查指导原则）

本指导原则旨在指导注册申请人对尿液分析试纸条注册申报资料的准备及撰写，同时也为技术审评部门审评注册申报资料提供参考。

本指导原则是对尿液分析试纸条的一般要求，申请人应依据产品的具体特性确定其中内容是否适用，若不适用，需具体阐述理由及相应的科学依据，并依据产品的具体特性对注册申报资料的内容进行充实和细化。

本指导原则是供申请人和审查人员使用的指导文件，不涉及注册审批等行政事项，亦不作为法规强制执行，如有能够满足法规要求的其他方法，也可以采用，但应提供详细的研究资料和验证资料。应在遵循相关法规的前提下使用本指导原则。

本指导原则是在现行法规、标准体系及当前认知水平下制定的，随着法规、标准体系的不断完善和科学技术的不断发展，本指导原则相关内容也将适时进行调整。

一、适用范围

从方法学考虑，本指导原则的尿液分析试纸条（以下简称尿试纸条）是指以化学显色反应为基本原理，利用尿液分析仪（包括全自动、半自动尿液分析仪，下同）或目测分析，在医学实验室对人体尿液中的成分进行半定量或定性检测的试剂。依据《体外诊断试剂注册管理办法》（国

家食品药品监督管理总局令第 5 号），尿试纸条管理类别为二类，分类代号为 6840。

本指导原则不适用于：

（一）配合尿试纸条和尿液分析仪使用的尿液分析质控物。

（二）定量测定的尿液分析试剂。

（三）人体尿液激素检测（如 HCG 检测）的尿液分析试剂。

（四）提供给个人自监测用的产品，但自监测产品可以参考本原则的要求。

二、注册申报材料要求

（一）综述资料

综述资料主要包括产品预期用途、产品描述、有关生物安全性的说明、研究结果的总结评价以及同类产品上市情况介绍等内容，应符合《体外诊断试剂注册管理办法》（国家食品药品监督管理总局令第 5 号）和《关于公布体外诊断试剂注册申报资料要求和批准证明文件格式的公告》（国家食品药品监督管理总局公告 2014 年第 44 号）的相关要求，下面着重介绍与尿试纸条预期用途有关的临床背景情况。

尿试纸条与尿液分析仪配套使用（或用目测法测试），可对人体尿液中的单项或多项化学指标进行半定量/定性检测，常见指标的包括酸碱度（pH）、尿比重（SG）、蛋白质（PRO）、葡萄糖（GLU）、酮体（KET）、胆红素（BIL）、尿胆原（URO）、亚硝酸盐（NIT）、白细胞（LEU 或 WBC）、隐血（BLD）、维生素 C（VC）等，是测定多组分的试剂，可为临床检验和诊断提供参考。尿试纸条在临床上广泛使用，量大面广，是临床尿液分析最常见、最基本的检验项目。

尿试纸条典型产品一般由支撑基材、胶或半透膜、测试块、空白块（可无）等部分组成。典型的结构和组成如图 1 所示：

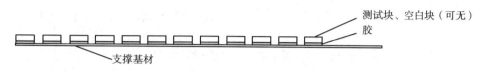

图 1　尿试纸条结构和组成图例

尿试纸条是利用化学显色反应原理对尿液进行分析的试剂，尿试纸条中各项目的测试块是尿试纸条的主要功能部分，它的反应原理是利用尿液中各项待测成分与测试块中的试剂特异性结合（反应）并产生颜色变化，反应颜色的深浅与相应的检测成分含量成一定比例关系，从而对相应的检测成分含量进行定性和半定量检测。

尿试纸条与尿液的接触通常有两种，传统的、常见的是将试纸条（包括所有测试块）浸入盛有尿液的容器中（一般为试管），一定时间后取出，目测或插入尿液分析仪读取结果；另外一种是尿试纸条预先放置在尿液分析仪中，尿液自动被抽取并分别滴加到各测试块中，一定时间后读出结果。

（二）主要原材料研究资料（如需提供）

主要原材料的选择、制备、质量标准及实验验证研究资料。

（三）主要生产工艺及反应体系的研究资料（如需提供）

1. 主要生产工艺介绍，可以图表方式表示。
2. 反应原理介绍。
3. 检测方法的介绍：含样本采集、测试步骤、结果计算等。
4. 反应体系研究：含样本采集及处理、样本要求、样本用量、试剂用量、反应条件（波长、温度、时间等）、校准方法（如有）、质控方法等的研究资料。

5. 不同适用机型的反应条件如果有差异应分别详述。

（四）分析性能评估资料

注册申请人应提交在产品研制阶段对试剂进行的所有性能验证的研究资料，包括具体研究方法、试验数据、统计方法等详细资料。本类产品的分析性能评估试验具有特殊性，即稳定、体积足够、均匀一致的临床样本不易获得，分析性能评估试验实验所使用的样本以模拟临床样本为主。对于尿试纸条，建议着重对以下分析性能进行研究。

1. 准确度

用参考液进行检测，评估报告需关注的内容如下：

（1）列出人工尿液中用于各测试项目性能评价的参考物（替代物）及研究资料，即使本产品属于定性/半定量检测产品，参考物也应尽可能有溯源性。

（2）配制参考溶液的基质（阴性人工尿）组成比例及研究资料。

（3）建议列表（如表 1）清楚表明测试项目、参考物（替代物）浓度及浓度与半定量预期检测结果之间的关系，表 1 的内容也建议在说明书列出。半定量符号在各项资料中应采用一致的表达方式。

（4）应提供申报产品各项目中各量级是如何确定的研究资料，特别是如何确定具有医学决定水平的量级和第一个阳性量级的研究资料。

表 1

检测项目	参考物质	参考溶液标示值						
		参考液	NO. 1	NO. 2	NO. 3	NO. 4	NO. 5	NO. 6
葡萄糖	葡萄糖	参考液浓度 mmol/L	0	2.8	5.5	14	28	55
		标称值　量级表示	−	±	1 +	2 +	3 +	4 +
		标称值　定量单位表示 mmol/L	0	2.8	5.5	14	28	≥55
白细胞	白细胞酯酶	参考液浓度 g/L	0	0.35	0.7	1.26	7.0	//
		标称值　量级表示	−	1 +	2 +	3 +	4 +	/
		标称值　定量单位表示 CELL/μl	0	15	70	125	≥500	/

注：① 不管用半定量符号还是定量单位表示标称值或检测结果，检测结果实际反映都是半定量的检测结果。在临床上，本检测系统用定量单位表示的检测结果并不意味着本检测系统能准确检测出测试物的实际浓度值，只表示结果落在该量级的浓度范围内。② 表 1 内的参考物质和数值只是举例，与实际情况不一定相符，也不提示该检测项目的具体规定。

2. 重复性

阳性样本可选择被批准上市的阳性尿液质控液、根据企业产品技术要求指定的自行配制的阳性尿液质控液。如果选择市售的阳性尿液质控液，应明确适用情况。

虽然质控液提供了靶控范围（如2＋～3＋），但重复性检测结果的一致性计算是指检测结果完全一样的符合率，如结果是2＋或者是3＋的符合率（只能是其中一种情况的符合率）。

3. 检出限

应提交各检测项目检出限的确定和评价资料，对于酸碱度和尿比重等溶液固有的物理或化学特性项目或其他不适宜进行检出限测试的项目可不做要求，但应做出说明。

评价资料中的检出限供试液系列检测浓度应包括从第一个非阴性量级浓度以下的若干浓度，以客观评价检出限的范围。检出限的第一个非阴性量级浓度应根据产品的实际情况设定并验证（理想情况下，此浓度不是准确度检测中的最低浓度阳性参考溶液，而是更低浓度的测试液）。

4. 分析特异性

用分析特异性测试液进行检测，评估报告需关注的内容：

（1）对企业声称的已知某些干扰物质和干扰因素可能导致尿试纸条特定检测项目产生假阴性或假阳性结果进行验证。干扰物的评价至少应在特定检测项目的两个浓度参考液水平下进行试验，一个浓度在检出限（第一个非阴性浓度）附近，一个浓度在具有医学决定水平的量级附近。

各种主要干扰物质和干扰因素对检测的影响程度，及其允许的浓度范围应在说明书进行说明。明确何种物质或何种物质在何种浓度下对哪项检测项目产生不利影响。容易受干扰的检测项目，例如葡萄糖、隐血、胆红素、白细胞、酮体等；主要干扰物质和干扰因素，例如鳞状上皮细胞对白细胞的干扰、青霉素对蛋白质的干扰，血尿、脓尿、药物和食物代谢物对颜色的干扰等。

（2）抗维生素C干扰

如果企业产品说明书声称能抗维生素C干扰，则在性能评估时，维生素C最低干扰浓度不宜低于0.8mmol/L。对企业规定的检测项目进行测定，检测项目一般以易受到维生素C干扰的葡萄糖、隐血、亚硝酸盐和胆红素这四个项目。

5. 批间差

阳性样本可选择被批准上市的阳性尿液质控液、根据企业产品技术要求指定的自行配制的阳性尿液质控液。如果选择市售的阳性尿液质控液，应明确适用情况。

6. 其他需注意问题

（1）对于不同机型应分别提供分析性能的评估资料。

（2）对于不同包装规格应提供分析性能的评估或验证资料。如不同包装规格之间不存在性能差异，需要提交包装规格之间不存在性能差异的详细说明，具体说明不同包装规格之间的差别及可能产生的影响。

（3）上述资料应为多批（至少3批）的评估或验证资料。

（五）参考值（参考范围）确定资料

阳性判断值或参考区间确定所采用的样本来源、确定方法、详细的试验资料、统计方法等，通过对正常标本和异常标本（有一个以上检测项目结果异常）的研究，列表给出以下情况下的参考值：

各检测项目的正常值（量级）。

各检测项目具有医学决定水平的量级（阳性判断值）。

此参考值范围根据参考文献资料提供，但应当说明这种方法的合理性。

如存在参考值灰区，应提供灰区的确认资料。

（六）稳定性研究资料

稳定性研究资料主要涉及两部分内容，申报试剂的稳定性和适用样本的稳定性研究。申报试剂的稳定性研究内容主要由申请人根据产品的特点和声称情况选择研究的内容和方案，例如实时稳定性（有效期）、热稳定性（需要时）、运输稳定性、机载稳定性（适用时）及开瓶稳定性等研究，并注意选取代表性的或具有最不利因素的包装进行研究。稳定性研究资料应包括研究方法的确定依据、具体的实施方案、详细的研究数据以及结论。对于实时稳定性研究，稳定性研究的间隔时间应合理，应提供至少3批样品在实际储存条件下保存至成品有效期后的研究资料。

申请人根据说明书的声称对样本稳定性进行研究，例如室温保存、冷藏和冷冻条件下的有效期验证，可以在合理的温度范围内选择温度点（温度范围），每间隔一定的时间段即对储存样本进行所有检测项目的分析验证，从而确认不同类型样本的效期稳定性。适于冷冻保存的样本还应对冻融次数进行评价，添加防腐剂的样品还应进行相应的研究。

试剂稳定性和样本稳定性两部分内容的研究结果应在说明书【储存条件及有效期】和【样本要求】项中进行详细说明。

（七）临床评价资料

临床试验资料应符合《关于发布体外诊断试剂临床试验技术指导原则的通告》（国家食品药品监督管理总局通告2014年第16号）的要求，同时研究资料的形式应符合《关于公布体外诊断试剂注册申报资料要求和批准证明文件格式的公告》（国家食品药品监督管理总局公告2014年第44号）临床研究资料有关的规定。下面仅对临床试验中的基本问题进行阐述。

1. 研究方法

一般选择与已上市的同类产品进行临床研究。对比产品应选择境内已批准上市、临床普遍认为质量较好的同类产品，证明本品与已上市产品等效或优于已上市产品。

企业应尽量选择各测试项目方法学相同、反应体系相同的同类试剂作为对比试剂。

2. 临床试验机构的选择

应在至少两家经国家食品药品监督管理总局备案的临床试验机构开展临床试验，临床试验机构实验操作人员应有足够的时间熟悉检测系统的各环节（试剂、质控及操作程序等），熟悉评价方案。在整个实验中，待评试剂和参比试剂都应处于有效的质量控制下，最大限度保证试验数据的准确性及可重复性。按照法规办理相关的临床试验备案手续。

3. 临床试验方案

临床试验实施前，研究人员应从流行病学、统计学、临床医学、检验医学等多方面考虑，设计科学合理的临床研究方案。建议临床前开展预试验工作，最大限度地控制试验误差。各临床试验机构的方案设置应保持一致，且保证在整个临床试验过程中遵循预定的方案实施，不可随意改动。整个试验过程应在临床试验机构的实验室内并由本实验室的技术人员操作完成，申报单位的技术人员除进行必要的技术指导外，不得随意干涉实验进程，尤其是数据收集过程。

试验方案中应确定严格的病例纳入/排除标准，任何已经入选的病例再被排除出临床研究都应记录在案并明确说明原因。在试验操作过程中和判定试验结果时应采用盲法以保证试验结果的客观性。各临床试验机构选用的参比试剂应保持一致，以便进行合理的统计学分析。另外，待评试剂的样本类型应不超越参比试剂的样本类型。

临床试验方案必须获得临床试验机构伦理委员会的同意。

4. 研究对象选择

4.1 临床试验样本量的确定：注册申请人（简称申请人）/临床研究者应根据产品临床使用目的，与该产品相关疾病的临床发生率确定临床研究的样本量。在符合指导原则有关最低样本量要求的前提下，还应符合统计学要求。

4.1.1 临床试验的总样本数至少为 200 例。

4.1.2 应考虑样本量的分布。样本量的选择应符合统计学及相关指导原则的要求。

4.1.3 入选样本应包含阳性、阴性样本和灰区样本（适用时）。具有医学决定水平的样本应覆盖所有检测项目，并应尽可能均匀分布。

4.2 应明确临床样本的采集要求。

4.2.1 尽可能采用新鲜样品，避免贮存。

4.2.2 应选择一部分可能存在干扰因素的样本，以进一步评价产品的性能。已知对检测结果有明显干扰作用的尿液样本，尽量避免使用。

5. 统计学分析

对临床试验结果的统计应选择合适的统计方法，如检测结果一致性分析、阴性/阳性符合率等。建议统计学负责人选择合理的统计学方法进行分析，统计分析应可以证明两种方法的检测结果无统计学差异。在临床研究方案中应明确统计检验假设，即评价考核试剂与参比试剂是否等效的标准。

6. 结果差异样本的验证

在数据收集过程中，对于两种试剂的检测结果有不一致的样本，应采用临床上公认较好的第三种同类试剂或参考方法对结果进行确认，同时结合患者的临床病情对差异原因及可能结果进行分析。

7. 临床试验总结报告撰写

根据《关于发布体外诊断试剂临床试验技术指导原则的通告》（国家食品药品监督管理总局通告 2014 年第 16 号）的要求，临床试验报告应该对试验的整体设计及各个关键点给予清晰、完整的阐述，应该对整个临床试验实施过程、结果分析、结论等进行条理分明的描述，并应包括必要的基础数据和统计分析方法。建议在临床总结报告中对以下内容进行详述：

7.1 临床试验总体设计及方案描述

7.1.1 临床试验的整体管理情况、临床试验机构选择、临床试验主要研究人员简介等基本情况介绍。

7.1.2 病例纳入/排除标准、不同年龄段人群的预期选择例数及标准。

7.1.3 样本类型，样本的收集、处理及保存等。

7.1.4 统计学方法、统计软件、评价统计结果的标准。

7.2 临床试验具体情况

7.2.1 临床试验所用产品的名称、批号、有效期及所用机型等信息，以及对比试验产品的注册情况。

7.2.2 对各临床试验机构的病例数、年龄分布情况进行综合分析，建议以列表或图示方式给出具体例数及百分比。

7.2.3 质量控制，试验人员培训、仪器日常维护、质控品运行情况，对检测精密度、质控品测量值的抽查结果评估。

7.2.4 具体试验过程，样本检测、数据收集、样本长期保存、结果不一致样本的校验等。

7.3 统计学分析

7.3.1 数据预处理、差异数据的重新检测或第三方验证以及是否纳入最终数据统计、对异常值或缺失值的处理、研究过程中是否涉及对方案的修改。

7.3.2 定性/半定量结果的一致性分析

以列表的形式总结两种试剂的阳性符合率、阴性符合率、总体符合率等项目的检测结果，对结果进行 χ^2 检验，以比较两种试剂检测结果的差异；或采用一致性 Kappa 检验以评价两种试剂检测结果的一致性。

7.4 讨论和结论

对总体结果进行总结性描述并简要分析试验结果，对本次临床试验有无特别说明，最后得出临床试验结论。

（八）产品技术要求

申请人应当在原材料质量和生产工艺稳定的前提下，根据申请人产品研制、前期临床评价等结果，依据国家标准、行业标准及有关文献，按照《关于发布医疗器械产品技术要求编写指导原则的通告》（国家食品药品监督管理总局通告 2014 年第 9 号）的有关要求，编写产品技术要求，内容主要包含产品性能指标和检验方法。由于行业标准

YY/T 0478—2011《尿液分析试纸条》的内容偏向于指南性质，所以产品技术要求的编写特别需要关注参考溶液和其他测试液的配制方法是否明确和具有可操作性，并建议在附录中详细列出。参考溶液和其他测试液的要求具体参考（四）分析性能评估资料中的要求。

下面就技术要求中涉及的相关内容作简要叙述。

1. 产品适用的相关标准

YY/T 0478—2011《尿液分析试纸条》

2. 性能指标

2.1 外观

符合生产企业规定的正常外观要求。一般包括：

a）表面应平整、边缘无毛刺。

b）测试块与基片固定应牢固，不能有缺损或脱落。

c）测试块外观整齐、色泽均匀、不能有色斑或污渍。

2.2 准确度

检测结果与相应参考液标示值相差同向不超过一个量级，不得出现反向相差。阳性参考液不得出现阴性结果，阴性参考液不得出现阳性结果。

2.3 重复性

检测结果的一致性不低于90%。

2.4 检出限

对除比重和pH外各检测项目的第一个非阴性量级应能检出。

注：其他溶液固有的物理或化学特性项目或其他不适宜进行检出限测试的项目可不做要求，但应做出说明。

2.5 分析特异性

干扰物浓度对测试结果不产生干扰。

2.6 批间差

检测结果之间相差不超过一个量级。

2.7 稳定性

可选用以下方法进行验证：

a）效期稳定性：注册申请人应规定产品的有效期，取到期后的样品检测准确度、重复性、检出限、分析特异性，应分别符合上述2.2、2.3、2.4、2.5的要求。

b）热稳定性试验：按企业的热稳定性试验条件进行，检测准确度、重复性、检出限、分析特异性，应分别符合上述2.2、2.3、2.4、2.5的要求。

注：热稳定性不能用于推导产品有效期，仅仅是由于行标的要求而需要在产品技术要求列出的检测项目。

3. 检验方法

3.1 外观

以正常或矫正视力通过目测进行外观检查，应符合2.1的要求。

3.2 准确度

以尿试纸条对所有检测项目各浓度水平的参考溶液进行检测，每个浓度水平重复测定3次，计算检测结果与参考溶液标示浓度的量级的差，结果应符合2.2的要求。

3.3 重复性

随机抽取同一批号的尿试纸条20条，分别对同一份阳性样本进行测试，计算各检测项目检测结果的一致性程度。结果应符合2.3的要求。

3.4 检出限

随机抽取同一批号的尿试纸条20条，对各检测项目的第一个非阴性量级进行检测，所有检测结果不能为阴性。

3.5 分析特异性

按照企业规定的试验方法，对加入企业声称浓度干扰物的样本进行检测，应符合2.5的要求。

3.6 批间差

随机抽取三个不同批号尿试纸条，每批抽取20条，分别对同一份阳性样本进行检测，计算批间各项目检测结果量级的差，结果不得出现阴性，并应符合2.6的要求。

3.7 稳定性

可选用以下方法进行验证：

a）效期稳定性：取到期后的样品按照3.2、3.3、3.4、3.5方法进行检测，应符合2.7a）的要求。

b）热稳定性试验：取有效期内样品根据企业声称的热稳定性条件进行处理，按照3.2、3.3、3.4、3.5方法进行检测，应符合2.7b）的要求。

（九）产品注册检验报告

根据《体外诊断试剂注册管理办法》（国家食品药品监督管理总局令第5号）要求，首次申请注册的第二类产品应该在具有相应医疗器械检验资质和承检范围的医疗器械检测机构进行注册检测。承接注册检测的机构在出具检测报告的同时，应出具相应的检测预评价表，预评价表在提交注册资料时应随注册检测资料时一并提交。

（十）产品说明书

说明书承载了产品预期用途、标本采集及处理、实验方法、检测结果解释以及注意事项等重要信息，是指导实验室工作人员正确操作、临床医生针对检验结果给出合理医学解释的重要依据，因此，产品说明书是体外诊断试剂注册申报最重要的文件之一。产品说明书的格式应符合《关于发布体外诊断试剂说明书编写指导原则的通告》（国家食品药品监督管理总局通告2014年第17号）的要求，境外试剂的中文说明书除格式要求外，其内容应尽量保持与原文说明书的一致性，翻译力求准确且符合中文表达习惯。产品说明书的所有内容均应与注册申请人提交的注册申报资料中的相关研究结果保持一致，如某些内容引用自参考文献，则应以规范格式对此内容进行标注，并单独注明文献的相关信息。

结合《关于发布体外诊断试剂说明书编写指导原则的通告》（国家食品药品监督管理总局通告2014年第17号）的要求，下面对尿试纸条说明书的重点内容进行详细说明，以指导注册申报人员更合理地完成说明书编制。

1.【产品名称】

（1）由于本类产品的被测物组分较多，通常称为尿液分析试纸条、尿试纸条、干化学尿液分析试纸条、目测尿试纸条等，只进行单个项目检测的也可以以具体的被测组分命名，如尿糖试纸条。

（2）英文名称应当正确、完整，不宜只写缩写（适用）。

2.【包装规格】

（1）应与产品技术要求包装规格一致。

（2）如不同包装规格有与之特定对应的机型，则应同时明确适用机型。

3.【预期用途】

（1）尿试纸条与尿液分析仪配套使用（或用目测法测试），可对人体尿液中的单项或多项化学指标进行半定量/定性检测（具体项目应该明确列出，缩写、代号应说明）。

（2）说明与预期用途相关的临床适应证及背景情况，说明相关的临床或实验室诊断方法等。应强调（可使用不同的描述方式）：是测定人体尿液多组分的试剂，是临床尿液分析最基础的检验项目（尿常规检测），适用于临床诊断的筛选试验或辅助诊断，无疾病或适应证的专属性。

4.【检验原理】

应列出所有检测项目的试验原理、方法，如：

葡萄糖测试块：利用葡萄糖氧化酶法反应原理，葡萄糖氧化酶特异性氧化 β-D-葡萄糖，生成葡萄糖醛酸和过氧化氢，过氧化氢在过氧化物酶的作用下，使指示剂氧化而发生颜色变化，颜色变化的深浅与葡萄糖的浓度成正比。

蛋白质测试块：蛋白质测试块一般含有酸碱指示剂四溴酚蓝、缓冲体系和一些表面活性剂，在一定的条件下，四溴酚蓝产生出阴离子，与阳离子的蛋白质（主要是白蛋白）结合发生颜色变化。

5.【主要组成成分】

（1）应列出各测试块（或一定数量的尿试纸条中的测试块）的试剂组分，包括名称、数量等。

（2）列出产品的结构组成，典型的如由支撑基材、胶或半透膜、测试块、空白块（可无）等部分组成（必要时可采用图示方法描述）。

6.【储存条件及有效期】

（1）对试剂盒的效期稳定性、开瓶稳定性等信息做详细介绍，包括环境温湿度、避光条件等。特别是开瓶后保存的条件，需要注意的事项应明确。

（2）保存温度不应有模糊表述，如"常温"、"室温"，应直接以℃为单位进行表示。

7.【适用机型】

机测尿试纸条应具体列明所适用的仪器型号，不能泛指某一系列仪器。如需要可提供与仪器有关的信息以指导用户操作。

8.【样本要求】

重点明确以下内容：样本类型、处理方式、保存期限、保存条件（短期、长期）等。应描述样本的采集条件、添加物（防腐剂等）等可能对检测结果造成的影响。

9.【检验方法】

详细说明试验操作的各个步骤，包括：

（1）温度、相对湿度、时间等试验条件的描述，以及

试验过程中的注意事项。

（2）详细描述样本的检测前处理方法。

（3）质量控制程序，包括适用的尿质控品（指定或市售）、质控品使用方法、质控结果不合格时的纠正措施。

（4）测试结束后，尿试纸条的处理方法。

10.【阳性判断值/参考区间】

该类产品用定性或半定量检测，应说明各测试项目的参考区间，特别是具有医学决定水平的量级（阳性判断值），并简要说明这些阳性判断值或参考区间的确定方法。

建议注明以下字样"由于地理、人种、性别及年龄等差异，建议各实验室建立自己的参考值区间"。

11.【检验结果的解释】

应根据其临床意义对可能出现的结果进行合理的解释。还应包括：

（1）分别对各检测项目说明可能对试验结果产生影响的因素，包括干扰物质和干扰因素。如产品声称有抗维生素 C 的能力，还应标出不出现干扰的最大浓度。

（2）说明在何种情况下需要进行确认试验。

（3）超出尿试纸条测定范围的测定结果说明。

如：如葡萄糖检测项目的检测结果为"≥55mmol/L"，表示检测结果有可能落在 55mmol/L 这个量级的浓度范围内；也可能超出 55mmol/L 这个量级，超出本检测系统的检测范围。

（4）如使用定量单位表示检测结果，应使用国际单位，使用不同单位间的换算关系应该标明，并协调前后一致。

（5）分析范围和检出限。

12.【检验方法的局限性】

说明试剂盒的检测结果仅供临床参考，对患者的临床诊治应结合其症状/体征、病史、其他实验室检查等情况综合考虑。

应至少包括以下的内容：

（1）检测系统所用量级的解释。

（2）说明该检验方法的局限性，包括总体的和各检测项目的局限性，如为半定量/定性检测，即使检测结果使用了定量浓度单位表示，反映都是半定量的检测结果；不能单独作为确诊或排除病例的依据。

（3）说明各检测项目可能出现假阴性/假阳性的情况（pH、SG 项除外）。

13.【产品性能指标】

说明该产品的主要性能指标。

至少应列出以下性能指标：

（1）准确度。

（2）重复性。

（3）检出限。

（4）分析特异性。

14.【注意事项】

应至少包括的内容：

（1）产品仅供专业人士操作使用，仅适用于体外诊断使用。

（2）从冰箱中拿出的尿试纸条应让其恢复至室温再打开筒盖。

（3）本产品不适用于目测检测（机测型号），标签上的色标仅供参考用，不能作为判断测试结果的依据。

（4）目测尿试纸条应明确所适用的色标。

（5）装尿样本的容器若有洗涤剂或消毒剂残留可能会干扰测定。

（6）说明检测过程中应严格按照说明书提供的操作步骤及相关实验室规范要求进行操作，否则可能对结果造成的影响。

（7）对所有样本和使用后产品都应视为传染源对待。

（8）对符合其温度要求的运输设施设备的要求。

15.【标识的解释】如有图形或符号，请解释其代表的意义。

16.【参考文献】

注明引用参考文献，其书写应清楚、易查询且格式规范统一。

17.【基本信息】

17.1 境内体外诊断试剂

17.1.1 注册人与生产企业为同一企业的，按以下格式标注基本信息：注册人/生产企业名称，住所，联系方式，售后服务单位名称，联系方式，生产地址，生产许可证编号。

17.1.2 委托生产的按照以下格式标注基本信息：注册人名称，住所，联系方式，售后服务单位名称，联系方式，受托企业的名称，住所，生产地址，生产许可证编号。

17.2 进口体外诊断试剂

按照以下格式标注基本信息：注册人/生产企业名称，住所，生产地址，联系方式，售后服务单位名称，联系方

式，代理人的名称，住所，联系方式。

18.【医疗器械注册证编号/产品技术要求编号】

应当写明医疗器械注册证编号/产品技术要求编号。

19.【说明书核准日期及修改日期】

应注明该产品说明书的核准日期。如曾进行过说明书的变更申请，还应该同时注明说明书的修改日期。

三、审查关注点

（一）说明书中预期用途、储存条件及有效期、检验方法、参考范围、产品性能指标、抗干扰能力等描述应分别与临床评价资料、稳定性研究资料、主要生产工艺和反应体系研究资料、参考范围研究资料、分析性能评估资料的研究结论相一致。

（二）关注临床试验所采用的样本类型、样本量及临床研究单位的选择、对比试剂的选择、统计方法及研究结果、临床方案及报告撰写的格式等是否符合《关于发布体外诊断试剂临床试验技术指导原则的通告》（国家食品药品监督管理总局通告 2014 年第 16 号）对相关内容的规定。

（三）YY/T 0478—2011 是一个偏向于指南性质的产品标准，很多内容没有具体规定，所以需要特别关注申报企业产品技术要求是否根据说明书的宣称列出了相应的特异性项目，相关测试溶液的配制要求是否具体和可操作，如表 1 的量级划分和预期值是否明确。

四、编写单位

广西壮族自治区医疗器械检测中心。

80 D-二聚体测定试剂（免疫比浊法）注册技术审评指导原则

[D-二聚体测定试剂（免疫比浊法）注册技术审查指导原则]

本指导原则旨在指导注册申请人对 D-二聚体测定试剂（免疫比浊法）注册申报资料的准备及撰写，同时也为技术审评部门审评注册申报资料提供参考。

本指导原则是对 D-二聚体测定试剂（免疫比浊法）的一般要求，申请人应依据产品的具体特性确定其中内容是否适用，若不适用，需具体阐述理由及相应的科学依据，并依据产品的具体特性对注册申报资料的内容进行充实和细化。

本指导原则是供申请人和审查人员使用的指导文件，不涉及注册审批等行政事项，亦不作为法规强制执行，如有能够满足法规要求的其他方法，也可以采用，但应提供详细的研究资料和验证资料。应在遵循相关法规的前提下使用本指导原则。

本指导原则是在现行法规、标准体系及当前认知水平下制定的，随着法规、标准体系的不断完善和科学技术的不断发展，本指导原则相关内容也将适时进行调整。

一、适用范围

从方法学考虑，在本文中 D-二聚体测定试剂是指以胶乳凝集免疫比浊法为基本原理，利用全自动、半自动凝血分析仪；全自动、半自动生化分析仪或分光光度计，在医学实验室对人体血浆样本中 D-二聚体含量进行体外定量分析的试剂。依据《体外诊断试剂注册管理办法》（国家食品药品监督管理总局令第 5 号），D-二聚体测定试剂管理类别为二类，分类代号为 6840。

本指导原则不适用于：

（一）单独申请注册的 D-二聚体校准品和质控品。

（二）免疫比浊法原理之外的其他 D-二聚体测定试剂盒。

二、注册申报材料要求

（一）综述资料

综述资料主要包括产品预期用途、产品描述、有关生物安全性方面的说明、产品主要研究结果的总结和评价以及同类产品上市情况介绍等内容，应符合《体外诊断试剂注册管理办法》（国家食品药品监督管理总局令第 5 号）和《关于公布体外诊断试剂注册申报资料要求和批准证明文件格式的公告》（国家食品药品监督管理总局公告 2014 年第 44 号）的相关要求，下面着重介绍与 D-二聚体测定试剂预期用途有关的临床背景情况。

D-二聚体是纤维蛋白单体经活化因子 X Ⅲ 交联后，经纤溶酶水解所产生的一种特异性降解产物，能够反映体内的凝血功能和纤溶活性，是机体高凝状态、血栓形成、继发性纤溶亢进的指标。在深静脉血栓、肺栓塞、弥散性血管内凝血、重症肝炎等疾病中水平升高，以及溶栓治疗后均可见 D-二聚体水平升高，可作为溶栓治疗的有效观察指标。由于具有极高的敏感性和阴性预测值，临床上已经将 D-二聚体阴性作为排除肺栓塞（pulmonary embolism，PE）、深静脉血栓（deep venous thrombosis，DVT）形成的重要依据。

（二）主要原材料的研究资料（如需提供）

主要原材料的选择、制备、质量标准及实验验证研究资料；质控品、校准品的原料选择、制备、定值过程及试验资料；校准品的溯源性文件，包括具体溯源链、实验方法、数据及统计分析等详细资料。

（三）主要生产工艺及反应体系的研究资料（如需提供）

1. 主要生产工艺介绍，可以图表方式表示。

2. 反应原理介绍。

3. 检测方法的介绍：含样本采集、标准品和质控品、测试步骤、结果计算等。

4. 反应体系研究：含样本采集及处理、样本要求（抗凝剂的选择）、样本用量、试剂用量、反应条件（波长、温度、时间等）、校准方法（如有）、质控方法等的研究资料。

5. 不同适用机型的反应条件如果有差异应分别详述。

（四）分析性能评估资料

企业应提交在产品研制阶段对试剂盒进行的所有性能验证的研究资料，包括具体研究方法、试验数据、统计方法等详细资料。进行至少三个批次的验证。对于 D-二聚体测定试剂，建议着重对以下分析性能进行研究。

1. 精密度

1.1 重复性

在重复性条件下，对不同浓度的样品分别重复测定 10 次，计算 10 次测定结果的平均值（$\bar{x}$）和标准差（SD），根据公式（1）得出变异系数（CV），结果均应符合产品技术要求性能指标的要求。

$$CV = SD/\bar{x} \times 100\% \qquad (1)$$

1.2 批间差

用质控血浆（正常血浆和异常血浆）分别测试 3 个不同批号的试剂，每个批号测试 10 次，分别计算两个水平测量值的平均值（$\bar{x}$）和标准差（SD），按公式（1）计算变异系数（CV）。

2. 准确度

按以下优先顺序选择准确度性能评估方法：

2.1 相对偏差

2.1.1 用可用于评价常规方法的参考物质/有证参考物质（CRM）对试剂进行测试，重复检测 3 次，取测试结果均值（M），按公式（2）计算相对偏差（B）。如果 3 次结果都符合要求，即判为合格。如果大于等于 2 次的结果不合格，即判为不合格。如果有 1 次结果不符合要求，则应重新连续测试 20 次，并分别按照公式（2）计算相对偏差，如果大于等于 19 次测试的结果符合要求，则准确度符合企业规定要求。

$$B = (M - T)/T \qquad (2)$$

式中：

M—测试结果均值；

T—有证参考物质标示值，或各浓度人源样本定值。

注：首选国家参考物质，如无国家参考物质再选用国际参考物质。

2.1.2 对企业参考品进行检测

用定值的企业参考品对试剂进行测试，重复检测 3 次，取测试结果均值（M），按公式（2）计算相对偏差（B）。如果 3 次结果都符合要求，即判为合格。如果大于等于 2 次的结果不合格，即判为不合格。如果有 1 次结果不符合要求，则应重新连续测试 20 次，并分别按照公式（2）计算相对偏差，如果大于等于 19 次测试的结果符合要求，则准确度符合企业规定要求。

2.2 比对实验

参考《体外诊断试剂分析性能评估（准确度—方法学比对）技术审查指导原则》及 CLSI 的 EP9—A2《用患者样本进行方法比对及偏倚估：批准指南——第二版》进行准确度评估。

方法：用不少于 40 个覆盖检测浓度范围内不同浓度的人源样品，以生产企业指定的试剂作为比对方法，每份样品按待测试剂及比对试剂的操作方法分别检测。线性回归计算两组结果的相关系数（r）、斜率及偏差，结果应符合企业规定要求。

2.3 回收实验

参考《体外诊断试剂分析性能评估（准确度—回收实

验）技术审查指导原则》（食药监办械函〔2011〕116 号）要求完成准确度评估。

方法：选择接近参考区间的常规检测样本，分为体积相同的 3~4 份，在其中 2~3 份样本中加入不同浓度相同体积的待测物标准液制备待回收分析样本，加入体积小于原体积的 10%，制成 2~3 个不同浓度的待回收分析样本，计算加入的待测物的浓度。在另一份样本中加入同样体积的无待测物的溶剂，制成基础样本。用待评价系统对待回收分析样本和基础样本进行测定，通常对样本进行 3 次重复测定，计算均值，取其均值进行下述计算。

数据处理及结果报告：

用公式（3）计算回收率：

$$R = \frac{C \times (V_0 + V) - C_0 \times V_0}{V \times C_s} \qquad (3)$$

式中：

R—回收率；

V—加入待测物标准液的体积；

V_0—基础样本的体积；

C—基础样本加入待测标准物质后的检测浓度；

C_0—基础样本的检测浓度；

C_s—待测物标准液的浓度。

3. 线性

建立试剂线性范围所用的样本基质应尽可能与临床实际检测的样本相似。在浓度梯度的选择上，应使用具有溯源性的具有浓度差的样本，或经上一级方法或临床已注册上市的试剂盒验证其测值真实性的样本，样本浓度应适当覆盖其线性范围。线性范围不得窄于企业预期的测定范围。用接近 D-二聚体测试区间上限的高浓度样品和缓冲液稀释成至少 5 个稀释浓度（x_i）；每个稀释浓度测试 3 次，分别求出测定结果的均值（y_i）。以稀释浓度（x_i）为自变量，以测定结果均值（y_i）为因变量求出线性回归方程。按公式计算线性回归的相关系数（r）。不强制要求企业对线性范围内的偏差进行分段评估，如不分段，各浓度的相对偏差应 $\leq \pm 10\%$。如分段，则分界点设置不宜过高，高于分界点的浓度相对偏差应 $\leq \pm 10\%$，低于分界点的浓度绝对偏差应不高于分界点浓度的 $\pm 10\%$。

目前，国内外厂家的线性区间一般为 0.5~30μg/ml（DDU 单位）或 0.2~4μg/ml（FEU 单位）。

4. 特异性

4.1 溶血（血红蛋白）、脂血（甘油三酯）、黄疸（胆红素）、类风湿因子等干扰因素对检测结果的影响。

4.2 样本中其他可能干扰试剂反应的物质对检测结果的影响。

4.3 资料中所提到的干扰物质，其干扰程度均不应使用模糊的描述方式，而应细化到干扰量，并提供相应的试验数据予以支持。

5. 校准品及质控品

参照 GB/T 21415—2008《体外诊断医疗器械生物样品中量的测量校准品和控制物质赋值的计量学溯源性》的要求，提供企业（工作）校准品及试剂盒配套校准品定值及不确定度计算相关资料，提供质控品赋值及其质控范围确定的相关资料。同时，应对校准品、质控品的赋值结果的瓶内均匀性、瓶间均匀性，以及其赋值结果的准确度进行评价。如校准品或质控品的基体不同于临床常用样本类型，还应提交校准物质互换性的相关研究资料。

6. 其他需注意问题

6.1 对于适用多个机型的产品，应提供如产品说明书【适用机型】项中所列的所有适用机型的性能评估资料。

6.2 如注册申请中包含不同的包装规格，需要对不同包装规格之间的差异进行分析或验证。如不同的包装规格产品间存在性能差异，需要提交采用每个包装规格产品进行的上述项目评估的试验资料及总结。如不同包装规格之间不存在性能差异，需要提交包装规格之间不存在性能差异的详细说明，具体说明不同包装规格之间的差别及可能产生的影响。

6.3 试剂空白吸光度、分析灵敏度，执行 GB/T 26124—2011 临床化学体外诊断试剂中有关要求。

（五）参考区间确定资料

应提交验证参考区间所采用样本来源及详细的试验资料。

应明确参考人群的筛选标准，研究各组（如性别、年龄等）例数不应低于 120 例。

参考值研究结果应在说明书【参考区间】项中进行相应说明。

特别强调：D-二聚体参考区间的确定对于静脉血栓形成的排除诊断至关重要。传统的以正常人群测定结果分布的 95% 置信区间作为参考区间的方法对于本产品帮助不大。应以可获得深静脉血栓形成诊断最佳敏感性或阴性预测值作为临界值的判断指标。各实验室应该以对疑诊深静脉血栓形成的患者经过客观影像学检验证实的临床研究中确立针对该特定检测方法和特定人群的检测界限。

（六）稳定性研究资料

稳定性研究主要包括注册单元中所有组成部分的效期稳定性及开瓶（复溶）稳定性等，如有需要可增加运输稳定性、机载稳定性、样本稳定性研究等。如试剂需要配制，还应对配制后试剂的稳定性进行研究。企业可根据实际需要选择合理的稳定性研究方案。常用的稳定性研究方案为证实试剂在经过被作用于指定条件后，仍能满足主要性能指标要求与未被作用于指定条件的试剂性能一致。稳定性研究资料应包括研究方法的确定依据、具体方法及过程。对于实时稳定性研究，应提供至少 3 批样品在实际储存条件下保存至成品有效期后的研究资料。

（七）临床评价资料

按照《体外诊断试剂注册管理办法》（国家食品药品监督管理总局令第 5 号）及《关于发布体外诊断试剂临床试

验技术指导原则的通告》（国家食品药品监督管理总局通告2014 年第 16 号）执行。

1. 研究方法

选择境内已批准上市的性能相近的同类产品作为对比试剂，采用试验用体外诊断试剂与之进行对比试验研究，证明本品与已上市产品等效或优于已上市产品。建议企业尽量选择方法学相同、线性范围及精密度等性能接近的同类试剂作为对比试剂。

2. 临床试验机构的选择

应选择至少两家经国家食品药品监督管理总局备案的临床试验机构，临床机构实验操作人员应充分熟悉检测系统的各环节（试剂、质控及操作程序等），熟悉评价方案。在整个实验中，考核试剂和参比试剂都应处于有效的质量控制下，定期对仪器进行校准、保养，最大限度保证试验数据的准确性及可重复性。

3. 临床试验方案

临床试验开展前，应按《关于医疗器械临床试验备案有关事宜的公告》（国家食品药品监督管理总局公告 2015 年第 87 号）有关要求进行临床备案，备案后方实施临床试验。

临床试验实施前，研究人员应从流行病学、统计学、临床医学、检验医学等多方面考虑，设计科学合理的临床研究方案。各临床研究机构的方案设置应基本一致，且保证在整个临床试验过程中遵循预定的方案实施，不可随意改动。整个试验过程应在临床研究机构的实验室内并由本实验室的技术人员操作完成，申报单位的技术人员除进行必要的技术指导外，不得随意干涉实验进程，尤其是数据收集过程。

试验方案中应确定严格的病例纳入/排除标准，任何已经入选的病例再被排除出临床研究都应记录在案并明确说明原因。在试验操作过程中和判定试验结果时应采用盲法以保证试验结果的客观性。临床试验中所涉及的样本类型应与产品说明书一致，且不应超越参比试剂对样本类型的检测要求，如果选择了参比试剂适用样本类型以外的样本，则应采用其他合理方法对额外的样本类型进行验证。

开展体外诊断试剂临床试验，申请人应当按照试验用体外诊断试剂的类别、风险、预期用途等特性，组织制定科学、合理的临床试验方案。一般应当包括以下内容：

（1）一般信息（包括产品信息、临床试验开展的时间和人员等相关信息、申请人相关信息等）。

（2）临床试验的背景资料。

（3）试验目的。

（4）试验设计。

（5）评价方法。

（6）统计方法。

（7）对临床试验方案修正的规定。

（8）临床试验涉及的伦理问题和说明、《知情同意书》文本（如有）。

（9）数据处理与记录保存。

（10）其他需要说明的内容。

4. 研究对象的选择

选择具有特定症状/体征人群作为研究对象。注册申请人在建立病例纳入标准时，样本浓度应覆盖考核试剂检测范围，尽可能均匀分布。D-二聚体检测样本通常为血浆，总体样本数不少于 200 例，正常值样本不少于 30%。样本中待测物浓度应覆盖待评试剂线性范围。

申报的样本类型均应在临床试验中进行验证。如产品发生涉及检测条件优化、增加与原样本类型具有可比性的其他样本类型等变更事项，临床样本总数至少为 100 例，并在至少 2 家（含 2 家）临床试验机构开展临床试验；变更抗体等主要原材料的供应商、参考区间的变化及增加临床适应证等变更事项，应根据产品具体变更情况，酌情增加临床试验总样本数。

血浆应明确抗凝剂的要求、离心速度及时间要求、存贮条件、可否冻融等要求及避免使用的样本。试验中，尽可能使用新鲜样本，避免贮存。

方案中需要增加阴性预测率的验证，方法依据 YY/T 1240—2014《D-二聚体定量测定试剂盒》中附录中要求。

5. 统计学分析

对临床试验结果的统计应选择合适的统计方法，如相关分析、线性回归、绝对偏倚图和相对偏倚图等。建议统计学负责人选择合理的统计学方法进行分析，统计分析应可以证明两种方法的检测结果无统计学差异。在临床研究方案中应明确统计检验假设，即评价考核试剂与参比试剂是否等效的标准。

6. 结果差异样本的验证

对于比较研究试验中测定结果不符的样本，应采用"金标准"或其他合理的方法进行复核，以便对临床试验结果进行分析。如无需复核，应详细说明理由。

7. 临床试验总结报告撰写

根据《关于发布体外诊断试剂临床试验技术指导原则的通告》（国家食品药品监督管理总局通告 2014 年第 16 号）的要求，临床试验报告应该对试验的整体设计及各个关键点给予清晰、完整的阐述，应该对整个临床试验实施过程、结果分析、结论等进行条理分明的描述，并应包括必要的基础数据和统计分析方法。

申请人或临床试验牵头单位应对各临床试验机构的报告进行汇总，并完成临床试验总结报告。

7.1 首篇

首篇是每份临床试验报告的第一部分，所有临床试验报告均应包含该部分内容。

7.1.1 封面标题

包括试验用体外诊断试剂的通用名称、试验开始日期、试验完成日期、主要研究者（签名）、临床试验机构（盖章）、统计学负责人签名及单位盖章、申请人（盖章）、申请人的联系人及联系方式、报告日期、原始资料保存地点。

7.1.2 目录

列出整个临床试验报告的内容目录和对应页码。

7.1.3 研究摘要

对临床试验情况进行简单的介绍。

7.1.4 试验研究人员

列出临床试验主要研究人员的姓名、单位、在研究中的职责及其简历（列于附件中），主要研究人员包括主要研究者及各单位的主要参加人员、统计学负责人、临床试验报告的撰写人。

7.1.5 缩略语

临床试验报告中所用的缩略语的全称。

7.2 正文内容和报告格式

7.2.1 基本内容

介绍与临床试验产品有关的背景情况，包括：①被测物的来源、生物及理化性质；②临床预期使用目的，所针对的目标适应证人群，目前针对该适应证所采用的临床或实验室诊断方法等；③所采用的方法、原理、技术要求等；④国内外已批准上市产品的应用现状等。说明申请人和临床试验机构间的合作关系。

7.2.2 研究目的

说明本临床试验所要达到的目的。

7.2.3 试验管理

对试验管理结构的描述。

管理结构包括主要研究者、主要参加人员、实验室质量控制情况、统计/数据管理情况以及试验中发生的问题及其处理措施等。

7.2.4 试验设计

7.2.4.1 试验总体设计及方案的描述

试验的总体设计和方案的描述应清晰、简洁，必要时采用图表等直观的方式。试验进行时方案修改的情况和任何方案以外的信息来源也应详细叙述。应包括：

① 临床试验的整体管理情况、临床研究单位选择、临床主要研究人员简介等基本情况介绍。

② 病例纳入/排除标准、不同年龄段人群的预期选择例数及标准。

③ 样本类型，样本的收集、处理及保存等。

④ 统计学方法、统计软件、评价统计结果的标准。

7.2.4.2 试验设计及试验方法选择

试验设计中应包括以下内容：

① 样本量及样本量确定的依据。

② 样本选择依据、入选标准、排除标准和剔除标准。

③ 样本采集、保存、运输方法等。

④ 对比试剂的确立。

⑤ 临床试验用所有产品的名称、规格、来源、批号、效期及保存条件，参比试剂的注册情况。

⑥ 质量控制方法。对质量控制方法进行简要的阐述。试验人员培训、仪器日常维护、仪器校准、质控品运行情况，对检测精密度、质控品回收（或测量值）、抽查结果评估。

⑦ 临床试验数据的统计分析方法。应注重与比对试剂是否有统计学差异。

a. 数据预处理、差异数据的重新检测或第三方验证以及是否纳入最终数据统计、对异常值或缺失值的处理、研究过程中是否涉及对方案的修改。

b. 定量值相关性和一致性分析

用回归分析验证两种试剂结果的相关性，以 $y = a + bx$ 和 R^2 的形式给出回归分析的拟合方程，其中：y 是考核试剂结果，x 是参比试剂结果，b 是方程斜率，a 是 y 轴截距，R^2 是判定系数，同时应给出 b 的 95% （或 99%）置信区间，定量值结果应无明显统计学差异。

⑧ 具体试验过程，样本检测、数据收集、样本长期保存、结果不一致样本的校验等。

⑨ 试验过程中方案的修改

一般情况下，临床试验方案不宜更改。试验过程中对方案的任何修改均应说明，对更改的时间、理由、更改过程及有无备案进行详细阐述并论证其对整个研究结果评价的影响。

7.2.5 临床试验结果及分析

7.2.6 讨论和结论。对总体结果进行总结性描述并简要分析试验结果，对本次临床研究有无特别说明，最后得出临床试验结论。

7.3 有关临床试验中特别情况的说明

7.4 附件

7.4.1 临床试验中所采用的其他试验方法或其他诊断试剂产品的基本信息，如试验方法、诊断试剂产品来源、产品说明书及注册批准情况。

7.4.2 临床试验中的所有试验数据，需由临床试验操作者、复核者签字，临床试验机构盖章（封面盖章和骑缝章）。

7.4.3 主要参考文献

7.4.4 主要研究者简历

7.4.5 申请人需要说明的其他情况等。

（八）产品技术要求

产品技术要求应符合《体外诊断试剂注册管理办法》（国家食品药品监督管理总局令第 5 号）、《关于公布体外诊断试剂注册申报资料要求和批准证明文件格式的公告》（国家食品药品监督管理总局公告 2014 年第 44 号）和《关于发布医疗器械产品技术要求编写指导原则的通告》（国家食品药品监督管理总局通告 2014 年第 9 号）的相关规定。如已有相应的国家/行业标准发布，则企业技术要求的要求不得低于其相关要求。目前该产品可依据的国家或行业标准有 GB/T 26124—2011《临床化学体外诊断试剂（盒）》、YY/T 1255—2015《免疫比浊法检测试剂（盒）（透射法）》、YY/T 1240—2014《D-二聚体定量检测试剂（盒）》，其中在 YY/T 1240—2014 标准中的阴性预测率指标可以在临床评价时进行验证，不推荐列入技术要求指标中。

作为定量检测试剂，D-二聚体检测产品的注册检测应主要包括以下性能指标：外观、装量、空白限、测试区间或线性范围、重复性、准确度、批间差等。各性能指标的检验方法应清晰明了且具可操作性。

下面就技术要求中涉及的相关内容作简要叙述。

1. 产品型号/规格及其划分说明

明确试剂的组成及规格。

2. 性能指标

2.1 外观

外观应符合如下要求：

2.1.1 试剂盒外观整洁，文字符号标识清晰。

2.1.2 缓冲液应为透明溶液，无沉淀或絮状物。

2.1.3 乳胶试剂应为均匀乳浊液（干粉试剂复溶后应达到此要求）。

2.2 装量

液体试剂的装量应不少于标示值。

2.3 空白限

应符合企业规定要求。

2.4 测试区间或线性范围

2.4.1 线性区间内，线性相关系数 r 应大于 0.980。线性区间至少涵盖生产企业提供的用于排除静脉血栓临界值的 $1/2 \sim 4$ 倍的临床标本测定值。

2.4.2 应规定线性偏差，可根据实际情况，在线性区间的不同分段以绝对偏差或相对偏差表示。

2.5 重复性

用正常质控血浆重复测试所得结果的变异系数（CV）应不大于 15%，用高值质控异常血浆重复测试所得结果的变异系数（CV）应不大于 10%。

2.6 批间差

用质控血浆重复测试不同批号试剂盒，正常血浆重复测试所得结果的变异系数（CV）应不大于 15%，用高值质控异常血浆重复测试所得结果的变异系数（CV）应不大于 15%。

2.7 准确度

应规定准确度要求。（按相对偏差、回收实验、比对实验优先顺序）

2.8 稳定性

应规定产品有效期，取到效期后一定时间内的样品检测试剂空白限、线性、重复性、准确性，应符合规定要求。

3. 检验方法

3.1 外观

目测检查，应符合 2.1 的要求。

3.2 装量

用适用的通用量具测量，应符合 2.2 的要求。

3.3 空白限

用试剂测试空白样本，重复测试 20 次，计算 20 次测试结果的平均值 X 和标准差 SD，$X+2SD$ 应不大于空白限值。

3.4 测试区间或线性范围

用接近 D-二聚体测试区间上限的高浓度样本和缓冲液稀释成至少 5 个稀释浓度（x_i），每个稀释浓度测试 3 次，分别求出测定结果的均值（y_i）。以稀释浓度（x_i）为自变量，以测定结果均值（y_i）为因变量求出线性回归方程。按公式（4）计算线性回归的相关系数（r）。所得结果应符合 2.4 的要求。

$$r = \frac{\sum \left[(x_i - \bar{x})(y_i - \bar{y}) \right]}{\sum (x_i - \bar{x}) \sum (y_i - \bar{y})} \tag{4}$$

将稀释浓度 x_i 代入线性回归方程，计算 y_i 测试均值与相应估计值的相对偏差。

3.5 重复性

在重复性条件下，用正常质控血浆和异常质控血浆分别重复测试 10 次，并计算测量值的平均值（$\bar{x}$）和标准差（SD）。按公式（5）计算变异系数（CV）。所得结果应符合 2.5 的要求。

$$CV = SD/\bar{x} \times 100\% \tag{5}$$

式中：

CV—变异系数；

SD—标准差；

$\bar{x}$—测量值得平均值。

3.6 批间差

用正常质控血浆和异常质控血浆分别测试 3 个不同批号的试剂，每个批号测试 10 次，计算两个水平测量值的平均值（$\bar{x}$）和标准差（SD）。按公式（3）计算变异系数（CV）。所得结果应符合 2.4.2 的要求。

3.7 准确度

方法见（四）分析性能评估资料部分，结果符合 2.7 的要求。

3.8 稳定性

取到效期后一定时间内的产品，按照空白限、线性、重复性、准确性检测方法进行检测，应符合 2.8 的要求。

如注册单元中包含校准品或质控品，其性能指标的检验方法应在技术要求中予以描述。应当包括准确度、均匀性、开瓶/复溶稳定性的检验方法的详细描述。

（九）产品注册检验报告

根据《体外诊断试剂注册管理办法》（国家食品药品监督管理总局令第 5 号）要求，首次申请注册的第二类产品应该在具有相应医疗器械检验资质和承检范围的医疗器械检测机构进行注册检测。承接注册检测的机构在出具检测报告的同时，应出具相应的检测预评价表，预评价表在提交注册资料时应随注册检测资料时一并提交。

（十）产品说明书

产品说明书承载了产品预期用途、试验方法、检测结果解释以及注意事项等重要信息，是指导实验室工作人员正确操作、临床医生针对检验结果给出合理医学解释的重要依据。因此，产品说明书是体外诊断试剂注册申报最重要的文件之一。

在符合《医疗器械说明书和标签管理规定》（国家食品药品监督管理总局令第 6 号）的第十条、第十一条前提下，结合《关于发布体外诊断试剂说明书编写指导原则的通告》（国家食品药品监督管理总局通告 2014 年第 17 号）的要求，以申报产品为基础，以研究结果为依据，对D-二聚体测定试剂说明书的重点内容进行详细说明，以指导注册申报人员更合理地完成说明书编制。

1.【产品名称】

试剂名称由三部分组成：被测物名称、用途、方法或原理。例如：D-二聚体测定试剂盒（免疫比浊法）。名称中不应当出现定性/定量等内容。

2.【包装规格】

2.1 应与产品技术要求包装规格一致。

2.2 应能清晰地描述出试剂的构成，不得出现试剂盒的组成成分与包装规格中描述不一致的情况。

2.3 应注明可测试的样本数或装量，如××测试/盒、××ml。

2.4 如不同包装规格有与之特定对应的机型，则应同时明确适用机型。

3.【预期用途】

3.1 第一段说明试剂盒用于体外定量测定血浆中D-二聚体的含量。

3.2 第二段应强调临床适应证（可使用不同的描述方式）：①D-二聚体是在交联纤维蛋白降解中的一个特征性产物，在深静脉血栓、肺栓塞、弥散性血管内凝血、重症肝炎等疾病中升高。②可作为溶栓治疗的有效观察指标。③陈旧性血栓患者并不升高。

4.【检验原理】

应详细阐明试剂的工作原理，D-二聚体测定采用胶乳免疫比浊法原理：样本中的D-二聚体与抗人D-二聚体单克隆抗体胶乳增强颗粒发生抗原抗体反应，产生凝集以致浊度上升。在一定波长下，通过测试浊度引起光散射或透射的改变而求出样本中D-二聚体的含量。

5.【主要组成成分】

5.1 说明试剂盒包含组分的名称信息，如果对于正确的操作或使用者理解其用途很重要，应详细说明。对于多组分试剂盒，明确说明不同批号试剂盒中各组分是否可以互换。

5.2 如注册单元含校准品或质控品也应对主要组成成分及生物学来源进行相应说明，校准品需注明其定值及溯源性。溯源性应写明溯源的最高级别，包括标准物质或参考物的发布单位及编号。

如：校准品为D-二聚体冻干品，校准品具有批特异性，每批定值，定值见瓶签标示，量值可溯源至公司内部参考物质。

质控品需注明靶值范围，如靶值范围为批特异，可注明批特异，并附单独的靶值单。

6.【储存条件及有效期】

6.1 对试剂盒的效期稳定性、开瓶稳定性等信息做详细介绍，包括环境温度、避光条件等。如注册单元含校准品或质控品且其形态为干粉（包含试剂为冻干粉状态），则应对复溶后的储存条件、稳定性做详细介绍。如试剂需要配制，则应对配制后的试剂的储存条件、稳定性做详细介绍。

6.2 保存温度不应有模糊表述，如"常温"、"室温"，应直接以℃为单位。小于3个月的稳定期限应以日或小时为单位，大于或等于3个月的稳定期限应以月为单位。

6.3 如试剂盒各组分的稳定性不一致，则应对各组分的储存条件和有效期分别进行描述。

6.4 对于可以冷冻的试剂应注明冻融次数限制。

6.5 增加"生产日期、使用期限或者失效日期：见标签"的字样。

7.【适用机型】

注明所适用的仪器类型，应细化到型号。如需要可提供与仪器有关的信息以指导用户操作。

写明具体型号，避免"系列"。

8.【样本要求】

应在以下几方面进行说明：

8.1 适用的样本类型。

8.2 在样本收集过程中的特别注意事项。

8.3 为保证样本各组分稳定所必需的抗凝剂或保护剂等。

8.4 已知的干扰物。

8.5 能够保证样本稳定的储存、处理和运输方法。

9.【检验方法】

详细说明试验操作的各个步骤，包括：

9.1 试剂配制：各试剂组分的稀释、混合及其他必要的程序。

9.2 应满足的试验条件：如pH、温度、时间、仪器波长等以及试验过程中的注意事项。

9.3 校准程序（如有）：应说明校准品的使用方法、注意事项、推荐的校准周期，以及何种情况须重新校准。

9.4 质量控制程序：应说明质控品的使用方法、注意事项、对质控结果的必要解释以及推荐的质控周期等。

9.5 试验结果的计算或读取，包括对每个系数及对每个计算步骤的解释。如果可能，应举例说明。

10.【参考区间】

简要说明阳性判断值或者参考区间的确定方法。

建议注明以下字样"由于地理、人种、性别及年龄等差异，建议各实验室建立自己的参考值（范围）"。

D-二聚体参考区间的确定对于静脉血栓形成的排除诊断至关重要。应以可获得深静脉血栓形成诊断最佳敏感性或阴性预测值作为临床值的判断指标。

11.【检验结果的解释】

应根据其临床意义对可能出现的结果进行合理的解释。

说明试剂盒的检测结果仅供临床参考，对患者的临床诊治应结合其症状/体征、病史、其他实验室检查等情况综合考虑。

说明在何种情况下应对样本进行重复测试，以及在重复测试时需要采取的样本处理方式。

由于不同试剂所检测的抗原决定簇的差异导致结果不具可比性。

强调当检测结果超过线性范围时是否适用稀释检测的

处理方式。如不适用，应说明。如适用，说明最大稀释倍数，并提供获得最大稀释倍数的研究资料。

D-二聚体是继发性纤溶亢进诊断的重要依据，是机体活动性血栓形成的特异性分子标志物。其报告的两种形式DDU 和 FEU 之间不能转换。

D-D 阴性患者（假阴性），仍有极少数患者伴静脉血栓，其原因是：①血栓体积很小、远端小血栓；②放射线、超声检查出现假阳性；③临床表现与标本采集时间相隔太长；④纤溶活性降低。

孕妇 D-D 值随着妊娠期的发展逐渐升高，可高至基础值的 3~4 倍，故结果判断时尤其引起注意。妊娠期发生 VTE，可干扰 D-D 排除 VTE 的有效性。若 D-D 结果阴性，仍有排除 VTE 的价值。

D-D 检测对抗凝治疗的监测：抗凝治疗过程中（3~6个月），D-D 值逐渐减低。若停用抗凝剂，D-D 值水平正常则对复发 VTE 有较高的阴性预测值（NPV），所以 D-D 检测对监测抗凝治疗有指导意义。

12. 【检验方法的局限性】

明确常见干扰物质对检测结果的影响，企业可根据自身情况对特殊干扰物进行说明，并注明可接受的最高限值，不应使用模糊的描述方式。不建议使用存在明显干扰物如乳糜、黄疸等样本。

试剂盒的检测结果仅供临床参考，不能单独作为确诊或排除病例的依据，为达到诊断目的，此检测结果要与临床检查、病史和其他的检查结果结合适用。

13. 【产品性能指标】

13.1 阴性预测率

用于静脉血栓排除时，结合临床诊断的验前概率进行 D-二聚体定量检测，其阴性预测率应不低于 97%。

13.2 测试区间或线性

在测试区间内，线性相关系数 r 大于 0.980；

测试区间至少涵盖生产企业提供的用于排除静脉血栓临界值的 1/2~4 倍的临床样本测定值。

如对线性范围内的偏差进行分段评估，说明线性分界点及分界点两侧象限各自的偏差评价方式及偏差允许范围。

13.3 重复性

用正常质控血浆重复测试所得结果的变异系数（CV）应不大于 15%，用高值质控异常血浆重复测试所得结果的变异系数（CV）应不大于 10%。

13.4 批间差

用质控血浆重复测试不同批号试剂盒，正常血浆重复测试所得结果的变异系数（CV）应不大于 15%，用高值质控异常血浆重复测试所得结果的变异系数（CV）应不大于 15%。

13.5 准确度以相对偏差、回收率或比对实验结果的相关系数、斜率及偏差表示。

14. 【注意事项】

14.1 应明确"本品仅用于体外诊断"。

14.2 如该产品含有人源或动物源性物质，应给出具有潜在感染性的警告。

说明不同分析系统间的检测结果可能存在的差异。

说明对所有样本和反应废弃物都应视为传染源对待。

14.3 说明检测过程中应严格按照说明书提供的操作步骤及相关实验室规范要求进行操作，否则可能对结果造成的影响。

14.4 说明样本处理后放置时间对检测结果的影响。

14.5 说明质控检测结果对临床检测结果的重要性。

14.6 其他需要说明的注意事项。

15. 【标识的解释】

如有图形或符号，请解释其代表的意义。可参考相关标准：YY/T 0466.1—2016。

16. 【参考文献】

注明引用参考文献，其书写应清楚、易查询且格式规范统一，符合相关标准要求。

17. 【基本信息】

17.1 境内体外诊断试剂

17.1.1 注册人与生产企业为同一企业的，按以下格式标注基本信息：注册人/生产企业名称，住所，联系方式，售后服务单位名称，联系方式，生产地址，生产许可证编号。

17.1.2 委托生产的按照以下格式标注基本信息：注册人名称，住所，联系方式，售后服务单位名称，联系方式，受托企业的名称，住所，生产地址，生产许可证编号。

17.2 进口体外诊断试剂

按照以下格式标注基本信息：注册人/生产企业名称，住所，生产地址，联系方式，售后服务单位名称，联系方式，代理人的名称，住所，联系方式。

18. 【医疗器械注册证编号/产品技术要求编号】

应当写明医疗器械注册证编号/产品技术要求编号。

19. 【说明书核准日期及修改日期】

应注明该产品说明书的核准日期。如曾进行过说明书的变更申请，还应该同时注明说明书的修改日期。

三、审查关注点

（一）关注检验报告中检测结果的报告方式，D-二聚体的结果报告方式分为两种：FEU—纤维蛋白原当量单位和 DDU—D-二聚体单位。应直接采用生产企业提供的单位，不应进行两个单位的转换。

（二）关注产品技术要求及说明书中性能指标的确定，由于适用机型不同，试剂性能指标等方面存在差异，审查时予以关注。如适用机型包含全自动生化分析仪，则需要根据 GB/T 26124—2011《临床化学体外诊断试剂（盒）》、YY/T 1255—2015《免疫比浊法检测试剂（盒）（透射法）》增加分析灵敏度、准确度等性能指标。如仅适用凝血分析仪，可依据 YY/T 1240—2014《D-二聚体定量检测试剂（盒）》考核性能指标。

（三）关注临床试验所采用的样本类型、样本量及临床研究单位的选择、对比试剂的选择、统计方法及研究结果、临床方案及报告撰写的格式等是否符合《体外诊断试剂临床试验技术指导原则》（国家食品药品监督管理总局通告2014 年第 16 号）. 对相关内容的规定。

（四）由于阴性预测率属于临床性能指标，注册检测过程存在一定的难度，因此本指导原则不推荐在注册检测中验证，可在临床评价中进行。如注册人未在产品技术要求中对该指标进行描述或给出指标，则应关注其临床研究报告。另外此指标需在说明书中进行描述。

（五）说明书中预期用途、储存条件及有效期、检验方法、参考区间、产品性能指标、抗干扰能力等描述应分别与临床评价资料、稳定性研究资料、主要生产工艺和反应体系研究资料、参考范围研究资料、分析性能评估资料的研究结论相一致。

四、编写单位

吉林省食品药品监督管理局。

81 脑利钠肽／氨基末端脑利钠肽前体检测试剂注册技术审评指导原则

（脑利钠肽／氨基末端脑利钠肽前体检测试剂注册技术审查指导原则）

本指导原则旨在指导注册申请人对脑利钠肽／氨基末端脑利钠肽前体检测试剂注册申报资料的准备及撰写，同时也为技术审评部门对注册申报资料的技术审评提供参考。

本指导原则是对脑利钠肽／氨基末端脑利钠肽前体检测试剂的一般要求，申请人应依据产品的具体特性确定其中内容是否适用，若不适用，需具体阐述理由及相应的科学依据，并依据产品的具体特性对注册申报资料的内容进行充实和细化。

本指导原则是供申请人和审查人员使用的指导文件，不涉及注册审批等行政事项，亦不作为法规强制执行，如有能够满足法规要求的其他方法，也可以采用，但应提供详细的研究资料和验证资料。应在遵循相关法规的前提下使用本指导原则。

本指导原则是在现行法规、标准体系及当前认知水平下制定的，随着法规、标准体系的不断完善和科学技术的不断发展，本指导原则相关内容也将适时进行调整。

一、适用范围

脑利钠肽检测试剂是指利用抗原抗体反应的免疫学方法对人血浆、全血中的脑利钠肽（BNP）进行体外定量检测的试剂。

氨基末端脑利钠肽前体检测试剂是指利用抗原抗体反应的免疫学方法对人血浆、全血、血清中的氨基末端脑利钠肽前体（NT-proBNP）进行体外定量检测的试剂。

本指导原则适用于以酶标记、（电）化学发光标记、（时间分辨）荧光标记等标记方法，以微孔板、管、磁颗粒、微珠和塑料珠等为载体的定量检测 BNP/NT-proBNP 的免疫分析试剂，不适用于以各类胶体金标记的检测试纸和以^{125}I 等放射性同位素标记的各类放射免疫或免疫放射试剂。

根据《体外诊断试剂注册管理办法》（国家食品药品监督管理总局令第 5 号）、《体外诊断试剂注册管理办法修正案》（国家食品药品监督管理总局令第 30 号）和《食品药品监管总局关于印发体外诊断试剂分类子目录的通知》（食药监械管〔2013〕242 号），脑利钠肽／氨基末端脑利钠肽前体检测试剂管理类别为Ⅱ类，分类编码为 6840。

二、注册申报资料要求

（一）综述资料

脑利钠肽（BNP）是一种与心房钠尿肽（ANP）功能类似的神经激素类物质，具有促尿排钠并抑制交感神经活性的作用，与心房钠尿肽组织在学分布及氨基酸组成等方面却存在着较大差异，故被作为另一种物质，命名为 BNP。

一系列研究发现：人体内的 BNP 是由 BNP 氨基酸前体蛋白（proBNP）的 C 端裂解得到，而其 N 端则裂解形成仅有 76 个氨基酸的 NT-proBNP 即氨基末端脑利钠肽前体。

BNP 及 NT-proBNP 的基因差异很大，主要表现在两者在体内的清除途径、半衰期等存在明显的差异。

BNP 及 NT-proBNP 在体内主要通过肝肾清除。BNP 的消除主要通过三种方式：一是与利钠肽受体 C 在受体介导下相互结合后被清除；二是被中性肽链内切酶切割而清除；三是通过被动排泄被体内的肾脏排泄清除。而相对于 BNP 来说 NT-proBNP 在体内并无上述前两种主动清除机制，仅能被限制在高血流量的器官内，通过肾小球滤过的形式被动清除，因此在体内存留时间更长，更易于检测。

BNP 及 NT-proBNP 生物活性也不同。BNP 因具有一个特征性的氨基酸环，具有重要的生物活性，但在体内的半衰期较短，仅有 18～22 分钟；而 NT-proBNP 为直线形结构，无生物活性，在体内半衰期较长，约 120 分钟，且存在量不受体位及日常活动等因素的影响，含量稳定。

由于 BNP 和 NT-proBNP 主要是由左心室心肌细胞合成，在体内等摩尔数产生后分泌进入血液，两者都可以作为一种有效的心衰标志物，可单独地预示心室压力增高状况，对于充血性心力衰竭及其引发的呼吸困难并发症，原发性高血压及其评价左心室功能障碍等心血管相关疾病的辅助诊断及治疗评估监测具有重要价值。

综述资料主要包括产品预期用途、产品描述、有关生物安全性的说明、产品主要研究结果的总结和评价以及同类产品上市情况介绍等内容，其中同类产品上市情况介绍部分应着重从方法学、检出限、线性范围、准确度、参考区间及临床适用范围等方面写明拟申报产品与目前市场上已获批准的同类产品之间的主要区别。综述资料作为注册申报资料的重要组分之一，其内容应符合《体外诊断试剂注册管理办法》（国家食品药品监督管理总局令第5号）和《关于公布体外诊断试剂注册申报资料要求和批准证明文件格式的公告》（国家食品药品监督管理总局公告2014年第44号）的相关要求。

申请人提交的材料应至少包含以下几方面内容：

1. 脑利钠肽/氨基末端脑利钠肽前体的生物学特征、结构与功能、在体内正常和病理状态下的代谢途径和存在形式。

2. 脑利钠肽/氨基末端脑利钠肽前体检测所适用的疾病情况、脑利钠肽与心功能分级的相关情况。

（二）主要原材料研究资料（如需要提供）

应提供主要原材料如抗体、标记物、固相载体、校准品、质控品（如适用）等的选择、制备及其质量标准等的研究资料。如主要原材料为企业自己生产，其生产工艺应稳定；如主要原材料源于外购，应提供的资料包括：选择该原材料的依据及筛选试验资料、供货方提供的质量标准、出厂检验报告，以及该原材料到货后的质量检验资料。

主要原材料的研究资料具体要求如下：

1. 脑利钠肽/氨基末端脑利钠肽前体检测试剂主要原材料的研究资料应包括以下内容：

NT-proBNP单克隆抗体的分析研究应包括：抗体纯度、抗体特异性等内容。

BNP单克隆抗体的分析研究应包括：抗体纯度、抗体特异性等内容。且由于BNP分子量约3.5kDa，蛋白分子较小，是半抗原，没有免疫原性，不能直接免疫小鼠制备抗体，在制备该抗体时应充分考虑以上问题。

2. 校准品和质控品（如有）的原料选择、制备、定值过程及试验资料，校准品的溯源性文件。

3. 申请人应根据GB/T 21415—2008/ISO 17511：2003《体外诊断医疗器械生物样品中量的测量 校准品和控制物质赋值的计量学溯源性》提供所用校准品的来源、赋值过程和相应指标，以及不确定度等内容。明确校准品的质量标准并提供校准品的溯源性文件。

（三）主要生产工艺及反应体系的研究资料（如需要提供）

应包括以下内容（以下内容可根据具体的方法学特点进行编写）：

1. 主要生产工艺介绍，可以流程图方式表示，并标明关键工艺质控步骤，简要说明主要生产工艺的确定依据。

2. 产品反应原理介绍。

3. 抗体包被工艺研究：申请人应考虑如包被缓冲液种类及添加量、浓度、包被时间、干燥温度及时间（如适用）等指标对产品性能的影响，通过试验确定上述指标的最佳组合。

4. 反应条件确定：申请人应考虑反应模式、反应时间、反应温度、洗涤次数（如适用）等条件对产品性能的影响，通过试验确定上述条件的最佳组合。

5. 不同适用机型的反应条件如果有差异应分别详述。

6. 体系中样本及试剂的加样方式及添加量确定：申请人应考虑样本加样方式、加样量以及试剂添加顺序、添加量对产品检测结果的影响，通过实验确定最佳的样本及试剂的添加方式和添加量。如样本需采取稀释或其他必要的方法进行处理后方可用于最终检测，申请人还应对可用于样本稀释的基质或处理方法进行研究（如适用），通过试验确定样本稀释基质或处理方法。确定反应所需其他试剂用量（标准品、标记物、底物等）的研究资料。

7. 固相载体、信号放大系统、显色（发光）系统、酶作用底物等的介绍及研究资料。

（四）分析性能评估资料

申请人应提交产品研制阶段对试剂进行的所有性能验证的研究资料，对于每项分析性能的评价都应包括具体研究方法、可接受标准、试验数据、统计分析等详细资料。有关分析性能验证的背景信息也应在申报资料中有所体现，包括实验地点、适用仪器、试剂规格、批号、样本来源等。建议选择多批产品对以下分析性能进行研究，性能评估时应将试剂和所选用的校准品、质控品作为一个整体进行评价，评估整个系统的性能是否符合要求。具体研究方法建议参照相关国际或国内有关体外诊断产品性能评估的文件进行。

1. 检出限

检出限的确定方法可参考国际或国内有关体外诊断产品性能评估的文件，申请人应提供空白限的确定方法。

检出限验证方法：

对5份浓度近似空白限（LOD）的低值样本进行检测，每份样本检测5次，对检测结果按照大小进行排序，符合如下条件，即可认为所提供的空白限和检出限的设置基本合理。

1.1 低于所提供的空白限数值的检测结果的数量应小于等于3个；

1.2 适用时，无高于所提供的参考区间下限的检测结果。

2. 准确度

对测量准确度的评价方法依次包括：相对偏差、比对试验、回收试验等方法，因该项目目前尚无相应的国家（国际）标准品，建议申请人优先采用回收试验的方法，申请人也可根据实际情况选择其他合理方法进行研究。

2.1 相对偏差

2.1.1 用可用于评价常规方法的有证参考物质（CRM）或其他公认的参考物质作为样本进行检测，根据申请人提供的试剂盒线性区间，将能用于评价常规方法的参考物质作为样本，合理设置 2~3 个浓度，按照待测试剂盒说明书的步骤进行检测，每个样本重复测定 3 次，测试结果记为 (X_i)，按公式（1）分别计算相对偏差 (B_i)，如果 3 次结果都符合要求，即判为合格。如果大于等于 2 次的结果不符合，即判为不合格。如果有 1 次结果不符合要求，则应重新连续测试 20 次，并分别按照公式（1）计算相对偏差，如果大于等于 19 次测试的结果符合要求，即判为合格。

$$B_i = (X_i - T)/T \times 100\% \tag{1}$$

式中：

B_i—相对偏差；

X_i—测量浓度；

T—标定浓度。

2.1.2 企业参考品测试

由申请人提供企业参考品，按照常规样本进行检测，每份样本测定 3 次，测试结果记为 (X_i)，按公式（1）分别计算相对偏差 (B_i)。

2.2 比对试验

取不少于 40 个合理分布在线性区间内不同浓度的人体样本，与指定的分析系统进行比对试验。每个样本按待测试剂盒及选定分析系统的要求分别进行检测，每个样本测定 1 遍，用线性回归方法对两组结果进行线性拟合，得到线性回归方程的相关系数 (r) 和斜率。计算各个样本的待测试剂盒测定值与对照系统测定值的绝对偏差或相对偏差。

注：如样本不稳定，一份样本宜在两个系统同时进行检测。

2.3 回收实验

选择合适浓度的常规检测样本，分为体积相同的 3~4 份。在其中 2~3 份样本中加入不同浓度相同体积的待测物标准液或纯品制备待回收分析样本，加入体积小于原体积的 10%，制成 2~3 个不同加入浓度的待回收分析样本，计算加入的待测物的浓度。在另一份样本中加入同样体积的无待测物的溶剂，制成基础样本。用待评价系统分别重复测定待回收分析样本和基础样本 3 次，计算回收率。

2.3.1 加入浓度$_n$ = 标准液浓度$_n$ × [标准液加入体积/（样本体积 + 标准液体积）]

2.3.2 计算回收率

$$回收率_n = \frac{测定待回收分析样本浓度均值_n - 测定基础样本浓度均值_n}{加入浓度_n} \times 100\%$$

2.3.3 计算平均回收率

$$平均回收率 = \frac{（回收率_1 + 回收率_2 + \cdots + 回收率_n）}{n} \times 100\%$$

2.3.4 计算每个样本回收率与平均回收率的差值

$$每个样本回收率与平均回收率的差值 = 回收率_n - 平均回收率$$

如差值超过 ±10%，应查找原因并纠正，重新进行评估。

2.3.5 计算比例系统误差

$$比例系统误差 = |100\% - 平均回收率|$$

2.3.6 结果评估

结果应满足预期值，同时满足临床需求。

2.3.7 回收试验注意事项

2.3.7.1 加入的待测物标准液体积一般在样本体积的 10% 以内，如果高浓度的待测物标准液不易得到，加入体积亦不得超过原样本体积的 20%。

加入的待测物标准液体积量不应影响样本基质；并且保证在加样过程中的取样准确度。

2.3.7.2 加入的溶剂应不影响对待测物的测定。

2.3.7.3 保证总浓度在系统分析测量范围内，尽量使加入标准液后样本中的被测物浓度达到医学决定水平。

2.3.7.4 因待测物标准液溶液加入体积不到 10%，为保证得到不同浓度的待回收分析样本，标准液的浓度应该足够高。

3. 线性范围

线性范围的建立方法可参考国际国内有关体外诊断产品性能评估的文件进行，建立方法简述如下：

建立试剂线性范围所用的样本基质应尽可能与临床实际检测的样本相似，理想的样本为分析物浓度接近预期测定上限的混合样本，且应充分考虑多倍稀释对样本基质的影响。建立一种定量测定方法的线性范围时，需在预期测定范围内选择 7~11 个浓度水平，每个浓度水平重复测定 2~4 次。如申请人希望有更多的测量点（比预期的线性范围宽 20%~30%），这样能检测到"拐点"，然后依据实验结果逐渐减少数据点直至表现出线性关系，可发现最宽的线性范围。

验证线性范围时可选择 5~7 个浓度水平，将接近线性区间上限的高值样本按一定比例稀释为至少 5 个浓度，其中低值浓度的样本须接近线性区间的下限。对每一浓度的样本至少重复测定 2 次，计算其平均值，将测定浓度的平均值与理论浓度或稀释比例用最小二乘法进行直线拟合，并计算线性相关系数 r。

4. 精密度

精密度的评价方法可根据不同产品特征或申请人的研究习惯进行，但必须保证研究的科学合理性，具体实验方法可以参考国际或国内有关体外诊断产品性能评估的文件进行。申请人应对每项精密度指标的评价标准做出合理要求，如标准差或变异系数的范围等。

针对本类产品的精密度评价主要包括以下要求：

4.1 质控品的选取：精密度的评估应使用 2~3 个浓度水平的质控品进行测定，质控品浓度包括医学决定水平（Cut-off 值）附近的浓度值和中高浓度值。

4.2 批内不精密度：用同一批号试剂盒，对不同浓度的质控品分别重复测定 10 次，计算 10 次测定结果的平均值（$\overline{X}$）和标准差（S），根据公式（2）得出变异系数（CV）。

$$CV = S/\overline{X} \times 100\% \qquad (2)$$

式中：

CV—变异系数；

S—10 次测量结果的标准差；

$\overline{X}$— 10 次测量结果的平均值。

批间不精密度：用三个不同批号试剂盒，对不同浓度的质控品分别重复测定 10 次，计算每个浓度样本 30 次测量结果的平均值（$\overline{X}$）和标准差（S），根据公式（3）得出变异系数（CV）。

$$CV = S/\overline{X} \times 100\% \qquad (3)$$

式中：

CV—变异系数；

S—30 次测量结果的标准差；

$\overline{X}$— 30 次测量结果的平均值。

注：可参考国际或国内有关体外诊断产品性能评估的文件相关要求选取适宜的方法进行试验。

5. 分析特异性

5.1 交叉反应

易产生交叉反应的其他抗原、抗体等的验证情况，应至少包括结构类似物 ANP、CNP、血管紧张素、肾上腺素作为脑利钠肽（BNP）/氨基末端脑利钠肽前体（NT-proBNP）检测试剂交叉反应验证的物质。交叉反应验证物质的浓度分布应覆盖人体生理及病理状态下可能出现的物质浓度。

5.2 干扰物质

潜在的干扰物质主要包括（以下结果应量化表示，禁用轻度、严重的模糊表述）：

5.2.1 内源性干扰

应明确已知干扰因素对测定结果的影响：可采用回收实验（如适用）对不同浓度的血红蛋白、胆红素、甘油三酯、类风湿因子、嗜异性抗体对检测结果的影响进行评价，干扰物浓度的分布应覆盖人体生理及病理状态下可能出现的物质浓度，待评价的 BNP/NT-proBNP 样本浓度至少应包含生理、病理 2 个水平，选取线性范围内有临床代表性意义的浓度。

5.2.2 样本添加剂的干扰

如果试剂盒适用样本类型包括血浆/全血样本，应对各种适用抗凝剂进行检测，如 EDTA、枸橼酸钠、肝素等。方法为对脑利钠肽（BNP）/氨基末端脑利钠肽前体（NT-proBNP）检测试剂检测阴性、弱阳性（临界浓度）的临床或模拟添加样本分别进行验证，样本量选择应体现一定的统计学意义，说明样本的制备方法及干扰实验的评价标准，确定可接受的干扰物质极限浓度。

5.2.3 处方及非处方药的干扰

所选取的药物可包含治疗心衰的常用药，如：利尿剂、血管紧张素转换酶抑制剂（ACEI）/血管紧张素 II 受体拮抗剂（ARB）、β 受体阻滞剂、醛固酮受体拮抗剂和血管紧张素受体脑啡肽酶抑制剂（ARNi）。药物干扰的研究可根据需要由申请人选择何种药物进行研究，药物浓度应结合临床实际用药情况。

6. 校准品及质控品（如适用）

参照 GB/T 21415—2008《体外诊断医疗器械生物样品中量的测量校准品和控制物质赋值的计量学溯源性》的要求，提供企业（工作）校准品及试剂盒配套校准品的溯源、赋值过程以及测量不确定度相关资料，提供质控品赋值及其靶值范围确定的相关资料。同时，应对校准品、质控品的赋值结果的瓶内均匀性、瓶间均匀性以及其赋值结果的准确度进行评价。如校准品或质控品的基质不同于临床常用样本类型，还应提交基质效应的相关研究资料。

7. 钩状（Hook）效应（如适用）：说明不会产生 Hook 效应的浓度上限或相关研究，如需稀释，应注明对稀释液的要求、最佳或最大稀释比例。每个浓度重复 3 份，对钩状效应进行合理的验证。建议在产品说明书上明示对钩状效应的研究结果。

8. 其他需注意问题

对于适用多个机型的产品，应提供产品说明书【适用仪器】项中所列的所有型号仪器的性能评估资料。如产品涉及不同包装规格，则需要提供每个包装规格在不同型号仪器上的评估资料；如不同的包装规格产品间存在性能差异，需要提交采用每个包装规格产品进行的上述项目评估的试验资料及总结。如不同包装规格之间不存在性能差异，需要提交包装规格之间不存在性能差异的详细说明，具体说明不同包装规格之间的差别及可能产生的影响。

试剂盒的测试样本类型如包括血清和血浆样本，则应对二者进行相关性研究以确认二者检测结果是否完全一致或存在某种相关性（如系数关系）。试剂盒的测试样本类型如包括血浆和全血样本，则应对二者进行相关性研究以确认二者检测结果是否完全一致或存在某种相关性（如系数关系）。

（五）参考区间确定资料

应提交建立参考区间所采用样本来源及详细的试验资料。应明确参考人群的筛选标准，研究各组（如性别、年龄等）例数应符合统计学要求。建议参考国际或国内有关体外诊断产品参考区间确定的文件。

若引用 BNP/NT-proBNP 临床应用的专家共识或其他针对中国人群参考区间研究的相关文献，应明确说明出处，并进行验证。验证样本应不少于 120 例，样本来源应至少考虑不同年龄、性别因素，尽可能考虑样本来源的多样性、代表性。研究结果应在说明书【参考区间】项中进行相应说明。

BNP 在人体内的半衰期为 22 分钟，体外室温下稳定性为 2~8 小时，而 NT-proBNP 在人体内的半衰期为 120 分钟，体外室温下稳定性为大于 72 小时。在研究过程中应根据以上两种物质特点，对分析前应考虑的两个因素予以考虑，即生物学因素和方法学因素。生物学因素包括代谢和血流动力学，方法学因素包括样本收集和处置等。

（六）稳定性研究资料

稳定性研究资料主要涉及两部分内容，申报试剂的稳定性和适用样本的稳定性研究。

试剂的稳定性主要包括实时稳定性研究，以及试剂开瓶稳定性（如适用）、复溶稳定性（如适用）、运输稳定性及冻融次数限制（如适用）等研究，申请人可根据实际需要选择合理的稳定性研究方案。稳定性研究资料应包括研究方法的确定依据、具体的实施方案、详细的研究数据以及结论。对于实时稳定性研究，应提供至少三批样品在实际储存条件下保存至成品有效期后的研究资料。

适用样本的稳定性主要包括室温（10～30℃）保存、冷藏（2～8℃）和冷冻（－20℃）条件下的有效性验证，可以在合理的温度范围内选择温度点（温度范围），每间隔一定的时间段对储存样本进行稳定性验证，从而确认不同类型样本的保存稳定性。适于冷冻保存的样本还应对冻融次数进行评价。

由于各企业的原料选择、工艺过程的不同，BNP 在体外室温稳定性也不尽相同，应提交相关研究资料。

试剂稳定性和样本稳定性两部分内容的研究结果应在说明书【储存条件及有效期】和【样本要求】两项中分别进行详细说明。

（七）临床评价资料

此项目已经列入《关于新修订免于进行临床试验医疗器械目录的通告》（国家药品监督管理局通告 2018 年第 94 号）中免于进行临床试验的体外诊断试剂目录。根据体外诊断试剂临床评价的相关要求，申请人可按照《免于进行临床试验的体外诊断试剂临床评价资料基本要求（试行）》（国家食品药品监督管理总局通告 2017 年第 179 号）要求进行临床评价。如无法按要求进行临床评价，应进行临床试验。

1. 临床评价途径

临床评价的开展、临床评估方案的制定以及临床评价报告的撰写等均应符合相关法规及《免于进行临床试验的体外诊断试剂临床评价资料基本要求（试行）》（国家食品药品监督管理总局通告 2017 年第 179 号）的要求。下面仅对临床评价中的基本问题进行阐述。

1.1 临床评价途径的选择

申请人应当根据申报产品的具体情况建立适应的评价方法，充分考虑产品的预期用途，开展具有针对性的评价研究，可以选择以下两种评价途径之一。

1.1.1 与境内已上市同类产品进行比较研究试验，证明两者具有等效性。应选择目前临床普遍认为质量较好的产品作为对比试剂，同时应充分了解对比试剂的技术信息，包括方法学、临床预期用途、主要性能指标、校准品的溯源情况、推荐的参考区间等。应尽量选择方法学相同，线性范围、精密度、参考区间等性能接近的同类产品作为对比试剂，如方法学不同，则应首选方法学性能较高的对比试剂进行试验。应提供已上市产品的境内注册信息及说明书。

1.1.2 与参考方法进行比较研究试验，考察待评价试剂与参考方法的符合率/一致性。

1.2 检测地点的选择及要求

1.2.1 申请人可根据产品特点自行选择试验地点完成样本检测，检测地点的设施、试验设备、环境等应能够满足产品检测要求。

1.2.2 如选择与参考方法进行比较研究试验，应选择参考实验室进行研究，参考实验室应具有中国合格评定国家认可委员会（CNAS）认可的相关检测资质。

1.3 临床评估方案

申请人应在试验前，从流行病学、统计学、临床医学、检验医学等多方面考虑，设计科学合理的临床评估方案并遵照执行。

如选择与境内已上市同类产品进行比较研究试验途径，试验方案中还应明确两种试剂检测结果不一致的判定依据，以及结果不一致样本复核的方法。

1.4 试验方法

试验方法的建立可参考相关方法学比对的指导原则（如：《体外诊断试剂分析性能评估（准确度-方法学比对）技术审查指导原则》），并重点关注以下内容：

1.4.1 样本要求

1.4.1.1 选择涵盖预期用途和干扰因素的样本进行评价研究，充分考虑试验人群选择、疾病选择等内容，应考虑到年龄、性别的差异，尽量覆盖各类适用人群。样本应能够充分评价产品临床使用的安全性、有效性。

1.4.1.2 样本含量应采用合理的统计学方法进行计算，应符合统计学要求。样本浓度应覆盖待评价试剂检测范围，尽可能均匀分布。

可选择总样本量不少于 40 例并分别采用待评价试剂和对比试剂/参考方法进行双份测定的方式，其中参考区间以外样本应不少于 50%，亦可选择总样本量不少于 100 例并分别采用待评价试剂和对比试剂/参考方法进行单次测定的方式。样本的测定值应在测量范围内。

试验前应设定临床评价性能指标的可接受标准，如果比较研究试验结果无法达到预设标准，则应适当扩大样本量进行评价。

1.4.1.3 应注重医学决定水平量值附近样本的选择，并涵盖检测范围。因脑利钠肽（BNP）/氨基末端脑利钠肽前体（NT-proBNP）检测试剂产品受年龄、性别等多生理学因素的影响，建议进行分层统计，申请人应结合实际情况选择适当的样本量进行充分的临床评价。

1.4.1.4 应明确临床样本的采集要求。

应明确抗凝剂的要求、存贮条件、可否冻融、干扰物质的影响等要求及避免使用的样本。试验中，尽可能使用新鲜样本，避免贮存。如无法避免使用贮存样本时，注明贮存条件及时间，在数据分析时应考虑其影响。

BNP 检测项目应在其说明书声称的检测时间内完成检测。

1.4.1.5 评价用的样本类型应与注册申请保持一致。对于具有可比性的不同样本类型，如血清和血浆样本，血浆和全血样本可在分析性能评估中对样本适用性进行研究，或在临床评价中对每种样本类型分别进行符合统计学意义数量的评估。

1.4.2 试验要点

1.4.2.1 在试验操作的过程中应采用盲法。待评价试剂和对比试剂/参考方法应平行操作，整个试验应有内部质量控制。

1.4.2.2 建议本产品试验检测周期至少 5 天，以客观反映实际情况。

1.4.2.3 扩大样本量和延长试验时间将提高试验的可靠性，申请人应选择适当的样本量进行充分的临床评价。

1.4.3 数据收集和处理

1.4.3.1 应首先进行离群值观察，离群值的个数不得超过限值。若未超限，可删除离群值后进行分析；若超出限值，则需合理分析原因并考虑纠正措施，必要时重新收集样本进行分析。离群值分析和处理方法应有依据。

申请人应根据产品特点选择合适的统计学方法，建议进行相关性分析，给出相关系数，进行回归分析给出回归方程和试验数据的散点图，并对相关系数和回归方程的斜率进行显著性分析。结合试验数据的正/偏态分布情况，选择合理的统计学方法进行分析，统计结果应能证实待评价试剂相对于对比试剂/参考方法检测结果无明显偏差或偏差在允许误差范围内。另外，在临床评估方案中应明确统计检验假设。

具体数据分析方法如下：

用回归分析验证两种试剂结果的相关性，以 $y = a + bx$ 和 R^2 的形式给出回归分析的拟合方程，其中：y 是待评价试剂结果，x 是对比试剂结果，b 是方程斜率，a 是 y 轴截距，R^2 是决定系数，同时应给出 b 的 95%（或 99%）置信区间，定量值结果应无统计学差异。

建议给出待评价试剂对比试剂之间的差值（偏差）及比值（偏差）散点图。

如产品适用不同的具有可比性的样本类型，如选择在临床评价中对每种样本类型分别进行评估，则考虑到对不同样本类型的检测结果可能存在一定差异，故建议对不同样本类型分别进行统计分析，以对待评价试剂的临床性能进行综合分析。

1.5 临床评价报告

临床评价报告应对试验设计、试验实施情况和数据分析方法等进行清晰的描述。应至少包括如下内容：

1.5.1 基本信息，如产品名称、申请人名称及联系方式、试验时间及地点等。

1.5.2 试验设计，详细说明对比试剂/方法选择、样本入组和排除标准、样本量要求、设盲要求、统计分析方法的选择等内容。

1.5.3 试验实施情况，具体包括：

1.5.3.1 样本选择情况，包括例数、样本分布等。样本含量应详细说明计算方法及依据。

1.5.3.2 临床评价所用产品信息，如评价用试剂、对比试剂/方法、配合使用的其他试剂/仪器的产品名称、生产企业、规格/型号、批号等。

1.5.3.3 实验过程描述。

1.5.3.4 试验管理，包括参加人员、质量控制情况、数据管理、出现的问题及处理措施等。

1.5.3.5 数据分析及评价结果总结，根据确定的统计方法对检测数据进行统计分析，对产品的临床性能进行合理评价。

1.5.3.6 评价数据表

应以附件形式对入组的样本情况进行汇总描述，应至少包括以下内容：可溯源样本编号、样本基本信息、样本类型、评价用试剂和对比试剂/方法检测结果、样本临床背景信息或临床诊断信息（如适用）等。

1.5.3.7 评价报告应由申请人/代理人签章。

1.6 其他评价资料

除以上临床评价报告外，对拟申报产品临床性能进行评价的相关文献，可作为补充临床评价资料提交。应参照《医疗器械临床评价技术指导原则》的文献检索要求进行文献的检索、筛选和分析。

2. 临床试验途径

临床试验的开展、方案的制定以及报告的撰写等均应符合相关法规及《体外诊断试剂临床试验技术指导原则》的要求。

（八）产品风险分析资料

主要参考 YY/T 0316—2016《医疗器械 风险管理对医疗器械的应用》。风险管理活动要贯穿产品设计、生产、上市后使用及产品处理的整个生命周期。要体现申请人风险管理活动计划的完整性，尤其上市管理的风险分析与评价过程。对于上市前风险管理中尚未认知的风险，应在上市后开展信息收集，一旦发现异常及时进行风险评价，采取控制措施，更新风险管理文件。

脑利钠肽/氨基末端脑利钠肽前体检测试剂风险分析应参考 YY/T 0316—2016 行业标准相关要求，逐一进行回答，也可以用列表的方式列示。剩余风险分析时，一定要确认逐一采取风险控制措施后，是否会引入或造成更大的风险，只有新引入风险能转化为可接受风险，方能认为风险受控。脑利钠肽/氨基末端脑利钠肽前体检测试剂必须进行风险与受益分析，受益大于风险时方可接受。

提供脑利钠肽/氨基末端脑利钠肽前体检测试剂产品上市前风险管理报告，此报告旨在说明并承诺：

—风险管理计划已被正确地实施。

—综合剩余风险是可接受的。

—已有恰当方法获得与申请人申报的脑利钠肽/氨基末端脑利钠肽前体检测试剂产品相关和出厂后流通与临床应用的信息。

应随风险管理报告一并附上包括风险分析、风险评价、风险控制概述管理资料。至少应包括：

—产品安全特征清单。

—产品可预见危害及分析清单（说明危害、可预见事件序列、危害处境和可能发生的损害之间的关系）。

—风险评价、风险控制措施以及剩余风险评价汇报表。

对于风险分析和管理概述，应包括一份风险总结，以及如何将风险控制在可接受程度的内容。从预期用途、可能的使用错误、与安全性有关的特征、已知和可预见的危害等方面，对产品进行全面分析并阐述相应的防范措施。

1. 风险分析方法

1.1 在对风险的判定及分析中，要考虑合理的可预见的情况，包括：正常使用条件下和非正常使用条件下。

1.2 风险判定及分析应包括：对于患者的危害、对于操作者的危害和对于环境的危害。

1.3 风险形成的初始原因应包括：人为因素，产品组成成分的危害，原材料危害，综合危害，环境条件。

1.4 风险判定及分析考虑的问题包括：脑利钠肽/氨基末端脑利钠肽前体检测试剂原材料生物学危害；产品质量是否会导致使用中出现不正常结果；操作信息，包括警示性语言、注意事项以及使用方法的准确性；使用过程可能存在的危害等。

2. 风险分析清单

脑利钠肽/氨基末端脑利钠肽前体检测试剂产品的风险管理报告应符合 YY/T 0316—2016 的有关要求，审查要点包括：

2.1 产品定量分析是否准确（依据 YY/T 0316—2016 附录 C）；

2.2 危害分析是否全面（依据 YY/T 0316—2016 附录 H）；

2.3 风险可接收准则，降低风险的措施及采取措施后风险的可接收程度，是否有新的风险产生。

根据 YY/T 0316—2016 附录 H 对该产品已知或可预见的风险进行判定，脑利钠肽/氨基末端脑利钠肽前体检测试剂产品在进行风险分析时至少应包括对以下主要危害的风险分析，申请人还应根据自身产品特点确定其他危害。针对产品的各项风险，申请人应采取应对措施，确保风险降到可接受的程度。

表1　产品的主要危害（举例）

危害类型	可预见的事件及事件序列	危害处境	产生的后果或损坏	采取的措施
生物学危害	生物污染	产品中污染有病原微生物	微生物污染可引起产品的严重检测错误、可能导致操作人员感染	对生产过程中的过滤、分装等环节进行严格控制，严格按照各工序标准操作规程进行操作；对生物源材料病原微生物进行控制
	由于废物和（或）医疗器械处置的污染	不正确的废物处理	有可能造成污染环境	严格按照使用说明书中的规定进行操作
化学危害	毒性	皮肤直接接触产品	导致操作人员中毒	严格按照各工序标准操作规程及使用说明书中的规定进行操作
	降解	不正当的操作	降解可导致产品检测灵敏度降低	严格按照各工序标准操作规程进行操作
操作危害	不适当的标记	操作人员的错误操作	可引起检测错误	严格按照使用说明书中的规定进行操作
	不适当的操作说明	说明书的不精确描述	可引起检测错误	严格按照使用说明书中的规定进行操作
	由不熟练、未经培训的人员使用	操作人员的错误操作	可引起检测错误	严格按照使用说明书中的规定进行操作
	错误或判断错误	操作人员的错误操作	可引起检测错误	严格按照使用说明书中的规定进行操作
	使用者未使用试剂盒内配备的样本稀释液和质控品（如适用）	样本加样过程操作不当或质控品使用差错	可引起检测错误	说明书中应有详细的样本稀释及加样要求和质控品的使用方法

续表

危害类型	可预见的事件及事件序列	危害处境	产生的后果或损坏	采取的措施
信息危害	失误和认知检索错误	操作人员的错误操作	可引起检测错误	严格按照使用说明书中的规定进行操作
	疏忽和出错	操作人员的错误操作	可引起检测错误	严格按照使用说明书中的规定进行操作
	违反或缩减说明书、程序等	操作人员的错误操作	可引起检测错误	严格按照使用说明书中的规定进行操作
	对医疗器械寿命中止缺少适当的决定	说明书的不精确描述	可引起检测错误	完善说明书中使用说明
	说明书中对试剂的使用条件没有描述；适用的血浆样本所采用的抗凝剂没有明确要求	操作者未能在要求的环境下进行正确的操作	可引起检测错误	说明书中对产品适合的使用条件有描述；明确本试剂适合的抗凝剂种类
功能性失效的危害	不适当的包装	操作人员的错误操作	造成产品降解、污染，使产品性能降低	严格按照使用说明书中的规定进行操作
	产品标识不恰当	产品标识不恰当，直接影响产品的运输储存和检测结果	产品失效	在产品标签样稿中，对产品标识包括包装盒（中包装）标识盒运输贮存标识做出详细规定，各种标识设置符合法规的规定，并随着法规的更新及时进行修改和完善

由于脑利钠肽/氨基末端脑利钠肽前体检测试剂的功能和结构的差异，本章给出的风险要素及其示例是常见的而不是全部的。上述部分只是风险管理过程的组成部分，不是风险管理的全部。申请人应按照 YY/T 0316—2016 中规定的过程和方法，在产品整个生命周期内建立、形成文件和保持一个持续的过程，用以判定与医疗器械有关的危害、估计和评价相关的风险、控制这些风险并监视上述控制的有效性，以充分保证产品的安全和有效。

（九）产品技术要求

拟定产品技术要求应符合《体外诊断试剂注册管理办法》、《关于公布体外诊断试剂注册申报资料要求和批准证明文件格式的公告》（国家食品药品监督管理总局公告2014 年第 44 号）的相关规定。

申请人应当在原材料质量和生产工艺稳定的前提下，根据申请人产品研制、分析性能评估等结果，依据国家标准、行业标准及有关文献，按照《医疗器械产品技术要求编写指导原则》（国家食品药品监督管理总局通告 2014 年第 9 号）的有关要求，编写产品技术要求。

脑利钠肽/氨基末端脑利钠肽前体检测试剂的产品性能指标应主要包括：外观、溯源性、准确度、检出限、线性、重复性、批间差等。技术要求应不低于 YY/T 1451—2016《脑利钠肽和氨基末端脑利钠肽前体检测试剂（盒）（定量标记免疫分析法）》的要求。

（十）产品注册检验报告

根据《体外诊断试剂注册申报资料要求和批准证明文件格式》要求，注册检验报告及产品技术要求预评价意见应由具有相应医疗器械检验资质和承检范围的医疗器械检验机构出具。

目前，脑利钠肽/氨基末端脑利钠肽前体检测试剂尚无适用的国家参考品/标准品，可采用企业参考品进行注册检验，但企业参考品的具体信息应明确。如有适用的国家参考品/标准品发布，则申请人应采用国家参考品/标准品进行注册检验，并在产品技术要求中写明相应内容。

（十一）产品说明书

说明书承载了产品预期用途、样本采集及处理、检验方法、检验结果的解释以及注意事项等重要信息，是指导实验室工作人员正确操作、临床医生针对检验结果给出合理医学解释的重要依据，因此，产品说明书是体外诊断试剂注册申报最重要的文件之一。产品说明书格式应符合《体外诊断试剂说明书编写指导原则》（国家食品药品监督管理总局通告2014 年第 17 号）的要求，境外产品的中文说明书除格式要求外，其内容应尽量保持与原文说明书的一致性，翻译力求准确且符合中文表达习惯。产品说明书的所有内容均应与申请人提交的注册申报资料中的相关研究结果保持一致，如某些内容引用自参考文献，则应以规范格式对此内容进行标注，并单独列明参考文献的相关信息。

结合《体外诊断试剂说明书编写指导原则》的要求，下面对脑利钠肽/氨基末端脑利钠肽前体检测试剂说明书的重点内容进行详细说明，以指导申请人更合理地完成说明书编制。

1. 【产品名称】

试剂盒名称由三部分组成。被测物质的名称、用途、方法或者原理。被测物质名称应根据相关行业标准以及《全国临床检验操作规程（第4版）》相应物质名称编写，检验的方法或者原理应明确到细分的具体方法学，如：氨基末端脑利钠肽前体（NT-proBNP）检测试剂（磁微粒化学发光法）。

2. 【包装规格】

如不同包装规格有与之特定对应的机型，应同时明确适用机型。

3. 【预期用途】应至少包括以下几部分内容：

3.1 试剂盒用于定量检测人×××样本中的脑利钠肽/氨基末端脑利钠肽前体。其中，×××应写明适用的样本类型为血清、血浆还是全血，上述内容均应有相应的分析性能评估资料和临床评价资料支持。

3.2 与预期用途相关的临床适应证背景情况，说明相关的临床或实验室诊断方法等。

4. 【检验原理】

应结合产品主要成分详细说明检验原理、方法，必要时可采用图示方法描述。

5. 【主要组成成分】

5.1 说明试剂盒包含组成、数量、浓度或含量等信息。

5.2 建议对所包被抗体的相关信息进行简单介绍。

5.3 对于校准品和质控品（如适用）：

5.3.1 注明校准品的定值及其溯源性，溯源性资料应写明溯源的最高级别（应包括标准物质或参考方法的发布单位及编号）。

5.3.2 应明确说明质控品的生物学来源、活性及其他特性，应明确靶值范围（如靶值范围为批特异，可注明批特异，并附单独的靶值单）。

5.4 应明确说明不同批号试剂盒中各组分是否可以互换，如可互换，则需提供相应的性能验证资料。

5.5 对于非试剂组分，如试验用耗材（封板膜、自封袋）、质量控制证书、赋值表（靶值单）、校准卡等，应注明相关信息。

6. 【储存条件及有效期】

6.1 对试剂的实时稳定性、开瓶稳定性（如适用）、复溶稳定性（如适用）、冻融次数限制（如适用）等信息作详细介绍。包括环境温湿度、避光条件等。

6.2 不同组分保存条件及有效期不同时，应分别说明，产品总有效期以其中效期最短的为准。

注：保存条件不应有模糊表述，如"常温""室温"。

6.3 生产日期、使用期限或失效日期（可见标签）。

7. 【适用仪器】

7.1 如适用仪器为酶标仪则需给出对酶标仪配置的要求。

7.2 如适用仪器为非通用的仪器则需写明具体适用仪器的型号，不能泛指某一系列仪器，并且与分析性能评估资料一致。

8. 【样本要求】重点明确以下内容：

8.1 样本收集要求：样本中的BNP在血液中各种酶的作用下较易分解，因此应对样本收集方式提出要求。

8.2 血液样本应当说明对采血管及抗凝剂的要求；明确样本类型、采血管材质和抗凝剂。有关描述均应建立在相关性能评价及稳定性研究的基础上。

8.3 样本处理、运送及保存：对血液样本离心条件的要求，冷藏/冷冻样本检测前是否需恢复至室温，冻融次数的要求。

9. 【检验方法】详细说明试验操作的各个步骤

9.1 试验环境：温、湿度条件及样本复温等要求。

9.2 试剂使用方法、注意事项，试剂开封后注意事项等。

9.3 待测样本的预处理方法、步骤及注意事项。

9.4 明确样本检测的操作步骤。

9.5 校准：校准品的使用方法、注意事项、校准曲线的绘制方法。对需专用仪器的产品，应注明推荐的仪器校准周期。

9.6 质量控制：质控品的使用方法、对质控结果的必要解释以及推荐的质控周期等。

9.7 结果计算：对于手工/半自动仪器，说明校准曲线拟合方式及结果计算方法。

10. 【参考区间】

应按照不同性别、年龄，分别说明常用样本类型的参考区间，并简要说明参考区间的确定方法。建议注明"由于地理、人种、性别和年龄等差异，建议各实验室建立自己的参考区间"。

11. 【检验结果的解释】

结合质控品对所有可能出现的结果进行合理的解释。本试剂的检测结果仅供临床参考，不能单独作为确诊或排除病例的依据，对患者的临床诊治应结合其症状/体征、病史、其他实验室检查及治疗反应等情况综合考虑。明确有可能存在的数值升高因素及数值降低因素，明确说明对何种条件下需要进行确认试验，以及在确认试验时对待测样本可能采取的优化条件等进行详述。

如样本浓度超出线性范围后，应明确最大可稀释倍数及稀释液种类，并提供相应的支持性研究资料。

12. 【检验方法局限性】至少应包括以下内容：

12.1 本试剂的检测结果仅供参考，不能单独作为确诊或排除病例的依据，对患者的临床管理应结合其症状/体征、病史、其他实验室检查及治疗反应等情况综合考虑。

12.2 已知NT-proBNP主要通过肾脏代谢，有肾病的患者可能会出现NT-proBNP升高的现象，需要进行鉴别诊断。

12.3 已知BNP及NT-proBNP参考值受到年龄因素的影响，对于老年人检测时应考虑年龄因素判定结果。

12.4 患有急性心肌梗死的病人、肾脏透析病人和已经进行过肾透析的病人的利钠肽的浓度可能会升高。（NT-proBNP 适用）

12.5 患者的样本中可能含有异嗜性抗体，这些抗体会干扰免疫试验，导致结果假性升高或下降。

12.6 干扰物质及钩状效应（Hook 效应，如适用）对检测结果的影响。明确干扰物对测定的影响，同时列出干扰物的具体浓度，不应使用模糊的描述方式。

13.【产品性能指标】详述以下性能指标：

至少应包括：准确度、检出限、线性、重复性、批间差。

14.【注意事项】应至少包括以下内容：

14.1 如使用冰箱中冷藏保存的检测试剂建议检测前应从冰箱内取出，放置到室温再打开使用，否则会影响检测结果。

14.2 有关试验操作、样本保存及处理等其他注意事项。

14.3 采用不同方法学的试剂检测所得结果不应直接相互比较，以免造成错误的医学解释，建议实验室在发给临床医生的检测报告中注明所用试剂特征（如参考区间或方法学）。

14.4 有关人源组分（如有）的警告，如：试剂内质控品或其他可能含有人源物质的组分，虽已经通过了 HBsAg、HIV1/2-Ab、HCV-Ab 等项目的检测，但截至目前，没有任何一项检测可以确保绝对安全，故仍应将这些组分作为潜在传染源对待。提示对于潜在传染源的处理方式。

14.5 对所有样本和反应废弃物都视为传染源进行处理。

14.6 对于动物源性组分，应给出具有潜在感染性的警告。

三、审查关注点

（一）产品原料的选择是影响最终产品的重要因素，脑利钠肽/氨基末端脑利钠肽前体检测试剂通常选用抗 BNP/NT-proBNP 单克隆或多克隆抗体建立起来的免疫学测定方法，应重点关注抗体的制备工艺及纯化方式。

（二）该产品暂无国家标准品，申请人可建立自己的企业参考品，参考品来源应稳定，并明确建立过程。其溯源性应符合 GB/T 21415—2008《体外诊断医疗器械生物样品中量的测量校准品和控制物质赋值的计量学溯源性》的要求。

（三）生产工艺中包被液种类、包被浓度的选取，对产品的反应强弱、本底值、基准值、灵敏度、非特异性均会产生较大影响。在审评过程中应对以上工艺重点关注。

（四）由于 BNP 影响因素较多，对环境温度变化敏感，所选用的抗凝剂种类及采血管材质会对其检验结果的准确度产生影响，建议使用塑料管作为血样采集管，在审评过程中应关注使用环境温度、抗凝剂种类、采血管材质等内容。

（五）在交叉反应物质的选取过程中，应考虑结构类似物的干扰。

（六）有文献显示 BNP 在人体内的半衰期为 22 分钟，体外室温下稳定性为 4 小时，由于各企业的原料选择、工艺过程的不同，BNP 在体外室温稳定性也不尽相同，应重点关注其样本储存、运输的稳定性，并在"样本收集要求"中予以提示。

（七）BNP/NT-proBNP 预期值呈现年龄、性别差异，在临床评估试验对试验人群的选择、参考区间的确立/验证过程中应予以体现。

（八）说明书中预期用途、储存条件及有效期、检验方法、参考范围、产品性能指标、抗干扰能力等描述应分别与临床研究资料、稳定性研究资料、参考区间研究资料、分析性能评估资料的研究结论相一致。

（九）审查产品技术要求时应注意产品应符合 YY/T 1451—2016《脑利钠肽和氨基末端脑利钠肽前体检测试剂（盒）（定量标记免疫分析法）》有关规定。

（十）本指导原则中涉及的"室温（常温）"根据《中国药典》2015 年版的解释，系指 10~30℃，应与申报资料中所涉及的验证资料相关温度内容对应。

四、名词解释

（一）准确度（accuracy）。一个测量值与可接受的参考值间的一致程度。

（二）分析特异性（analytical specificity）。测量程序只测量被测量物的能力。用于描述检测程序在样本中有其他物质存在时只测量被测量物的能力。通常以一个被评估的潜在干扰物清单来描述，并给出在特定医学相关浓度值水平的分析干扰程度（潜在干扰物包括干扰物和交叉反应物）。

（三）线性（linearity）。在给定测量范围内，给出的测量结果与样本中实际存在的被测量物的值成比例的能力。线性是描述一个测量系统的测量示值或测量结果相关于样本的赋值符合直线的属性。

（四）精密度（precision）。在规定条件下，相互独立的测试结果之间的一致程度。精密度的程度是用统计学方法得到的测量不精密度的数字形式表示，如标准差（SD）和变异系数（CV）。

（五）检出限。描述一个检验程序以特定置信水平能报告为存在的被测量最低值，它也被用来指最小可检测浓度。[在给定声称物质中存在某成分的误判概率为 α 时，声称不存在该成分的误判概率为 β，IUPAC（国际理论化学与应用化学联合会）建议 α 和 β 默认值等于 0.05]。

（六）待评价系统。拟进行性能评估的产品。

（七）待测物标准液。待测物与相应的溶剂混合后制备的标准液。

（八）基础样本。样本与相应的溶剂混合制备成基础样本。

（九）待回收分析样本。样本与相应的待测物标准液混合制备成待回收分析样本。

五、编写单位

天津市医疗器械技术审评中心。

82 尿酸测定试剂注册技术审评指导原则

（尿酸测定试剂注册技术审查指导原则）

本指导原则旨在指导技术审评部门对尿酸测定试剂的技术审评工作，同时也为注册申请人注册申报资料的准备及撰写提供参考。

本指导原则是对尿酸测定试剂的一般要求，申请人应依据产品的具体特性确定其中内容是否适用，若不适用，需具体阐述理由及相应的科学依据，并依据产品的具体特性对注册申报资料的内容进行充实和细化。

本指导原则是供申请人和审查人员使用的指导文件，不涉及注册审批等行政事项，亦不作为法规强制执行，如有能够满足法规要求的其他方法，也可以采用，但应提供详细的研究资料和验证资料。应在遵循相关法规的前提下使用本指导原则。

本指导原则是在现行法规、标准体系及当前认知水平下制定的，随着法规、标准体系的不断完善和科学技术的不断发展，本指导原则相关内容也将适时进行调整。

一、适用范围

本指导原则所指尿酸测定试剂是指基于比色法的原理，利用半自动生化分析仪、全自动生化分析仪对人血清、血浆、尿液中的尿酸进行体外定量分析的试剂。

本指导原则仅适用于测定尿酸含量的尿酸酶过氧化物酶偶联法（不含干化学法）测定。

依据《体外诊断试剂注册管理办法》（国家食品药品监督管理总局令第 5 号）和《食品药品监管总局关于印发体外诊断试剂分类子目录的通知》（食药监械管〔2013〕242号），尿酸测定试剂管理类别为 II 类，分类编码为 6840。

二、注册申报资料要求

（一）综述资料

综述资料主要包括产品预期用途、产品描述、方法学特征、生物安全性评价、研究结果总结以及同类产品上市情况介绍等内容，应符合《体外诊断试剂注册管理办法》（国家食品药品监督管理总局令第 5 号）和《关于公布体外诊断试剂注册申报资料要求和批准证明文件格式的公告》（国家食品药品监督管理总局公告 2014 年第 44 号）的相关要求。相关描述应至少包含如下内容：

1. 产品预期用途及辅助诊断的临床适应证背景情况

1.1 尿酸的生物学特征、结构与功能、在体内正常和病理状态下的代谢途径和存在形式。

尿酸（uric acid，UA）是嘌呤碱基代谢产物，既可以来自体内，也可以来自食物中嘌呤的分解代谢，主要在肝脏中生成，小部分尿酸可经肝脏随胆汁排泄，其余大部分均从肾脏排泄；UA 可自由滤过肾小球，也可经肾小管排泄。原尿中 90% UA 被肾小管重吸收。

1.2 与预期用途相关的临床适应证背景情况，如临床相关疾病的发生、实验室诊断方法等。

尿酸的测定临床上主要用于高尿酸血症的辅助诊断。

注：若注册申报产品声称临床意义超出此内容范围，应提供相关文献或临床研究依据。

目前尿酸含量的测定方法主要有磷钨酸（PTA）法、尿酸酶法和高效液相色谱（HPLC）法等。酶法可分为紫外直接测定法和酶偶联法。

2. 产品描述

包括产品所采用的技术原理、主要原材料的来源、质量控制及制备方法、主要生产工艺过程及关键控制点，质控品、校准品的制备方法及溯源情况。

3. 有关生物安全性方面的说明

如果体外诊断试剂中的主要原材料采用各种动物、病原体、人源的组织和体液等生物材料经处理或添加某些物质制备而成，为保证产品在运输、使用过程中对使用者和环境的安全，研究者应提供上述原材料有关生物安全性的说明。

4. 有关产品主要研究结果的总结和评价

5. 参考文献

6. 其他

包括同类产品在国内外批准上市的情况，相关产品所采用的技术方法及临床应用情况，申请注册产品与国内外同类产品的异同等。

（二）主要原材料的研究资料（如需提供）

主要原材料的选择、制备、质量标准及实验验证研究资料；质控品（如产品包含）、校准品（如产品包含）的原料选择、制备、定值过程及试验资料；校准品的溯源性文件，包括具体溯源链、实验方法、数据及统计分析等详细资料。

（三）主要生产工艺及反应体系的研究资料（如需提供）

产品的主要生产工艺可以用流程图表示，明确关键工序和特殊工序，并简单说明控制方法。确定反应温度、时间、缓冲体系等的研究资料、确定样本和试剂（盒）组分加样量的研究资料。不同适用机型的反应条件如果有差异应分别详述。

（四）分析性能评估资料

申请人应提交生产者在产品研制阶段对三批试剂（盒）进行的所有性能验证的研究资料，对于每项分析性能的评价都应包括具体研究目的、试验设计、研究方法、试验数据、统计方法、可接受标准、研究结论等详细资料。性能评估时应将试剂和所选用的校准品、质控品作为一个整体进行评价，评估整个系统的性能是否符合要求。有关分析性能验证的背景信息也应在申报资料中有所体现，包括试验地点、适用仪器、试剂规格及批号、所选用的校准品和质控品、临床样本来源等。

性能评估应至少包括空白吸光度、分析灵敏度、精密度、准确度、线性、分析特异性（抗干扰能力）等，具体研究方法建议参考国际或国内有关体外诊断产品性能评估文件进行。

1. 试剂空白吸光度

用厂家指定的空白样本重复测定 2 次，记录试剂（盒）参数规定读数点主波长下的吸光度值（A），结果均值应符合产品技术要求性能指标的要求。

2. 分析灵敏度

测定已知浓度的样本，记录在试剂（盒）规定参数下产生的吸光度变化（ΔA）。结果应符合产品技术要求性能指标的要求。

3. 准确度

建议按如下优先顺序，同时结合申请人实际情况，采用如下方法之一对试剂（盒）准确度进行评价。

3.1 相对偏差

根据生产企业提供的试剂（盒）线性区间，将参考物质或具有溯源性的标准品作为样本，按照待测试剂（盒）说明书的步骤进行检测，每个样品重复测定 3 次，按公式（1）计算每次测定值（X_i）的相对偏差（B），结果均应符合产品技术要求性能指标的要求。若有 1 次测定值的相对偏差不符合要求，需继续重复测定样本 20 次，并计算每次测定值的相对偏差，应有不少于 19 次测定值的相对偏差符合产品技术要求性能指标的要求。

$$B = |(X_i - T)|/T \times 100\% \qquad (1)$$

式中：

B—相对偏差；

X_i—第 i 次的测定值；

T—测定样本的靶值。

3.2 方法学比对

用不少于 40 个在检测浓度范围内不同浓度的人源样品，以生产企业指定的已上市分析系统作为比对方法，每份样品按待测试剂（盒）操作方法及比对方法分别检测。用线性回归方法计算两组结果的相关系数（r）及医学参考水平的相对偏差，结果应符合申请人自定的要求。

在实施方法学比对前，确认两者都分别符合各自相关的质量标准或技术要求后方可进行比对试验。方法学比对时应注意质量控制、样本类型、浓度分布范围并对结果进行合理的统计学分析。

4. 精密度

测量精密度的评估方法包括重复性和批间差试验，应至少包括两个浓度水平的样本。

4.1 重复性

在重复性条件下，对至少两个不同浓度的样本分别重复测定至少 10 次，分别计算测定结果的平均值（$\bar{X}$）和标准差（SD），根据公式（2）得出变异系数（CV），结果均应符合产品技术要求性能指标的要求。

$$CV = SD/\bar{X} \times 100\% \qquad (2)$$

式中：

CV—变异系数；

SD—10 次测量结果的标准差；

$\bar{X}$—10 次测量结果的平均值。

4.2 批间差

分别用三个不同批号试剂（盒），对至少两个不同浓度的样本，分别重复测定 3 次，计算每个浓度样本每批号 3 次测量结果的平均值（$\bar{X}_i$，$i = 1$、2、3），根据公式（3）、公式（4）计算批间相对极差（R），结果均应符合产品技术要求相应性能指标的要求。

$$\bar{X}_T = \frac{\bar{X}_1 + \bar{X}_2 + \bar{X}_3}{3} \qquad (3)$$

$$R = (\bar{X}_{\max} - \bar{X}_{\min})/\bar{X}_T \times 100\% \qquad (4)$$

式中：

R—批间相对极差；

$\bar{X}_{\max}$—$\bar{X}_i$ 的最大值，$i = 1$、2、3；

$\bar{X}_{\min}$—$\bar{X}_i$ 的最小值，$i = 1$、2、3；

$\bar{X}_T$—三批测量结果的总平均值。

5. 线性

取接近线性区间上限的高值（H）和接近下限的低值（L）样本或纯化水各一份，混合成至少 5 个稀释浓度的样本（x_i）。用试剂（盒）分别测试各稀释浓度 3 次，然后分别计算每个稀释浓度检测结果的均值（y_i），以 x_i 为自变量，以 y_i 为因变量求出线性回归方程，按公式（5）计算线性回归的相关系数 r；同时将 x_i 代入线性回归方程，计算 y_i 的估计值（y_{ie}），根据公式（6）和（7）计算线性绝对偏差或相对偏差（R_i），结果均应符合产品技术要求性能指标的要求。

$$r = \frac{\sum \left[(x_i - \bar{x})(y_i - \bar{y}) \right]}{\sqrt{\sum (x_i - \bar{x})^2 \sum (y_i - \bar{y})^2}} \qquad (5)$$

$$\text{绝对偏差} = \text{检测结果均值}(y_i) - \text{估计值}(y_{ie}) \qquad (6)$$

$$R_i = \frac{y_i - y_{ie}}{y_{ie}} \times 100\% \qquad (7)$$

建立试剂线性所用的样本基质应尽可能与临床实际检测的样本相似，且应充分考虑多倍稀释对样本基质的影响。

6. 分析特异性

干扰物质：对样本中常见干扰物质对检测结果的影响进行研究，如血液样本中血红蛋白、甘油三酯、胆红素、类风湿因子，尿液样本中抗坏血酸、葡萄糖、白蛋白、pH等，干扰物浓度的分布应覆盖人体生理及病理状态下可能出现的物质浓度，结果应量化表示，禁用轻度、严重的模糊表述。

7. 其他需注意问题

7.1 企业可建立自己的企业参考品，参考品来源应稳定，并明确建立过程。

7.2 如注册申请中包括不同适用机型，需要提交在不同机型上进行上述项目评估的试验资料及总结。

如注册申请中包含不同的包装规格，需要对不同包装规格之间的差异进行分析或验证。如不同的包装规格产品间存在性能差异，需要提交采用每个包装规格产品进行的上述项目评估的试验资料及总结。如不同包装规格之间不存在性能差异，需要提交包装规格之间不存在性能差异的详细说明，具体说明不同包装规格之间的差别及可能产生的影响。

7.3 校准品溯源及质控品定值

校准品应提供详细的量值溯源资料。应参照 GB/T 21415—2008《体外诊断医疗器械生物样品中量的测量校准品和控制物质赋值的计量学溯源性》的要求，提供企业（工作）校准品及试剂（盒）配套校准品定值及不确定度计算记录。提供质控品在所有适用机型上进行的定值资料。

（五）参考区间确定资料

应明确研究采用的样本来源、详细的试验资料、统计方法等，参考值范围可参考文献资料，但应当明确说明出处，并进行转移验证。建议参考 WS/T 402—2012 等相关文件。

（六）稳定性研究资料

稳定性研究资料主要涉及两部分内容，申报试剂的稳定性和适用样本的稳定性研究。前者通常包括实时稳定性（有效期）、开瓶稳定性、复溶稳定性（如有）、运输稳定性等。对于实时稳定性研究，应提供至少 3 批样品在实际储存条件下保存至成品有效期后的性能检测研究资料。适用样本的稳定性研究主要包括室温、冷藏和冷冻条件下保存的有效期研究，适于冷冻保存的样本还应对冻融次数进行研究。稳定性研究资料应包括研究方法的确定依据、具体的实施方案、详细的研究数据以及结论。

试剂稳定性和样本稳定性两部分内容的研究结果均应在说明书【储存条件及有效期】和【样本要求】两项中进行详细说明。

（七）生产及自检记录

提供连续三批产品生产及自检记录的复印件。

（八）临床评价资料

此项目已经列入《关于新修订免于进行临床试验医疗器械目录的通告》（国家药品监督管理局通告 2018 年第 94 号）中免于进行临床试验的体外诊断试剂目录。根据体外诊断试剂临床评价的相关要求，申请人可按照《免于进行临床试验的体外诊断试剂临床评价资料基本要求（试行）》（国家食品药品监督管理总局通告 2017 年第 179 号）要求进行临床评价。如无法按要求进行临床评价，应进行临床试验，临床试验的开展、方案的制定以及报告的撰写等均应符合相关法规及《体外诊断试剂临床试验技术指导原则》的要求。

1. 临床评价途径

临床评价资料应符合《免于进行临床试验的体外诊断试剂临床评价资料基本要求（试行）》（国家食品药品监督管理总局通告 2017 年第 179 号）要求。下面仅对临床评价中的部分具体问题进行阐述。

1.1 评价方法

与境内已上市同类产品进行比较研究试验，证明两者具有等效性；或与参考方法进行比较研究试验，考察待评价试剂与参考方法的符合率/一致性。对拟申报产品临床性能进行评价的相关文献，可作为补充临床评价资料提交。

1.2 评价机构

临床评价由申请人自行或委托其他机构或实验室在中国境内完成，试验过程由申请人进行管理，试验数据的真实性由申请人负责。境外申请人可通过其在中国境内的代理人，开展相关临床评价工作。

1.3 试验地点

申请人可根据产品特点自行选择试验地点完成样本检测，与参考方法进行比较研究试验，应选择具有中国合格评定国家认可委员会（CNAS）认可的相关检测资质的参考实验室进行研究。

1.4 临床评估方案

申请人应在试验前建立合理的临床评估方案并遵照执行。方案中应明确样本类型、例数、存贮条件、纳入/排除标准，盲法设置方法，试验流程，质量控制措施，统计分析方法及判定依据等内容。

1.5 样本要求

评价用样本应为来源于人体的样本，样本来源应可追溯。根据预期用途、参考区间及检测范围确定样本分布。样本数量应采用合理的统计学方法进行计算，在符合最低样本量要求的前提下，还应符合统计学要求。

评价用的样本类型应与注册申请保持一致。对于不具有可比性的不同样本类型，如血液样本和尿液样本，应分别进行符合统计学意义数量的评估。对于具有可比性的不同样本类型，如血清和血浆样本，可在分析性能评估中对样本适用性进行研究，或在临床评价中对每种样本类型分别进行符合统计学意义数量的评估。

1.6 统计分析

申请人应根据产品特点及试验数据的分布选择合适的统计学方法，如相关分析、Bland-Altman 法等，统计结果应能证实待评价试剂相对于对比试剂/参考方法检测结果无明显偏倚或偏倚量在允许误差范围内。

1.7 临床评价报告

临床评价报告应该对试验的整体设计及各个关键点给予清晰、完整的阐述，应该对整个临床评价基本信息、试验设计、实施情况、结果分析、结论等进行条理分明的描述，并应包括必要的基础数据和统计分析方

2. 临床试验途径

临床试验的开展、方案的制定以及报告的撰写等均应符合相关法规及《体外诊断试剂临床试验技术指导原则》的要求。

（九）产品风险分析资料

对体外诊断试剂产品寿命周期的各个环节，从预期用途、可能的使用错误、与安全性有关的特征、已知和可预见的危害等方面的判定以及对患者风险的估计进行风险分析、风险评价和相应的风险控制基础上，形成风险管理报告。应当符合相关行业标准 YY/T 0316《医疗器械 风险管理对医疗器械的应用》的要求。

（十）产品技术要求

产品技术要求应符合《体外诊断试剂注册管理办法》和《体外诊断试剂注册申报资料要求和批准证明文件格式》以及《关于发布医疗器械产品技术要求编写指导原则的通告》（国家食品药品监督管理总局通告 2014 年第 9 号）的相关规定。该产品目前已有相应的行业标准发布，企业产品技术要求应至少不低于行业标准要求。如产品含有配套校准品或质控品，还应包含对校准品或质控品的相关要求。

产品技术要求应包含产品名称、产品型号/规格及其划分说明、性能指标、检验方法和产品技术要求编号。产品名称、产品型号/规格及其划分说明和性能指标的内容应与其他注册资料中的相应内容保持一致。检验方法应优先考虑采用公认的或已颁布的标准检验方法，对于尚无公认的或已颁布的标准检验方法，需与产品性能研究资料的内容一致，并保证该方法具有可重现性和可操作性。

性能研究及产品技术要求研究适用的国家标准和行业标准清单见表1。

表1　相关产品标准

GB/T 21415	《体外诊断医疗器械 生物样品中量的测量 校准品和控制物质赋值的计量学溯源性》
GB/T 26124	《临床化学体外诊断试剂（盒）》
GB/T 29791.1	《体外诊断医疗器械 制造商提供的信息（标示）第1部分：术语、定义和通用要求》
GB/T 29791.2	《体外诊断医疗器械 制造商提供的信息（标示）第2部分：专业用体外诊断试剂》
YY/T 1207	《尿酸测定试剂盒（尿酸酶过氧化物酶偶联法）》
YY/T 1227	《临床化学体外诊断试剂（盒）命名》

注：上述标准未标注年代号，申请人应参照最新版本；如有其他新的适用国家标准和行业标准，应参照。

（十一）产品注册检验报告

首次申请注册的尿酸测定试剂应该在具有相应医疗器械检验资质和承检范围的医疗器械检测机构进行产品的注册检验。该项目已有国家标准品发布，应使用国家标准品进行注册检验。

（十二）产品说明书

说明书承载了产品预期用途、试验方法、检测结果解释以及注意事项等重要信息，是指导使用人员正确操作、临床医生准确理解和合理应用试验结果的重要技术性文件。产品说明书的格式应符合《关于发布体外诊断试剂说明书编写指导原则的通告》（国家食品药品监督管理总局通告2014第17号）的要求。结合《体外诊断试剂说明书编写指导原则》的要求，下面对尿酸测定试剂说明书的重点内容进行详细说明。

1. 【产品名称】

试剂名称由三部分组成：被测物名称、用途、方法或原理。例如：尿酸测定试剂盒（尿酸酶过氧化物酶偶联法）。

2. 【包装规格】

2.1 包装规格应明确装量（如××ml；××测试）。

2.2 与产品技术要求中所列的包装规格一致。

3. 【预期用途】

应至少包括以下几部分内容：

3.1 说明试剂（盒）用于体外定量测定人血清、血浆、尿液样本中尿酸的含量。

3.2 尿酸测定的临床意义，尿酸含量异常情况常见于哪些疾病，其升高或降低可能有哪些医学解释。

作为支持性资料，申请人应提供由临床循证研究、教科书、临床专著、核心期刊文献或英文SCI文献等有关临床适应证背景的资料。

4. 【检验原理】

应结合产品主要成分简要说明检验的原理、方法，必要时可采取图示方法表示。

例如：尿酸在尿酸酶催化下，氧化生成尿囊素和 H_2O_2。H_2O_2 与4-氨基安替比林（4-AAP）和3,5-二氯-2-羟苯磺酸（DHBS）在过氧化物酶的催化下，生成有色物质（醌亚胺化合物），其颜色变化与样本中UA含量成正比。反应式如下：

$$尿酸 + O_2 + H_2O \xrightarrow{尿酸酶} 尿囊素 + CO_2 + H_2O_2$$

$$H_2O_2 + 4\text{-}AAP + DHBS \xrightarrow{过氧化物酶} 有色化合物 + H_2O$$

5. 【主要组成成分】

5.1 对于产品中不包含，但对该试验必需的试剂组分，说明书中应列出此类试剂的名称、医疗器械注册证号或备案证号、纯度，提供稀释或混合方法及其他相关信息。

5.2 对于校准品（若配有）：注明校准品的定值及其溯源性，溯源性资料应写明溯源的最高级别（应包括标准物质或参考方法的发布单位编号）。

5.3 对于质控品（若配有）：注明质控品的靶值范围。如靶值范围为批特异，可注明批特异，并附单独的靶值单。

6.【储存条件及有效期】

6.1 对试剂的效期稳定性、复溶稳定性（如有）、开瓶稳定性等信息作详细介绍。包括环境温湿度、避光条件等。

6.2 不同组分保存条件及有效期不同时，应分别说明，产品总有效期以其中效期最短的为准。

注：保存条件不应有模糊表述，如"常温"、"室温"。

7.【适用仪器】

7.1 说明可适用的仪器，应写明具体适用仪器的型号，不能泛指某一系列仪器，并且与分析性能评估资料一致。

7.2 如不同包装规格有与之特定对应的机型，应同时明确对应关系。

8.【样本要求】

重点明确以下内容：

8.1 样本类型、处理、保存期限及保存条件（短期、长期）和运输条件等。明确血浆的抗凝剂类型。以上描述皆应与研究资料一致。

8.2 已知干扰物。

9.【检验方法】

详细说明试验操作的各个步骤，包括：

9.1 试剂配制方法、注意事项；

9.2 试验条件：温度、时间、测定主/副波长、比色杯光径、试剂用量、样本用量、测定方法、反应类型、反应方向、反应时间等以及试验过程中的注意事项；

9.3 校准：校准品的使用方法、注意事项、校准曲线的绘制；

9.4 质量控制：质控品的使用方法、对质控结果的必要解释以及推荐的质控频率等；

9.5 检验结果的计算：应明确检验结果的计算方法。

10.【参考区间】

应注明适用样本类型的正常参考区间，并说明参考区间确定方法。建议注明"由于地理、人种、性别和年龄等差异，建议各实验室建立自己的参考区间"。

11.【检验结果的解释】

说明可能对检验结果产生影响的因素，明确有可能存在的数值升高因素及数值降低因素，明确说明对何种条件下需要进行确认试验，以及在确认试验时对待测样本可能采取的优化条件等进行详述。

提示常见药物可能存在的干扰，并提供相应的研究资料或文献资料作为支撑。

如样本浓度超出线性范围后，应明确最大可稀释倍数及稀释液种类，并提供相应的支持性研究资料。

12.【检验方法的局限性】

说明试剂（盒）的检测结果仅供临床参考，不能单独

作为确诊或排除病例的依据，为达到诊断目的，此检测结果要与临床检测、病史和其他检测结果结合使用。

13.【产品性能指标】

至少应详述以下性能指标：

13.1 试剂空白吸光度；

13.2 分析灵敏度；

13.3 准确度；

13.4 精密度（重复性和批间差）；

13.5 线性（线性相关系数和线性偏差）；

13.6 抗干扰能力。

14.【注意事项】

应至少包括以下内容：

14.1 本试剂（盒）仅供体外检测使用，试剂中含有的化学成分应说明接触人体后产生的不良影响后果及应急处理措施。

14.2 采用不同方法学的试剂检测所得结果不应直接相互比较，以免造成错误的医学解释，建议实验室在发给临床医生的检测报告中注明所用试剂特征（如参考区间或方法学）。

14.3 有关人源组分（如有）的警告，如：试剂（盒）内校准品、质控品或其他可能含有人源物质的组分，虽已通过乙型肝炎表面抗原（HBsAg）、人类免疫缺陷病毒抗体（抗-HIV1/2）、丙型肝炎抗体（抗-HCV）等项目的检测为阴性，但截至目前，没有任何一项检测可以确保绝对安全，故仍应将这些组分作为潜在传染源对待。提示对于潜在传染源的处理方式。

14.4 对于动物源性组分，应给出具有潜在感染性的警告。

14.5 对所有样本和反应废弃物都应视为传染源对待。

14.6 其他有关尿酸检测的注意事项。

三、审查关注点

（一）关注产品预期用途有关的描述是否与临床研究结论一致。临床研究用对比试剂和第三方确认试剂的预期用途应与申请产品预期用途一致。申报样本类型应在临床研究中进行验证。

（二）审查产品技术要求时应注意产品应符合 YY/T 1207《尿酸测定试剂盒（尿酸酶过氧化物酶偶联法）》有关规定。

（三）说明书中预期用途、储存条件及有效期、检验方法、参考区间、产品性能指标、抗干扰能力等描述应分别与临床研究资料、稳定性研究资料、参考区间研究资料、分析性能评估资料的研究结论相一致。

四、编写单位

四川省食品药品审查评价及安全监测中心。

83 尿素测定试剂注册技术审评指导原则

（尿素测定试剂注册技术审查指导原则）

本指导原则旨在指导注册申请人对尿素测定试剂注册申报资料的准备及撰写，同时也为技术审评部门审评注册申报资料提供参考。

本指导原则是对尿素测定试剂的一般要求，申请人应依据产品的具体特性确定其中内容是否适用，若不适用，需具体阐述理由及相应的科学依据，并依据产品的具体特性对注册申报资料的内容进行充实和细化。

本指导原则是供申请人和审查人员使用的指导文件，不涉及注册审批等行政事项，亦不作为法规强制执行，如有能够满足法规要求的其他方法，也可以采用，但应提供详细的研究资料和验证资料。应在遵循相关法规的前提下使用本指导原则。

本指导原则是在现行法规、标准体系及当前认知水平下制定的，随着法规、标准体系的不断完善和科学技术的不断发展，本指导原则相关内容也将适时进行调整。

一、适用范围

尿素测定试剂是指基于分光光度法原理，利用全自动、半自动生化分析仪或分光光度计，对人血清、血浆中尿素浓度进行体外定量分析的试剂。

依据《体外诊断试剂注册管理办法》（国家食品药品监督管理总局令第 5 号）、《食品药品监管总局关于印发体外诊断试剂分类子目录的通知》（食药监械管〔2013〕242 号），尿素测定试剂管理类别为Ⅱ类，分类编码 6840。

从方法学上讲，本指导原则只适用于酶偶联监测法测定尿素。基于其他方法学的尿素测定试剂盒可参照本指导原则，但应根据产品的具体特性确定其中的内容是否合适，若不适用，应另外选择适用自身方法学特性的研究步骤及方法。

酶偶联监测法测定原理：

尿素在尿素酶作用下水解为 NH_4^+ 和 CO_2，NH_4^+、NADH 和 α-酮戊二酸在谷氨酸脱氢酶作用下生成 CO_2。谷氨酸和 NAD^+。由于 NADH 被氧化成 NAD^+，在 340nm 吸光度降低，其吸光度降低值与尿素浓度成正比。

二、注册申报资料要求

（一）综述资料

尿素是人体蛋白质和氨基酸代谢的终末产物，体内氨基酸经脱氨基作用分解成 α-酮酸和 NH_3。NH_3 在肝细胞内进入尿素循环，与 CO_2 反应生成尿素。尿素的生成量取决于饮食蛋白的摄入量、组织蛋白质的分解代谢和肝功能状况。生成的尿素经血液循环主要由肾脏排出。尿素的分子量小（60D），血浆中的尿素可全部从肾小球滤过，正常情况下约 30%～40% 被肾小管重新吸收，肾小管亦可少量排泌尿素。人体内的氮主要以尿素的形式排泄，尿素在肝内合成，释放到血液中，然后通过肾脏排出，在肾小球肾炎、休克、尿路梗阻、肾盂肾炎和其他原因引起的急、慢性肾功能衰竭时，会导致血清尿素氮浓度升高。严重充血性心力衰竭、营养过度、糖尿病酮症酸中毒、脱水和胃肠道出血，都会使尿素升高。而低尿素常见于怀孕时蛋白质摄入减少、急性肝功能衰竭和静脉输液治疗中。

综述资料主要包括产品预期用途、产品描述、方法学特征、生物安全性评价、研究结果总结以及同类产品上市情况介绍等内容，应符合《体外诊断试剂注册管理办法》（国家食品药品监督管理总局令第 5 号）和《关于公布体外诊断试剂注册申报资料要求和批准证明文件格式的公告》（国家食品药品监督管理总局公告 2014 年第 44 号）的相关要求。相关描述应至少包含如下内容：

1. 产品预期用途及预期用途相关的临床适应证背景情况

1.1 尿素的生物学特征、结构与功能，在体内正常和病理状态下的代谢途径和存在形式。

1.2 与预期用途相关的临床适应证背景情况，如临床相关疾病的发生、实验室诊断方法等。

2. 产品描述

包括产品所采用的技术原理，主要原材料的来源、质量控制及制备方法，主要生产工艺过程及关键控制点，校准品的制备方法及量值溯源情况，质控品的制备方法及定值情况。

3. 有关生物安全性方面的说明

体外诊断试剂中的主要原材料，如果采用动物、病原体、人源的组织或体液等生物材料经处理或添加某些物质制备而成，应当提供相应的说明文件，证明其在运输、使用过程中对使用者和环境是安全的，并对上述原材料所采用的灭活等试验方法进行说明。人源性材料需对有关传染病（HIV、HBV、HCV 等）病原体检测予以说明，并提供相关的证明文件。

4. 有关产品主要研究结果的总结和评价。

5. 其他

包括同类产品在国内外批准上市的情况。相关产品所采用的技术方法及临床应用情况，申请注册产品与国内外同类产品的异同等。

（二）主要原材料研究资料（如需提供）

应提供主要原材料、校准品（如产品包含）、质控品（如产品包含）的选择、制备、质量标准及验证有关的研究资料，质控品的定值试验资料，校准品的溯源性文件等。

（三）主要生产工艺和反应体系的研究资料（如需提供）

主要工艺包括：工作液的配制、分装或冻干等描述及确定依据，应包含产品的工艺流程图和关键控制点；反应体系包括样本采集及处理、样本要求、样本用量、试剂用量、反应条件（温度、时间等）、校准方法、质控方法等研究资料。

（四）分析性能评估资料

1. 引言

1.1 概述：简单描述试剂的反应方法、试剂研制或优化的过程，性能评估的目的；

1.2 列举性能评估所引用的相关标准和资料；

1.3 性能评估使用试剂的组成、包装规格、批号、有效期、注册证信息（如有）；

1.4 校准品、质控品的生产企业名称、批号、有效期、注册证信息；

1.5 使用的仪器名称、型号；测定原理及该仪器的反应参数。

2. 应至少提供三个批次样品的分析性能评估资料，包括具体的研究方法、试验数据、统计方法、研究结论等。性能评估时应将试剂和所选用的校准品、质控品作为一个整体进行评价，评估整个系统的性能是否符合要求。

性能评估应至少包括准确度、精密度、线性范围、分析特异性（抗干扰能力）、分析灵敏度、试剂空白吸光度、试剂空白吸光度变化率及其他影响检测的因素等。

2.1 准确度

对测量准确度的评价包括：相对偏差、比对试验或回收试验等方法，企业可根据实际情况选择合理方法进行研究。

2.1.1 相对偏差

该研究项目用有证参考物质（CRM）和相应的参考测量程序对试剂（盒）进行测试，重点观察对相应（参考物质）检测结果的偏差情况。

2.1.2 比对试验

建议参考《体外诊断试剂分析性能评估（准确度－方法学比对）技术审查指导原则》等相关国内外性能评估指导原则。

使用普遍认为质量较好的已上市同类试剂作为参比试剂，与拟申报试剂同时检测一批人待测样品（至少40例样本），每份样品按待测试剂（盒）操作方法及比对方法分别检测，用线性回归方法计算两组结果的相关系数（r）及每个浓度点的相对偏差。

在实施方法学比对前，应分别对拟申报试剂和参比试剂进行初步评估，只有在确认两者都分别符合各自相关的质量标准后方可进行比对试验。方法学比对时应注意质量控制、样本类型、浓度分布范围并对结果进行合理的统计学分析。其中，浓度分布应覆盖产品的可报告范围。

2.1.3 回收试验

建议参考《体外诊断试剂分析性能评估（准确度－回收实验）技术审查指导原则》要求完成准确度评估。以人血清样品为例：

在人血清样品中加入一定体积标准品或校准品溶液或纯品，分别测定回收样本及基础血清样本浓度，计算回收率。

选择合适浓度的人血清样本，分为体积相同的 $3\sim4$ 份，在其中 $2\sim3$ 份样本中加入不同浓度相同体积的标准品或校准品溶液或纯品制备待回收分析样本，加入体积小于原体积的10%，制成 $2\sim3$ 个不同浓度的待回收分析样本，计算加入的待测物的浓度。在另一份样本中加入同样体积的无待测物的溶剂，制成基础样本。用待评价系统对待回收分析样本和基础样本进行测定，对样本分别重复测定3次，计算回收率。

数据处理及结果报告：

2.1.3.1 加入浓度$_n$ ＝标准液浓度$_n$×［标准液加入体积/（样本体积＋标准液体积）］

2.1.3.2 计算回收率

$$回收率_n = \frac{测定待回收分析样本浓度均值_n - 测定基础样本浓度均值}{加入浓度_n} \times 100\%$$

2.1.3.3 计算平均回收率

$$平均回收率 = \frac{(回收率_1 + 回收率_2 + \cdots + 回收率_n)}{n} \times 100\%$$

2.1.3.4 计算每个样本回收率与平均回收率的差值

$$每个样本回收率与平均回收率的差值 = 回收率_n - 平均回收率$$

如差值超过 ±10%，应查找原因并纠正，重新进行评估。

2.1.3.5 计算比例系统误差

$$比例系统误差 = |100\% - 平均回收率|$$

2.1.3.6 结果评估：

回收率结果至少应满足在90%～110%范围内，同时满足临床需求。

2.2 精密度

测量精密度的评估应至少包括高、低值质控品或两个浓度水平的样本进行，两个浓度都应在试剂盒的测量范围内且有一定的临床意义（医学决定水平）。通常选用该检测指标的临界值附近样本和异常高值样本。测量精密度的评价方法并无统一的标准可依，可根据不同的试剂特征或申请人的研究习惯进行，建议参考 CLSI EP05－A3 或国内有关体外诊断产品性能评估的文件。

2.3 线性范围

建立试剂线性范围所用的样本基质应尽可能与临床实

际检测的样本相似，理想的样本为分析物浓度接近预期测定上限的混合人血清，且应充分考虑多倍稀释对样本基质的影响。需在预期测定范围内选择 7～11 个浓度水平，如将预期测定范围加宽至 130%，在此范围内选择更多的浓度水平，然后依据实验结果逐渐减少数据点直至表现出线性关系，确定出线性范围。超出线性范围的样本如需稀释后测定，应作相关研究，明确稀释液类型及最大可稀释倍数，研究过程应注意基质效应影响，必要时应提供基质效应研究有关的资料。

2.4 分析特异性

应明确已知干扰因素对测定结果的影响：可采用回收实验对不同浓度的溶血、黄疸、脂血对检测结果的影响进行评价，干扰物浓度的分布应覆盖人体生理及病理状态下可能出现的物质浓度，明确干扰物质无影响的最大浓度。药物干扰的研究可根据需要由申请人选择是否进行或选择何种药物及其浓度进行。

2.5 分析灵敏度

用已知浓度的样品进行测试，记录在试剂（盒）规定参数下产生的吸光度改变。换算为 n 单位吸光度差值（ΔA）或吸光度变化率（$\Delta A/\min$）即为本产品的分析灵敏度。

2.6 试剂空白吸光度

用指定空白样品测试尿素试剂（盒）。在测定分析仪设定参数下，记录测试反应完成后的吸光度（A），重复检测，测试结果即为试剂空白吸光度测定值。

2.7 试剂空白吸光度变化率

用指定空白样品测试试剂（盒），在测试主波长下，记录测试启动时的吸光度（A_1），扣除反应的非线性段或约 5min（t）后的吸光度（A_2），计算出吸光度变化值 $|A_2 - A_1|/t$ 即为试剂空白吸光度变化率（$\Delta A/\min$）。

2.8 抗凝剂的影响

如果试剂盒适用样本类型包括血浆样本，应采用各种适用抗凝剂抗凝的血浆样本分别与血清样本进行试验研究。方法为对比线性范围内的同一病人的血清和血浆样本（不同抗凝剂样本例数要有统计学意义），应包含医学决定水平以及低值浓度样本进行检测以验证申报试剂对于血清和血浆样本检测结果的一致性。

2.9 其他需注意问题

2.9.1 如注册申请包括不同适用机型，需要提交在不同机型上进行上述项目评估的试验资料及总结。

如注册申请中包含不同的包装规格，需要对不同包装规格之间的差异进行分析或验证。如不同的包装规格产品间存在性能差异，需要提交采用每个包装规格产品进行的上述项目评估的试验资料及总结。如不同包装规格之间不存在性能差异，需要提交包装规格之间不存在性能差异的详细说明，具体说明不同包装规格之间的差别及可能产生的影响。

2.9.2 校准品溯源及质控品定值（如有）

校准品应提供详细的量值溯源资料，包括定值试验资料和溯源性文件等，质控品应当提交在所有适用机型上进行的定值资料。应参照 GB/T 21415—2008《体外诊断医疗器械 生物样品中量的测量 校准品和控制物质赋值的计量学溯源性》的要求，提供企业（工作）校准品及试剂盒配套校准品定值及不确定度的研究资料，提供质控品定值及其靶值范围确定的研究资料。

（五）参考区间确定资料

提供参考区间确定所采用的样本来源、确定方法及详细的试验资料，应明确参考人群的参考标准，研究各组（如性别、年龄等）例数应符合统计学要求。若引用针对中国人群的参考区间研究的相关文献，建议参考 WS/T 404.5—2015《临床常用生化检验项目参考区间第 5 部分：血清尿素、肌酐》进行验证。

研究结论应与产品说明书【参考区间】的相应描述保持一致。

（六）稳定性研究资料

稳定性研究资料主要涉及两部分内容，申报试剂的稳定性和适用样本的稳定性研究。

试剂的稳定性，通常包括实时稳定性（有效期）、开瓶稳定性、复溶稳定性等。稳定性研究资料应包括研究方法的确定依据、具体的实施方案、详细的研究数据以及结论。实时稳定性研究，应提供至少 3 批样品在实际储存条件下至成品有效期后的研究资料。

样本稳定性主要包括室温保存、冷藏或冷冻条件下的有效期验证，适用冷冻保存的样本，应对冻融次数进行评价。

试剂稳定性和样本稳定性两部分内容的研究结果均应在说明书【储存条件及有效期】和【样本要求】两项中进行详细说明。

（七）临床评价资料

此项目已经列入《关于新修订免于进行临床试验医疗器械目录的通告》（国家药品监督管理局通告 2018 年第 94 号）中免于进行临床试验的体外诊断试剂目录。根据体外诊断试剂临床评价的相关要求，申请人可按照《免于进行临床试验的体外诊断试剂临床评价资料基本要求（试行）》（国家食品药品监督管理总局通告 2017 年第 179 号）要求进行临床评价。如无法按要求进行临床评价，应进行临床试验，临床试验的开展、方案的制定以及报告的撰写等均应符合相关法规及《体外诊断试剂临床试验技术指导原则》的要求。

1. 临床评价路径

1. 申请人应当根据尿素的具体情况建立适应的评价方法，充分考虑尿素的预期用途，开展具有针对性的评价研究，可以选择以下两种评价途径之一。

1.1 与境内已上市同类产品进行比较研究试验，证明两者具有等效性。应选择目前临床普遍认为质量较好的产品作为对比试剂，同时应充分了解对比试剂的技术信息，包括方法学、临床预期用途、主要性能指标、校准品的溯源情况、推荐的阳性判断值或参考区间等，应提供已上市产品的境内注册信息及说明书。

1.2 与参考方法进行比较研究试验，考察待评价试剂与参考方法的符合率/一致性。应选择参考实验室进行研究，参考实验室应具有中国合格评定国家认可委员会（CNAS）认可的相关检测资质。

2. 试验方法

试验方法的建立可参考相关方法学比对的指导原则，并重点关注以下内容：

2.1 样本要求

2.1.1 选择涵盖预期用途和干扰因素的样本进行评价研究，充分考虑试验人群选择、疾病选择等内容，样本应能够充分评价产品临床使用的安全性、有效性。

2.1.2 样本数量应采用合理统计学方法进行计算，应符合统计学要求。该产品可选择总样本量不少于 40 例并分别采用待评价试剂和对比试剂/参考方法进行双份测定的方式，其中参考区间以外样本应不少于 50%，亦可选择总样本量不少于 100 例并分别采用待评价试剂和对比试剂/参考方法进行单次测定的方式。

2.1.3 应注重医学决定水平量值附近样本的选择，并涵盖检测范围。如涉及需分层统计等复杂情况，应结合实际情况选择适当的样本量进行充分的临床评价。

2.1.4 评价用的样本类型应与注册申请保持一致。对于具有可比性的不同样本类型，如血清和血浆样本，可在分析性能评估中对样本适用性进行研究，或在临床评价中对每种样本类型分别进行符合统计学意义数量的评估。

2.2 试验要点

2.2.1 在试验操作的过程中应采用盲法。待评价试剂和对比试剂/参考方法应平行操作，整个试验应有内部质量控制。

2.2.2 建议该产品试验检测周期至少 5 天，以客观反映实际情况。

2.2.3 扩大样本量和延长实验时间将提高试验的可靠性，申请人应选择适当的样本量进行充分的临床评价。

2.3 数据收集和处理

对于该产品，应首先进行离群值观察，离群值的个数不得超过限值。若未超限，可删除离群值后进行分析；若超出限值，则需合理分析原因并考虑纠正措施，必要时重新收集样本进行分析。离群值分析和处理方法应有依据。

申请人应根据产品特点选择合适的统计学方法，统计结果应能证实待评价试剂相对于对比试剂/参考方法检测结果无明显偏倚或偏倚量在允许误差范围内。

3. 临床评价报告

临床评价报告应对试验设计、试验实施情况和数据分析方法等进行清晰的描述。应至少包括如下内容：

3.1 基本信息，如产品名称、申请人名称及联系方式、试验时间及地点等。

3.2 试验设计，详细说明对比试剂/方法选择、样本入

组和排除标准、样本量要求、设盲要求、统计分析方法的选择等内容。

3.3 试验实施情况，具体包括：

3.3.1 样本选择情况，包括例数、样本分布等。样本例数应详细说明计算方法及依据。

3.3.2 临床评价所用产品信息，如评价用试剂、对比试剂/方法、配合使用的其他试剂/仪器的产品名称、生产企业、规格/型号、批号等。

3.3.3 实验过程描述。

3.3.4 试验管理，包括参加人员、质量控制情况、数据管理、出现的问题及处理措施等。

3.3.5 数据分析及评价结果总结，根据确定的统计方法对检测数据进行统计分析，对产品的临床性能进行合理评价。

3.3.6 评价数据表

应以附件形式对入组的样本情况进行汇总描述，应至少包括以下内容：可溯源样本编号、样本基本信息、样本类型、评价用试剂和对比试剂/方法检测结果、样本临床背景信息或临床诊断信息（如适用）等。

3.3.7 评价报告应由申请人/代理人签章。

4. 其他评价资料

除以上临床评价报告外，对拟申报产品临床性能进行评价的相关文献，可作为补充临床评价资料提交。文献的检索、筛选和分析请参照《医疗器械临床评价技术指导原则》的文献检索要求。

同时，提醒申请人/代理人注意，以下情形不适用临床评价，应根据《体外诊断试剂临床试验指导原则》的要求进行临床试验：

4.1 产品由于方法学更新、产品设计更新等原因造成无法达到反应原理明确、设计定型、生产工艺成熟的。

4.2 产品改变常规预期用途的。

4.3 该产品用于消费者自测用。

如需选择临床试验途径，则临床试验的开展、方案的制定以及报告的撰写均应符合相关法规及《体外诊断试剂临床试验技术指导原则》的要求。

5. 临床试验中的基本要求

5.1 研究方法

选择境内已批准上市的性能不低于试验用体外诊断试剂的同类产品作为参比试剂，采用试验用体外诊断试剂（以下称待评试剂）与之进行对比试验研究，证明本品与已上市产品等效。

5.2 临床试验机构的选择

应选择至少两家具备临床试验条件的试验机构，实验操作人员应有足够的时间熟悉检测系统的各环节（试剂、质控及操作程序等），熟悉评价方案。在整个实验中，待评试剂和参比试剂都应处于有效的质量控制下，最大限度保证试验数据的准确性及可重复性。

5.3 临床试验方案

注册申请人提出临床试验申请前应先将临床试验方案提交临床试验机构伦理委员会审查批准。研究人员应从流

行病学、统计学、临床医学、检验医学等多方面考虑，设计科学合理的临床研究方案。各临床研究机构的方案设置应保持一致，且保证在整个临床试验过程中遵循预定的方案实施，不可随意改动。整个试验过程应在临床研究机构的实验室内并由本实验室的技术人员操作完成，申报单位的技术人员除进行必要的技术指导外，不得随意干涉实验进程，尤其是数据收集过程。

试验方案中应确定严格的病例纳入/排除标准，任何已经入选的病例再被排除出临床研究都应记录在案并明确说明原因。在试验操作过程中和判定试验结果时应采用盲法以保证试验结果的客观性。各研究单位选用的参比试剂及所用机型应保持一致，以便进行合理的统计学分析。另外，待评试剂的样本类型应与产品说明书一致，且不应超越参比试剂对样本类型的检测要求，如果选择了参比试剂适用样本类型以外的样本，则应采用其他合理方法对额外的样本类型进行验证。

5.4 研究对象选择

临床试验应选择具有特定症状/体征人群作为研究对象。企业在建立病例纳入标准时，应考虑到不同人群的差异，尽量覆盖各类适用人群。在进行结果统计分析时，建议对各类人群分别进行数据统计分析。总体样本数不少于200例，异常值样本数不少于30%。

血浆应明确抗凝剂的要求、存贮条件、可否冻融等要求及避免使用的样本。实验中，尽可能使用新鲜样本，避免贮存。

样本中待测物浓度应覆盖待评试剂线性范围，且尽可能均匀分布。

申报的样本类型均应在临床试验中进行验证。如果声称同时适用于血清和血浆样本，可完成一个样本类型（血清或血浆）不少于200例的临床研究，同时可选至少100例另一样本类型（血浆或血清）同源样本进行比对研究（采用考核试剂评价），其中不同浓度样本分布情况与总例数中分布情况应一致。

如产品发生涉及检测条件优化、增加与原样本类型具有可比性的其他样本类型等变更事项，临床样本总数至少为100例（异常值样本数不少于30%），并在至少两家临床试验机构开展临床试验；变更参考区间及增加临床适应证等变更事项，应根据产品具体变更情况，酌情增加临床试验总样本数。

5.5 统计学分析

对临床试验结果的统计应选择合适的统计方法。对于对比实验的等效性研究，最常用是对待评试剂和参比试剂两组检测结果的相关及线性回归分析，应重点观察相关系数（r值）或判定系数（R^2）、回归拟合方程（斜率和y轴截距）等指标。结合临床试验数据的正/偏态分布情况，建议统计学负责人选择合理的统计学方法进行分析，统计分析应可以证明两种方法的检测结果无明显统计学差异。在临床研究方案中应明确统计检验假设，即评价待评试剂与参比试剂是否等效的标准。

5.6 结果差异样本的验证

对于比较研究试验中测定结果不符的样本，应采用已上市的第三方试剂或其他合理的方法进行复核，以便对临床试验结果进行分析。如无需复核，应详细说明理由。

5.7 临床试验总结报告撰写

根据《体外诊断试剂临床试验技术指导原则》的要求，临床试验报告应该对试验的整体设计及各个关键点给予清晰、完整的阐述，应该对整个临床试验实施过程、结果分析、结论等进行条理分明的描述，并应包括必要的基础数据和统计分析方法。申请人或临床试验牵头单位应对各临床试验机构的报告进行汇总，并完成临床试验总结报告。临床试验报告的格式及内容如下：

5.7.1 首篇

首篇是每份临床试验报告的第一部分，所有临床试验报告均应包含该部分内容。

5.7.1.1 封面标题

包括试验用体外诊断试剂的通用名称、试验开始日期、试验完成日期、主要研究者（签名）、临床试验机构（盖章）、统计学负责人签名及单位盖章、申请人（盖章）、申请人的联系人及联系方式、报告日期、原始资料保存地点。

5.7.1.2 目录

列出整个临床试验报告的内容目录和对应页码。

5.7.1.3 研究摘要

对临床试验情况进行简单的介绍。

5.7.1.4 试验研究人员

列出临床试验主要研究人员的姓名、单位、在研究中的职责及其简历（列于附件中），主要研究人员包括主要研究者及各单位的主要参加人员、统计学负责人、临床试验报告的撰写人。

5.7.1.5 缩略语

临床试验报告中所用的缩略语的全称。

5.7.2 正文内容和报告格式

5.7.2.1 基本内容

引言：介绍与临床试验产品有关的背景情况，包括：

5.7.2.1.1 被测物的来源、生物及理化性质；

5.7.2.1.2 临床预期使用目的，所针对的目标适应证人群，目前针对该适应证所采用的临床或实验室诊断方法等；

5.7.2.1.3 所采用的方法、原理、技术要求等；

5.7.2.1.4 国内外已批准上市产品的应用现状等。说明申请人和临床试验机构间的合作关系。

5.7.2.2 研究目的

说明本临床试验所要达到的目的。

5.7.2.3 试验管理

对试验管理结构的描述：管理结构包括主要研究者、主要参加人员、实验室质量控制情况、统计/数据管理情况以及试验中发生的问题及其处理措施等。

5.7.2.4 试验设计

5.7.2.4.1 试验总体设计及方案的描述

试验的总体设计和方案的描述应清晰、简洁，必要时采用图表等直观的方式。试验进行时方案修改的情况和任何方案以外的信息来源也应详细叙述。应包括：

5.7.2.4.1.1 临床试验的整体管理情况、临床试验机构选择、临床主要研究人员简介等基本情况介绍；

5.7.2.4.1.2 病例纳入/排除标准、不同年龄段人群的预期选择例数及标准；

5.7.2.4.1.3 样本类型，样本的收集、处理及保存等；

5.7.2.4.1.4 统计学方法、统计软件、评价统计结果的标准。

5.7.2.4.2 试验设计及试验方法选择

试验设计中应包括以下内容：

5.7.2.4.2.1 样本量及样本量确定的依据；

5.7.2.4.2.2 样本选择依据、入选标准、排除标准和剔除标准；

5.7.2.4.2.3 样本采集、保存、运输方法等；

5.7.2.4.2.4 对比试剂的确立；

5.7.2.4.2.5 临床试验用所有产品的名称、规格、来源、批号、效期及保存条件，对比试剂的注册情况。待评试剂和参比试剂的名称、批号、有效期及所用机型等信息；

5.7.2.4.2.6 质量控制方法：对质量控制方法进行简要的阐述。试验人员培训、仪器日常维护、仪器校准、质控品运行情况，对检测精密度、质控品回收（或测量值）、抽查结果评估；

5.7.2.4.2.7 临床试验数据的统计分析方法：对各研究单位的病例数、病种分布情况进行总合，建议以列表或图示方式给出具体例数及百分比。

5.7.2.4.2.7.1 数据预处理、差异数据的重新检测或第三方验证以及是否纳入最终数据统计、对异常值或缺失值的处理、研究过程中是否涉及对方案的修改。

5.7.2.4.2.7.2 定量值相关性和一致性分析

用回归分析验证两种试剂结果的相关性，以 $y = a + bx$ 和 R^2 的形式给出回归分析的拟合方程，其中：y 是考核试剂结果，x 是参比试剂结果，b 是方程斜率，a 是 y 轴截距，R^2 是判定系数，同时应给出 b 的 95%（或 99%）置信区间，定量值结果应无明显统计学差异。

5.7.2.4.2.8 具体试验过程，样本检测、数据收集、样本长期保存、结果不一致样本的校验等。

5.7.2.4.2.9 试验过程中方案的修改

一般情况下，临床试验方案不宜更改。试验过程中对方案的任何修改均应说明，对更改的时间、理由、更改过程及备案进行详细阐述并论证其对整个研究结果评价的影响。

5.7.2.5 临床试验结果及分析

5.7.2.6 讨论和结论。对总体结果进行总结性描述并简要分析试验结果，对本次临床研究有无特别说明，最后得出临床试验结论。

5.7.3 有关临床试验中特别情况的说明

5.7.4 附件

5.7.4.1 临床试验中所采用的其他试验方法或其他诊断试剂产品的基本信息，如试验方法、诊断试剂产品来源、产品说明书及注册批准情况。

5.7.4.2 临床试验中的所有试验数据，需由临床试验操作者、复核者签字，临床试验机构盖章（封面盖章和骑缝章）。

5.7.4.3 主要参考文献

5.7.4.4 主要研究者简历

5.7.4.5 申请人需要说明的其他情况等

（八）产品风险分析研究资料

申请人应考虑产品寿命周期的各个环节，从预期用途、可能的使用错误、与安全性有关的特征、已知及可预见的危害等方面的判定以及对患者风险的估计进行风险分析，应符合 YY/T 0316—2016《医疗器械风险管理对医疗器械的应用》的要求。风险分析应包含但不仅限于以下方面的内容：预期用途错误包括：设计开始时未设定预期分析物、未作适用机型验证、未针对特定的样本类型验证。性能特征失效包括：精密度失效、准确度失效、非特异性、稳定性失效、测量范围失效、定性/定量失效、量值溯源失效、校准失效。不正确的结果包括：配方错误、采购的原料未能达到设计要求的性能、原材料储存条件不正确、使用了过期的原材料、反应体系不正确、试剂与包装材料不相容。可能的使用错误包括：生产者未按照生产流程操作，检验者未按照原料、半成品、成品检验标准操作，装配过程组分、标签、说明书等漏装或误装，成品储存或运输不当，客户未参照产品说明书设置参数或使用。与安全性有关的特征包括：有毒化学试剂的化学污染、样本的潜在生物污染、不可回收包装或塑料的环境污染。

（九）产品技术要求

产品技术要求应符合《体外诊断试剂注册管理办法》（国家食品药品监督管理总局令第 5 号）、《体外诊断试剂注册申报资料要求和批准证明文件格式》（国家食品药品监督管理总局公告 2014 年第 44 号）和《关于发布医疗器械产品技术要求编写指导原则的通告》（国家食品药品监督管理总局通告 2014 年第 9 号）的相关规定。

该产品技术要求中涉及的产品适用的引用文件和主要性能指标等相关内容：

1. 产品适用的相关文件

1.1 GB/T 21415—2008 体外诊断医疗器械 生物样品中量的测量 校准品和控制物质赋值的计量学溯源性

1.2 GB/T 191—2008 包装储运图示标志

1.3 GB/T 26124—2011 临床化学体外诊断试剂（盒）

1.4 YY/T 0316—2016 医疗器械 风险管理对医疗器械的应用

1.5 YY/T 0638—2008 体外诊断医疗器械 生物样品中量的测量 校准品和控制物质中酶催化浓度赋值的计量学溯源性

1.6 YY/T 0466.1—2016 医疗器械 用于医疗器械标签、标记和提供信息的符号 第 1 部分：通用要求

1.7 YY/T 1201—2013 尿素测定试剂盒（酶偶联监测法）

2. 主要性能指标

2.1 外观

符合生产企业规定的正常外观要求。

2.2 装量

液体试剂的净含量应不少于标示量。

2.3 试剂空白

2.3.1 试剂空白吸光度

在37℃、340nm、1cm 光径条件下试剂空白吸光度应不小于1.0。

2.3.2 试剂空白吸光度变化率

在37℃、340nm、1cm 光径条件下，用空白样品加入试剂测试时，试剂空白吸光度变化率（$\Delta A/\min$）应不大于0.04。

用空白样品测试试剂（盒），在37℃、340nm、1cm 光径条件下，记录测试启动时的吸光度（A_1），扣除反应的非线性段或约5min（t）后的吸光度（A_2），A_2 测试结果即为试剂空白吸光度测试值，计算出吸光度变化值（$|A_2 - A_1|/t$）（t 为测量时间间隔）即为试剂空白吸光度变化率（$\Delta A/\min$）。

2.4 分析灵敏度

用已知浓度的样本测试试剂（盒），记录试剂（盒）在37℃、340nm、1cm 光径条件下的吸光度变化。按照生产企业规定的分析灵敏度计算公式计算分析灵敏度，应符合生产企业声称的要求。

2.5 线性范围

试剂线性在0.9~35.7mmol/L（37℃）范围内，线性相关系数（r）应不小于0.9900；

用接近线性范围上限的高浓度（活性）样品和接近线性范围下限的低浓度（活性）样品或蒸馏水混合成至少5个稀释浓度分别测试试剂（盒），每个稀释浓度测试3次，分别求出测定结果的均值（y_i）。以稀释浓度（x_i）为自变量，以测定结果均值（y_i）为因变量求出线性回归方程。按公式（1）计算线性回归的相关系数（r）。

$$r = \frac{\sum [(x_i - \bar{x})(y_i - \bar{y})]}{\sqrt{\sum (x_i - \bar{x})^2 \sum (y_i - \bar{y})^2}} \quad (1)$$

稀释浓度（x_i）代入线性回归方程，计算 y_i 的估计值及 y_i 与估计值的相对偏差或绝对偏差。

2.6 精密度

2.6.1 批内精密度

在重复性条件下，用高、低值质控品测试同一批号试剂（盒），重复测试至少10次（$n \geq 10$），分别计算测量值的平均值（$\bar{x}$）和标准差（SD）。按下列公式计算变异系数（CV）。计算变异系数（CV）应不大于5.0%。

2.6.2 批内瓶间差（适用于干粉或冻干试剂）

用高、低值质控品分别测试同一批号的20个待检试剂（盒），并计算20个测量值的平均值（$\bar{x}_1$）和标准差（SD_1）。

用高、低质控品对该批号的1个待检试剂（盒）重复

测试20次，计算结果的均值（$\bar{x}_2$）和标准差（SD_2）。按公式（2）、公式（3）计算瓶间差的变异系数（CV），批内瓶间差均应不大于5.0%。

$$s_{瓶间} = \sqrt{SD_1^2 - SD_2^2} \quad (2)$$

$$CV = s_{瓶间}/\bar{x} \times 100\% \quad (3)$$

当 $s_1 < s_2$ 时，令 $CV = 0$

2.6.3 批间差

用同一个质控样品分别测试3个不同批号的试剂（盒），每个批号测试3次，分别计算每批3次测定的均值 $\bar{x}_i (i = 1, 2, 3)$，按公式（4）、（5）计算相对极差（R）。

$$\bar{x}_T = \frac{\bar{x}_1 + \bar{x}_2 + \bar{x}_3}{3} \quad (4)$$

$$R = \frac{\bar{x}_{\max} - \bar{x}_{\min}}{\bar{x}_T} \times 100\% \quad (5)$$

式中：

$\bar{x}_{\max}$——$\bar{x}_i$ 中的最大值；

$\bar{x}_{\min}$——$\bar{x}_i$ 中的最小值。

试剂（盒）批间相对极差应不大于10.0%。

2.7 准确度

注册检验时应使用国家标准品。

用国家标准品或企业标化的标准品对试剂（盒）进行测试，重复检测3次，取测试结果均值（M）按公式（6）计算相对偏差（B）。相对偏差应不超过±15.0%。

$$B = \frac{M - T}{T} \times 100\% \quad (6)$$

式中：

B——相对偏差；

M——测试结果均值；

T——国家标准品或企业标化的标准品标示值。

2.8 稳定性

实时稳定性：生产企业应规定产品的有效期。取到有效期后的样品检测，外观、试剂空白、线性范围、准确度、分析灵敏度、批内精密度应符合技术要求。

干粉试剂、冻干试剂应同时进行复溶稳定性试验，复溶后放置到产品有效期末，产品性能应至少符合线性区间范围、准确度的技术要求。

2.9 校准品和质控品的性能指标（如产品中包含）

应至少包含外观、装量（干粉试剂、冻干品可不做）、准确度、均一性、稳定性。冻干型校准品和质控品还应检测批内瓶间差和复溶稳定性。

（十）产品注册检验报告

首次申请注册的尿素测定试剂盒，应该在具有相应医疗器械检验资质和承检范围的医疗器械检测机构进行注册检验。出具注册检验报告和产品技术要求预评价意见。

（十一）产品说明书

说明书承载了产品预期用途、试验方法、检测结果解释以及注意事项等重要信息，是指导使用人员正确操作、

临床医生准确理解和合理应用试验结果的重要技术性文件。产品说明书的格式应符合《关于发布体外诊断试剂说明书编写指导原则的通告》（国家食品药品监督管理总局通告 2014 第 17 号）的要求。下面对尿素测定试剂说明书的重点内容进行详细说明。

1.【产品名称】

通用名称应当按照《体外诊断试剂注册管理办法》规定的命名原则进行命名，可适当参考相关"分类目录"和/或国家标准及行业标准。

例如：尿素测定试剂盒（酶偶联监测法）。

2.【包装规格】

注明可测试的样本数或装量，如××测试/盒、××人份/盒、××ml，除国际通用计量单位外，其余内容均应采用中文进行表述。如产品有不同组分，可以写明组分名称。如有货号，可增加货号信息。

2.1 包装规格应明确单、双试剂类型；

2.2 不得多于技术要求中所列的包装规格；

2.3 如不同包装规格有与之特定对应的机型，应同时明确适用机型。

3.【预期用途】

应至少包括以下几部分内容：

3.1 尿素测定试剂盒用于体外定量检测人血清或血浆尿素的浓度；

3.2 应明确与目的检测物相关的临床适应证背景情况。尿素异常情况常见于哪些疾病，其升高或降低可能有哪些医学解释。

作为支持性资料，申请人应提供由教科书、临床专著、核心期刊文献或英文 SCI 文献等有关临床适应证背景的资料。

4.【检验原理】

应结合产品主要成分简要说明检验的原理、方法，必要时可采取图示方法表示。

5.【主要组成成分】

应明确以下内容：

试剂盒提供的试剂组分的名称、数量、每个组成成分在反应体系中的比例或浓度。

如检测中需使用校准品或质控品，应明确说明其生物学来源、活性及其他特性，并提供校准品溯源性，溯源性应写明溯源的最高级别，包括标准物质或参考物的发布单位及编号，质控品应明确靶值范围等。

对于多组分试剂盒，明确说明不同批号试剂盒中各组分是否可以互换。

如盒中包含耗材，应列明耗材名称、数量等信息。如塑料滴管、封板膜、自封袋等。

对于产品中不包含，但对该试验必需的试剂组分，说明书中应列出此类试剂的名称、纯度，提供稀释或混合方法及其他相关信息。

例如：

本试剂盒由试剂 1、试剂 2 和校准品组成：

试剂 1：Tris 缓冲液，115mmol/L；二磷酸腺苷，1.5mmol/L；α-酮戊二酸，7.5mmol/L；还原型辅酶I，0.35mmol/L；谷氨酸脱氢酶，>800U/L。

试剂 2：Tris 缓冲液，115mmol/L；尿素酶，>40000U/L；α-酮戊二酸，7.5mmol/L。

试剂盒如果配备校准品，需注明校准品定值信息及溯源性。试剂盒如果配备质控品，需注明质控品靶值范围。

校准品：含有尿素的人源血清基质，校准品具有批特异性，每批定值，定值见标签标示，量值可溯源至 GBW09174。

6.【储存条件及有效期】

6.1 应明确未开封的试剂实际储存条件及有效期，开瓶稳定期。干粉试剂应明确复溶稳定期。

6.2 说明产品的储存条件，如：2~8℃、避免/禁止冷冻或 -18℃ 以下等。其他影响稳定性的条件，如：光线、湿度等也必须说明。

6.3 如试剂盒各组分的稳定性不一致，则应对各组分的储存条件和有效期分别进行描述。

7.【适用仪器】

说明可适用的仪器及型号，并提供与仪器有关的信息以便用户能够正确选择使用。

8.【样本要求】

重点明确以下内容：

样本类型、为保证样本各组分稳定所必需的抗凝剂或保护剂等、保存期限及保存条件（短期、长期），能够保证样本稳定的储存、处理和运输方法、已知的干扰物等。如有血浆样本，应注明对抗凝剂的要求，应明确避免使用的提示。

9.【检验方法】

详细说明试验操作的各个步骤，包括：

9.1 试剂配制方法、注意事项。

9.2 试验条件：温度、时间、测定主/副波长、试剂用量、样本用量、测定方法、反应类型、反应方向、反应时间等以及试验过程中的注意事项。

9.3 校准程序（如果需要）：校准品的使用方法、注意事项、校准曲线的绘制。

9.4 质量控制程序：质控品的使用方法、对质控结果的必要解释以及推荐的质控周期等。

9.5 检验结果的计算：应明确检验结果的计算方法。包括对每个系数及对每个计算步骤的解释。如果可能，应举例说明。

如果超出线性范围，样本需要稀释测定时，应根据试剂特性说明稀释液的种类及最大稀释倍数。

10.【参考区间】

应注明常用样本类型及反应方式的参考区间，并说明参考区间确定方法。注明"由于地理、人种、性别和年龄等差异，建议各实验室建立自己的参考区间"。

11.【检验结果的解释】

说明可能对检验结果产生影响的因素。说明在何种情况下需要进行确认试验。

12.【检验方法的局限性】

说明该检验方法的局限性，如：存在的干扰因素，明确黄疸、溶血、脂血及药物等内、外源性干扰物对测定的影响，同时列出干扰物的具体浓度。

13.【产品性能指标】

至少应详述以下性能指标，性能指标应不低于标准有关技术指标的要求。

13.1 外观；

13.2 试剂空白吸光度及试剂空白吸光度变化率；

13.3 分析灵敏度；

13.4 准确度；

13.5 精密度（批内和批间差）；

13.6 线性范围（线性相关系数和线性偏差）。

14.【注意事项】

应至少包括以下内容：

14.1 本试剂盒仅供体外检测使用，试剂中含有的化学成分应说明接触人体后产生不良的影响后果。

14.2 采用不同方法学的试剂检测所得结果不应直接相互比较，以免造成错误的医学解释；建议实验室在发给临床医生的检测报告注明所用试剂特征。

14.3 有关人源组分的警告，如：试剂盒内的质控品、校准品或其他人源组分，虽已经通过了 HBs-Ag、HIV1/2-Ab、HCV-Ab 等项目的检测，但截至目前，没有任何一项

检测可以确保绝对安全，故仍应将这些组分作为潜在传染源对待。

14.4 样本：对所有样本和反应废弃物都应视为传染源对待。

14.5 其他有关尿素测定的注意事项。

三、审查关注点

（一）关注产品预期用途有关的描述是否与临床研究结论一致。临床研究用参比试剂和第三方确认试剂的预期用途应与申请产品预期用途一致。申报样本类型应在临床研究中进行验证。

（二）审查产品技术要求时应注意产品应不低于 YY/T 1201—2013《尿素测定试剂盒（酶偶联监测法）》的有关规定。

（三）说明书中预期用途（样本类型）、储存条件及有效期、检验方法、参考区间、产品性能指标等描述应分别与临床研究资料、稳定性研究资料、主要生产工艺和反应体系研究资料、参考区间研究资料、分析性能评估资料的研究结论相一致。

（四）干粉试剂应提供复溶稳定性研究资料并在说明书储存条件及有效期中说明。

四、编写单位

河北省医疗器械与药品包装材料检验研究院。

84 氨基酸、肉碱及琥珀酰丙酮检测试剂注册技术审评指导原则

（氨基酸、肉碱及琥珀酰丙酮检测试剂注册技术审查指导原则）

本指导原则旨在指导注册申请人对氨基酸、肉碱及琥珀酰丙酮检测试剂（串联质谱法）注册申报资料的准备及撰写，同时也为技术审评部门对注册申报资料的技术审评提供参考。

本指导原则是针对该类试剂的一般要求，申请人应依据产品的具体特性确定其中内容是否适用，若不适用，需具体阐述理由及相应的科学依据，并依据产品的具体特性对注册申报资料的内容进行充实和细化。

本指导原则是供申请人和审查人员使用的指导性文件，不涉及注册审批等行政事项，亦不作为法规强制执行，如果有能够满足相关法规要求的其他方法，也可以采用，但应提供详细的研究资料和验证资料。相关人员应在遵循相关法规的前提下使用本指导原则。

本指导原则是在现行法规和标准体系以及当前认知水平下制定的，随着法规和标准的不断完善，以及科学技术的不断发展，本指导原则相关内容也将适时进行调整。

一、适用范围

本指导原则提及的氨基酸、肉碱（包括游离肉碱和酰基肉碱）和琥珀酰丙酮分别是指针对遗传代谢病的疾病标记物。相关的遗传代谢病主要包括氨基酸代谢障碍（disorders of amino acid metabolism）、脂肪酸氧化障碍（fatty acid oxidation disorders）和有机酸代谢障碍（organic academia disorders）等。一般来说，氨基酸是氨基酸代谢障碍的疾病标记物，游离肉碱与酰基肉碱是脂肪酸氧化障碍和有机酸代谢障碍的标记物，琥珀酰丙酮是酪氨酸血症Ⅰ型的主要标记物。

遗传代谢病的发病机理为维持机体正常代谢所必需的酶类、受体和载体等蛋白质缺陷，导致机体的生化反应和代谢异常，从而引起一系列临床表现。其临床表现主要包括神经系统损害、代谢紊乱、相关器官功能异常、生长迟缓、皮肤及毛发异常、特殊气味等。我国相对常见的遗传

代谢病如表1所示：

表1 我国相对常见的遗传代谢病

序号	疾病名称
1	高苯丙氨酸血症（HPA）
2	甲基丙二酸血症（MMA）
3	原发性肉碱缺乏症（PCD）
4	中链酰基辅酶A脱氢酶缺乏症（MCAD）
5	极长链酰基辅酶A脱氢酶缺乏症（VLCAD）
6	异戊酸血症（IVA）
7	戊二酸血症I型（GAI）
8	枫糖尿病（MSUD）
9	瓜氨酸血症II型（希特林蛋白缺乏症）（CIT-II）
10	瓜氨酸血症I型（CIT-I）
11	丙酸血症（PA）
12	同型半胱氨酸血症I型（HCY）

遗传代谢病的临床检测方法一般包括实验室生化检测、影像学检测、负荷试验、酶学检测、气相色谱-质谱（GC-MS）分析、串联质谱（MS-MS）分析、基因检测等。其中串联质谱法是临床检测的常用方法，其优点包括：具有高分析效率和高灵敏度，能同时分析多种代谢物，涵盖多种遗传代谢病；可重复性好；操作相对简单；干血斑采集和保存方便等。

氨基酸、肉碱及琥珀酰丙酮检测试剂（串联质谱法）的预期用途为利用串联质谱分析方法，对全血干血斑样本中氨基酸、肉碱和琥珀酰丙酮的含量进行测量，相关待测分析物浓度及分析物之间相互比例的异常，可能提示某种遗传代谢病。其原理是使用含有内标准品的溶液对干血斑进行萃取并采用串联质谱分析，每种待测分析物对于内标准品的响应程度与它的浓度成比例，根据内标准品的浓度即可计算分析物的浓度。

该类试剂使用的串联质谱主要为三重四极杆串联质谱和四极杆离子阱串联质谱（Q-trap）。扫描模式主要包括以下四种：前体离子（precursor ion，PI）扫描、中性丢失（NL）扫描、多反应监测（MRM）扫描和产物离子（product ion，PI）扫描。前体离子扫描通常用于酰基肉碱的分析检测，在第二级质量分析器中选择特定质荷比的产物离子，测定在第一级质量分析器中一定质量范围内所有能产生该碎片的前体离子。中性丢失扫描通常用于氨基酸的分析检测，以恒定的质量差异，在一定质量范围内同时测定第一级、第二级质量分析器中所有的前体离子和产物离子，检测能产生特定中性碎片丢失的前体离子。多反应监测扫描是将第一级质谱设定为用于筛选特定的前体离子，在第二级质谱中指定所需的产物离子，同时监测前体离子－产物离子。产物离子扫描是在第一级质量分析器中选择特定质荷比的前体离子，测定该前体离子在第二级质量分析器中，一定质量范围内的所产生的特定产物离子。四种扫描模式

各有优缺点，在实际中应根据产品特性选择适合的扫描模式。

本指导原则适用于进行注册申报和相关许可事项变更的产品。

本指导原则主要适用于利用串联质谱法，对干血斑样本中相关物质进行检测的试剂，包括采用衍生法处理后对氨基酸和肉碱进行检测的试剂和采用非衍生法对氨基酸、琥珀酰丙酮和肉碱进行检测的试剂。对于遗传代谢病相关的其他特征分析物或采用其他检测方法（如基于抗原抗体反应原理方法）、其他样本类型进行的检测，有利之处可参照执行。本指导原则不适用于对相关疾病的确证和产前筛查项目。

二、注册申报资料要求

（一）综述资料

综述资料主要包括临床适应证背景情况、产品预期用途、产品描述、有关生物安全性的说明、有关产品主要研究结果的总结和评价以及其他内容。其中，其他内容包括同类产品在国内外批准上市的情况，应着重从检验方法及临床适用范围等方面写明拟申报产品与目前市场上已获批准的同类产品之间的主要区别。综述资料应符合《体外诊断试剂注册管理办法》（国家食品药品监督管理总局令第5号，以下简称《办法》）和《关于公布体外诊断试剂注册申报资料要求和批准证明文件格式的公告》（国家食品药品监督管理总局公告2014年第44号，以下简称《公告》）的相关要求。

另外，建议申请人对以下几方面内容进行着重介绍：

1. 相关遗传代谢病的发病机理、临床症状、临床发病率、检测方法、治疗方法等。

2. 待测分析物的名称、种类、相应的内标准品和质控品、经临床验证的遗传代谢病与分析物间的对应关系等。

3. 串联质谱法的检测原理、样品前处理方法、扫描模式及选择依据、数据采集及处理方法等。

（二）主要原材料的研究资料

应提供主要原材料的选择与来源、制备及质量标准等的研究资料。

1. 氨基酸、肉碱和琥珀酰丙酮内标准品：一般为经过同位素标记的待测分析物。每种待测分析物应对应其标记后的内标准品，如有特殊情况无法对应其自身标记的内标准品，应说明理由，并提交使用替代内标准品是否会对产品性能产生影响的评价资料。应提交内标准品的化学式、对应的待测分析物、赋值资料以及质量控制资料（一般包括分子量、化学纯度、同位素纯度等）。

2. 氨基酸、肉碱和琥珀酰丙酮标准品：应提供标准品的来源、选择依据、性能指标和溯源资料。

3. 质控品：质控品为包含所有待测分析物的干血斑。质控品使用的滤纸应明确型号。应至少设置高、低两个浓

度水平的质控品。质控品中的质控物质应与待测分析物相同，如使用与待测分析物特性相似的其他物质作为其质控物，应说明理由，并提交使用替代质控物是否会对产品性能产生影响的评价资料。应提供质控品的选择、制备和赋值资料。

4. 企业参考品：应提供企业内部参考品的原料选择、制备、定值、统计学分析及相关的实验验证资料。企业参考品应尽量使用实际待测样本即全血干血斑，如需采用向全血基质中模拟添加被测物的形式制备干血斑（即模拟干血斑），则应说明理由。企业应根据产品特性建立稳定的参考品体系，至少应包括：

4.1 检测限参考品

应建立能够覆盖所有待测分析物的检测限参考品。参考品中的待测分析物浓度应为检测限浓度，或略高于检测限浓度。检测限参考品应尽量使用全血干血斑，考虑到检测限浓度的样本难以获得的情况，可采用内标准品替代待测分析物的方式，来模拟制备检测限参考品，例如将检测限水平的内标准品加入人全血基质中制备模拟干血斑等。

如需使用待测分析物/内标准品的替代物质制备参考品，应提交相应的评估资料。

4.2 精密度参考品

应选择能够代表所有待测分析物结构及性能评估要求的分析物建立精密度参考品。

精密度参考品应设置多个具有代表性意义的浓度水平，一般包括正常内源性水平、医学决定水平、异常值（异常高值/异常低值）水平等，各待测分析物可根据临床实际情况和指标设置的临床意义，选择不同的浓度水平设定参考品，并提交选择设定的依据。

4.3 线性参考品

应建立能够覆盖所有待测分析物的线性参考品。线性参考品应选择多个梯度浓度水平进行设置并覆盖整个线性范围。如需使用待测分析物的替代物质制备参考品，应提交相应的评估资料。

（三）主要生产工艺及反应体系的研究资料

主要生产工艺主要包括工作液的配制、分装和包装等，反应体系研究指完成检测所涉及到的最佳反应条件的选择确定过程。主要包括以下内容：

1. 主要生产工艺及流程，可以图表方式表示。应标明关键工艺质控步骤，并详细说明该步骤的质控方法及质控标准。

2. 样本采集、处理的要求和质控品、企业参考品的干血斑制备的要求，具体可参照相关管理规范的内容。

3. 各试剂（包括各级工作液、萃取试剂、衍生化试剂、流动相等）的选择、配比、用量的确定和验证过程。

4. 分析条件，如萃取方法、衍生条件、进样条件、质谱条件等。

（四）分析性能评估资料

申请人应提交对试剂盒的全部性能进行评估的资料，

对于每项分析性能的评价都应包括研究目的、实验设计、研究方法、可接受标准、实验数据、统计方法等详细资料。有关分析性能评估的背景信息也应在申报资料中有所体现，包括实验地点（实验室）、人员及数量、适用仪器、仪器扫描模式、试剂规格、批号、临床样本来源（如涉及）等。分析性能评估的实验方法可以参考相关文件或国内有关体外诊断产品性能评估的指导原则进行。建议着重对以下分析性能进行研究：

1. 检测限

检测限确定过程的研究方法有很多，因通常情况下不易获得低于内源水平的样本，申请人可自行设计合理的模拟方法进行研究。例如，将不同浓度的内标准品添加至人全血中制备成一系列干血斑，用空白萃取液萃取后进行检测；或者用含不同浓度内标准品的萃取液对干血斑萃取后进行检测，等等。其目的是使基质中分析物浓度不变，内标准品的浓度递减，最终通过检测内标准品的浓度来模拟研究检测限。测量的结果符合试剂偏差及精密度等要求的最低浓度水平作为检测限。

研究过程中应对各物质浓度进行精确的确认，每一浓度样本应平行检测多次。根据该类试剂的预期用途，每个待测分析物的检测限应等于或低于预期使用人群的内源性水平。应详细说明检测限的建立过程，明确使用的样本类型、试验方法、接受标准和研究结论等。

2. 线性范围

线性范围的确定研究可使用含有梯度浓度待测分析物的模拟干血斑，分析至少 9～11 个浓度水平，每个水平重复多次，通过评价一定范围内的线性关系及准确度等建立所有待测分析物的线性范围。分析物浓度水平覆盖范围应具临床意义，至少包含典型的内源水平、医学决定水平等。应结合性能指标和临床意义，设定合理的线性范围。

3. 准确度

准确度包括正确度和精密度，受系统误差和随机误差共同影响，申请人应综合考虑偏倚和不精密度的影响，对产品的准确度进行研究。

3.1 正确度

建议采用回收实验方法进行正确度的评价，同时可结合其他合理方法（如方法学比对等）进行研究。回收实验方法一般为：向全血中添加不同浓度待测分析物，制备成干血斑，检测后计算回收率，回收率的计算方法为在含有已知"理论"分析物含量的干血斑提取物中实际测得的该分析物含量，以百分比表示。回收率的结果应在可接受范围内。干血斑中分析物各浓度水平应具临床意义并尽量覆盖检测范围。详细描述评价方法中样本制备过程、评价方案、试验过程、试验数据、统计方法、研究结论等内容。

3.2 精密度

精密度的评价方法并无统一的标准可依，可根据不同产品特征或研究习惯进行，前提是必须保证研究的科学合理性，具体实验方法可以参考相关指南或国内有关体外诊断产品性能评估的指导原则进行。应对每项精密度指标的评价标准做出合理要求，如标准差或变异系数的范围等。针对本类产品的精密度评价主要包括以下要求：

3.2.1 对可能影响检测精密度的主要变量进行验证，除检测试剂本身的影响外，应对不同仪器、操作者、地点、精密度评价周期等要素进行相关的验证。

例如：为期至少××天的连续检测，每天至少由×人完成不少于×次的完整检测，从而对批内/批间、日内/日间以及不同操作者之间的精密度进行综合评价。申请人还应选择不同的实验室进行重复实验以对室间精密度进行评价。

3.2.2 精密度的评价应选择多个浓度水平进行，一般来说应包含正常内源性水平、医学决定水平、异常值（异常高值/异常低值）水平等，各待测分析物可根据临床实际情况和指标设置的临床意义，选择不同的浓度水平进行研究，并提交浓度选择的依据。

4. 特异性

应对样本中常见的干扰物质和可能引起交叉反应的物质进行研究。特异性研究的样本可为全血干血斑或模拟添加被研究物的模拟干血斑。

4.1 干扰物质

干扰物质应至少包括血红蛋白、脂类、胆红素等。其他还可能包括潜在患者（如母亲）引入的化合物、样本采集过程中加入的化合物、血液中存在的其他化合物等，例如常用药物、麻醉剂、消毒剂、服用的营养物质、机体其他代谢产物等。

建议申请人在干扰物质的潜在最大浓度（即"最差条件"）条件下进行评价。建议至少在内源性水平附近浓度对每种干扰物质的干扰影响进行评价。

4.2 交叉反应

交叉反应物质一般是指在血液中存在的，在待测分析物扫描模式下，与待测分析物有相同质荷比的其他化合物。应研究血液中可能存在的交叉反应物质对待测分析物造成的干扰，对每一对交叉反应物质/分析物进行统计学和临床意义上的分析，评估可能存在的风险。常见的交叉反应物质有天冬酰胺、羟脯氨酸、甲硫氨酸砜、甲硫氨酸硫氧化物、谷氨酸盐和不完全丁基化的酰基肉碱等。应至少对上述几种交叉反应物质进行研究，并结合申报试剂的临床适应证对其他可能存在交叉反应的物质进行评估。

5. 残留

对于该类试剂来说，还应考虑进样器等分析系统的残留对结果产生的影响。例如，设计高低两个浓度样本交叉连续进样，并重复多次，较低浓度样本的检测结果应符合其准确性的要求。

6. 在分析性能评估资料中还需注意以下几点：

6.1 应明确性能研究使用的仪器扫描模式，不同的扫描模式可能会导致不同的研究结果，必要时应分别描述不同模式下的性能指标。若不同的机型导致不同的研究结果，也应分别进行详述。

6.2 进行性能研究所使用的样本形式应为干血斑，且应从萃取溶解开始进行分析性能的评价。

6.3 以上性能研究原则上应包括所有的待测分析物，并应尽可能使用全血干血斑进行评估。由于某些待测分析物的特殊性质，可能无法采用上述常规方法进行实验研究，需使用其他方法或替代物质进行研究的，应对具体情况进行说明，并提供相应的研究资料。

（五）阳性判断值/参考区间确定资料

对于此类试剂，应对每种待测分析物设定阳性判断值或参考区间。应尽量获取足够大的样本量，设定合理的临床灵敏度和临床特异度预期值进行阳性判断值/参考区间的研究。根据该类试剂的临床用途，应尽量降低产品的假阴性率，并将假阳性率控制在一定范围。应采用合理的方法进行相关研究，并明确方法的选择依据。

应明确样本入组标准（例如体重、年龄等），并说明试验方案及其合理性。

另外，如存在灰区，应提交灰区设定的依据，并在说明书【阳性判断值】和【检验结果的解释】项进行解释说明。如无灰区设置，也应提交相关的依据。

（六）稳定性研究资料

稳定性研究资料应包括研究方法的确定依据、具体的实施方案、详细的研究数据以及结论。主要涉及两部分内容，申报产品的稳定性和适用样本的稳定性研究。

1. 申报产品的稳定性研究主要包括实时稳定性（有效期）、运输稳定性、开瓶稳定性及冻融次数限制等研究。对于实时稳定性研究，应提供至少三批样品在实际储存条件下保存至成品有效期后的研究资料。

2. 适用样本的稳定性研究：本类试剂的适用样本类型为干血斑，可参考相关管理规范等文件对样本的稳定性进行研究。主要包括冷藏和冷冻条件下的储存条件研究、有效期验证、运输稳定性验证以及干血斑萃取后储存条件的验证等。可以在合理的温度范围内选择温度点（温度范围），每间隔一定的时间段对储存样本进行检测，从而确认样本的稳定性。由于某些化合物在干血斑中不稳定，应对这些分析物的情况进行研究，提供其在干血斑中的储存有效期数据。样本保存时间对检测结果的影响应在说明书中进行说明。

（七）临床评价资料

1. 研究方法

建议以前瞻性的临床试验方式为主，以试验用体外诊断试剂（以下称考核试剂）与临床诊断结果进行比较研究的方法，评价考核试剂的临床诊断性能相关指标，从而证明其临床性能满足预期用途的要求。临床诊断结果中阳性病例的确认应有充分的依据，包括采用现有条件下公认的、可靠的、权威的疾病诊断标准，疾病诊疗指南中明确的疾病诊断方法，行业内的专家共识等。

申请人还应同时选择已批准上市、临床普遍认为质量较好的同类产品作为对比试剂，与考核试剂进行一定例数的比较研究试验，以评价考核试剂的临床准确性。

2. 临床试验机构及人员

应选择至少 3 家临床试验机构，按照相关法规、指导原则的要求开展临床试验。临床试验机构的选择应尽量考虑拟申报产品的特点和预期用途。建议选择不同地区的临床试验机构开展临床试验，且临床试验机构应具有相关检测的优势。操作人员应经过相应的培训，并能熟练操作实验。机构和人员应遵循《医疗机构临床实验室管理办法》及其他相关规定。试验应处于有效的质量控制下，最大限度保证试验数据的准确性及可重复性。

3. 适用人群及样本量

临床试验应选择预期适用人群作为研究对象，样本的采集、处理和保存应符合产品说明书及其他相关指导文件的要求。所有样本均应可以溯源。若适用人群包含新生儿，应设定合理、明确的样本入组标准（例如体重、年龄等）。

应根据疾病发病率和性能要求等估算合理的样本量，并在临床试验方案中明确样本量确定的依据。在与同类产品进行对比试验时，试验样本应尽量覆盖各分析物的线性范围，样本量应满足统计学要求。

根据临床发病率、临床诊治情况及其他因素综合考虑，对于我国相对常见的遗传代谢病如高苯丙氨酸血症（HPA）、甲基丙二酸血症（MMA）、原发性肉碱缺乏症（PCD）等，应通过前瞻性临床试验检出真阳性病例；其他发病率相对更低的疾病也应尽可能在前瞻性临床试验中检出所声称疾病病例。建议声称的遗传代谢病种类应尽量覆盖我国常见的病种，可参考表 1 中所列的疾病。同时，临床试验检测结果应尽量覆盖所有待测分析物指标异常情况。

若临床试验中使用部分已确诊（回顾性）的阳性病例进行研究，应提供充分的理由，并在试验方案和报告中对病例选择的方式和原因进行明确的说明。在产品说明书中应根据临床结果对检出的遗传代谢病和分析物指标异常情况进行描述，其中采用回顾性病例进行的研究应另行说明。

4. 临床试验方案

开展临床试验前，申请人应与各临床试验机构协商制定统一的、科学合理的临床试验方案，并按照临床试验方案组织制定标准操作规程，并进行验证，以确保临床试验操作在各个临床试验机构之间的一致性。在整个临床试验过程中均应遵循预定的方案，不可随意改动。

临床试验应在临床试验机构的实验室内进行，并由本实验室的技术人员操作，申报单位的技术人员除进行必要的技术指导外，不得随意干涉试验进程，尤其是数据收集过程。

试验方案中应确定合理、严格的病例纳入/排除标准，任何已经入选的病例再被排除出临床试验都应记录在案并明确说明原因。方案中应明确样本入组的要求，以及样本的收集、处理及保存要求等。

在试验操作过程中和判定试验结果时应采用盲法，以保证试验结果的客观性，并在临床试验方案中明确。

方案中应明确，当对比试验结果不一致时，应分析原因并给出解释，必要时进行第三方复核。

5. 临床试验报告

临床试验报告应该对试验的整体设计及各个关键点给予清晰、完整的阐述，应该对整个临床试验实施过程、结果分析、结论等进行条理分明的描述，并应包括必要的基础数据和统计分析方法。应对以下内容进行详述：

5.1 临床试验总体设计及方案描述

5.1.1 临床试验的整体管理情况、临床试验机构选择、临床主要研究人员简介等基本情况介绍。

5.1.2 病例纳入/排除的情况、盲法操作流程等。

5.1.3 样本类型，样本的收集、处理及保存等。

5.1.4 统计学方法、统计软件、评价统计结果的标准。

5.2 具体的临床试验情况

5.2.1 临床试验所用各体外诊断试剂及仪器的名称、批号、机型等信息。

5.2.2 各试验机构的病例数、阴性/阳性检出例数、检出的遗传代谢病情况等。

5.2.3 质量控制，试验人员培训、仪器日常维护、仪器校准、质控品运行情况。

5.2.4 具体试验过程，样本检测、数据收集、结果不一致样本的校验；阳性病例后续操作方法、病例脱落情况，以及是否符合临床试验方案等。

5.2.5 具体试验过程及试验过程中需要说明的问题，是否涉及对方案的修改等。

5.3 统计学分析

对临床试验数据的统计应选择合适的统计方法。应对考核试剂与临床诊断结果进行统计分析，建议分别对每种待测分析物和每种疾病的临床性能相关指标（例如临床灵敏度和临床特异度、假阳性率和假阴性率、阴性似然比和阳性似然比、阴性预测值和阳性预测值等）进行统计。同时，应根据临床诊断结果，统计并明确每种疾病与待测分析物指标之间的对应关系。

对于考核试剂与对比试剂的比对试验结果，应采用回归分析的方法分析其定量结果的相关性，同时也可选用特定的数据分析模型（如 Bland – Altman 模型）对定量分析结果的一致性进行分析。亦可同时对二者的阴/阳性符合率和总符合率进行分析，对结果进行 χ^2 检验或 kappa 检验以检验其定性结果的一致性。

应针对每一种待测分析物（或相关分析物间的比值）和每种疾病的对比试验结果进行单独统计分析，以列表的形式进行总结。

应明确样本的纳入与排除情况。说明其他情况，如数据预处理、差异数据的重新检测以及最终是否纳入数据统计、对异常值或缺失值的处理等。

5.4 讨论和结论

对总体结果进行总结性描述并简要分析试验结果，对本次临床研究有无特别说明，最后得出临床试验结论。

6. 批准上市条件

由于该类产品的特殊性，技术审评中可根据产品风险受益、产品预期临床应用情况、上市前研究等因素，附带条件批准上市。具体情况可参见《用于罕见病防治医疗器械注册审查指导原则》的相关要求。

（八）产品技术要求

拟定产品技术要求应符合《办法》和《公告》的相关规定。申请人应当在原材料质量和生产工艺稳定的前提下，根据申请人产品研制、前期临床评价等结果，依据国家标准、行业标准及有关文献，按照《医疗器械产品技术要求编写指导原则》（原国家食品药品监督管理总局通告 2014 年第 9 号）的有关要求编写。

第三类产品技术要求中还应当以附录形式明确主要原材料、生产工艺及半成品要求。附录中应将内标准品、标准品、质控品的设计及来源，参考品设置，生产工艺流程及质控关键点等重点内容予以明确。

（九）产品检验报告

应提供该产品在具有相应医疗器械检验资质和承检范围的医疗器械检验机构进行的、符合产品技术要求的产品检验报告。应提供连续 3 个生产批次样品的检验合格报告。

（十）产品说明书

产品说明书的格式应符合《体外诊断试剂说明书编写指导原则》（国家食品药品监督管理总局通告 2014 年第 17 号）的要求，进口产品的中文说明书除格式要求外，其内容应尽量保持与原文说明书的一致性，翻译力求准确且符合中文表达习惯。产品说明书的所有内容均应与申请人提交的注册申报资料中的相关研究结果保持一致，若某些内容引用自参考文献，则应以规范格式对此内容进行标注，并单独列明参考文献的相关信息。

结合《体外诊断试剂说明书编写指导原则》的要求，下面对说明书的重点内容进行详细说明。

1. 【预期用途】

1.1 第一自然段：描述预期用途，包括适用人群，样本类型，被测物等。

举例：该产品用于定量检测×××（适用人群）全血干血斑中的氨基酸、游离肉碱和酰基肉碱、琥珀酰丙酮的浓度。

1.2 介绍临床适应证及背景，说明相关的临床或实验室诊断方法等。另外，需明确所有待测分析物名称、对应的内标准品和质控品、经临床验证的遗传代谢病与分析物之间的关系。建议声称的遗传代谢病应尽量覆盖我国相对常见的病种，可参考表 1 中所列的疾病。

1.3 明确检测结果仅能初步提示某种遗传代谢病，其最终结果要由相应方法进行确认。

2. 【检验原理】

详细说明该产品检测各类分析物的前处理方式（衍生/非衍生）、检测原理及扫描模式（必要时可用图示说明）。

3. 【主要组成成分】

说明试剂盒所包含组分的名称、数量、比例或浓度等信息，说明不同批号试剂盒中各组分是否可以互换。

试剂盒中不包含但该项检测必需的组分，说明书中应列出相关试剂/耗材的名称、生产企业、货号、注册证号/备案凭证编号（如有）及其他相关信息，质控品的滤纸应明确型号。

4. 【储存条件及有效期】

按照稳定性研究资料，说明试剂盒的效期稳定性，其他稳定性也应视情况明确，如开瓶稳定性、复溶稳定性、运输稳定性、冻融次数要求等，应标明具体的储存条件及有效期。

5. 【适用仪器】

明确所有适用仪器的具体型号，并提供与仪器有关的重要信息以指导用户操作。

6. 【样本要求】

样本的收集、处理和保存：应参照相关文件的要求，并详细描述采样步骤和注意事项。明确采样前处理、消毒、采样量、保存条件及期限（短期、长期）、运送条件、冻融次数的限制等。另外应说明采样过程中使用的滤纸型号应与质控品的滤纸型号一致。

上述内容均需在稳定性研究资料中详述并进行性能评估验证。

7. 【检验方法】

应详细描述完成完整检测所需的全部步骤以指导用户正确操作，包括：

7.1 干血斑的前处理、萃取、衍生化（如有）、复溶及上机检测等。

7.2 内标准品溶液、各级工作液的配制方式。内标准品溶液和工作液的短期和长期保存方式、冻融次数等。

7.3 上机检测：仪器准备、设置、仪器使用相关参数及结果处理。

7.4 质量控制：质控品的设置及检测时的质量控制方法、要求等。

7.5 说明检测时应特别注意的事项，如对精密度的控制措施、溶液的保存条件、其他影响检测的因素等。

8. 【阳性判断值/参考区间】

明确设定及验证阳性判断值/参考区间所使用的样本例数及类型、试验方法、统计方法及计算结果。

9. 【检验结果的解释】

应对不同的检验结果进行解释，并明确后续处理方法。如存在灰区，应对灰区结果的处理方式一并详述。

10. 【检验方法的局限性】

10.1 本试剂盒的检测结果仅能初步提示某种遗传代谢病，其结果仅供临床参考，不能作为诊断。对患者的临床诊断应采用相应方法并结合其症状/体征、病史等情况综合进行。

10.2 本试剂盒适用于全血干血斑样本检测，不适用于其他样本检测。

10.3 异常的红细胞比容、年龄、早产、疾病等因素可能会影响检测结果。

10.4 样本采集、运输及处理不当、未按说明书操作等均有可能导致假阳性或假阴性结果，例如：血液未均匀浸透血斑区域、滤纸干血片打孔时打得太靠近血斑的边缘、样品收集或样品干燥有问题、由于样品受热受潮，不能洗脱血斑、血斑滤纸受排泄物污染等等。应描述在样本采集、保存、运输中需遵循的原则及注意事项。

10.5 说明可能影响检测结果的干扰因素。

10.6 单一代谢产物往往无法提供足够的遗传代谢病信息，应建立代谢物模型来研究相关疾病。

10.7 其他局限性。

11.【产品性能指标】

按照分析性能评估资料内容描述以下性能指标：检测限、企业内部参考品符合率（如适用）、准确性、线性、特异性等。各项评估应包括评估方法、数据和结果。应描述临床评价的试验结果，包括临床试验机构数量、样本情况、试验结果等内容。

12.【注意事项】

应至少包括以下内容：

12.1 如该产品含有人源或动物源性物质，应给出具有潜在感染性的警告。

12.2 检验过程有关的有机溶剂的安全性要求，例如操作和废弃的注意事项。

12.3 相关操作人员应经过专业的培训，并严格按照说明书的方法来进行试验。

三、名词解释

1. 全血干血斑

本指导原则中指临床检验过程中使用的实际待测样本，即将人全血滴加至滤纸上，再经过打孔处理的样本。

2. 模拟干血斑

本指导原则中指在研究过程中，将添加了其他物质（例如待测物、干扰物质等）的人全血（或模拟血液基质）滴加至滤纸上，再经过打孔处理的样本。

3. 同位素纯度

被同位素标记的分子的相对含量。

四、参考文献

1. 顾学范.《临床遗传代谢病》，人民卫生出版社，2015

2.《中国药典》（2015 年版），中国医药科技出版社

3.《新生儿疾病筛查技术规范》（2010 年版），（卫妇社发〔2010〕96 号），2010 年 12 月 1 日

4.《新生儿疾病筛查管理办法》（中华人民共和国卫生部令第 64 号），2009 年 3 月 5 日

5. Newborn Screening Test Systems for Amino Acids, Free-Carnitine, and Acylcarnitines Using Tandem Mass Spectrometry, Guidance for Industry and FDA Staff, FDA, 2004

6. CLSI. Newborn Screening by Tandem Mass Spectrometry; Approved Guideline. CLSI document I/LA32 – A. Wayne, PA: Clinical and Laboratory Standards Institute; 2010

五、起草单位

国家药品监督管理局医疗器械技术审评中心。

85　总胆汁酸测定试剂注册技术审评指导原则

（总胆汁酸测定试剂注册技术审查指导原则）

本指导原则旨在指导注册申请人对总胆汁酸（total bile acids, TBA）测定试剂注册申报资料的准备及撰写，同时也为技术审评部门审评注册申报资料提供参考。

本指导原则是对总胆汁酸测定试剂的一般要求，申请人应依据产品的具体特性确定其中的具体内容是否适用，若不适用，需具体阐述理由及相应的科学依据，并依据产品的具体特征对注册申报资料的内容进行充实和细化。

本指导原则是供申请人和审查人员适用的指导文件，不涉及注册审批等行政事项，亦不作为法规强制执行，如果有能够满足相关法规要求的其他方法，也可以采用，但应提供详细的研究资料和验证资料。应在遵循相关法规、国家标准、行业标准的前提下使用本指导原则。

本指导原则是在现行法规、标准体系及当前认知水平下制定的，随着法规、标准体系的不断完善和科学技术的不断发展，本指导原则相关内容也将适时进行调整。

一、适用范围

本指导原则适用于基于采用 3α-羟基类固醇脱氢酶（3α-HSD）催化的酶促循环反应（酶循环法）原理，利用全自动生化分析仪、半自动生化分析仪或分光光度计，体外定量测定人血清或血浆中总胆汁酸含量的试剂盒。本指导原则适用于进行首次注册申报和相关许可事项变更的产品。

反应原理如图所示。胆汁酸被 3α-HSD 及 β-硫代氧化型烟酰胺腺嘌呤二核苷酸（Thio-NAD$^+$）特异性地氧化，生成 3α-酮类固醇（3α-KS）及 β-硫代还原型烟酰胺腺嘌呤二核苷酸（Thio-NADH）。此外，生成的 3α-KS 在 3α-HSD 及还原型辅酶Ⅰ（NADH）存在下，又生成胆汁酸和氧化型辅酶Ⅰ（NAD$^+$）。这样，血清或血浆中微量的胆汁酸在多次酶循环的过程中被放大，同时可使生成的 Thio-NADH

扩增,其扩增速率与胆汁酸的含量相关。通过测定 Thio-NADH 在 405nm 波长附近吸光度的变化率,从而计算出血清或血浆中胆汁酸的含量。

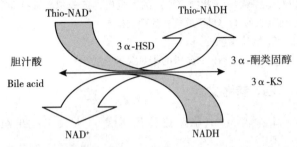

依据《体外诊断试剂注册管理办法》(国家食品药品监督管理总局令第 5 号,以下简称《办法》)、《食品药品监管总局关于印发体外诊断试剂分类子目录的通知》(食药监械管〔2013〕242 号),总胆汁酸检测试剂盒属于用于其他生理、生化或免疫功能指标检测的检测试剂,管理类别为二类,分类代码为 6840。

二、注册申报资料要求

(一)综述资料

综述资料主要包括产品预期用途、产品描述、有关生物安全性方面的说明、研究结果总结以及同类产品上市情况介绍等内容,应符合《体外诊断试剂注册管理办法》和《关于公布体外诊断试剂注册申报资料要求和批准证明文件格式的公告》(国家食品药品监督管理总局公告 2014 年第 44 号)的相关要求。相关描述应至少包含如下内容:

1. 产品预期用途及相关的临床适应证背景情况

1.1 总胆汁酸测定试剂用于体外定量测定血清或血浆中总胆汁酸的含量。

1.2 总胆汁酸的生物学特征、结构与功能,在体内正常和病理状态下的代谢途径和存在形式。

1.3 与预期用途相关的临床适应证背景情况,如临床相关疾病的发生、实验室诊断方法等。

2. 产品描述:包括产品所采用的技术原理,主要原材料的来源及制备方法,主要生产工艺过程,校准品的制备方法及溯源情况(如需提供)、质控品的制备方法及定值情况(如需提供)。

3. 有关生物安全性方面的说明:由于体外诊断试剂中的主要原材料可能是由各种动物、病原体、人源的组织和体液等生物材料经处理或添加某些物质制备而成,人源性材料须对有关传染病(HIV、HBV、HCV 等)病原体检测予以说明,并提供相关的证明文件,其他动物源及微生物来源的材料,应当提供相应的说明文件。为保证产品在运输、使用过程中对使用者和环境的安全,应提供对上述原材料所采用的灭活等试验方法的说明。

4. 有关产品主要研究结果的总结和评价。

5. 其他:包括同类产品在国内外批准上市的情况。相关产品所采用的技术方法及临床应用情况,申请注册产品与国内外同类产品的异同等。

(二)主要原材料的研究资料(如需提供)

包括主要反应成分、质控品(如适用)、校准品(如适用)等的选择、制备、质量标准确定的方法及研究资料;校准品应提供详细的量值溯源资料,包括定值试验资料和溯源性文件等;质控品应提供详细的定值资料。

(三)主要生产工艺和反应体系的研究资料(如需提供)

主要工艺包括:配制、分装、冻干等描述及确定依据,应包含产品的工艺流程图和关键控制点;反应体系包括样本采集及处理、样本要求、试剂用量、反应条件(温度、时间等)等。不同适用机型的反应条件如果有差异应分别详述。

(四)分析性能评估资料

申请人应当提交不少于 3 批产品的全部分析性能评估资料,对于每项分析性能的评估都应包括具体的研究项目、实验设计、研究方法、可接受标准、试验数据、统计方法、研究结论等详细资料。性能评估时应将试剂和所选用的校准品、质控品作为一个整体进行评价,评估整个系统的性能是否符合要求。有关分析性能验证的背景信息也应在申报资料中有所体现,包括实验时间、地点、检验人员、适用仪器、试剂规格和批号、所选用的校准品和质控品(品牌、规格、批号等)、临床样本来源等。

对于 TBA 定量测定试剂,分析性能评估应至少包括试剂空白吸光度、试剂空白吸光度变化率、准确度、精密度、线性区间、分析灵敏度、分析特异性等性能指标。干粉或冻干试剂还应包括批内瓶间差。

1. 空白吸光度

用指定空白样本测试试剂盒,在 405nm 波长附近、1cm 光径条件下,记录测试启动时的吸光度(A_1),扣除反应的非线性段或约 5 分钟(T)后的吸光度(A_2),A_2 测试结果即为试剂空白吸光度测定值,结果均值应符合产品技术要求性能指标的要求。

2. 试剂空白吸光度变化率

记录测试启动时的吸光度(A_1),扣除反应的非线性段或约 5 分钟(T)后的吸光度(A_2),计算出吸光度变化值($|A_2 - A_1|/T$),即为试剂空白吸光度变化率(A/min),结果应符合产品技术要求性能指标的要求。

3. 准确度

对测量准确度的评价依次包括:与国家参考物(和/或国际参考物)的偏差分析、回收试验、方法学比对等方法,申请人可根据实际情况选择合理方法进行研究。

3.1 与国家参考物(和/或国际参考物)的偏差分析

用有证参考物质(CRM)或其他公认的参考物质或由参考方法定值的高、低 2 个浓度的人源样品,对试剂盒进行测试，重复测定 3 次，取测试结果均值（M），根据公式（1）计算相对偏差。如果 3 次结果都符合规定，即判为合格；如果大于等于 2 次的结果不符合，即判为不合格；如果有 1 次结果不符合规定，则应重新连续测试 20 次，分别计算相对偏差，如果大于等于 19 次测试的结果符合规定，即判为合格。

$$B = \frac{M - T}{T} \times 100\% \qquad (1)$$

式中：

B—相对偏差；

M—测试结果均值；

T—有证参考物质标示值，或各浓度人源样品定值。

3.2 回收试验

在人源样品中加入一定体积标准或校准品或纯品溶液，每个浓度重复测定 3 次，计算回收率。

回收试验注意事项：

3.2.1 加入的标准或校准品或纯品溶液体积与人源样品体积比应不大于 1:19 或其体积比不会产生基质的变化。

3.2.2 加入标准溶液或校准品溶液或纯品溶液后，样品总浓度应在试剂盒测定线性范围内。

3.2.3 标准或校准品或纯品溶液应有溯源性。

3.3 比对试验

采用参考方法或国内/国际普遍认为质量较好的已上市同类试剂作为参比试剂，与拟申报试剂同时检测一批临床样品（至少 40 例样本），从测定结果间的差异了解拟申报试剂与参比方法间的偏倚。如偏倚很小或在允许的误差范围内，说明两检测系统对病人标本测定结果基本相符，对同一份临床样本的医学解释，拟申报试剂与参比方法相比不会产生差异结果。

在实施方法学比对前，应分别对拟申报试剂和参比试剂进行初步评估，只有在确认两者都分别符合各自相关的质量标准后方可进行比对试验。方法学比对时应注意质量控制、样本类型、浓度分布范围并对结果进行合理的统计学分析。

方法学比对注意事项：

3.3.1 样本贮存时间及条件由被测组分的稳定性而定，尽可能避免使用贮存的样品；

3.3.2 应采用人源样品，并且此样本对于被测组成的影响应明确，尽量不使用含有干扰此方法的组分或条件；

3.3.3 分析浓度尽可能在报告的浓度范围内均匀分布；

3.3.4 商品质控物或者校准物可能存在基质效应，应避免使用。

4. 精密度

4.1 批内精密度

批内精密度评估应至少选择高、低两个浓度水平的样本（或质控品）进行，两个浓度都应在试剂盒的测量范围内且有一定的临床意义，通常选用该检测指标的正常参考值附近和异常值样本，建议采用人源样品或与人源样品基质接近的样本进行试验。批内精密度（变异系数 CV）应不

大于 5.0%，批内瓶间差（干粉或冻干试剂适用）应不大于 5.0%。

4.2 批间精密度

用同一质控品分别测试 3 个不同批号的试剂，每个批号测定 3 次，分别计算每批 3 次测定的均值。相对极差应不大于 10.0%。

5. 线性区间

建立试剂线性范围所用的样本基质应与临床实验样本相似，但不可采用含有对测定方法具有明确干扰作用物质的样本。理想的样本为分析物浓度接近预期测定上限的混合人血清（或其他人源样品），且应充分考虑多倍稀释对样本基质的影响。

建立一种定量测定方法的线性范围时，需在预期测定范围内选择 7～11 个浓度水平。例如，将预期测定范围加宽至 130%，在此范围内选择更多的浓度水平，然后依据实验结果逐渐减少数据点直至表现出线性关系，确定线性范围。

也可以采用高浓度样本稀释的方法验证线性，将接近线性区间上限的高值样本按一定比例稀释为至少 5 种浓度，其中低值浓度的样本须接近线性区间的下限。按试剂盒说明书操作，对每一浓度的样本均重复检测 2 次，计算其平均值，将结果平均值和稀释比例用最小二乘法进行直线拟合，计算线性相关系数 r，应不低于 0.9900。

6. 分析灵敏度

试剂盒测试给定浓度的被测物时，在试剂盒规定参数下所得的单位浓度吸光度变化率（ΔA/min）应符合申请人规定范围。

7. 分析特异性

对样本中常见的干扰物质进行检测，干扰物浓度的分布需覆盖人体生理及病理状态下可能出现的物质浓度，如胆红素、甘油三酯、总胆固醇、维生素 C、血红蛋白等，方法为对模拟添加样本分别进行验证，说明样本的制备方法及干扰实验的评价标准，确定可接受的干扰物质浓度（结果应量化表示，避免使用轻度、严重等模糊表述）。

药物干扰的研究可根据需要由申请人选择是否进行或选择何种药物及其浓度进行。

8. 校准品溯源及质控品赋值（如产品中包含）

在注册单元包括质控品和校准品时，校准品应当提交完整的溯源性文件，包括赋值试验资料和溯源 SOP 文件等。应参照 GB/T 21415—2008《体外诊断医疗器械 生物样品中量的测量 校准品和控制物质赋值的计量学溯源性》的要求，提供企业（工作）校准品及试剂盒配套校准品定值及不确定度计算相关资料，提供质控品赋值及其质控范围确定的相关资料。同时，应对校准品、质控品的赋值结果的瓶内均匀性、瓶间均匀性，以及其赋值结果的准确度进行评价。如校准品或质控品的基质不同于临床常用样本类型，还应提交校准物质互换性的相关研究资料。

9. 其他需注意的问题

应当对不少于 3 批产品进行性能评估，对结果进行统

计分析。不同适用机型、不同包装规格，应分别提交分析性能评估报告。如注册申请中包含不同的包装规格，需要对不同包装规格之间的差异进行分析或验证。如不同的包装规格产品间存在性能差异，需要提交采用每个包装规格产品进行的上述项目评估的试验资料及总结。如不同包装规格之间不存在性能差异，需要提交包装规格之间不存在性能差异的详细说明，具体说明不同包装规格之间的差别及可能产生的影响。如注册申请中包括不同适用机型，需要提交在不同机型上进行上述项目评估的试验资料及总结。

试剂盒的样本类型如包括血清和血浆样本，则应对二者进行相关性研究以确认二者检测结果是否完全一致或存在某种相关性（如系数关系）。对于血浆样本，申请人应对不同的抗凝剂进行研究以确认最适的抗凝条件以及是否会干扰检测结果。

性能指标的评价方法并无统一的标准可依，可根据不同的试剂特征进行，前提是必须保证研究的科学合理性。具体研究方法建议参考相关的国内外有关体外诊断产品性能评估的文件进行。

（五）参考区间确定资料

应提交建立参考区间所采用样本来源及详细的试验资料。应明确参考人群的筛选标准，研究各组（如性别、年龄等）例数应符合统计学要求。

若引用针对中国人群参考区间研究的相关权威指南，应明确说明出处，提交文献资料并说明引用依据，应采用一定数量的临床样本对该参考区间进行验证。参考区间研究结论应与说明书【参考区间】的相应描述保持一致。

（六）稳定性研究资料

稳定性研究资料主要涉及两部分内容，申报试剂的稳定性和适用样本的稳定性研究。

试剂的稳定性包括实时稳定性、运输稳定性、开瓶（待机）稳定性及冻融次数限制（如适用）等。对于实时稳定性研究，申请人应提供不少于 3 个生产批次在实际储存条件下保存至成品有效期后的研究资料，并提供至少 1 个生产批次的开瓶稳定性和运输稳定性研究资料，包括研究目的、材料和方法、研究结论等。如产品包含校准品和质控品，还应提供相应稳定性试验研究资料。试剂的稳定性研究应注意选取代表性包装规格进行研究。适用样本的稳定性主要包括室温保存、冷藏或冷冻条件下的有效期验证，可以在合理温度范围内选择温度点（温度范围），每间隔一定的时间段即对储存样本的稳定性进行分析验证，从而确认不同类型样本的效期稳定性。适于冷冻保存的样本还应对冻融次数进行评价。

试剂稳定性和样本稳定性两部分内容的研究结果均应在说明书【储存条件及有效期】和【样本要求】两项中进行详细说明。

（七）临床评价资料

根据《关于公布新修订免于进行临床试验医疗器械目录的通告》（国家药品监督管理局通告 2018 年第 94 号），总胆汁酸检测试剂可免于进行临床试验，申请人可依照《免于进行临床试验的体外诊断试剂临床评价资料基本要求（试行）》开展评价。申请人如无法或不适于按照上述要求对产品进行临床评价，则应按照《体外诊断试剂临床试验技术指导原则》的要求开展临床试验。下面仅对临床试验中的基本问题进行阐述。

1. 研究方法

采用国内/国际普遍认为质量较好的已上市同类试剂作为参比方法，采用拟申报产品与之进行对比试验研究，证明拟申报产品与已上市产品等效。

对比试验结果不一致（检测值差异较大）的样本应采用参考方法进行验证。

2. 临床研究单位的选择

应在至少两家经国家药品监督管理局备案的临床试验机构开展临床试验。临床试验机构实验操作人员应有足够的时间熟悉检测系统的各环节（试剂、质控及操作程序等），熟悉评价方案。在整个实验中，待评试剂和对照试剂都应处于有效的质量控制下，最大限度保证试验数据的准确性及可重复性。

3. 伦理要求

临床试验必须符合赫尔辛基宣言的伦理学准则，必须获得临床试验机构伦理委员会的同意，如该临床试验对受试者几乎没有风险，可经伦理委员会审查和批准后免于受试者的知情同意。

4. 临床试验方案

临床试验实施前，研究人员应从流行病学、统计学、临床医学、检验医学等多方面考虑，设计科学合理的临床研究方案。建议临床前开展预试验工作，最大限度地控制试验误差。各临床试验机构的方案设置应保持一致，且保证在整个临床试验过程中遵循预定的方案实施，不可随意改动。整个试验过程应在临床试验机构的实验室内并由本实验室承担本实验的技术人员操作完成，申报单位的技术人员除进行必要的技术指导外，不得随意干涉实验进程，尤其是数据收集过程。

试验方案中应确定严格的病例纳入/排除标准，任何已经入选的病例再被排除出临床研究都应记录在案并明确说明原因。在试验操作过程中和判定试验结果时应采用盲法以保证试验结果的客观性。各临床试验机构选用的参比试剂应保持一致，以便进行合理的统计学分析。另外，待评试剂的样本类型应不超越参比试剂的样本类型。

临床试验方案必须获得临床试验机构伦理委员会的同意。

5. 研究对象选择

临床试验应选择具有特定症状/体征人群作为研究对象。注册申请人在建立病例纳入标准时，应考虑到不同人群的差异，尽量覆盖各类适用人群。在进行结果统计分析时，建议对各类人群分别进行数据统计分析。总体样本数不少于 200 例，异常值样本比例应不低于试验总量的 30%。

样本中待测物浓度应覆盖待评试剂线性范围，且尽可能均匀分布。

应明确样本存贮条件、可否冻融等要求及避免使用的样本，血浆应明确抗凝剂的要求。实验中，尽可能使用新鲜样本，避免贮存。如无法避免使用贮存样品时，注明贮存条件及时间，在数据分析时应考虑其影响。

如果待评试剂同时适用于血清和血浆样本类型，可完成一个样本类型不少于 200 例的临床研究，同时验证其中至少 100 例受试者的自身血清、血浆样本测试结果间的一致性（采用待评试剂检测），其中不同浓度样本分布情况与总例数中分布情况应一致。也可以分别对同时适用的多个样本类型按照《关于发布体外诊断试剂临床试验技术指导原则的通告》（国家食品药品监督管理总局通告 2014 年第 16 号）中试验样本量一般要求规定的 200 例进行试验，异常值参照上述规定。

涉及产品检测条件优化、增加与原样本类型具有可比性的其他样本类型等变更事项，临床试验采用变更后产品与变更前产品或者已上市同类产品进行比对试验，在至少 2 家（含 2 家）临床试验机构开展临床试验，总样本数不少于 100 例，异常值样本数不少于 30%。阳性判断值或参考区间的变化及增加临床适应证等变更事项，应根据产品具体变更情况，酌情增加临床试验总样本数。

6. 统计学分析

对临床试验结果的统计应选择合适的统计方法，结合临床试验数据的正/偏态分布等情况，建议统计学负责人选择合理的统计学方法进行分析，统计分析应可以证明两种方法的检测结果无明显统计学差异。如相关分析、线性回归、绝对偏倚/偏差及相对偏倚/偏差分析、配对 t 检验等。考核试剂和对比试剂两组检测结果的相关及线性回归分析，应重点观察相关系数（r 值）或判定系数（R^2）、回归拟合方程（斜率和 y 轴截距）等指标。在临床研究方案中应明确统计的检验水准及检验的假设，即评价考核试剂与对比试剂是否等效的标准。

如试剂盒同时适用于血清和血浆样本，可采用如相关分析、线性回归、配对 t 检验等统计学方法来评价血浆和血清样本测试结果间的一致性。

7. 临床试验总结报告撰写

根据《关于发布体外诊断试剂临床试验技术指导原则的通告》（国家食品药品监督管理总局通告 2014 年第 16 号）的要求，临床试验报告应该对试验的整体设计及各个关键点给予清晰、完整的阐述，应该对整个临床试验实施过程、结果分析、结论等进行条理分明的描述，并应包括必要的基础数据和统计分析方法。建议在临床总结报告中对以下内容进行详述。

7.1 临床试验总体设计及方案描述

7.1.1 临床试验的整体管理情况、临床试验机构选择、临床主要研究人员简介等基本情况介绍。

7.1.2 纳入/排除标准、不同人群的预期选择例数及标准。

7.1.3 样本类型，样本的收集、处理及保存等。

7.1.4 统计学方法、统计软件、评价统计结果的标准。

7.2 具体的临床试验情况

7.2.1 待评试剂和参比试剂的名称、批号、有效期及所用机型等信息。

7.2.2 对各研究单位的病例数、人群分布情况进行总合。

7.2.3 质量控制，试验人员培训、仪器日常维护、仪器校准、质控品运行情况，对检测精密度、质控品回收（或测量值）、抽查结果评估。

7.2.4 具体试验过程，样本检测、数据收集、样本长期保存等。

7.3 统计学分析

7.3.1 数据预处理、对异常值或离群值的处理、研究过程中是否涉及对方案的修改。

7.3.2 定量值相关性和一致性分析

用回归分析验证两种试剂结果的相关性，以 $y = a + bx$ 和 r、R^2 的形式给出回归分析的拟合方程，其中：y 是考核试剂结果，x 是对比试剂结果，b 是方程斜率，a 是 y 轴截距，r 是相关系数（要求 $r > 0.975$），如 $r < 0.975$，应适当扩大样本量以扩大数据范围，R^2 是判定系数（通常要求 $R^2 \geq 0.95$），计算回归系数及截距的 95% 可信区间。

分别计算医学决定水平处（或正常参考区间上限）相对偏倚/偏差及 95% 置信区间。医学决定水平处（或正常参考区间上限）相对偏倚应不大于允许误差（建议参照 1/2 CLIA' 88、1/2 室间质评可接受范围、1/2 来源于生物变异的总允许误差、卫生行业标准等相关要求设定允许误差）。

应给出考核试剂与对比试剂之间的差值（绝对偏倚/偏差）或比值（相对偏倚/偏差）散点图，观察并分析各点的偏倚分布情况。

通过相关性分析、配对 t 检验等统计分析方法综合评价考核试剂与对比试剂等效性。

7.4 讨论和结论

对总体结果进行总结性描述并简要分析试验结果，对本次临床研究有无特别说明，最后得出临床试验结论。

（八）产品风险分析资料

对体外诊断试剂产品寿命周期的各个环节，从产品设计开发、原材料的采购控制、生产、预期用途、可能的使用错误、与安全性有关的特征、已知和可预见的危害等方面的判定以及对患者风险的估计进行风险分析、风险评价和相应的风险控制基础上，形成风险管理报告。应当符合相关行业标准的要求。

风险分析应包含但不仅限于以下方面的内容：

预期用途错误包括：设计开始时未设定预期分析物、未作适用机型验证、未针对特定的样本类型验证。性能特征失效包括：精密度失效、准确度失效、非特异性、稳定性失效、测量范围失效、定量失效、量值溯源失效、校准失效。不正确的结果包括：配方错误、采购的原料未能达到设计要求的性能、原材料储存条件不正确、使用了过期的原材料、反应体系不正确、试剂与包装材料不相容。可能的使用错误包括：生产者未按照生产流程操作，检验者未按照原料、半成品、成品检验标准操作，装配过程组分、标签、说明书等漏装或误装，成品储存或运输不当，客户未参照产品说明书设置参数或使用。与安全性有关的特征包括：有毒化学试剂的化学污染、样本的潜在生物污染、不可回收包装或塑料的环境污染。

（九）产品技术要求

申请人应当在原材料质量和生产工艺稳定的前提下，根据申请人产品研制、前期临床评价等结果，依据国家标准、行业标准及有关文献，按照《关于发布医疗器械产品技术要求编写指导原则的通告》（国家食品药品监督管理总局通告 2014 年第 9 号）的有关要求，编写产品技术要求，内容主要包含产品性能指标和检验方法。

下面就产品技术要求中涉及的产品适用的相关标准和主要性能指标等相关内容作简要叙述。

1. 产品适用的相关标准

GB/T 21415—2008《体外诊断医疗器械 生物样品中量的测量 校准品和控制物质赋值的计量学溯源性》

GB/T 29791.1—2013《体外诊断医疗器械 制造商提供的信息 标示 第 1 部分：术语定义和通用要求》

GB/T 29791.2—2013《体外诊断医疗器械 制造商提供的信息 标示 第 2 部分：专业用体外诊断试剂》

GB/T 26124—2011《临床化学体外诊断试剂（盒）》

YY/T 1204—2013《总胆汁酸测定试剂盒（酶循环法）》

YY/T 1227—2014《临床化学体外诊断试剂（盒）命名》

2. 主要性能指标

2.1 外观

符合制造商规定的正常外观要求。

2.2 装量

液体试剂的装量应不少于标示量。

2.3 试剂空白吸光度

2.3.1 空白吸光度

在 405nm 波长附近，测定指定空白样品的吸光度值，重复两次，均值即为空白吸光度，试剂空白吸光度应不大于 0.8（光径 1.0cm）。

2.3.2 试剂空白吸光度变化率

在 405nm 波长附近、光径 1.0cm 下，空白吸光度的变化率应不大于 0.04/min。

2.4 线性区间

线性区间上限至少达到 150μmol/L，在线性区间内，理论浓度与实测浓度的线性相关系数 r 应不小于 0.9900。

2.5 准确度

2.5.1 提供参考物质或用参考方法定值的人源样品测定，实测值与标示值的偏差在 ±15.0% 内。

2.5.2 以标准或校准品或纯品溶液测定，试剂盒回收率在 90% ~110% 内。

2.5.3 无具有溯源性的标准或校准品或纯品溶液，以比对方法测定，相关系数 r 应不小于 0.9900。

2.6 分析灵敏度

试剂盒测试被测物时，单位浓度吸光度变化率应符合制造商给定区间。

2.7 精密度

2.7.1 批内精密度

在重复性条件下，用高、低值质控品测试同一批号试剂盒，重复测试至少 10 次，计算批内变异系数（CV），应不大于 5.0%。

用高、低值质控品分别测试同一批号的 20 个待检试剂盒，并计算 20 个测量值的平均值（$\bar{x}_1$）和标准差（s_1）。

用高、低质控品对该批号的 1 个待检测试剂盒重复测试 20 次，计算结果的均值（$\bar{x}_2$）和标准差（s_2）。按公式（2）、（3）计算瓶间差的变异系数（CV），批内瓶间差（干粉或冻干试剂适用）均应不大于 5%。

$$CV = s_{瓶间}/\bar{x}_1 \times 100\% \qquad (2)$$

$$s_{瓶间} = \sqrt{s_1^2 - s_2^2} \qquad (3)$$

当 $s_1 < s_2$ 时，令 $CV = 0$

2.7.2 批间精密度

用同一质控品分别测试 3 个不同批号的试剂盒，每个批号测试 3 次，分别计算每批 3 次测定的均值。相对极差应不大于 10.0%。

2.8 稳定性

取到效期后一定时间内或制造商规定的加速实验条件下的试剂盒测试，产品性能应符合外观、试剂空白、线性区间、准确度、分析灵敏度、批内精密度要求。干粉或冻干试剂还应同时进行复溶稳定性试验，产品性能应符合试剂空白、线性区间、准确度、分析灵敏度、批内精密度要求。注：加速稳定性不能用于推导产品有效期，除非是采用基于大量的稳定性研究数据建立的推导公式。

如注册单元中包含校准品或质控品，其性能指标的检验方法应在技术要求中予以描述。应当包括准确度、均匀性、开瓶/复溶稳定性的检验方法的详细描述。如有新版强制性国家标准、行业标准发布实施，应参照执行。

（十）注册检验报告

根据《体外诊断试剂注册申报资料要求和批准证明文件格式》的要求，应提供具有相应医疗器械检验资质和承检范围的医疗器械检验机构出具的产品注册检验报告和产品技术要求预评价意见。总胆汁酸如有国家标准品，应采用国家标准品。如有相应的国家法规发布或更新，按其要求执行。

（十一）产品说明书

说明书承载了产品预期用途、检验原理、检验方法、检测结果解释以及注意事项等重要信息，是指导实验室工作人员正确操作、临床医生针对检验结果给出合理医学解释的重要依据,因此,产品说明书是体外诊断试剂注册申报最重要的文件之一。

结合《关于发布体外诊断试剂说明书编写指导原则的通告》(国家食品药品监督管理总局通告 2014 年第 17 号)的要求,下面对总胆汁酸测定试剂盒说明书的重点内容进行详细说明。

1. 【产品名称】

通用名称,试剂名称由三部分组成:被测物名称、用途、方法或原理。例如:总胆汁酸测定试剂盒(酶循环法)。通用名称应当按照《体外诊断试剂注册管理办法》(国家食品药品监督管理总局令第 5 号)规定的命名原则进行命名,可适当参考相关"分类目录"和/或国家标准及行业标准。

2. 【包装规格】

注明可测试的样本数或装量,如××测试/盒、××人份/盒、××ml,除国际通用计量单位外,其余内容均应采用中文进行表述。

2.1 包装规格应明确单、双试剂类型。

2.2 不得多于产品技术要求中所列的包装规格。

2.3 如不同包装规格有对应不同的机型,应分别明确适用机型。

3. 【预期用途】

应至少包括以下几部分内容:

3.1 说明试剂盒用于体外定量测定血清/血浆中总胆汁酸的含量;同时应明确与目的检测物相关的临床适应证背景情况,说明相关的临床或实验室诊断方法等。

3.2 总胆汁酸含量异常情况常见于哪些疾病,其升高或降低可能有哪些医学解释。如:血清 TBA 测定可反映肝细胞的合成、摄取和排泌功能。TBA 增加是肝细胞损害的敏感指标,并有助于估计其预后和提示病情复发。

3.3 作为支持性资料,申请人应提供有关临床适应证背景的文献资料。

4. 【检验原理】

应结合产品主要成分详细说明检验的原理、方法,必要时可采取图示方法表示。

5. 【主要组成成分】

应明确以下内容:

试剂盒提供的试剂组分的名称、数量、每个组成成分在反应体系中的比例或浓度。明确说明不同批号试剂盒中各组分是否可以互换。

试剂内如包含校准品和/或质控品,除明确组成成分及生物学来源外,还应明确其定值及溯源性,溯源性应写明溯源的最高级别,包括标准物质或参考物的发布单位及编号,质控品应明确靶值范围。

6. 【储存条件及有效期】

6.1 对试剂的效期稳定性、复溶稳定性、开瓶稳定性等信息作详细介绍。包括环境温湿度、避光条件等。

6.2 不同组分保存条件及有效期不同时,应分别说明,产品总有效期以其中效期最短的为准。

6.3 生产日期,使用期限或者失效日期。

注:保存条件不应有模糊表述,如"室温",应明确贮存温度,如 2~8℃,有效期 12 个月。稳定期限应以月或日或小时为单位。

7. 【适用仪器】

7.1 说明可适用的仪器,并提供与仪器有关的必要信息以便用户能够作出最好的选择。

7.2 应写明具体适用仪器的型号,不能泛指某一系列仪器。

8. 【样本要求】

重点明确以下内容:

8.1 样本采集:说明采集方法及样本类型,如有血浆样本,应注明对抗凝剂的要求。

8.2 样本处理及保存:样本处理方法、保存条件及期限、运输条件等。冷藏/冷冻样本检测前是否须恢复室温,冻融次数。对储存样本的添加剂要求等。

8.3 应与样本稳定性的研究一致。

9. 【检验方法】

详细说明试验操作的各个步骤,包括:

9.1 试剂配制方法、注意事项。

9.2 试验条件:温度、时间、测定主/副波长、试剂用量、样本用量、测定方法、反应类型、反应方向、反应时间等以及试验过程中的注意事项。

9.3 校准程序:校准品的使用方法、注意事项、校准曲线的绘制。

9.4 质量控制程序:质控品的使用方法、质量控制方法。

9.5 试验结果的计算或读取:应明确检验结果的计算方法。

10. 【参考区间】

应注明常用样本类型的正常参考区间,并说明参考值确定方法。建议注明"由于地理、人种、性别和年龄等差异,建议各实验室建立自己的参考区间"。

11. 【检验结果的解释】

说明可能对试验结果产生影响的因素;说明在何种情况下需要进行确认试验。

若超过线性范围上限的高浓度样本可稀释后测定,则应说明样本的最大可稀释倍数、稀释溶液等信息。

12. 【检验方法的局限性】至少应包括以下内容:

说明该检验方法由于哪些原因会使测量结果产生偏离,或测量结果还不能完全满足临床需要。如:干扰(胆红素、甘油三酯、总胆固醇、维生素 C、血红蛋白)等。

13. 【产品性能指标】

至少应详述以下性能指标:

13.1 试剂空白

13.2 分析灵敏度

13.3 准确度

13.4 精密度(批内精密度和批间精密度)

13.5 线性区间（线性相关系数）

14.【注意事项】

应至少包括以下内容：

14.1 本试剂的检测结果仅供临床参考，不应作为临床诊治的唯一依据，对患者的临床诊治应结合其症状/体征、病史、其他实验室检查及治疗反应等情况综合考虑。

14.2 使用不同生产商的试剂对同一份样本进行检测可能会存在差异。

14.3 如无确切的证据证明其安全性，对所有样本和反应废弃物都应视为传染源对待，提示操作者采取必要的防护措施。

14.4 试剂中含有的化学成分如接触人体后会产生不良的影响，应明确给予提示。

14.5 其他有关总胆汁酸测定的注意事项。

15.【标识的解释】

如有图形或符号，请解释其代表的意义。

16.【参考文献】

注明引用参考文献，其书写应清楚且格式规范统一。

17.【基本信息】

17.1 境内体外诊断试剂

17.1.1 注册人与生产企业为同一企业的，按以下格式标注基本信息：

注册人/生产企业名称，住所，联系方式，售后服务单位名称，联系方式，生产地址，生产许可证编号。

17.1.2 委托生产的按照以下格式标注基本信息：

注册人名称，住所，联系方式，售后服务单位名称，联系方式，受托企业的名称，住所，生产地址，生产许可证编号。

17.2 进口体外诊断试剂

按照以下格式标注基本信息：

注册人/生产企业名称，住所，生产地址，联系方式，售后服务单位名称，联系方式，代理人的名称，住所，联系方式。

18.【医疗器械注册证编号/产品技术要求编号】

应当写明医疗器械注册证编号/产品技术要求编号

19.【说明书核准日期及修改日期】

应注明该产品说明书的核准日期。如曾进行过说明书的变更申请，还应该同时注明说明书的修改日期。

三、审查关注点

（一）产品技术要求中性能指标的设定及检验方法是否符合相关行业标准的要求；技术要求的格式是否符合《关于发布医疗器械产品技术要求编写指导原则的通告》（国家食品药品监督管理总局通告 2014 年第 9 号）的相关规定。

（二）产品说明书的编写内容及格式是否符合《关于发布体外诊断试剂说明书编写指导原则的通告》（国家食品药品监督管理总局通告 2014 年第 17 号）的要求，相关内容是否符合《医疗器械说明书和标签管理规定》（国家食品药品监督管理总局令第 6 号）中对说明书的要求。

（三）分析性能评估指标及结果是否支持产品技术要求的确定；是否满足本指导原则中各指标验证的要求。

（四）参考区间确定使用的方法是否合理，数据统计是否符合统计学的相关要求，结论是否和说明书声称一致。

（五）试剂的稳定性研究方法是否合理，稳定性结论是否和说明书声称一致。

（六）临床试验采用的样本类型及病例是否满足试剂盒声称的预期用途，样本量及临床研究单位的选择、对比试剂的选择、统计方法及研究结果、临床方案及报告撰写的格式等是否符合《关于发布体外诊断试剂临床研究技术指导原则的通告》（国家食品药品监督管理总局通告 2014 年第 16 号）对相关内容的规定。

（七）产品风险分析资料的撰写是否符合 YY/T 0316—2016《医疗器械风险管理对医疗器械的应用》的要求。

四、编写单位

江西省医疗器械技术审评中心。

86 肌酐测定试剂注册技术审评指导原则

（肌酐测定试剂注册技术审查指导原则）

本指导原则旨在指导注册申请人对肌酐（creatinine, Cr）测定试剂注册申报资料的准备及撰写，同时也为技术审评部门审评注册申报资料提供参考。

本指导原则是对肌酐测定试剂的一般要求，申请人应依据产品的具体特性确定其中的具体内容是否适用，若不适用，需具体阐述理由及相应的科学依据，并依据产品的具体特征对注册申报资料的内容进行充实和细化。如申请人认为有必要增加本指导原则不包含的研究内容，可自行补充。

本指导原则是供申请人和审查人员使用的指导文件，不涉及注册审批等行政事项，亦不作为法规强制执行，如果有能够满足相关法规要求的其他方法，也可以采用，但应提供详细的研究资料和验证资料，相关人员应在遵循相关法规的前提下使用本指导原则。

本指导原则是在现行法规、标准体系及当前认知水平下制定的，随着法规和标准体系的不断完善，以及科学技术的不断发展，本指导原则相关内容也将适时进行调整。

一、适用范围

肌酐测定试剂用于体外定量测定人血清、血浆或尿液中的肌酐含量。本指导原则仅适用于采用肌氨酸氧化酶法，利用全自动、半自动生化分析仪或分光光度计，在医学实验室进行肌酐定量测定所使用的临床化学体外诊断试剂。基于其他方法的肌酐测定试剂盒可参照本指导原则，但应根据产品的具体特性确定其中的内容是否适用，若不适用，应另外选择适合自身方法学特性的研究步骤及方法。

依据《体外诊断试剂注册管理办法》《食品药品监管总局关于印发体外诊断试剂分类子目录的通知》（食药监械管〔2013〕242号），肌酐检测试剂管理类别为Ⅱ类。

二、注册申报资料要求

（一）综述资料

血液中的肌酐来源包括从食物中摄取的外源性Cr（约占10%）和机体内生成的内源性Cr两部分，血Cr几乎全部经肾小球滤过进入原尿，并且不被肾小管重吸收；机体内Cr每日生成量几乎保持恒定。因此，血中Cr浓度稳定，测定血Cr浓度可反映肾小球的滤过功能。尿液肌酐由血液中肌酐经肾小球滤出，不被肾小管重吸收。血、尿肌酐同时测定可用于计算内生肌酐清除率，以评价肾小球滤过功能。

综述资料主要包括产品预期用途、产品描述、生物安全性评价、研究结果的总结评价以及同类产品在国内外上市情况介绍等内容，其中同类产品上市情况介绍部分应着重从方法学、临床应用情况、申报注册产品与目前市场上已获批准的同类产品之间的异同方面进行介绍。应符合《体外诊断试剂注册管理办法》和《关于公布体外诊断试剂注册申报资料要求和批准证明文件格式的公告》的相关要求。

（二）主要原材料的研究资料（如需提供）

主要原材料的选择、制备、质量标准及试验验证研究资料；质控品（如包含）、校准品（如包含）的原料选择、制备、质控品定值过程及试验资料；校准品的溯源性文件，包括具体溯源链、试验方法、数据及统计分析等详细资料。

（三）主要生产工艺和反应体系的研究资料（如需提供）

主要工艺包括：配制、分装等描述及确定依据，应包含产品的工艺流程图和关键控制点；反应体系包括样本采集及处理、样本要求、样本与试剂用量、反应条件（温度、时间等）等研究资料。不同适用机型的反应条件如果有差

异应分别详述。

（四）分析性能评估资料

申请人应当提交产品研制或成品验证阶段对试剂盒进行的所有性能验证的研究资料，对于每项分析性能的评价都应包括具体的研究内容、试验设计、研究方法、可接受标准、试验数据、统计方法、研究结论等详细资料。性能评估时应将试剂和所选用的校准品、质控品作为一个整体进行评价，评估整个系统的性能是否符合要求。有关分析性能验证的背景信息也应在申报资料中有所体现，包括试验时间、地点、检验人员、适用仪器、试剂规格和批号、所选用的校准品和质控品、临床样本来源等。

性能评估至少包括试剂空白吸光度、分析灵敏度、准确度、精密度、线性区间、分析特异性和其他影响检测的因素。此处仅描述了性能评估的常规方法，申请人亦可采用其他合理方法，对产品性能进行研究（如检测限等）。

1. 试剂空白吸光度

用生理盐水或其他指定溶液作为样本在37℃、制造商规定的波长、1cm光径条件下，测试试剂，测试所得吸光度即为试剂空白吸光度测定值，测定结果应符合要求。

2. 分析灵敏度

试剂盒测试已知浓度为（100±10）μmol/L的被测物时，记录试剂在37℃、制造商规定的波长、1cm光径条件下的吸光度变化值。换算为100μmol/L的吸光度变化，结果应符合要求。

3. 准确度

准确度的评价包括：相对偏差和比对试验等方法，优先选用相对偏差的方法。

3.1 相对偏差

建议优先选用国家参考物质或国际参考物质，合理设置2~3个浓度，将其作为样本进行检测，每个样本重复测定3次，测试结果记为X_i，按公式（1）分别计算相对偏差（B_i），如果3次结果都符合要求，即判为合格。如果3次结果中有2次结果符合，1次结果不符合要求，则应重新连续测试20次，并分别按照公式（1）计算相对偏差，如果大于等于19次测试的结果符合要求，即判为合格，准确度符合要求。

$$B_i = (X_i - T)/T \times 100\% \qquad (1)$$

式中：

B_i—相对偏差；

X_i—测量浓度；

T—参考物质标示值。

3.2 比对试验

采用已公开发布的参考方法或国内已上市同类试剂作为参比方法，与拟申报试剂同时检测一批待测样本，从测定结果间的差异了解拟申报试剂与参比方法间的偏倚。如偏倚在允许的误差范围内，说明两检测系统对样本测定结果基本相符，对同一份临床样本的医学解释，拟申报试剂与参比方法相比不会产生差异结果。

在实施方法学比对前，应分别对拟申报试剂和对比试剂进行初步评估，只有在确认两者都分别符合各自相关的质控要求后方可进行比对试验。方法学比对时应注意质量控制、样本类型、浓度分布范围并对结果进行合理的统计学分析。

4. 精密度

4.1 重复性

申请人应对重复性指标的评价标准做出合理要求，对可能影响重复性的主要变量加以考虑，除申报产品本身的影响外，还应对检测仪器、操作者、地点、时间等要素进行相应的考虑。

重复性的评估可在线性范围内选取低浓度和高浓度的样本进行检测，其中一个浓度样本应为 (100 ± 10) μmol/L。在各种重复性条件下，分别重复测定样本 10 次，计算 10 次测定结果的平均值（$\bar{X}$）和标准差（SD），根据公式（2）得出变异系数（CV），结果均应符合要求。

$$CV = SD / \bar{X} \times 100\% \qquad (2)$$

式中：

CV—变异系数；

SD—10 次测量结果的标准差；

$\bar{X}$—10 次测量结果的平均值。

4.2 批间差

用浓度为 (100 ± 10) μmol/L 的待测样本分别测试 3 个不同批号的试剂，每个批号测定 3 次，按公式（3）、公式（4）计算均值 $\bar{X}_T$ 和相对极差（R），相对极差应符合要求。

$$\bar{X}_T = \frac{X_1 + X_2 + X_3}{3} \qquad (3)$$

$$R = (\bar{X}_{max} - \bar{X}_{min}) / \bar{X}_T \times 100\% \qquad (4)$$

式中：

R—批间相对极差；

$\bar{X}_{max}$—$\bar{X}_i$ 的最大值，$i = 1、2、3$；

$\bar{X}_{min}$—$\bar{X}_i$ 的最小值，$i = 1、2、3$；

$\bar{X}_T$—三批测量结果的总平均值。

5. 线性区间

建立试剂线性区间所用的样本基质应尽可能与临床实际检测的样本相似，理想的样本为分析物浓度接近预期测定上限的人血清（或其他人源样本），且应充分考虑多倍稀释对样本基质的影响。

建立一种定量测定方法的线性区间时，需在预期测定范围内选择 7～11 个浓度水平。例如，将预期测定范围加宽至 130%，在此范围内选择更多的浓度水平，然后依据试验结果逐渐减少数据点直至表现出线性关系，确定线性区间。

剂量-反应曲线的线性可用接近线性区间下限的低浓度样本稀释接近线性区间上限的高浓度样本，混合成多个稀释浓度（x_i），分别测试试剂盒，每个稀释浓度测试 3 次，分别求出测定结果的均值（y_i）。以稀释浓度（x_i）为自变量，以测定结果均值（y_i）为因变量求出线性回归方程。

按公式（5）计算线性回归的相关系数（r）。相关系数应符合要求。

$$r = \frac{\sum [(x_i - \bar{x})(y_i - \bar{y})]}{\sqrt{\sum (x_i - \bar{x})^2 \sum (y_i - \bar{y})^2}} \qquad (5)$$

稀释浓度（x_i）代入线性回归方程，计算 y_i 的估计值及 y_i 与估计值的相对偏差或绝对偏差。相对偏差或绝对偏差应符合要求。

6. 分析特异性

6.1 交叉反应：验证易产生交叉反应的其他结构类似物，应至少验证肌酸交叉反应情况。可采用纯品物质分别添加到健康人样本、参考区间附近样本中的方式进行验证。

6.2 干扰物质：验证样本中常见的干扰物质对检测结果的影响，如胆红素、血红蛋白、甘油三酯、抗坏血酸等。待评价肌酐样本浓度应至少包含临近医学决定水平（或正常参考区间上限）。使用医学相关水平的干扰物质浓度（建议为潜在最大浓度）分别进行添加，确定是否产生干扰。如有干扰，梯度稀释干扰物并进一步确定可接受的干扰物质的最高浓度水平，或产生干扰的浓度水平。应使用多份临床样本，每个样本重复检测不少于 3 次。申请人应描述干扰物质的种类，说明样本的制备方法及待测物的水平，以及不产生干扰的验收标准。

药物干扰的研究可根据需要由申请人选择何种药物及其浓度进行，已有文献报道羟苯磺酸钙和酚磺乙胺对肌酐的测定有明显的负干扰作用，申请人应提供这两种药物对检测结果影响的研究资料。建议将研究结果在说明书中进行说明。

7. 校准品的量值溯源和质控品的赋值（如产品中包含）

校准品的研究应参照 GB/T 21415—2008《体外诊断医疗器械生物样品中量的测量校准品和控制物质赋值的计量学溯源性》提供详细的量值溯源性文件，内容应包括量值溯源的方法和可接受标准，以及各个层次的量值传递和确认过程，并充分考虑不确定度的影响，校准品应首选与临床样本相同或相似的基质，如存在差异，需要进行基质效应评估。质控品应提交在所有适用机型上进行的定值资料。

8. 其他需注意问题

应当对多批产品进行性能评估，对结果进行统计分析。不同适用机型，应分别提交分析性能评估资料。如注册申请中包含不同的包装规格，需要对不同包装规格之间的差异进行分析或验证。如不同的包装规格产品间存在性能差异，需要提交每个包装规格产品进行上述项目评估的试验资料及总结。如不同包装规格之间不存在性能差异，需要提交包装规格之间不存在性能差异的详细说明，具体说明不同包装规格之间的差别及可能产生的影响。

试剂盒的样本类型如包括血清和血浆样本，则应对二者进行相关性研究以确认二者检测结果的一致性。对于血浆样本，申请人应对不同的抗凝剂进行研究以确认最适的抗凝条件以及抗凝剂是否会干扰检测结果。不同样本类型如血清和尿液应分别进行分析性能评估。

（五）参考区间确定资料

提供参考区间确定所采用的样本来源、确定方法及详细的试验资料。如不同性别或不同年龄段的参考区间不同，应保证建立单个参考区间的样本数量符合统计学要求，不同类型的样本如血清和尿液的参考区间应分别制定。若引用针对中国人群参考区间研究的相关权威指南，应明确说明出处，提交文献资料并说明引用依据，应采用一定数量的临床样本对该参考区间进行验证。说明书【参考区间】的相应描述应与参考区间研究结论保持一致。

（六）稳定性研究资料

稳定性研究资料主要涉及两部分内容，申报试剂的稳定性和适用样本的稳定性研究。

试剂的稳定性可参考 YY/T 1579—2018《体外诊断医疗器械–体外诊断试剂稳定性评价》要求进行研究，包括实时稳定性、运输稳定性和使用稳定性（包含在机稳定性、复溶和开瓶稳定性）等，申请人应至少提供 3 批试剂、多个时间点的实时稳定性研究资料，包括研究目的、材料和方法、研究结论等，研究应涵盖产品的主要性能指标，申请人应至少能提供在实际储存条件下超过声称有效期的评价资料。试剂的稳定性研究应注意选取代表性包装规格进行研究（例如：校准品稳定性应选取最易受影响的最小装量）。冻干剂型应提供复溶稳定性研究资料。

适用样本的稳定性研究应包括说明书推荐的所有样本储存条件下的有效期验证，可以在合理温度范围内选择温度点（温度范围），每间隔一定的时间段即对储存样本进行分析验证，从而确认不同类型样本的效期稳定性。适于冷冻保存的样本还应对冻融次数进行评价。样本在不同储存条件下的稳定性期限若有相关文献中已明确说明，亦可作为依据。

试剂稳定性和样本稳定性两部分内容的研究结果应在说明书【储存条件及有效期】和【样本要求】两项中进行详细说明。

（七）临床评价资料

根据《关于公布新修订免于进行临床试验医疗器械目录的通告》（国家药品监督管理局通告 2018 年第 94 号），肌酐检测试剂可免于进行临床试验，申请人可依照《免于进行临床试验的体外诊断试剂临床评价资料基本要求（试行）》开展评价。申请人如无法或不适于按照上述要求对产品进行临床评价，则应按照《体外诊断试剂临床试验技术指导原则》的要求开展临床试验。

下面仅对临床试验中的基本问题进行阐述。

1. 研究方法

选择境内已批准上市的同类产品作为对比试剂，对比试剂在预期用途、适用人群、样本类型、检测性能等方面应与试验用体外诊断试剂（以下称考核试剂）具有较好的可比性，与之进行对比试验研究，证明考核试剂与已上市产品等效。

2. 临床试验机构的选择

应在至少两家于医疗器械临床试验机构备案管理系统中备案的临床试验机构开展临床试验。临床试验机构试验操作人员应有足够的时间熟悉检测系统的各环节（试剂、质控及操作程序等），熟悉评价方案。在整个试验中，考核试剂和对比试剂都应处于有效的质量控制下，最大限度保证试验数据的准确性及可重复性。

3. 临床试验方案

临床试验实施前，研究人员应从流行病学、统计学、临床医学、检验医学等多方面考虑，设计科学合理的临床试验方案。建议临床前开展预试验工作，最大限度地控制试验误差。各临床试验机构的方案设置应保持一致，且保证在整个临床试验过程中遵循预定的方案实施，不可随意改动。整个试验过程应在临床试验机构的实验室内并由本实验室承担试验的技术人员操作完成，申报单位的技术人员除进行必要的技术指导外，不得随意干涉试验进程，尤其是数据收集过程。

试验方案中应确定严格的病例纳入/排除标准，任何已经入选的病例再被排除出临床试验都应记录在案并明确说明原因。在试验操作过程中和判定试验结果时应采用盲法以保证试验结果的客观性。各临床试验机构选用的对比试剂应保持一致，以便进行合理的统计学分析。另外，考核试剂的样本类型应不超越对比试剂的样本类型。

临床试验方案必须获得临床试验机构伦理委员会的同意。

4. 受试者选择

临床试验受试者应来自产品预期用途所声称的适用人群。样本中待测物浓度应覆盖考核试剂线性区间，且尽可能均匀分布。总体样本数不少于 200 例，异常值样本比例应不低于试验总量的 30%，同时符合统计学要求。应明确样本储存条件、可否冻融等要求及避免使用的样本，血浆应明确抗凝剂的要求。试验中，尽可能使用新鲜样本，避免贮存。如无法避免使用贮存样本时，注明贮存条件及时间，在数据分析时应考虑其影响。

如果考核试剂同时适用于多个样本类型，具有可比性样本如血清、血浆，可进行同源性比对。不同样本类型如血清、尿液样本，建议分别进行临床试验。

5. 统计学分析

对临床试验结果的统计应选择合适的统计方法，结合临床试验数据的正/偏态分布等情况，建议统计学负责人选择合理的统计学方法进行分析，统计分析应可以证明两种方法的检测结果无明显统计学差异。如相关分析、线性回归、绝对偏倚/偏差及相对偏倚/偏差分析、配对 t 检验等。考核试剂和对比试剂两组检测结果的相关及线性回归分析，应重点观察相关系数（r 值）或判定系数（R^2）、回归拟合方程（斜率和 y 轴截距）等指标。在临床试验方案中应明确统计检验假设，即评价考核试剂与对比试剂是否等效的标准。

6. 临床试验总结报告撰写

临床试验总结报告应对试验的整体设计及各个关键点给予清晰、完整的阐述，对整个临床试验实施过程、结果分析、结论等进行条理分明的描述，并包括必要的基础数据和统计分析方法。具体撰写内容应符合《关于发布体外诊断试剂临床试验技术指导原则的通告》的要求。

（八）产品风险分析资料

对体外诊断试剂产品寿命周期的各个环节，从产品设计开发、原材料的采购控制、生产、预期用途、可能的使用错误、与安全性有关的特征、已知和可预见的危害等方面的判定以及对患者风险的估计进行风险分析、风险评价和相应的风险控制基础上，形成风险管理报告。应当符合相关行业标准的要求。

风险分析应包含但不仅限于以下方面的内容：

预期用途错误包括：设计开始时未设定预期分析物、未作适用机型验证、未针对特定的样本类型验证。性能特征失效包括：精密度失效、准确度失效、特异性失效、稳定性失效、测量范围失效、定性/定量失效、量值溯源失效、校准失效。不正确的结果包括：配方错误、采购的原料未能达到设计要求的性能、原材料储存条件不正确、使用了过期的原材料、反应体系不正确、试剂与包装材料不相容。可能的使用错误包括：生产者未按照生产流程操作，检验者未按照原料、半成品、成品检验标准操作，装配过程组分、标签、说明书等漏装或误装，成品储存或运输不当，客户未参照产品说明书设置参数或使用。与安全性有关的特征包括：有毒化学试剂的化学污染、样本的潜在生物污染、不可回收包装或塑料的环境污染。

（九）产品技术要求

申请人应当在原材料质量和生产工艺稳定的前提下，根据注册申请人产品研制、前期临床评价等结果，依据国家标准、行业标准及有关文献，按照《关于发布医疗器械产品技术要求编写指导原则的通告》的有关要求，编写产品技术要求，内容主要包含产品性能指标和检验方法。

下面就产品技术要求中涉及的产品适用的相关标准和主要性能指标等相关内容作简要叙述。

1. 产品适用的相关标准

GB/T 21415—2008《体外诊断医疗器械生物样品中量的测量校准品和控制物质赋值的计量学溯源性》

GB/T 29791.1—2013《体外诊断医疗器械制造商提供的信息标示第1部分：术语定义和通用要求》

GB/T 29791.2—2013《体外诊断医疗器械制造商提供的信息标示第2部分：专业用体外诊断试剂》

GB/T 26124—2011《临床化学体外诊断试剂（盒）》

YY/T 1227—2014《临床化学体外诊断试剂（盒）命名》

YY/T 0638—2008《体外诊断医疗器械生物样品中量的测量校准品和控制物质物中酶催化浓度赋值的计量学溯源性》

YY/T 1231—2014《肌酐测定试剂（盒）（肌氨酸氧化酶法）》

YY/T 1579—2018《体外诊断医疗器械体外诊断试剂稳定性评价》

YY/T 0466.1—2016《医疗器械用于医疗器械标签、标记和提供信息的符号第1部分：通用要求》

YY/T 0316—2016《医疗器械风险管理对医疗器械的应用》

2. 性能指标

产品性能指标应至少包括外观、装量、空白吸光度、分析灵敏度、线性区间、重复性、批间差、准确度、稳定性等，以上指标应至少符合YY/T 1231—2014《肌酐测定试剂（盒）（肌氨酸氧化酶法）》的要求。

校准品和质控品的性能指标（如产品中包含）应至少包含外观、装量（干粉试剂可不做）、准确性、重复性、批内瓶间差和稳定性。冻干型校准品和质控品还应包括含水量和复溶稳定性。

（十）产品注册检验报告

申请人应提交具有相应医疗器械检验资质的医疗器械检验机构出具的检验报告和产品技术要求预评价意见。若有适用的国家标准品、参考品，应当使用国家标准品、参考品进行注册检验，并符合相关要求。

（十一）产品说明书和标签

1. 说明书

说明书承载了产品预期用途、检验原理、检测结果解释以及注意事项等重要信息，是指导实验室工作人员正确操作、临床医生针对检验结果给出合理医学解释的重要依据，因此，产品说明书是体外诊断试剂注册申报最重要的文件之一。

结合《关于发布体外诊断试剂说明书编写指导原则的通告》的要求，下面对肌酐测定试剂盒说明书的重点内容进行详细说明。

1.1【产品名称】

根据《体外诊断试剂注册管理办法》中的命名原则，产品名称通常由被测物质的名称、用途、方法或原理三部分组成，方法或原理部分应能体现具体反应原理，建议参考分类目录或行业标准。例如：肌酐测定试剂盒（肌氨酸氧化酶法）。

1.2【包装规格】

注明可测试的样本数或装量，如××测试/盒、××人份/盒、××ml，除国际通用计量单位外，其余内容均应采用中文进行表述。

1.3【预期用途】

应至少包括以下几部分内容：

1.3.1 说明试剂盒用于体外定量测定血清、血浆或尿液中肌酐的含量。

1.3.2 肌酐异常情况常见于哪些疾病，同时应明确与目的检测物相关的临床适应证背景情况，其升高或降低可能有哪些医学解释，说明相关的临床或实验室诊断方法等。

1.4【检验原理】

应结合产品主要成分简要说明检验的原理、方法，必要时可采取图示方法表示，检测原理的描述应结合产品主要组成成分、被测物和产物的关系进行描述：

如：样本中的 Cr 在肌酐酶的催化下水解生成肌酸。在肌酸酶的催化下肌酸水解生成肌氨酸和尿素。肌氨酸在肌氨酸氧化酶的催化下氧化成甘氨酸、甲醛和 H_2O_2，最后偶联 Trinder 反应，比色法测定，反应形成的色素与肌酐的浓度成正比。反应式如下：

第一反应：消除内源性物质干扰反应

$$肌酸 + H_2O \xrightarrow{肌酸酶} 肌氨酸 + 尿素$$

$$肌氨酸 + H_2O + O_2 \xrightarrow{肌氨酸氧化酶} 甘氨酸 + 甲醛 + H_2O_2$$

第二反应：正式启动反应

$$肌酐 + H_2O \xrightarrow{肌酐酶} 肌酸$$

$$肌酸 + H_2O + O_2 \xrightarrow{肌酸酶} 肌氨酸 + 尿素$$

$$肌氨酸 + H_2O + O_2 \xrightarrow{肌氨酸氧化酶} 甘氨酸 + 甲醛 + H_2O_2$$

$$H_2O_2 + 4\text{-}氨基氨替比林 + N\text{-}乙基\text{-}N\text{-}(2\text{-}羟基\text{-}3\text{-}丙磺基)\text{-}3\text{-}甲基苯胺（TOOS）\xrightarrow{过氧化物酶} 醌类色素 + 5H_2O$$

1.5【主要组成成分】

应明确以下内容：

试剂盒提供的试剂组分的名称、数量、每个组成成分在反应体系中的比例或浓度。明确说明不同批号试剂盒中各组分是否可以互换。

如产品中包含校准品和质控品，应注明校准品的定值及其溯源性。应注明质控品的靶值范围。如靶值范围为批特异，可注明批特异，并附单独的靶值单。

1.6【储存条件及有效期】

应明确未开封的试剂生产日期、实际储存条件及有效期，开封后的在机稳定性或开瓶稳定性。冻干粉试剂应明确复溶稳定性。并应明确环境温湿度、避光条件等。注：保存条件不应有模糊表述，如"常温"、"室温"。

1.7【适用仪器】

应明确可适用的具体品牌、型号的生化分析仪器。

1.8【样本要求】

重点明确以下内容：样本类型、处理、保存条件及保存期限，如有血浆样本，应注明对抗凝剂的要求（如：草酸盐、柠檬酸盐、EDTA 钠盐对肌酐含量造成干扰，应避免使用）。如有尿液样本，各厂家应对样本测定给出具体方法，比如是否稀释、稀释方法等。应明确冷藏/冷冻样本检测前是否需恢复室温，可冻融次数。

当待测样本存在脂浊、严重黄疸、溶血时，对本方法有干扰，应尽量避免此类样本。

1.9【检验方法】

详细说明试验操作的各个步骤，包括：

1.9.1 试剂配制方法、注意事项；

1.9.2 试验条件：温度、时间、测定主/副波长、比色杯光径、试剂用量、样本用量、测定方法、反应类型、反应方向、反应时间等以及试验过程中的注意事项；

1.9.3 校准：校准品的使用方法、注意事项、校准曲线的绘制；

1.9.4 质量控制：质控品的使用方法、对质控结果的必要解释以及推荐的质控周期等；

1.9.5 检验结果的计算：应明确检验结果的计算方法，若申请人声称超出线性区间的样本可进行稀释后测定，则应提供样本的最大可稀释倍数研究资料，说明稀释液类型。

1.10【参考区间】

应注明所有适用样本类型的正常参考区间，并说明参考区间确定方法。建议注明"由于地理、人种、性别和年龄等差异，建议各实验室建立自己的参考区间"。

1.11【检验结果的解释】

说明可能对检验结果产生影响的因素，在何种情况下需要进行确认试验。

1.12【检验方法的局限性】

1.12.1 说明检测结果仅供临床参考，不能单独作为确诊或排除病例的依据。

1.12.2 说明该检验方法由于哪些原因会使测量结果产生偏离，或测量结果还不能完全满足临床需要。如：存在的干扰因素，明确胆红素、血红蛋白、甘油三酯、抗坏血酸及药物等内、外源性干扰物对测定的影响，同时列出干扰物的具体浓度。

1.13【产品性能指标】

至少应详述以下性能指标：

1.13.1 试剂空白吸光度；

1.13.2 分析灵敏度；

1.13.3 准确度；

1.13.4 精密度（重复性和批间差）；

1.13.5 线性区间（线性相关系数和线性偏差）；

1.13.6 校准品、质控品性能。（如包含）

1.14【注意事项】

应至少包括以下内容：

1.14.1 本试剂盒的检测结果仅供临床参考，对患者的临床诊治应结合其症状/体征、病史、其他实验室检查及治疗反应等情况综合考虑。

1.14.2 本试剂盒仅供体外检测使用，试剂中含有的化学成分应说明接触人体后产生不良的影响后果及应急处理措施。

1.14.3 采用不同方法学的试剂检测所得结果不应直接相互比较，以免造成错误的医学解释，建议实验室在发给临床医生的检测报告中注明所用试剂特征（如参考区间或方法学）。

1.14.4 有关人源组分的警告，如：试剂盒内的质控品、校准品或其他人源组分，虽已经通过了 HBs-Ag、HIV1/2-Ab、HCV-Ab 等项目的检测。但截至目前，没有任何一项检测可以确保绝对安全，故仍应将这些组分作为潜在传染源对待。

1.14.5 样本：对所有样本和反应废弃物都应视为传染源对待。

1.14.6 其他有关肌酐测定的注意事项。

1.15 【标识的解释】

如有图形或符号，请解释其代表的意义。

1.16 【参考文献】

注明引用参考文献，其书写应清楚、易查询且格式规范统一。

1.17 【基本信息】

根据《体外诊断试剂说明书编写指导原则》的相关要求编写。

1.18 【医疗器械注册证编号/产品技术要求编号】

1.19 【说明书核准日期及修改日期】

2. 标签

标签中的内容应符合《医疗器械说明书和标签管理规定》，标签中应至少载明：

2.1 产品名称和包装规格；

2.2 注册人名称、住所、联系方式，进口医疗器械还应当载明代理人的名称、住所及联系方式；

2.3 医疗器械注册证号；

2.4 产品批号；

2.5 生产日期，使用期限或者失效日期；

2.6 特殊储存、操作条件或者说明；

2.7 必要的警示、注意事项。

除以上内容外，应在标签中明确"其他内容详见说明书"，标签中的内容不得多于说明书中的内容，并应当与说明书中的内容相符合。

三、审查关注点

（一）产品技术要求中性能指标的设定及检验方法是否符合相关行业标准的要求；技术要求的格式是否符合《关于发布医疗器械产品技术要求编写指导原则的通告》（国家食品药品监督管理总局通告 2014 年第 9 号）的相关规定。

（二）产品说明书的编写内容及格式是否符合《关于发布体外诊断试剂说明书编写指导原则的通告》（国家食品药品监督管理总局通告 2014 年第 17 号）的要求，相关内容是否符合《医疗器械说明书和标签管理规定》（国家食品药品监督管理总局令第 6 号）中对说明书的要求。

（三）分析性能评估指标及结果是否支持产品技术要求的确定；是否满足本指导原则中各指标验证的要求。

（四）参考区间确定使用的方法是否合理，数据统计是否符合统计学的相关要求，结论是否和说明书声称一致。

（五）试剂的稳定性研究方法是否合理，稳定性结论是否和说明书声称一致。

（六）产品风险分析资料的撰写是否符合 YY/T 0316—2016《医疗器械风险管理对医疗器械的应用》的要求。

四、编写单位

重庆市医疗器械技术审评认证中心。

其他

87 流式细胞仪配套用检测试剂注册技术审评指导原则

（流式细胞仪配套用检测试剂注册技术审查指导原则）

一、前言

本指导原则旨在为注册申请人准备及撰写流式细胞仪配套用检测试剂注册申报资料提供指导，同时也为技术审评部门对注册申报资料进行技术审评提供参考。

本指导原则是对流式细胞仪配套用检测试剂的一般要求，申请人应依据产品的具体特性确定其中内容是否适用，若不适用，需具体阐述理由及相应的科学依据，并依据产品的具体特性对注册申报资料的内容进行充实和细化。

本指导原则是对申请人和审查人员的指导性文件，但不包括注册审批所涉及的行政事项，亦不作为法规强制执行，如果有能够满足相关法规要求的其他方法，也可以采用，但需要提供详细的研究资料和验证资料，相关人员应在遵循相关法规的前提下使用本指导原则。

本指导原则是在现行法规和标准体系以及当前认知水平下制定的，随着法规和标准的不断完善，以及科学技术的不断发展，本指导原则相关内容也将适时进行调整。

二、适用范围

流式细胞分析是一种在功能水平上对单细胞或其他生物粒子进行定量分析的检测手段，可以在短时内高速分析大量细胞或生物粒子的物理和化学特征参数。流式细胞分析主要靠流式细胞仪和各种特定发光物质标记的单克隆抗体试剂组合检测来实现。流式细胞仪是集电子技术、计算机技术、激光技术、流体理论等技术原理于一体进行流式细胞分析的仪器，其工作原理为：将待测细胞或微粒进行特异性染色标记后制成单细胞或微粒的悬液标本，在一定气体压力下将待测样品压入流动室，用不含细胞或微粒的缓冲液（鞘液）在高压下从鞘液管喷出，包绕着细胞或微粒高速流动形成圆形流束（鞘流），依次通过流式细胞仪的检测区域。被荧光染色的细胞在激光束的照射下产生散射光和激发荧光。前向散射光和侧向散射光检测器把散射光信号转换成电信号，荧光则被聚光器收集，不同颜色荧光被双色反光镜转向不同的光电倍增管检测器，把荧光信号转换成电信号。散射光信号和荧光信号经过放大后，再经过数据化处理输入电脑并储存，根据散射光和荧光信号对细胞或微粒进行分类或计数。其中，前向散射光反映了细胞体积的大小，侧向散射光则反应细胞部分结构的信息；荧光信号强度代表了所测细胞膜表面抗原的强度或其细胞内、核内物质的浓度。临床流式细胞分析是将流式细胞分析技术与方法应用于临床医学，与临床疾病的诊断、分型、

治疗、预后及预防等相结合的综合应用学科。其应用范围广泛，包括细胞生物学、血液免疫学、肿瘤学、感染性疾病、造血干细胞移植、器官移植等多个方面。临床流式细胞分析要求实验人员对整个分析系统、各种相关实验技术和方法有深入理解和掌握，并能对检测结果给予合理的医学解释。

本指导原则中"流式细胞仪配套用检测试剂"是指标记有荧光类物质（如荧光素、量子点等）、针对各类血细胞或组织细胞分化抗原的单克隆抗体试剂以及相关的质控品和校准品，这些抗体与血细胞或组织细胞的各类抗原分子特异性结合，与相应流式细胞仪配套使用，对人血液、骨髓液、其他体液或组织标本中的被标记细胞或分子进行分类和计数。由于多方面差异，本文内容将不包括预期用途为利用流式细胞术进行特异性目的细胞分选的检测试剂。

本指导原则适用于进行首次注册申报和相关许可事项变更的产品。

三、基本要求

（一）综述资料

综述资料主要包括产品预期用途、产品描述、方法学特征、生物安全性评价、研究结果总结以及同类产品上市情况介绍等内容，应符合《体外诊断试剂注册管理办法（试行）》（国食药监械〔2007〕229 号）和《体外诊断试剂注册申报资料形式与基本要求》（国食药监械〔2007〕609 号）的相关要求。

（二）产品说明书

说明书承载了产品预期用途、实验操作方法、检测结果解释以及相关注意事项等重要信息，是指导实验室工作人员正确操作、临床医生针对检验结果给出合理医学解释的重要依据，也是体外诊断试剂注册申报的重要文件之一。流式细胞仪检测专业性较强，对产品说明书的编制进行必要的指导显得更为重要。该类产品说明书除对单克隆抗体试剂做必要的介绍外，还应对样本采集、样本处理及保存、仪器校准、检测质量控制、结果分析等相关步骤作详细描述，以保证分析结果的准确性和可重复性。

产品说明书的格式应符合《体外诊断试剂说明书编写指导原则》（国食药监械〔2007〕240 号）的要求，境外试剂的中文说明书除格式要求外，其内容应尽量保持与原文说明书的一致性及完整性，翻译力求准确且符合中文表达习惯。产品说明书的所有内容均应与申请人提交的注册申

报资料中的相关研究结果保持一致，如某些内容引用自参考文献，则应以规范格式对此内容进行标注，并单独列明文献的相关信息。结合相关法规要求及流式细胞分析的特性，下面对流式细胞仪配套用检测试剂说明书的重点内容作详细说明，以指导注册申报人员更合理地完成说明书编制。

1.【产品名称】

单色试剂通用名称建议采取以下命名方式：被检标志物名称＋检测试剂盒（流式细胞仪法－荧光素）。多色试剂的命名可以结合靶抗原、目标细胞或组织、荧光素及临床预期用途等信息综合进行判断。

2.【预期用途】应至少包括以下几部分内容：

（1）适用的样本类型：如血液、骨髓液、其他体液或组织细胞等，并明确对所需抗凝剂的要求。

（2）待测靶抗原的特征简介，如分子结构、分子量、产生和代谢主要途径、表达细胞等。

（3）与被检标志物相关的临床背景介绍、正常表达情况、异常表达的主要疾病等。

（4）强调：实验操作人员应接受过流式细胞仪检测的专业培训，具备相关的实验操作资格，实验室应具备合理的生物安全防备设施及防护程序。

3.【主要组成成分】

（1）主要是对特定荧光素标记的单克隆抗体特征的描述，应包括抗体特异性，杂交瘤细胞，免疫球蛋白特征，荧光激发及发射波长，偶联的荧光素，抗体浓度以及其他非抗体成分组成及浓度。

（2）如包括多种不同荧光素标记的单克隆抗体，则应对不同的抗体分别列表详述上述特征。

（3）建议将实验需要但本试剂盒未提供的主要材料进行列举：如与之配套使用的红细胞溶解试剂、稀释剂、细胞/血球计数仪等。

4.【储存条件及有效期】

包括试剂盒的效期稳定性、开封稳定性、运输稳定性等有关试剂保存的重要信息；如有必要，应注明试剂表面变化或变质时情况的描述及相关警示。

5.【样本要求】

样本采集和处理的目标是获得均匀的单细胞或其他生物微粒的悬液，同时必须尽量保证其活力和完整性。样本操作不宜过度，避免对其结构和抗原性造成破坏。故对于流式细胞分析而言，样本处理对实验结果至关重要，应尽量减少由于样本采集或处理不当对实验造成的影响。

在产品说明书中应重点对以下内容予以明确：

（1）所需的样本量、采样方法（对抗凝剂或抗凝管的要求）及样本采集的注意事项，尽量引述相关标准操作规程。

（2）样本处理：溶血洗涤（或非洗涤）、细胞分离和提纯描述、离心和固定等方法；样本保存、转运的条件和方法。

（3）染色前稳定性：即采样后在合理的保存条件下，

多长时间内必须进行抗体标记（染色）；如果不同抗凝剂样本的稳定时间有差异，则应分别进行阐述。

（4）染色后稳定性：即样本在完成抗体标记后至上机分析前可以稳定保存的条件及期限，最好结合染色前稳定性的要求对上机分析前的稳定性进行综合阐述。

（5）避免使用的样本类型，如有微生物污染、乳糜、凝集或细胞活力不达标准等，在一般情况下应避免使用上述样本，除非样本有不可替代性，则应说明处理该种样本的方法，并应在结果报告时明示。

（6）达到最佳染色效果所要求的目标细胞浓度、计数方法及相关注意事项。

（7）样本处理过程可能对细胞活性造成一定影响而导致活性细胞的比例降低，如果细胞活性对实验结果的解释非常重要，生产商需提供细胞活性的评估方法，避免非活性细胞的非特异性结合从而影响检测结果。

（8）优化为最佳染色效果所需注意的重要信息；其他有关样本采集、处理及保存的注意事项。

6.【适用机型】所有适用的仪器型号，如对配套用软件有要求也应做说明，并提供与仪器或软件有关的重要信息以指导用户操作。

7.【检验方法】对于流式细胞分析而言，实验操作步骤对实验结果的影响至关重要，因此，应详细说明达到最佳染色效果的实验操作各个步骤，包括：

（1）试剂使用条件：温度/湿度条件（如有必要）、试剂用量、染色时间、是否需无菌操作等。

（2）简述试验开始前流式细胞仪的设置方法，校准及质控程序。

（3）详细阐述试验操作步骤、注意事项。如对照的设定方式及类别（同型阴性对照、阳性对照、正常人血细胞对照等），设门方法举例及代表性数据图示；靶细胞分类计数的方法及步骤、计算公式以及相关注意事项。

（4）校准：适用校准品的生产企业、产品名称及货号等详细信息，校准品的使用方法、推荐的校准周期及相关注意事项。

（5）质量控制：适用质控品的生产企业、产品名称及货号等详细信息，如果质控品和病人样本的使用方法不同，生产商应注明必要的指导和解释。建议在质量控制环节注明以下字样："如果质控结果与预期不符，实验室应重复试验以保证结果的可靠性。如不能获得可靠性结果，则不应出具检测报告。"实验室应负责质量控制失败的解决方案。

8.【参考值（参考范围）】

应注明待测标记细胞或分子在常用样本类型的正常参考值（范围），简单介绍设定该参考值（范围）所选健康人群的特征，如有必要，需对不同年龄段人群、不同性别或具有明确地理差异人群的参考值分别进行详述。

建议注明以下字样"由于地理、人种、性别及年龄等差异，建议各实验室建立自己的参考值（范围）"。

9.【检验结果的解释】

由于流式细胞仪分析技术的专业性较强，检测过程中的影响因素较多且同一分析目标在不同人群的表达复杂多样，因此，流式细胞检测的数据分析、结果解释和出具临床报告经常具有较大的挑战性，结果解释不当可能对病人的诊治造成很大影响。建议负责数据解释和出具报告的实验人员需经过正规的技术培训且有一定的临床经验，二者结合有助于对实验数据作出合理的医学解释。

产品说明书中的本部分内容应对上述情况进行必要的建议，还应对设门方法、数据分析、异常值处理、临床相关提示等内容作出合理解释。

10.【检验方法局限性】

（1）本试剂盒的检测结果仅供临床参考，对患者的临床诊治应结合其症状/体征、病史、其他实验室检查及治疗反应等情况综合考虑。

（2）使用该试剂的其他限制，如样本、保存方法、保存时间，特殊患者可能出现的不正确结果，仪器设置不当的影响等。

（3）是否与经其他试剂或仪器获得的同类数据具直接可比性。

11.【产品性能指标】详述以下性能指标：

（1）精密度：简要说明精密度评价的方法，建议以列表的方式列出批内/批间、日内/日间、运行内/运行间精密度等信息，以标准差（SD）和变异系数（CV）的形式表示精密度研究结果。

（2）线性：包括细胞计数浓度范围和待测目标物阳性细胞百分比浓度范围两类，申请人应对适于待测标记物的至少一个指标进行合理验证，简要注明实验方法、所用仪器及软件等信息。

（3）对比试验研究：简要介绍参比试剂（方法）的信息、所采用的统计学方法及统计分析结果、图示。

（4）分析特异性：有关交叉反应和干扰因素的验证信息或风险分析。如：对溶血、高脂、黄疸等内源性干扰因子的浓度限值要求，样本中可能存在某些内生物质与待测抗原有相似化学结构或抗原表位，如自身抗体、蛋白、激素或近期服用的某些药物（如生物制剂），这些物质可能与试剂中的单克隆抗体发生交叉反应而影响检测结果，如未进行相关研究也应提供相关警示说明。

12.【注意事项】应至少包括以下内容：

（1）生物安全性警告：接触到的临床样本、质控/校准品、实验废弃物等材料应当作为潜在传染物进行处理，并且采用符合法规的预防措施对其处理。

（2）有关仪器设置的警示，如：流式细胞仪未经正确校准、荧光渗漏未行合理补偿以及检测区域（设门）未精确定位，则可能产生错误的检测结果。

（3）有关试剂准备的注意事项：如冷藏避光保存、切勿冷冻、使用前恢复室温等。

（4）针对某些白细胞浓度过高或过低的情况，在样本处理时需采用的特殊处理方式，如血样稀释或细胞浓缩等操作。

（5）试剂特殊成分或操作使用试剂危害性的警告及注意事项：如叠氮化钠、甲醛等；使用不当的处理方式。

（6）保证试验结果准确的其他操作注意事项。

（三）拟定产品标准及编制说明

拟定产品标准应符合国食药监械〔2007〕229 号和国食药监械〔2007〕609 号文件的相关规定。另外，对于国产第三类体外诊断试剂，应参考《中国生物制品规程》（2000 年版），将拟申报产品的主要原材料、生产工艺及半成品检定等内容作为附录附于标准正文后，并在正文的"产品分类"项中引出该附录内容。

该类产品注册检测的技术要求主要包括：准确度、线性、精密度、染色稳定性等相关指标，具体要求的设置应参考相关的国家/行业标准（如有）执行，企业标准要求不得低于国家/行业标准要求。

（四）注册检测

对于首次注册产品，申请人拟定申报产品的产品标准后，应当在国家食品药品监督管理局认可的、具有相应承检范围的医疗器械检测机构进行连续 3 个生产批次样品的注册检测。

对于已经有国家参考品的流式细胞检测项目，在注册检测时应采用相应的国家参考品进行，对于目前尚无国家参考品的项目，生产企业应建立自己的质控体系并提供相应的内部参考品。

（五）主要原材料研究资料

应提供主要原材料如单克隆抗体、标记荧光素的选择、来源、制备过程、质量标准和质检报告等研究资料。若主要原材料为企业自行生产，则应详述原材料（主要是单克隆抗体）的制备及生产过程、杂交瘤细胞的选择、技术指标、质量控制、国际相关权威机构（如国际人类白细胞分化抗原协作组织）的认证情况（如有）等；如主要原材料来自外购，则应详述抗体的名称及生物学来源，外购方名称，提交外购方出具的有关单克隆抗体和/或杂交瘤细胞的性能分析或检验证书，详述申请人对该抗体技术指标的要求以及申请人确定该抗体作为主要原材料的依据。对荧光染色方法、染料选择依据、标记荧光稳定性，多色标记中荧光的交叉重叠验证等研究。质控品、校准品原料选择、制备、定值过程及试验资料；校准品溯源性文件等。

（六）主要生产工艺及反应体系的研究资料

1. 生产工艺的研究资料主要包含：

（1）主要生产工艺介绍，可以图表方式（工艺流程图）表示。

（2）生产工艺中关键步骤的质量控制要求及质控方法。

（3）生产商所采用的生产工艺和方法的验证资料。

2. 反应体系的研究资料主要包含：

（1）反应原理介绍。

（2）产品说明书中描述的所选反应条件各步骤的分析

性能数据，例如需要的样本体积，样本的处理、保存时间、反应时间、温度的确定，抗体的用量（重要），是否需反向加样、溶血/洗涤操作，去除干扰等。

（3）应说明配合该产品所使用的分析方法并进行验证，如不同平台方法、不同软件分析、操作注意事项等。

（4）不同适用机型的反应条件如果有差异应分别详述。

（5）质量控制：同型阴性对照、正常成人样本对照、商业化阳性质控品、荧光信号与散射光结合对各细胞群的确认等。

（七）分析性能评估资料

申请人应提交企业在产品研制或成品验证阶段对试剂盒进行的所有性能验证的研究资料，对于每项性能的评价，都应包括研究目的、实验设计、可接受标准、实验数据、统计方法等详细资料。有关分析性能验证的背景信息也应在申报资料中有所体现，包括实验地点（实验室）、适用仪器、所用软件、临床样本来源等。对用于多色流式细胞分析的试剂（如CD3/CD4/CD8淋巴细胞亚群检测试剂），其待测每个指标（如CD3、CD4和CD8三个指标）及主要组合形式的所有分析性能均应分别进行相关的验证。分析性能评价的实验方法可以参考国际或国内有关体外诊断产品性能评估的文件进行。

1. 准确度

对测量准确度的评价主要包括：与国家标准品（和/或国际标准品）的偏差分析和方法学比对两种方法，企业可根据实际情况选择合理方法进行研究。

（1）国家（国际）标准品的检测及偏倚情况

如果研究项目有相应国家（国际）标准品，则使用国家（国际）标准品进行验证，重点观察对相应标准品检测结果的偏差情况。

（2）方法学比对

采用国内/国际普遍认为质量较好的已上市同类试剂作为参比方法，与拟申报试剂同时检测一批样品，从测定结果间的差异了解拟申报试剂与参比方法间的偏倚。如偏倚很小或在允许的误差范围内，说明两检测系统对病人标本测定结果基本相符，对同一份临床样本的医学解释，拟申报试剂与参比方法相比不会产生差异结果。方法学比对时，企业应严格执行申报试剂和参比试剂产品说明书的要求，着重注意质量控制、样本采集及处理、实验参数设置等事项；浓度分布范围及可接受标准、合理的统计学分析等要素均应在注册文件中予以说明。

2. 精密度

精密度是指在规定的检测条件下，相互独立的测试结果间的一致程度，本类试剂的精密度评价主要考虑细胞计数结果和荧光强度两方面。建议采用多个水平的质控物质用于细胞计数精密度的评价，各个浓度均应在试剂盒的线性范围内且有一定的临床意义（医学决定水平），通常包括该检测指标的正常范围、异常低值和高值样本。企业可根据不同情况，采用质控品、特定细胞株、正常或异常人群样本来做精密度评估。

对于质控品或校准品的精密度评价，应包括其所有质控或校准项目，如荧光信号及散射光要求等。

在进行精密度评价时，除申报试剂本身的影响外，还应对操作者、适用机型、不同软件及实验地点等要素进行相关的验证。企业应制定合理的精密度评价方案，例如：在每个适用机型上进行至少20天（工作日）的连续检测，每天至少由2人完成不少于2次的完整运行，每天内两次运行间的时间间隔不少于3小时，从而对批内/批间、日间、运行内/运行间、不同操作者间的精密度以及各变量综合的总精密度进行评价。

3. 线性范围

本类产品线性主要包括稀释细胞浓度范围和标记抗体阳性细胞的百分率范围两种线性范围。企业可根据实际需要及以往的研究习惯自行选择其中一种对线性的要求进行验证。企业应对每个测量参数建立合理的线性范围，在建立一个参数的线性范围时，应该尽量将预期测定范围加宽，在合理范围内选择7～11个浓度水平，每个水平2～4份复制液，取每个浓度水平重复测量的均值用于线性回归分析，依据实验结果逐渐减少数据点直至表现出最宽的线性范围，如采用回归方法统计线性分析的结果，则拟合回归直线的判定系数（R^2）应不小于0.95。

建立稀释细胞浓度线性范围时，所用的样本基质应尽可能与临床实际检测的样本相似，建议采用混合血浆或自体血浆进行稀释，同时应考虑多倍稀释可能造成的基质效应。对于标记抗体阳性细胞百分率的线性范围，建议企业选择经确认的阳性细胞株和阴性细胞株按照恒定的细胞总数将两种细胞进行不同比率的混合，阳性细胞数与阴性细胞数比例可以从0%到100%不等，从而确认合理的有关阳性细胞百分率的线性范围。

4. 分析特异性

（1）采用多种方法对申报抗体与靶抗原结合的特异性验证研究，如采用竞争性抑制法、抗体与抗原纯品的结合研究、免疫印迹技术或胞膜抗原的基因转染技术等方法对抗原抗体结合的特异性进行相关的验证；有关靶抗原的细胞或组织分布特异性的研究，如抗体与不同细胞系的反应谱等。

（2）交叉反应性：通过实验或风险分析验证所申报单克隆抗体除与目标抗原的结合外，是否与样本中可能存在其他内生或外源物质发生交叉反应，如：与待测抗原有相似化学结构或抗原表位的蛋白、激素或近期服用的某些药物等。

（3）干扰：本处所指的干扰是指经过生产商指定的样本处理方法后，检测时是否还存在其他影响结果的干扰因素或干扰物质。如有，生产商应进行说明并验证（使用医学相关水平的干扰物浓度进行验证）；另外，亦建议申请人在每种干扰物质的潜在最大浓度（最差条件）条件下进行评价。

（八）参考值（范围）确定资料

研究资料应详细描述用于参考值（范围）确定健康人群的地域、年龄、性别等特征，并对统计分析方法进行详细解释。可以参考国内或国际有关参考值（范围）制定的指南文件推荐的方法进行。不同种族、年龄或性别人群如有明显差异应分别进行相关的统计分析并设置不同的参考值（范围）。

（九）稳定性研究资料

稳定性研究资料主要涉及两部分内容，申报试剂的稳定性和适用样本的稳定性研究。前者主要包括实时稳定性（有效期）、高温加速破坏稳定性、运输稳定性以及开瓶稳定性等研究，申请人可根据实际需要选择合理的稳定性研究方案。稳定性研究资料应包括研究方法的确定依据、具体的实施方案、详细的研究数据以及结论。对于实时稳定性研究，应提供至少三批样品在实际储存条件下保存至成品有效期后的研究资料。

样本稳定性主要考虑染色前和染色后稳定性，前者是指样本采集后至染色（标记）前的稳定性，后者是指染色（标记）后到上机分析前的稳定性。样本染色前、染色后稳定性需结合试剂的稳定性研究综合进行考虑，建议在试剂实时（效期）稳定性的终止日期后开展样本稳定性的研究，这样可以代表最差条件的稳定性。可以在合理的温度范围内选择多个时间点，每间隔一定的时间段对采集样本或标记后样本进行阳性细胞比例（或绝对数）及荧光强度变化率的分析验证，从而确认样本染色前和染色后的合理保存条件和有效期。

试剂稳定性和样本稳定性两部分内容的研究结果均应在说明书【储存条件及有效期】和【样本要求】两项中进行详细说明。

（十）临床试验研究

1. 样本例数

考虑到流式细胞仪配套用检测试剂种类繁多、临床用途广泛但主要原材料、生产工艺及检测原理等非常相似的特点，该类试剂临床试验研究的总样本数为不少于500例。

2. 临床研究单位的选择

流式细胞仪配套用检测试剂的临床研究应在三家以上（含三家）省级医疗卫生单位进行，对于特殊使用目的产品可以在相应的市级以上专科医院或其他诊疗机构开展临床研究。建议在国内不同城市选择临床单位，尽量使各单位的临床样本有一定地域代表性；临床研究单位须具有流式细胞仪专业的技术人员及相应的仪器设备，确保该项研究的实施。实验操作人员应有足够的时间熟悉检测系统的各环节（仪器、试剂、质控及操作程序等），熟悉评价方案。在整个实验中，考核试剂和参比试剂都应处于有效的质量控制下，定期对仪器进行校准，最大限度保证试验数据的准确性及可重复性。流式细胞仪检测的专业性较强，实验

操作人员须接受过流式细胞仪技术的专业培训，并经过考核合格后上岗，具备实验室检测和临床病情相结合的流式细胞仪相关的检测经验。

3. 研究方法

（1）境内已有同类试剂批准上市产品的临床研究：

选择中国境内已批准上市、临床普遍认为质量较好的同类产品作为对照试剂，采用拟申报产品（以下称考核试剂）与之进行对比试验研究，证明考核试剂与已上市产品等效或优于已上市产品。

（2）境内尚无同类试剂批准上市的产品临床研究：

可以选择国外已上市、普遍认为质量较好的同类产品作为对照试剂，采用考核试剂与之进行对比试验研究，证明本品与对照试剂等效或优于对照试剂。同时，还应结合每个患者的临床病情对申报试剂的检测结果进行综合判断，如有必要，需对研究对象进行相关的跟踪监测研究，以综合评价申报试剂的检测结果，验证其与临床病情的一致性。

4. 试验方案

临床试验实施前，研究人员应从流行病学、统计学、临床医学、检验医学等多方面考虑，设计科学合理的临床研究方案。各临床研究机构的方案设置应基本一致，且保证在整个临床试验过程中遵循预定的方案实施，不可随意改动。确定严格的病例纳入/排除标准，任何已经入选的病例再被排除出临床研究都应记录在案并明确说明原因。整个试验过程应在临床研究机构的实验室内并由本实验室的技术人员操作完成，申报单位的技术人员除进行必要的技术指导外，不得随意干涉实验进程，尤其是数据收集过程。

5. 临床病例选择

绝大多数采用流式细胞仪方法检测的血细胞或组织细胞抗原对于疾病诊断的灵敏度和特异性较低，与器官/组织定位、疾病良恶性区分以及与病情的进展程度虽有一定关联但多无明确的量值–病情相关关系，而且，多数情况下，该类试剂在用于病变的诊疗时需要多个标记物组合检测才能体现其临床意义。因此，在进行临床研究时，除有针对性选择目的性较强的病例外，还应选择部分其他相关的抗原表达类似或需鉴别诊断的病例。

临床研究试验中应包括对部分来自健康人群的样本作为正常对照。验证试剂的正常参考值（范围），比较正常组和疾病组结果，以便对申报产品的临床性能作出全面分析。建议对健康人群例数的选择以不超过120例为宜。对于临床意义有待明确或发病率极低（阳性样本较难获得）的试剂，可适当增加正常样本数。不管是健康人群或不同病种的患者，每一组受试者的最小入选人数均须满足统计学分析的基本要求。

6. 结果差异样本的验证

数据分析时，对于两种试剂的检测结果有明显差异或与临床方案中的标准出现偏差的样本，临床试验研究人员应对差异原因进行合理分析，包括样本处理、检测操作、设门/分析过程中可能出现的干扰或错误，差异样本亦可能由于样本的个体差异所致。如果经综合分析无法确认差异

原因，且偏差样本有统计学意义，则应进行必要的重复检测并采用公认的"金标准"方法或第三方试剂进行复核。

7. 统计方法：对临床试验结果的统计应选择合适的统计方法，如相关分析、线性回归、生存分析、受试者工作特征（ROC）曲线分析等。对于对比实验的等效性研究，最常用是对实验试剂和对照试剂的两组检测结果的相关及线性回归分析，如适用，应重点观察相关系数（r 值）或判定系数（R^2）、回归方程斜率（b）及 y 轴截距（a）等指标。在临床研究方案中应明确统计检验假设，即评价实验试剂与对照试剂是否等效的标准。

8. 临床试验结果报告

根据《体外诊断试剂临床研究技术指导原则》（国食药监械〔2007〕240 号）的要求，临床试验报告应该对试验的整体设计及各个关键点给予清晰、完整的阐述，应该对整个临床试验实施过程、结果分析、结论等进行条理分明的描述，并应包括必要的基础数据和统计分析方法。建议在临床总结报告中对以下内容进行详述。

（1）临床试验总体设计及方案描述

① 临床试验的整体管理情况、临床研究单位选择、临床主要研究人员简介等基本情况介绍。

② 病例纳入/排除标准、不同病种的预期选择例数及健康人群的选择标准。

③ 样本类型，样本的收集、处理及保存等。

④ 统计学方法、统计软件、评价统计结果的标准。

（2）具体的临床试验情况

① 考核试剂和参比试剂的名称、批号、有效期及所用机型等信息；考核试剂该批次自检或经其他机构检测合格情况；参比试剂的境内外批准情况等信息。

② 对各研究单位的病例数、病种分布情况进行总合，建议以列表或图示方式给出具体例数及百分比。

③ 质量控制，试验人员培训、仪器日常维护、仪器校准、质控品运行情况，对检测精密度、质控品回收（或测量值）、抽查结果评估。

④ 具体试验过程，样本检测、数据收集、样本长期保存、结果不一致样本的校验等。

（3）统计学分析

① 数据预处理、差异数据的重新检测或第三方验证以及是否纳入最终数据统计、对异常值或缺失值的处理、研究过程中是否涉及对方案的修改。

② 相关性和一致性分析

可以采用线性回归的方式验证两种试剂结果的相关性，以 $y = a + bx$ 和 R^2 的形式列出回归分析的拟合方程，其中：y 是考核试剂结果，x 是参比试剂结果，b 是方程斜率，a 是 y 轴截距，R^2 是判定系数，同时应给出 b 的 95%（或99%）置信区间，定量值结果应无明显统计学差异。

另外考虑到某些检测指标在不同的样本浓度区间、不同年龄段人群或不同疾病来源的样本可能有较明显的差异，因此，如有必要，建议以上述相关要素为依据分组并对各组数据分别进行统计分析，以更好的验证两种试剂的相关性。

（4）讨论和结论

对总体结果进行总结性描述并简要分析试验结果，对本次临床研究有无特别说明，最后得出临床试验结论。

四、名词解释

1. 准确度（accuracy）：一个测量值与可接受的参考值间的一致程度。

2. 精密度（precision）：在规定条件下，相互独立的测试结果之间的一致程度。精密度的程度是用统计学方法得到的测量不精密度的数字形式表示，如标准差（SD）和变异系数（CV）。

3. 线性（linearity）：在给定测量范围内，给出的测量结果与样品中实际存在的被测量物的值成比例的能力。线性是描述一个测量系统的测量示值或测量结果相关于样本的赋值符合直线的属性。

4. 分析特异性（analytical specificity）：测量程序只测量被测量物的能力。分析特异性用于描述检测程序在样本中有其他物质存在时只测量被测量物的能力。通常以一个被评估的潜在干扰物清单来描述，并给出在特定医学相关浓度值水平的分析干扰程度（潜在干扰物包括干扰物和交叉反应物）。

五、参考文献

1.《体外诊断试剂注册管理办法（试行）》（国食药监械〔2007〕229 号）

2.《体外诊断试剂临床研究技术指导原则》（国食药监械〔2007〕240 号）

3.《体外诊断试剂说明书编写指导原则》（国食药监械〔2007〕240 号）

4. EP9 – A2：Method Comparison and Bias Estimation Using Patient Samples；Approved Guideline – Second Edition（September 2002）

5. EP5 – A2：Evaluation of Precision Performance of Clinical Chemistry Devices；Approved Guideline – Second Edition（August 2004）

6. EP6-A：Evaluation of the Linearity of Quantitative Measurement Procedures：A Statistical Approach；Approved Guideline

7. H20-A2：Reference Leukocyt（WBC）Differential Count（Proportional）and Evaluation of Instrumental Methods；Approved Standard—Second Edition

8. H42-A2：Enumeration of Immunologically Defined Cell Populations by Flow Cytometry；Approved Guideline—Second Edition

9. H43-A2：Clinical Flow Cytometric Analysis of Neoplastic Hematolymphoid Cells；Approved Guideline—Second Edition

10. H44-A2：Methods for Reticulocyte Counting（Automa-

ted Blood Cell Counters，Flow Cytometry，and Supravital Dyes）；Approved Guideline—Second Edition

11. H52-A：Fetal Red Cell Detection；Approved Guideline

12. ILA26-A：Performance of Single Cell Immune Response Assays；A pproved Guideline

13. EP25-A：Evaluation of Stability of In Vitro Diagnostic Reagents；Approved Guideline

14. EP15-A2：User Verification of Performance for Precision and Trueness；Approved Guideline – second edition

15. 王建中，《临床流式细胞分析》，上海科学技术文献出版社

16. 杜立颖，冯任青：《流式细胞术》，北京大学出版社

17. 冯仁丰，《临床检验质量管理技术基础》（第二版），上海科学技术文献出版社

18.《中国生物制品规程》（2000 年版），化学工业出版社